现代介入诊断与治疗学

主　编　张　华　李玉伟　郭山峰　刘再加　方彦成
副主编　张　明　朱东京
编　委（按姓氏笔画排序）

方彦成　长春中医药大学附属医院
朱东京　西安141医院
刘再加　鄂州市中心医院
李玉伟　西南医科大学附属医院
张　华　菏泽市立医院
张　明　荆州市中心医院
郭山峰　江苏省中医院

西安交通大学出版社
XI'AN JIAOTONG UNIVERSITY PRESS

图书在版编目(CIP)数据

现代介入诊断与治疗学/张华等主编 . —西安:西安交通大学
出版社,2017.10
ISBN 978 - 7 - 5693 - 0241 - 7

Ⅰ.①现… Ⅱ.①张… Ⅲ.①介入性治疗 Ⅳ.①R459.9

中国版本图书馆 CIP 数据核字(2017)第 260027 号

书　　名	现代介入诊断与治疗学	
主　　编	张　华　李玉伟　郭山峰　刘再加　方彦成	
责任编辑	杨　花　赵丹青	
出版发行	西安交通大学出版社	
	(西安市兴庆南路 10 号　邮政编码 710049)	
网　　址	http://www.xjtupress.com	
电　　话	(029)82668357　82667874(发行中心)	
	(029)82668315(总编办)	
传　　真	(029)82668280	
印　　刷	西安日报社印务中心	
开　　本	787mm×1092mm　1/16　　印张 32　　字数 797 千字	
版次印次	2018 年 4 月第 1 版　2018 年 4 月第 1 次印刷	
书　　号	ISBN 978 - 7 - 5693 - 0241 - 7	
定　　价	82.00 元	

读者购书、书店添货、如发现印装质量问题,请与本社发行中心联系、调换。
订购热线:(029)82665248　(029)82665249
投稿热线:(029)82668803　(029)82668804
读者信箱:med_xjup@163.com

前言

随着经济和科技的进步,介入医学得到了迅猛的发展。随着介入医学的新理论、新技术不断更新和完善,介入医学现已成为最具有发展潜力的专业之一。为了帮助广大医务工作者在临床工作时更好地掌握常见疾病的介入治疗方法,使疾病的诊断与治疗更加标准化、规范化,全面提高医疗质量,我们编写了此书。

本书主要介绍了介入诊断学、介入治疗的基础技术、非血管性介入诊疗技术、介入性超声在血管疾病中的应用以及临床常见疾病的介入治疗,内容新颖,重点突出,详略得当,简明实用,对于临床介入科医务工作者处理相关问题具有一定的参考价值。

本书编委均是高学历、高年资、精干的专业医务工作者,对各位同道的辛勤笔耕和认真校对深表感谢!由于写作时间和篇幅有限,难免有纰漏和不足之处,恳请广大读者予以批评、指正。

编　者

2017 年 2 月

目　录

第一章

介入诊断学

第一节 经皮活检技术

经皮活检包括浅部和深部穿刺,凡是在体表能够触及的肿块,直视下即可进行穿刺;而深部组织与器官的病变需要取得细胞学或组织学明确诊断时,需要在影像设备的监视下使用不同类型的穿刺针进行活检,本章节中所提及的经皮活检均为在影像设备监视下进行的深部组织和器官活检。

一、经皮活检器械

(一)经皮穿刺针

穿刺针用于通过皮肤与血管、胆道、泌尿道、胃肠道及胸、腹腔等空腔器官,建立通道,然后引入导丝、导管或引流管等进行治疗的一种器械;经皮穿刺针也可直接穿入肿瘤或囊腔做抽吸、活检等诊断与治疗。

理想的穿刺针应该针尖锋利,切缘锐利无毛刺,内、外管壁光滑,粗细适中,近远端管径一致,硬韧挺直,导丝从针座处进退容易。

1.结构

穿刺针的形状、大小与种类很多,最基本的结构为带有针芯的穿刺针。以目前常用的穿刺针为例,一般为不锈钢制成。它由针芯与套针两部分组成。套针为一薄壁金属管或塑料管,它的作用是构成通道,可插入导丝,或连接注射器注入造影剂,针芯的作用为加强穿刺针的强度,使针体容易进入组织内和防止穿刺时套针被皮肤、皮下脂肪等组织堵塞。

套针的后端附有金属或塑料的针座(也称针柄),前端为针头,中部为针管。针芯为一实心的金属杆,杆的后端也有针座,前端锋利部分也称针头,中部称针干。使用时针芯插入套针内,使针座上的凸起与套针针座上的缺凹相吻合,这时套针与针芯完全套合,处于备用状态。

2.形状

如图所示。

(1)套针的针头与针芯的针头一致,同呈斜面状(图1-1A)。

(2)套针针管略短,呈截断状,套合后的针芯外露部分为针尖。针芯的针头呈圆锥形(图1-1B)。

(3)针芯针头呈单斜面、双斜面或菱形,突出于套针(图1-2)。各种针尖的斜面也有所不同,如呈 30°或 45°。

针座是供术者持握着进行穿刺的部分,其上有缺凹或凸起的一侧提示与针头斜面方向一致,有的针座附有一盘状基板。有的针座上有公螺纹,以便与注射器上的母螺纹配合紧密,抽吸时不会脱落或将空气抽入。

穿刺活检针的类型很多,其针座与外套管部分基本相同,而针芯头端具有多种形态,应根据穿刺的部位和组织器官进行选用。图 1-2 中 1 用于肝脏、肺、胸腹腔淋巴结穿刺,主要用于获取细胞学和细菌学材料,而图 1-2 中 2~5 多用于骨骼穿刺。另一类特殊的活检针是锯齿状的旋切针,为骨活检术中最常用、最有效的活检针,外径在 6~12G。此类活检针的共同特点为由套管针和锯齿切割针组成。操作对先将套管针引入病变之处,通过套管针插入旋切针,旋切多为手动操作,但最近也出现了电机旋转切割。常用的旋切针有 Franseen 针、Otto 针及 Rotex 针。

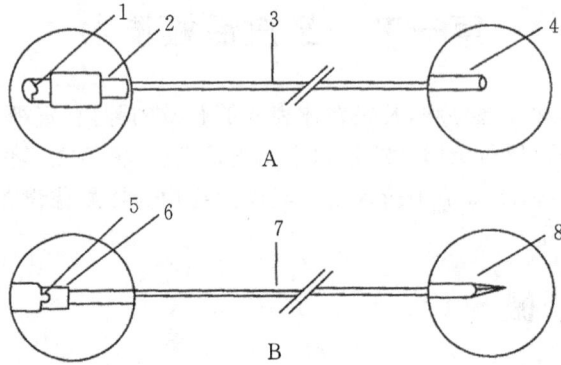

图 1-1　穿刺针

A.套针;B.针芯

1.针座上的缺凹;2.针座;3.针管;4.针头;5.针座上的凸起;6.针座;7.针干;8.针头

3.规格

穿刺针、切割针与活检枪的粗细以 G(gauge)标,如 18G 或 20G。号码数越大,管径越细(表 1-1)。

表 1-1　经皮穿刺针的内外径

针号	内径		外径	
	inch	mm	inch	mm
15	0.059	1.50	0.072	1.83
16	0.052	1.32	0.064	1.63
17	0.046	1.16	0.056	1.42
18	0.042	1.06	0.048	1.22
19	0.031	0.78	0.040	1.02
20	0.025	0.64	0.036	0.91
21	0.022	0.56	0.032	0.82
22	0.018	0.45	0.028	0.71
23	0.015	0.38	0.024	0.61

注:国际通用习惯导丝采用英寸(inch),导管采用 F(french)制,故本书也沿用。

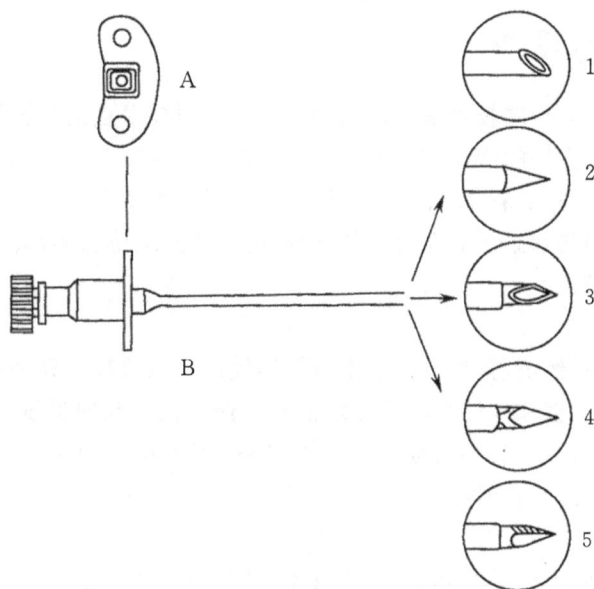

图 1-2　套合后穿刺针

A.基板;B.套合后的穿刺针。1.套针与针芯等长,呈斜面状针尖;2.针芯的针头呈圆锥形,突出于套针成针尖;3.针芯针头呈单斜面;4.针芯针头呈双斜面;5.针芯针头呈菱形

(二)切割针

使用 21G 活检针进行软组织活检的优点是组织损伤轻微,即使穿刺通道需要通过静脉血管、胃壁等组织仍然可以进行,然而由于 21G 以下穿刺针内径太小,只能通过负压抽吸取得细胞学标本,进行细胞学检查,不能满足组织与病理学检查。为了满足病理学检查的需要,切割针应运而生,切割针与抽吸针的区别在于切割针能够取得组织块进行组织病理学检查和研究。切割针的不足之处是针径较粗,容易损伤血管壁而发生内出血。

切割针的结构为内芯前端有一凹槽,当凹槽部分进入活检部位后,组织陷入凹槽内,推动针外套管,将陷入凹槽内的组织切割下来。

(三)自动活检枪

自动活检枪的取材原理与切割针完全相同,是在切割针的原件上增加了机械性弹射功能,此弹射功能的优点在于能够在瞬间内进行快速切割,从而保证了取材的成功率和体积。在其后端它有壳体、针座弹射系统、非固定式针座制器、射程可调装置、弹簧提拉环和侧壁式板机六个部分。其特征为:针座制动器是前后针座整体制动器,可以适当移动而非固定,以便调距;射程可调装置,包括射程调节旋钮及与其相连的螺旋杠杆、射程距离标尺;侧壁式板机按钮,其位置靠近活检枪尾端的盒盖侧。其切割针部分包括套管针和针心,其特征在于针心前端带有细孔。

操作时后拉活栓,听到"咔嗒"声,说明针弹簧已被锁定,针已处于准备状态;后拉活栓,使内针芯后退进入切割外套管内并使针整体进入靶区;固定针整体不动,用拇指向前推动活塞,内针芯进入病变区,此时标本槽口外露,正位于病变内,此时扣动扳机,切割外套管被弹射进病变区,组织被切割于槽口内,整体拔出活检针。

二、引导与监视设备

穿刺活检成功与否与导向技术有着密切的关系。导向技术是指在影像设备下监视穿刺针进入组织、器官的过程,常用的影像监视设备包括电视透视、USG(声像图)、CT(计算机层析成像)和 MR(磁共振)等。近年来,随着影像学设备和技术的快速发展,将两种以上的影像设备组合应用已显示出广阔的前景。导向设备的选择,应根据病变所在的部位、大小、深度、范围和患者的经济能力综合考虑。

1.电视透视

电视透视具有简便、经济、体位灵活和定位快等优点。在透视下穿刺可直接观察进针方向与深度等,尤其适用于胸部和四肢骨骼的穿刺活检。最好使用双向透视或 C 形臂透视机。使用单向透视机时,可先从一个轴面确定穿刺针的位置,然后缓慢地转动患者至另一个轴面透视,即可明确穿刺针的方向与深度。

2.超声

超声具有简便灵活、不受体位限制、无放射性损害的优点。超声可以准确了解病灶的大小、深度和周围组织结构情况,特别是能够直接观察到穿刺通道是否穿越动脉血管,对于缺乏自然对比的腹部脏器尤其适用。目前使用的超声仪多带有穿刺探头,穿刺针从穿刺槽插入,穿刺探头可以显示穿刺的路径、进针方向和进针深度,大大提高了活检的成功率和准确性。

3.CT

CT 具有良好的密度分辨率和层面空间分辨率。能清晰显示脏器的解剖形态、器官组织与内部的病变,同时又能明确病灶与周围组织结构的关系,常应用于胸、腹部骨骼和其他复杂部位的穿刺活检。CT 导向穿刺活检具有定位准确、穿刺针显示良好的优点。缺点为无法监测进针过程,无法判断进针是否穿越动脉血管,操作时间长,费用较高。最近已有 CT 透视技术推出,克服了上述的缺点。

4.MR

MR 显像具有其独特的优点,如 MR 实时透视、无 X 线损伤、并能多轴面成像等。由于常规的不锈钢穿刺针严重影响磁场,需使用镍铬合金或钛合金制成的穿刺针,以减少干扰。目前在临床上尚未普遍使用。

三、穿刺活检术前准备

尽管穿刺活检的创伤轻微,但是经皮穿刺活检仍然属于创伤性检查,仍然存在着一定的风险,甚至可能发生危及患者生命的严重并发症,因此必须做好充分的准备工作。

(1)熟悉拟穿刺患者的病史、影像学资料,与患者及其家属进行穿刺前谈话和交流,签订知情同意书。

(2)凝血功能检查:无论是住院患者还是门诊患者,拟行经皮活检前给予凝血功能检查是必须执行的检查项目,存在凝血功能障碍时是经皮活检的禁忌证。

(3)根据病变的部位:制订穿刺活检计划,包括穿刺点的选定,穿刺针类型与型号的选择,影像监视方法的选择,与超声室、CT 室或导管室的时间预约,载玻片、无水乙醇或甲醛的准备。

(4)穿刺活检包的准备：包括局麻药、皮肤消毒剂、注射器、无菌洞巾、无菌手套。

(5)抢救药品与器械：超声室、CT室、导管室应配备氧气、气管插管、强心剂、升压药、止血药等抢救药品和器械。

四、操作方法

所有穿刺活检均在无菌状态下进行，对穿刺器械应严格消毒。选定穿刺点后，对穿刺点及其周围皮肤消毒，并铺洞巾或其他无菌单。用1%～2%利多卡因做穿刺点局部麻醉。进针前，根据穿刺针粗细，可先用手术刀片在皮肤上切一小切口，或用一稍粗针头在皮肤上刺一针眼，以利穿刺针穿过皮肤。定位与穿刺均在影像监视下进行。由于肿瘤较大时其中心可发生坏死，而肿瘤边缘部分为生长活跃区，所以取材时应选择在肿瘤的边缘部分，或采用多向取材法。为防止恶性肿瘤的穿刺道种植转移，应尽可能减少穿刺次数。

1.抽吸活检

将抽吸活检针穿刺进入病灶中，并进一步经影像监视设备核实针头位置，确保其位于病灶内。退出针芯，连接上10ml或20ml注射器，在负压状态下将穿刺针小幅度推进和退出2～3次，以利病变组织或细胞抽吸入针芯内。抽吸结束的拔针过程中，只需保持注射器与针内腔的负压，不能再继续抽拉注射器。一旦针尖即将退出皮肤、皮下组织的瞬间，应停止抽吸负压，这样可防止针内腔的标本吸入注射器筒内，以免造成涂片困难。如抽吸出的是血性液体，则可能已穿至血管，应将针拔出重新穿刺。

穿刺针退出后，轻轻推注注射器，将针内腔的标本物质推注在载玻片上，然后推片、固定。若取材较多，可涂多张载玻片。最后将其送病理室进行细胞学检查。

在穿刺针退出的即刻，使用无菌纱布覆盖穿刺点并稍加压迫，以防止穿刺点出血。

2.切割活检

切割活检的目的是获取组织标本，以能对病变进行组织学检查，其诊断敏感性与特异性均明显高于细胞学诊断。

将切割穿刺针整体经皮穿向病灶，针头进入病灶边缘即可，向前推进切割针针芯，保持针芯深度不变，将针芯旋转30°～90°，有利于病变组织进入针芯凹槽内，再向前推进切割针针套。套管前进中，即将针芯沟槽内的组织切下，封存于套管与针芯槽口内(图1-3)。然后将切割针整体退出。

自动活检枪切割组织的原理与此类似。活检枪有两种类型，一类结构与切割针类似，只是推进针芯进入病灶后按动枪栓，将针套快速弹射出去切割病变组织；另一类活检枪穿刺时针芯与针套尖平齐，进入病灶边缘时按动枪栓，将针套快速弹射出并切取组织，最后退出。

由于肿瘤较大时其中心常发生坏死，肿瘤边缘部分为生长活跃区，故取材时应选择在肿瘤边缘部分。切割针退出后将针芯推出，取出组织条，将其放入10%甲醛溶液液或无水乙醇中，送病理检查。

3.旋切活检

主要用于骨骼病变的活检。基本方法与切割术类似，只是由于骨骼组织较坚硬，所使用的活检针不同。将旋切针的套针准确穿刺抵达病变区骨面，穿过骨皮质，拔出针芯，套针内植入旋切针至病变，在同一方向加压拧旋几次，切取标本。最后将获取的标本固定，并送病理检查。

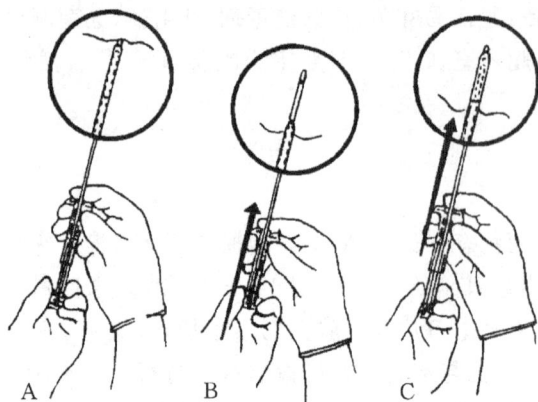

图 1-3 切割活检示意图

A.穿刺针达病灶边缘;B.推进切割针针芯;C.推进切割针针套,取得组织

五、并发症

无论采用何种方法进行穿刺活检,可能发生的并发症相类似,主要有疼痛、出血、感染和诱发肿瘤转移。并发症的发生率与刺的直径和类型以及所穿刺的部位有着密切的关系,如使用18G 穿刺针行肺部穿刺时,气胸的发生率为 49%,而使用 21~23G 穿刺针做肺部穿刺时,气胸的发生率为 5.1%。使用切割针行前列腺活检的并发症发生率比细针穿刺也高 10 倍左右。

穿刺活检后疼痛多为轻度,1~2 天内消失,无须处理,若出现剧烈疼痛,应考虑损伤血管或神经,除给予镇痛药外,还应给予止血药和抗生素。穿刺通道或穿刺靶器官内出血常见于使用粗针或切割针时,少量出血可自行停止。若有活动性出血而使用止血药无效时,可以采用血管造影检查明确出血部位后给予栓塞治疗或请外科协助处理。

穿刺活检后感染多与穿刺器械或皮肤消毒不严有关,一旦出现感染症状或体征应及时使用抗生素治疗。气胸多在肺部穿刺后即可发生,少量气胸可自行吸收,中量或大量气胸应及时采取抽气或负压引流的方法治疗。

六、临床应用

(一)胸部活检术

胸部穿刺活检包括经皮穿刺肺活检、胸膜活检和纵隔活检。肺部活检是胸部活检的主要内容。一些影像学难以明确性质的病变,通过活检取得细胞学、组织学资料可做出定性诊断和鉴别诊断,对于治疗方案的选择、制订以及治疗后随访,预测预后等方面均具有重要作用。

1.适应证与禁忌证

(1)适应证:①肺结节或肿块性病变,这是经皮针活检的主要适应证,用于鉴别肿瘤与非肿瘤、肿瘤的良恶性、原发性与转移性,以及明确肿瘤的组织学类型;②肺部慢性浸润性病变;③肺门实质性肿块;④来源于胸膜的肿块;⑤纵隔内肿块。

(2)禁忌证:①不能合作,剧烈咳嗽和躁动不安者;②凝血机制障碍;③重度呼吸功能障碍;④肺大疱伴限制性通气障碍;⑤肺动脉高压、肺心病;⑥肺动静脉畸形。

2.导向手段

(1)透视:由于肺组织的特殊性,透视下具有良好的对比度,利用透视作为导向手段实时、简便、实用。若为固定球管单向透视,需翻动患者,会增加并发症的发生。DSA机具有球管和增强器旋转功能,可以实施多角度透视观察,应作为首选。

(2)CT:作为先进的影像手段,具有穿刺准确性高、并发症少的优点,并能选择最安全的穿刺途径,尤其适用于纵隔、胸膜病变、肺内小病灶以及其他透视下显示不满意的病变或部位。

(3)超声:可用于能被超声显示的胸膜或靠近胸膜的肺部病变,其优点是可以多方位观察病变和穿刺针头。

3.操作方法

穿刺定位前仔细分析患者的X线胸部正侧位片或CT片等影像资料,确定进针方向、深度、进针部位等。如果从侧胸壁肋间隙穿刺,患者一般取仰卧位于检查床上,在正、侧位透视下确定穿刺点,并作体表标记。如果从前胸壁或后胸壁进针,患者则取侧卧位。

穿刺点确定后,常规消毒铺巾,局麻可深达胸膜,但不宜太深。进针点应于肋间隙中点或肋上缘,以避免损伤肋间血管。一般采取水平或垂直进针,不宜倾斜进针。倾斜进针难以控制进针方向,尤其对深部病灶,若用细针极易偏离病灶方向。穿刺针通过胸膜时应让患者屏气。透视下,可根据预先测量的进针深度和方向进针。一旦针刺入病变,让患者保持平静呼吸,透视下可见针尖和病变随呼吸一起运动。穿刺时,双向透视很易观察病灶同针尖的关系。应避免多次穿破胸膜。如一次未刺中靶目标,穿刺针应退至胸膜下,调整方向后再穿刺,不可完全拔出后多次穿刺。同时穿刺针应尽可能避开叶间胸膜。

C形臂透视,只需转动机架,不需翻动患者,也有利于确定针尖同病变的关系。一旦针正确刺入病灶,即可进行活检。拔针后,再次透视或扫描观察有无气胸发生。患者在穿刺过程中和穿刺后2小时内应避免用力咳嗽。

CT导向穿刺时,先从原来的CT图片上选择最佳活检层面。活检时于患者胸部表面放置不透X线的标记物,扫描后选择最佳层面,测量穿刺点与病变间的最短距离,设计进针方向和角度。确定进针点后,将穿刺针推进到原定的深度。针刺入到一定位置后,再行扫描以证实针尖与病灶之间的关系。如针尖偏离扫描层面或针尖方向有偏差,需在校正穿刺后扫描。为确定针尖的准确位置,尤其当针的方向与扫描层面成角时,常需多次扫描。

4.并发症

胸部穿刺活检的主要并发症有气胸、咯血和局部肺出血。使用细针穿刺可明显减少并发症的发生。气胸的发生率报道不一,在4%～47%之间,与使用穿刺针的口径、形态和方法有关。约有7.7%的气胸患者需要抽吸气体治疗。约5%靠近肺门的病变在穿刺活检后有咯血,其他部位出现咯血者为2%。小量咯血常自行停止,无须治疗。穿刺部位周围的少量出血通常在数日内吸收。

5.效果评价

穿刺活检对胸部疾病的诊断是一种安全而实用的检查方法。其简便易行且痛苦小。细胞学检查诊断迅速,恶性肿瘤的诊断准确率达85%～98%,良性病变则稍低;孤立结节病变的活检成功率高于肺弥漫性病变。

对影像学图像高度怀疑为恶性肿瘤者,若一次穿刺活检结果为阴性时,应给予再次穿刺活检。临床实践与国内众多医疗机构的资料表明,经皮胸部活检是影像学检查与诊断的重要组成部分,特别是可以减少不必要的开胸探查和为手术、放疗、化疗提供明确的诊断资料。

(二)腹部脏器活检术

腹部实质性脏器包括肝脏、脾脏、胰腺、肾脏、卵巢、后腹膜肿块和腹腔内肿大淋巴结均可进行经皮穿刺活检,其操作方法相似,本章节重点介绍肝脏穿刺活检术。

1.适应证与禁忌证

(1)适应证:①超声、CT、MR 发现肝内单发或多发实质性或囊性肿块;②不明原因的肝脏肿大;③肝脏肿瘤性病变介入治疗后需要观察治疗效果;④肝移植术后;⑤布-加综合征。

(2)禁忌证:①不可纠正的出血性素质者;②没有安全的活检穿刺道,如膈顶部附近的肿块、前面有胃或肠重叠者;③不合作患者;④大量腹水;⑤超声、CT/MR 高度怀疑为血管瘤或包虫病。

2.导向手段

肝穿刺的导向手段主要是超声或 CT,决定于医院条件与术者的习惯。

超声穿刺探头中心或侧方可插入穿刺针,即可实时观察超声图像上进针的部位、方向与深度;操作中如看不到穿刺针,则可能针的方向改变或探头方向不对,可做针头的短距离抖动,有助于观察。超声导向对于偏瘦的患者与浅表病灶较好,而肥胖患者和肠道积气较多者影响图像质量和观察。

CT 作为引导肝脏活检在临床上被广泛应用,由于 CT 的空间分辨力好,对深部病灶或体胖者非常容易观察。

3.操作方法

大多数患者取仰卧位,偶尔也可能取斜位、侧卧位或俯卧位,以求得最佳穿刺点。一般取最短距离,以求穿刺的准确性能提高。应避免穿过肺组织、胸膜、胆囊以及胃肠道,同时穿刺通道也应避开肝门和肝段以上的血管与胆管。但对某些活检如浅表的肝富血管性肿瘤,选择比较远距离的穿刺更为安全,因为这样可通过较多的正常肝组织,以防止出现肝包膜下或腹腔出血。

局部皮肤消毒与局部麻醉后即行穿刺。用超声导向时,固定探头,嘱患者暂停呼吸,迅速将穿刺针沿探头引导器插入肝脏,观察针尖的强回声点,确保针尖沿探头引导方向继续进入,直中目标。肯定针头位置准确无误后即行活检。

CT 导向的定位穿刺方法类似于肺活检术。

4.并发症

经皮肝穿刺活检的安全性较好,并发症发生率很小,使用细针时为 0.04%,用粗针活检为0.1%~0.3%,严重并发症发生率更小。出血是最常见的并发症,可发生于肝内、肝包膜下及腹腔内,通常可自限,不至于引起严重后果;胆汁渗漏可引起胆汁性腹膜炎;穿刺通道在近肝门处通过肝动脉和门静脉可引起动静脉瘘;迷走神经反射可引起低血压与心动过缓;偶见有穿刺道的肿瘤种植转移。

5.效果评价

目前,经皮肝穿刺细针活检对于肝脏恶性肿瘤的诊断敏感性与特异性均在 90% 左右,用粗针穿刺进行组织学活检则更高,对临床怀疑肝癌的患者提供了一个安全、有效、可靠的确诊途径。有一组报道对 3cm 以下的肝脏肿块在超声实时导向下活检,用 18~19G 针,活检正确率达 96%,没有并发症。

对肝脏非肿瘤性病变进行活检时,应选择切割活检,以便取得较多的组织进行病理学或免疫生化学研究。

(三)骨活检术

骨骼病变的穿刺基本方法与腹部脏器类似,只是由于骨骼组织较坚硬,所使用的穿刺针有所不同。常用于骨骼系统活检的穿刺针有:Ackermann针、Craig针和Jamshidi针。骨骼病变具有多种多样的性质,如囊性病变、炎性病变、溶骨性肿瘤、成骨性肿瘤、代谢性病变、骨性病变浸润软组织等,随着病变性质的不同,病变处骨骼的硬度差异较大,所以目前尚无一种穿刺针可适合于多种病变。不同类型的活检针应据X线平片或CT片所显示病变骨骼的密度与部位进行选择。

1.适应证与禁忌证

具体如下。

(1)适应证:①临床与影像学诊断有困难而临床治疗又需要组织病理学结论的各种骨骼病变。②转移性骨肿瘤,经皮骨活检术诊断价值已经充分肯定。主要适用于以下情况:明显的转移灶,但与原发疾病的临床分期不符;核素扫描阴性,但是其他影像学检查不能排除转移性肿瘤;有多个原发肿瘤的转移灶;影像学表现为稳定的转移灶,决定是否需进一步治疗;未能找到原发肿瘤的转移瘤。③原发性骨肿瘤是一个有争议的适应证,因为病理医师很难仅凭少量的标本做诊断和分级,尤其是软骨类肿瘤。此外,大多数原发肿瘤需外科治疗,因而可在切除前做外科活检和快速切片。④急性或慢性化脓性骨髓炎、骨结核等。⑤需要鉴别椎体压缩性骨折的原因,确定嗜酸性肉芽肿与骨纤维异常增殖症等。

(2)禁忌证:无绝对禁忌证。相对禁忌证有血供丰富的骨转移瘤;有严重出血倾向者;晚期极度衰竭者;脊柱严重畸形者。

2.导向手段

由于骨骼系统的良好对比度,X线透视定位与导向下进行骨骼病变穿刺具有经济、简便、操作灵活的优点;CT引导下穿刺定位准确性更高,应用越来越普遍。

3.操作技术

具体如下。

(1)脊椎穿刺:经支脊椎穿刺由于脊髓、椎管和神经根的阻挡,不适合从正后方(脊柱中线)进针,也应避开关节和横突。最常用、也是最安全的进针途径是后方进针法。其进针点一般取脊柱中线旁开5~10cm,胸部为5~6cm,上腰部为7cm,下腰部则可延至10cm,同时应根据患者的体形做适当调整。最好的方法是术前根据CT或MRI的横断扫描像做一测量,确保避开大血管、神经和其他重要脏器。进针与矢状面成角,在胸部为30°,而腰部则为45°左右。

常用的穿刺体位为标准侧卧位(椎体病变侧向上),选择好穿刺点,定位后用1%利多卡因做局麻。在侧位透视下插入穿刺针至病变部位。穿刺过程中若遇骨性阻挡,可能是由于穿刺针与脊柱矢状面成角过小而被上下关节突阻挡所致,应作调整。若调整角度后仍难以避开上下关节突,则需将穿刺点向外侧移1~2cm。在侧位透视下穿刺针抵达病变部位后,必须正位透视予以证实。

另一较常用的穿刺方法为患者取标准侧位,将X线球管转至与患者腰椎冠状面成50°~60°角。该角度即穿刺针与腰椎矢状面的成角,因此,在穿刺过程中无需做正侧位双相透视,只要看到穿刺针呈一金属点状影就可视为穿刺准确无误。

由于颈椎具有相对较厚实的附件结构,颈椎穿刺不能从侧后方进针。目前均采用前侧方进针,在普通 X 线透视或 CT 监视下进行。前侧方进针法的要点是使穿刺针在喉部与颈动脉鞘之间穿行。由于其周围均为重要脏器和组织,穿刺必须细心和准确无误,并尽可能用较细的活检针。患者取仰卧位,术者在侧方,用二手指平行触及喉部和颈动脉,另一手则将穿刺针沿指间穿刺,进针角度与颈椎冠状面成 20°。正侧位透视下监视,以确保穿刺位置准确无误。

(2)四肢长骨和扁骨的活检:穿刺前先对病变部位进行进针定位,可利用正侧位透视或 CT 扫描观察病变最清楚、距表面最近处作为进针部位,做好标记,并固定肢体。然后进行局部浸润麻醉,深度应达病变边缘处。在透视下对准病灶处进针。

四肢骨具有较厚的骨皮质,穿刺时可使用骨钻打孔后再行穿刺。行长骨活检,应避免穿刺针沿其圆柱状骨皮质滑动而误伤周围的血管或神经。在行肋骨和胸骨穿刺时,应注意掌握进针的深度和方向,以避免损伤肺组织。穿刺针应斜行进入,以免穿入胸膜。正常情况下的骨皮质十分坚韧,需要用手钻或电钻才能穿通。当穿刺针突入骨髓腔时,尤其是骨髓炎患者,常剧痛难忍,需用强镇痛剂。

4. 并发症

骨活检的并发症发生率相对较低。据 Laredo 报道在该院 8 年内完成的 500 例骨活检术中,仅有 1 例发生并发症,为腰大肌旁血肿。Murphy 综合了 11 家医院 9500 例骨活检术,发生率为 0.2%,最常见的是胸椎活检时的气胸,多数并发症较轻,可恢复。引起并发症的原因为穿刺活检过程中损伤血管、神经及邻近组织所致。因此,减低并发症的关键是活检医师必须具有丰富的临床解剖与 X 线解剖知识及娴熟的操作技能。术前详细的 CT 和其他影像学检查并在 CT 片上测量穿刺参数和定位有助于减少并发症。

5. 效果评价

多种因素可影响其诊断准确率,包括不同的疾病和类型、不同的活检部位、病理医师的经验、活检前的放射学检查和临床其他检查情况等。其中,不同类型的病变对诊断的准确率尤其相关。一般而言,骨活检术对转移性肿瘤的准确率最高,可达 90% 左右,而对原发性肿瘤病变的诊断准确率则低一些,为 73%~94%。据多组大宗文献报道,综合性骨疾患的活检准确率总体在 80% 左右,最高达 94%。

七、评价

在 X 线透视、超声、CT 引导下的穿刺活检已经成为一项成熟的介入诊断技术,准确率达 90%~95%,而 21G 及更细的穿刺针的应用,使并发症的总发生率低于 1%。自动活检枪的产生,使活检过程更加简单,创伤小与快捷,所取标本更适于病理诊断。

第二节　血管造影诊断

血管造影始于 1923 年,最初的血管造影图像与骨骼和软组织相互重叠,对血管的细小分支显示较差。另外,血管造影图像首先被投照到 X 线胶片,再经过暗室技术处理后才能看到血管造影图像。而且为静态单幅图像,为了克服骨骼与软组织对血管造影图像的重叠,早在20 世纪 50 年代人们采用胶片减影技术以获得更为清楚的血管造影图像。为了克服静态图像无法动态观察血流情况,20 世纪 60 年代随着影像增强技术的应用,出现了血管造影电影摄影技术,达到了动态观察血流和同时捕获动脉期、实质期、静脉期的目的。20 世纪 80 年代,随着计算机技术的发展,出现了数字减影血管造影设备,数字减影血管造影的优点体现在实时显示减去骨骼和软组织的动态三期图像。数字减影血管造影不仅提供了高质量血管造影的图像,而且减少了造影剂的用量。

介入放射学的发展是建立在血管造影的基础上,血管造影诊断不仅对血管性病变、肿瘤性病变具有定位和定性诊断的价值,而且是进行介入治疗的依据;血管造影诊断既可以在介入治疗之前,也可以在介入治疗的过程中和介入治疗之后进行,介入治疗之后的血管造影又是评价介入治疗效果的客观指标之一。

一、经皮血管穿刺与插管

(一)穿刺针

目前临床上广泛使用的经皮血管穿刺针为改良的前壁穿刺针,其结构简单,既无针芯,也无基板,针座上的缺凹表示该侧为针头的斜面所向。目前日本 Terumo 公司生产的穿刺针带有塑料穿刺套管(图 1-4),穿刺套管比穿刺针稍短,由塑料制成,套在金属针管外,套管紧裹着针管与之一起穿刺。进入血管后,拔除穿刺针,留下套管,即可植入超滑导丝后换入导管鞘或导管。

针座与针管衔接处应光滑呈漏斗状,以便导丝插入;也可直接连接注射器或连接管。

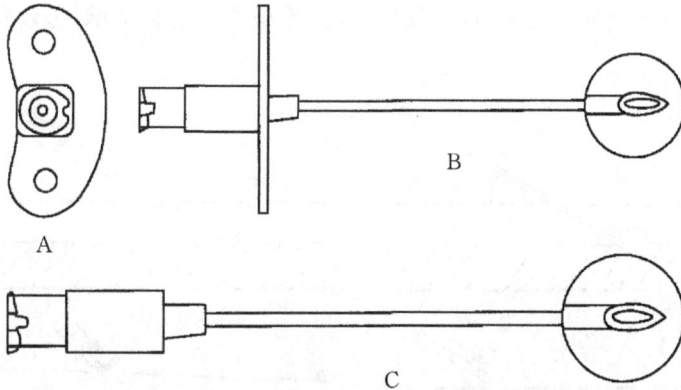

图 1-4 前壁穿刺针
A.基板;B.带基板的前壁穿刺针;C.不带基板的前壁穿刺针

(二)穿刺技术

自从 Seldinger 于 1953 年开创直接经皮穿刺血管技术以来,血管造影进入了一个新的阶段。它避免了切开暴露血管,改为直接经皮穿刺血管,运用导丝与导管的配合,将导管插入主动脉内。此项技术强有力地推动了介入放射学的发展,并成为介入放射学的最基本方法。这一技术在临床应用中不断得到改良和完善,并发展到能够应用于所有腔道的穿刺。

1.Seldinger 术基本概念

Seldinger 穿刺技术经典的操作步骤为:用带针芯的穿刺针经皮穿透血管前、后壁,退出针芯,缓缓向外拔针,当穿刺针退至血管腔内时,可以见血流从针尾射出,即引入导丝,退出针,通过导丝引入导管,将导管放至主动脉,此即 Seldinger 术(图 1-5)。

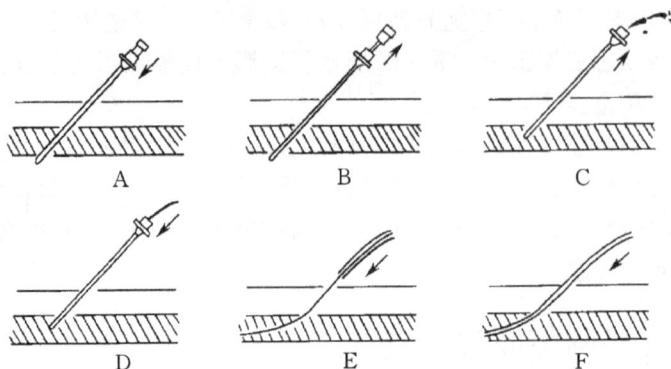

图 1-5　Seldinger 穿刺技术示意图

A.带针芯穿刺针穿过血管前、后壁;B.退出针芯;C.后退穿刺针管见血喷出;D.引入导丝;E.退出穿刺针留下导丝后插入导管;F.导管顺导丝进入血管,退出导丝留下导管

2. Seldinger 改良法

Driscoll 于 1974 年提出改良法,他用不带针芯的穿刺针直接经皮穿刺,当穿刺针穿过血管前壁(避免损伤后壁),即可见血液从针尾喷出,再引入导丝、导管。这一方法的主要优点是避免穿透血管后壁,一次穿刺成功率高,并发症少,熟练操作后对桡动脉、腋动脉穿刺更有利(图 1-6)。

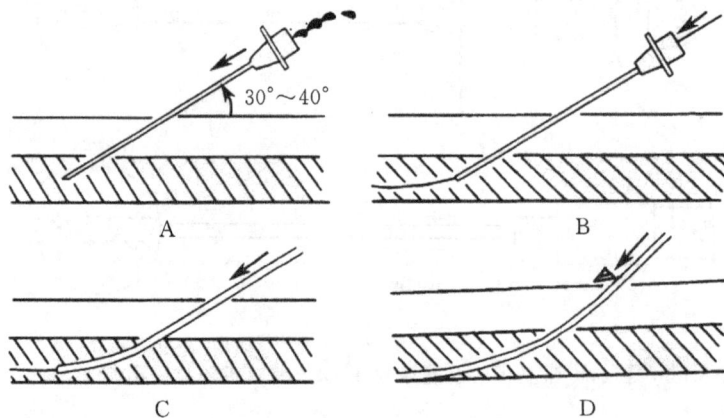

图 1-6　Driscoll 穿刺法

A.穿刺针进入血管;B.引入导丝;C.退针、引入导管;D.退导丝造影

目前绝大多数术者均采用改良法穿刺,由于 Seldinger 的贡献,一般文献上仍称 Sedinger 穿刺术,不刻意说明改良法。Dotter 称此项技术为医学界的一个里程碑。

(三)插管技术

本书按 Seldinger 改良穿刺法做一介绍。本文所述是以股动脉为例,其原理同样适用于静脉和非血管腔道的穿刺。

通常患者仰卧在造影台上,术者站在患者右侧。以右手持针操作。穿刺前应先确定穿刺部位,右侧股动脉穿刺点应定位于右侧腹股沟皮肤皱折下方1～1.5cm股动脉搏动最强处。由于穿刺针斜行穿入,穿刺部位具有皮肤进针点与血管进针点两个部位,所以它们不在同一垂直面上。穿刺时应根据皮下脂肪及肌层的厚薄予以调整进针角度。而股动脉的顺行与逆行穿刺时上述两者的距离明显不一样。

1.局部麻醉

除不合作或婴幼儿和因介入治疗特殊需要做全身麻醉外,一般均采用局部麻醉,注射针头应深入动脉鞘内的动脉内侧做鞘内麻醉。进入动脉鞘时有轻度突破感,回抽无血时,在动脉内侧注入1‰利多卡因2ml。针头退至皮下后再向动脉外侧刺入,入鞘后同样注入等量利多卡因。退针时同时在皮下注射1ml利多卡因。上述负压抽吸状进针是为了穿刺时一旦进入血管,立即能发现,可迅速退出,重新穿刺。

2.穿刺

用尖刀片在穿刺处与皮纹方向一致挑开皮肤2mm。皮肤开口处一定要在血管的正上方,以便以后的操作均在与血管同一轴线上进行。

皮肤切开的方向应该顺从皮纹的方向,特别是在颈部切开时,更应该掌握此原则。

穿刺时穿刺针头的斜面应始终向上,这可从针座上的缺凹来认定。斜面向上有利于导丝推进。

穿刺针以30°～40°角向血管穿刺时,动作轻巧,可平稳缓慢地推进(图1-7),方向要始终一致,不能左右上下扭曲,以免以后导丝及导管在皮下扭曲,使操作困难。

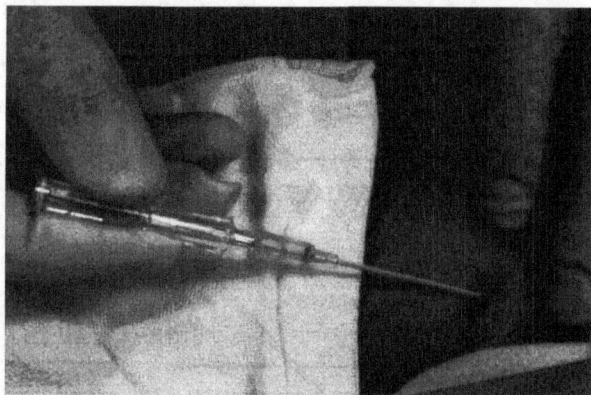

图1-7　经皮穿刺

穿刺针进入皮下组织后行走时阻力较小,针尖到达股动脉管壁时阻力增加,此时应稍用力使针头快速通过血管壁,穿刺针头进入血管腔后立即可见鲜红色血液从穿刺针座处喷出,表明穿刺成功。

穿刺针深入后,可能会发生几种情况:①未见血液从针座处外溢,即未穿入血管,可将针头退至皮下重穿。②针座处血流不畅,其色暗红,则为针入静脉,也需退出针头。③针座处血流不畅,其色鲜红,表示针尖孔并未完全在动脉腔内,可能一半在腔内,一半在血管的前壁或后壁。应将穿刺针稍向里或外移动,使针头完全位于血管腔内。如仍未入血管,则退出穿刺针,稍压片刻后再穿刺。

3.插入导丝

穿刺成功后,左手示、中与拇指抓住穿刺针,右手取过导丝,插向穿刺针针座。导丝进入穿刺针在血管内行走时应感觉到畅通无阻力。在导丝通过穿刺针插向血管时如有阻力切忌用力猛插,这时可能有以下几种情况。

(1)在插导丝时,使穿刺针移动,可能超出或退出血管腔。

(2)穿刺针与皮肤间夹角过大,近直角状,导丝不易插入。

(3)穿刺针头的斜面不是朝上,而是朝下,使导丝向后转。

(4)穿刺针进入小血管,如股深动脉。

(5)前方血管扭曲严重。

此时应停止插导丝,先检查针座的缺凹是否向上,即针头的斜面是否朝上,如有误则调整后再插管。如位置正确,则把针座下压,使穿刺针,血管间角度减小,这也有助于插导丝(图1-8)。如仍有阻力,则退出导丝,如无喷血,则重新穿刺。如果针座处喷血正常,而导丝插入仍有困难,则应在透视下经穿刺针注入造影剂观察,是否血管有严重狭窄、扭曲,或导丝插入细小的血管分支等,根据透视情况做出处理。偶尔也有术者左手过分紧压被穿刺血管的上方,造成导丝插入困难。

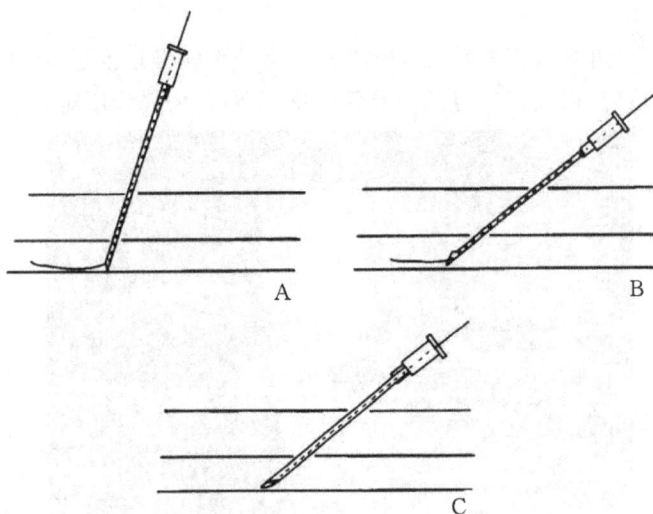

图1-8 针头斜面方向对导丝插入的影响

A.针头斜面方向正确,但角度太大,影响导丝插入;B.针头斜面方向、角度均好;C.针头斜面方向相反,导丝无法引出

4.退穿刺针

导丝进入血管15cm左右,术者右手将导引子与穿刺针退出皮肤,同时左手3、4、5指压迫穿刺处,示、拇两指抓住靠近穿刺处的导丝。右手握肝素盐水纱布裹住导丝,一边退出穿刺针,一边清洁导丝。

5.引入导管鞘

由于介入检查和治疗的目的不同,使用的导管直径和类型亦不同,在插入导管鞘之前应根据使用导管的大小决定导管鞘的型号。由于导管鞘相对粗大,在插入导管鞘时应采用旋转推送,旋转推送法可以使导管鞘容易通过皮下组织和血管壁。随着 4F 导管鞘的应用,不用切开皮肤也可以在穿刺成功后直接插入 4F 导管鞘。

导管鞘的优点在于:消除导管在局部操作中的不适感和反复换管引起的血管损伤,其缺点则是扩大了穿刺通道(鞘的外径比裸导管粗 1F＝0.33mm),也增加了费用和操作时间,如果鞘过大,还可能在鞘与导管之间引起血栓,操作中必须经常用肝素冲洗导管。此外,对于头端不缩细的导管则必须使用导管鞘,因为钝头导管不易插入血管,用力插入则引起血管损伤,术中导管周围持续出血,影响操作。

导管鞘插入后,术者可将导管鞘内芯与导丝一起从导管鞘退出。立即用肝素等渗盐水从导管侧臂冲洗导管鞘,同时见有血抽出也肯定导管鞘在血管内。

6. 引入导管

导管鞘就位后,先将导丝插入即将插入的导管内,导丝头端则缩在导管口内,不使外露。导管从导管鞘隔膜处插入数厘米,即可插入导丝,使导丝超出导管口,由导丝先行导管跟入插向血管(导丝头端比导管头端软,可防止损伤血管)。在透视指导下,将导管插至靶点附近,退出导丝,用肝素等渗盐水冲洗导管,必要时注入造影剂,观察导管所在部位。

7. 穿刺点处理

在造影诊断或介入治疗后应将导管、导丝和导管鞘拔除,此步操作虽然是介入诊疗的最后一步,但是仍然可能出现严重的并发症,拔管时必须按照以下步骤操作。

拔管时先用左示、中、环指分别放在皮肤穿刺点、血管穿刺点及血管穿刺点的头侧,右手抽出导管后,左手中指立即压紧。开始时可以压迫稍重,阻断血流。3 分钟后应稍放松,使血流通过,这时感觉到手下有血管搏动,10～15 分钟,慢慢放松中指。如无出血,用纱布覆盖后,可用绷带或胶布条包扎。

压迫止血和加压包扎后,穿刺侧肢体保持 4 小时伸直不动,4 小时后首先去除加压包扎,24 小时内卧床,以免穿刺处血凝块脱落,引起皮下血肿或大出血,24 小时以后可起床活动。

观察期内注意穿刺处局部有无出血或血肿,注意血压、脉搏的变化,防止内、外出血。注意穿刺远端肢体皮色、温度、感觉等,防止血栓形成的可能。对全麻患者更要注意观察呼吸、脉搏与血压,直至清醒。

二、血管造影设备

数字减影血管造影(digital subtraction angiography,DSA)设备,由于血管造影和透视的需要,数字减影血管造影机是开展介入诊疗必备的设备之一。在 DSA 设备中,X 线透视为最基本的功能。DSA 设备具有脉冲方式透视、造影图像采集、旋转血管造影、步进式血管造影、路图引导等功能,扩展的软件可以对狭窄血管、心脏收缩功能进行测量和评价,还可以进行血管三维重建,类 CT 断层扫描和经皮穿刺活检引导。上述这些功能的扩展有利于患者和手术者的放射防护,有利于对复杂、疑难病例的处理。近年来推出的平板数字减影血管造影机能够提供清晰的血管造影图像,使血管造影的诊断价值进一步提高。

三、造影剂

(一)碘剂造影剂

含碘造影剂一直是血管造影理想的对比剂。目前使用的造影剂按其分子结构和理化特性可分为两大类,即离子型造影剂(ionic contrast media)和非离子型造影剂(nonionic contrast media);依据其所含碘原子数与其在溶液中的离子或粒子数之比值,离子与非离子造影剂又可分为单体和二聚体两类造影剂。如从造影剂之浓度分类,造影剂可分为高渗(血液渗透压的5～8倍)、低渗(血液渗透压的1～2倍)和等渗造影剂。目前,我国常用的造影剂主要有以下几种。

1.离子型造影剂

各种浓度的泛影葡胺(I)(iatrizoate meglumine)和复方泛影葡胺(compound diatrizoate meglumine),二聚体造影剂 Ioxaglate 或 Hexabrix 320(碘克酸葡胺钠或称低渗显影葡胺钠320)。

2.非离子型造影剂

如 iohexol(碘海醇),又称 omnipaque(欧乃派克);iopromide(碘普罗胺),又称 ultravist(优维显);iopamidol(碘帕醇),又称 uopamiron(碘必乐);uobitridol(碘比醇),又称 xenetix(三代显)。

各种造影剂的理化特性见表1-2。

表1-2 国内常用造影剂的理化特性

品名	含碘量(mg/ml)	黏稠度25℃	(mpa.s)37℃	渗透压(mmol)
60%泛影葡胺	282	5.0～6.1	3.8～4.2	1346～1500
(I,iatrizoate meglumine)				
60%复方泛影葡胺	288～292	5.9	4.0	1511
(compound diatrizoate meglumine)				
76%复方泛影葡胺	370	13.8	8.4	1689
碘海醇(欧乃派克)	300	11.6	6.1	640
(iohexol or omnipaque)	350	23.3	10.6	780
碘普罗胺(优维显)	300	8.7	4.6	610
(iopromide or ultravist)	370	20.1	9.5	770
碘异肽醇(碘必乐)	300	8.8	5.6	620
(iopamidol or iopamiron)				
三代显	300	9.8	6.0	695
(iobitridol of xenetix)				

造影剂的应用中,在无造影剂过敏反应的前提下,应考虑到造影剂的渗透压、离子电荷和化学毒性对人体的影响以及造影剂的费用等因素,主张应尽可能地减少用量、降低造影剂的浓

度。在 DSA 设备上进行造影检查,宜选用低渗和等渗浓度的造影剂;脑室、蛛网膜下腔和椎管造影应选用 isovist、omnipaque 等非离子造影剂,其他体内非血管腔道可选用普通的离子型造影剂即可。

使用离子型碘造影剂血管造影的各种副作用(包括过敏、肾毒性、发热、疼痛等)的发生率达 12.66%,使用非离子型造影剂副作用发生率仍达 3.13%。为了克服含碘造影剂的缺点,近几年来,国内外一些学者借助 DSA 设备将一些非含碘造影剂作为含碘造影剂的替代剂用于 X 线血管造影检查,取得了良好的效果。目前,临床使用比较满意的造影剂有二氧化碳(CO_2)和含钆造影剂。

(二)二氧化碳(CO_2)

医用纯 CO_2(99.99%)是一种安全的阴性血管造影剂。当适量 CO_2 被快速注入血管后,它并不立即溶解于血液,而是与血液形成界面,充盈靶血管,这种血管内外的密度差可在 DSA 比较好地显示出来。CO_2 没有肝、肾副作用,也不会致机体的过敏反应,它能完全溶解于血液,且可经肺一次性排出体外。血管内注入常规造影剂量的 CO_2 极少有形成气栓的危险,即使是大剂量的注射也不会引起动脉血气参数和血流动力学显著的变化。二氧化碳数字减影血管造影(CO_2-DSA)适用于碘剂过敏、甲亢、肾功能不全、多发性骨瘤、心力衰竭和严重高血压患者。不能用于脑血管造影。目前主要用于腹部以下动脉,以及四肢静脉、下腔静脉和门静脉等血管造影。

第二章

介入治疗的基础技术

第一节　Seldinger 血管穿刺技术

Seldinger 穿刺术是腔内血管最为常用的介入技术。该技术是瑞典斯德哥尔摩放射学家 Seldinger 教授于 1953 年率先著文介绍的经皮穿刺血管插管的方法。因其不需要解剖、切开和修补血管，简便易行、安全、损伤小，而成为介入医学的重要组成部分。Seldinger 术最初仅用于血管造影，但随着介入放射学技术的发展，已被广泛应用于各种腔、道的置管引流术。

一、基本器械

(一)基本物品

(1)Seldinger 穿刺术手术包：各种大小的手术单、治疗巾，弯盘，小药杯，持物钳，不锈钢盆，不锈钢碗，刀片，纱布若干。

(2)药品准备：利多卡因或普鲁卡因，肝素，生理盐水。

(3)器材准备：薄壁穿刺针、J 型导引钢丝、扩张管、鞘管、注射器、注射针头。

(二)基本器材

(1)穿刺针：穿刺针是经皮穿刺血管的基本器具，是由硬不锈钢丝制成的针尖斜面上有两个锐利切缘的套管针。为便于持针和缓慢回撤针头，有的穿刺针尾部还有一个金属或塑料的手柄。根据其构成部件分为单构件、双构件或三构件穿刺针(图 2-1)。单构件穿刺针因其操作易掌握、穿透血管后壁率低，而被临床上广泛应用。

国内穿刺针的大小用"号"表示，号数代表穿刺针的外径。号越大，管径越粗。国外是以"G(gauge)"表示穿刺针的管径，"G"越大，管径越细。通常"G"与"号"的换算关系：14G 相当于 20 号，16G 相当于 16 号。穿刺针型号的选择是根据患者的体型及穿刺血管的粗细而定的，一般大多数成年人穿刺选择 16～19G 穿刺针，儿童穿刺选择 18～19G 穿刺针。

(2)血管鞘：血管鞘是从皮肤到血管建立的一条通道，通过鞘管可以送入或更换各种导管，是经皮介入治疗中的必要器械。血管鞘由鞘管和扩张管两部分组成(图 2-2)，鞘管是导管进入体内的通道，鞘管上的侧臂可以用来冲洗、采血和测量压力；另一部分为逐渐变细的扩张管。血管鞘号数是表示鞘管内径大小，临床常用的鞘管为 5～9F，可以容许相同大小或略小的导管通过。鞘管的长度一般为 $10\sim11cm$，但是对于有髂动脉扭曲者可选用 25cm 或更长的鞘管。

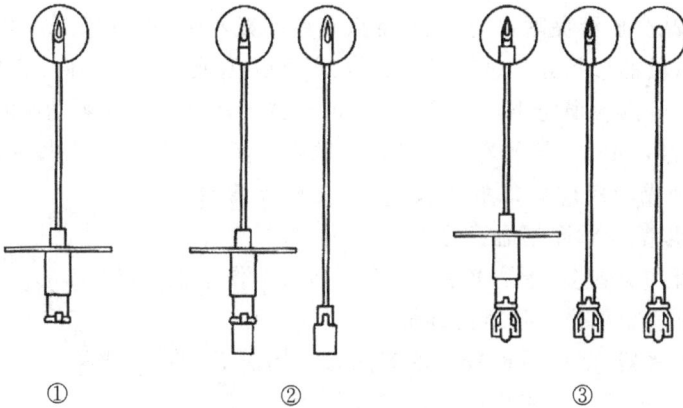

图 2-1 经皮血管穿刺针
①单构件针；②双构件针：带斜面的内芯针和外套管；③带斜面的内芯针、外套管和圆填充器

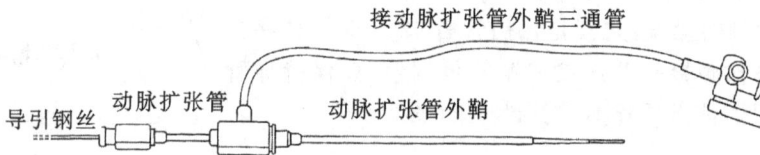

图 2-2 血管鞘

（3）导引钢丝：简称导丝，对导管插入血管起到引导和支持作用，在选择性和超选择性插管时能帮助导管定位。一般为特殊不锈钢材质，由芯轴和外套组成（图 2-3）。外套为细不锈钢丝绕成的弹簧状套管，套于芯轴外面。根据内芯钢丝是否固定分为固定内芯钢丝（内芯钢丝逐渐变细，固定终止于距管尖 3cm 处）和活动内芯钢丝。活动内芯钢丝可以通过操作者调整硬质内芯位置而改变头端柔软段的长度。导引钢丝还内衬安全钢丝，焊接在导引钢丝两端，可以

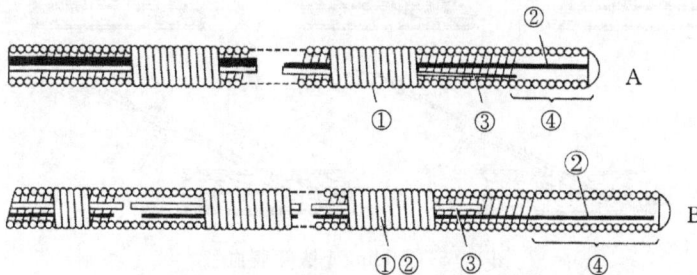

图 2-3 导引钢丝的构造
①弹簧状外套；②安全钢丝；③内芯钢丝；④头端柔软段
A.固定内芯钢丝；B.活动内芯钢丝

防止操作中导引钢丝断裂分离,并可以保证弹簧缠绕外套呈线状。

导引钢丝的长度为 50~300cm,外径为 0.15~1.6mm,前端约 3cm 的部分为柔软段。为使导丝表面光滑,减少血液黏附,导丝表面常涂有聚四氟乙烯,也有用肝素和亲水化合物处理的。根据导丝柔软段的形状分为直型(标准型)、弯型(J 型或半弧型)和可变型(活动内芯型)3 种。弯型导丝对血管内膜损伤小,宜首选。45cm 长的导丝常用作穿刺动脉时引入动脉鞘。冠状动脉介入手术常用 145cm 长的弯型导丝来传送或交换心导管。在高龄或周围血管迂曲/有病变的患者在穿刺成功后应立即放入长导丝,交换导管时保留导丝在血管内,以减少对周围血管的损伤。

(4)导管:导管种类繁多,形态各异,用途不同。操作中根据介入治疗方法和病变部位选择所需导管。

(5)其他:①扩张器,多由质地较硬的聚四氟乙烯制成,前段光滑细小呈锥形,可用于扩张皮肤切口、皮下组织(筋膜)和血管穿刺孔,以便于导管进入,减少导管端损害及对血管壁的损伤。使用方法:导丝经穿刺针进入血管后,拔出穿刺针,沿导丝送入扩张器,反复进出血管数次,使穿刺形成的创道略微扩大,再拔出扩张器送导管。②保护性袖套接头,多用于肺动脉导管和起搏导管的操作,尤其是在插管后 42 小时。如在插管时套上无菌性袖套接头并连接在鞘管尾端,可以保持导管约 20cm 的无菌区,前送导管不致引起污染(图 2-4)。

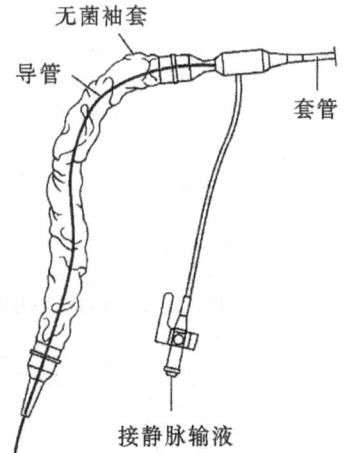

图 2-4 保护性袖套接头

二、基本操作

Seldinger 穿刺术的基本操作方法是以带针芯的穿刺针经皮肤、皮下组织穿刺血管,见图 2-5①;退出针芯,缓慢向后退针,退至有血液从穿刺针尾端喷出(静脉血缓慢溢出)时,立即插入导丝,见图 2-5②;退出穿刺针,见图 2-5③;沿导丝插入导管鞘,见图 2-5④;将导管插至靶血管,见图 2-5⑤;进行造影或介入治疗。

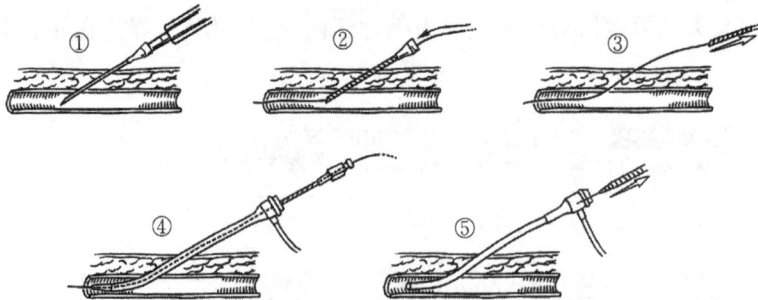

图 2-5 Seldinger 法穿刺血管

三、手术步骤及护理配合流程

Seldinger 血管穿刺术流程见图 2-6。

(1)确定穿刺点	⇨	根据穿刺点消毒皮肤,并按常规铺手术巾
(2)局部麻醉:用1%利多卡因在穿刺点注射呈一皮丘,再沿穿刺针方向浸润麻醉。在抽取无回血时方可注射麻药,一般注射2~3ml	⇨	协助医师抽吸麻药
(3)穿刺血管:在选定的穿刺点进针,针头斜面向上,进针方向通常与血管走向保持45°,进针深度依据被穿刺的血管部位和患者体型而定。可先用麻药针试穿刺,确定血管深度和进针方向后,再用穿刺针穿刺	⇨	正确判断血管穿刺成功与否。若见鲜红血液连续喷出,则标志穿刺针进入动脉;若见暗红色血液连续溢出,则标志穿刺进入静脉
(4)若欲穿刺动脉却误穿静动脉,则应立即退针,局部压迫3~5分钟再行穿刺;若欲穿刺静脉却误穿刺动脉,退针后应压迫1分钟。若穿刺准确且回血通畅,可用左手固定穿刺针也可减少进针角度10~15°,再固定穿刺针	⇨	协助术者准备好导引钢丝
(5)导入导引钢丝:必须对穿刺的正确性有把握才可以导入导引钢丝。导引钢丝软头在前,经穿刺针尾孔送入。进入长度一般约20cm,拔出穿刺针	⇨	若术者遇到阻力退出穿刺针,应协助连接注射器
(6)导入扩张管和外鞘管:术者左手示指、中指和(或)无名指压迫穿刺点上方,右手拔出穿刺针。用手术刀片在穿刺点做一于皮肤皱褶平行的切开,长2~3cm,沿导引钢丝插入扩张管和外鞘管至血管腔内	⇨	注意导引钢丝必须出鞘管尾端才可向前推进鞘管
(7)鞘管后部留在血管1~2cm时,停止推送,一并退出导引钢丝和扩张管,保留鞘管在血管内	⇨	通过鞘管尾部三通注入肝素盐水5ml
(8)可进行造影或其他操作		

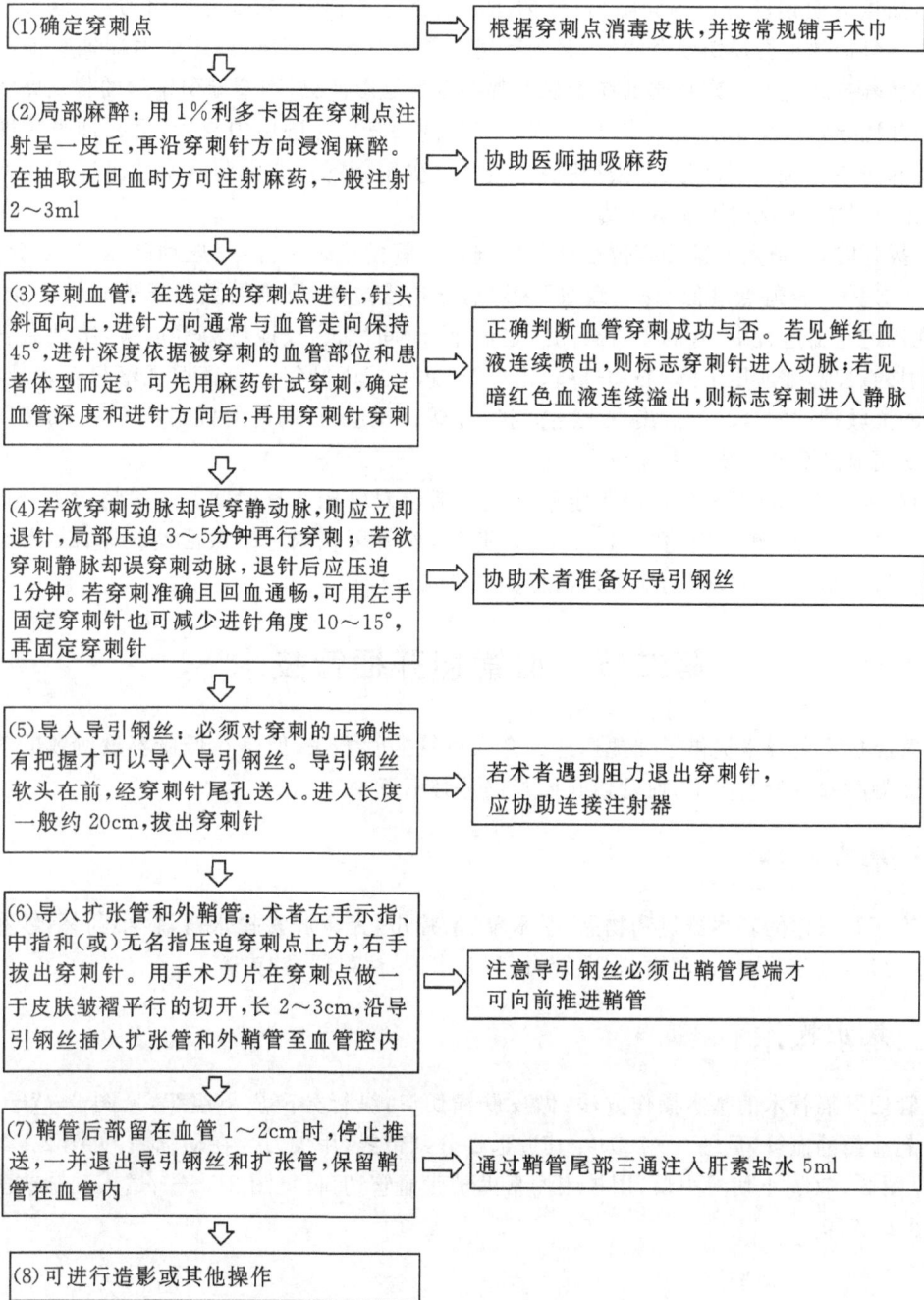

图2-6　Seldinger血管穿刺术流程图

四、注意事项

(1)穿刺最好"一针见血",即准确地将针插入血管腔内,避免穿透血管壁,导致插入导引钢丝造成的血管夹层分离,或者血液外渗形成血肿。

（2）插送导引钢丝应流畅无阻力：在插送导引钢丝过程中，如果遇到阻力，应退出导引钢丝，观察导引钢丝是否损伤或者变形、穿刺针尾部是否有血液流出，或用注射器抽吸证实针头是否在血管内，或注射少许对比剂在透视下观察血管显影情况，判断导引钢丝的行走路线。

（3）冲洗导管以防止血栓形成，应常规手工冲洗导管。对静脉内导管，可在抽吸后即行冲洗；对动脉内导管，抽吸后应先弃去抽吸物，然后再次用新配置的无菌肝素盐水冲管。冲洗导管时动作应轻柔，冲洗时不应有阻力。

（4）拔管时，压迫点应准确定位在穿刺针进入血管的皮表上方，一般动脉压迫 10 分钟，静脉压迫 5 分钟。压迫点过低，易导致血肿形成；压迫点过高，则需要更长压迫时间才能止血。此外，在压迫止血过程中，有的患者会因压迫过重、时间过长、反应敏感等因素，出现血管迷走神经反射的表现，如血压下降、心动过缓、出冷汗、恶心或呕吐等。应密切观察患者表现，并做好积极的抢救护理配合。一旦出现上述症状，应减轻压迫力度，静脉注射 0.5～1mg 阿托品，必要时使用血管活性药物提升血压。

（5）根据插入动脉鞘管的大小判定患者拔管后绝对卧床休息时间。一般情况下，6F 鞘管制动时间 6 小时，8F 鞘管制动时间 8 小时。此后，患者可在床上略微活动肢体，24 小时后下床活动。过早活动会引发再出血，形成血肿、假性动脉瘤等。

第二节　血管切开插管技术

尽管经皮穿刺技术提供了便捷迅速的介入血管插管方法，但是在低血容量所致的静脉塌陷和小儿静脉较细的情况下，血管切开插管仍是必不可少的。

一、基本器械

血管切开操作的基本器材和物品：手术单、治疗巾，无菌肝素盐水弯盘，小药杯，纱布若干块，手术刀片，虹膜剪、蚊式弯钳、直血管钳，利多卡因，注射器、针头若干。

二、基本操作

血管切开插管术的基本操作方法：做皮肤横切口，纵行分离皮下组织，见图 2-7①；用血管钳挑起显露的血管，见图 2-7②；在其近远端分别带线，用尖刀片在动脉壁，见图 2-7③；静脉壁，见图 2-7④；上切一小口，用扩张器帮助扩张血管切口，见图 2-6⑤；送入动脉或静脉导管，见图 2-7⑥。

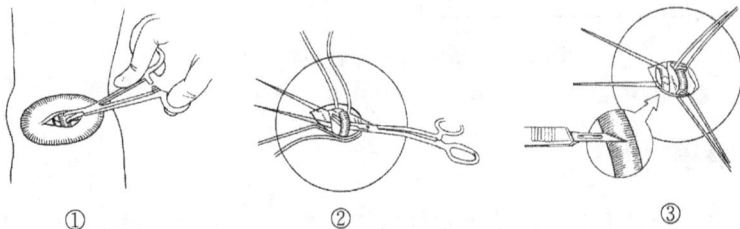

①　　　　　　　　②　　　　　　　　③

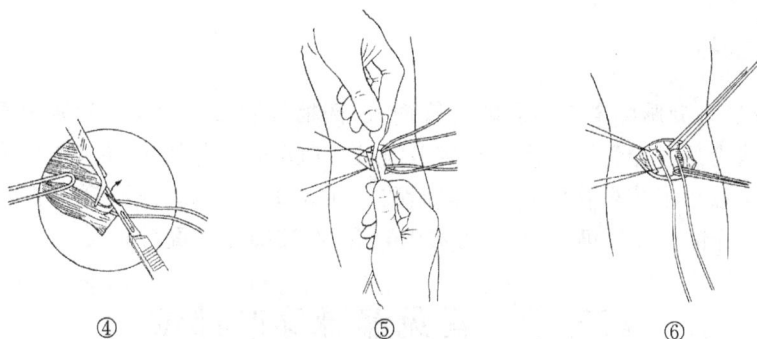

④　　　　　　　⑤　　　　　　　⑥

图 2-7　动脉、静脉切开操作

三、手术步骤及护理配合流程

血管切开插管术流程见图 2-8。

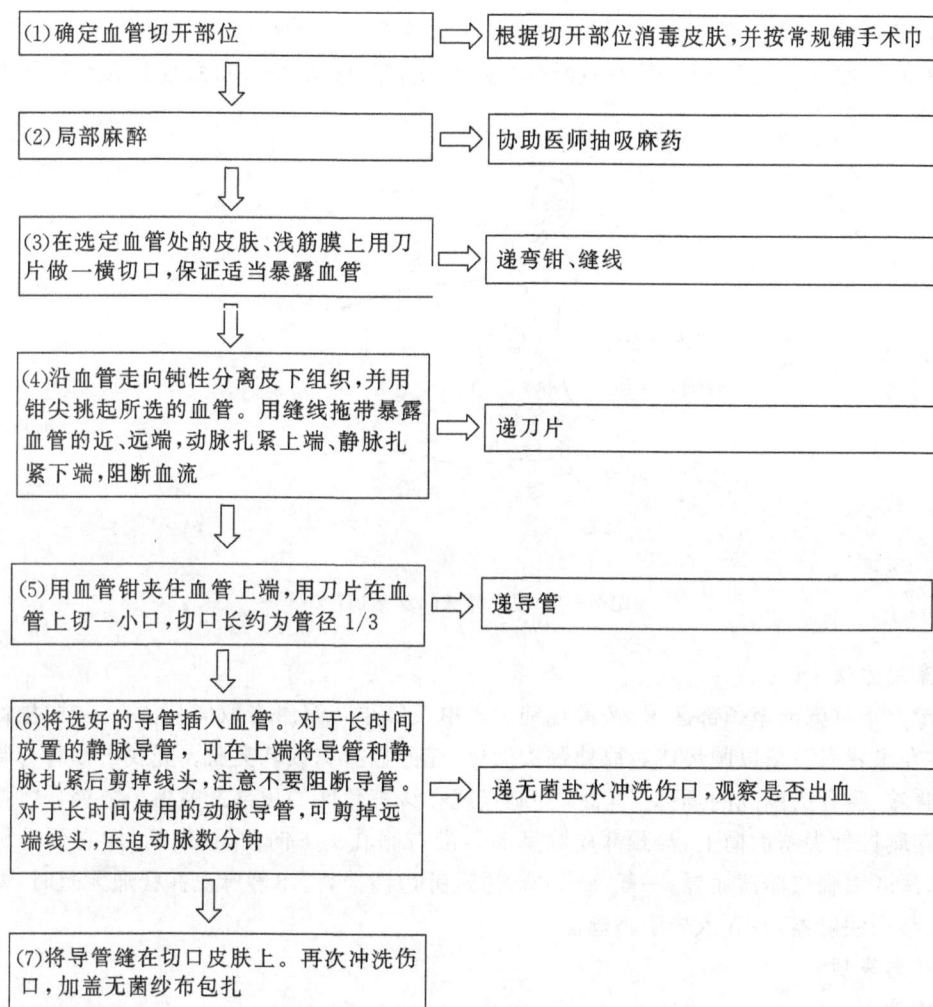

```
(1)确定血管切开部位  ⟹  根据切开部位消毒皮肤,并按常规铺手术巾
         ↓
(2)局部麻醉  ⟹  协助医师抽吸麻药
         ↓
(3)在选定血管处的皮肤、浅筋膜上用刀  ⟹  递弯钳、缝线
片做一横切口,保证适当暴露血管
         ↓
(4)沿血管走向钝性分离皮下组织,并用  ⟹  递刀片
钳尖挑起所选的血管。用缝线拖带暴露
血管的近、远端,动脉扎紧上端、静脉扎
紧下端,阻断血流
         ↓
(5)用血管钳夹住血管上端,用刀片在血  ⟹  递导管
管上切一小口,切口长约为管径 1/3
         ↓
(6)将选好的导管插入血管。对于长时间  ⟹  递无菌盐水冲洗伤口,观察是否出血
放置的静脉导管,可在上端将导管和静
脉扎紧后剪掉线头,注意不要阻断导管。
对于长时间使用的动脉导管,可剪掉远
端线头,压迫动脉数分钟
         ↓
(7)将导管缝在切口皮肤上。再次冲洗伤
口,加盖无菌纱布包扎
```

图 2-8　血管切开插管术流程

四、注意事项

无论是动脉还是静脉痉挛都会影响导管插入,回撤导管 20～30cm 后做短暂来回推送可缓解血管痉挛;或者通过导管注入少量利多卡因;还可以撤出导管,在导管表面浸润利多卡因后再次插入;还可以皮下或血管内直接注射硝酸甘油 300～400mg 或血管内注射罂粟碱 30～40mg,时间 1～2 分钟。如果仍旧无效,可拔出导管,换较细导管重新插入。

第三节　常见静脉穿刺部位

一、颈内静脉穿刺

1.颈内静脉解剖

颈内静脉起源于颅底,下行与颈动脉、迷走神经一起进入颈鞘。颈内静脉的上部分位于颈动脉的后外侧,不利于定位和穿刺,其下部分位于锁骨与胸锁乳突肌锁骨端形成的三角内,在颈动脉外侧稍前方。该三角区是颈内静脉的最佳穿刺部位(图 2 - 9),而且多选择右颈内静脉穿刺。

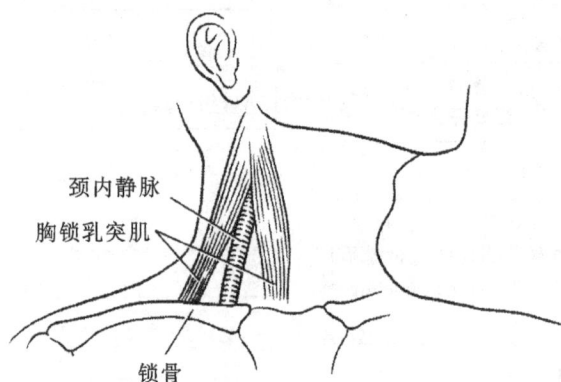

图 2 - 9　颈内静脉的穿刺部位

2.穿刺方法

消毒上半侧胸部至颈部区域,按常规铺手术巾及腹单。嘱患者取仰卧位,头转向操作者的对侧,并在患者肩下垫以圆垫或者取伸颈头低位,充分显露胸锁乳突肌。先找出锁骨与胸锁乳突肌锁骨端、胸骨头围成的颈部三角区,穿刺点就在该三角区的顶部或略偏下方处。将接有注射器的穿刺针针尖斜面向上,与颈部皮肤呈 30°,沿右侧乳头方向向下、向后,向右颈动脉的外侧进针,深度因胸壁厚薄而异,一般 2～5cm,边进针边回抽,溢出静脉血并畅通无阻时,即可固定针头,移去注射器,并导入导引钢丝。

3.注意事项

具体如下。

(1)穿刺时,勿将穿刺针指向正中线或与矢状面交叉成交,否则容易进入颈动脉。穿刺不能太偏外侧容易误穿肺部,造成气胸。患者做屏气动作可扩张静脉,有利于穿刺成功。

（2）右侧肺尖较低,颈内静脉管径粗大,不会遇到大的胸导管,且上腔静脉与进针点不宜太低、太靠外侧,同时注意穿刺的角度不能太大、太深,否则可能会穿刺肺部,造成气胸或误入锁骨下动脉。肺气肿或机械通气者易发生气胸。

（3）误穿颈内动脉的处理:如果仅是穿刺针误入动脉,拔出穿刺针,局部压迫止血 10 分钟后,可继续穿刺。因颈内动脉后方有颈椎,可有效压迫止血,故可小心拔出动脉鞘,但应准确压迫止血,避免血肿。必要时请血管外科医师修补。

二、锁骨下静脉穿刺

1. 锁骨下静脉解剖

锁骨下静脉起始于第 1 肋外侧缘,终止于前斜角肌内侧缘,在胸锁关节后与颈内静脉会合成无名静脉。锁骨下静脉与锁骨下动脉由厚 1～1.5cm 的前斜角肌分开。锁骨下静脉越过第 1 肋骨后走行于锁骨下动脉的前下方。肺尖位于颈内静脉和锁骨下静脉交会处后约 5cm。

2. 穿刺方法

消毒上半侧胸部至颈部区域,常规铺手术巾及腹单。嘱患者取仰卧位,头转向操作者的对侧,可在患者后背两肩胛之间垫一圆垫,充分显露胸锁乳突肌,以利于穿刺。穿刺方法有两种,经锁骨上静脉穿刺和经锁骨下静脉穿刺,其中经锁骨下静脉穿刺较常用。

（1）锁骨上穿刺法:找到胸锁乳突肌锁骨端外侧缘与锁骨上缘的夹角处,对该角做角平分线,选平分线上距角尖 0.5cm 左右处作为穿刺点。将穿刺针套在肝素盐水注射器上,针尖指向胸锁关节,进针呈 30°～40°,保持注射器负压状态下缓慢进针,一般进针 2.5～4cm 可达锁骨下静脉。

（2）锁骨下穿刺法:取锁骨中点内侧 1～2cm 或锁骨中 1/3 与内 1/3 交点处的锁骨下缘 1～2cm 处作为穿刺点。非穿刺手的拇指按在锁骨远端,示指按在锁骨上窝 2cm 处。将穿刺针套在肝素盐水注射器上,针尖指向非穿刺手的示指处,与身体纵轴约呈 45°,与胸壁平面呈 15°～30°,保持注射器负压状态下缓慢进针,一般进针 3～5cm 可达锁骨下静脉。

3. 注意事项

具体如下。

（1）穿刺时,进针点不宜太低、太靠外侧,同时注意穿刺的角度不能太大、太深,否则可导致误穿肺部,造成气胸或误入锁骨下动脉。

（2）插入导引钢丝时,应注意防止空气栓塞,最好在静脉血从穿刺针尾部溢出时将导引钢丝插入。或在穿刺成功拿去注射器后,先迅速用手指堵住针的尾部,然后让患者稍稍屏气或低声哼唱,使静脉压增高,血液从针尾部溢出后插入导引钢丝。

（3）在血管鞘插入前,必须经透视观察导引钢丝在血管内的走向。在确定导引钢丝已在下腔静脉或右心房后,再将血管鞘插入。避免误穿锁骨下动脉而未察觉,盲目使用血管扩张器,造成止血困难。

三、股静脉穿刺

1. 股静脉解剖

股静脉位于腹股沟三角区内,在股动脉的内侧与之平行走行。

2.穿刺方法

消毒双侧腹股沟及外阴区域,按常规铺手术巾及腹单。用术者 3 个手指在腹股沟三角区内触诊,确定股动脉及其走向。穿刺点选在腹股沟韧带下方 2～4cm 股动脉搏动内侧 0.5～1cm 处。将穿刺针套在肝素盐水注射器上,术者一手触诊股动脉的搏动,另一手以与股动脉走向平行方向,以与皮肤呈 30°～60°对股静脉进行穿刺,并保持注射器负压状态下将穿刺针向前推送。

3.注意事项

具体如下。

(1)穿刺点不宜过低或者过于靠近内侧,以免穿入大隐静脉,造成插管困难。

(2)穿刺不宜距动脉过近,以免损伤股动脉或误入股动脉。

第四节　常见动脉穿刺部位

一、股动脉穿刺

1.股动脉解剖

股动脉起源于髂外动脉,位于腹股沟三角区内,它的外侧为股神经,内侧为股静脉。自耻骨联合到髂前上脊连线的中点向腹股沟韧带做一垂线,股动脉正好与该垂线重叠。腹股沟区结构。

2.穿刺方法

消毒双侧腹股沟及外阴区域,按常规铺手术巾及腹单。用术者的 3 个手指在腹股沟三角区内触诊,确定股动脉及其走向。沿股动脉走行方向,选腹股沟韧带下方 1.5～2cm 处作为穿刺点。

3.注意事项

穿刺点不宜过低或过高。过高易进入髂外动脉,会增加止血困难,发生腹膜后血肿;过低易进入浅表股动脉,造成导丝或导管不易或不能顺利进入主动脉,引起细小动脉阻塞,增加发生假性动脉瘤发生的风险。

二、桡动脉穿刺

1.桡动脉解剖

桡动脉是肱动脉的延续,起源于肘窝,沿前臂桡骨侧向下走行至腕部,其搏动在腕部桡骨侧前缘和曲腕腱侧之间很容易触摸到。桡动脉四周没有重要的神经和血管。手掌为双重供血,桡动脉和尺动脉通过掌部的掌浅弓和掌深弓相互吻合,形成侧支循环。但是,约 10%的患者这种侧支循环不完全,一旦发生桡动脉的闭塞,有可能导致手部缺血,该患者不适合经桡动脉行心导管造影。

2.Allen 试验

桡动脉穿刺术前应进行 Allen 试验,或采用超声多普勒、指脉仪等方法评价手掌尺、桡动脉间侧支循环情况。Allen 试验,手掌变红时间<15 秒者,方可进行桡动脉穿刺术。

Allen试验方法：①将患者手臂抬高至心脏水平以上。②抬高的手臂握拳，用手指同时压迫该手腕处的桡动脉和尺动脉约5分钟。③在持续加压下放低手臂并令患者放开握拳，此时手掌应变苍白。④放松尺动脉的压迫，观察并记录手掌、拇指和其余4指变红的时间。若整个手掌<10秒不变红，且再放松桡动脉压迫，不见手掌进一步变红，为Allen试验阳性，不能进行桡动脉穿刺。若手掌由苍白变红时间<10秒，为Allen试验阴性，可行桡动脉穿刺；变红时间在10~15秒，为Allen试验可疑阴性，还需要进一步判断尺、桡动脉间侧支循环情况。

3. 穿刺方法

常规消毒手掌至肘关节的手臂，按常规铺手术巾及腹单。如果两侧桡动脉均可选用时，一般多选择右侧桡动脉穿刺。选择桡骨茎突近端桡动脉搏动最明显处为穿刺点。

4. 注意事项

具体如下。

(1)穿刺前应再次对桡动脉穿刺的可行性进行评价。如果脉搏细弱，且收缩压<90mmHg(1mmHg=0.133kPa)，应在补液或使用血管活性药后再次评价，严格掌握指征。老年女性，体格弱小，脉搏细弱，建议改用股动脉穿刺路径。

(2)因桡动脉的远端更易痉挛，经桡动脉介入治疗时最好选用23cm长的鞘管，可减少因桡动脉痉挛导致的插管困难。

(3)桡动脉止血装置很多，如Radstat、Stepby-P、Adapty、Hemoband、Radistop等，止血方便、可靠，止血同时不影响静脉回流，患者更舒适，但是价格较昂贵。传统的包扎方法仍在临床应用。包扎时注意只压迫动脉，避免压迫静脉造成回流障碍，引起患者手部的肿胀和疼痛。通常是将两块纱布折叠成面积约2cm²，厚1~2cm的纱布垫，置于穿刺点上，用绷带或宽胶带用力将其缠绕数周，然后再用绷带条包扎数圈。术后1小时松解外层绷带条，术后1天松解内层绷带，可以减少出血或血肿的发生。

三、腋动脉穿刺

1. 腋动脉解剖

腋动脉位于腋窝内，与壁丛神经和腋静脉形成神经血管束，位于腋鞘内。腋动脉被胸小肌分割成三部分，第一部分从第1肋外缘到胸小肌上缘；第二部分紧贴胸小肌后面走行至距喙突1指处；第三部分最长，在腋后肌起始处穿过，延续到胸大肌下缘。

2. 穿刺方法

患者仰卧，手臂充分外展放置在臂托上或枕于头部下。常规消毒手掌至肘关节的手臂。按常规铺手术巾及腹单。定位腋动脉搏动，选胸大肌或三角肌胸大肌肌间沟近端3~4cm处为穿刺点。

3. 注意事项

具体如下。

(1)腋动脉四周有臂丛神经，局麻时应避免对神经造成损伤。

(2)通常选择左侧腋动脉穿刺，一方面减少进入右颈动脉危险，减少脑栓塞的发生；另一方面对于大部分右利手患者，可以减少运动限制。

第三章

非血管性介入诊疗技术

经皮非经血管介入诊疗技术是介入医学两大内容之一,其概念是在医学影像设备如 X 线、CT、B 超、MRI 的导引下,利用各种器械,通过血管以外的途径,如经人体生理腔道的自然开口或直接穿刺脏器,对许多疾病进行诊断和治疗的技术。近年来随着设备和器械的进步,临床应用范围愈来愈广泛,技术也日益完善。

恶性肿瘤的血管性介入治疗包括经导管肿瘤动脉灌注化疗术和经导管肿瘤动脉化疗栓塞术,已经广泛应用于临床。非血管性介入诊疗技术近年来也得到了不断的研究和发展,除了对肿瘤直接进行治疗的措施外,对恶性肿瘤导致的许多并发症采用介入治疗也取得了明显的效果,推动了肿瘤治疗学的发展。肿瘤的非血管性介入诊疗技术主要包括影像导引下经皮活检术、经皮局部药物注射术、经皮穿刺内外引流术、各种生理性腔道狭窄病变扩张术和内支架置放术、经皮穿刺造瘘术、腔内化疗以及电化学治疗等。

经皮非经血管介入技术对肿瘤的诊断和治疗具有安全、有效、并发症少等优点。目前,国内许多大、中型医院都相继开展了此项技术,并在某些方面已接近国际水平。本章重点介绍目前治疗恶性肿瘤的常用非血管介入诊疗技术。

(一)肿瘤非血管介入诊疗技术的应用范围

肿瘤非血管介入性诊断技术主要包括经皮穿刺活检技术和经皮穿刺造影技术,前者已应用到全身各部位肿瘤性疾病的诊断和鉴别诊断,后者主要应用于胆管系统和泌尿系统梗阻的诊断。

非血管介入治疗技术的应用则涉及全身各个系统。如消化系统:食管、胃十二指肠、结肠、胆管恶性狭窄球囊导管扩张并支架置入术,胃造瘘术,肝癌 B 超、CT 导引下药物直接注射疗法;呼吸系统:肺癌直接穿刺注药或直流电疗法,气管支气管恶性狭窄的金属内支架治疗,恶性胸腔积液的腔内灌注疗法;泌尿系统:经皮肾造瘘和支架引流术治疗输尿管恶性梗阻,膀胱癌腔内灌注疗法;中枢神经系统:颅咽管瘤抽吸、交感神经阻断术;MRI 导引下经皮激光切除深部恶性肿瘤等。

(二)非血管介入诊疗的引导设备选择

正确选择引导设备和技术是介入治疗的关键,无论经皮活检术,还是经皮内外引流和支架置放术,均需方便和准确无误的引导才能保证手术的成功。经皮非经血管技术的导引方法有透视、B 超、CT 和 MRI。导引方法的选择原则取决于病变的部位、治疗目的和采用的介入技术,术前可根据具体情况而定。

1. 透视

应用最为广泛,具有 X 线电视增强系统就可开展此项工作。多用于穿刺引流、管腔扩张和支架置入等技术,也应用于胸部、骨骼病变和消化管病变的穿刺活检与治疗。

2. 超声

优点是简便、无 X 线损伤。超声导引可用于胸膜、乳腺、甲状腺、腹腔脏器(肝、肾、胰腺)、盆腔脏器等部位的穿刺活检、药物直接注射和引流等介入治疗。

对于胸部病变超声虽不是主要手段,但对胸壁和胸膜等病变显示良好,靠近胸壁和纵隔的肺内肿块亦可检出,但直径小于 1.5cm 的肿块超声难以成像。

超声的缺点是胸部某些深在结构由于组织反射和胸部骨性框架的阻碍,影像鉴别困难,对于胸腹部深在而小的病灶,或与血管关系密切的病变,应用超声导引效果不满意。

3. CT

可用于全身各部位病变的穿刺活检和直接注药治疗,也可以用于引流技术。凡透视、超声不能导引的部位均可用 CT 导引。CT 可清楚显示病变大小、外形、位置、病灶内坏死区以及与血管等周围结构的解剖关系,亦可精确进针部位、角度、深度,避免损伤血管、神经和脊髓,提高安全系数、正确率和疗效。

4. MRI

脑部介入技术用 CF 或 MRI 较好,MRI 导引法用于头颈部介入技术,与 CT 导引比较,MRI 有良好的组织对比分辨率,无硬线人工伪影,能清楚显示病灶位置且无离子放射,减少放射科医生和患者的射线损伤,MRI 斜位影像可最大程度观察穿刺行径。颅底部活检 MRI 导引更显优越。

第一节　经皮穿刺局部药物注射术

经皮穿刺局部药物注射术是在影像导引下经皮穿刺注射药物达到一定治疗目的的方法,主要应用于其他治疗方法效果不佳的肺癌、肝癌和盆腔恶性肿瘤等,其主要机制是将药物直接作用于肿瘤组织,影响肿瘤细胞生存环境,使其坏死崩解,或干扰肿瘤代谢以达到治疗目的。

一、经皮肺肿瘤穿刺药物注射术

经皮肺肿瘤穿刺肿块内药物注射是肺癌的一种辅助性治疗方法,与支气管动脉灌注化疗、肺动脉灌注化疗等介入技术配合使用可提高疗效。

(一)适应证

肺部孤立性尤其是靠近肺表面的较小(直径小于 6cm)肺癌肿块,化疗、放疗等方法效果不明显者都适合肿块的药物注射治疗。

(二)禁忌证

与胸部病变穿刺活检禁忌证基本相同:①凝血功能极差;②严重心肺功能障碍;③穿刺途径有肺大疱者;④定位引导设备不能清楚显示病灶者;⑤全身衰竭和不能合作患者。

(三)术前准备

①术前胸部平片、CT 或 MRI 准确定位;②血常规及出、凝血时间和心肺功能检查;③向患

者说明穿刺药物注射的目的、意义和术中注意事项,争取患者密切配合;④术前药物过敏试验。

(四)器械及药物准备

肿块内药物注射应采用较细的抽吸针或专用的药物注射针,多使用 20G 以上,以 22～24G 较常用。

所注射的药物主要有硬化剂和化疗药物,也可使用放射性同位素、生物制剂局部注射。近年来有报道热生理盐水、中药莪术油和榄香烯等肿块内注射也收到良好效果。硬化剂最常用的为无水酒精,化疗药物主要为各种抗肿瘤药物,应根据肿瘤组织学类型选择抗肿瘤药。

(五)定位引导设备

引导设备可以选择 X 线透视、B 超及 CT 等。由于肺组织在 X 线下具有天然对比,单纯透视下即可清楚显示病变的位置、大小和形态,也由于操作简便灵活,所以肺癌的穿刺注药治疗经常使用透视进行引导。

B 型超声波定位适应于距胸壁较近的病灶,因其可获得与 CT 相似的横断层图像,是一种灵活方便、准确的三维引导方法。其方法是选择靠近病变处的肋间隙进行超声扫描,显示肿块后,以不同角度扫描观察了解病灶的大小形状、内部结构及邻近脏器、血管的关系,决定穿刺部位及进针方向,B 超引导方法简单,定位准确,能够实行直观地三维监视穿刺全过程,且无放射性伤害,是一种非常有发展前途的方法。

CT 扫描横断面显示病灶大小、范围、内部结构及周围组织结构的关系较为清楚,有助于进针时避开大血管,对于靠近心脏大血管的病灶和 3cm 以下小病灶较为合适;一般来说,肿块内药物注射因需要实行观察药物的分布并实施多点穿刺注药,以 X 线及 B 超引导更为方便。

(六)操作方法

首先按照穿刺活检的技术将穿刺针准确刺入病灶,然后再准备注药治疗。肿块内注射药物应在透视或超声密切监视下进行。透视监视下进行时,注射药物以 1：2 比例加入碘油等造影剂。注射药物时应缓慢,根据药物的弥散情况设定多个穿刺点,直至药物均匀分布于肿块各个部位。注药时要密切注视注药物是否进入血管,若有时应改变穿刺部位重新注药。还应注意有无药物溢至胸膜腔,有则应立即停止在该点注射。

(七)并发症及处理

主要有两个方面:①药物和局部肿瘤坏死引起的发热、疼痛、恶心呕吐等,可对症处理;②穿刺技术引起的并发症的预防和处理。

二、CT 导引下经皮肝肿瘤酒精注射治疗技术

CT 导引下经皮肝肿瘤酒精注射疗法(PEI)属于介入性放射学中经皮非经血管治疗技术的一种,它是在 CT 影像技术的指导下,通过安全有效的介入途径进入肝肿瘤病变内,然后实施治疗。整个技术可以分成 2 个部分:①建立安全有效的介入途径,其技术与 CT 介入性活检技术相同;②实施注药治疗。

Sugium 等首先应用经皮注入酒精治疗肝肿瘤。自此之后,这种方法受到广泛重视。酒精的作用机制为:①使癌细胞变性、脱水和凝固,直接破坏癌细胞使肿瘤坏死,继而纤维化;②破坏恶性肿瘤细胞所产生的大分子生物活性物质(如肿瘤血管生成因子等);③促进肿瘤血管内

血栓形成产生继发杀伤效果。酒精价格便宜、无黏度,易从穿刺针注入。实验研究表明酒精可均匀分布于组织内,与周围组织有良好的对比。少量酒精进入体内无致畸、致癌、致突变作用,即使进入血液也很快被稀释,不会造成病灶以外组织明显损伤。CT 导引下 PEI 治疗肝肿瘤具有并发症少、对正常肝组织损伤小、费用低、重复性好的优点。

(一)适应证

PEI 治疗的肝肿瘤主要是原发性肝癌,亦可用于转移性肝癌、胆管癌、肝硬化增生结节和门静脉瘤栓。主要适用于因合并下列情况之一而不能手术的小肝癌:①合并严重肝硬化或其他严重心、肾疾患;②高龄体弱不能耐受手术或儿童患者;③肿瘤部位特殊,肝内多发病灶或手术后复发者;④拒绝手术者。

PEI 最适合治疗小于 3cm 的单一肿瘤。组织病理学显示酒精在肝实质内弥散范围的直径为 3cm 左右,其内的肿瘤细胞完全坏死,超过此范围酒精则逸入血液消失。对大于 3cm 或多发病灶,PEI 的主要目的是减小肿瘤体积,减轻肝脏负担。

(二)禁忌证

①巨大肿瘤(超过肝脏 1/2 以上),呈浸润性生长;②严重黄疸,大量腹水;③显著出血倾向者;④肝外转移或门脉广泛瘤栓。

(三)术前准备

1.患者准备

术前常规摄胸部平片、B 超、CT 平扫和增强扫描,以了解肿瘤大小、外形、部位、有无坏死区,测定 AFP 水平。治疗前禁食 6 小时,同时给予适量的止痛剂和镇静剂。

2.器械和药物准备

PEI 所需器械与肝脏穿刺活检相同,常用穿刺针为 19~21G,长度为 10~15cm。药物有 2% 普鲁卡因、无水乙醇。

(四)技术和方法

定位定点原则同肝脏穿刺活检技术。穿刺时嘱患者屏气,在 CT 监控下,选好进针点,掌握好进针深度,小病灶和首次接受治疗的大肿瘤注射点选择在肿瘤中央区。为使酒精在肿瘤内充分弥散,Toseply 等采用 18G 三侧孔无端孔笔芯式灌注针(cook)注射 2ml 酒精后,顺时针方向转 30°再注射 2ml,再依次重复上述步骤一次。较大的病灶,完成上述程序后拔针或进针 1cm,重复以上程序。Shiina 应用多针穿刺注射技术治疗大于 3cm 的肿瘤,但应注意尽量减少穿入肿瘤次数,以减少酒精自穿刺道反流的机会。小肿瘤每次酒精注射量为 2~8ml,大肿瘤为 10~20ml。酒精注射总量按以下公式计算:

$$V = 4/3\pi(r+0.5)^3$$

式中:V=乙醇总量(ml),r=肿瘤半径(cm)。

公式中"+0.5"为的是所注酒精在肿瘤周围形成一个"安全带"。具体用量还需根据患者对酒精的耐受性、病灶数量、病灶部位、肿瘤坏死区的情况及治疗目的进行适当调整。对于 4 个以上病灶,Shiina 主张只对主瘤进行治疗,其目的是缩小肿瘤体积,减轻肝脏负担。这种姑息治疗所用酒量,应少于上述公式的估算量,注入酒精要缓慢,边注射边观察患者。为避免酒精自穿刺道进入腹膜壁引起疼痛,拔针后观察患者至少 2 小时以上。着重注意腹部情况、血压、脉搏等。术后随访肝功能。

(五)疗效评价

近期疗效评定指标主要根据术后肿瘤大小和内部结构的改变,可根据 B 超、CT、MRI、血管造影和血清肿瘤标记物等随访结果行多指标评定。PEI 后 B 超可见到病灶缩小及回声类型改变。但由于纤维化与坏死组织的 B 超表现相似,B 超不能为确定肿瘤是否完全坏死提供更多的信息。PEI 后增强 CT 扫描病灶呈低密度且无强化为肿瘤液化坏死的典型征象,多见于病灶中心。软组织结节影,肿瘤病灶内或外周环行强化表示残余的肿瘤组织,MRI T_2 加权像显示多数病灶,PEI F0 呈均匀低信号,表示疗效好的典型凝固性坏死。有的作者指出 PEI 后,T_2 加权像显示少数病灶信号强度多种多样,难以用 MRI 来区别。因此,MRI 不可能对 PEI 疗效准确判断。血管造影对血供丰富的病灶疗效判定有效,治疗后肿瘤染色消失表示肿瘤组织坏死。血管造影是侵袭性检查,不宜作为常规复查方法。AFP 是判断疗效的可靠指标,但术前 AFP 升高($>100ng/ml$)的患者只占一小部分。综合文献报道 PEI 对小肝癌治疗的近期有效率达 91.3%～100%。生存率是判断远期疗效最有价值的指标。Ebara 等报道 59 例小肝癌 PEI 治疗后 1 年、2 年、3 年、4 年生存率分别为 96%、86%、79%、79%,与其他文献报道大致相仿。Ebara 认为小于 3cm 的肝癌可以用 PEI 治疗,取代手术切除。经皮注入酒精疗法对肝转移瘤疗效不理想,可能与转移瘤纤维化倾向较原发肝癌明显、酒精弥散更困难有关,尚需积累经验。

(六)并发症

PEI 的应用结果表明它是一种有效、安全、简便易行且并发症轻微的治疗方法。常见的反应有局部疼痛、发热和醉酒现象。约 50% 的患者治疗当天有中度发热,可能是肿瘤坏死所致,一般不需特殊处理。缓慢注射和使用三侧孔无端孔笔芯式灌注针可减少疼痛的出现。肝功能改变轻微、短暂。其余少见的并发症包括一过性低血压、血细胞比容降低、右侧胸膜反应性渗出、气胸等,与注射剂量无关。

PEI 后亦有报道出现严重并发症,如:①腹腔内出血,是损伤覆盖于萎缩肝脏的网膜所致;②胆管损伤引起肝内胆管扩张,甚至还会出现黄疸;③酒精反流至血管导致局灶性肝梗死。Fuiimoto 报道一组 89 人次治疗,严重并发症发生率为 2.8%。Goletti 和 Gedrone 各报道 1 例转移肝癌和原发性肝癌 PEI 后发生穿刺针道种植。Goletti 认为除与多次穿刺和多侧孔针应用有关外,亦与原发肿瘤分泌的坏死因子有关,坏死因子可提高癌细胞通过组织能力并增加其在组织损伤部位的转移倾向。Gedrone 提出当对浅表的肝肿瘤用 PEI 治疗且注射量小时,应考虑针道种植的潜在可能性。目前尚无 PEI 直接致死的报道。

三、经皮穿刺腹腔神经丛毁损术

来自胰腺、胃、十二指肠、近段小肠、肝、胆管系统的上腹部恶性肿瘤,转移肿大的淋巴结和泌尿系统扩张的压迫,常可导致难以忍受的腹背部疼痛。若用化疗、放射治疗及麻醉止痛剂仍不能控制疼痛时,可考虑用经皮穿刺对腹腔神经丛和内脏神经行神经毁损术缓解疼痛。

腹腔神经丛位于第 1 腰椎水平,紧紧围绕腹主动脉,是内脏感觉的重要通道。经皮腹腔神经丛阻滞术治疗上腹部癌痛的基本原理就是采用较大剂量酒精或石炭酸注入腹腔神经丛处,使神经节及神经元变性、脱鞘,从而阻断神经的传入途径,解除来自上腹部各脏器的疼痛。腹腔神经丛阻滞术曾被用于治疗克隆(Crohn)病、内脏神经病、糖尿病性网状内皮系统病所引起的腹痛。

（一）穿刺技术

穿刺进针准确与否是决定阻滞效果和减少并发症的关键。传统的方法均为盲穿，较易引起气胸、胸腔积液和截瘫等并发症。在影像系统如透视和 CT 引导下进行穿刺，向腹腔神经丛区浸润性地注入无水酒精，可提高准确性和疗效，减少并发症。

穿刺针多选用 22G Chiba 针穿刺以减少穿刺引起的大血管及神经根的损伤。一般应在透视或 CT 引导下采用经后方（背侧）穿刺的进路。穿刺点一般选在后背部第 1 腰椎水平距中线 5cm 处，针尖向前向上向内进针，经第 1 腰椎横突刺向椎体前方，当针尖到达椎体前方 0.5～1cm 后，回抽无血、无气及无液时试注 1ml 造影剂，证实针尖位置正确，造影剂未进入血管、椎管和腹腔后，再诊断性注入 1%～2% 的利多卡因 10ml，观察 10 分钟，若无双下肢麻木、运动障碍，并可获得腹痛缓解，这时可缓慢注入无水乙醇 10～15ml。术后如止痛效果不满意或者疼痛再次发作，可选用另一侧再次注药治疗。

（二）止痛效果

对肿瘤侵犯引起的疼痛有显著的缓解作用，术后可立即或在次日解除或缓解腹部疼痛，部分病例 3～5 天后产生显著效果。显效率达 73%～87%，平均止痛时间为 4.3 个月。

（三）并发症及处理原则

经皮穿刺腹腔神经丛毁损术的危险性及并发症远低于外科手术。

1. 血压下降

发生率可达 30%～40%。这与穿刺针、酒精刺激交感神经节、神经丛，反射性引起周围血管扩张、回心血量减少有关。患者术前如有高血压症应停服降压药；血压偏低患者阻滞前 2 小时静脉滴注多巴胺（每分钟 20μg/kg），能预防血压降低。出现血压降低时可采用多巴胺或麻黄碱静脉滴注或静脉注射治疗。

2. 术后剧烈腰痛

发生率可达 10% 左右，与酒精逆向流出刺激腰神经有关，多是一过性，24h 内症状自行消失，不需特殊处理。

3. 其他

一过性腹泻，极少发生，可能与自主神经功能紊乱有关，多在 1 个月内自愈。尚有其他少见并发症，如气胸、胸腔积液、肾损伤和截瘫等。

第二节 经皮穿刺引流术

经皮穿刺引流术是介入诊疗的重要技术之一，是通过穿刺术将导管、支架等器材，在影像设备引导下引入体内积液部位和管道系统，如胆管、输尿管等阻塞部位，对其进行疏导的一系列技术。可有效解决肿瘤造成的管道阻塞，提高生存质量，延长患者生命，为后续治疗提供条件。对于良性病变则可达治愈目的。

一、经皮肝穿刺胆管造影和引流术

（一）概述

经皮肝穿刺胆管造影（PTC）的历史较久，Burkhardt 和 Muller 首次报道了经皮肝穿刺途径注射造影剂显示胆管用以诊断胆管系统病变,作者用穿刺针经肝脏穿入胆囊然后注入造影剂。后有学者改良了这一技术,他们直接穿刺胆管,然后注入碘油进行造影,而真正使这一技术普遍应用于临床是在水溶性碘造影剂发明之后。

随着 PTC 技术的逐步发展和完善,对于阻塞性黄疸的患者在经皮肝穿刺胆管造影明确诊断后,可以进一步行经皮肝穿刺胆管引流术(PTCD),使诊断和治疗紧密结合,可大大减轻患者的痛苦和降低检查费用。Seldinger 首次报道了经右侧肋间途径先行 PIE 后行胆汁外引流的经验,作者使用的是带鞘的穿刺针。20 世纪 70 年代以后有不少人改进和发展了这一技术,如应用特殊导丝和导管通过完全梗阻的胆管,并可同时进行外引流和内引流,后者是通过导管技术将胆汁顺行性引流入十二指肠。

近十几年来由于技术和器械的改进,不但可行外引流或内外引流,还可以进行经皮肝穿刺胆管内支架引流术,为恶性胆管梗阻性黄疸的治疗开辟了新的途径。

(二)适应证

1. PTC 适应证

在新的影像学检查方法如 B 超、CT、MRI 和经内镜逆行性胆管造影(ERCP)出现以前,PTC 的应用非常广泛。现在应用范围减小,但作用仍很重要。

(1)经超声、CT 检查定位和定性困难的梗阻性黄疸:超声与 CT 扫描对鉴别梗阻性与非梗阻性黄疸虽然有很高的敏感性,但对于显示较小的病变、部分性梗阻及胆管分支的解剖价值有限。另外,有 10%～20% 胆管梗阻的病例(如胆总管结石、狭窄及肿瘤),在超声及 CT 图像上并无胆管扩张的表现。在上述情况下,经皮胆管造影仍有较大的价值。

(2)ERCP 失败及考虑行胆管引流的病例:单从诊断角度考虑,PTC 已部分地被 ERCP 所取代,但对高位胆管梗阻的患者,ERCP 造影成功较为困难,此时 PTC 仍然是显示肿瘤、结石和炎症所致梗阻确切部位的检查的第一步。

(3)创伤及手术后胆汁瘘:亦是 PTC 的适应证,在诊断的同时可经导管引流胆汁进行治疗。

2. PTCD 适应证

胆管阻塞可造成阻塞性黄疸,进而引起继发性感染和肝功能衰竭。有效的 PTCD 可使黄疸消退、肝功能恢复,为以后手术和化疗创造条件。其适应证主要有术前减压、恶性胆管梗阻姑息疗法以及良性胆管狭窄的治疗等。

(1)术前减压:胆管梗阻伴重度黄疸和肝功能损害者,宜先行经皮肝穿刺胆管引流术,待黄疸缓解后,再行择期手术。①胆囊和胆管癌:肿瘤导致胆总管梗阻且伴有严重黄疸者,术前行经皮肝穿刺胆管引流术,可提高手术治愈率;②胰腺癌:黄疸严重时,手术并发症和死亡率较高,宜先行经皮肝穿刺胆管引流术,以减少手术并发症的发生率和死亡率;③非肿瘤性胆管梗阻和感染(胆石症、急性梗阻性化脓性胆管炎等):当黄疸严重或继发胆管炎时,一时不宜行手术者,可先行经皮肝穿刺胆管引流术,以后再手术取石。

(2)姑息性胆管引流:恶性胆管梗阻不能手术者,行 PTCD 永久性引流,再配合放疗和化疗等,可达到减轻症状、延长生命的长期效果。①胆囊和胆管癌:肿瘤涉及总肝管上部或左右肝管时,往往不能手术切除,而这些肿瘤生长缓慢,既往多采取手术置 T 形管或胆肠吻合术行姑息性引流治疗,随着介入放射学的发展,近年来多采用经皮肝穿刺胆管引流术及内支架置入术治疗,因其创伤小、成功率高,且死亡率低于传统的胆-肠吻合术等优点,所以目前多主张用介入方法取代外科手术;②胰腺癌:导致梗阻性黄疸、肿瘤经证实广泛转移或远处转移而不宜手术切除时,可行经皮肝穿刺胆管引流术,已行姑息性胆-肠吻合术,肿瘤再次导致胆管阻塞者也可行经皮肝穿刺胆管引流术;③肝癌和肝门转移性肿瘤:肝癌位于肝门附近压迫胆管上段所致的梗阻性黄疸、恶性肿瘤肝门淋巴结广泛转移引起的黄疸难以进行手术分流,手术危险性也大,患者也多不能耐受手术治疗,常采用 PTCD 术以改善患者一般情况。

3. 内支架引流术适应证

凡行姑息性 PTCD 术的患者均为内支架引流的良好适应证。若情况允许,应尽可能于狭窄区导入内支架以建立有效的内引流。

(三)禁忌证

PTCD 及内支架置入术的禁忌证很少,且往往是相对性的:①有明显出血倾向而不能纠正者;②大量腹水;③肝功能衰竭;④全身衰竭和严重感染;⑤多发和弥漫性胆管阻塞;⑥碘造影剂过敏者。

(四)器械

1. 穿刺针

具体如下。

(1)Chiba 针:直径 22G,长 15～20cm,此针因其较细而创伤极小,安全性较高,一般不会造成严重肝脏损伤,作为 PTC 针使用。现在的穿刺套盒中,Chiba 针多配有相应微导丝,方便于后续 PTCD 的进行。

(2)套管穿刺针:实心针外套以塑料套管或短导管制成,PTCD 使用。

2. 导丝

需配有血管造影使用的超滑导丝和超硬导丝。

3. 引流管

具体如下。

(1)外引流管:为有数个侧孔的短猪尾导管,如果不能开通阻塞段时可将其置入胆管内进行外引流。

(2)内外引流管:为有较长侧孔段的短猪尾导管,直径 7～9F,当开通胆管阻塞段后将其置入,其位于阻塞段上下的侧孔可进行有效的内外引流。

4. 塑料内涵管

塑料内涵管为多侧孔的塑料导管,上端常有防滑脱装置,如丝线或制成猪尾状。置入胆管后上端留在阻塞段上,下端伸入十二指肠,起到内引流的作用。其优点是释放容易,配套的特殊推送器应用较为方便;如果应用到良性病变,数月后可通过十二指肠镜从十二指肠取出。

5. 金属内支架

经皮肝穿刺胆管内金属支架放置术是近年国内外新兴的介入放射学技术,与传统的 PTCD 比较有许多优点。常用的胆管金属内支架直径为 1cm,长度 5～8cm,有 3 种类型。

(1)网状金属内支架:由不锈钢丝、镍钛合金或金属钽丝编织而成。本类支架支撑力和柔顺性较好,释放较方便,为常用的胆管支架。

(2)螺旋状支架:由单条温度记忆金属卷绕而成,其中无网眼,支撑力强,柔顺性较好,且能回收,适于五分支的管道支撑。

(3)Gianturco 支架:是"Z"形金属支架,由不锈钢丝制成,分节连接,其支撑力强,但柔顺性差和间隙较大,应用范围较窄。可用于胆管、食管和气管等。

(五)术前准备

①术前常规检查,如血常规,生化和出、凝血时间,凝血酶原时间;②造影剂和麻醉药物过敏试验;③给予抗生素预防感染;④术前 30 分钟给予镇静剂。

(六)操作技术

1. 穿刺点定位

具体如下。

(1)经右腋中线穿刺:胆总管和右肝管阻塞宜采用此入路。患者仰卧于透视床上,右臂外展,在透视下确定肋膈角最低点,从此点向下 2 个肋间隙的下部(一般在腋中线 8～9 肋间),于腋中线前 1cm,避开肋骨的下缘作为穿刺点。

(2)经剑突下穿刺:只在左肝管和胆总管阻塞时采用,一般选择在剑突下约 2cm 处穿刺。

2. 穿刺和造影

穿刺点选择后,局部消毒铺巾,穿刺点局麻,使用刀片切开皮肤 3～4mm 小口;然后使用 Chiba 针剂进皮下,嘱患者呼气末屏气;再然后针尖向第 11～12 胸椎方向快速进针至脊柱旁 3cm 时停止,患者平静下呼吸,再拔出针芯,连接注射器,一边缓慢退针,一边注射造影剂,当造影剂进入胆管时,可见充盈造影剂的胆管显影,此时可抽吸部分胆汁后注入稀释的造影剂使胆管系统充盈,造影观察阻塞部位和性质。需注意在合并胆管感染时,造影剂的注入量应严格控制,最好与排出的胆汁等量为佳,否则注入过多的造影剂可使胆管内压增高造成菌血症,引起患者寒战高热。

如果造影剂进入门静脉、肝静脉或肝动脉,可见其顺血管方向快速流走,进入肝实质则成片状显影并逐渐消退,不难区别。此时,可调整和改变穿刺针的位置、方向再行穿刺,直至成功。经剑突下穿刺左肝管和胆总管时,其方法也是首先采用 Chiba 针穿刺造影,然后换用套管针进行穿刺引流。如果穿刺困难,可先用 Chiba 针经右腋中线穿刺造影使左肝管显影,然后在透视下经剑突下对准肝管穿刺则成功率较高。必要时也可采用超声导引或事先定位。

3. 外引流术

造影成功后即可拔除 Chiba 针,换用套管针根据胆管走行确定穿刺哪一支胆管,必要时可重新选择穿刺点。然后操作者手操 PTCD 套管针,先刺入皮下,令患者闭气后透视下向预定的已显影的胆管刺入。拔出针芯缓慢退出针套,观察流出物是否为胆汁。若未刺中胆管时,套针尽量不要退出肝包膜,以免穿刺损伤包膜造成出血,再送入针芯调整针尖位置再行穿刺。

穿刺成功后沿套管送入导丝,尽量使导丝进入胆总管,然后设法操作使导丝通过胆管狭窄或闭塞段。肝门部恶性肿瘤所造成的闭塞常通过困难,可用超滑导丝试行通过,如果反复操作导丝仍不能通过的,到达阻塞胆管的近端即可,此时只能进行外引流术。固定导丝并撤出外套管,沿导丝送入外引流管。进管过程中应注意勿使导管在肝与腹壁之间盘曲。进入困难时应扩张穿刺通道并选用超硬导丝引导。需注意引流管的侧孔必须全部进入肝管,不能留在肝实质内,否则可引流出血性胆汁(图 3-1)。

若使用微导丝,需调整 Chiba 针穿刺方向,然后先沿 Chiba 针将微导丝送入胆管,再用专用套管针沿微导丝进入胆管后交换普通导丝,可使一次性穿刺入胆管的成功率更高。引流管置入后,再注入造影剂核实其是否在适当的位置,观察引流是否通畅及胆汁的性状。胆汁如含

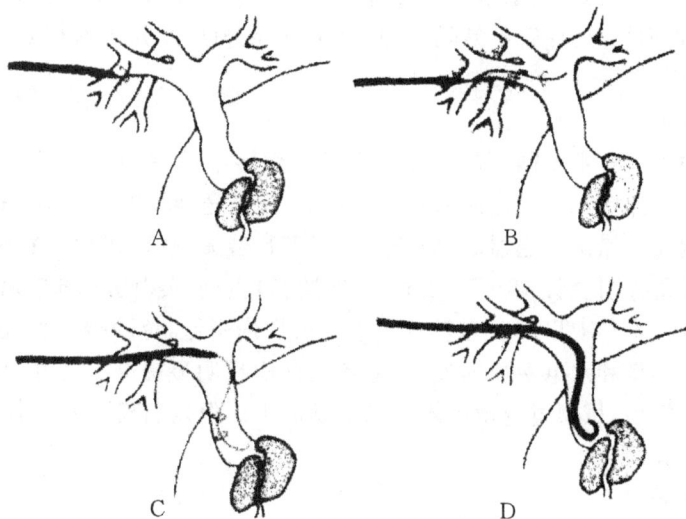

图 3-1　PTCD 外引流术示意图

A、B、C:使用套管针穿入胆管后,退出针芯,再用导丝将鞘管引入胆总管;D:退出鞘管保留导丝,将外引流管顺导丝送入闭塞段胆管进行引流

血量过多和流量过快,应复查引流管侧孔是否位于门静脉或肝动脉内、是否有严重胆管出血等,并及时调整引流管位置。最后使用固定盘或缝线将引流导管固定在皮肤上,使用敷料包扎,引流管末端连接引流袋,结束手术。外引流术适于外科手术前短期引流。作为姑息性引流其缺点是胆汁的大量丢失,易发生逆行感染,影响患者日常生活以及导管不易固定等。

4.内外引流术

内外引流术的关键在于设法使导丝通过胆管阻塞段,一般利用超滑导丝配合猎人头导管反复试探,多数能通过阻塞段。切忌使用导丝硬头强行通过或粗暴操作引起胆管穿孔和菌血症(图 3-2)。

导丝通过阻塞段后,进一步跟进导管通过阻塞段至十二指肠,再交换并保留超硬导丝在十二指肠内。最后将内外引流导管沿超硬导丝送过胆管阻塞远端至十二指肠,其侧孔分别在阻塞段的两端,而导管尾部仍在体外,可有效地起到内外引流作用(图 3-3)。

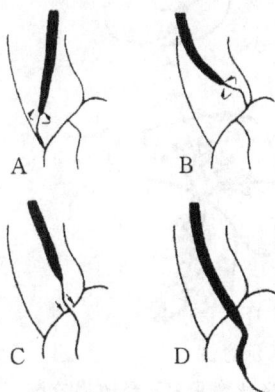

图 3-2　使导丝配合导管调整方向,寻找狭窄胆管开口并通过阻塞段

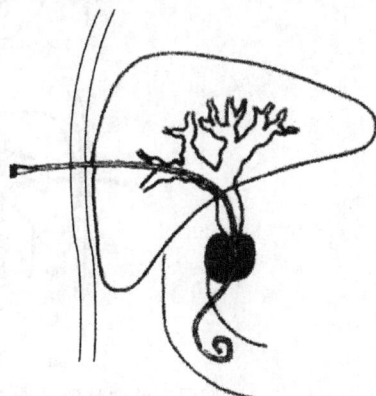

图 3-3　PTCD 内外引流术示意图

导管体外固定方法、其他注意事项与外引流术相同。内外引流术的优点为胆汁可部分进入十二指肠,符合生理状况;导管不易脱落,便于冲洗,也为后续介入治疗如支架置入、后装放疗提供了条件。

5. 内涵管置入术

前期操作与内外引流术相同。超硬导丝通过胆管狭窄部后,先用 8F 以上的扩张器再次扩张通道及狭窄处。然后沿导丝送入内涵管,用专用的推送器将内涵管小心推至狭窄处,使内涵管跨过狭窄处两端。撤出推送器后,再送入引流管行造影复查,了解胆管是否通畅,最后固定内涵管丝线并保留外引流管 48~72 小时,再次造影复查证实内引流通畅后方可拔管。

胆管内涵管置入术与 PTCD 比较其优点为永久性内引流,免除携带引流袋的不方便和胆汁流失造成的消化不良和水电解质损失,使患者生存质量明显提高。良性胆管狭窄患者在保留内涵管至一定时间后,可通过内镜进入十二指肠取出。但内引流管长期保留可导致阻塞和滑脱至十二指肠是其缺点。

6. 内支架置入术

内支架置入术一般在 PTC 术后即刻或 PTCD 后 3~7 天进行。内支架置入术的技术和方法前期操作同内外引流术。使用超滑导丝通过阻塞段并交换超硬导丝至十二指肠后,沿硬导丝将球囊导管通过狭窄部,球囊用稀释的造影剂轻度膨胀,以显示狭窄对球囊的压迹并拍片记录。再用力将狭窄部扩张,至狭窄对球囊的压迹全部消失。然后撤出球囊导管经导丝送入支架释放系统至狭窄部。仔细复习狭窄扩张前的资料或经释放系统注入少量造影剂,以便确认支架位置准确,支架须超越狭窄两端 1cm 以上。最后透视下小心释放支架,撤出支架释放系统后经导丝送入引流管,造影复查了解狭窄段的通畅情况,如支架未完全膨胀不必再行球囊扩张,一般 24 小时后支架可自行完全张开。引流管置于支架内保留 4~7 天,待黄疸消退并造影复查,证实引流通畅后方可拔除引流管(图 3-4)。

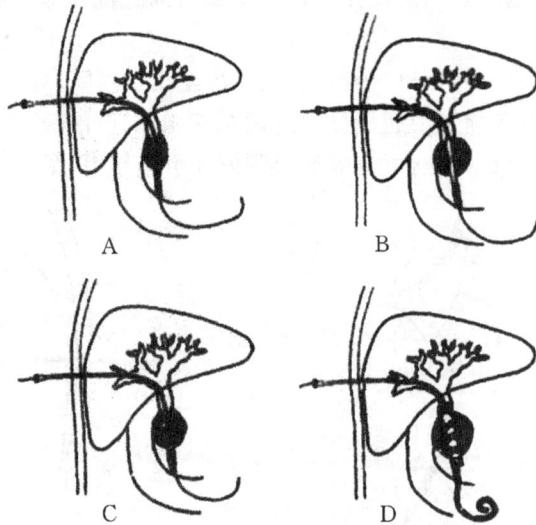

图 3-4 胆管内支架置入术示意图

A:使用导丝通过狭窄段;B:使用球囊导管扩张狭窄段;C:释放内支架;
D:内支架置入后,交换内外引流管

内支架置入术因不需保留外引流管,明显减轻了患者的心理负担,方便了日常生活,从而明显提高了生活质量。与内涵管置入相比,支架不会移位、不易阻塞是其显著的优点。与外科治疗相比,手术创伤小、痛苦少,患者易于接受;因创伤小、安全性高,使其适应范围广,即使对高龄、病情复杂病例也可采用此法。另外,对外科治疗失败的患者仍可采用内支架治疗。所以,内支架置入术应作为恶性阻塞性黄疸姑息治疗的首选治疗方法。

(七)术后处理

PTCD 及内支架置入术后应给予止血药及抗生素,其他症状可对症处理。严密观察生命体征 24 小时。每天记录胆汁流量及性状,引流管及附近皮肤常规护理及更换污染的固定物。正常情况下 24 小时胆汁流量在 $500\sim2500ml$,一旦发现胆汁流量骤减,应首先观察引流管是否脱出;无明显脱出者可用生理盐水 10ml 经引流管快速注入,观察胆汁能否自然流出,仍不通畅时可反复多次冲洗引流管。必要时可在透视下注入造影剂了解引流不畅的原因。患者术后黄疸消退、肝功能恢复正常时,即可进行针对肿瘤的后续治疗。

(八)并发症及处理

1.腹腔出血

PTCD 过程中出现腹腔出血的主要原因为穿刺过程中肝包膜破损,文献报道其发生率约为 2%。采用正确的穿刺技术和适当的器材,发生率可明显降低。少量腹腔出血多可自行停止,严重者需手术处理。

2.胆汁泄漏

可能与反复穿刺、肝脏引流通道胆汁泄漏、引流导管侧孔露于肝外和胆汁内引流不畅等原因有关。临床上可出现胆汁性腹膜炎或无症状,一般不需特殊处理,腹膜炎严重时需进行腹腔引流或手术修补。

3.逆行感染

其发生主要与造影剂过量注入胆管,造成胆管内压骤升,使感染的胆汁逆行入血有关。可发生在 PTCD 过程中,患者突然寒战、高热,也可发生在术后数小时内,特别是胆汁引流欠佳者。在胆汁引流通畅前注入造影剂总量应等于放出胆汁的量。术前术后应用抗生素,术中严格无菌操作和术后保持胆汁引流通畅,有助于防止逆行感染的发生。

4.胆管出血

此并发症多为手术过程中球囊扩张引起肿瘤表面破溃出血所致,少数为损伤与胆管相邻的肝动脉或门静脉分支所致,可表现为引流出血性肝汁或造影显示胆管内新出现条状充盈缺损。一般出血多可自行停止,必要时可使用止血药物,如经引流管注入凝血酶止血、静脉应用止血药物,甚至行经导管肝动脉栓塞术治疗。

5.胰腺炎

当置入的支架或内涵管阻塞胰管开口时可发生胰腺炎,其发生率极低。如出现胰腺炎症状,应及时对症处理。

6.再狭窄及闭塞

肿瘤不断生长可进入重建的管道内造成胆管再狭窄或闭塞。网状支架置入后半年再狭窄的发生率可达 30%左右,可再行支架置入术。内涵管阻塞多为胆石、黏稠的胆汁或肿瘤生长超过内涵管覆盖范围所致。术后进行有效的抗肿瘤治疗,如肝动脉内化疗药物灌注术和内照射治疗等,可防止或延缓胆管再狭窄的发生。

二、经皮穿刺肾盂及输尿管引流术

腹膜后及盆腔肿瘤等原因可造成尿路梗阻,从而合并肾盂积水和肾功能损害,影响对肿瘤的化疗或手术治疗。临床采用经膀胱镜逆行造影及引流经常失败,此时可采用透视下经皮肾穿刺顺行性肾盂造影,然后留置导管引流,待肾功能恢复正常后对肿瘤进行后续治疗。此技术首先由 Goodwin 和 Casey 报道,但直到 20 世纪 70 年代后才在临床推广使用。目前,经皮肾盂及输尿管造影和引流技术多作为输尿管狭窄的顺行性扩张、内涵管和支架引流等技术的先行步骤。

(一)适应证

①各种盆腔及腹膜后恶性肿瘤引起输尿管梗阻,需行姑息性引流治疗者;②因肿瘤、结石和各种良性狭窄引起输尿管狭窄和梗阻,影响肾功能,需进行术前引流以改善肾功能和全身状况,为外科手术做准备;③输尿管镜插管失败者;④肾盂积脓需立即引流者。

(二)禁忌证

梗阻远端输尿管与盆腔或其他脏器有瘘管存在、膀胱潴留为绝对禁忌证,相对禁忌证为明显出血倾向、高血压和重度衰竭者。

(三)器材

所需器材基本与 PTCD 相同,有穿刺针、导丝、扩张导管和引流导管、金属支架等。也有专用的套装器材供选用。

(四)术前准备

①测定出、凝血时间和凝血酶原时间;②做造影剂和麻醉剂过敏试验;③术前应用抗生素;④消毒所用的物品器械。

(五)操作技术

经皮肾盂及输尿管造影和引流基本操作技术与经皮肝穿刺胆管造影及引流术大致相同。但经皮肾盂穿刺技术比胆管穿刺更为简单,因为扩张的肾盂和肾盏体积较大更易于刺中。而且,引流导管通过输尿管阻塞段进入膀胱通常也较为容易,因此内引流也易于建立。

1.穿刺部位和穿刺点选择

行短期引流或其他检查治疗者,宜选取背侧穿刺点,一般在患侧第 12 肋骨外端的下方;欲行长期引流者,多选取患侧腋后线进针。为了提高穿刺的准确性,可先静脉注入造影剂 20ml 使肾盂肾盏显影。然后取俯卧位或侧卧位,常规消毒铺巾,在透视下观察显影后的肾盏肾盂在体表的投影,背侧穿刺一般选择下组肾盏;从腋后线穿刺一般选择中组肾盏。

穿刺点定位应力求准确,防止误伤邻近脏器如结肠和肝脏。肾脏功能严重不全时肾盂肾盏不能显影,可于穿刺前使用 B 超定位。

2.穿刺和造影

局麻后用尖刀片切开皮肤 5mm 小口,在 X 线透视下用千叶针向所选定的肾盏刺入。背侧穿刺一般垂直进针 8~10cm。腋后线穿刺则应与冠状面成 20°~30°角进针。当进针过程中有落空感时,表示针尖已进入肾盏,拔出针芯可见尿液溢出。也可边注造影剂边退针,直至肾

盂显影。然后尽量抽出积存的尿液,再向肾盂内注
入造影剂进行造影,以详细观察梗阻部位、性质和扩
张程度。如果远端输尿管显影不满意,可使患者头
侧抬高注射造影剂使病变段显示更清楚(图 3-5)。

　　需注意的是穿刺针应经肾盏穿刺进入肾盂,不
能直接穿刺肾盂,否则可对肾门血管造成损伤。第
1 次穿刺失败时,应将穿刺针退到肾外调整方向后
再进行第 2 次穿刺,而不能在肾实质内调整方向,以
免引起肾实质不必要的损伤。

　　3.建立外引流

　　如仅行外引流,造影后可通过穿刺针鞘管送入
J 型或超滑导丝,使其在肾盂内盘绕,然后跟进鞘管
交换为超硬导丝;通过导丝使用扩张器预扩张穿刺
道后,即可将多侧孔猪尾导管沿导丝送入肾盂,然后
固定于皮肤表面并于引流袋连接。需注意的是,引
流管的侧孔必须全部送入肾盂和输尿管,不能留在
肾实质内(图 3-6)。也可在 Chiba 针退出后选用
带侧孔的套管穿刺针直接穿刺肾盏,穿刺成功后拔
出针芯即可引流,省去了插入导丝、扩张通道后再
插入引流导管等多道程序。但套管的管径较细,只
能短期引流。

　　4.建立内外引流

　　内外引流是在顺行性尿路造影后,将导丝通过
穿刺针鞘管送入输尿管梗阻部位,然后使用导管和
导丝,设法操作尽可能使其通过阻塞段进入膀胱,
再顺导丝置入多侧孔引流管,使侧孔分别位于阻塞
的两端,达到内外引流的目的(图 3-7)。

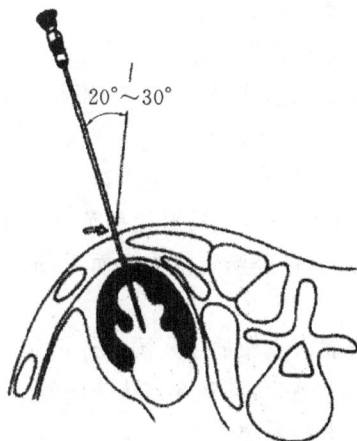

图 3-5　经皮肾造瘘术患者俯卧,穿刺针与人
体矢状面成 20°~30°角穿刺

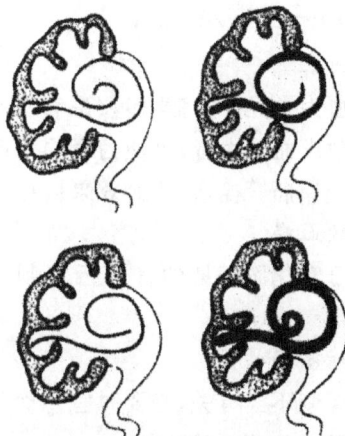

图 3-6　经皮肾造瘘术外引流示意图引流
导管显入肾盂内

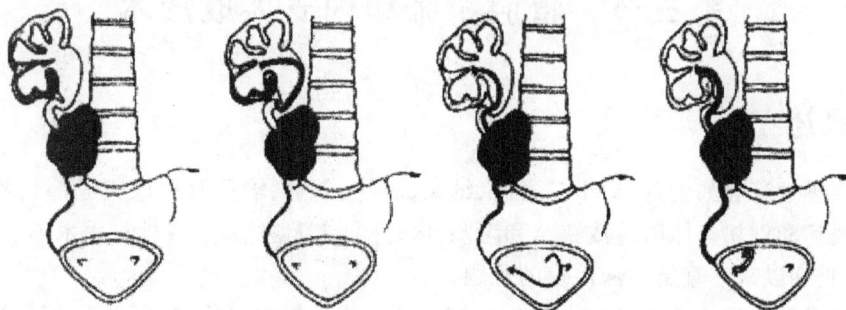

图 3-7　经皮肾造瘘术内外引流示意图引流管下端置入膀胱内

5.建立顺行性引流

建立顺行性引流有内涵管和金属支架置入 2 种方法。内涵管为 6～9F,两端均为猪尾或螺旋状的引流导管,全长有侧孔。置入方法是首先经导丝送入皮肤,然后推送导管沿导丝推送,使引流管的远端越过狭窄段或直接进入膀胱。近端位于肾盂或狭窄以上的输尿管内,然后拔出导丝,经推送导管注入造影剂,证实引流导管位置妥当后,拔出推送导管并送入一外引流导管,保留 2～3 天待肾盂引流减压良好后拔除,最后压迫包扎穿刺口。此法的优点为长期通畅率较高,可经膀胱镜取出而无须外科或再次经皮穿刺处理,同时也避免了连接外引流袋的麻烦。

金属内支架的置入国内外近年来才开始应用,主要适用于晚期恶性肿瘤造成输尿管梗阻的姑息性治疗,其基本方法与胆管支架置入方法大致相同。

6.术后处理

术后应用抗生素预防感染,有出血时可使用止血药物。严密观察患者生命体征,记录尿量及性状。引流导管留置后应定期冲洗导管,测定肾功能和电解质。经常观察引流管外固定情况,以防导管脱出。

(六)并发症及处理

1.出血

出血为常见并发症,多数患者在造口后 24 小时内可见尿内有血液,1～2 天后可自行停止。少数出血量大者,可能为肾损伤造成肾动静脉瘘,一旦发生应即行肾动脉造影诊断,必要时行超选择插管栓塞,止血效果可靠。

2.败血症

对已有化脓感染的肾脏行穿刺造口易引起败血症,故术前、术后应给予足量的抗生素治疗。

3.结肠损伤

与穿刺不当有关,必要时宜急诊手术治疗。

4.引流导管脱落阻塞

术后应注意观察,及时发现和处理。

第三节　管腔扩张和内支架成形术

一、概述

体内生理性管腔如食管、胃十二指肠、结肠、胆管、气管、输尿管和尿道等部位常因肿瘤晚期、手术、炎症和创伤等原因造成狭窄和阻塞,内、外科多无法治疗,或外科手术创伤大、并发症多。因此,长期以来一直是临床治疗的难题。

以往多采用金属或塑料的探条对一些部位的狭窄进行扩张治疗,例如 Hildreth 就曾描述过使用探条扩张食管狭窄的方法,但探条扩张患者非常痛苦且易并发穿孔。直到 Gruntzig 发明了聚乙烯球囊导管并成功地运用到动脉狭窄扩张以后,才开始陆续应用球囊扩张术治疗食管、胃十二指肠和胆管等部位的狭窄,并取得了满意的效果。目前,对这些部位的良性狭窄多采用单纯球囊扩张成形的方法治疗,其疗效好、并发症也少,可部分代替外科手术;对晚期恶性肿瘤所致的阻塞和狭窄,现多使用球囊扩张加金属内支架置放术进行姑息治疗。金属内支架最早是由美国学者 Dotter 应用于试验性置入动脉内治疗狭窄,Wright 用自膨胀式金属支架治疗血管闭塞成功。至今,已设计了形状记忆合金和不锈钢丝制成的各种各样的支架。支架置入的基本过程是在影像引导下,通过导管、导丝等器械将支架置放于管道狭窄处,以便成功地重建管道,维持其功能。近年来,支架置入技术除血管内应用外,已广泛地应用到气管和支气管、食管和胃十二指肠、胆管、直肠和结肠、鼻泪管、后尿道等非血管生理腔道的狭窄,并取得了较好的疗效。目前,这些技术已逐步成为临床治疗的常规手段。

应用于肿瘤治疗的内支架技术包括:①血管内支架,用于治疗肿瘤压迫造成的上、下腔静脉系统的狭窄;②气管和支气管肿瘤性狭窄支架成形术;③输尿管因肿瘤压迫造成的狭窄支架成形术;④食管、胃十二指肠和结肠肿瘤梗阻支架置入成形术,食管-气管瘘被膜支架置入封堵瘘口术;⑤胆管内支架植入术等。本节只介绍有代表性的食管、气管支架置入技术,其他部位支架置入所用器材和操作技术基本与此相同,可参考这些技术进行操作。

二、食管金属内支架置入术

我国是食管癌的高发地区,约60%的患者就诊时已失去了手术机会,只能进行姑息治疗。晚期食管癌患者常合并食管严重狭窄,引起吞咽困难;肿瘤侵犯周围器官如气管和支气管还可以造成食管-气管瘘的发生,使患者不能进食且引起肺部吸入性感染,直接危及患者生命。长期以来,临床除静脉营养和胃造瘘进行姑息治疗外无其他更好的方法,患者往往经受极大的痛苦。为此,许多学者采取各种各样的食管内成形器进行治疗,但均未得到广泛应用。近年来,食管内支架的应用大大改善了晚期食管癌所致食管狭窄和食管-气管瘘等严重并发症的治疗现状,支架置入术后可立即恢复患者进食功能,提高了生存质量。

(一)适应证

①不能手术切除且伴有严重吞咽困难的食管癌患者;②食管癌并发食管-气管瘘;③食管癌术后吻合口肿瘤复发;④食管癌放疗后狭窄;⑤肺癌、转移性肿瘤等累及食管致严重梗阻。

(二)禁忌证

①严重恶液质,心肺功能不全;②高位狭窄,病变上端距环状软骨较近;③食管癌侵犯或压迫气管造成气管腔严重狭窄者,应先放置气管支架再放置食管支架,否则可造成气管阻塞使患者窒息死亡。

(三)器材

1.一般器材

牙垫、吸引器、超滑导丝、交换导丝、导引导管。

2.食管扩张

用球囊导管。

3.常用支架及其释放系统

具体如下。

(1)Wallstent 支架:由医用不锈钢丝编织而成,呈网眼管状结构,完全扩张时直径为14~20mm,长度为53~106mm。压缩时内径减小,长度略有增加;膨胀后内径增大,长度固缩。改进型有哑铃状、体部涂硅胶的带膜支架。

（2）Gianturco 支架：由 0.3～0.5mm 不锈钢钢丝编制成分节 Z 型圆柱状。支架完全膨胀时直径为 18～20mm。多个支架体相连可使支架增长达 80～140mm。中间或次节支架装有"倒钩"以防滑脱。目前已有多种改进型，其中以涂硅胶的带膜支架较多见。此类支架临床应用较多。

（3）形状记忆合金支架：由镍钛记忆合金丝编织而成，具有热形成记忆特性，即有低温和高温 2 种状态，低温下可容易收入输送器，释放人体内后在体温下又恢复原形状以支撑扩大管腔。支架输送释放系统包括引导鞘、扩张器和推进器（图 3-8）。

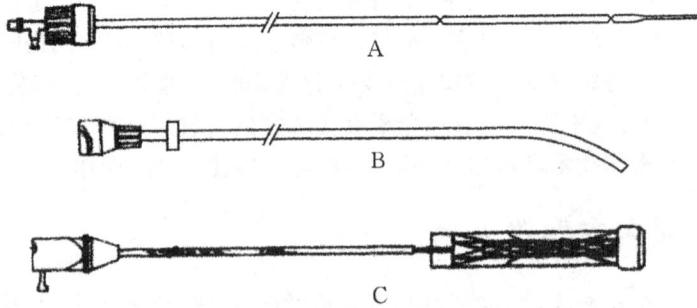

图 3-8　Giantureo 食管支架输送器及支架（美国 COOK 公司）
A：扩张导管；B：输送器；C：支架及推选器

（四）操作技术

1. 术前准备

具体如下。

（1）行上胃肠道钡餐或内镜、黏膜活检，明确诊断并确定食管狭窄位置、长度、程度和有无合并瘘，以确定采用支架的类型、长度和内径。

（2）向患者解释操作过程和配合的要点，以取得合作。

（3）检查口腔，去掉义齿，必要时拔去松牙。

（4）术前 12 小时禁食禁水，食管潴留物较多时用鼻胃管吸出以免术中误吸入呼吸道。

（5）术前咽部喷雾麻醉 3 次。

（6）术前可给予肌内注射 654-2 10～20mg 或酌情给予镇静剂。

2. 操作技术

具体如下。

（1）安置牙垫。

（2）X 线透视下送入导丝并将导丝保留在胃内：术者先将交换导丝套入 Cobra 导管并出头，将导丝送入患者口腔并令其做吞咽动作，透视下推送导丝，使其超过狭窄部。导丝通过困难时可将导管向前推送，利用管端的角度调整方向引导导丝通过狭窄部。

导丝通过狭窄部后，将导管一并推入胃内，拔出导丝，注入造影剂证实导管位于胃内，再沿导管送入超硬导丝。

（3）撤出导管，沿导丝送入食管专用球囊导管通过狭窄段行球囊扩张术，同时确定病变上下端的位置并做好标记。

食管-支气管瘘病例,如果不伴有狭窄或梗阻,能直接送入输送器者,不进行扩张。有严重狭窄或梗阻患者,使用不同直径的球囊导管对狭窄段进行逐步扩张,扩张直径以不大于 15mm 为宜。只要食管病变段能通过支架输送器即不必扩张,支架植入后 2~3 天多能自动张开。

(4)采用 Giantureo 支架时在扩张后,沿导丝送入扩张器和引导鞘通过狭窄部直到其远端,然后引导鞘位置不变,只拔出扩张器,把支架压缩送到引导鞘里,用推进器将支架推送到确定的留置部位,固定推进器,引导鞘慢慢后撤,将支架准确地释放在狭窄部。支架长度应大于狭窄段 4cm 以上,两端各超出病变段 2cm。其他类型支架释放装置与支架配套,可直接送入释放。

(5)完成支架置入术后,立即口服稀钡或碘溶液,观察支架位置、开放和食管通畅情况(图 3-9)。

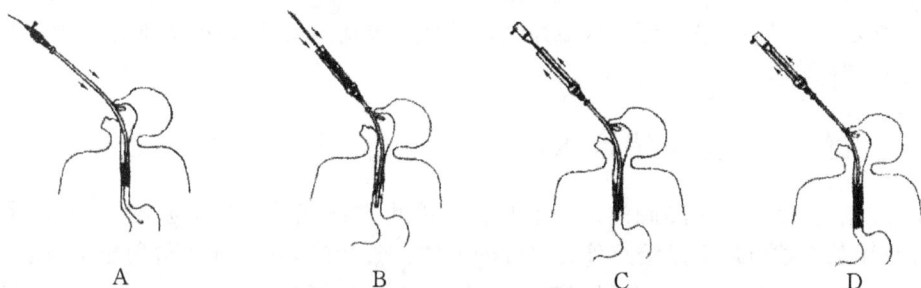

图 3-9 Gianturco 支架置入过程示意图

A:使用导丝通过病变段后,将输送器和扩张管顺导丝送入食管并通过病变段;B:退出扩张导管,保留输送器,再将支架送入输送器内;C:定位准确后固定推选器;后撤输送器,逐渐释放支架;D:完全释放支架后,收回输送器

(五)术后处理

①术后至少观察 4~6 小时,注意生命体征,了解有无食管内出血或支架滑脱;②术后当日给予抗生素以预防感染,给予止痛剂止痛,食管下端安放支架,患者加服抗酸药物以抗反流;③术后 24 小时后吞咽液体食物,而后逐步增加半固体、固体食物;④对使用镍钛合金支架患者,应避免吞咽过冷食物,以防支架变形滑脱;⑤术后 24 小时、72 小时、1 周、2 个月、6 个月进行随访钡餐造影或内镜检查,以后每 0.5~1 年复查 1 次;⑥部分患者体质恢复后可配合放疗、化疗或其他综合治疗。

(六)并发症

1.疼痛

多数患者都有较轻的胸骨后疼痛,2~7 天即可消失;极少数患者可有剧痛,需使用强止痛剂数日甚至 1 个月才能控制。

2.出血

操作过程中肿瘤表面撕裂可造成少量出血,不需治疗即可停止。个别患者可出现大出血,从术后数小时到数月均可出现,发生原因不明,可能为肿瘤侵犯周围大动脉导致破裂引起。

3.食管穿孔和破裂

其发生原因多为经假道扩张食管或用过大球囊扩张食管所致。患者常感到剧烈胸痛,严重的后果为合并纵隔脓肿或血肿,引起患者死亡。预防措施为先用软导丝配合导管安全通过狭窄并注入造影剂观察导管是否进入胃内。切忌用硬导丝强行通过和用球囊过度扩张。

4. 支架放置失误或术后移位脱落

前者主要因术者操作不慎所致,释放支架前必须认真核对支架是否位置准确,尤其是食管-气管支气管瘘时,一定确保支架被膜能完全覆盖瘘口。释放过程中必须固定释放系统的尾端,在透视下缓慢后撤外套管,注视支架张开的情况,如有前移及时牵拉尾端,后移时推送尾端向前以调整支架的位置。

贲门狭窄放置支架常导致支架滑脱至胃内,可试用支架输送器配合导丝套取,或使用胃镜取出,亦可仅动态观察不做特殊处理。

5. 食管再狭窄

支架置入后少数患者可出现再狭窄,主要原因为在肿瘤未受控制的情况下继续生长,可再次放置支架治疗。支架放置后采取针对肿瘤的治疗,包括内或外放疗、局部化疗灌注和系统化疗等措施可预防再狭窄。

三、气管、支气管支架置入术

气管支气管、食管和纵隔肿瘤及一些良性病变可造成气管支气管狭窄,引起严重呼吸困难,既往临床除少数可以手术治疗外无更好的办法。近年来,随着介入放射学兴起,一些早期应用于血管的金属支架开始用于气道狭窄的治疗,并取得了良好效果。这些支架的特点是便于置入,可在狭窄部位起到扩张作用,并且具有良好的生物相容性,最大限度地保留了气道排泄分泌物的功能。

(一)适应证

所有原因,包括气管支气管内外肿瘤、炎症、外伤和外科术后等,导致气道狭窄或软化造成呼吸困难,失去手术机会时,均适用于支架治疗。尤其是当狭窄导致窒息,危及患者生命时,支架置入作为一种抢救措施,具有立竿见影的效果。

(二)禁忌证

对于一些气道狭窄的儿童,应首选其他治疗方法,在迫不得已时再考虑支架治疗。这是因为随着儿童生长,气道直径会逐渐变大,一旦成年后,可造成人为气道狭窄。而且气道内支架应用时间仅 10 余年,尚缺乏长期留置的有关组织相容性情况的报道。由于支架一旦置入后难以取出,因此,除非作为患者严重呼吸困难的抢救措施和外科术前应用,在儿童和良性病变支架作为一项永久性治疗措施时应作为相对禁忌证。

(三)支架种类及选择

目前广泛应用的支架主要有 3 种:Gianturco 支架及其改进型、Wall 式支架和被覆支架。

1. Gianturco 支架及其改进型

Gianturco 可扩张金属支架最早期用于血管狭窄的治疗,Wallace 和其同事最早报道了这种支架在动物及患者气道内的应用。

这种支架由直径不一的不锈钢丝呈 Z 形编成直径不一的圆柱体,通过释放装置在气道内释放后,可逐渐扩张至原口径大小。应用于气道内的支架常用钢丝直径为 0.41~0.46mm,支架直径 1.5~2.5cm,径向长度 2~5cm,规格尚不统一。

2. Wall 支架

这种支架目前已广泛用于血管及胆管系统中。它一般是由 20 根外科用钢丝编成圆柱状，每根钢丝直径 $100\mu m$。支架可被径向拉长，此时直径变细，便于装入导管，释放后，又可自动恢复至原直径。顺应性良好，可置于气道各个部位。在选择时，其直径应稍大于气道直径，以便有剩余弹力将其附着于气道壁上。

3. 被覆支架

被覆支架是用尼龙及聚氯乙烯制成的物质或 0.2mm 厚的涤纶膜等物质覆盖于普通支架（一般为 Gian-turco 支架）上，用来防止肿瘤及肉芽组织再次长入所造成的再狭窄，支架均被覆盖即为被覆支架。

4. 其他支架

如 Strecker 支架、Polymeric-Woven 支架等也有应用在气道的。Palmaz 支架由于置入时易撕裂气道并导致肉芽组织增生，不适用于气道。

(四)操作技术

下面以应用最广泛的 Gianturco 支架为例，简述置入步骤。

1. 麻醉

对于绝大多数患者使用咽部局麻即可，但对于儿童及神经过敏者、使用硬质气管镜者，应用全麻。

2. 定位

一般通过 X 线及内镜共同定出病变远端与近端。支架远端应置于狭窄部位之外，在体表放置金属标记标明病变位置。

3. 支架置入

可在气管镜帮助下置入，也可单独在透视下置入。使用硬质气管镜者，可直接用 12F 聚四氟乙烯鞘通过气管镜，其头端超出狭窄最远端；若使用纤维支气管镜，则需在活检口插入导丝至狭窄处，退出纤维支气管镜，再循导丝插入聚四氟乙烯鞘。不用内镜时，气管插管后直接在 X 线下插入导丝。聚四氟乙烯鞘到达预定位置后，一手控制推进器，使支架保持在理想位置上，同时另一手逐渐将鞘后撤，使支架逐渐释放。

4. 复查

支架释放后，立即摄片，留做以后复查时比较扩张程度，检查有无移位。支架留置后第 1 个月内每 2 周复查 1 次，然后 3 个月时再复查 1 次。另外，在操作时，还需注意 Gianturco 支架在开始释放时往往突然弹出，容易使其置入预定部位远端，故操作时应十分小心。因为支架一旦置入后，位置很难调整。在支架留置前是否需预扩张仍存在争议，但在先天性环状气管软骨选用支架治疗时，必须先用气囊扩张撕裂气管软骨。

(五)疗效

绝大多数患者在支架置入后其主观症状如呼吸困难、喘鸣可立即得到改善。卧床不起患者大部分可于手术后下地活动。需机械辅助通气者可立即脱离呼吸机，在置入后 2 周内，主观症状可得到持续改善，这与支架直径持续扩大有关。用 X 线片观察支架扩张程度，可见支架在置入后 1 个月内扩至最大。其他如血氧分压升高、二氧化碳分压下降、肺功能检查有不同程度改善，核素检查肺血流灌注亦明显增加。

(六)并发症

主要是支架滑脱和移位,预防措施除准确定位外,选择支架直径应大于正常气道,才能使其固定在局部,支架直径与正常气道直径比例为1.3∶1。

第四节　经皮穿刺胃造瘘术

晚期恶性肿瘤和其他原因所致上消化管阻塞和吞咽困难是临床上常见的一个问题,患者常常因此而导致全身衰竭,危及生命。这些患者往往失去外科手术时机,只能进行姑息治疗。临床上目前采用的姑息治疗方法只有2种:①采用外科技术进行胃或小肠造瘘术以补充营养,但创伤大,约有25%的患者需在全麻下进行,并发症为3%～35%,死亡率为1%～6%;②静脉营养,由于代价高,大多数患者无力承受。因此,近年来用更简便、更安全有效的经皮穿刺胃造瘘术代替外科手术已日渐得到重视与推广。

一、适应证

①恶性肿瘤引起的恶液质及厌食,除了静脉输入高能营养外,尚须经胃肠道补充营养者;②食管贲门癌、食管穿孔和瘘管形成,头颈部巨大肿瘤侵及下咽部及食管而造成进食困难者;③各种神经系统疾病引起的吞咽运动失常,各种疾病所致的吞咽困难,以及完全不能进食的神经性厌食;④可用作胃肠道减压。

二、禁忌证

①胃部疾病如幽门窦部巨大肿瘤、溃疡或肿瘤所致的幽门梗阻等均不适于行胃造瘘术;②大量腹水者,严重的门静脉高压造成腹内静脉曲张,穿刺过程中可能导致大量出血者;③胃大部分切除术后残胃腔小且位于肋弓之后,肝左叶肥大且位于胃前方,或者横结肠位于胃前方等有碍经前腹壁穿刺。

三、器材

1. 常规器材

与经皮肝穿胆管引流术相仿,需要18～22G的穿刺针和套管针;强扭力J型导丝,各种型号配套的扩张器,其大小应与穿刺针和胃造瘘管匹配。经皮穿刺胃造瘘术套装器械也可以选用。

2. 胃造瘘管

其大小多为12～16F,如主要用于胃肠道减压则需较大内径的导管如18F;如主要用于补充液体则可用8～9F导管。胃造瘘管一般在管头端或中间设计了一些防止术后脱落的特殊装置,如猪尾状、蘑菇状、球囊状、襻形等。其他物品与胆管穿刺引流术所需的相仿。

四、技术和方法

1. 术前准备

术前应常规B超和腹部平片检查,了解肝脏、横结肠和胃的解剖关系,亦可行上消化管造影了解胃肠道的情况。术前 12 小时应禁食、禁水。必要时术前 12 小时口服钡剂,以利术时透视下显示结肠,避开结肠行胃壁穿刺。

2. 胃扩张

在胃扩张较大的情况下,容易安全地用穿刺针刺过胃前壁抵达胃腔。常规术前静脉注射 1mg 胰高血糖素,以利胃扩张。胃扩张可通过鼻饲管注入气体、液体或含有碘造影剂的稀释液,也可口服发泡剂产气。插入鼻饲管或口服发泡剂有困难者,可用导管技术,透视下先通过口或鼻腔插入导丝入胃,然后,送入造影管或小口径鼻饲管。如仍有困难时可直接用 20～22G 穿刺针经皮穿刺胃腔,注入气体或液体。为方便穿刺和达到满意的扩张,有人主张在鼻饲管头端附上一球囊,将含有稀释的液体注入球囊内以支撑胃壁并扩张胃腔。注入胃腔内的气体(液体)一般要求在 800～1000ml。用 X 线透视或 B 超观察,胃前壁和腹壁紧贴且胃前壁和腹壁之间无任何其他组织器官时,表示胃扩张满意。

3. 穿刺置管

穿刺点一般选择在能垂直刺中胃前壁中部的左上腹部,且以位于腹直肌鞘外侧为宜,以避开腹壁上动脉。穿刺前应侧位透视或 B 超观察胃前壁与腹壁的关系,以确定它们之间无肝左叶或横结肠等器官及穿刺深度。常规消毒术野皮肤,铺以手术巾。局部麻醉后切一小口,钝性分离皮肤及皮下组织。18G 穿刺针刺过腹壁和胃前壁,抽得气体或液体后,可注入少量造影剂,透视下证实位于胃腔内,插入导丝拔去穿刺针。再沿导丝置入扩张器,扩张创道,大小达胃造瘘管外径。拔去扩张器,再沿导丝插入胃造瘘管。透视下调整造瘘管和导丝,最好使造瘘管头端插过幽门入十二指肠,直至空肠,这样可减少胃内容物和灌入的流汁营养品外漏及反流的机会。如果难以插入十二指肠及其远端肠管,可用有弯头的导管帮助。亦可将造瘘导管留于胃腔内,导管送入胃腔内长度以约 20cm 为宜。

目前尚有采用套管穿刺针法或可撕脱导引鞘,使穿刺置管更加简便。但由于胃壁肌肉较厚且柔韧,用钝头的导管置管难以成功,因此需要采用尖头的导管。必要时可经鼻饲管头端附一球囊,扩张球囊支撑胃壁以利穿刺。

4. 导管固定

拔出导丝,在透视下造影核实导管头端的位置满意后,根据不同的胃造瘘管的固定方式,使造瘘管在胃内成形,如成襻状或成蘑菇状等。造瘘管外部用丝线或固定盘固定于皮肤上,防止造瘘管移位和脱落。

5. 术后处理

术后应经鼻饲管回抽胃内气体或液体,鼻饲管可留置胃腔内 1～2 天。严密观察生命体征及腹部症状。注射广谱抗生素 3 天以预防感染。第 2 天即可经造瘘管注入流汁营养品,每次注入后应及时用生理盐水冲管,以防导管堵塞。注意护理及固定导管,如果导管脱落应及时在创道封闭之前置入导管或再用 Seldinger 技术置管。1 周后造瘘口多可粘连形成瘘管,此后更换导管往往不困难。疑造瘘管口腹腔瘘时,可经造瘘管注入稀释的造影剂加以证实,并及时处理。

五、并发症及处理

1. 腹膜炎

发生率为 0.4%～1%。多数发生在术后未确认更换的胃造瘘管头端位于胃腔内,即经管注入液体营养素而漏入腹腔内所致,少数可发生在经皮穿刺胃造瘘术中或术后造瘘管移位。有腹膜炎时应在透视下经造瘘管注入稀释的碘水造影剂证实是否有腹腔漏。一旦发现应采用导丝引导重新将造瘘管置到位并固定,或更换造瘘管。用抗生素治疗多可痊愈,严重者需要手术治疗。注意造瘘管的固定和护理是减少其发生的重要措施之一。

2. 胃肠道出血

发生率为 0.4%～1%。术中出血与穿刺不当有关;术后出血可能为胃造瘘管损伤血管或与某些基础疾病采用激素治疗有关。

3. 造瘘口外漏

发生率为 1%左右。多数由于大量腹水可引起腹水经造瘘口的外漏,亦有胃内容物外漏,治疗可更换较粗的造瘘管,或者拔除导管,局部加压覆盖。

4. 其他

造瘘口周围感染发生率为 2%左右,局部理疗及抗生素治疗可以痊愈。注意造瘘口周围的护理可减少其发生。不适当的穿刺置管,气体可进入腹腔形成气腹及进入门静脉,引起一过性腹痛,多可自行吸收。造瘘管移位、梗阻及迂曲引起注入困难的发生率为 5%～10%,多发生在术后 1 个月之内。应在透视下通过导丝重新调整造瘘管或更换造瘘管。每次注入营养液后用生理盐水冲管可减少梗阻的发生。

第五节　经皮椎体成形术和椎体后凸成形术

在骨骼肌肉系统中,最容易发生肿瘤的骨性结构是脊柱。在脊柱肿瘤中,转移性肿瘤最常见,原发骨肿瘤较少见,仅占全部脊柱肿瘤的不足 5%。脊柱肿瘤是一种危害性很大的疾病,肿瘤组织可直接破坏脊椎骨质,损毁脊柱生物力学结构,并常累及脊髓、神经根等重要结构,造成顽固性的颈、胸、腰背部疼痛症状和神经功能障碍,故脊柱肿瘤的致残和致死率均较高。开放性手术肿瘤切除减压仅在脊柱神经结构受压的时候才考虑。而相当一部分脊柱肿瘤患者,临床上以顽固性背部疼痛症状为主,临床体检和影像学检查无神经结构受压表现,即使出现椎体塌陷等病理性骨折的征象,亦不必行开放性手术治疗。对这些患者,可针对性选择放疗、化疗或激素治疗,但这些治疗措施仅对敏感的肿瘤组织起效,而且化疗往往对全身脏器均有损伤。放疗虽能针对肿瘤组织进行局部治疗,但可造成病椎骨坏死或骨炎等,引起脊柱进一步不稳。另外,对一些合并脊柱不稳的患者,选择放疗或化疗效果往往不佳,而开放性手术由于创伤大,术中出血往往较多,术后患者恢复缓慢,故应谨慎选择。经皮椎体成形术(percutaneous vertebroplasty,PVP)和椎体后凸成形术(percutaneous kyphoplasty,PKP)是治疗脊柱肿瘤的另一选择。它们通过微创穿刺的方法将骨水泥注入病变椎体,恢复椎体的力学性能,改善脊柱的稳定性,使患者的疼痛症状在短时间内获得明显的缓解。它们的优点在于手术操作采用经皮穿刺技术完成,创伤小,疼痛缓解迅速,即使对于一些晚期的癌痛患者,它们也是较为理想的姑息疗法。

一、PVP 和 PKP 治疗脊柱肿瘤的适应证和禁忌证

溶骨性或侵袭性椎体良、恶性肿瘤所导致的难治性疼痛是 PVP 和 PKP 的适应证,其适用对象主要有:椎体血管瘤、骨髓瘤、椎体原发及转移性恶性肿瘤和部分椎体良性肿瘤。椎体良

性肿瘤的指征是良性肿瘤导致椎体骨折塌陷而引起疼痛,包括嗜酸性肉芽肿、椎体淋巴瘤等。椎体恶性肿瘤,主要是溶骨性的,通过椎体内注入 PMMA 除可获得稳定外,还可同时做肿瘤组织活检以明确诊断。

对于椎体血管瘤,经皮椎体成形术可增加椎体强度,并可止痛,栓塞瘤体;必要时再行后路椎板减压,而无须椎体切除,这样简化了手术。有报道椎体血管瘤术前行椎体成形术后再开放手术减压可大大减少出血量。Laredo 等根据影像学表现将血管瘤分为侵袭性和潜在侵袭性两大类。血管瘤的主要影像学表现有椎体骨小梁呈不规则栅栏状,可涉及整个椎体及椎弓,病灶边缘可清晰或不清晰,可突破骨皮质并向硬膜外间隙扩展。CT 及 MRI 可发现椎体周围伴有肿块。椎体血管瘤根据临床和影像学表现又分为以下几组:①侵袭性征象阴性但有疼痛症状的血管瘤;②具有侵袭性征象的影像学表现而无临床症状的血管瘤;③既有侵袭性影像学征象又有临床症状的血管瘤;④具有侵袭性影像学特征并有脊髓神经压迫症状的血管瘤。第1组为 PVP 的选择性适应证,Deramond 等报道 90% 的病例症状得以缓解,未发现血管瘤复发;第 2 组为 PVP 的最好适应证;第 3 组血管瘤应在椎体内注入无水酒精而不是骨水泥以硬化血管瘤并加强椎体负重能力,绝大多数患者神经症状逐渐消失,影像学随访可发现部分病例硬膜外肿物消失;第 4 组血管瘤 PVP 仅是辅助手段。在常规手术前一天行 PVP 病灶内注射N-丁基氰丙烯酸树脂使血管瘤栓塞,减少术中出血,使手术操作易于进行。

转移瘤和骨髓瘤是最常见的脊柱溶骨性恶性肿瘤,常使患者出现背部剧烈疼痛并丧失活动能力,治疗措施取决于受累椎体数量、部位、椎管内受累程度、有无神经症状、患者的一般情况、疼痛程度及活动受限的程度。目前广泛应用的放射治疗能够缓解 90% 以上患者的症状,但一般需在 10~20 天后才能显示效果,且不能维持椎体的稳定性,肿瘤仍可在放疗后的椎体复发。PVP 应用于脊柱恶性肿瘤的最佳适应证是恶性肿瘤导致的局部剧烈疼痛,活动受限需要卧床休息,靠止痛药缓解症状,且无椎管内硬膜结构受侵;伴椎体压缩性骨折时,椎体至少保持正常高度 1/3 以上且椎体后部的皮质不必完好无损。由于椎体恶性肿瘤有发生压缩性骨折的倾向,即使患者无症状,PVP 治疗仍是一个较好方法。据资料表明,80% 以上的患者经 PVP 治疗后症状明显缓解,生活质量提高。应用 PVP 治疗椎体恶性肿瘤后可辅助放疗以巩固疗效,因为放疗并不影响骨水泥的物理、化学特性。

骨髓瘤常为多灶性而无法做到多节段切除融合。90% 的患者在放射治疗开始后 10~14 天疼痛才缓解或消除,而且放疗削弱了骨重建能力,常于放疗后 2~4 个月才开始重建。骨髓瘤的患者放疗后椎体易塌陷使神经受压的危险性增加。PVP 能立即缓解疼痛,增加脊椎的强度和稳定性,同时纠正椎体塌陷导致的后凸畸形,大大提高了肿瘤患者的生活质量,有利于进一步的化疗和放疗。

绝对禁忌证:①未纠正的凝血障碍和出血体质;②对手术所需要的任何物品过敏。

相对禁忌证:①根性的疼痛且明显超过椎体的疼痛,由与椎体塌陷无关的压迫综合征引起;②肿瘤扩展至硬膜外腔并引起明显的椎管压迫;③椎体广泛破坏或严重的椎体塌陷(椎体高度不到原高度的 1/3)时,椎体成形术操作困难;④成骨性肿瘤;⑤一次同时治疗 3 个或以上节段。

二、经皮椎体成形术和椎体后凸成形术的技术要点

(一)经皮椎体成形术术前准备

1.手术器械和设备

具体如下。

(1)穿刺针:颈椎一般选用14G或15G 10cm长穿刺针,胸、腰椎一般选用10G 15cm长穿刺针。PKP还需要可扩性的球囊。

(2)注射器:骨水泥是在浆糊期向椎体内注入,黏稠度大,需要用旋转加压式注射器注入或1ml注射器。

(3)骨水泥:聚甲基丙烯酸甲酯(PMMA)和磷酸钙骨水泥(CPC)是比较常用的骨水泥,为增强其不透X线性能,一般需在其中加入造影剂。

(4)导向监视系统:常规选用单平面或双平面C型臂X射线机即能取得满意效果。

2.术前准备

术前详细的病史询问,体格检查和相关的影像学检查以明确病变的部位、性质、椎体受累程度,包括椎体塌陷程度、椎弓根和椎体后缘骨质破坏情况以及椎间孔、硬膜受累情况,并排除椎间盘突出、脊髓神经根压迫、椎间盘源性的疼痛、小关节病变及椎管狭窄等情况。骨质疏松椎体骨折患者,如没有明显的外伤史,要注意和病理性骨折相鉴别。目前公认MRI鉴别良、恶性骨折效果最好,准确率可以达到94%左右,优于骨放射性核素扫描。肿瘤浸润期在MRI可见骨髓信号减弱,骨扫描可见放射性核素活性增加。

术前应行X线和CT检查,评估椎体塌陷程度、椎体破坏的部位和范围、椎体皮质尤其是后壁的完整性等;同时术前应认真观察CT片,制订进针途径,在应用椎弓根入路时应测量椎弓根的倾斜角度、穿刺点的棘突旁开距离和穿刺点皮肤至椎弓根入路的距离,以及穿刺点至病灶的距离。开始进行经皮椎体成形术,最理想的病例是选择单节段椎体压缩性骨折且疼痛部位和影像学检查一致。随着经验的积累,可以治疗比较复杂的如多节段或继发于肿瘤的骨折病例。术前常规进行血常规和凝血功能的检查,排除手术禁忌。术前12小时开始口服抗生素,手术前夜开始禁食。

(二)经皮椎体成形术操作方法

根据病变部位与局部椎体具体情况选择穿刺途径:①前外侧入路适用于颈椎区的穿刺。患者取仰卧位,术者手指探及气管与颈动脉鞘的间隙,穿刺针经此间隙进入椎体。②经横突上的椎弓根旁入路适用于胸椎,椎弓根直径太小不能容纳穿刺针,采取经横突上的椎弓根旁入路,该入路的下方是椎体的横突,外侧是肋骨的后部,内侧是椎体的上关节突和椎弓根,这种入路可保护胸膜腔和椎管免受穿破。③椎弓根入路适用于胸腰段的穿刺。患者取颈椎前外侧入路侧卧位或俯卧位,穿刺针经椎弓根进入椎体,此种入路时骨水泥不易沿针道逸出;经椎弓根入路由于更为安全而为更多人们所使用。经椎弓根后外入路适用于椎弓根破坏的椎体肿瘤。手术全程在C型臂机透视下进行。CT具有解剖结构显示清晰的优点,相比于X线透视,CT能准确地显示骨水泥在椎体横切面上的分布,但CT监视下不能做到动态观察,且耗时较长。Gangi等报道了透视与CT结合监视下的安全操作,取得良好的效果。随着即时CT的应用,单纯CT监视下经皮椎体穿刺变得更为方便、准确。穿刺区域常规消毒、铺巾,用1%利多卡

因局部麻醉。无论对住院患者还是门诊患者行 PVP,通常使用局麻。局麻药在穿刺针经过的皮肤、皮下组织,包括骨穿刺点的骨膜都必须充分浸润。PVP 很少需要全麻,但偶尔也会在极度疼痛,不能忍受俯卧体位的患者或者在有心理障碍不能清醒进行手术的患者中使用。

在颈椎进行 PVP,应采取仰卧位,颈部过伸;在胸腰椎进行 PVP,应采取俯卧位,腹部悬空,有时采用侧卧位。

在 C 型臂 X 射线机监视下根据椎弓根的位置确定双侧皮肤进针点,并在相应皮肤上做出标记。于标记处用 1‰利多卡因局麻浸润至骨膜,以进针点为中心在皮肤上切一 3～5mm 小口,插入含套管的 15G 穿刺针并抵至骨膜,C 型臂 X 射线机下正位像证实穿刺针针尖位于椎弓根外上象限,在 C 型臂 X 射线机侧位像监视下沿椎弓根方向逐渐进针(如椎弓根穿刺点骨皮质过硬,可需借助于外科锤缓慢进入),直至针尖抵达椎体的前中 1/3 交界处。在确定穿刺针到位后,即可调配骨水泥,在透视下进行注射并观察骨水泥在椎体内的分布。注射完毕后将穿刺针退至骨皮质,插入针芯,旋转穿刺针,避免骨水泥将针粘住,在骨水泥硬化前拔针。临床上,椎体成形术可以采用经皮注射这一微创的形式,也可以采用切开经椎弓根直接灌注使椎体成形的形式。在椎弓根内钻孔后,用撬拨器进入椎体,通过撬拨使塌陷的上终板复位,复位完成后,向椎弓根内插入漏斗,其柄部直达椎体的前中 1/3 处,将预先配置好的已有一定黏稠度的骨水泥向内灌注,在 C 型臂机的引导下,骨水泥将到椎体后缘处停止灌注。这种方法的优点是:可以通过椎弓根获得较多的活检组织;既强化了椎体,又可复位塌陷的椎体,矫正后凸畸形。

(三)经皮椎体后凸成形术

经皮椎体后凸成形术(PKP)的操作与经皮椎体成形术(PVP)基本类似,但前者增加了椎体内膨胀式扩张器械,如利用可膨胀式扩骨球囊(inflatable bone tamp,IBT)、Sky 膨胀式椎体成形系统、Sunflower 系统等在压缩的椎体内通过膨胀形成空腔,并向空腔内注射骨水泥,或将可以控制空洞的形状和容积并可将囊状容器留置于椎体内,一边充填骨水泥,一边复位压缩的椎体(Vesselplasty 技术),以达到增加椎体强度与恢复椎体高度的目的。

1.膨胀式扩骨球囊经皮椎体后凸成形术的主要步骤

患者局部麻醉,俯卧位。可采用经皮穿刺经双侧椎弓根置入球囊,每步操作必须在 C 型臂 X 射线机监视下完成,并使 X 线投照方向与椎体终板保持平行,终板呈一线影;正位下两侧椎弓根的形状必须对称并与棘突的间距相同。常规消毒、铺无菌巾,穿刺针的穿刺技术与椎体成形术相似,将穿刺针针尖置于椎弓根影的外上象限。然后将 C 型臂 X 射线机调至侧位,钻入带芯穿刺针,当侧位显示针尖到达椎体后壁时,正位应显示针尖位于椎弓根影的内侧缘,说明进针方向正确,可继续钻 2～3mm 后停止。抽出穿刺针的内芯,置入导针。拔出穿刺针,按序沿导针置入扩张套管和工作套管,使工作套管的前端位于椎体后缘皮质前方 2～3mm 处。经工作套管将精细钻缓慢钻入,当侧位显示钻头尖到达椎体前后径的 1/2 处时,正位应显示钻头尖不超过椎弓根与棘突连线的 1/2;当侧位显示钻头尖到达椎体前缘时,正位应显示钻头尖靠近棘突边缘。取出精细钻,放入可扩张球囊,侧位显示其理想位置为椎体前 3/4 处,由后上向前下倾斜。同法完成对侧穿刺和球囊的放置。连接注射装置,同时扩张两侧球囊,通过 C 型臂 X 射线机监视球囊扩张和骨折复位情况,当椎体复位满意或球囊达椎体四周骨皮质时停止增压,压力一般不超过 300psi(pounds per square inch)。取出球囊,将处于拉丝期的骨水泥注入椎体,C 型臂 X 射线机监视骨水泥在椎体内的充盈情况,骨水泥将到椎体后缘处停止灌注,注射完成后在骨水泥完全凝固前取出手术器械。胸 5～胸 18 可采用经椎弓根钋,即经椎弓根与肋骨头间途径置入球囊。具体操作过程与经椎弓根途径类似。

2. Sky 膨胀式椎体成形系统经皮椎体后凸成形术主要步骤

患者取俯卧位,腹部悬空,调整 C 型臂 X 射线机的投照方向使正位透视下椎体终板的前后缘平行,呈一线影;两侧椎弓根的形状对称并与棘突的间距相同。在 C 型臂 X 射线机监视下根据椎弓根的位置确定皮肤进针点,并在相应皮肤上做标记。定位成功后,常规消毒铺巾,于标记处用质量分数为 2% 的利多卡因局麻浸润至骨膜,以进针点为中心在皮肤上切 3～5mm 小口,在透视引导下,将带针芯的直径为 18mm 的 Jamshidi 针经椎弓根刺入椎体,超过椎体后缘约 2mm。正侧位透视确定 Jamshidi 针位置正确后,取出针芯,经外层套管插入直径为 1.4mm 的导针,导针远端约位于椎体前 2/5 处,取出外层套管。将扩张器接上通用把手,然后套入手术套管内,经导针扩张组织,直达椎弓根,取出扩张器和通用把手,并前推手术套管,使手术套管嵌入椎弓根,深度约 3mm,此过程中导针不可有前移。将直径为 5.2mm 的钻头接上通用把手,经导针和手术套管以手动钟摆式钻入椎体,建立 Sky 后凸成形器的置入通道,此过程中,导针不可有前移。当侧位透视显示钻头尖端到达椎体前缘时,正位透视应显示钻头尖端尽量越过正中线。为降低费用,我们一般采用单侧穿刺。术中应注意钻头尖端与椎体前壁的距离至少为 2mm,我们通常使钻头尖端与椎体前壁的距离为 3～5mm。拔除钻头和导针,将 Sky 后凸成形器经过手术套管插入椎体通道内,确定安装手柄处于正确的方向(标有刻度的两面对应患者的左、右侧)和确定成形器处于椎体内恰当的位置后,在透视下顺时针旋转安装手柄的操作把手逐段膨胀成形器。通过 C 型臂 X 射线机监视成形器膨胀和骨折复位情况,当成形器完全膨胀或骨折复位满意后,逆时针方向旋转操作把手,成形器即可回缩至原始管状结构和直径。取出成形器,调和配套的 PMMA 骨水泥,将合适黏稠度的骨水泥注入椎体中,注射过程需在侧位 C 型臂 X 射线机下密切监视骨水泥的充填及扩散情况,一旦发现骨水泥渗漏则立即停止注射。注射后待骨水泥凝固,拔出套管,缝合手术伤口,观察 10 分钟,生命体征平稳,结束手术。术中要注意观察患者双下肢感觉,运动有无异常情况以及生命体征的变化。

第四章

介入性超声在血管疾病中的应用

超声医学在血管疾病的治疗与诊断中发挥着重要作用,一方面明确血管疾病的诊断,另一方面超声引导下静脉穿刺置管、静脉曲张硬化治疗、假性动脉瘤凝血酶注射治疗,满足了临床需要。

第一节 超声引导下静脉穿刺置管术

临床上肝、肾功能衰竭并发严重凝血功能障碍和全身水肿的患者,需要多次进行血液透析或抢救;而需要中、长期静脉输液和用药的患者接受经外周穿刺置入中心静脉导管是非常必要的。若多次行静脉穿刺,可能导致静脉炎、血栓形成等并发症,给临床操作带来很大困难,中心静脉留置导管解决了这一难题。中心静脉留置导管(central venous catheter,CVT)作为临床侵袭性操作之一,是建立快速、安全、有效的深静脉通道以抢救危重患者的一种重要手段,是目前最主要的临时性血液透析及重症患者抢救的静脉通路,已逐步推广应用于大手术术中输血输液、静脉高营养疗法、中心静脉压测定、插入肺动脉导管、经静脉放置起搏导管等情况,是临床上十分重要而又常用的诊疗技术。CVT首选穿刺静脉为颈内静脉,其次为股静脉。颈内静脉途径具有位置固定、休克状态下不易塌陷、紧急情况下穿刺易成功、刺激性小、患者活动受限小、不易发生静脉血栓、置管时间长等优点。部分患者可考虑颈外静脉。右锁骨下静脉位于锁骨后方,位置恒定、表浅、粗大,经常处于充盈状态,经锁骨下静脉穿刺置管术具有体表定位方便、穿刺成功率高、易固定、治疗护理方便、患者活动不受限、不易受污染、价格相对低廉等优点,但右锁骨下深静脉与周围结构连接紧密,位置固定,管壁不易回缩,若穿刺不慎易进入空气,导致气栓,误入动脉后不易压迫止血,刺破胸膜易导致气胸等穿刺置管并发症,可能导致中心静脉狭窄和发生严重并发症,应引起注意。颈内静脉置管可快速扩充血容量、减少药物对血管的刺激性、降低血管静脉炎的发生率,已经越来越多地被应用到非肾脏疾病领域。

由于静脉穿刺置管是有创性操作,传统的盲穿法主要依靠可见的或可触及的解剖标志,穿刺的成功与否取决于操作者的技术与经验,以及患者自身的情况,在穿刺过程中常会误伤到静脉周围组织,出现一些并发症,严重者可致患者死亡。超声引导静脉穿刺置管术包括实时引导法和超声定位直视下进行静脉穿刺置管,具有成功率高、并发症少等优点。

一、适应证

(1)肾功能不全需透析患者。

(2)上腔静脉综合征患者。

(3)监测中心静脉压和输血输液。

(4)重症患者经常需要行中心静脉压监测、静脉血取样、液体复苏以及胃肠外营养等。

(5)需要中、长期静脉输液或化疗用药、外周静脉条件较差的患者。

二、禁忌证

颈内静脉置管尽管操作较安全,穿刺成功率高,导管留置时间长,但下列情况仍应慎用。

(1)有严重的出/凝血功能障碍者。

(2)穿刺部位存在感染者。

(3)上/下腔静脉、颈内静脉、股静脉等通路不畅或损伤者。

(4)重度肺气肿、呼吸急促者。

(5)躁动或拒绝接受者。

相对禁忌证:选择的静脉已行 3 次以上穿刺置管未成功者。

绝对禁忌证:全身出血性疾病不能控制、严重高血压或心脏病。

三、操作方法

器械选择:线阵高频探头,频率 5~13MHz,配置穿刺引导架。经外周静脉置入中心静脉导管(peripherally inserted central catheter,PICC):PICC 穿刺包,4F 导管;一次性经外周静脉中心静脉导管;16G 中心静脉置管套件,含外套入置管法 J 型引导钢丝。配套穿刺置管器械(Seldinger 法穿刺),管径型号 5F、7F、12F 等;18G 穿刺针。生理盐水 250ml,2%利多卡因 5ml,肝素帽 1 只,深静脉穿刺包 1 只,无菌手套,0.5%碘伏。统一使用的中心静脉导管(单腔)标准产品。

术前检查包括血常规、出凝血时间、心电图、胸片检查。沿着静脉的解剖走行和体表投影进行超声检查,了解静脉的位置、走行、管壁、管腔、瓣膜位置、周围有无其他血管和重要结构、管腔内有无血栓以及血流情况等,然后确定穿刺点、穿刺方向及进针深度。尽量选择浅、平、直、内径较宽的通畅血管,避开分叉及瓣膜处。颈内静脉以乳突尖和下颌角连线中点至胸锁关节中点的连线作为颈内静脉的体表投影,甲状软骨上缘水平以上为上段,甲状软骨上缘水平以下再分成中、下段。右侧颈内静脉较粗且与头臂静脉、上腔静脉几乎成一直线,插管易成功,向下垂直推进失误的可能性小,并且左侧颈内静脉角处有胸导管进入易被损伤,故以选右侧颈内静脉为宜。从理论上讲颈内静脉各段均可穿刺,但其上段与颈总动脉、颈内动脉距离较近,且部分重叠,尤其颈动脉在该段位置变化较大,故不宜穿刺;中段位置较表浅,操作视野暴露充分,穿刺时可避开一些重要的毗邻器官,操作较安全,选此段穿刺应较为合适;下段表面标志清楚,其位置在胸锁乳突肌二头与锁骨上缘形成的小三角内(锁骨上小凹),但因位置较深,穿刺有一定难度。

常规消毒铺巾,用包裹无菌套的探头再次扫查确认穿刺点,2%利多卡因局麻。

经皮套管针穿刺置管和 Seldinger 方法穿刺置管。

Seldinger 方法穿刺置管:患者取平卧至半卧位、任意体位,多取仰卧位,肩部垫枕仰头,头偏向穿刺对侧,常规消毒铺巾、局麻。操作者站于患者头端,多数采用高位前路法颈内静脉穿刺插管,进针点为甲状软骨上缘水平,胸锁乳突肌前缘,颈总动脉外侧。针体与颈部冠状面呈 20°～35°,针头指向胸锁乳突肌下三角或同侧乳头。缓慢进针,尽量防止穿透静脉后壁,边进针边抽吸,穿刺深度为 2～4cm,抽得回血后固定穿刺针,放入导丝,退出穿刺针,用尖刀片在穿刺点处切开皮肤 0.2～0.3cm,用扩张器沿导丝扩张皮下组织,退出扩张器,沿导丝放入中心静脉导管,置管深度右侧为 12.3～14.3cm,左侧为 15.8～16.8cm。导管头端位于右心房或上腔静脉近心房段。或者穿刺成功后,放置 J 型引导钢丝,扩张皮下隧道,采用外套入法置入中心静脉导管,置管深度根据经胸骨上窝探及中心静脉导管进入右头臂静脉后继续深入 9～11cm;如果经胸骨上窝探测右颈内静脉、左头臂静脉发现导管走向错误,即刻退管、调整体位、重新送管;中心静脉导管放置到位后,缝线将其固定,穿刺处覆盖透明敷贴,连接输液及测压装置。

经皮套管针穿刺置管颈内静脉穿刺患者肩下垫一小枕,头偏向一侧。股静脉、颈外静脉、锁骨下静脉等静脉穿刺,充分暴露穿刺部位。患者取仰卧位,穿刺侧臂外伸、外展,与躯干呈 90°。用皮尺测量自穿刺点至右侧胸锁关节、再向下反折至第 2 和第 3 肋骨之间的距离,即为插入导管的长度。进针方向与探头保持在同一平面,且要求目标血管与穿刺针始终保持在同一切面声像图上,穿破血管前壁见回血后,立即降低针与皮肤的角度,针尖稍向前推进,确认针尖斜面完全进入血管,将套管全部推入血管内,退出针芯后松开止血带,将导管穿进套管,当导管进入 15～20cm 时,嘱患者向穿刺侧偏头贴近肩部,深吸憋气,按所测量的长度将剩余导管插入所需位置。常规行锁骨下静脉、颈内静脉、同侧头臂静脉探测,调整并确认导管末端置入预定位置。穿刺成功后退出外套管,缓慢撤出支撑导丝,修剪导管长度,体外导管保留长度约 5cm,安装连接器,抽回血和冲管,正压封管,连接肝素帽,固定,行 X 线片检查确定导管末端位置。整个穿刺过程均在实时超声动态监测下完成。

超声定位法:超声定位后 18G 穿刺针以 30°～45°进针,当局部周围组织因牵拉有轻度变形时,稍稍调整探头的角度,使穿刺针与静脉管壁平行,超声监视下穿刺针呈线样强回声进入静脉腔内,用注射器能顺利回抽暗红色血液证实穿刺成功。

超声引导法:通过探头穿刺引导架,超声引导下按照设定的穿刺点、方向及深度进针,可见穿刺针呈线样强回声进入静脉腔内,回抽见有血液后证实穿刺成功(图 4-1～4-3)。

穿刺成功后固定穿刺针,将导丝放入,退出穿刺针,沿着导丝置入导管,退出导丝(若选取猪尾巴管进行静脉置管则一步完成),再次超声扫查确认导管位置,最后将导管用丝线缝合固定于皮肤。

对于穿刺过程不顺利或多次穿刺患者,术后行胸部 X 线片检查确定导管位置。3 次不成功者终止操作。

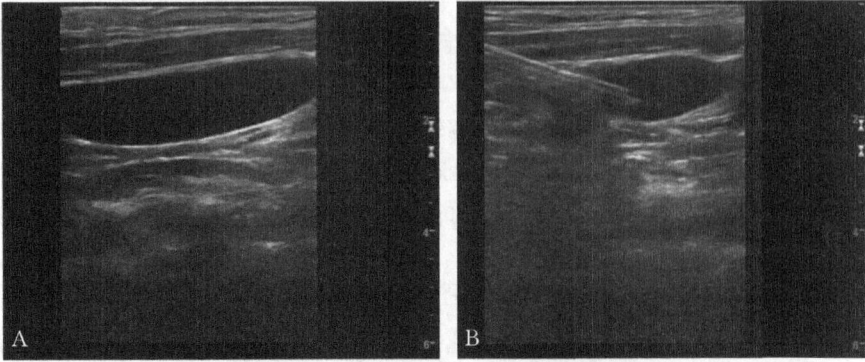

超声显示颈内静脉

超声引导穿刺进入颈内静脉

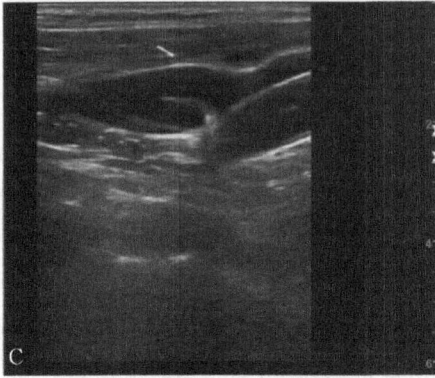

超声引导置入静脉导管

图 4-1 超声引导法

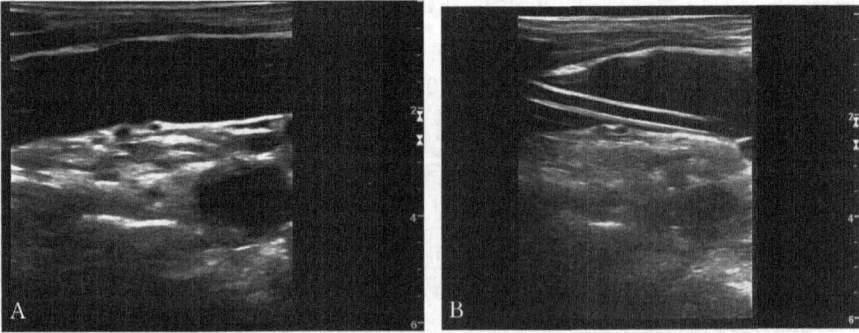

颈内静脉扩张超声所见

超声引导穿刺置管

图 4-2 超声引导穿刺置管

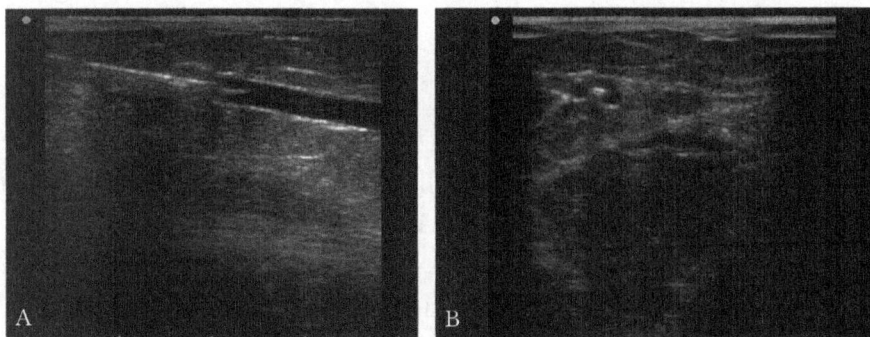

图 4-3　长期化疗患者,超声引导穿刺桡静脉置入静脉导管

四、并发症

静脉穿刺置管术具有一定的风险,需从多方面、多环节分析原因,预防并发症的发生。刘波等对 338 例颈内静脉穿刺置管术总并发症发生率为 9.47%,其中局部渗血、血肿 8 例 (2.37%),误穿动脉 13 例(3.85%),气胸 2 例(0.59%),局部红肿感染 6 例(1.78%),心律失常 3 例(0.89%)。

1. 颈内静脉置管时穿刺针穿入颈总动脉与局部血肿最为常见

误穿动脉由于颈内静脉和动脉距离近,伴行途径长,误穿动脉机会较大。如发生外出血,采用局部加压止血缓解。如发生内出血,血液流向纵隔形成纵隔血肿,则外部加压止血无效,应及时确诊进行手术治疗。在患者血压高、凝血功能异常或者穿刺部位存在动脉瘤的情况下风险较大。刘波等报道 1 例肾衰竭患者放置 12F 导管时,因管径较粗大,误伤动脉形成血肿压迫气管,导致严重呼吸困难,行气管插管紧急处理。因此,遇此类情况时,应充分评估术中风险,谨慎操作,通过超声鉴别动脉和静脉,精确引导,避免扩管操作。

2. 穿刺点局部出血、血肿

凝血功能障碍患者发生此类并发症可能性较大,术中注意动作轻巧,切忌反复穿刺,术后应严密观察。通常情况下可采用压迫止血。

3. 气胸、血气胸

气胸、血气胸是颈内静脉或锁骨下静脉穿刺置管中常见又极有可能导致严重后果的并发症。穿刺时,注射器回抽有气体是损伤胸膜和肺的最早证据。但颈内静脉穿刺时,注射器回抽有气体还提示误穿气管的可能。大量气胸、血气胸行胸腔闭式引流术应注意排查注射器与穿刺针连接漏气、创伤患者原来即存在血、气胸或误穿气管。胸膜腔内压增高患者,穿刺时应特别小心;若患者躁动不安、难以配合,突然体位变动导致误穿胸膜,此时应视情况予镇静处理后再行穿刺,或改用股静脉等其他路径为妥。

4. 穿刺针穿破静脉前后壁

定位不准、技术不熟练是主要原因。

5. 损伤神经

行颈内静脉穿刺若损伤臂丛或喉返神经可表现为同侧肢体麻木或触电样感觉或穿刺后出现声音嘶哑。

6.皮下气肿

颈内静脉穿刺后出现胸骨上窝包块,按压后逐渐消失,且超声证实无血肿。

7.心律失常

并发症之中,心律失常最常见,表现为室上性期前收缩、短阵室上性和室性心动过速。通常是由于引导钢丝或导管刺激所致。将导管或引导钢丝退回到上腔静脉内后,自动消失。应避免钢丝和导管置入过深,进针插管深度应考虑到个体的身长及体型。

8.感染

据报道,中心静脉导管易造成医源性感染,甚至导管性败血症等,处理不当有 2%～3% 的死亡率。局部红肿感染可行局部消毒、拔管或换管、应用抗生素等处理,穿刺时严格执行无菌技术原则,尽量提高一次穿刺成功率;防止发生局部穿刺处感染;置管期间穿刺伤口应每日换药,用 2% 碘酊和 75% 乙醇消毒导管入口及周围皮肤,再用无菌贴膜固定。目前封闭导管末端肝素帽材质特殊,其表面较粗糙,细菌容易寄居,因此,必须严格消毒;一旦发生局部感染,应避免侥幸心理,立刻拔管或换管。纵隔损伤、心脏压塞、血栓形成、管腔狭窄等并发症少见。

减少并发症发生的主要措施有:熟练掌握操作技术;减少穿刺次数,一次穿刺成功的并发症明显较反复穿刺的少;条件许可时在超声引导下穿刺或 X 线透视下穿刺;患者的合作程度与助手的配合很重要。

五、注意事项

影响静脉穿刺置管成功的因素包括:患者方面的因素,有心理因素、静脉本身的因素、穿刺的部位、重复置管的次数等;医护人员方面的因素,有心理因素、穿刺技术、术中送管的方式等。

(1)患者一般情况差或者多次行静脉穿刺者,不宜再次选取同一静脉穿刺,避免穿刺静脉瓣。由于患者极度虚弱,静脉压力低,管腔塌陷,管壁较韧,而其深面为相应动脉,穿刺针不能突破静脉前壁而失败;而多次行静脉穿刺者因管腔多次穿刺形成瘢痕而造成狭窄,可导致导丝进入静脉后头端的猪尾巴管弯曲部不能通过而失败。

(2)对于一般情况较差,行颈内静脉或锁骨下静脉置管但管腔内压力较低的患者,可适当调整患者肩下小枕高度和进行瓦氏呼吸使静脉充分充盈。

(3)当穿刺过程中未见针管内有暗红色血液流入时,则考虑为针尖穿透血管前后壁,或者穿刺针方向改变未进入静脉。应继续保持穿刺针负压,缓慢退针,如果为前者,直至针管内有暗红色血液流入,再进行置管;如果为后者,可将针退至皮下,调整方向后再进行穿刺。

(4)行颈内静脉穿刺置管时,因颈内静脉与颈动脉在一个动脉鞘内。操作时,若穿刺针的进针方向不在定位点的连线上、进针角度过大或进针过深,均有可能误入颈动脉。穿刺针误入动脉后,针管内有鲜红色血液流入,且压力大,放入引导丝时,血液可随引导丝流出。应立即拔出穿刺针,纱布压迫穿刺点 10 分钟,确定未出血后再重新超声定位穿刺。

(5)操作者动作要轻柔,用力适当,防止探头压扁血管,做到使穿刺针在中心声束平面内,使定位者能全程监视并引导穿刺针的方向及进针深度,确保穿刺针在静脉内,而不致误伤周围组织。

(6)术前应向患者充分解释,讲清置管目的、利弊和注意事项,以取得患者合作。

(7)穿刺时应体位与定位正确,动作轻巧,切忌用穿刺粗针多方向反复试穿,否则极易误伤动脉、神经、胸膜顶、肺等周围邻近组织器官,造成并发症。

（8）穿刺成功后导管固定牢靠；严格无菌操作，应用肝素帽，防止感染；若导管内有血栓形成或空气应将其抽吸出来，切忌强行将其挤入体内，造成血栓或空气栓塞。

超声引导静脉穿刺置管成功的关键点：选择最佳穿刺血管，尽量选择浅、平、直、内径较宽的通畅血管，避开分叉及瓣膜处，根据血管深浅确立最佳穿刺点及穿刺角度，尽可能选择肘关节上方穿刺，以减少对患者生活的影响；首选贵要静脉，若贵要静脉过深或过细，可选择肱静脉或头静脉；穿刺前在体表标示血管走向，使穿刺者心中有数，进针方向与探头长轴保持在同一平面上；超声动态监测穿刺置管全过程，目标血管与穿刺针始终保持在同一切面声像图上；当穿刺针达血管表面时，如果针尖能将该血管前壁压下，说明针尖位置正确，可以进针穿刺；否则表示针尖位置偏离，需做适当调整，不可盲目进针；在针尖穿破血管前壁的瞬间，声像图上可见短暂的花色血流信号闪烁，回抽可见血流；抽出穿刺针后，声像图显示套管腔为两条平行强回声带，导管进入血管腔后可清晰显示支撑导丝回声；置管后首先采用超声对其末端做初步定位，然后通过 X 线片进行确定，确保其末端位于上腔静脉中下 1/3 处，未进入右心房，未误入颈内静脉、颈外静脉、奇静脉等其他静脉；如达不到要求，应对导管的位置进行调整。

超声显示血管内呈稠厚云雾回声的高凝状态患者送管难度较大；血管发育变异，如屈曲状态较多的血管送管较困难；皮下脂肪层缺乏、皮肤弹性极低、血管周围支撑组织松弛的患者，体表探查固定难度较大。

六、临床价值

传统的静脉穿刺法又称盲穿法，主要依靠体表的解剖标志与操作者经验进行穿刺，但若遇到解剖异常、肥胖、有过穿刺并发症的患者或在困难体位下穿刺时，行盲穿法十分困难，失败率和并发症发生率高。尤其对于颈内静脉穿刺置管来说，由于颈内静脉在解剖上变异较大，盲穿法的一次成功率低，经常需要重复穿刺，但多次穿刺可能会造成静脉撕裂、巨大血肿或血块压迫堵塞，且可能误入颈动脉，或导致血胸、气胸、血肿等一系列并发症。

近年来，这种盲法操作逐渐由影像技术引导下操作所替代。早在 1988 年，Sauer 等就肯定了应用超声引导留置中心静脉导管的可行性。Oguzkurt 等也肯定了超声引导下行颈内静脉穿刺置管具有安全、有效和不良反应少的优点，在凝血功能异常、静脉顺应性差及同一侧颈内静脉已有多次置管史等高危患者中也能安全实施。超声引导下的静脉穿刺置管术借助超声实时显像，可为操作提供可靠的穿刺点、穿刺方向和穿刺深度，实时超声监测进针过程，很大程度上减少了并发症的发生。另外，超声引导下静脉穿刺，可清楚区分动、静脉，避免了盲目性。其中，无穿刺架的超声引导法在静脉穿刺置管术中具有更大的优势。若通过穿刺架穿刺，穿刺角度偏大，遇到静脉压较低、静脉壁较韧或静脉内径较细的患者，穿刺针受穿刺架的限制，在针槽内活动余地较小，有时不能穿破静脉前壁，也有将前后壁一起穿破的危险。而无穿刺架超声引导法可更自由地选择静脉最佳进针点，以避开浅表血管，并且可以选择适当的进针角度，以便穿刺针穿破静脉前壁且不致误伤后壁。但是这种方法对操作者与定位者的配合默契程度要求高。

静脉导管置入后，在留置使用过程可能会出现管腔狭窄、感染、血栓形成等并发症而影响导管的使用，应用超声监测，可以提高部分并发症的检出率，尤其是管腔的狭窄和血栓的形成。因此，术后可实时定期监测，确定导管位置及有无血栓形成等并发症发生。超声引导下静脉穿刺置管也存在局限性，如当探头接触患者时，压迫静脉，造成静脉塌陷或成角改变，影响置管的进行,甚至造成置管的失败。

彩色多普勒超声选择穿刺血管,确立最佳穿刺点及穿刺角度,对穿刺全过程进行动态监测和引导,并对导管末端进行初步定位,精确引导穿刺,可明显提高穿刺置管成功率,尤其是一次成功率大为提高,缩短穿刺时间,减少并发症,克服了传统盲穿法的不足,超声引导下静脉穿刺置管术是一种快速、简便、准确、安全、有效的方法,具有广阔的临床应用前景。

第二节　超声引导射频治疗静脉曲张

下肢静脉曲张是一种常见病,许多欧美国家的发病率高达 20%～40%。在我国 15 岁以上人群中,发病率为 8.6%,45 岁以上为 16.4%。大隐静脉曲张在成年男性中最高达 17%,女性中最高达 40%,严重影响患者的生活质量。推算现有患者 8000 万至 1 亿例,如 1/20 患者需要积极治疗,就有 400 万～500 万例。以射频闭合术为代表的微创治疗方法,创伤小、恢复快。

早在 1964 年就有人用高频电凝治疗下肢静脉曲张,但由于当时的设备及技术原因,其产生的并发症,如皮肤Ⅲ度烧伤、隐神经损伤、周围静脉炎、腓神经炎及伤口感染等,使其初步的治疗结果蒙上了阴影。近年来,随着仪器的改进,这一疗法又重新应用于临床。最具有代表性和使用最多的仪器是美国产的 VNUS 系统。该仪器包括微电脑控制射频热能发生器和静脉内导管。导管由带鞘的多个双极射频热电极和热电偶电极组成,前者将射频热传递到静脉壁,而后者监测管壁的温度。导管中央为空腔,可注水冲洗电极以防血栓形成,或插入导丝以在静脉迂曲时引导插管。系统通过反馈机制监测静脉壁局部的电阻、温度和消耗的功率,并能控制温度在(85±3)℃以防止温度过高造成副损伤或温度过低而达不到治疗效果。射频治疗大隐静脉曲张的原理是:通过射频热能使静脉血管内膜破坏,管壁胶原收缩,从而使血管腔闭塞。

慢性下肢静脉功能不全患者中大隐静脉反流最常见,经彩超和 X 线静脉造影排除深静脉阻塞性病变后,治疗大隐静脉是整个治疗方案中最重要的一环。传统治疗主要采取大隐静脉高位结扎结合剥脱术,创伤较大,住院时间相对较长,术后留下较明显瘢痕,合并隐神经与淋巴管损伤等。腔内射频闭合术采用射频热能直接破坏静脉内皮,使胶原纤维收缩,闭合血管腔,同时对管壁外组织影响小。其仅需局麻下患者即可耐受,创伤小,术后恢复快。用超声与 X 线联合引导下进行射频闭合术,进一步简化了操作的步骤。利用超声引导下直接穿刺大隐静脉,技术简便可行,避免切开显露大隐静脉从而减少了损伤,还可以避开足靴部溃疡,灵活选择穿刺部位。在超声引导下注射局麻药,特别对于隐股汇合处和肥胖者等位置较深处大隐静脉,能准确到位,有效地减轻疼痛,提高了患者对手术的耐受性。

一、适应证

(1)原发性大隐静脉瓣膜功能不全所致的下肢静脉曲张,适合传统的大隐静脉高位结扎加抽剥术治疗的患者。

(2)不能耐受传统手术腰麻或硬膜外麻醉的患者。

(3)要求美观,不愿意采用传统手术治疗的患者。

(4)术前患者行多普勒超声检查示下肢深静脉通畅,血液回流良好及无血液倒流或血液倒流属Ⅰ、Ⅱ级,无功能不全的穿静脉与大隐静脉主干或迂曲静脉相连。

二、禁忌证

超声引导下大隐静脉曲张腔内射频闭合治疗的主要禁忌证有以下几种。

（1）下肢深静脉血栓形成。

（2）伴有动脉闭塞症、感染炎症的急性期。

（3）先天性动静脉瘘。

（4）伴有溃疡或反复发作的浅静脉炎患者。

（5）血液高凝状态、妊娠、哺乳期及全身情况差不能耐受手术者。

对一些特殊患者，如有心脏起搏器、除颤器和其他体内植入性器材的患者，应仔细了解植入材料是否允许射频干扰。

三、操作方法

1.术前检查

交通静脉功能不全导致由深静脉倒灌入浅静脉的血流量明显增多，下肢皮肤营养障碍加重，最终发生静脉性溃疡。在溃疡的周围总是发现异常的交通静脉，通过结扎或阻断交通静脉，可加速溃疡的愈合。术前全面并有针对性地评价下肢交通静脉功能，对于认识溃疡的形成以及指导手术方案具有重要的作用。

交通静脉沟通深、浅静脉系统，部位比较恒定的，有在小腿下部的 Cockett Ⅰ、Ⅱ、Ⅲ 静脉，小腿上中部（膝关节周围）的 Boyd 静脉，大腿段的 Dodd 静脉。X 线静脉造影可以全面地显示上述交通静脉（尤其是小腿段者），但它只能显示交通静脉的存在和形态，却难以评价其功能状态（图 4-4）。超声是常用的无创评价方法，但其整体观较差，检查费时，并可能会造成遗漏。

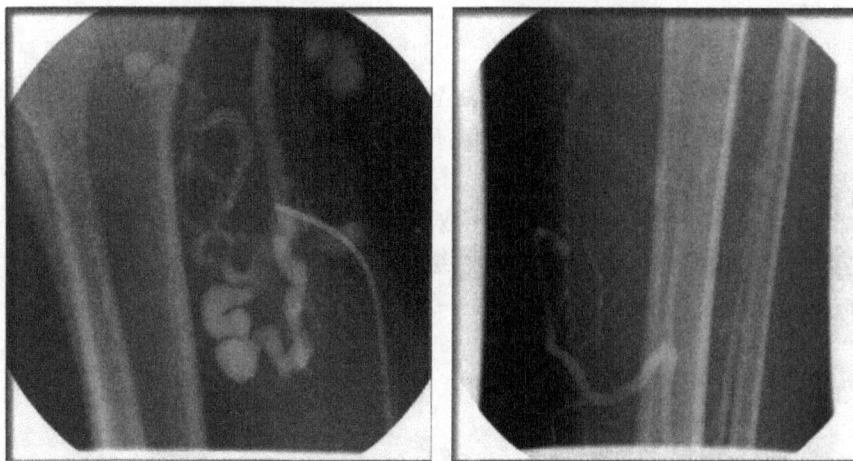

图 4-4　左：X 线静脉造影显示下肢曲张的浅静脉；右：显示交通静脉

联合应用 X 线与超声在术前评价交通静脉成为医师的首选。通过 X 线静脉造影，先在体表描记出交通静脉的位置，再利用彩超分别评价其功能。可以观察到功能不全的交通静脉大部分集中在溃疡附近，有逆向血流者管径均大于 2mm。同时，在下肢的交通静脉中，甚至是在溃疡周围,相当部分的静脉并无功能不全表现(图4-5)。

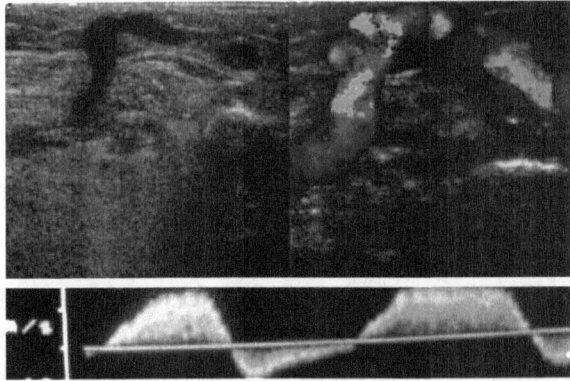

图4-5 左:超声显示交通静脉;右:交通静脉内的彩色血流;下:交通静脉内有反流

由交通静脉的正常功能可以推测,正常的交通静脉引流浅静脉的血液,降低浅静脉的压力。那么区别对待正常的和异常的交通静脉,实行"个体化"治疗,即离断或结扎功能不全的交通静脉,保留正常的交通静脉,有重要的临床意义。术前采用X线静脉造影和彩超全面地评价交通静脉,使之成为可能。临床实践中,采取优化的治疗方案,对于数目不多的异常交通静脉,在超声引导下行电凝或射频闭合术;对于广泛者,则行交通静脉离断术,从而避免了不必要地扩大手术创伤。

采用超声判断交通静脉功能时,采取了诸如多种体位、充分挤压组织等方法,尽量保证检查的敏感性。但考虑到彩超探测逆向血流以及诱导方法的限度,所示"正常"的交通静脉的远期变化仍有待进一步观察。

2.操作过程

术前常规予哌替啶和地西泮(或苯巴比妥)肌注;常规避开皮肤溃疡或色素明显沉着部位,超声引导下穿刺大隐静脉主干,Seldinger法置入6F导管鞘,再引入6F射频导管(VNUS medical technologies,lnc,Sunnyvale,CA)(图4-6),在导丝引导下,至大隐静脉隐股交汇处下方1cm处打开射频导管头端。同时于超声引导下,在大隐静脉周围(尤其是大隐静脉近腹股沟部、肥胖者)注射局麻药和肿胀液。手术床取头低足高位,助手按压射频导管头部以驱除静脉内血液,打开射频仪,保持温度在85℃左右缓慢后撤导管直至大隐静脉全程。术毕予弹力袜或棉垫加压包扎患肢以加强闭合作用(图4-7)。

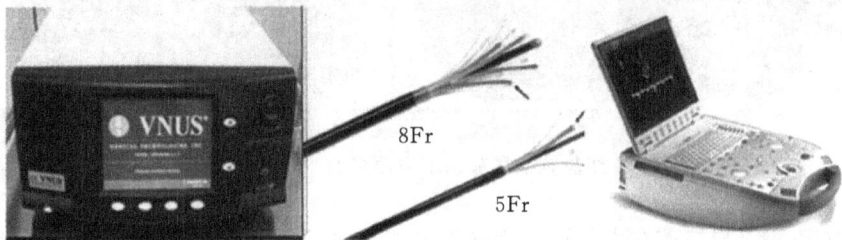

图4-6 左为射频治疗仪器;中为电极;右为彩超仪

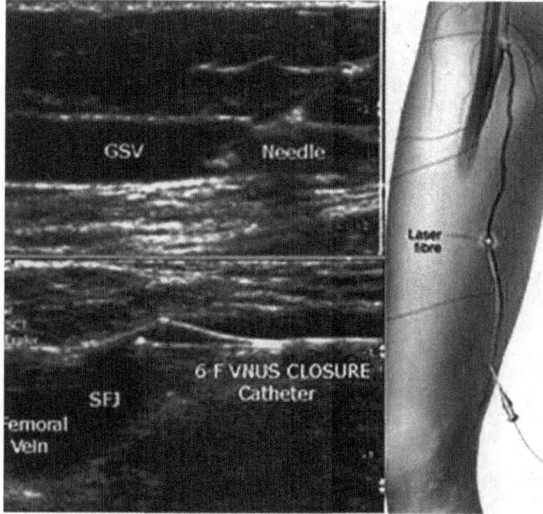

图4-7　左上:超声引导下穿刺大隐静脉主干,置入射频导管;
左下:至大隐静脉隐股交汇处下方1cm处打开射频导管头端;右为穿刺示意图

术中疼痛程度评级:0级:无明显不适;Ⅰ级:有轻度疼痛,可耐受,无需增加局麻药;Ⅱ级:中度疼痛,需增加局部或经导管注入局麻药后可耐受,射频闭合过程无需停止;Ⅲ级:增加局部或导管注入局麻药后仍有显著疼痛感,需暂停射频闭合过程。

单纯大隐静脉射频闭合术毕着弹力袜后,即嘱自行返回病房,鼓励患者适当行走。合并行点式剥脱术和行内镜下筋膜下交通静脉结扎术,予棉垫加压包扎,术后第三天改着弹力袜即可自由活动。

3.术后随访

观察技术成功率、术后住院时间、临床症状及并发症等情况,术后3天、1个月、6个月及12个月行彩超复查。技术成功的标准:超声显示静脉内无血流。复发的标准:静脉细丝状血流,超过5cm(图4-8、4-9)。

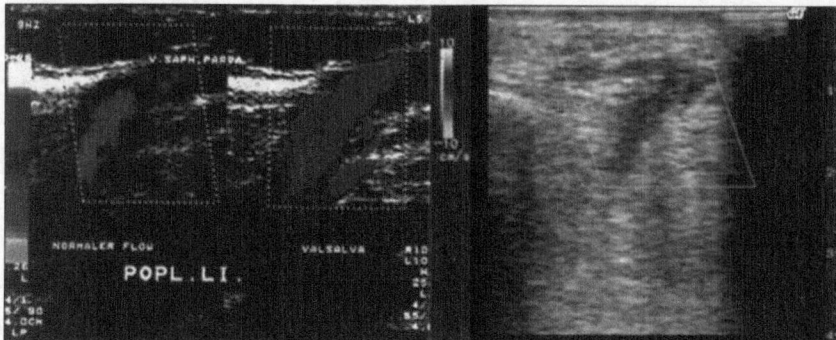

图4-8　左:术前大隐静脉瓣膜功能不全;右:术后大隐静脉未见血流信号

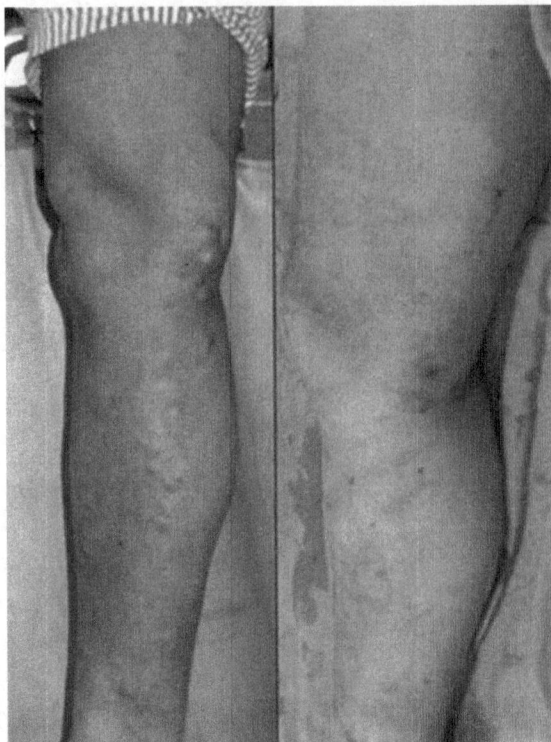

图 4 - 9　左为术前小腿静脉曲张；右为术后情况

4.疗效评价

疗效的判断主要根据治疗后血管的闭塞（部分或完全）、再通和反流情况。大隐静脉射频闭合术成功率高，总的闭塞率在 $73.3\%\sim100\%$，近期效果较远期好。临床症状改善明显。但有一定比例的再通和反流，其中再通的病例包括治疗失败者。再通的原因可能与大隐静脉粗致物理性闭合不完全、驱血不完全致血栓性闭合以及术后未予弹力袜充分加压等因素有关。尽管大隐静脉再通在超声下表现为线样血流，观察期间内症状亦未加重，但远期再通表现、再通率及其对临床症状的影响等资料有待进一步的随访证实。

四、并发症

超声引导下大隐静脉曲张腔内射频闭合治疗的主要并发症有：深静脉血栓形成、局部组织灼伤、隐神经损伤、局部感觉异常（如局部牵拉感）、静脉炎、术后瘀斑或皮肤颜色改变。有报道采用膝以上段大隐静脉射频消融，可降低隐神经损伤发生率。而局部皮肤感觉异常，主要是酸麻感，不影响功能，考虑为术中隐神经热损伤所致，术后随访均可恢复。

2008 年 Luebke 等总结了 176 篇腔内射频闭合术治疗大隐静脉曲张的文献报道，其中 24 篇文献有术后早期超声随访，术后 7 周至 24 个月超声检查大隐静脉主干闭塞率 96%，术后 3 年超声随访大隐静脉主干闭塞率为 82%（258/315）；22 篇文献把深静脉血栓作为术后观察指标，发生率为 0.455%（17/3821）；10 篇文献报道了术后皮下瘀斑或肤色变化发生情况，发生率为 9.1%（63/692）；16 篇文献把感觉异常作为观察指标，发生率为 11.0%（341/3102），均于术后 1～4 周自愈;19 篇文献报道术后有静脉炎发生,发生率为 3.2%(108/3332)。与手术治疗比较,并发症发生率差异无统计学意义,腔内射频闭合术并发症多与射频治疗操作有关(瘀斑、血肿、疼痛、硬结与血管炎)。

芒可节等治疗 20 例大隐静脉曲张,并发症还包括硬化剂外渗形成持久性血栓、过敏。术后大隐静脉径路上的条索状硬结也应加以关注,3 例患者存有该体征,但在术后 1 个月内软化消退。

电极导管的热穿透能力约 1mm,可能引起皮肤及隐神经损伤,黄弘伟等报道了 4 例早期应用患者术后出现小腿前内侧麻木,考虑与隐神经热损伤有关。沿导管两侧注射肿胀液(1%利多卡因)可以避免此并发症。

五、注意事项

(1)射频探头的输出功率设为 6W:射频探头后退的速度由计算机根据静脉壁的温度自动调节,如果探头设置的温度为 85℃,则导管后退的速度为 2.5cm/min,当温度设在 90℃,则导管后退的速度为 4.0cm/min。后退速度太慢会在探头和导管上形成血栓影响功能,太快不会对管壁产生热损伤。

(2)术前均行下肢静脉彩超明确下肢深、浅静脉通畅情况,了解静脉内有无血栓,股-隐静脉瓣膜位置,膝关节内侧大隐静脉走行位置。

(3)肝素 50mg 加入生理盐水 500ml 中,以输液器连接于射频导管尾部,液体通过导管内通道至球形电极头部,滴速保持 20～30 滴/分,防止电极片形成血栓。

(4)发射射频功率前应沿大隐静脉走行皮下注射麻醉肿胀液,使曲张静脉与周围组织适当分离,其主要作用有:①局部麻醉作用;②麻醉肿胀液可以将静脉压扁,有助于射频电极头端与静脉壁更紧密地贴合;③麻醉肿胀液可作吸热装置,降低周围组织的热损伤;④降低了术后下肢感觉异常的发生率。

(5)适当抬高患肢,加压驱血,促进浅静脉血向深静脉回流,尽可能创造一个无血环境,使治疗更为安全、可靠。

(6)可采用高位结扎大隐静脉,见到属支则一并结扎,以降低闭塞的大隐静脉再通可能,减少复发,而且避免导管误入股静脉引起损伤。Sallcs-Cunha 等的研究结果表明,在射频治疗时未行高位结扎大隐静脉会增高术后大隐静脉再通率。复发率提高,同时还存在大隐静脉闭合不全及大隐静脉血栓向股静脉蔓延的危险。

(7)大隐静脉曲张膝关节上下段的表现程度不同,膝关节以上的大隐静脉以管径增宽为主要表现,术后以管腔闭锁纤维化为主要表现,术后不能闭合及再通概率小,膝关节以下以曲张多见,血管增宽,走行迂曲,其内血流淤滞,术后以管腔中血栓形成为主要表现,术后不能闭合及再通发生率较高;大隐静脉与腘静脉交通处不容易完全闭合,也是再通发生的主要部位。

六、临床价值

超声引导下腔内射频消融作为治疗大隐静脉曲张的一种微创方法,其创伤小、安全、美观、疗效可靠、并发症少,患者易于接受,近期疗效满意,在治疗下肢静脉曲张方面具有广阔的前景。Rautio 的一项对比研究表明,与大隐静脉抽剥手术相比,射频治疗患者术后疼痛更轻,恢复正常活动的时间和休病假的时间更短,虽然直接治疗费用较高,但如果考虑休病假造成的损失减少的因素,还是能为社会节省费用。Merchant 的多中心研究提示,随访 1～2 年时分别有92.0%(195/212)和 94.5%(121/128)的患者表示对治疗满意。Luebke 总结认为,与外科手术比较,在消除治疗段大隐静脉反流、预防复发和新生血管形成方面,腔内射频闭合术疗效与手术治疗相同,其创伤小、疼痛轻、恢复快。

利用超声引导下直接穿刺大隐静脉,技术简便可行,避免切开显露大隐静脉从而减少了损伤,还可以避开足靴部溃疡,灵活选择穿刺部位。超声引导下注射局麻药,特别对于隐股汇合处和肥胖者等位置较深处大隐静脉,能准确到位,有效地减轻疼痛,提高了患者对手术的耐受性。

由于射频治疗时温度被限制在 85℃左右,避免了组织的燃烧、凝固、气化和炭化,并且当治疗温度和电阻持续超过射频机设定的安全范围,机器会自动关闭,从而确保了治疗的安全;同时静脉壁胶原收缩使治疗静脉再管化的可能性降到最低。

但是超声引导下腔内射频消融治疗大隐静脉曲张术后存在一定的再通率,临床应用方面还需要积累更多的经验,远期疗效也有待于进一步随访观察。

第三节 超声引导下泡沫硬化治疗下肢静脉曲张

大隐静脉曲张是一种常见的外科疾病,主要包括明显可见的下肢浅静脉的迂曲扩张、继发于静脉瓣膜功能不全的静脉病变,下肢静脉血液倒流,主要表现在大隐静脉和(或)小隐静脉的倒流,小腿交通静脉、穿静脉的倒流则多为后期继发表现。下肢静脉曲张的发病机制现在还不清楚,可能与静脉瓣膜功能不全导致静脉管腔内压力过高,最终导致管腔扩张有关。目前的治疗方法主要有外科手术、静脉腔内激光消融术(endovenous laser ablation,EVLA)、射频消融术(radio-frequency ablation,RFA)和超声引导下泡沫硬化治疗(ultrasound-guided foam scle-rotherapy,USFS)等。外科手术治疗的方法始于 20 世纪初,主要是结扎大隐静脉-股静脉或大隐静脉-腘静脉连接部、剥脱反流的大隐静脉、切除曲张的静脉分支。这种方法疗效确切,但操作繁琐,患者疼痛感明显,且术后恢复时间长。2000 年前后,随着腔内激光及射频消融术的应用,传统的手术方法受到了挑战。研究表明,激光消融术与大隐静脉高位结扎剥脱术比较,后者在阻止静脉反流方面略优于激光治疗,但是这种差异没有统计学意义。手术和激光消融术疗效近似,但消融术后患者恢复正常活动所需时间更少,术后疼痛症状也减轻。射频消融是将电极插入静脉管腔内、加热电极,实现对曲张静脉的破坏和阻塞。该技术的关键在于射频的能量和温度要适中,既使静脉发生可靠持久的阻塞,同时伴发的损伤又最小。随着微创技术的发展,静脉曲张的治疗呈现由外科手术向超声引导下泡沫、激光、射频等治疗转变的趋势,目前硬化治疗可以根据需要硬化的静脉的尺寸,选择不同的硬化剂;泡沫技术的发展使硬化剂的效力明显增强;超声检查的出现可以观察皮下静脉曲张。硬化治疗是向静脉管腔内注射化学药物,使曲张静脉闭塞,达到治疗的目的。

泡沫硬化剂是指把液体硬化剂与气体相混合而形成的泡沫状物质。硬化疗法是 1853 年Cassigness 首先提出的,即向曲张静脉内注入化学性硬化剂,使静脉管壁继发炎症反应,术后持续压迫使静脉萎陷,肉芽组织及继之纤维化在萎陷的静脉腔内生长,最终形成纤维索条使静脉腔永久性闭塞,达到使曲张静脉萎陷的治疗目的。由于需要多次注射、复发率高和偶有严重并发症等缺点,1944 年和 1950 年 Orbach 提出泡沫硬化剂的治疗新概念,可以使大隐静脉主干闭塞率至少增加 10%。1963 年 Fegan 报道加压硬化疗法使静脉内膜直接接触和闭塞,可获较好效果。早期,硬化治疗主要作为一种补充手段来处理手术治疗后残余的静脉曲张及近端没有瓣膜功能不全的静脉。1997 年,Cabrera 报道了使用"微泡沫"硬化剂治疗静脉疾病的 5 年随访结果,影像学以及临床效果都是惊人的,堪称是硬化剂治疗领域的一次革命。以后 Monfreux 和 Benigni 介绍了制作泡沫硬化剂的方法。2003 年 4 月欧洲泡沫硬化剂疗法协调会议上学者们认为泡沫硬化剂疗法是静脉曲张治疗的有效方法之一,允许有经验的医生应用泡沫硬化剂疗法治疗包括大隐静脉、小隐静脉主干在内的大的静脉曲张。超声引导治疗可以实时引导将针精准刺入目标静脉,减少周围组织损伤。尤其对管径较小的静脉,该技术的优势更明显;超声检查可以判断硬化剂是否进入目标静脉管腔。泡沫硬化剂在超声图像上显示高回声,是良好的造影剂,在无回声的静脉管腔内像一朵云,对比明显、易于观察。通过超声的实时观察,可以用手或超声探头将硬化剂推压至目标区域,从曲张静脉的分支到主干,直至股静脉-大隐静脉连接部都可以看到硬化剂进展的过程。泡沫硬化剂的出现,适应证更广泛,加之泡沫硬化治疗操作简单、无须麻醉,使该技术越来越受到重视。

一、治疗机制

硬化治疗主要是让硬化剂直接作用于血管内膜,随后产生血管壁的破坏,局部形成血栓,最终血栓机化,整个血管成为一个纤维条索,这个过程被称为硬化。所以硬化治疗的目的不只是形成血栓,而是使血管最终形成纤维条索,最后实现与手术剥脱静脉类似的效果。硬化剂的硬化作用与硬化剂的浓度和作用时间的长短有关。

二、适应证

早期出现的液体硬化剂的优点是不产生泡沫,副作用较少,适用于内径小于 3mm 的静脉曲张,尤其是网状静脉和蜘蛛状静脉。但当曲张静脉的内径超过 3mm 时,硬化剂会迅速被扩张静脉中的血液稀释,造成硬化剂的浓度降低、效力减弱,达不到理想的治疗效果。与此相反,泡沫硬化剂可以迅速完全地充满整个静脉管腔,从而有效地与管壁起作用。泡沫硬化治疗适用于大部分下肢表浅静脉曲张,尤其是静脉内径大于 3mm 的病例,有报道称该方法在 15mm 以上的静脉曲张治疗上也取得过成功。主要适用于中重度下肢静脉曲张;有下肢活动后酸胀感及下肢乏力;存在大隐静脉中、重度反流,深静脉正常;有选择微创治疗的意愿;美容考虑不愿意接受外科治疗的。

超声引导下泡沫硬化治疗适用于大隐静脉功能不全及其属支功能不全的患者,尤其是内径大于 3mm 的患者。有报道称该方法在 15mm 以上的静脉曲张治疗上也取得过成功。如患者合并重度的深静脉功能不全,必要时应进行联合其他相应的手术。

三、禁忌证

(1)长期卧床患者,行走功能障碍者。

(2)严重淤滞性皮炎及并发感染、重症湿疹者。

(3)服用避孕药者及妊娠或哺乳期妇女。

(4)静脉穿刺和压迫困难的肥胖者。

(5)先天性蛋白 S 和 AT-Ⅲ 缺乏症等。

(6)下肢深静脉血栓形成。

(7)动脉硬化闭塞症。

(8)室间隔缺损、先天性卵圆孔未闭者。

(9)发热、急性肺部疾病,包括呼吸困难,如支气管哮喘。

(10)血液高凝状态。

(11)全身状况较差者、深静脉炎及动静脉瘘患者。

对曲张伴重度下肢深静脉瓣膜功能不全患者,疗效不可靠,复发率高且症状无改善,应慎用或禁用。需特别指出的是,下肢静脉曲张并非完全由于大隐静脉瓣膜功能不全引起,其他因素尚有深静脉功能不全、下肢静脉压迫综合征以及下腔静脉梗阻等,均须进行相应治疗。

四、操作方法

器械选择:线阵探头频率 5～12MHz。20～22G 穿刺针或选用 2～5 号头皮针头(注射用针头要细,针头斜面要短)连接 5ml 注射器若干,准备止血带、弹力绷带、与注射点数目相对应的绷带卷和合适型号的弹力袜。

泡沫硬化剂的制备:泡沫硬化剂中液体硬化剂与气体混合的比例主要是 1∶4。

用来制备泡沫硬化剂的液体硬化剂中,应用最多是十四羟基硫酸钠(1%或 3%)和聚乙二醇单十二醚(1%或 3%)等。3%与 1%泡沫硬化剂的浓度疗效是一样的。而制备泡沫硬化剂的气体主要是"空气",也有人报道二氧化碳气体的应用等。Morrison 等对比研究了由空气和二氧化碳制作的泡沫硬化剂的副作用发生情况,发现应用二氧化碳与硬化剂制作成的泡沫硬化剂治疗下肢浅静脉曲张的副作用发生率明显比空气的低。

(1)3%十四羟基硫酸钠(sodium tetradecyl sulphate,商品名为 Fibro Vein 3%)稀释成 1.5%稀释液(1ml 加 1ml 生理盐水),取稀释液 2ml 加 8ml 空气,充分混合成 10ml 泡沫硬化剂。

(2)1ml 硬化剂＋3ml 消毒(过滤)空气(也可使用 O_2、N_2、CO_2)充分混合成 10ml 泡沫硬化剂,现用现配制。

(3)1%乙氧硬化醇(Aethoxysklerol,商品名聚桂醇注射液)2ml 加 8ml 空气经混合成 10ml 泡沫硬化剂。

(4)5%的鱼肝油酸钠。

1)术前准备:深静脉畅通试验。注射前仔细检查局部皮肤,用甲紫标明要注射的部位,注射点每次不宜超过 8 处;各注射点相距 3～5cm;如注射点超过 8 处的需分期治疗,时间间隔应在 8 周以上。常规行下肢静脉血管超声检查。

2)术式选择:下肢浅静脉曲张、网状及蛛网状静脉曲张、毛细血管扩张的直接泡沫硬化治疗;超声引导下大隐静脉曲张的泡沫硬化治疗;大隐静脉高位结扎或主干静脉剥脱＋浅表静脉曲张的泡沫硬化治疗。

操作步骤:在皮肤上画出静脉网络图,选择穿刺点,决定需要硬化的静脉节段,患者取仰卧位,将患肢垫高,使下肢与治疗床呈 60°,常规消毒铺巾,穿刺点局部麻醉,在距大隐静脉汇入深静脉 10cm 处及其以远的大隐静脉主干,取大隐静脉长轴切面,显示最大管径切面,管壁显示最清晰时,超声引导注射器针尖刺入拟治疗的静脉腔内,针尖斜面朝下,检查导管中是否有血液回流,将针固定于皮肤上,将硬化剂注射器连到无菌导管上,回抽有血时,超声引导推注泡沫硬化剂,确认泡沫硬化剂在静脉管腔内,逐步加量注射硬化剂,根据大隐静脉主干的直径大小和远端静脉扩张静脉球的多少选择注射部位和剂量,每条肢体用量 4～8ml,超声见烟雾状强回声在静脉腔内散开,表明注射成功。注射治疗后,超声检查大隐静脉主干及远端迂曲静脉,可见静脉内有漂浮状强回声。用超声探头将其按摩推压到曲张静脉及其分支中,检查硬化剂是否填充所有目标曲张静脉,检查是否出现静脉痉挛,拔针,局部加压包扎。使用泡沫橡胶垫(选用)、弹性胶带、2 级医疗弹力袜压迫硬化剂分布区域。术后即刻穿医用治疗型弹力袜,并立即下地慢步走 20 分钟,观察无不适反应后,嘱其术后注意事项,即可自行离去。术后严格要求穿治疗型医用弹力袜 2 周,无须辅助用药。嘱术后定期随访。

如果注射 5% 的鱼肝油酸钠,用量一般不超过 6ml,并向远端推挤,使硬化剂均匀散开。

第 2 次注射治疗的标准:第 1 次注射治疗后 1 个月仍然有较明显的曲张畸形,或复查超声时大腿中上段大隐静脉主干直径大于 5mm。第 2 次注射治疗的方法与剂量同第 1 次注射治疗。

五、疗效标准

(1)治愈:经 1 次硬化剂治疗后,曲张静脉出现硬化呈条索状,局部无疼痛或不适,随访无复发。

(2)无效:经硬化剂治疗后,曲张静脉仍同治疗前,并未出现索条状硬化现象。

(3)复发:经一次硬化剂治疗后,曲张静脉部分硬化,呈索条状;经 8 周治疗后复查有一段或数段被治疗静脉仍呈曲张状态,须经第 2 次硬化治疗者。

六、并发症

硬化剂注射存在着一定的风险,硬化剂注射液外渗导致皮肤坏死,硬化剂流入深静脉,可导致血栓形成,严重者发生肺栓塞。近年来,国际上对硬化剂注射作了一系列改良,微泡沫技术(microfoam)的出现,可使得闭塞效果更好的同时,减少了硬化剂的浓度和用量,极大避免了过去的并发症。各种并发症常在股静脉隐静脉连接部或者静脉交通支发生硬化剂泄漏时产生,按照发生的严重程度可以分为以下三种。

1.发生频率高、持续时间短的并发症

术后色素沉着(发生率为 10%～30%)、血管扩张(发生率为 10%～30%)、注射疼痛、注射后刺痒。

2.少见但是能够自愈的并发症

皮肤坏死、血栓性静脉炎、局部神经损伤、短暂视觉障碍(尤其是偏头痛患者)、血尿。最为常见的是视觉障碍,这在注射液体硬化剂时也有发生,但是泡沫硬化治疗的发生率明显增高,达 0.5%～1%。到目前为止这种现象的病理生理基础还不清楚,有人认为这与卵圆孔未闭及内皮细胞毒性的成分释放入血有关。局部神经损伤发生发生率为 3/8464。头痛发生率为 57/7122。

3.少见但是严重的并发症

这类并发症少见,包括过敏反应、深静脉血栓、肺栓塞。硬化治疗发生过敏反应的概率远低于青霉素。肺动脉栓塞发生率为1/1753。与外科手术相比,只有少数患者会出现深静脉血栓,主要发生在小腿肌间静脉,发生率约为3/1000。皮肤坏死发生率为8/7221。

第二届欧洲泡沫硬化剂疗法协调会议建议,MUS法泡沫硬化剂的用量应控制在4ml以下,SFT法泡沫硬化剂的用量6~8ml是安全的;常规应用40ml以内的泡沫硬化剂都未见严重并发症,但超过这个剂量可见干咳、胸闷、一过性缺血性休克和黑矇等。Cabrera等应用超过80ml的泡沫硬化剂尚未出现神经或呼吸道并发症,因为CO_2的溶解率高于N_2。有研究表明静脉内注射50~100ml CO_2可用于心包积血的诊断,右心注射CO_2并未引起严重并发症,并且在主动脉造影的单次极限量达到450ml。Bush等报道2例室间隔缺损,应用泡沫硬化剂治疗后出现了严重神经系统并发症,分别为椎动脉系统,未经治疗缓解,大脑系统症状给予高压氧治疗。Forlee也报道了一例合并先天性卵圆孔未闭患者治疗后发生了脑缺血性休克。

多数文献报道的不良反应为可接受的。具有循证医学意义的文献也给出了积极的评价。Jia等在一组有69个研究中心参加,目的在调查研究泡沫硬化剂的安全有效性的研究中结果显示:安全性方面中位数(the median):严重的并发症(包括肺动脉栓塞、下肢深静脉血栓)发生率小于1%;视觉障碍(visual disturbance)1.4%;头痛(headache)4.2%;血栓性静脉炎(thrombophlebitis)4.7%;皮肤色素沉着(skin staining/pigmentation)17.8%;穿刺点疼痛25.6%。得出的结论是:泡沫硬化剂的应用引发相关严重并发症的事件是很少的(rare)。

七、注意事项

(1)单纯抬高下肢而不压迫是阻止术后硬化剂进入身体静脉系统的最好办法。Douglas Hill等比较了三种不同的方法:手指压迫大隐静脉-股静脉连接处、压迫加下肢抬高30°、单纯抬高下肢不压迫,心脏出现回声的比例分别是:压迫(20/20)、压迫加抬高下肢(16/19)、单纯抬高下肢(9/19),单纯抬高下肢的泄漏是最少的。主要原因是:泡沫硬化剂较血液轻,抬高下肢易于药物向远端目标静脉聚集,不会进入深静脉;抬高下肢使静脉管腔缩小,有利于硬化剂充分与管壁发生作用;由于管腔的缩小,注射剂量较少,有助于减少并发症。

(2)有学者主张在第一个曲张部位注射量不宜超过4ml,一次治疗的总量不宜超过12ml。另外,由于泡沫硬化剂的稳定性不足5分钟,如一次治疗需要多次注射,则需要少量多次准备新鲜泡沫硬化剂,这样可以减少视觉障碍的发生。

(3)诊断为重度下肢深静脉瓣膜功能不全者,硬化术后复发率高,可首先改善深静脉瓣膜功能,再行大隐静脉治疗,如瓣膜腔外修复术及瓣膜腔内成形术等。

(4)Kaymon等提出硬化治疗的疗效与硬化剂浓度、深静脉瓣膜反流大小及持续时间呈正相关。

(5)由于硬化剂的浓度过高会产生很多副作用,目前硬化剂的浓度逐渐降低,从3%降到1%或1.5%。注射剂量在不同的病例也有很大差别,因为注射剂量主要是由静脉曲张的数量、长度及内径决定的。

(6)严格按照适应证和禁忌证选择患者,术前确保深静脉畅通,均匀压迫是硬化治疗成功和防止血栓形成的关键。

（7）为了阻止泡沫或微小粒子进入机体静脉系统，应局部压迫和抬高下肢。Anamay Bidwai 等使用球囊压迫大隐静脉和股静脉连接部，这种方法在预防泄漏的同时还会延长泡沫与静脉内膜的接触时间，使治疗更易于控制、疗效更好，但压迫实际上会造成一个微泡泵冲，从而使其通过交通支进入中心静脉系统；压迫虽阻止了大量粒子，解除压迫后，残留粒子又可以进入静脉系统中；压迫解除时也会形成反向抽吸力，造成近端大隐静脉的硬化剂进入股静脉。Douglas Hill 等认为单纯抬高下肢而不压迫是阻止术后硬化剂进入身体静脉系统的最好办法。

八、临床价值

研究已证明超声引导下大隐静脉曲张泡沫硬化治疗术后早期、中期的治疗效果令人满意，其中近期有效率超过 80%。术后早期和中期的静脉曲张复发率约为 20%，但可以重复注射治疗，而且再次治疗与首次治疗的简易程度及疗效接近，再次注射有效率可达 95%。2008 年 Luebke 等复习了 107 篇泡沫硬化剂治疗静脉曲张的文献，总闭塞率为 84%。2003 年 Labas 等总结了近 10 年文献报道的硬化剂治疗曲张静脉 1622 例的近期和远期疗效，6 个月和 5 年的平均治愈率（闭塞）分别为 83.6% 和 78.54%。该治疗方法适用于大部分静脉曲张，尤其是扩张程度较重的病例。欧洲泡沫硬化剂疗法协调会议达成的共识是，泡沫硬化剂疗法已经成为静脉曲张治疗的确切选择之一，改进了静脉曲张的治疗手段。

超声引导下泡沫硬化剂注射技术的优点：超声实时引导将针精准刺入目标静脉，减少周围组织损伤。尤其对管径较小的静脉，该技术的优势更明显。穿刺针最初使用注射器，现在主要使用微型导管、蝶形针等。穿刺针刺入管腔后，超声可以判断硬化剂是否进入目标静脉管腔，管腔内出现血液回流或者静脉管腔内出现高回声像一朵云时，说明穿刺针已经进入静脉管腔，超声穿刺的实施监测可以区分静脉与动脉。用手或超声探头将硬化剂推压至目标区域，从曲张静脉的分支到主干，直至股静脉-大隐静脉连接部都可以观察到硬化剂进展的过程。超声引导下泡沫硬化剂经皮注射治疗下肢静脉曲张，大隐静脉主干闭塞或近闭塞的为 82%；导管引导下治疗，大隐静脉主干闭塞率在 90%。Brodersen 等应用双腔带气囊导管引导下注射泡沫硬化剂治疗大隐静脉曲张的新方法（KAVS 导管法）。双腔中的一个腔充起气囊阻断血流，另一腔用来注射泡沫硬化剂并可回抽吸出泡沫，治疗后 90% 的大隐静脉闭合。

超声引导下注射泡沫硬化剂治疗大隐静脉反流所致下肢浅表静脉曲张，治愈率疗效达 80% 以上，可与外科手术相媲美。超声引导下注射泡沫硬化剂治疗大隐静脉反流所致下肢静脉曲张，操作简单，可在门诊进行，方便、痛苦小、可重复治疗、并发症少、无瘢痕形成、安全、有效、易于重复，且可以达到与手术剥脱近似的效果，为一种治疗与美容兼备的微创治疗方法，具有自身优势。超声可以显示大隐静脉结构及血流情况、实时引导注射治疗、观察治疗后大隐静脉形态结构改变等，是很好的引导和随访手段。

第四节　超声引导经皮腔内激光治疗下肢静脉曲张

下肢静脉曲张是一种常见病，大约 25% 的女性和 15% 的男性有下肢浅静脉功能不全。一般认为静脉瓣膜功能不全致血液倒流从而引起静脉腔内高压是引起下肢静脉曲张最主要的原因。其他少见的原因有静脉腔阻塞、肌肉泵功能不全和先天异常。长期以来,手术是治疗该病的首选方法,传统手术通过大隐静脉高位结扎及剥脱术切断了血液倒流的途径以达到治疗目的。其效果肯定,但创伤大,出血多,术后疼痛明显,恢复慢且皮肤留有瘢痕。经皮腔内激光治疗下肢静脉曲张(endovenous laser therapy,EVLT)是近年来出现的一种被认为极具前途的技术,是利用激光能量在静脉腔内造成内皮及血管壁的热损伤致纤维化,从而达到闭锁血管腔的目的。这种技术一定程度上避免了抽剥大隐静脉所带来的一些并发症,比如血肿、隐神经损伤等。和激光类似治疗原理的技术还有射频闭合技术和冷冻闭合技术。这些技术的共同点都是避免了大隐静脉抽剥,但是对于小腿的曲张静脉却无能为力,往往还得结合传统的剥离手术。

一、治疗原理

EVLT 主要是利用特殊波长的激光,通过光纤介入大隐静脉主干,在静脉内输送不同波长的红外线激光产生热效应,使血液沸腾产生蒸汽气泡引起静脉壁热损伤,热损伤引起血凝状态升高进而使静脉内广泛血栓形成,最后形成纤维化,闭锁静脉主干和其属支,阻断血液倒流,最终闭锁静脉从而达到治疗目的。Proebstle 等通过体外试验和对大隐静脉的组织病理检查证实,940nm 激光治疗的作用机制是通过间接热损伤静脉内壁实现的。Proebstle 观察到940nm 激光束进入血液后,其穿透深度约 0.3mm,激光束自光纤顶部发射后,保持聚焦于一非常小的点。可观察到激光顶部蒸汽气泡形成,且蒸汽气泡的体积与激光能量呈正相关,15J 的激光可以产生直径约 6mm 大小的蒸汽气泡,并认为 15J 是使血液产生蒸汽气泡的阈值,激光导致血液沸腾产生气泡,蒸汽气泡致使内皮细胞和内膜广泛产生间接热损伤,导致静脉全程血栓形成,最终使静脉闭锁。

二、适应证

下肢静脉曲张多普勒超声检查示下肢深静脉通畅,血液回流良好及无血液倒流或血液倒流属 1、2 级的患者均可采用此手术。

三、禁忌证

主要为妊娠或哺乳期女性、行走功能障碍、急性静脉疾病(下肢深静脉血栓形成、血栓性浅静脉炎等)、血液高凝状态、动脉闭塞症、严重下肢静脉曲张伴有溃疡或全身状况较差者以及经腔内激光或射频治疗后复发的患者等。

四、操作方法

激光设备:激光治疗仪,功率为 0.5~15W。一般来说,选用不同波长的激光发生器其参数选择不同,目前成功应用于临床的有 810nm、940nm、980nm、1064nm 和 1320nm 波长。国内应用较多的为 810nm 波长的激光发生器。超声仪器,探头频率为 5~10MHz。

18G 穿刺针或 18 号静脉穿刺针。

术前准备:所有患者接受 EVLA 之前,患肢均行顺行性深静脉造影和彩色多普勒检查,保证深静脉通畅,瓣膜功能良好,无血栓形成。

(一)大隐静脉主干的处理

1.穿刺与插管

先嘱患者垂直站立用甲紫标记曲张静脉,随后取仰卧位,常规消毒铺巾,根据曲张静脉的严重程度行局部浸润麻醉、硬膜外麻醉或静脉全身麻醉。硬膜外麻醉效果确切,持续时间长,故静脉曲张范围广泛合并有小隐静脉曲张者(特别是局部形成静脉团者)采用硬膜外麻醉,但由于其麻醉操作比较复杂及并发症等问题,采用时应慎重,所以静脉曲张程度轻或年龄偏大者选用局部麻醉。超声引导下穿刺针在膝关节上方大腿内侧处或内踝上方 2cm 处直接穿刺大隐静脉,穿刺针进入大隐静脉后退出针芯,插入直径 0.89mm 的超滑导丝,借助导丝导入 4F 直导管并超声检查了解大隐静脉主干的走行及血流状况,最后将导管尖一直插至大隐静脉主干上端但不能进入深静脉(体表标志为腹股沟韧带下方 2~3cm 处)。

2.导入光纤

撤出导丝,沿导管插入光纤至导管相同的长度(体外事先标记)后回撤导管 1~2cm,使光纤暴露于血管腔内,开启激光治疗仪后从皮肤上可看到光纤顶端红色光标。

3.参数设定

激光发射功率一般选择 10~12W,单个脉冲时间 1 秒,间隔时间 1 秒。

4.激光治疗

在脚踏开关控制下,每发射一个脉冲激光,将导管和光纤同步后撤 0.3~0.5cm,以 3~5mm/s同步后撤光导纤维和导管,同时另一术者用双手沿大隐静脉走向加压,以加速静脉壁收缩闭合。当治疗至小腿时,应该将功率相应调低。当小腿段大隐静脉曲张严重时,有时不能直接经内踝处置入激光纤维至大腿上段大隐静脉内,此时可先治疗小腿段大隐静脉,再经膝关节内下方穿刺或切开大隐静脉,向上置入激光光导纤维治疗大腿段大隐静脉。治疗大隐静脉主干后,在曲张明显的大隐静脉属支处再行穿刺,同法导入激光进行治疗。对静脉曲张成团导入激光困难处可切小口,将曲张静脉分段剥脱,若有交通支瓣膜功能不全者行交通支切断结扎术。如果大隐静脉穿刺失败,则在卵圆窝处切 2cm 切口,暴露、切断大隐静脉,近端结扎,自远端置入光导纤维至内踝处,打开激光治疗机,以同样的速度由远端向近端拔出光导纤维,完成大隐静脉主干的治疗,对静脉属支病变的治疗,根据术前标记,应用同法置入光导纤维分段治疗。国内亦有学者主张无论能否穿刺大隐静脉,均应于大隐静脉根部高位结扎并剪断大隐静脉。认为这样可以防止光纤进入深静脉而引起损伤,也可以防止治疗后浅静脉血栓脱落的危险及大隐静脉纤维化不完全造成再通的可能性。

(二)大隐静脉属支的处理

对大隐静脉属支引起的轻度或中度曲张静脉,可用多点穿刺的方法,通过短导丝引入扩张管,再导入光纤;或直接通过穿刺针,插入光纤。激光发射方式和治疗与前述方法相同。

术后处理:手术完成后患肢用弹力绷带加压包扎,随后改穿循序减压弹力袜 3 个月;有缝线的伤口 12~14 天拆线;同时使用抗生素预防感染 3~5 天。随访观察,主要观察临床症状改善与曲张静脉的变化。

五、EVLA 操作的技术要点

主要是大隐静脉的穿刺和将导管顺利插至大隐静脉主干大腿根部。关于大隐静脉的穿刺,文献报道了 2 个穿刺点,即膝关节上方大腿内侧处和内踝上方 2cm 处。当膝关节上方大腿内侧有肉眼可见的静脉曲张时,穿刺比较容易,可作为第一选择;当膝关节上方大腿内侧没有肉眼可见的静脉曲张时,选择内踝上方 2cm 处穿刺。膝关节上方穿刺时导管比较容易插至大隐静脉主干大腿根部,而内踝上方穿刺时,由于小腿处静脉迂曲往往较严重,加之血管细且交通支多,导管有时较难插入至大隐静脉主干大腿根部,行足背静脉穿刺顺行性下肢静脉造影有助于指导插管成功。超声引导下穿刺有助于提高成功率。

六、并发症

EVLT 并发症少。激光发射时,患者有轻度局部疼痛。目前报道较多的并发症主要是皮肤损伤,多发生于胫前皮肤,此处皮下组织菲薄,易发生皮肤灼伤。可适当降低激光治疗仪功率,加快激光光纤回退速度,同时也可以在浅表静脉和皮下迅速注射生理盐水或应用浸润麻醉以避免灼伤皮肤。大部分患者曲张静脉周围有血栓样硬结及皮肤淤血,3～6 周后逐渐消退。

其他少见的并发症还有皮肤感觉异常、隐神经损伤、血栓形成,但这些一般可以恢复正常。血管破裂和光纤断裂及出现动静脉瘘等罕见。EVLA 副作用轻微,无严重并发症和后遗症发生,因此用于治疗下肢静脉曲张是安全的。

七、临床价值

1998—1999 年,Carlos Bone 和 Robert J. Min 报道了 EVLA 治疗技术,此后,这一技术受到国内外的高度关注和重视。2001 年 Min 等 EVLA 治疗曲张的大隐静脉,99％保持闭合。认为激光治疗的效果优于外科手术、硬化治疗等方法。2004 年,Perkowski 等也报道了 EVLA 治疗大隐静脉闭塞成功率为 97％,随访 1 年 84％的患者症状消失。Siani 等随访再通率为 2.6％;Ravi 等治疗了 990 条大隐静脉,随访再通率为 3.3％。EVLA 治疗后患者患肢大隐静脉均闭塞,患肢原肉眼可见的浅静脉曲张塌陷消失,无皮肤瘢痕。患肢酸胀、疼痛、乏力等症状消失,行走正常,水肿或色素沉着的患者,水肿消失,色素沉着显著减轻,无曲张静脉再现或症状复发。

目前评价 EVLT 的疗效主要采用所治疗的静脉闭塞率为指标,Min 等以彩色多普勒看不到静脉腔内血流信号方视为闭塞。他对腔内激光治疗大隐静脉曲张进行了随访研究,在总共治疗的 499 条曲张大隐静脉中,用多普勒检测曲张大隐静脉内的血流信号,在治疗后即刻检测发现 98.2％没有血流信号;在术后 9 个月 97.8％曲张大隐静脉关闭;在术后 2 年 93.4％曲张大隐静脉血栓形成,大隐静脉闭塞率可达到 90％～100％。同时 Min 等还认为由于 EVLT 使侧支血管闭塞,术后再通率较传统外科手术明显降低。Pannier 等亦报道 EVLT 术后 2 年大隐静脉闭塞率达到 95％。陈晓明等对 EVLT 术后患肢大腿静脉即刻造影见大隐静脉主干已闭塞,血流中止,小腿及大腿部原来肉眼可见的曲张浅静脉已产生明显塌陷;随访 3～12 个月,所有患肢原肉眼可见的浅静脉曲张均消失,无皮肤瘢痕。患肢酸胀、疼痛、乏力等症状消失,行走正常;8 例水肿或色素沉着的患者,水肿消失,色素沉着显著减轻;无明显并发症发生。宋清斌等对行 EVLT 术后患肢大隐静脉行组织病理学检查发现,大体标本肉眼可见与激光纤维头接触处的大隐静脉壁均有不同程度的穿破,有附壁血栓形成。经 HE 染色显微镜下观察,可见静脉壁有穿破,周围内膜有热损伤后的变性和坏死,局部有炭化,激光治疗后 15 分钟损伤处大隐静脉腔内即有血栓形成。黄建华等通过对下肢静脉曲张患者行传统手术和腔内激光比较,手术时间分别为(72.4±18.4)分钟和(46.5±15.5)分钟;手术失血量分别为(110.1±40.7)ml 和(10.7±12.5)ml;住院时间分别为(5.8±2.4)天和(3.8±1.3)天;差异均有统计学意义(均 $P<0.01$),激光腔内治疗组术后疼痛轻,下床活动早,两组术后并发症无差异,提示腔内激光治疗下肢静脉曲张手术时间短,失血少,术后疼痛轻,下床活动早,住院时间短,患者恢复快,疗效明显优于传统手术。

EVLA 与腔内射频消融闭合术(RFO)治疗下肢静脉曲张不同,从治疗原理看,两者略有不同。EVLA 主要是损伤血管内皮细胞,导致血栓形成,从而达到闭合大隐静脉的目的;而 RFO 是使静脉内膜剥脱并伴中层胶原变性、管壁增厚和收缩;继发腔内纤维化,最终导致静脉闭合。鉴于这种差别,有人认为,理论上讲 EVLA 治疗后静脉再通的机会大于 RFO,而杨国凯等最近对两种方法进行了比较研究,二组临床效果统计学无显著性差异,且均未见复发再通病例。单平等认为,由于射频消融导管较粗且弯曲度有限,当大隐静脉主干过于扭曲成团时,导管不一定能通过,需做多个切口分段治疗;而小腿广泛曲张的浅静脉和交通支往往也需做多个切口处理,因此 RFO 所花时间较 EVLA 更长。

EVLT 作为一项新的微创治疗手段,自应用于临床以来,疗效确切,其安全性和有效性已得到证实,而且 EVLT 扩大了传统手术的适应证。EVLT 治疗下肢静脉曲张操作简单、创伤小、显效快、手术时间短、疼痛轻、恢复快、治疗后不留皮肤瘢痕,具有安全、有效、微创及并发症少等优点,EVLA 较其他方法更容易为患者所接受,有着非常广阔的应用前景。血管再通、再次治疗、血管腔闭塞率及术后血液倒流等问题尚需长期追踪以进一步评价其疗效。EVLT 也有其本身的不足,如对于局部曲张成团的静脉就很难将激光导入;对于深静脉瓣膜功能不全和交通支瓣膜功能不全也不能进行修复,不能单纯为了微创而忽略了治疗的效果,根据不同病因、不同病情的下肢静脉曲张选用合适治疗方法,各种微创手术之间、微创手术和传统手术之间相互结合,取长补短,是下肢静脉曲张治疗发展的趋势。

第五节 超声引导假性动脉瘤凝血酶注射治疗

一、假性动脉瘤概述

假性动脉瘤是动脉壁部分破裂,血液溢至血管外被局部周围组织纤维包裹形成的囊性搏动性血肿,并非动脉真性扩张所致,不是真正的动脉瘤,故称为假性动脉瘤,它不像真性动脉瘤那样具有动脉血管的外膜、中层弹力纤维和内膜三层结构。假性动脉瘤好发于四肢动脉干,常见于外周血管如桡动脉、股动脉、髂动脉远端,足背动脉、颈内动脉等,多因外伤、医源性、炎症或肿瘤等原因损伤动脉壁所致,文献报道中也有因手术导致的腹部血管假性动脉瘤,甚至有一例因臀部肌内注射导致假性动脉瘤的报道。由于介入治疗的广泛应用,各种大口径管、鞘的运用及围手术期抗凝药物的应用,医源性假性动脉瘤发生也随之增加,诊断性操作的发生率约为 1%,治疗性操作的发生率高达 3.2%~7.7%,发生率与留置的动脉鞘大小、术后抗凝治疗、压迫止血及患者术后有效制动有关。医源性假性动脉瘤是指经皮穿刺后血液通过损伤的动脉壁破裂口进入血管周围组织并形成1个或多个瘤腔,收缩期动脉血液由载瘤动脉经瘤颈部流至瘤腔内,舒张期血液回流到载瘤动脉内的一种病理现象。

(一)病因

1. 穿刺技术欠规范

穿刺点过低,反复穿刺损伤血管壁等均容易形成假性动脉瘤。

(1)因为由于解剖关系,股浅动脉缺乏骨性支持,术后压迫止血困难。另外,股浅动脉管径小于股动脉,误穿后其穿孔与血管周长的比率大,故损伤较大。

(2)反复穿刺致动脉壁损伤,血管愈合慢,容易出现血液外渗,导致假性动脉瘤的形成。

(3)球囊导管回抽不充分时拔管,损伤血管内膜较大。

(4)动脉导管或导管鞘选择不当,术中使用较硬引导管和较大口径鞘,特别是口径8F导管(鞘)。

(5)血管鞘放置过长,拔鞘后影响动脉穿刺口的回缩。

2. 术后压迫止血不彻底或制动不佳

如拔针后压迫时间短,压迫过程用力不均,频繁地松手观察压迫效果,绷带过松及位置不正确等均会导致假性动脉瘤。一般情况下,沙袋压迫时间为6~12小时。若大量使用抗凝剂,高龄、糖尿病、高血压患者,伤口处愈合慢,沙袋压迫时间可延长至12~24小时。如果沙袋压迫时间过短,由于重力作用可导致穿刺口出血,从而导致假性动脉瘤的发生。文献中有报道患者因不能耐受长时间卧床所致的腰背部疼痛而自行屈曲血管穿刺肢引起了假性动脉瘤。

3. 高龄患者

由于老年患者皮肤弹性差,当患者下床活动时,由于重力作用使结痂部位皮肤下垂,造成局部出血,从而导致假性动脉瘤的发生。同时,女性患者由于股内收肌群不如男性发达,发生假性动脉瘤的概率较高。

4. 患者存在基础病

动脉壁钙化或高血压患者血压未控制理想时,血管张力高,针眼处愈合不好,下床活动时就有可能导致假性动脉瘤的发生。糖尿病由于高血糖可损害血管内皮,损害中层动脉,使血管硬化。当血管损伤时,伤口处愈合较慢,由于过早下床活动,重力作用,使伤口结痂处脱落,从而导致假性动脉瘤的形成。肥胖者多为中老年人,皮下脂肪层厚,动脉粥样硬化者多,血管发生硬化,弹性差,穿刺时动脉搏动不明显,给穿刺带来困难,压迫时又较难找准穿刺点,以致压迫不彻底,穿刺口闭合不完全,容易形成假性动脉瘤。

5. 患者的依从性差

在禁止活动期间内,不遵从医嘱,私自下床活动,导致穿刺点出血形成假性动脉瘤。

6. 术中及术后抗凝药物的应用或患者自身凝血功能障碍

介入术前充分抗凝和抗血小板治疗,有助于减少支架植入后急性或亚急性血栓形成,但可增加假性动脉瘤的发生率。但是因刚修复过的皮肤及动脉壁血痂不牢固,抗凝剂溶解血痂,使血管壁得不到修复而出血。特别是对血管病患者,介入术后很多都必须长期抗凝治疗,最容易形成假性动脉瘤。

(二)病理表现

假性动脉瘤腔数目,将单腔定义为单纯型假性动脉瘤,二腔或多腔定义为复杂型假性动脉瘤。假性动脉瘤的来源动脉称为载瘤动脉,最靠近载瘤动脉的假腔为近端腔,最远离载瘤动脉的假腔为远端腔;载瘤动脉与瘤腔之间的通道为瘤颈部。

假性囊腔内充满血液,假性囊壁没有真正的血管壁结构,也没有其他真性囊肿壁的上皮结构,仅为血肿机化成瘤壁,其上或多或少附着一些血凝块,光镜下见囊壁由纤维结缔组织构成。

(三)临床表现

假性动脉瘤表现为穿刺或损伤部位搏动性肿块,局部可扪及搏动,听诊可有吹风样杂音,常进行性增大,若动脉瘤较大,可伴有局部疼痛,搏动性肿胀感,发生于肢体的可有患肢活动受限及神经功能障碍,并可出现损伤大出血等,部分患者可并发感染、栓塞、动静脉瘘及周围神经压迫等。

假性动脉瘤的自然转归:瘤腔直径<2cm、无症状及未接受抗凝治疗的患者通常瘤腔可自发血栓化而闭合,一般无须特殊处理,但应定期随访。Schaub 等报道 54 例未行超声引导压闭术或压闭术失败者,93％的患者瘤腔自然闭合,闭合时间为 1～180 天,平均 40 天。Kresowik 等观察了 7 例瘤腔直径 1.3～3.5cm 的患者,所有患者 4 周内瘤腔内自发性血栓形成。Samuels 等对 11 例患者进行了随访研究,发现 11 例假性动脉瘤全部自然闭合。瘤颈长度>0.9cm 者,平均 9.8 天自然闭合,而瘤颈长度<0.9cm 者则平均需要 52 天自然闭合。因此认为瘤颈的长度和闭合时间有关,如果瘤颈长度在 0.9cm 以上者可随访观察等待其自然闭合。但如果肿块进行性增大、疼痛剧烈及伴随其他症状则要及时就诊。

(四)超声表现

二维超声表现为损伤血管周围探及囊性或囊实混合性有搏动性的肿物,边界清晰,形态不规则,囊壁不规则,无正常动脉壁的结构,部分瘤体内部可见回声强弱不等的附壁血栓,并可见瘤体与受累血管相通,此通道为破裂口,瘤体仅以此口与周围动脉相通。彩色多普勒超声表现为破口处可见红蓝相间的彩色血流信号,血流紊乱,呈"涡流"状而瘤体内血流回声呈"云雾"状移动,破口较大者血流充盈良好,破口较小者血流充盈欠佳,色彩暗淡。合并血栓存在者则可在瘤体边缘出现不规则的稍低或稍高回声。频谱多普勒超声表现为瘤体内或与瘤体相通的通道内均可测及动脉血流频谱,破口处可探及高速高阻双向血流频谱。

假性动脉瘤患者应视为"高危患者",宜早期确诊并采取适当的治疗措施,包括局部压迫(ultrasound-guided compression repair,UGCR)、超声引导下凝血酶注射治疗(ultrasound-guided thrombin injection,UGTI)和手术治疗。

凝血酶是一种丝氨酸蛋白酶,是凝血系统的一种关键酶,直接作用于凝血过程的最后环节,不需要其他凝血因子的参与,使纤维蛋白原转变为纤维蛋白,网状的纤维蛋白中沉积其他血液成分,形成胶体状态的纤维蛋白凝块,达到止血的目的。

UGTI 治疗假性动脉瘤的机制是利用凝血酶通过正反馈和几种凝血因子活化凝血酶原,将纤维蛋白原转化为纤维蛋白,最终导致假性动脉瘤腔内血栓形成,将与载瘤动脉之间的异常通道封闭。

二、适应证

UGTI的适应范围广、创伤小、安全有效,目前已成为治疗假性动脉瘤的首选方法。

(1)瘤腔大于10mm×10mm,位置合适,其前方无血管及其他重要结构,方便超声引导针尖进入瘤腔。

(2)无凝血酶过敏史。

(3)患者患有动脉粥样硬化、高血压、糖尿病等基础疾病,经包扎加压、超声引导下加压治疗失败或有残腔者。

(4)患者不能耐受UGCR。

(5)接受抗凝治疗的患者。

三、禁忌证

(1)有活动性出血者。

(2)有神经压迫症状者。

(3)有局部感染者。

(4)"宽颈"(>1cm)的假性动脉瘤应该手术治疗,因为这种假性动脉瘤UGTI治疗后可能引起动脉栓塞。

(5)影响邻近组织结构(深静脉)者。

四、操作方法

器械选择:超声仪器配穿刺引导功能,探头频率5～7MHz,位置较深且较大的假性动脉瘤可选择3.5～5.0MHz探头。穿刺针一般选择18～20G。凝血酶文献中报道多为猪凝血酶和牛凝血酶,凝血酶注射的最佳剂量目前尚无统一标准,多为200～1000U,一般不超过2000U。有文献报道所用凝血酶溶液的浓度为100～1000U/ml。也有报道使用医用吻合胶(OB胶)假性动脉瘤瘤内注射治疗。

术前准备:患者平卧,彩色多普勒超声扫查,确定假性动脉瘤的破口位置、颈部宽度及长度、载瘤动脉瘤腔大小和数目、确定瘤腔与动脉之间的关系,股动脉与一级瘤囊之间、一级瘤囊与次级瘤囊之间、次级瘤囊与三级瘤囊之间瘘管的部位、长短、内径;观察测量瘤腔内血流范围及血流速度;窦道的流速,初步确定进针路线。同时检查患者凝血功能。

术前应考虑潜在的危险及并发症,包括出血、感染、过敏症、动脉血栓形成及外科干预等,询问有无凝血酶接触史,并签署知情同意书。将冻干、灭菌凝血酶稀释待用。

操作步骤:常规消毒、铺巾,局部麻醉。将三通管分别连接生理盐水注射器、凝血酶注射器和超声引导经皮穿刺针,在生理盐水注射器保持负压下,超声监视下压迫通道后超声引导下将穿刺针经皮穿入假性动脉瘤腔中,通过生理盐水注射器回抽出假性动脉假腔中不凝血液、观察穿刺针路径和针尖位置,当清晰地显示针尖位于假性动脉瘤腔内时,将生理盐水通过穿刺针注入瘤腔中,证实穿刺针尖在假性动脉瘤瘤腔中,即提示穿刺成功。使针尖尽量远离颈部或在瘤腔边缘血流缓慢处。压迫假性动脉瘤近心端,超声实时监测下,开始将凝血酶注入假性动脉瘤腔,每次注入50～100U,如瘤腔较大或多个瘤腔可注入凝血酶200～300U,

直至瘤腔内、瘤颈部中的血流信号消失并出现絮状回声,血栓形成。拔针,局部加压包扎,术后患肢伸直平卧休息,密切观察患者一般情况,瘤体大小及杂音,患肢皮温、色泽、是否水肿、动脉搏动情况。彩色超声多普勒观察瘤腔内血栓状况,了解假性动脉瘤有无再通,周围血管是否通畅(图4-10、4-11)。

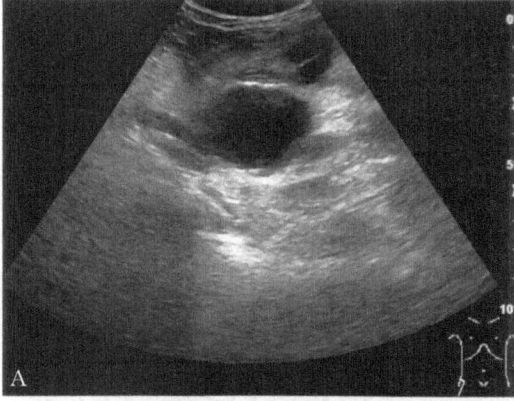

图4-10A　股动脉假性动脉瘤灰阶超声所见

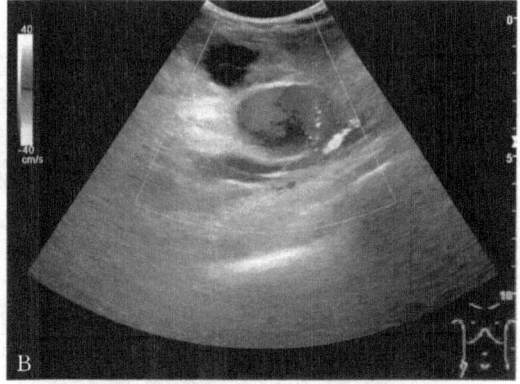

图4-10B　CDFI显示股动脉假性动脉瘤

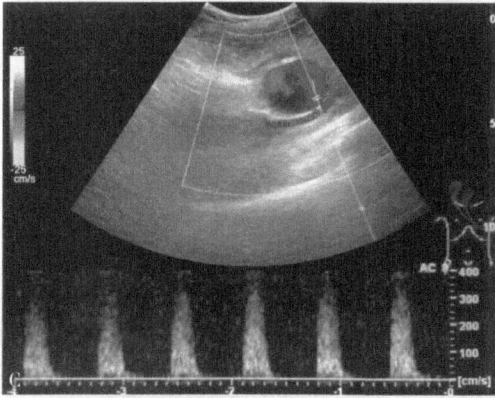

图4-10C　脉冲多普勒取样显示高速动脉血流信号

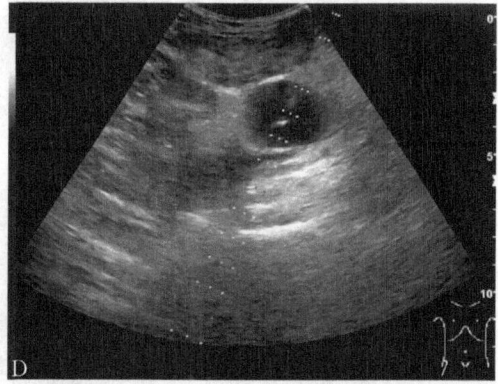

图4-10D　超声引导穿刺假性动脉瘤

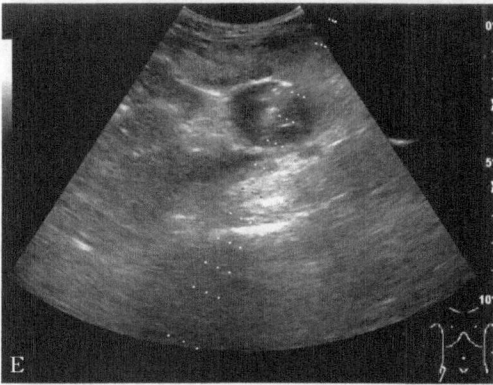

图4-10E　超声引导穿刺开始注入凝血酶

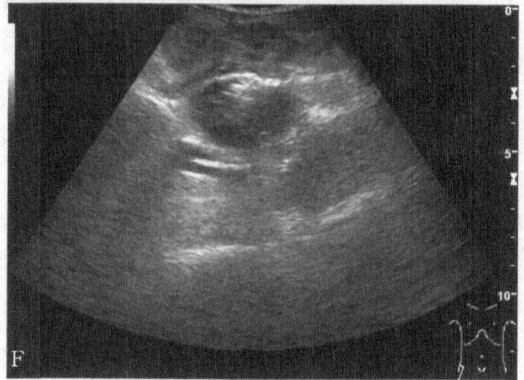

图4-10F　假性动脉瘤内注入凝血酶后局部回声增强

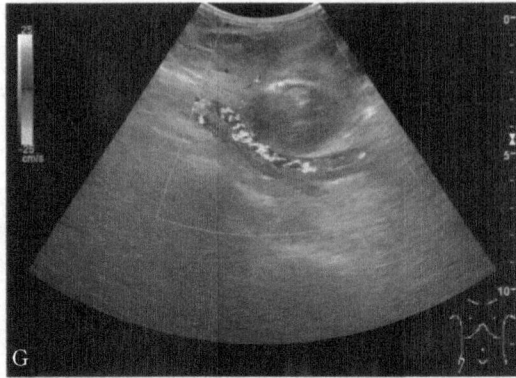

图 4 - 10G CDFI 显示假性动脉瘤内未见血流信号

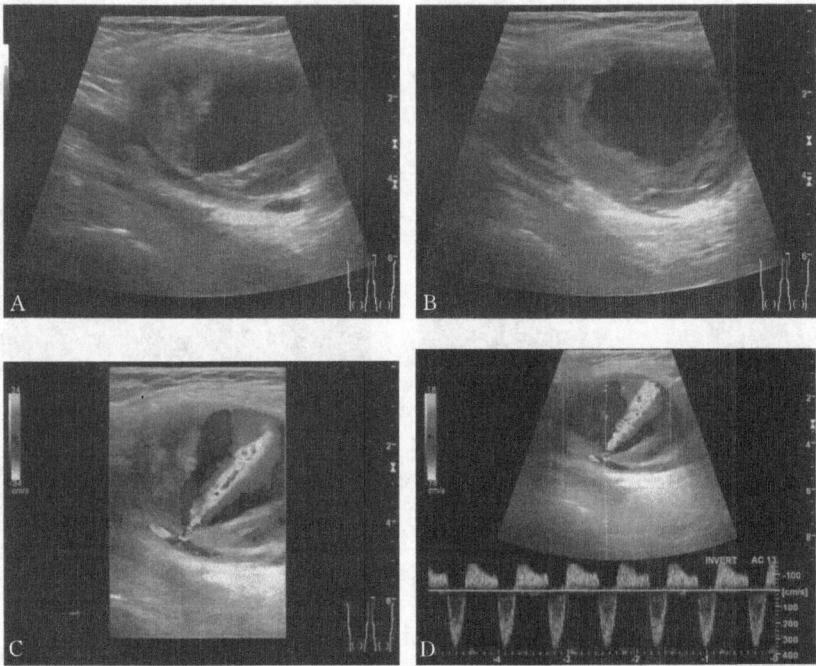

图 4 - 11A～D 股动脉假性动脉瘤所见

每次注入凝血酶量应根据瘤体大小、血流情况决定。

瘤体不增大,瘤腔和瘤颈处流速逐渐减低消失,瘤体、瘤腔内附壁血栓逐渐增多是有效的标志。凝血酶栓塞治疗成功的判断标准是假性动脉瘤腔内出现不均质类实性回声;假性动脉瘤瘤腔内彩色多普勒血流消失;载瘤动脉与瘤腔之间的瘤道内彩色血流信号消失。

五、并发症

UGTI 安全、可靠,并发症少见,但由于在注射过程中,凝血酶可能进入远端动脉循环而导致急性血栓形成,肢体缺血甚至坏死,因此仍应引起重视。主要的并发症有以下几种。

1.载瘤动脉急性血栓形成

载瘤动脉急性血栓形成是 UGTI 最严重的并发症。Edgerton 等、Sackett 等和 Wankmuller 等采用 UGTI 法治疗股动脉假性动脉瘤，均有一例下肢动脉血栓形成。目前还没有凝血酶溢出假性动脉瘤的概率有多大的相关报道，但这种危险性是存在的，因为假性动脉瘤腔内有血流进入和流出；注射凝血酶后形成血栓往往需要一些时间；注射凝血酶后，载瘤动脉曾出现血栓并发症。注射凝血酶量的大小是决定凝血酶是否可能漏入动脉循环的关键因素，小的假腔内注射大量凝血酶可促发上述并发症。同时，瘤径过宽(>1.0cm)也增加了急性血栓发生的可能性。采用低浓度的凝血酶(200U/ml)有助于降低动脉血栓的发生。应用超声探头加压阻断假性动脉瘤颈口部血流，再向瘤体内注射凝血酶，在阻断瘤颈部血流的情况下注入凝血酶可使瘤腔内快速形成血栓，而凝血酶不随瘤颈口血流进入远端动脉，可避免远段动脉栓塞的严重并发症发生。

2.过敏反应

由于目前所用的凝血酶多为异种蛋白凝血酶，因此局部注射后患者体内可出现纤维蛋白原、凝血酶、因子 V 等多种抗体，可能发生 IgA 介导的免疫反应而造成过敏反应、发热、出血。Pope 等报道 1 例注射凝血酶后出现过敏反应，认为术前应先做凝血酶皮试。

3.局部疼痛

注入凝血酶后有部分患者出现疼痛，给予适当处理后好转。

4.压迫部位皮肤缺血坏死

该并发症主要发生于血管侵入性操作后局部压迫力度过强，UGTI 可有效减少该并发症发生，出现后局部换药一般能好转。

5.并发患肢缺血、肿胀

Paulson 等报道 114 例 PSA 患者 UGIT 后出现下肢缺血表现，考虑为瘤腔内血栓形成后对动脉及静脉压迫所致，通过观察足背动脉搏动及超声波检查与急性动脉血栓形成相鉴别。

6.局部感染

最近报道 1 例在穿刺注射凝血酶后出现腹股沟脓肿，因此特别强调注意无菌操作，避免局部感染发生。

其他并发症少见。Corso 等报道 33 例患者 UGTI 术后有 7 例出现短暂局部发热，未经处理症状自行消失。

六、注意事项

假性动脉瘤的大小、几何形状、瘤颈宽度、流速等影响治疗效果。

(1)当注射凝血酶后仍有残余血流时，允许临床观察，多数瘤腔可自然封闭。

(2)复杂型假性动脉瘤注射凝血酶在技术上明显较单纯型困难，假性动脉瘤的几何形状影响治疗效果，这是由于复杂型的几何形状明显较单纯型的复杂，穿刺针尖的定位更困难。这也是单纯型假性动脉瘤治疗成功率高的原因。

(3)术后必须检测患肢足背动脉，以观察载瘤动脉的情况。

(4)对于未接受抗凝剂的非冠心病、高血压患者的假性动脉瘤，当其直径较小(<1cm)且为单纯型时，不妨先尝试行 UGCR 法，若首次 UGCR 法治疗失败，则应及时改行 UGTI 法。

(5)上肢动脉尤其是肱动脉假性动脉瘤往往具有位置深、血管内径小、血管之间距离近、不易判断来源等特点,超声实时引导是关键。

(6)选择合适的穿刺部位和进针点尤为重要,一般选择部位表浅,搏动明显的血管进行穿刺,穿刺时注意穿刺的深度和角度,一般与皮肤呈45°刺入皮下,不可用力过猛,防止穿透血管并避免在弯曲部位穿刺,进针原则上宁浅勿深,见鲜红色血液呈喷射状涌出即可。

(7)在超声监测下行穿刺和注射凝血酶时,尽量让针尖远离 PSA 颈部,而在瘤腔边缘部注射,即先使瘤腔内形成血栓并逐步向瘤颈部延伸。

(8)每次注射凝血酶时速度宜慢、剂量避免过大。

(9)对复杂型 PSA 则先封堵远离瘤颈部的假腔,再封堵邻近瘤颈部的假腔。

(10)操作过程中当针尖刺入瘤腔近动脉破口处时,压迫近段动脉使瘤腔内的活动血流减小或暂时消失后再注入药物,可提高瘤腔内的血栓形成效果,防止药物流入血管发生血栓等并发症。

(11)采用低浓度的凝血酶(200U/ml)有助于降低动脉血栓的发生,但其闭合假性动脉瘤的成功率只有70%。

(12)压迫瘤颈部,即在注射凝血酶时由助手压迫瘤颈部阻断瘤内血流,防止凝血酶经瘤颈部进入外周动脉,待瘤内完全形成血栓后,逐级松开瘤颈部,直至瘤腔内无血流信号显示,有利于减少凝血酶的用量。

(13)颈部大而宽,载瘤动脉远端血栓形成和栓塞的危险性增大,提示在行 UGTI 时要警惕载瘤动脉血栓形成和栓塞的可能。单纯假性动脉瘤注射凝血酶的穿刺针尽可能在瘤腔底部,远离瘤颈部,复杂假性动脉瘤首选在远端瘤腔的底部,使瘤腔血栓形成过程由远离瘤颈部的部位向瘤颈部延伸,注射凝血酶速度宜慢,剂量为100~1000U 凝血酶,先注射0.5ml(含100U 凝血酶),以后逐次加量,直到假腔内血流信号完全消失为止。复杂假性动脉瘤先穿刺远端假腔,当远端假腔被封闭后,多数近端假腔随后也逐渐封闭。如果近端瘤腔5分钟后不封闭,再进针至近端瘤腔底部注射凝血酶。Elford 等报道对短而大的瘤颈部的 PA,可采用球囊通过载瘤动脉先暂时封闭瘤颈部,再行瘤腔内注射凝血酶,则可避免凝血酶流出瘤腔导致下肢动脉血栓形成。

七、临床价值

既往的常规治疗以外科修复为主,但创伤较大。相对较小瘤腔可局部持续加压包扎或超声引导下按压修复,将探头垂直于瘤颈、平行于载瘤动脉壁加压,以刚好能阻断瘤颈处血流的力量持续用探头加压,10~15分钟后停止加压,但加压疗法耗时长,患者常因疼痛而难以耐受,易出现局部皮肤坏死、深静脉血栓形成及迷走反射导致低血压休克,而且加压疗法的成功率较低,特别对于导管术后采用全身抗凝治疗的患者失败率达27%~38%。

1991年 Fellmeth 等首次报道了超声引导下压迫治疗股动脉假性动脉瘤,其成功率为74%。此后,多项研究显示该方法的成功率为64%~97%,曾一度成为治疗的首选方法。通常首先采用超声检查瘤颈后,人工使用超声探头压迫瘤颈部,使瘤颈部扭结、血流中止,以促进瘤腔内血栓形成,最终使假性动脉瘤消除。一般超声探头压迫瘤颈,持续压迫10~15分钟缓慢松开,超声评估瘤腔内是否有血栓形成。如瘤腔内无血流信号提示压迫成功。反之,则开始下一个压迫循环,继续压迫瘤颈10~15分钟,直至瘤腔内血栓形成。治疗的总时间一般为40~45分钟或3个压迫循环。超过60分钟后如瘤腔内仍存在血流信号,提示治疗失败,应选择其他治疗方案。超声探头压迫后瘤颈部流速增高及瘤腔内出现烟雾征是治疗成功的预测指征。超声探头压迫期间应采用超声多普勒监测远端动脉血流或触诊远端动脉搏动,避免载瘤动脉的远端血管血流受阻。超声引导下压迫治疗失败的主要因素是未能明确探测到瘤颈。Schaub 等认为瘤颈长度>10mm 者治疗成功率为 95.3%,而瘤颈长度<10mm 者的成功率则为 71.1%。瘤颈直径越宽,治疗成功率越低。瘤体>8cm、合并股动静脉瘘、后壁假性动脉瘤和接受抗凝剂治疗是 UGCR 治疗失败的预测指标。

Cope 和 Zeit1986 年首次对假性动脉瘤进行了凝血酶注射尝试,自 Liau 等 1997 年开始采用超声引导下经皮注射凝血酶治疗股动脉假性动脉瘤以来,临床实践表明 UGTI 治疗适应范围广、创伤性小、治愈率高、并发症少,优于加压修复和外科手术,是一种安全、快捷、经济、有效的治疗假性动脉瘤的方法,在美国,UGTI 已经作为治疗假性动脉瘤的首选方法。对单纯性假性动脉瘤的治愈率达 96%。Brophy 等对加压修复治疗失败的患者给予 UGTI 治疗,尽管应用了抗凝药物,15 例患者均治疗成功。Pezzullo 等和 Taylor 等的研究也表明,UGTI 治疗 PA 的成功率明显高于加压包扎。Lonn 等将 30 例股动脉 PSA 患者随机分为 UGCR 治疗组和 UGTI 治疗组,对治疗效果、并发症发生率、平均住院时间等进行比较,UGTI 在各项上均明显优于 UGCR。Danzi 等的研究也得到类似的结果。UGTI 术后复发者可再行 UGTI 法,经重复行 UGTI 治疗仍无效者,则应行外科手术治疗。

Paulson 等对 UGCR 和 UGTI 的治疗效果进行了比较,UGTI 治疗成功率明显高于UGCR,UGTI 可以作为治疗假性动脉瘤的首选治疗方法。其具有以下优点:①成功率高、创伤小。文献报道,UGTI 治疗假性动脉瘤的总体成功率在 94%~100%。②复发率低。③操作时间短,一般血栓形成时间为 3~20 秒,平均时间为 6 秒,一般整个过程在 5 分钟左右,很少超过 15 分钟。④患者容易耐受,由于操作整个过程时间短,且术后局部压迫时间短,使患者更容易耐受此操作。⑤痛苦小,对于较大的瘤体还可重复治疗,具有简便、快捷、费用低廉等优点。

第五章

脑血管造影术

在 CT 出现之前,脑血管造影常常用来检查颅内肿块及由不同占位性病变引起的占位效应。近二十年来,随着 CT、MRI 等精细的非创伤性影像学检查手段的出现,脑血管造影现已较少作为中枢神经系统的首选检查方法,主要用于评价颈动脉系统和椎-基底动脉系统病变程度和颅内外血管侧支代偿状况。近年来,随着 CT、MRI、TCD、CTA 及 MRA 等技术的不断进步,很多情况下,CTA 及 MRA 已基本能够获得完整的颈动脉和脑血管的图像。经皮插管脑血管造影由于有一定的创伤性,其检查的应用范围已经明显缩小。但在某些情况下,非常需要精确了解脑血管病变的部位和程度,以更好地指导对脑血管病患者的临床诊治,是否需要采取外科治疗或血管内介入治疗如血管成形术、动脉瘤或动静脉畸形的血管内栓塞治疗等,这时经皮插管脑血管造影术仍然是其他检查手段所无法替代的重要方法。

第一节　经皮穿刺脑血管造影的适应证和禁忌证

由于经皮插管脑血管病造影是一种有创的检查方法,而且存在一定的并发症。因此对于这项检查的应用必须掌握合理的适应证和禁忌证。原则上,脑血管病患者应首先进行 B 超、TCD、MRA、CTA 等无创或创伤微小的检查,如果这些检查仍然不能明确疾病的原因和性质时,应再考虑经皮插管脑血管造影。另外,在一些紧急情况下,如怀疑有急性脑梗死或蛛网膜下腔出血发生,也可考虑急诊行经皮插管脑血管造影,以便及时明确病因并开展救治。为了防止或减少并发症的发生,有些患者不适合行经皮插管脑血管造影,对这些患者应尽量采用其他方法进行检查。根据国内外研究结果和临床应用经验,现将经皮插管脑血管造影的适应证和禁忌证总结如下。需要明确的是,这些适应证和禁忌证都是一般性的原则,对于每一个具体的患者,介入医生必须根据其全身状况和所患疾病进行综合考虑,慎重考虑每项检查的利弊得失,然后制订合理的个体化检查和治疗方案。

一、经皮插管脑血管造影适应证

(1)寻找脑血管病的病因,如出血性或闭塞性脑血管病变。

(2)怀疑血管本身病变,如动脉瘤、动脉夹层形成、动静脉瘘、Takayasu 病、Moyamoya 病、外伤性脑血管损伤等。

(3)怀疑有静脉性脑血管病者。

(4)脑内或蛛网膜下腔出血病因检查。

(5)头面部富血管性肿瘤术前了解血供状况。

(6)观察颅内占位病变的血供与邻近血管的关系及某些肿瘤的定性。

(7)实施血管介入或手术治疗前明确血管病变和周围解剖关系。

(8)头面部及颅内血管性疾病治疗后复查。

(9)其他相关检查未能明确,怀疑与脑血管相关。

二、经皮插管脑血管造影禁忌证

(1)造影剂、金属和造影器材过敏。

(2)有严重出血倾向或出血性疾病。

(3)呼吸、心率、体温和血压等生命体征难以维持。

(4)有严重心、肝、肾功能不全。

(5)全身感染未控制或穿刺部位局部感染。

(6)未能控制的高血压。

(7)并发脑疝或其他危及生命的情况。

第二节　脑血管造影前的准备

造影前准备包括:了解病情、完善相关实验室检查、签署手术同意书、术前术中药物准备、造影剂准备、建立静脉通路、术中监测以及其他改善操作效率的措施。

一、了解病情及完善相关实验室检查

在造影前一天对患者进行查体并了解相关情况以便于在术中、术后的神经系统变化的对比,对于高龄、肥胖、怀疑有下肢动脉血管病变者,了解股动脉、足背动脉搏动情况,必要时行相应部位超声检查。判断患者是否有脑血管造影的禁忌,评定这种昂贵的有创检查是否能为患者解决重要问题。了解患者临床情况和既往史,特别是有无药物及造影剂过敏史,这一点非常重要,虽然目前我们造影过程中所使用的非离子型造影剂比较安全,并不强调一定要行过敏试验,但在临床的使用中仍有一定比率的过敏反应发生。目前脑血管造影中发生的一些特殊并发症是否和造影剂过敏有关仍不甚清楚。了解患者的肾功能(血尿素氮及肌酐水平)、血小板计数、凝血指标。一般认为血肌酐≤250μmol/L的患者脑血管造影是安全的,但应注意控制造影剂用量;血小板计数≤80×10^{12}/L的患者,即使凝血指标正常,一般不建议行脑血管造影检查。长期服用华法林抗凝治疗的患者(包括房颤或瓣膜置换术后患者),脑血管造影术前数天应停用华法林,改用肝素抗凝。因华法林治疗的患者术中一旦出现出血需要用新鲜血浆来中和华法林,而肝素抗凝的患者可及时使用鱼精蛋白中和。此外还需要了解患者的泌尿系统情况,必要时术前需行导尿处理。心功能Ⅱ～Ⅲ级的患者需注意术中造影剂用量、灌洗速度以及灌洗量,并尽量缩短造影时间。

二、签署知情同意书

首先介入医生需让患者及家属了解行脑血管造影的必要性及可能带来的并发症或危害。能否和患者及家属进行客观的交流必须建立在对患者病情全面了解的基础上,很难相信一个医生在不完全了解患者情况下还能对患者是否需要接受此类操作做出一个客观的评价。有学者在积累了数千例血管介入的经验后认为脑血管造影是非常安全的有创检查,但仍然可能给患者及其家庭带来灾难性的危害,所以单独过分强调脑血管造影的安全性或危害性都是不合适的。在取得了患者和家属的同意后签署书面文件非常必要。

三、术前及术中药物准备

虽然接受造影的患者术前已对脑血管造影有了一定程度的了解,但仍然不可避免地存在着对造影的恐惧感,故常规在手术前或手术中给予患者适当的镇静处理,在术前半小时可予0.1～0.2g苯巴比妥钠肌注,或术中给予地西泮或咪达唑仑静推,其他术中用到或可能用到的药物包括:①肝素钠,用于全身肝素化,预防各种导管进入血管后的血栓形成,和配制术中冲洗导管及灌注所用的肝素生理盐水。②血管解痉药物,包括术中持续静滴的尼莫地平以及备用的罂粟碱或硝酸甘油,罂粟碱或硝酸甘油主要为造影术中可能发生的血管痉挛而准备。③尿激酶20万～50万单位,对于术中因血栓形成而造成的栓塞可能有用。

四、造影剂准备

DSA常用的造影剂可分为两大类,包括离子型水溶性和非离子型水溶性。因为非离子型造影剂过敏反应发生率已非常低,渗透压与血浆渗透压更为接近,目前脑血管造影多选择这类造影剂。造影质量和造影剂浓度有关系,但并非选用造影剂浓度越高越好,有学者在大量的造影过程中发现,碘浓度200mg/ml即可获得比较满意的造影效果。有关造影剂是否需要稀释,目前没有统一的观点。国际上多数观点认为造影剂以不稀释为好。一些学者认为,具体应用时可根据患者的情况和所使用的造影剂类型由造影医生决定。有关造影剂的详细介绍可参考本书相关章节。

五、建立有效的静脉通道

为了及时处理患者术中可能出现的各种不良反应和并发症,必须在操作开始前建立静脉输液通道。当出现紧急情况如造影剂过敏、血管痉挛、低血压、心动过缓等情况时,应及时处理。

六、术中生命体征监测

虽然操作者会在术中关注患者的生命体征包括血压或心率的变化,但在操作过程中,术者会将其注意力更多放在导管的操作及X线显示屏上,有时可能忽略监护仪的观察,所以建议术中安排专门的医生或技术人员对患者的生命体征进行监测。对于出现生命体征变化或者患者出现不适时,停止操作,可以通过与患者语言交流、指令动作的完成程度与术前病情变化对比。

七、其他准备

其他准备包括消毒导管包及各种导管和导丝等器材的准备,特别是需要准备好平时不常用的导管和导丝。消毒导管包内应包括:①手术铺单和洞巾;②2～3个容量100ml左右的量杯;③大方盘1个,用来浸泡导管及导丝;④容量为1000ml左右小盘2个,盛放体外和体内导管冲洗用的肝素生理盐水;⑤小弯盘2个,盛放消毒纱布及穿刺物品;⑥尖头刀片及刀柄;⑦蚊式止血钳一把。

第三节　脑血管造影的影响因素

传统外科手术在许多方面取得了骄人的成就。然而就精确性而言,传统手术存在一定程度的盲目性。凭借对解剖结构了解,在缺乏影像支持的情况下也能完成穿刺引流等操作。但随着成像技术的发展,将现代血管成像技术与各种手术相结合,可以增加操作的精确性,提高手术的成功率,改善治疗效果。由此确立了血管影像技术在手术中的重要性和指导作用,促进了血管内相关技术的产生和发展。评价血管成像质量的好坏是非常困难的,必须经过大量的实践和体会。熟悉掌握常见影响血管内造影图像质量的因素,才有可能设置最适合目的血管的模式,得到客观、满意的图像。

一、一般影响因素

造影设备最好是多功能的通用机器,以免不必要地延长操作时间。操作者应最大限度地发挥影像设备所具备的功能。造影时应尽可能确保获得足够的影像资料,以便指导治疗方案的制订。监视器显示的图像和存储的图像可能会有所不同。许多介入医生习惯于根据存储图像上动脉的走行图制订治疗方案。实际上,数字减影术为我们提供了高质量的监视器图像,也可以根据监视图像做出决断(图5-1A、B)。

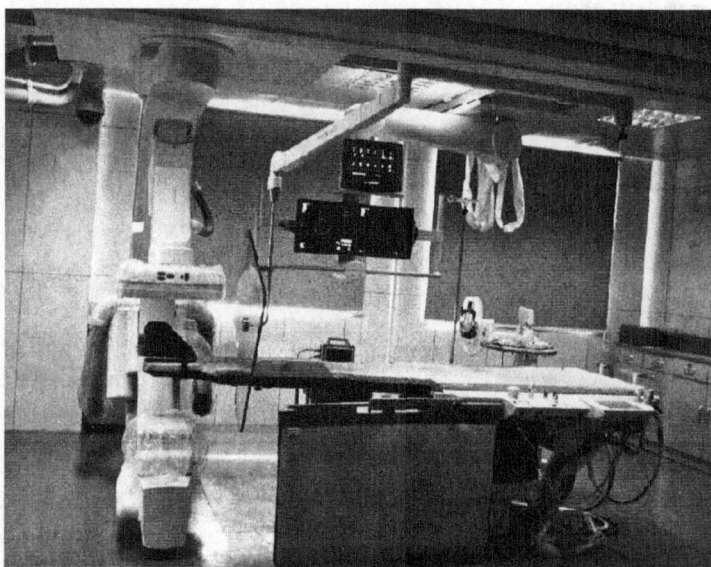

图5-1A　DSA设备

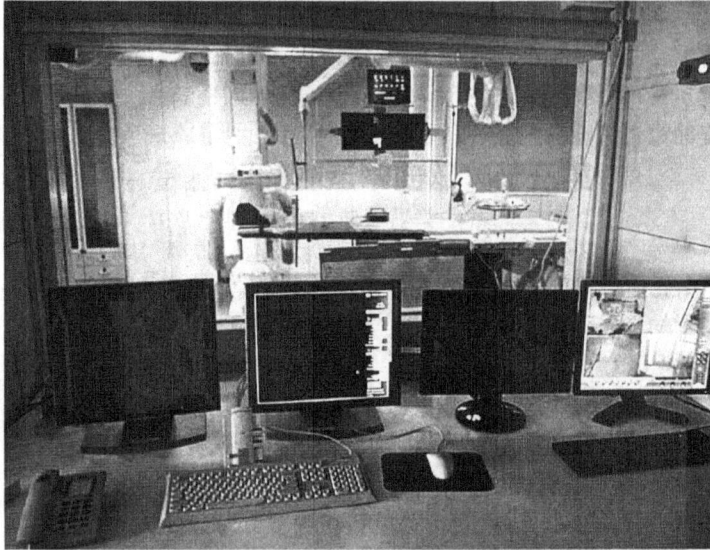

图 5 - 1B　DSA 操控室

表 5 - 1 列出了实际工作中决定图像质量的常见因素。显像方式取决于所使用的影像设备,包括数字减影动脉造影或快速换片动脉造影。虽然快速换片动脉造影可以获得清晰的动脉造影图像,但它无法满足血管内介入治疗所要求的即时显像,目前基本已被淘汰。DSA 的出现满足了血管内介入治疗对即时显像的要求。DSA 成像的像素越高,分辨率就越高;热容量越高,造影时图像衰退越慢,也不容易模糊。噪声使图像不清晰,对比度增加时更明显。噪声包括 X 线噪声、视频系统噪声、量化噪声、射线引起的噪声、存储噪声等,噪声增加或者信噪比降低,将使数字减影影像的空间分辨率、血管分辨力、对比分辨力等参数受到影响。上述影响成像效果的因素在用户购买机器时即已确定。此外,图像质量与监视器图像和硬拷贝图像两种不同的显像方式也有关。

表 5 - 1　影响图像质量常见因素

图像显示方式	监视器图像	成像技术	见下文
	胶片	造影剂注射	注射时间
图像采集模式	数字减影		注射速率
	快速换片		注射压力
造影设备的技术参数	像素		注射造影剂的浓度
	信噪比		注射造影剂的剂量
	后处理	导管头端位置	导管头端距目的血管距离
	其他参数		导管头端方向
理想的 X 线设置	电压	患者因素	体型
	电流强度		成像血管的解剖特点
	聚焦		造影时是否移动
	滤线光栅		

二、成像方式

X线球管发出特定能量的X线,X线透过患者的身体(图5-2)。电压值(通常为$60 \sim 80kV$)决定X线的穿透力。理论上焦点($0.15 \sim 1.2mm$)越小越好,因为焦点越小分辨率越高。但必须保证一定的帧速使球管发出的射线穿透患者身体。球管发出的X线一部分被组织吸收,一部分被散射,剩余的X线轰击影像增强器。不同的组织对X线的吸收度不同,密度高的物质(如骨骼、造影剂、外科夹等)吸收度高。通过比较组织对X线吸收度的不同形成图像。图像传输至电视系统形成动态影像。造影检查时,应避免造影检查区的活动,因为检查区的运动可导致X射线吸收和分布改变,导致图像模糊。

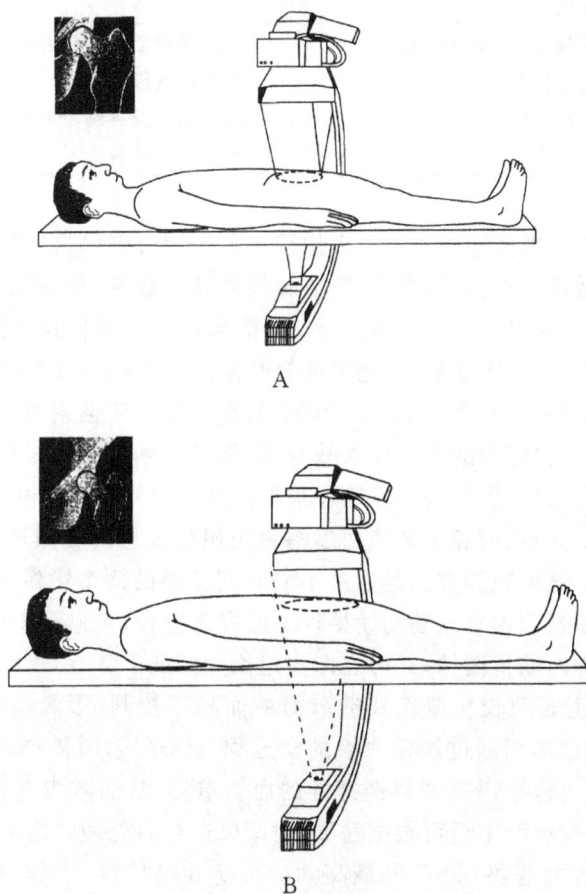

图5-2　X线成像
A. X线球管发射X线束穿透入体,部分X线被吸收,剩余部分被影像增强器接收并转换成X线影像;
B. 影像增强器离检查部位越近,X线散射越少,视野也越大,影像越清晰

三、数字减影血管造影与快速换片血管造影

表5-2简要比较了数字减影动脉造影与快速换片动脉造影的优缺点。就分辨率而言,DSA与快速换片动脉造影相当,但DSA费用低廉、快速且便于操作。数字系统的持续发展,

以及分辨率的进一步改善,必将使 DSA 的图像分辨率超越快速换片造影。目前,多数血管造影中心 DSA 和快速换片造影两种图像采集的模式互补并存。但由于 DSA 技术的迅速发展,越来越多的血管造影中心向单一的数字系统转型。

表 5-2 数字减影血管造影与快速换片动脉造影的比较

	数字减影(DSA)	快速换片
优点	快速	分辨率较高
	费用低	无阻挡的
	图像可进行后处理	准确判断血管成形术所需球囊规格
	持续的技术改进	
	图像易于存储	
缺点	分辨率相对较低,但在不断提高	术前需对造影剂注射时间进行推测
	需多次注射造影剂	需等待造影片
	管腔内及运动伪影较多	胶片阅读及存储较复杂
		造影剂用量较大

先将血管造影前后在影像增强器上的图像用高分辨率摄像管进行序列扫描,把所得连续视频信号转变成一定数量独立像素;再经模-数转换器转成数字,分别储存在计算机的两个储存器中,造影前的影像称蒙片图像(mask image),造影后的影像称显影图像。然后指令计算机,将显影图像数据减去蒙片图像数据,剩下的只有注射造影剂后血管影像数据。此数据经模-数转换器处理后,再以 512×512 或 1024×1024 的矩阵显示于监视器上,此影像即为减影图像。每个像素越小,则每幅图像的所含像素数越多,图像分辨率越高。DSA 图像是以 X 线电影照相格式记录的动态影像,图像采集速度可根据检查血管的解剖部位通过操纵台进行调整。动态影像可通过监视屏显示;或经过选择用多幅激光照相机拷贝成照片;亦可通过磁盘、磁带或高分辨率光盘储存。这种减影方法是通过不同时间获得的两个影像相减而成,故称时间减影。时间减影的缺点是易因器官运动而使摄像不能完全重合,致血管影像模糊。DSA 的最大优势是不必等待洗片即时获得图像,并可立即决定治疗措施。

DSA 的造影剂注射时间较快速换片造影简单而易于控制,影像增强器置于目标血管上方,连续图像采集贯穿造影剂通过目标血管的全过程。DSA 采用稀释的碘化造影剂(50%)、二氧化碳及钆造影剂,可根据需要进行选择性的血管造影,从而减少造影剂的用量。DSA 可进行图像后处理,造影检查结束后可根据需要,对图像进行后处理。通常 2~4 帧/秒的帧速即满足绝大部分血管检查的需要,DSA 的最高帧速可达 30 帧/秒。DSA 视野的大小由设备决定,但通常小于快速换片造影 14in 的标准视野,但在精度上足以满足临床需求。

与快速换片造影比较,如果想观察目标血管造影剂的全程径流,除非 DSA 设备具有造影剂跟踪这一功能,否则需对目标血管全程进行分段多次造影。就绝大部分数字减影系统而言,对动脉树的不同水平成像需要相应独立的一次定位、蒙片采集和造影剂注射。新的具备造影剂跟踪技术的数字减影系统则仅需单个序列即可完成对目标血管的全程观察。过去,数字减影系统的视野(通常为 9~11in)较快速换片造影的视野(14in)小;现在,数字减影系统的影像增强器的视野可达 16in,便携式的数字减影血管造影系统的影像增强器的视野也可达 12in。

快速换片造影的胶片需要冲洗显影,一经曝光即无法更改。快速换片造影依赖于交换台和快速换片器,造影剂流经目标血管的时间必须预先估算。当造影剂流经待测血管时,进行曝光并获得图像。因此获得理想血管影像的前提是准确估计造影剂流经目标血管的时间。快速换片动脉造影具有极高的分辨率,但是操作比较麻烦,费用较为昂贵。胶片曝光至冲洗显影需要等待较长时间,大多数获得的造影片对比度不足,需要进行分选。而这些并不理想的造影片虽然缺乏研究价值,但仍需保存。胶片既大又沉重,生产和储存需要高昂成本。综上所述,将来的动脉造影必将依赖于分辨率不断改进、功能不断完善的数字减影系统。

四、造影技术

操作者的显像技术是影响造影图像质量的重要可控因素,下面列出了提高图像分辨率的特殊操作技巧。

(1)同一检查视野内应包括尽可能多的目标区域:例如,如果考虑颈总动脉与颈内动脉同时存在病变,检查视野应同时覆盖颈总动脉与颈内动脉。

(2)用较小检查视野对特殊部位进行放大观察。

(3)曝光前调整好患者与影像增强器之间的位置。

(4)降低电压以增高对比度。

(5)缩小影像增强器与检查部位的距离,降低散射。

(6)采用最小焦点。

(7)采用较高帧速以提高动态分辨率。

(8)避免检查部位的运动:训练患者屏气、限制肢体运动(必要时制动)。

(9)通过X线束滤过以减少散射。

(10)调节造影剂浓度(血流速度较慢时,稀释的造影剂仍可形成造影剂柱,获得良好图像)。

(11)对于意识清楚的患者必须使用耐受性较好的造影剂,尤其是缺血部位的血管造影(低渗)。

(12)在保证安全的前提下,造影剂注射应尽可能接近病变部位。根据检查部位血流速度和方向,调整导管头,以保证造影剂以柱形通过病变区。

(13)用DSA预测快速换片造影时造影剂流经病变血管的时间。

(14)尽可能避开骨骼分界线。

(15)使用头端带有不透X线标志的造影导管和动脉鞘。

(16)选择目标血管最佳的投影角度摄片。

(17)根据所需获得的图像资料选择最佳摄片。

影像增强器离患者越近,X线散射越少,图像越清晰;但同时图像的放大率下降。最大限度减少造影局部的运动可防止图像模糊。绝大部分数字减影系统提供多种不同尺寸的视野选择(如4、9、11in),较小的视野可突出感兴趣的区域,并提高分辨率。操作者必须在视野大小与相应的分辨率高低之间做出利弊权衡。选择理想的造影剂、合适的浓度、剂量及适当的注射方式可提高图像质量。患者对选择的造影剂耐受性好,可减少造影过程中患者因不适而导致的运动,避免由此引起的图像模糊。外界物品必须从造影视野中清除,操作者手的X线显像同样也是影响图像质量不可忽视的因素。检查时应始终将感兴趣的区域置于曝光中心,必要时需采用斜位或调整患者体位。降低电压可提高分辨率,但增加辐射。缩小焦点可提高图像分辨率,但同时降低帧速及减少成像能量。提高帧速可以提高分辨率,但增加辐射,某些高流速病变,如动静脉瘘,只有使用高帧速(高达30帧/秒)成像才能很好地观察到。改善动态图像的连续性,提供造影剂径流的实时动态观察,有利于对病变部位的分析和判断。操作者的造影技术也与图像质量密切相关。造影剂的剂量、浓度及注射方式(自动或手动注射)必须根据具体情况决定。患者的体型会显著影响影像增强器与目标血管间的距离,从而影响图像质量。

五、路图

　　路图(road map)是数字减影系统的重要特色,为造影导管及导丝提供实时向导。路图工作原理是从透视视野中减去最初没有注射造影剂的蒙片信息,从而消除骨骼等组织的影像。注射造影剂使透视视野中的目标血管变得不透 X 线。经过减去蒙片中的其他组织图像,得到清晰的血管图像,并显示在监视屏上。操作方法:调整理想检查体位,选中 road map 模式,在透视下,手推造影剂后即完成路图的操作。注意以后的操作皆不能移动检查部位,不然失去路图作用。通过监视屏任何运动物体通过该部位时,如导丝或造影导管,在原先的路图框架中均可以观察到(图 5-3)。

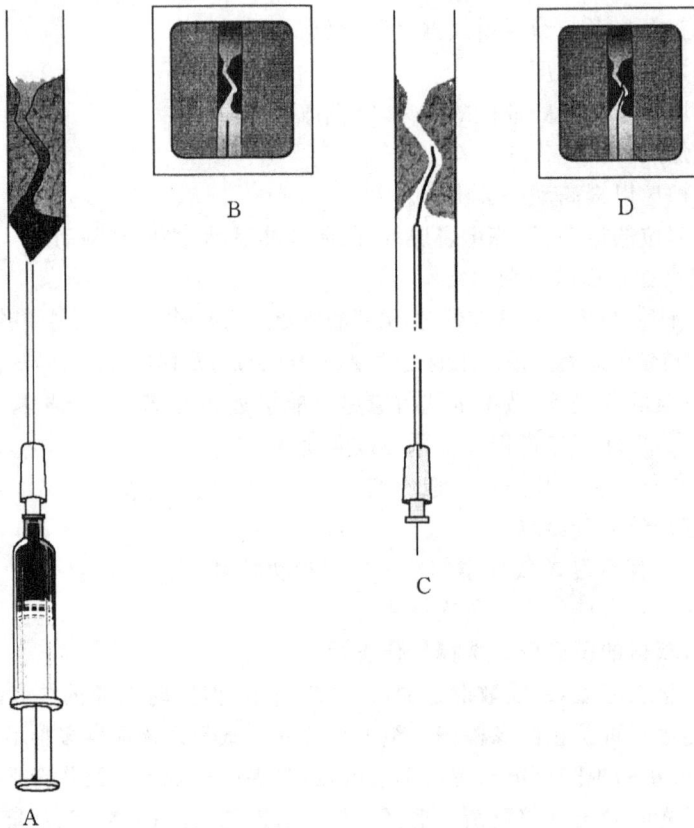

图 5-3　路图应用

路图的主要作用包括:指引导丝导管通过狭窄血管和指引选择性插管

A. 动脉造影导管置于病变部位的近端,推注造影剂,通过计算机减影获得病变部位血管的静态影像;B. 路图叠加在实时动态的荧光透视图像上;C. 在路图的指引下导丝通过狭窄部位;

D. 叠加路图的监视器上可以实时动态观察导丝通过狭窄部位的情况

许多关于 DSA 的文献对路图均有详细描述。但实际工作中并不是每次血管造影均要使用路图。操作者的技术越熟练,路图的使用就愈少。路图主要适用于下述几种情况。

(1)选择性导管插入时,发现并标记血管的起源。

(2)指导造影导管或导丝通过严重狭窄部位。

(3)指导通过闭塞部位(动脉溶栓)。

(4)引导无脉动脉的穿刺。

(5)指导血栓摘除术和栓子切除术。

(6)介入器材在血管内的定位参考。

(7)复杂血管重建时,若无需行动脉造影,路图可指导连续的血管重建操作。

就本质而言,路图是额外的步骤,需要额外的操作时间,只有特殊需要时使用。似乎无论何种型号的数字减影设备,路图失败是常事。路图的图像分辨率非常差,常常呈颗粒状,因此通常无法显示小血管。随检查部位的运动及时间的延长,路图的蒙片逐渐模糊,因此在路图使用过程中图像质量逐渐下降。操作过程中,一旦需要调整透视体位或动脉造影,路图即丢失。

六、自动高压注射器

采用 65～100cm 长、4F 或 5F 造影导管进行主动脉造影时,注射造影剂的压力需可高达 1050psi(1050 磅/平方英寸)以产生理想的造影剂团注。造影剂必须克服动脉压力在短时间内注射完毕,而且要求瞬间达到规定的注射压。电动注射器可提供高达 2000psi 的注射压力。每一种造影导管均标有制造商推荐的可以使用的最高注射压。自动高压注射器与摄片有效集成可以控制最佳的造影剂注射时机,而且自动高压注射器可以提供恒定的造影剂注射速度和压力。如果没有自动高压注射器,细的造影导管行经皮动脉血管造影将无法完成(图 5-4)。

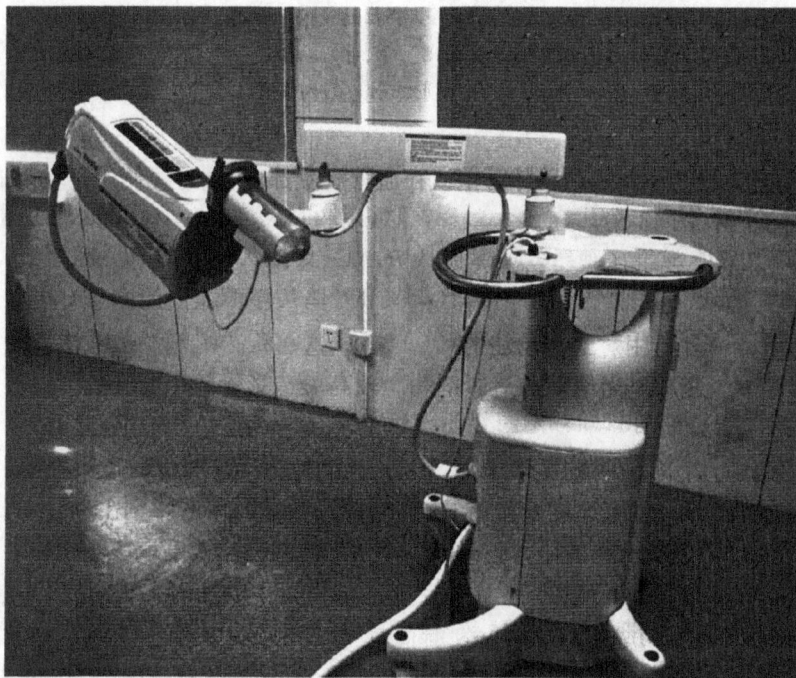

图 5-4　电动高压注射器

最常使用的造影剂注射程序是$(4\sim10)$ml/s$\times(2\sim10)$ml/s,根据所需造影检查的血管决定具体参数。造影剂的注射、成像摄片以及血管造影的具体程序将在以后的章节中进一步阐述。自动高压注射器是与动脉造影系统连接的附件——高压下可能泄漏的连接越多,所需的准备时间就越长,成像摄片失败的可能性越大。当造影剂喷射可能导致血管损伤时,如造影导管头端在动脉瘤内、紧贴动脉管壁或在血管病变部位,应避免使用自动高压注射器进行造影剂自动注射(图5-5)。

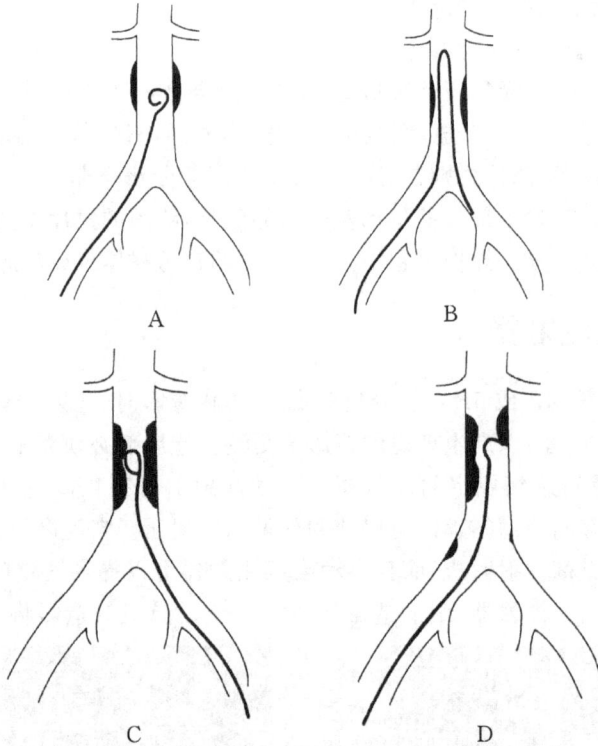

图5-5　高压注射有可能造成血管损伤的情况

A.高压注射的造影剂可能导致动脉瘤内致密的血栓破裂、脱落,造成远端血管栓塞;B.高压注射的后坐力可能造成造影导管搅打病变部位造成斑块脱落;C.造影导管头端位于狭窄部位,造影剂注射时的高压可使导管头端变形,导致病变部位的斑块脱落;D.造影导管头端可能紧贴动脉壁,而非游离状态,造影剂注射时的高压可损伤血管壁

七、自动注射与手动注射的比较

造影剂可采用自动注射或手动注射(表5-3)。这两种造影剂注射方法互补,在动脉造影过程中常常联合使用。当使用的造影剂黏度较高或造影管较小时,造影剂的注射常常有一定困难。

手动注射具有简单、省时的优势。当造影剂的注射量不超过20ml、造影导管管径较粗(不小于7F)以及检查部位血流速度较慢时,这时应首先考虑采用造影剂手动注射。所使用的注射器越小,手动注射所获得的压力越高。手动造影注射的精确度取决于操作者的经验。

表 5 - 3 造影剂注射方法:自动注射与手动注射比较

造影导管端口位置	自动注射	手动注射	两者皆可
主动脉弓	√		
无名动脉	√		
锁骨下动脉	√		
腋动脉			√
颈动脉			√
胸主动脉	√		
腹主动脉	√		
内脏动脉			√
肾动脉			√
肾下主动脉	√		
髂动脉	√		
股动脉			√
腘动脉			√
胫动脉		√	
移植血管		√	

主动脉血管造影所需的造影剂量及注射速度通常是手动注射无法完成的,因此采用 4F 或 5F 造影导管进行主动脉血管造影,必须使用自动注射。只有在特殊情况下,可采用管径较粗的造影导管,并将导管头端置于病变附近,通过手动注射 10～20ml 造影剂,进行有限范围的主动脉或髂动脉造影。

选择性分支动脉造影以及下肢动脉造影时,手动或自动注射两种方法均可使用。与主动脉和髂动脉造影相比,这种情况下所需的造影剂量和注射速度要小得多。在某些情况下,如腘动脉以下的造影,应优先使用手动注射。

无论采用手动还是自动造影剂注射,注射前必须彻底排除管道中的气泡。首先造影导管排气;继而自动高压注射器及连接管排气;然后将高压灌洗管与造影导管连接并锁紧;最后回吸直至看到回血,并再次检查管道系统及注射器内有无气泡。在脑动脉及内脏动脉血管造影时,排气过程更应严格执行;任何一个很小的气泡,都可能引发致命的气体栓塞。造影剂注射程序将在以后的章节中详细论述。

八、造影剂

合适的造影剂的选择需考虑多种因素,包括渗透压、离子电荷、费用及并发症。标准的含碘造影剂具有很高的 X 线吸收度,是目前常规 X 线血管造影和数字减影(DSA)最常用的造影剂。CT 增强扫描和绝大多数介入治疗操作也都需要使用含碘造影剂。通常造影剂渗透压

(320~1700mOsm)比血液渗透压(约300mOsm)高。在肾功能正常的情况下,造影剂的最大剂量为5~7mg/kg。目前认为许多造影剂的并发症,如造影剂注射时的疼痛、心脏超负荷以及肾毒性,均与其高渗透压有关。造影剂渗透压越低,机体的耐受性越好,价格也越昂贵。新型非离子造影剂常见的全身并发症发生率很低,但价格不菲。危及生命的并发症,如过敏反应,离子型造影剂和非离子型造影剂的发生率相当。非离子型造影剂的并发症较少主要因为其渗透压大约是廉价的传统离子型造影剂渗透压的一半。

造影剂所使用的浓度与采取哪种血管造影方法有关。快速换片造影所使用的造影剂碘浓度需300μg/ml;而DSA使用的造影剂碘浓度仅需150μg/ml(50%)。所需的造影剂总量与是否进行血管内治疗,抑或单纯造影检查有关。如果患者心功能和肾功能均正常,通常可耐受数百毫升的造影剂而不致出现并发症。因此一般认为,含碘造影剂的安全系数较高,特别是在新型非离子型造影剂在临床应用以后,有关碘剂毒副反应的报道已经大大减少。尽管如此,使用含碘造影剂仍然存在一定风险,特别是当患者存在肾功能不全的情况下,使用含碘造影剂做心血管造影后诱发急性肾衰竭的发生率则大大增高。因此,新型非碘剂型造影剂的开发是当前放射学领域的一个新课题。

使用造影剂的注意事项如下。

(1)造影检查过程中保持所用造影剂量的进行性累计。每瓶50或100ml。

(2)对所需进行的动脉造影做出详尽的计划,检查前首先明确需要获得的图像信息及所需显示血管结构。

(3)通过临床表现及多普勒检查的结果,初步明确哪些部位的血管需重点检查。

(4)部位明确的血管病变处理时,如股动脉或髂动脉分叉,可直接采用斜位。

(5)DSA检查时使用稀释的造影剂。

(6)采用一次推注1~3ml造影剂的方法初步了解血管病变的部位、导管头端与目标血管的位置,造影仅用于获得病变部位的更详细的影像资料。

(7)造影时对造影导管头端进行精确定位:譬如肾段主动脉造影时,应将导管头端置于肾动脉水平,造影剂的高压注射可使造影剂逆流显示近心端的主动脉;如果导管头端的位置过高,大量的造影剂则随血流消失于内脏动脉。

含钆造影剂曾广泛用于普通MRI增强检查和磁共振血管造影(MRA),由于其原子序数较碘高、钆螯合物的毒副反应较碘剂低、具有与碘剂相似的药代动力学及吸收X线的特点,而且与碘剂无交叉过敏,因而一些学者将其作为含碘造影剂的替代品用于X线血管造影,特别是用于肾功能不全患者的血管造影。

离子型钆容易蓄积在肝、脾及骨髓等部位,且有一定毒性,因此临床应用的含钆造影剂是钆与其他物质(如二乙烯五胺乙酸)的螯合物。钆-二乙烯五胺乙酸(Gadolinium diethylenetri-amine pentacetic acid,GD-DTPA)是第一个应用于临床的含钆造影剂,其分子量约500000。钆的螯合物是亲水性,注入血管内后迅速向血管外间隙弥散,分布于组织间隙,不进入细胞内、不与血清蛋白结合,不透过正常血脑屏障,无特殊靶器官作用,在体液内结构稳定,在组织内的分布量取决于组织的血液供应、微血管的通透性以及细胞外间隙的容量。含钆造影剂几乎完全经过肾小球滤过排除,极少部分可经消化道、乳汁、皮肤等排除。在肾功能正常者,钆螯合物在机体内的半衰期约70分钟；肾功能不全患者，钆仍然主要从肾脏清除，只不过半衰期明显延长（最长达5.8小时）。含钆造影剂的缺点是水溶性不如含碘造影剂，影像质量较含碘造影剂低，且价格十分昂贵。

二氧化碳作为含碘造影剂替代品曾被用于除中枢神经系统、心脏、冠状动脉以外的外周血管造影，特别适合于对碘剂过敏、存在肾功能障碍和使用碘剂高危的患者。其优点包括价格低廉，制作容易，对肾功能无影响；但缺点也很明显。相对于含碘造影剂，其缺点包括以下几点。

（1）缺乏商品化的二氧化碳高压注射器，需要手推注射，注射速度不易掌握。

（2）二氧化碳在血管内成像不是与血液混合，而是漂浮在上，因此存在低估血管狭窄的可能。

（3）轻微运动、肠道内的气体可严重影响二氧化碳血管造影的质量。

（4）仰卧位时、静脉内注入大量二氧化碳后，可因气体积聚于肺动脉的流出道、阻挡流出道血流，造成心脏低排现象。

（5）二氧化碳过量可积聚在肠系膜血管内、造成腹痛，导致肠梗阻、横纹肌溶解、蜂窝状胃炎等。

（6）心内分流和肺动静脉瘘是使用二氧化碳的禁忌证。

（7）上肢动脉造影时，少量二氧化碳反流至颈-椎动脉系统后可导致气体栓塞。

（8）二氧化碳遇到闭塞血管时，易打碎形成气泡，无法获得理想图像。

第四节　主动脉弓造影技术

在经导管脑血管造影的开展初期，包括目前在很多的科室，主动脉弓造影一度被认为不是很必要。但在目前的脑血管造影患者中，缺血性脑血管病患者所占比重逐渐增加，这些患者往往存在不同程度的主动脉弓粥样硬化和弓上大血管开口或近端动脉粥样硬化或狭窄，一旦忽略主动脉弓造影则有可能在随后的操作中造成硬化斑块的脱落而导致灾难性的后果。此外这些患者或多或少存在主动脉弓和弓上血管的迂曲，主动脉弓和弓上血管的迂曲给选择性脑血管造影带来困难，主动脉弓造影后可以根据主动脉弓的参考图，我们可以初步了解弓上血管的走行、开口位置、与气管、锁骨头端体表标志的相对位置。有助于帮助寻找动脉血管开口和选择合适的导管；另外可通过主动脉弓造影初步评价颅内血供情况。主动脉弓造影通常采取后前位（AP）和（或）左前斜位（LAO，30°～45°），如后前位造影能清楚显示弓上各血管（包括双侧椎动脉）开口情况及相互之间的关系，则不再行LAO造影。如果必须限制造影剂的总量，建议LAO造影，省却AP和右前斜位（RAO）造影。确立主动脉弓分支和选择性造影的影像标志时选用LAO造影，评价颅内血供时应采取后前位造影。主动脉弓造影时所用造影剂总量为30～40ml，注射速率为15～20ml/s，高压注射器的最高压力设定为600磅（磅/平方英寸）。而如果要观察颅内血供造影剂总量及注射速率可适当增加。行主动脉弓造影一般选用带侧孔的猪尾巴导管。主动脉弓造影如图示（图5-6）。

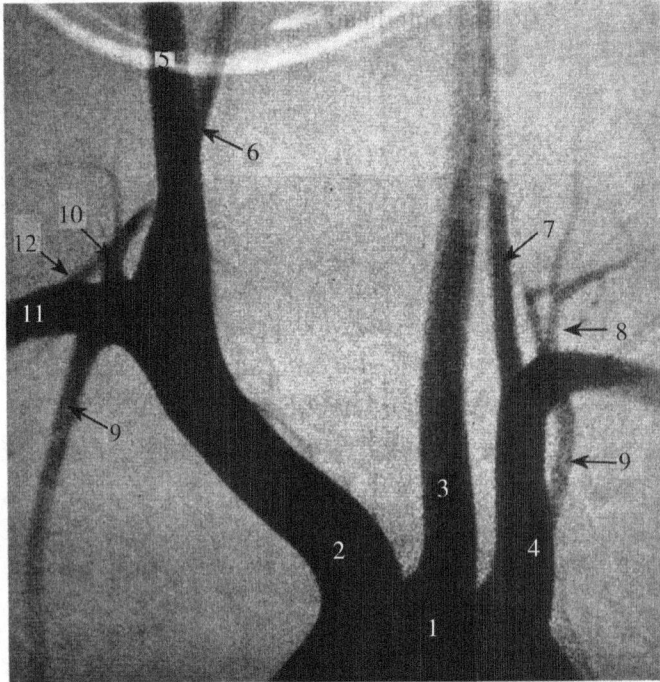

图 5-6　主动脉弓造影

1.主动脉弓；2.头臂干；3.左颈总动脉；4.左锁骨下动脉；5.右颈总动脉；
6、7.左右椎动脉；8、10.两侧甲状颈干；9.内乳动脉；11.右锁骨下动脉；12.右颈肋干

第五节　导管和导丝的选择及准备

　　目前造影导管种类繁多，几乎所有导管头端都有不同形状的弯曲，只有一种 Son 导管（又称多功能导管）例外，头端为直的，在使用时借助主动脉瓣成形来做冠状动脉的造影，但并不适合于做脑血管造影。按头端弯曲可分为单一弯曲导管、复合弯曲导管，我们常规选用的 Vertebral 导管（椎动脉造影导管）、MPA 导管（多功能造影导管）属于单一弯曲导管，Hunterhead 导管（猎人头导管）属于复合弯曲导管。造影中使用频率次于上述几种导管的 Simmons 导管（俗称西蒙管）及 Cobra 导管（又称眼镜蛇导管）属于复合弯曲导管。而导丝的种类相对来说要简单得多，我们常用的造影导丝一般都为直径 0.035in 的亲水导丝（俗称泥鳅导丝或超滑导丝）。按导丝的硬度分为普通造影导丝（Angio）和硬导丝（Stiff）。按导丝长度分 150cm 和 260cm（或 300cm）两种规格，后者主要用于交换导管时用，故又称交换导丝。一个优秀的脑血管造影医生应对常用和不常用的导管及导丝非常熟悉，而不是简单地去比较各种导管或导丝的优缺点，只有做到这一点，才可能在第一时间挑选适合某些特殊血管的造影器材。不断地在患者血管中尝试各种不同的导管或导丝只会增加血管损伤的概率，包括增加斑块脱落及血管夹层形成的可能性，浪费时间的同时也增加经济成本。结合一些医生的经验，下面的一些简单方法可帮助初学者选择合适的造影导管，选用主动脉弓完全展开时的造影图片（大部分患者采用左前斜位时主动脉弓可完全展开），取主动脉弓下缘的最高点（Z 点）做参照，以这一点为中

心画一虚拟的水平线和一垂直线,这样将造影图分为四区,如图示分别为 A 区、B 区、C 区和 D 区,然后如图又以 Z 点为起点引一条线,将 B 区均匀分为两部分,分别为 B1 区和 B2 区(图 5-7)。如弓上某血管开口位于 A 区+D 区+B1 区,做这一血管造影时则首先选用 Vertebral 导管,其次选 Hunterhead 导管,三选 MPA 管;如弓上某血管开口位于 B2 区,做这一血管造影时则首先选用 Hunterhead 导管,其次选 Simmons 导管;如弓上某血管开口位于 C 区,做这一血管造影时则首先选用 Simmons 导管,其次选 Cobra 导管(选用导管原则见表 5-4)。

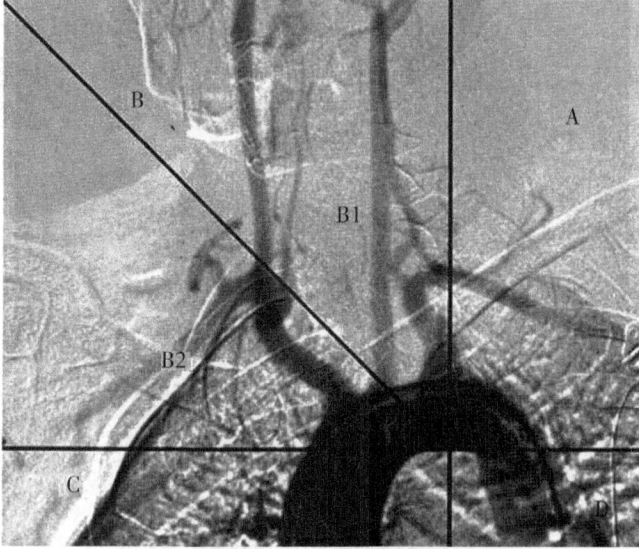

图 5-7　主动脉造影划区

表 5-4　导管选择的原则(供参考)

血管开口所在区域	首选导管	第二选择导管	第三选用导管
A 区+B1 区+D 区	Vertebral	Hunterhead	MPA
B2 区	Hunterhead	Simmons	
C 区	Simmons	Cobra	

Myla 根据头臂干(无名动脉)开口与主动脉弓的关系,将主动脉弓分为三型:Ⅰ 型弓(图 5-8A)为弓上血管开口在主动脉弓上缘切线的水平线上;Ⅱ 型弓(图 5-8B)为头臂干开口在主动脉弓上下缘之间;Ⅲ 型弓(图 5-8C)为头臂干开口于主动脉弓上缘。该分型指导造影和治疗选取适合的导管:Ⅰ 型弓,首先考虑应用 Vertebral 导管;Ⅱ 型弓,更适合 Hunterhead 或 Simmons 导管;Ⅲ 型弓,首选 Simmons 导管。

一般情况下普通造影导丝已能满足造影的要求,偶然弓上血管迂曲而导致导管已进入血管开口但无法进行选择性造影时需要用硬导丝加强支撑作用。亲水导丝的湿润方法包括肝素生理盐水纱布擦拭和肝素生理盐水浸泡,有些学者更推荐后者,后者能使导丝的亲水层更好地和水分子结合。

我们选用的大部分导管在进行选择性脑血管造影时并不需要对导管进行特殊处理,送导

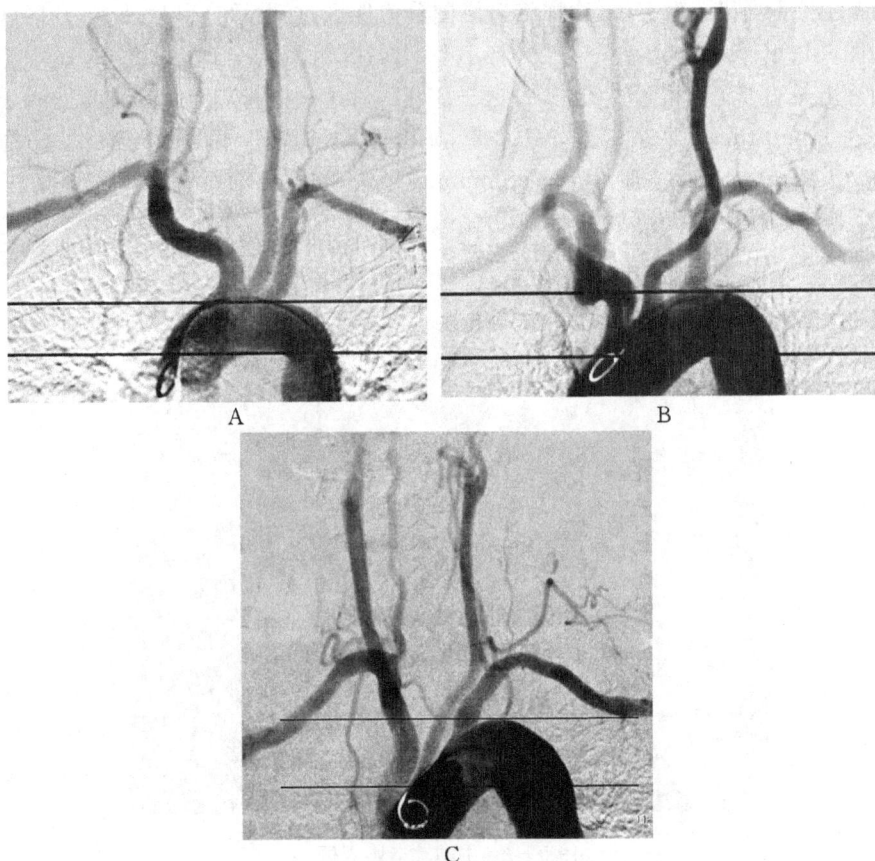

图 5-8 （A)Myla 主动脉弓分型 Ⅰ型弓；(B)Myla 主动脉弓分型 Ⅱ型弓；
(C)Myla 主动脉弓分型 Ⅲ型弓

管进入主动脉弓后可直接进行操作来寻找弓上大血管的开口，而一些特殊形态的脑血管造影
需选用 Simmons 导管时，则需在 Simmons 导管进入血管后首先对其进行塑型处理，塑型方法
见后。

第六节 选择性脑血管造影

每一个初学者在学习脑血管造影前都需注意：①为什么几乎我们用的所有导管头端都有
弯曲及有不同的形状存在？所有的弓上血管都和主动脉弓存在着一定的角度，直头导管往往
无法进入这些血管，我们必须借助导管头端的弯曲来"寻找"血管开口，所以在造影过程中要善
于应用各种不同形状的弯曲。②有效地利用人体的一些标志及主动脉弓的非减影造影图，我
们在透视下操作导管，所能看到的是主动脉弓、人体的一些骨性结构以及气管，而主动脉弓的
非减影造影图能清晰地显示主动脉弓以及弓上血管开口的位置和方向、走行方向以及与骨性
结构和气管的相互关系。尤其是弓上血管开口异常时初学者会在主动脉弓附近"漫无目的"地
"寻找"各血管的开口，如能利用人体的一些标志及主动脉弓的非减影造影图，可以明显缩短操
作时间，同时也会减少血管损伤发生的概率。

进行脑血管造影时,需尽量做到以下几点:①了解弓上各大血管及其主要分支的大体情况,包括头臂干、双侧锁骨下动脉、双侧颈总动脉、双侧颈内动脉(颅外和颅内)、双侧椎动脉(颅外和颅内)、基底动脉以及它们的分支。②在条件许可的情况下,所需观察的血管应尽可能进行选择性造影。③选择性脑血管造影时,应以血管能显影清晰为前提,切忌盲目增加造影剂用量,否则只会增加并发症。将各脑血管选择性造影的造影剂常用剂量、注射速率及最高注射压力列于表5-5。

表5-5　建议的造影剂常用剂量、注射速率及最高注射压力

血管	注射速率(ml/s)	总量(ml)	最高注射压力(磅)
颈总动脉	5～6	8～10	200
颈内动脉	4～5	6～8	200
锁骨下动脉	5～6	8～10	200
椎动脉	3～4	5～6	150
主动脉弓	15～20	30～40	600

注:注射压力指的是注射器的每平方英寸的压力。

一个优秀的脑血管造影医生应熟练掌握单一弯曲导管(简称单弯导管)造影技术和Simmons导管造影技术。下面分开介绍运用上述两种导管的技巧。

一、单弯导管

实际操作过程中,除Simmons导管外其他的复合弯曲导管(如Hunterhead导管)所用技巧亦同单弯导管,Simmons导管在操作中因有其特殊性而分开介绍。

利用单弯导管行选择性脑血管造影时,首先,导管在造影导丝的指引下经过主动脉弓进入升主动脉,然后退出造影导丝,确认管腔内无气泡存在后用肝素生理盐水冲洗导管内腔。导管此时的形态通常是头端朝下指向主动脉瓣,然后边旋转导管边缓慢后撤,直到导管的弯曲指向弓上大血管的开口附近,在旋转导管的过程中需注意导管头端的运动情况,由于赋予导管尾端的旋转是逐渐传导到导管头端的,故导管头端的旋转运动往往滞后于导管尾端的旋转,所以一旦发现导管头端弯曲将指向大血管开口时应及时停止旋转。

当导管头端固定不动时,可稍后撤导管,这时往往会观察到导管头端出现一小幅度的"弹跳"动作,这提示导管头端已进入大血管开口。有两种方法可帮助确定这一血管是否就是需要造影的血管,一是在透视下注射少量造影剂(俗称"冒烟"),观察血管的走行情况;二是在已知大血管近端无病变的情况下送入造影导丝,观察导丝的走行和前面主动脉弓造影时该血管的走行方向是否一致。

确定该血管就是所要造影的血管时,送入导丝,使导丝的支撑力达到一定程度并使导丝头端保持在安全范围内,同时固定导丝,沿导丝缓慢前送导管,然后退出造影导丝行选择性脑血管造影(图5-9)。

还有另一种操作方法,即在主动脉弓内一边旋转导管,一边前送导管,导管头也可以进入弓上血管开口,这种方法技术上是完全可行的,但不应该作为一种常规来用,因为这种方法对血管的损伤会大得多,同时对于主动脉弓迂曲者会增加操作难度。

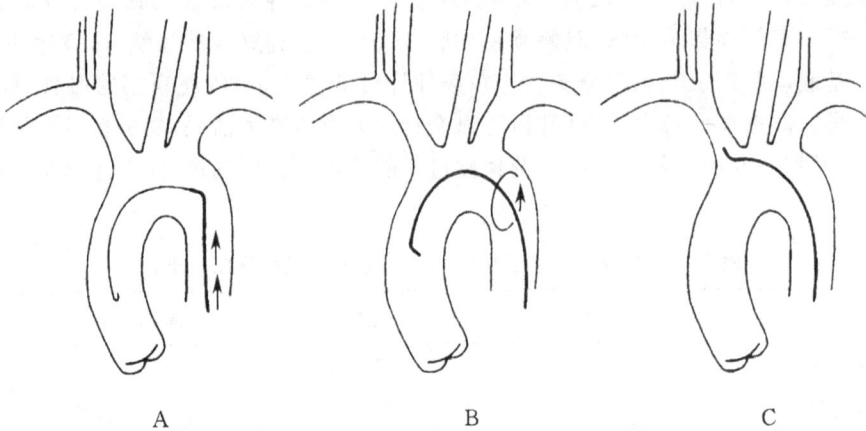

图 5-9　单弯导管行脑血管造影

对于主动脉弓、弓上血管迂曲患者,行相应血管造影,尤其做头臂干上分支血管时,当导丝已达到血管远端,将导管沿导丝送入时,常出现导管在头臂干开口部位张力不能上传,即导管的输送具有明显的滞后现象,这种张力常将刚要到位的导管和导丝反弹回主动脉弓内。对于反复出现上述情况时,我们可以考虑尝试以下操作方法:①在安全前提下,导丝尽量送远,在导丝指引、支撑的前提下,推送一段距离导管,保持此张力并旋转导管。②在保持上述导管张力的前提下,让患者深呼吸或深吸气后屏住呼吸。③保持导管适当张力前提下,让患者咳嗽。④让患者的颈部最大限度地转向所选择血管的对侧。以上操作目的都是为了尽量让迂曲血管变直,这种短暂的血管伸直,可以使血管、导丝、导管同轴,在此前提下导管可以顺势输送到目标血管。

如患者主动脉弓上血管迂曲,在行右侧颈内动脉选择造影时,术者常有体会,当导丝头端已经送至颈总动脉中上段后,送导管时常有明显滞后性,当继续送导管时,张力突然释放,导致导丝、导管进入血管过深,导丝头端越过颈总动脉分叉处进入颈内动脉,如颈内动脉起始部有明显血管狭窄或存在不稳定斑块,可能会导致血管夹层或斑块脱落。最好在行此类型血管造影时,可以将导丝送到颈外动脉,导丝头端送到颈外动脉一段距离有足够的支撑力后,再送导管相对比较安全,而不主张将导丝送到颈内动脉做支撑。

二、Simmons 管

Simmons 导管因前端弯曲长度的不同而分为 1、2、3 三型,1 型最短,3 型最长,可以根据主动脉根部血管的直径去选择需要的导管,一般情况下,Simmons2 可以适合大部分亚洲人的造影需要,Simmons 进入血管后,首先要对其进行塑型,以便行特殊形态脑血管造影。

Simmons 导管的塑型方法有四种:①利用弓上大血管特别是左侧锁骨下动脉来进行塑型;②利用主动脉瓣来进行塑型;③利用肾动脉及腹主动脉的大分支血管来进行塑型;④利用对侧髂总动脉进行塑型。后两种塑型方法不作为常规来用,只在无法用前两种方法进行塑型时才采用。在此重点阐述前两种塑型方法。

最常用的方法是利用左侧锁骨下动脉塑型:①在导丝的指引下插入 Simmons 导管至主动脉弓附近,后撤导丝,由于血管的限制,Simmons 导管不能恢复它原有的形态,但它的初级弯曲仍存在,利用它的初级弯曲送 Simmons 导管进入左侧锁骨下动脉开口,然后在导丝的支持下 Simmons 导管插入左侧锁骨下动脉,插入的深度为导管的初级弯曲进入,二级弯曲保留在主动脉弓内;②Simmons 导管到达上述部位后,缓慢撤出造影导丝,继续前送并旋转 Simmons 导管,这时导管的二级弯曲逐渐形成并弹出左侧锁骨下动脉,在主动脉弓内形成 Simmons 导管在体外的原始形状,Simmons 导管的塑型即完成。同样的方法也可利用左侧颈总动脉来完成(图 5-10)。

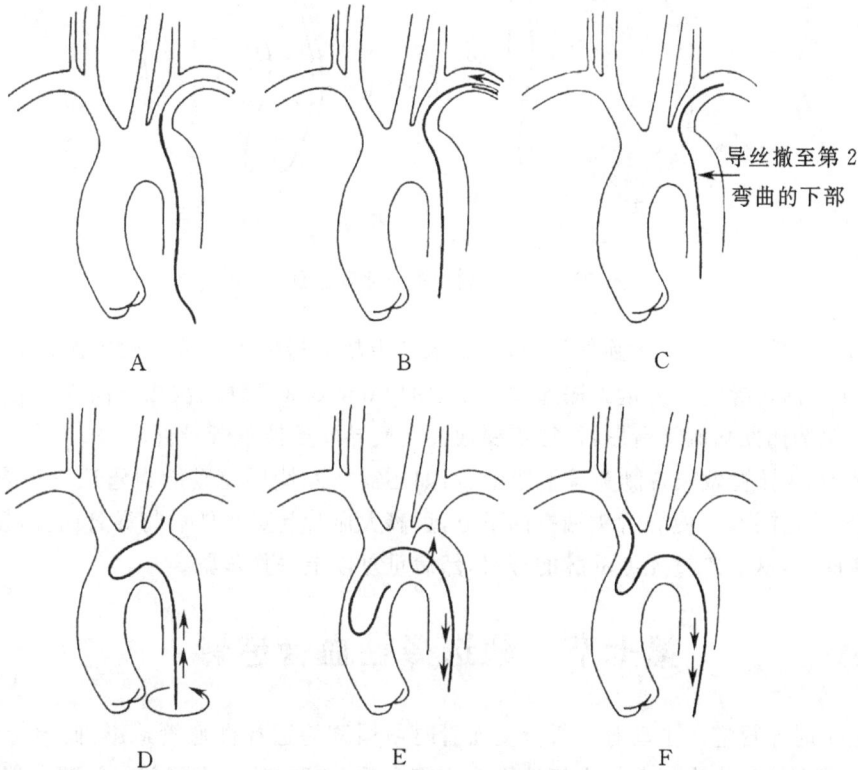

图 5-10　左锁骨下动脉塑型

　　其次可利用主动脉瓣来完成 Simmons 导管的塑型。在弓上大血管开口或近端有斑块或狭窄存在,或利用弓上大血管为 Simmons 导管塑型失败时可采用主动脉瓣来完成塑型:①导丝引导下插入 Simmons 导管至升主动脉,固定导管,继续前送导丝,利用主动脉瓣的阻力,导丝头端在主动脉根部形成 U 形;②固定导丝,前送导管,当 Simmons 导管的二个弯曲都越过导丝的 U 形弯曲后撤回造影导丝,同时稍后撤导管,Simmons 导管的塑型完成。利用主动脉瓣进行 Simmons 导管的塑型必须注意以下几点:①主动脉瓣有赘生物者属于禁忌,此操作可能导致赘生物脱落;②在利用主动脉瓣的阻力时,导管或导丝可能会进入左心室造成严重心律失常;③大血管严重迂曲患者导管长度可能不够;④导管或导丝有进入冠状动脉的可能(图 5-11)。

　　塑型后的 Simmons 导管前端呈钩形,操作步骤如下:①首先将塑型后的 Simmons 导管送过主动脉弓进入升主动脉,然后旋转导管,使导管头端向外向上;②轻轻回撤导管,导管头端会逐渐靠近大血管开口,经"冒烟"证实无误后,继续轻轻回撤导管,导管进入预期的大血管;③可以进行选择性的脑血管造影。

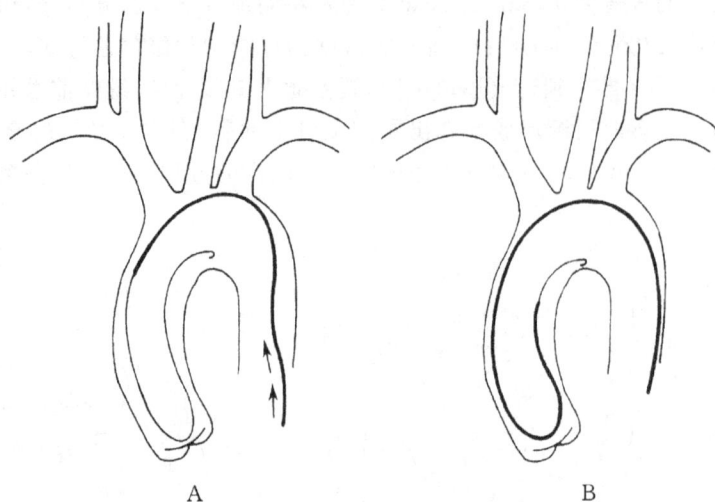

图 5-11　利用主动脉瓣塑型

Simmons 导管进入弓上大血管开口后,如果还想超选择进入颈内动脉等血管会有一定的困难,原因在于前送导管的力量无法通过塑型后的 Simmons 导管的次级弯曲来传导。所以如需进一步行超选择性脑血管造影,往往需要通过交换导丝更换单弯导管。

用 Simmons 导管做完右侧头臂干造影后,如还需要左侧颈总动脉血管造影检查,操作方法为:前送导管,并旋转,使导管头端指向下方,远离大血管起点。然后将导管回拉,扭转,使导管头端再转向上,从而跨过无名动脉的开口,然后重复以上操作步骤。

第七节　超选择性血管造影

血管造影时导管进入主动脉一级分支血管时习惯称为选择性血管造影,而导管进入二级甚至三级分支血管时称为超选择血管造影。当需要重点观察某一血管并希望减少其他血管影像的干扰时,考虑行超选择性脑血管造影。导管插入颈内动脉或椎动脉开口后进行的脑血管造影称为超选择性脑血管造影。但当这些血管的开口有斑块或狭窄,或经过的大血管有病变时,禁忌行超选择性脑血管造影。

大部分患者进行超选择性脑血管造影不存在太大困难,但对于一些高龄患者,当导管进入弓上大血管开口后需做超选择性脑血管造影时,很多情况诸如主动脉弓及胸腹主动脉、髂动脉的迂曲、目标血管近端和主动脉弓成角较大或弓上大血管近端成角大于 90°,尽管导丝已进入超选的血管,而导管同轴跟进时产生的明显张力,可使造影导管及导丝弹入主动脉弓内。可通过下述 4 种方法完成超选择性脑血管造影:①换用复合弯曲导管如 Simmons 导管,导管进入大血管部位较深时,通过交换导丝更换单弯导管再进行超选择性脑血管造影;②嘱咐患者深呼吸,心脏及主动脉弓下降,同时尽量将颈部转向目标血管的对侧,此操作可使目标血管的近端扭曲拉直;③若由胸腹部及髂动脉迂曲导致超选困难时可使用长鞘,一方面可使部分迂曲血管拉直,增加造影导管对前送力量的传导,另一方面通过血管鞘的支持可以使导管的后坐力得到支撑,而使得导管进入超选的目标血管;④造影导丝头端的塑型,目前所用的导丝基本上都为

0.035英寸亲水导丝,对导丝进行塑型时会损伤导丝的亲水层,同时有潜在的增加导丝断裂在血管中的可能性,但某些特殊情况下不得不对导丝头端塑型而进行一些变异或扭曲血管的选择性造影。导丝塑型工具可选用穿刺针、血管钳的光滑面或2ml的注射器,用右手示指及拇指持塑型工具,将导丝头端置于塑型工具及术者示指中间,并给予一定的压力,向后匀速拉动导丝,导丝头端即可形成一定弧度的弯曲。给予的压力越大,导丝头端的弯曲角度越大,切忌在某一点试图折弯导丝而达到塑型目的,这样可能折断导丝的内芯而在随后的操作中使导丝头端断裂在血管内。这种造影导丝的塑型技巧在脑血管支架中导引导丝的塑型中仍然适用,只是给予的力量要小得多。

经交换导丝进行导管更换的技巧无论对于初学造影者或进行脑血管介入治疗都很实用,特别对于一些复杂的脑血管造影需用复合弯曲导管(大部分指Simmons导管)者,虽然"寻找"到弓上大血管开口,但无法进行一些分支血管的超选择性造影,此时会用到交换导管技术,即在复合弯曲导管进入弓上大血管开口后,送入交换导丝(长260cm或300cm)进入该血管较深位置,固定导丝,然后撤出复合弯曲导管,肝素生理盐水擦拭导丝后以同轴方式送入单弯导管,单弯导管进入该血管较深位置可退导丝,然后继续寻找分支血管的开口(要点:在单弯导管未到合适位置前始终保持导丝位置不动)。

第八节　特殊变异血管的造影

典型的弓上大血管发出次序为:头臂干为第一分支,其次为左颈总动脉,然后是左锁骨下动脉。但往往存在着变异,最常见的变异有:①左颈总动脉开口于头臂干,或左颈总脉和头臂干共干,这两种变异占到所有弓上血管变异的27%;②左侧椎动脉直接开口于主动脉弓;③右侧颈总动脉或右侧锁骨下动脉开口于主动脉弓,这种变异相对较少;第二和第三种变异只要在主动脉弓造影时发现,在行选择性造影时一般难度不大,但发生第一种变异时右锁骨下动脉和右颈动脉造影并不困难,而左颈总动脉的选择性造影对于初学者甚至有一定经验的造影医生来说非常困难,故在此重点讨论第一种变异时的解决方案。在出现左颈总动脉开口于头臂干,或和头臂干共干时,首选Simmons导管,其次可选用Cobra导管,后者在左颈总动脉和头臂干共干时可能合适。

选用Simmons导管造影时首先对其进行塑型,将已塑型的Simmons导管送入主动脉根部,使其头端越过头臂干开口,旋转导管,使导管头端朝向头部,同时指向患者身体右侧,然后轻轻回撤导管,导管头端会逐渐靠近头臂干开口,经"冒烟"证实无误后,继续轻轻回撤导管,导管头进入头臂干。但此时的导管形态仍是导管头端朝向头部,同时指向患者身体的右侧,而左侧颈总动脉往往开口于头臂干的左侧,所以应尽量使导管头端指向患者的身体左侧。操作技巧如下:回撤Simmons导管,使其次级弯曲接近头臂干开口(塑型后的Simmons导管次级弯曲一般无法进入头臂干开口),然后旋转导管,由于头臂干内径较小,导管头端无法在血管内完全展开,在旋转导管时,导管的两个弯曲逐渐会形成一"8"字形,导管头端逐渐指向身体左侧,"8"字形一旦形成,缓慢前送导管,并不时"冒烟"确定导管头端的位置,导管一旦到达左颈总动脉开口,回拉导管并同时以其形成"8"字形的反方向旋转导管,解开"8"字形弯曲,故可进入左颈总动脉近端。如果考虑需行颈内动脉超选择性造影需要应用交换导管技术。

第九节　脑血管造影中应注意的问题和常见并发症

一、脑血管造影时应注意的问题

1.及时观察血管状况

一旦发现弓上血管有狭窄或斑块,导丝或导管禁止越过这些病变,否则有可能导致栓塞的发生。

2.始终保持导管和导丝头端在视野范围之内

在操作导丝或导管时需保持导丝或导管的头端在 X 线的视野中,否则导管或导丝的头端已进入一些"危险区域"(诸如已越过斑块或狭窄、进入颅内血管等),可造成一些本可避免的并发症。

3.输送导丝、导管要轻柔匀速

送入导丝要轻柔匀速,尤其是在导丝头端刚要露出导管头端时。快速地送导丝并不能缩短造影时间,反而会增加各种血管并发症,用快速或粗暴的动作送入导丝时可产生一种"冲击力",一旦发现导丝进入有阻力时往往提示导丝已进入过深,可能已进入血管夹层内或进入小血管。一般不主张在没有导丝的指引下送入导管,尤其在高龄、动脉粥样硬化明显、入路血管迂曲、未有主动脉弓参照图的患者中进行。

4.导管和血管、导丝和血管的同轴性

即导管头端的纵轴是否和导管头端所在血管的纵轴在一条直线上或呈平行关系,脑血管造影时尽量做到这一点,以避免导管头端嵌顿在血管内,保证血管走行形态和导管形态同轴,这样既可以避免在注射造影剂时刺激血管壁而造成血管痉挛或造成血管内膜的损伤,又可以避免前送导丝时造成血管夹层或严重的血管痉挛。

5.动态灌洗、排除气泡

在造影过程中保持所有的管道中无空气或血栓存在,在导管停止操作时保持高压肝素盐水的持续冲洗可以有效地预防导管内血栓形成,注意高压灌洗的速度和剂量,尤其是高龄、心功能不全患者,避免诱发急性心衰。每一次在导管中注射生理盐水或造影剂都需回抽直到确定导管内无气泡。

6.密切观察导管和导丝头端的运动

在旋转导管的过程中严密观察导管的头端运动和操作是否一致。一般情况下造影导管对外力的传导有一滞后现象,导管越柔软,滞后现象越明显,所以常常会观察到体外已停止旋转导管了,导管头端仍自行缓慢地在血管中做顺时针或逆时针的旋转,但正常情况下导管头端和尾端的运动幅度应该是一致的,即导管尾端旋转 360°,导管头端也应该旋转 360°。如导管头端的运动幅度明显减少或完全消失,特别是导管头端发生固定时,需考虑到有如下可能:①导管头端已嵌顿在血管中,此种情况见于导管头端已进入迂曲血管,或血管发生痉挛造成导管头端固定;②导管已在血管中打结,此种情况多见于髂动脉或腹主动脉严重迂曲者,如操作者未发现导管已打结而继续旋转导管则可能造成导管断裂在血管中。

7.导丝的特殊应用

髂动脉迂曲严重时更换导管时需先送入导丝,保留导丝头端在髂动脉内,然后再退出导管,为再次送入导管建立良好的通道。如果退出一根导管而未保留导丝在血管内,再次送入导管及导丝将会有困难。

二、脑血管造影时的常见并发症和处理

在早期开展脑血管造影时,各种并发症发生率较高,报道高达17%～25%,但随着导管及其他介入器材的生产工艺不断改进,同时造影技术的提高及介入经验的不断积累,目前脑血管造影的并发症已明显的下降。一个熟练的造影医生其操作的并发症仅仅在0.5%左右,而我们完成的近4000例的脑血管造影,并发症发生率为0.1%～0.2%。初学者并发症的发生率远远超过此比例,常见的主要包括以下几个方面。

1.腹股沟血肿、假性动脉瘤

原因多见于:①反复股动脉穿刺,穿刺时穿透股动脉后壁或同时累及股动脉分支,股动脉穿刺后的压迫不当;②少数患者术前查凝血指标正常,但术后压迫血管时出现凝血困难;③术后压迫时间过短或穿刺侧下肢过早负重。对于腹股沟血肿处理:小血肿一般不需特殊处理,多可逐渐自行吸收,并无严重后果;较大血肿,可在血肿内注入透明质酸酶1500～3000U,促进血肿吸收,加压包扎24小时可给予局部热敷;伴活动性出血血肿时,可向其内注入适量鱼精蛋白并加压包扎;对引起压迫症状的大血肿,应及时施行外科手术清除血肿并彻底止血;对于假性动脉瘤:可以局部加压包扎、带膜支架置入。

2.后腹膜血肿

后腹膜血肿的发生原因包括:①穿刺点过高或导管、导丝损伤髂动脉所致,穿刺点过高可造成穿刺时因股动脉后壁穿透而血液进入腹腔,同时因血管后壁缺少坚韧组织支持而无法进行有效的压迫;②导管或导丝损伤髂动脉,特别是髂动脉本身已有严重病变如严重的动脉粥样硬化或有动脉瘤存在。出现后腹膜血肿病情则极凶险,同时缺少有效的处理方法,有时后腹膜出血量可达数千毫升,维持血压及生命体征可能为最有效的方法。外科医生不主张在生命体征尚平稳的情况下进行外科干预,因髂窝部位血管、神经及其他组织分布极复杂,手术本身风险很大。曾有报道因导管操作而破裂出血的髂动脉动脉瘤造成后腹膜出血,后经带膜支架处理而出血停止。

3.血管夹层形成

股动脉或髂动脉血管夹层多由于穿刺或介入经验不足造成,穿刺针或导管、导丝进入内膜下而未及时发现,这种情况因内膜破口位于血管夹层的远心段,而血管夹层位于近心段,如没有导管的持续刺激,血管夹层不易继续扩大,一般数小时或数天后可自行愈合,但如血管夹层延伸太深可能会累及对侧大血管供血。颈动脉、椎基底动脉夹层多由于操作不规范,动作过于粗暴引起,如推送导丝过快、未在导丝指引下直接推送导管或者在导管头端直接贴壁的情况下直接高压注射造影剂,弓上血管形成夹层内膜开口一般位于近心端,而血管夹层位于远心端。对于血管夹层,可以考虑抗血小板聚集治疗,国外推荐给予阿司匹林325mg/d,必要时给予双抗血小板治疗;给予肝素抗凝治疗;如果夹层继续扩大、相继的手术操作要通过夹层部位,可以

置入支架治疗夹层,经过上述治疗,一般随访3~6个月能够痊愈。所以规范化操作是减少夹层形成最有效的办法。

4.脑血管痉挛

多见于导管或导丝的刺激,有时造影剂也可以导致脑血管痉挛,其可发生于有病变的血管,但也可以发生于正常血管,前者更多见。导管或导丝的粗暴操作更易诱发脑血管痉挛的发生。仅仅由于造影造成脑血管痉挛相对少见,而更多的见于脑血管介入治疗手术中。脑血管痉挛在造影影像中多呈现规律而对称类似于"波浪形""串珠样"的局部血管壁的不规则状,严重者可出现血管完全闭塞,所以有时会被初学者误以为动脉硬化、肌纤维发育不良造成的血管狭窄。脑血管痉挛如能及时发现一般不会造成严重后果,但血管痉挛时间较长可能会造成脑缺血或脑卒中发生,一旦出现血管痉挛,可经导管给予抗痉挛药物如罂粟碱或硝酸甘油等,建议用生理盐水将罂粟碱稀释成1mg/ml的浓度,经导管以每分钟1mg的速度给药,血管痉挛可逐渐缓解,但最有效的方法仍然是及时终止各种刺激性操作。

5.缺血性脑卒中

无论何种目的的造影,因造影而造成的缺血性脑卒中是操作者应关注的一个重点,因一旦发生脑卒中可能造成灾难性的后果,重者可危及患者生命,轻者也可能造成永久性神经功能缺损。缺血性脑卒中多由于术中血管壁斑块脱落或导管壁上血栓形成而出现脑栓塞,少部分由于气体栓塞造成。预防包括:①穿刺成功后全身肝素化,可有效预防导管壁上血栓的形成。②依次进行主动脉弓、弓上大血管、二级或三级分支的超选择性造影,一旦发现血管壁有斑块形成的可能,导管、导丝禁忌超越这些部位,可有效防止斑块脱落。③严防管道中空气的存在,可有效预防气体栓塞的发生。血栓形成溶栓有效,斑块脱落则无有效的处理方法,但有时两者很难鉴别。气体栓塞形成高压氧治疗效果极佳,而且恢复较快。

6.迷走反射

多见拔除血管鞘时,在血管鞘未拔出血管前压力过大,对血管牵拉刺激较大,及拔鞘后加压包扎压力过大时。主要表现为血压下降,心率下降,患者可有出冷汗、苍白、四肢湿冷等休克表现。特别在高龄、心脏功能不健全者严重时可危及生命。静推阿托品为首选处理方法,同时可适当补充血容量。有学者建议在拔鞘前动脉穿刺点周围利多卡因局部浸润处理以减少血管的牵张反射不失是一个有效方法。

7.皮质盲

有多个病例报道在脑血管造影结束后出现皮质盲,数小时或数天后完全恢复,机制目前不完全清楚,推测可能和造影剂的浓度及剂量,以及导管刺激后血管痉挛有关。有报道20余例脑血管造影出现3例皮质盲,所有患者用的造影剂浓度为370mg/ml。脑血管造影后的皮质盲无特效处理,可适当补液,促进造影剂排泄,同时可给予血管解痉药物。建议脑血管造影剂浓度为200mg/ml,如市场上无此浓度造影剂提供,可通过稀释造影剂完成。

第十节　脑血管病变的判断和测量

一旦脑血管造影结束,需对一些病变血管做一个尽可能完整的判断,其内容包括病变形态学的分析及血管狭窄度的判断。血管病变的形态学又包括病变是否伴有钙化、血栓、溃疡,这些形态学的变化决定了:①这一血管是否病变相关血管,血栓或溃疡的形成往往提示发生动脉-动脉的栓塞可能性较大;②评价以后行脑血管介入治疗的适应证及风险,同样的狭窄程度,溃疡斑块和内膜完整的斑块相比较,溃疡斑块处理的意义更大;而血管壁的广泛钙化会给介入治疗带来麻烦。血管病变形态学的分析并不困难,一个完整血管造影已能提供这方面比较详尽的信息,特别是 DSA 中 3D 软件的应用,动脉粥样斑块是否伴有钙化、血栓、溃疡很容易判断。

血管狭窄程度的判断在部分患者中可以借助 DSA 机携带的血管狭窄定量分析软件(即QC 分析软件)来进行(图 5 - 12)。而对于脑血管狭窄中最易发生颈动脉,血管迂曲或变异较大部位大部分则不合适用 QC 分析软件来判断,原因在于此段血管内径变化较大,计算机往往不能正确判断正常血管直径。颅内外动脉在解剖结构上存在不同,与颅外动脉相比,颅内动脉血管相对迂曲,血管腔较细,并有较多分支等,由于这些不同,在血管狭窄计算上,常采用不同测量方法。

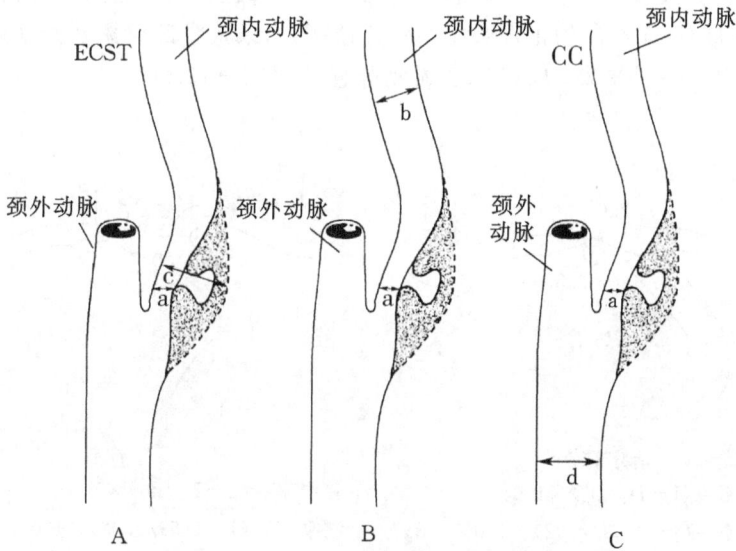

图 5 - 12　颈动脉狭窄的评估方法

判断颈动脉颅外段狭窄国际上倾向于以下两种方法:

NASCET(North American Symptomatic Carotid Endarterectomy Trail) = (1 - a/b)×100%

式中:a 为狭窄处最小血管直径;b 为狭窄以远的正常颈内动脉直径

ECST(European Carotid Surgery Trail)=(1-a/c)×100%

式中:a 为狭窄处最小血管直径;c 为狭窄处正常血管直径

很显然,如病变位于颈总动脉或颈动脉窦部,第一种方法会明显低估狭窄程度。而第二种方法可能更合理,但正常颈动脉窦的形态很不规则,如病变位于颈动脉窦则难以判断狭窄处正常血管直径(c),在这种情况下,如能用腔内血管超声(IVUS)来判断狭窄程度会更合适,因IVUS很容易就能判断血管狭窄处最小血管直径及狭窄处正常血管直径,但IVUS在脑血管介入中应用很少且价格昂贵,前景难以预料。所以建议在颈动脉狭窄的分析中,如病变位于颈动脉窦部以远,可以用NASCET法来判断狭窄程度,如病变在颈动脉窦部或颈总动脉,而大部分人的颈动脉窦部血管直径更接近于颈总动脉,可以用以下公式:

$$狭窄率=(1-a/d)\times100\%$$

式中:a为狭窄处最小血管直径;d为颈总动脉正常血管直径

颈内动脉颅内段血管狭窄的判断,目前国内通常采用:WASID(Warfarin-Aspirin Symptomatic Intracranial Disease Study)。

$$狭窄率=(1-D_S/D_N)\times100\%$$

式中:D_S为狭窄处最小血管直径;D_N为狭窄处近端正常血管直径

由于解剖的原因,狭窄处近端正常血管直径在颈内动脉颅内段与大脑中动脉、椎动脉颅内段、基底动脉之间的定义是不同的。

1. 在大脑中动脉、椎动脉颅内段和基底动脉中,D_N的测量

①如果狭窄部位没有累及到动脉起始部,D_N为狭窄部位近端最宽、平直无迂曲的正常动脉直径(即起始部动脉,如MCA中M1段);②如果狭窄部位在动脉起始部,供血动脉正常,D_N为狭窄部位近端最宽、无迂曲的正常供血动脉直径;③如果狭窄部位累及到动脉起始部、供血动脉,D_N为狭窄部位远端平直、无迂曲、正常动脉直径(图5-13A)。

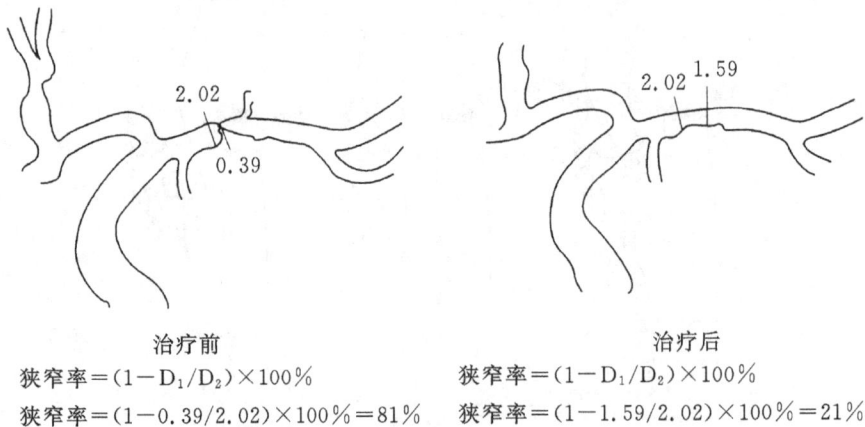

治疗前
狭窄率=$(1-D_1/D_2)\times100\%$
狭窄率=$(1-0.39/2.02)\times100\%=81\%$

治疗后
狭窄率=$(1-D_1/D_2)\times100\%$
狭窄率=$(1-1.59/2.02)\times100\%=21\%$

图5-13A 颅内动脉狭窄的计算方法

2. 在颈内动脉颅内段中,D_N的测量

①对于颈内动脉床突前段、床突段、床突后段各部位的狭窄(即C3~C7段),颈内动脉岩骨段正常,D_N为狭窄部位近端最宽、无迂曲颈内动脉岩骨段直径;②如果整个颈内动脉岩骨段狭窄病变,D_N为正常、平直的颈内动脉颅外段远端直径(图5-13B)。

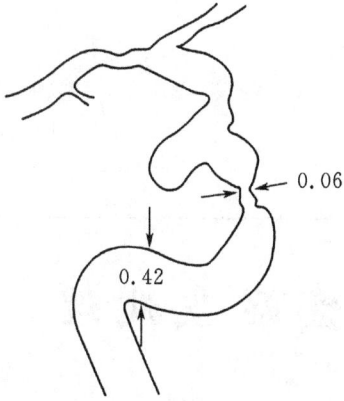

治疗前

狭窄率＝$(1-D_1/D_2)\times 100\%$

狭窄率＝$(1-0.06/0.42)\times 100\%=85.7\%$

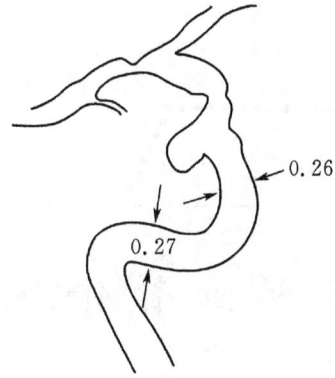

治疗后

狭窄率＝$(1-D_1/D_2)\times 100\%$

狭窄率＝$(1-0.26/0.27)\times 100\%=3.7\%$

图 5－13B　颅内动脉狭窄的计算方法

第六章

脑血管介入的并发症及处理

第一节　概　述

随着技术的发展和器材的改良,血管内介入诊治的适用范围不断扩展,治疗病例的难度不断加大,与血管内介入相关的并发症种类也在不断增加。血管内介入法作为一种临床新技术,其并发症的发生率和严重程度是决定其能否在临床广泛开展的一个主要因素。而对于具体病例来说,并发症的发生和处理是否得当,是评判介入操作成败的关键因素,因此,介入医生必须高度重视并发症的预防和处理,才能保证操作的成功和患者的安全。

根据发生部位和累及器官,血管内介入相关的并发症可分为四大类,即系统性并发症、穿刺点并发症、治疗局部并发症以及终末器官(神经系统)并发症(表 6-1)。系统性或穿刺点并发症也可发生于其他介入操作中,而治疗局部并发症和神经系统并发症是脑血管介入所特有的。相对于内膜剥脱术而言介入治疗的并发症发生率较低,但也有一些解剖因素和伴随因素会增加介入治疗的危险性。

表 6-1　脑血管介入治疗相关的并发症

系统性并发症	穿刺点并发症	治疗局部并发症	终末器官并发症
心动过缓	血肿形成	血管痉挛	中风
心搏暂停	穿刺点出血	颈外动脉闭塞	TIA
低血压	腹膜后出血	动脉内膜夹层	过度灌注综合征
心肌梗死	假性动脉瘤	动脉穿通	意识丧失
充血性心力衰竭	动静脉瘘	支架内血栓形成	脑出血
肾衰竭	动脉血栓形成	保护伞内血栓形成	癫痫发作
	感染	主动脉弓损害	多发梗死性痴呆
		支架远端成角	
		支架展开不够	

第二节　系统性并发症

一、常见的系统并发症

SAPPHIRE 研究表明,脑血管介入治疗可以引起心脏并发症。围手术期心肌梗死的发生率为 2.6%。导管或导丝进入主动脉弓、心腔或颈动脉壶腹内均可诱发心律失常。由于在颈动脉分叉处实施球囊成形或支架置入术时对血管壁的牵拉和扩张,刺激压力感受器,导致迷走神经张力增加,可导致低血压、心动过缓,甚至心搏暂停。心律失常在治疗先天性颈动脉分叉部狭窄时更容易出现。这些系统性并发症在内膜剥脱术时也可发生,尤其在切开颈内动脉壶腹部的过程中,但其严重程度较轻,持续时间也较短。由脑血管造影或介入治疗诱发的心律失常有时可进一步导致充血性心力衰竭或心肌梗死。另外,过多使用造影剂引起血浆渗透压改变也可引起或加重充血性心力衰竭。过量使用造影剂还能诱发严重肾功能不全或肾衰竭。因此,实施颈动脉介入治疗或脑血管造影时,一次操作造影剂的总量最好不要超过 150ml。对于心肾功能异常的患者,造影剂的用量更应严格控制。

二、系统并发症的处理方法

1.心动过缓和心搏骤停的防治方法

在早期颈内动脉介入治疗时,实施介入治疗前常为患者安置临时心脏起搏电极。Harrop等研究表明,术前安置的临时心脏起搏电极,有 62% 在介入操作过程中启动。但这一应对措施本身也会带来并发症,有报道称临时心脏起搏电极穿通心壁后可导致死亡。因此,如有必要,应随时准备好临时心脏起搏器(包括血管鞘、临时心脏起搏电极及起搏器),以备及时启用。永久性心脏起搏器仅限于特殊病例(如本身有病窦综合征或心动过缓的患者)。如果心律失常能及时得到处理,很少需要实施心脏起搏。在球囊扩张前给予 0.5mg 或 1.0mg 阿托品往往能预防或减轻心动过缓的发生,一般建议使用 0.5mg 即可。阿托品应在球囊扩张前 1 分钟静脉推注。对于有心动过缓以及正在服用 β 受体阻滞剂或地高辛的患者,注射阿托品后有时会出现心率急剧增快的反应。而这些患者球扩后心率减慢的反应往往较为明显,因此应适当加大阿托品的用量(1.0mg)。内膜剥脱术后发生颈内动脉再狭窄的患者,由于手术已切断了血管壁上部分迷走神经分支,因此这些患者在球扩时一般不会出现严重心律失常和低血压反应。因此术前可不给予阿托品,但应将阿托品抽取备用。已经置入永久心脏起搏器的患者,不需要降低迷走张力,因此球扩前也无须给予阿托品。但这些患者有时会出现低血压,必要时应给予适当干预。

2.围手术期低血压处理

颈内动脉介入治疗后发生的低血压大多与心动过缓有关。但在某些血管成形或支架置入病例,血压的下降可能较心率下降更明显,同时,低血压持续的时间也较心动过缓长。对于这些患者,可先用阿托品治疗心动过缓。另外,可以考虑加大输液量,因为低血容量往往使血流动力学反应更显著。根据情况,操作过程中或术后短期可使用血管收缩药物。常用的缩血管药物有去甲肾上腺素和多巴胺等,应根据血压的监测情况决定药物的使用剂量和使用时间。

一般情况下,应使收缩压保持在 100mmHg 以上。如患者同时有其他症状(由于脑或心肌低灌注引起),可适当再调高血压。多数情况下,血管收缩药物仅需在术后数小时内使用,个别情况可能要延续到 24 小时或更长时间,一些学者所做的颈动脉支架患者术后应用升压药物最长达2 周左右。部分患者需要临时终止抗高血压治疗,或出院时减低抗高血压药物的剂量。在支架置入术后约 2 周血压一般会恢复到术前水平。因此,术后 2 周内定期血压监测、适时调整降压药物是非常重要的。

3. 术后高血压的处理

在内膜剥脱术中常见到剧烈而持续的血压升高,在颈动脉介入治疗中这种情况并不多见。如果出现血压急剧升高,需要积极干预。因为颈动脉介入治疗后颅内出血的发生率高于内膜剥脱术。应将收缩压控制在 150mmHg 以下。患者发生心动过缓或低血压一般多在操作过程中,术后如果血压仍高,也应积极予以控制。研究表明,术前基础血压偏高的患者围手术期并发症也较高。

4. 其他系统并发症的处理

介入操作还会出现其他一些系统并发症,包括感染和肾功能损害等。如果患者有全身感染的指征,应给予相应的抗生素。如果出现肾功能损害,可给予输液等处理。

第三节　穿刺点并发症

一、概述

根据文献报道,脑血管介入治疗的许多并发症都与穿刺点有关。常见穿刺点并发症包括皮下出血(血肿)、假性动脉瘤、动静脉瘘、血管夹层形成、血管撕裂、下肢动脉血栓形成、腹膜后出血、神经损伤、穿刺点感染等。这些并发症的产生与介入操作的复杂程度有关,也与穿刺方法、穿刺血管、穿刺点选择、穿刺次数和器材等有关。常规血管造影的穿刺点并发症在 2.0%左右,而颈动脉介入治疗的穿刺点并发症大约在 5%。

早期介入治疗是采用血管切开法实施的。因为损伤大,切开部位并发症高,操作复杂等缺点,极大地限制了早期介入技术的发展。之后发展了针外导管法和针内导管法。1953 年,Seldinger 创立了安全穿刺技术(Seldinger 法)。这种技术显著减少了穿刺点的损伤程度,明显降低了穿刺点并发症。目前除了特殊大血管介入治疗外,基本采用这种穿刺法。

介入治疗入路的不同也会影响到穿刺点并发症的发生。由于股动脉管径较大,可放置较大管径的血管鞘,手术操作视野开阔而为绝大多数介入治疗所采用。而选择合适的穿刺点和娴熟的穿刺手法是减少穿刺点并发症的重要因素。选择正确的穿刺点应充分考虑患者的身高、体型、胖瘦、下肢有无畸形、血管的韧性等诸多因素。一般右利手操作者选择右侧股动脉为穿刺部位。操作人员必须在术前准备阶段触摸腹股沟动脉搏动情况,以排除明显的血管狭窄、硬化和闭塞。如怀疑穿刺点血管有病变,可考虑用 B 超进一步明确,也可选择对侧为入路。对于右侧下肢截肢、严重畸形、曾实施疝气修补术、穿刺部位有皮肤感染或血管明显硬化的患者,也应考虑经左侧股动脉或上肢动脉为穿刺点。

一般认为穿刺点并发症应控制在 10%以下,而严重并发症更应控制在 5%以下。这一比例是针对波立维充分抗凝并使用 6～8F 血管鞘而言。穿刺点血管正常、穿刺技术精确、穿刺点处理良好是介入治疗顺利实施的基本保证。有许多学者主张介入治疗后使用血管缝合器。尽管文献报道使用血管缝合器的并发症少，但这种器械有时会引起额外的并发症，严重时可能导致截肢。

对于脑血管介入操作而言，若血管没有异常，左右股动脉作为介入治疗的入路应该没有明显差异。如果患者有严重腹主动脉狭窄或双侧髂动脉狭窄，应考虑使用肱动脉作为介入入路。未经治疗的腹主动脉瘤也应使用肱动脉入路。使用交换导丝和无血流控制装置的大型号血管鞘容易引下肢动脉血栓。

经肱动脉入路实施颈动脉支架置入术已经有成功个案报道。这一入路虽然操作距离短，但操作角度往往不够理想。因此，必须仔细研究主动脉弓造影结果以判断肱动脉入路的可行性。一般选择没有锐角的入路。当对右侧颈动脉分叉部实施介入治疗时，左侧肱动脉一般为较好的入路，这样可以使导丝沿主动脉弓上缘先下行后上行进入右侧颈动脉，导管在主动脉弓内走行数厘米后进入无名动脉，这样导管可保持一定张力。肱动脉入路常采用渐进式球扩法以避免血管撕裂。左侧颈动脉狭窄的患者两侧肱动脉入路均可考虑。由于左侧颈总动脉开口与无名动脉或左锁骨下动脉开口之间距离较短，这样使进入左侧颈总动脉的通路形成一个发卡样迂回。当左侧颈总动脉发自无名动脉时，应考虑以右侧肱动脉为入路。

二、常见穿刺点并发症和处理方法

1. 穿刺点出血

穿刺点出血是经股动脉介入治疗最常见的穿刺点并发症。实施血管介入操作的患者，术后需要输血者在 $1.8\% \sim 6.5\%$ 之间。与穿刺点出血有关的常见因素见表6-2。

表6-2 影响穿刺点出血的因素

女性	体重过轻
高血压	肥胖
置鞘时间过长	肝素用量较大
血管鞘直径较大	同时使用溶栓药物
高龄	

在开展脑血管造影或介入治疗时，使用 6F 导管比使用 7F 或 8F 导管的穿刺点并发症要低（大约在 1∶2 之间）。而一些研究报道，血管鞘的直径似乎与穿刺点并发症关系不大。在实施颈动脉成形或支架置入术后停止使用肝素一般对介入治疗的效果没有明显影响，但可显著降低出血的发生。因此，建议术后尽早拔除血管鞘。有些介入治疗术前或术中需要使用血小板糖蛋白 Ⅱb/Ⅲa 受体抑制剂（如阿昔单抗，替罗非班），这时应适量减少肝素用量（70IU/kg）。

穿刺点附近如果出现了突出性包块，提示可能发生了血肿。然而，在较肥胖的患者，血肿发生后局部可能没有明显变化。穿刺点出血的治疗应根据出血量和有无继发血流动力学改变而定。少量出血可以使用机械压迫法处理，有的需要使用反转血液低凝状态（去肝素化）。如果在使用这些方法后穿刺点出血仍没有控制。应考虑进一步的介入治疗或用外科方法止血。

如果有出血并发症的患者正在使用阿昔单抗，可以输注血小板，一般这种新输注的血小板不受原先已经与血小板结合药物的影响。但这一原则不适用于小分子血小板糖蛋白Ⅱb/Ⅲa受体抑制剂，如依替巴肽、替罗非班等。因为这些小分子是竞争性受体抑制剂而不是与受体紧密结合的受体。因此血液中存在的未结合药物可以再作用于输入的血小板。但这些药物的半衰期较短，其抗血小板的作用在数小时后即开始减弱。

2. 腹膜后出血

文献报道介入操作后发生腹膜后出血的发生率在0.12%～0.44%。股动脉高位穿刺（如穿刺点越过或接近腹股沟）或股动脉后壁穿通均明显增加腹膜后出血的概率。穿刺者熟悉腹股沟附近血管及其他解剖结构，对于选择合适的穿刺点并减低腹膜后出血的发生率是非常有益的。穿刺点应选择在股骨头中1/3对应的股动脉。

腹膜后出血的临床症状包括低血压、腹部膨隆和饱满、下腹部疼痛等。腹、盆腔CT扫描或B超探查往往能确诊腹膜后出血。如怀疑有腹膜后出血，应立即停止使用抗凝剂并使血液去肝素化。如患者有低血容量表现，应根据情况输注晶体液体、血液成分或全血。如果腹膜后出血引起明显血流动力学改变，可通过对侧股动脉行紧急血管造影以明确出血部位和程度。如造影中发现有活动性出血，可以使用球囊压迫止血，这一方法往往能使患者情况迅速稳定下来。如长时间球囊压迫仍然不能终止出血，可考虑放置带膜支架以封闭出血点。如以上方法均告失败，应及时用外科方法开放止血。

一旦确诊腹膜后出血要立即给予平卧位，腹胀严重者给予插胃管达到胃肠减压的目的，必要时可给予灌肠处理。可根据情况使用止血药物。同时及时行交叉配血，快速补液、以扩充血容量，并根据情况给予输血。如果有条件应该监测中心静脉压，而后根据监测结果调整输液、输血的量及速度。

腹膜后血肿可分为稳定型和扩展型，稳定型常是小血管破裂引起，易局限并停止。此型血肿大小无变化或逐渐缩小，血肿无波动。在给予输液或输血后生命体征可逐渐趋向平稳。稳定型血肿多采取保守治疗。扩展型血肿常由于大血管破裂，血肿迅速扩散到腹膜后间隙，动态观察时可见血肿逐渐增大，血肿呈现明显的波动性，患者生命体征不稳定，血压持续性下降，心率增快、脉搏减弱等。此种类型要尽快采取手术治疗。因腹膜后血肿压迫刺激腹腔神经丛，腹痛是最常见的症状，部分患者可有腹胀、腰背痛、肠鸣音减少，血肿巨大或有血液渗入腹腔者可有下腹部腹膜刺激征。在诊断时要注意与急腹症鉴别。同时因病情突然变化，患者常极度恐惧、紧张，应及时对患者做好耐心、细致的解释工作，尽量使患者情绪稳定。对一些过于恐惧和紧张的患者可适当使用镇静剂，但是要注意尽量使用对血压无影响或影响较小的药物。

3. 假性动脉瘤

如出血后血肿与管腔之间有血流交通，就形成一个假性动脉瘤。文献报道，介入操作后实施常规超声探查发现假性动脉瘤的发生率高达6%。股动脉低位穿刺（穿刺点位于股浅动脉或股深动脉）可明显增加假性动脉瘤的发生率。其他与假性动脉瘤相关的因素包括女性、年龄大于70岁、糖尿病和肥胖。

出现假性动脉瘤的患者往往在介入操作数天后有穿刺部位疼痛感。局部检查可以触摸到有波动的液性包块，听诊时可闻及收缩期血管杂音。假性动脉瘤的治疗方法要依据瘤体的大小、严重程度以及是否继续要抗凝治疗而定。对于直径小于2cm的假性动脉瘤，一般会自发消失，临床仅需密切观察其有无变化。较大的假性动脉瘤可采用超声定向压迫、经皮凝血酶/胶原注射、动脉瘤弹簧圈栓塞或带膜支架置入等方法治疗。这些方法无效时考虑用外科修补法治疗。下面介绍假性动脉瘤的处理方法。

(1)延长压迫时间:轻微的假性动脉瘤,可以通过延长压迫时间进行治疗。压迫的过程中,要注意观察足背动脉的搏动情况。

(2)超声定向压迫法:1991年,Fellmeth等报道了超声定向压迫法治疗股动脉假性动脉瘤。这种方法治疗假性动脉瘤的原理是,在超声定向下压迫动脉瘤颈部,使瘤体内形成血栓,达到阻断瘤腔与管腔之间交通的目的。据文献报道,这一方法的成功率在55%~90%之间。虽然多数病例都可用这种方法成功治疗,但这种方法也有局限性。实施这种操作耗时费力。压迫时间一般在10~300分钟之间,平均为30分钟。在实施过程中,因为会引起患者不适和疼痛,往往需要给予镇痛和镇静剂。如果操作后患者仍需抗凝治疗,则患者发生瘤体破裂和动脉瘤再发的可能性增加。因此必须密切观察治疗部位有无变化以及全身状况。影响治疗成功率的因素包括肥胖、瘤体过大、使用抗凝药物以及压迫时患者反应明显等。穿刺部位有感染、血肿压力高或下肢有明显缺血症状时不应使用压迫法。

(3)超声定向凝血酶注射法:在超声引导下将凝血酶注射到假性动脉瘤内也是一种有效的方法。尽管这种方法早在1986年就已经被用来治疗假性动脉瘤,直到最近这种方法才被广泛认可。文献报道,在超声定向下注射牛凝血酶(500~10000U)治疗股动脉假性动脉瘤的成功率在86%~97%之间。凝血酶注射法的一个潜在危险是注射的凝血酶可能进入到循环血液中引起肢体远端血栓形成。文献中已见到多例患者在凝血酶注射后发生了肢体远端血栓形成。在注射时将针头背对着瘤颈可以降低凝血酶进入血管腔的可能性,从而减少下肢动脉血栓发生的概率。另一种能有效减少下肢动脉血栓形成的方法是,在注射时用球囊临时封闭动脉瘤在血管上的开口。用这种方法治疗假性动脉瘤也有多例报道。其操作过程是,经对侧股动脉穿刺成功后,将与治疗血管管径相当的球囊释放到动脉瘤开口处,这时股动脉内的血流被阻断,进出动脉瘤的血流也同时被阻断。然后再将凝血酶注射到瘤腔内而不会发生远端血栓形成。另外,球囊对血流的阻断也有利于瘤腔内血栓形成,减少凝血酶的用量。在实施凝血酶注射法治疗假性动脉瘤时,对于曾使用过凝血酶或牛血清蛋白的患者有发生交叉过敏反应的可能。这些过敏反应可表现为低血压、心动过缓、凝血因子抑制因子形成等。因此有牛血清蛋白应用史的患者应做皮试以排除发生严重过敏反应的可能。

(4)胶原蛋白降解物注射法:经皮注射胶原蛋白降解物治疗股动脉假性动脉瘤是一项新技术。2002年Hamraoui首次报道了经对侧股动脉造影指导下,将牛胶原蛋白注射到假性动脉瘤的瘤腔内。这一技术的成功率高达98%。这一方法的优点是瘤颈部胶原栓子脱落发生的比例很低,也没有发生交叉过敏反应的报道。缺点是要经对侧股动脉造影,而且需使用较大的血管鞘。

(5)带膜支架法:用带膜支架法封闭股动脉假性动脉瘤也有多项研究报道。Weigand报道了用带膜支架法成功治疗32例假性动脉瘤患者。Thalhammer等报道了用带膜支架法成功治疗16例假性动脉瘤患者。当假性动脉瘤发生在股动脉分叉处时,一般不适合使用带膜支架治疗。因为这一部位释放支架有导致其中一支血管闭塞的可能。在股动脉放置支架后,这个部位以后将不能再作为介入治疗的入路。带膜支架置入后有发生支架内血栓形成及血管闭塞的可能,对于股动脉血流量小的病例这种可能性更大。

(6)弹簧圈栓塞法:用弹簧圈栓塞法治疗假性动脉瘤也有成功的病例报道。Waigand等报道了12例用弹簧圈封闭动脉瘤与动脉之间的通道。对于窄颈动脉瘤,可通过3F的Tracker导管释放 0.014in 的弹簧圈(3mm×40mm),瘤颈较宽大时,可用较大的弹簧圈(0.35in,6mm×30mm)通过 5F 造影导管释放。弹簧圈栓塞法是一种有效治疗股动脉假性动脉瘤的方法,缺点是操作过程有时很耗时。另外,如果弹簧圈填塞不紧密,在弹簧圈之间还会有一定血流。如果弹簧圈放置很浅,有时会引起填塞局部的不适和表面皮肤坏死,部分病例弹簧圈逸出可导致远端血管的栓塞。

(7)外科修复:目前用外科方法修复假性动脉瘤已大多被非手术方法所替代。外科手术尽管非常有效,但常常会伴随一些外科性并发症,如术后治疗部位不适、瘢痕、伤口感染、费用增加以及住院时间延长等。目前国外一般在非手术法失败后才采用外科法进行修复。

4. 动静脉瘘

动静脉瘘的产生是由于穿刺针同时穿过股静脉和股动脉,当拔出血管鞘后在动脉和静脉之间形成了瘘管。文献报道血管内介入操作后动静脉瘘的发生率约为 0.4%。穿刺点过高、过低或偏内侧,多次穿刺尝试以及凝血时间过长均会增加动静脉瘘的发生概率。动静脉瘘形成后可能于术后数天后才出现临床症状。动静脉瘘在临床上一般表现为穿刺部位持续存在的来回性血管杂音。在有些情况下,由于静脉扩张,下肢出现水肿或压痛,个别严重情况下,会发生供血不足或盗血现象。彩色多普勒血流检查可辅助确诊动静脉瘘。

大多数由穿刺引起的动静脉瘘都较轻,不会对血流动力学产生明显影响,并可自行缓解。有症状的动静脉瘘需封闭治疗,以防止血液分流加重,引起下肢水肿、疼痛和坏死等症状。用超声定向压迫法或带膜支架封闭瘘管开口均为可行的方法。1994 年,Uhlich 报道了一例用带膜支架成功封闭严重动静脉瘘。Waigand 也报道了用带膜支架治疗 21 例动静脉瘘患者。带膜支架治疗动静脉瘘的一个明显并发症是支架内血栓形成的比例较高(12%~17%)。

也有用弹簧圈栓塞技术治疗动静脉瘘的小样本报道。但是,这方面的技术还不很成熟。在经皮介入治疗不成功的情况下,可以考虑用外科手术的方法修复动静脉瘘。

5. 下肢缺血

穿刺的股动脉或其分支血管发生血栓形成的比例很低,文献报道一般不超过 1%。发生下肢动脉血栓的危险因素包括在相对较小的动脉使用较大的血管鞘和导管(导管动脉不匹配),患者有原发性血管疾病、高龄、心肌病以及存在血液高凝状态(如血液中蛋白 C 或蛋白 S 缺乏,存在狼疮性抗凝物)等。另外,血管夹层或痉挛也会诱发下肢动脉血栓形成。

下肢动脉血栓形成的典型临床表现为下肢缺血症状(五 P 症):疼痛、皮肤苍白、麻木、无脉、皮温低。通过详细体检常常能发现下肢缺血,双功能多普勒往往能确诊下肢动脉血栓。如果患者在介入操作后出现下肢缺血症状,应及时行血管造影以明确下肢缺血的解剖学基础。如发现有动脉血栓形成,可以实施球囊扩张术以使血流恢复再通,在球囊扩张后可选择注射溶栓药物、置入支架或血栓旋切等方法。同样,如果这些介入方法失败,也可考虑用外科的方法切除血栓并行血管再建。

6. 血管夹层形成

介入操作后发生医源性股动脉或髂动脉夹层形成的发生率在 0.01%~0.4%之间(图 6-1)。穿刺部位动脉夹层形成也可诱发下肢远端缺血、假性动脉瘤和动脉血栓形成。如怀疑有动脉夹层形成,最好是行血管造影以明确夹层形成的部位和程度。动脉夹层形成的治疗方法包括球囊血管成形术和血管内支架置入术。如果较为明显,限制了局部血流通过,也可考虑用外科修复法进行治疗。穿刺造成的向夹层如远端未穿通可不予特殊处理,短时间内观察如破裂口附近无血栓形成,夹层一般可自行闭合。

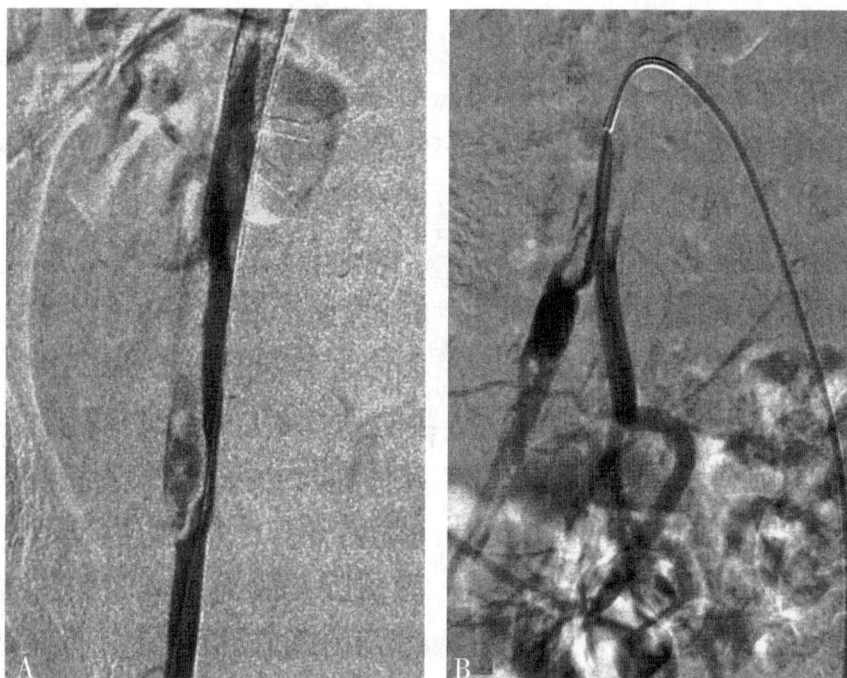

图 6-1 股动脉夹层
A. 股动脉夹层;B. 股动脉夹层导致髂外动脉次全闭塞

7.感染

文献报道介入操作后,穿刺点感染的发生率在 1% 以下。穿刺点感染最常见的病原微生物是金黄色葡萄球菌和表皮葡萄球菌。热源效应一般在介入治疗数小时后出现,表现为发热、寒战和昏睡。有感染指征时,应根据患者情况选用合适抗生素进行治疗。必要时应行病原微生物培养和药敏试验。

8.上肢穿刺相关的并发症

(1)桡动脉穿刺相关的并发症:桡动脉穿刺的优点是操作后很容易止血,因为桡动脉较为表浅,短时压迫后患者即可正常活动。在行桡动脉穿刺前,必须做 Allen 试验(Allen 试验可用来判断手部的桡尺动脉循环情况,具体操作是:嘱患者用力握拳,术者在腕部以上 2cm 处同时用力压迫桡动脉及尺动脉,然后嘱患者快速松开握紧的拳头,此时患者手部因缺血而呈苍白状,然后术者松开对患者尺动脉的压迫,开始观察患者手部皮肤恢复红润所需时间,>10 秒则为 Allen 试验阳性,说明手部的尺动脉-桡动脉循环不足,Allen 试验阳性者不合适行同侧上肢的桡动脉穿刺及置鞘),以排除介入治疗时由于桡动脉血流阻断引起手坏死的可能。桡动脉作为脑血管介入治疗的缺点是动脉管径太小(只可置入 6F 及 6F 以下的血管鞘)。因此可作为脑血管造影、椎动脉及颅内段血管介入治疗的入路,在做颈动脉介入治疗时使用较少。

(2)肱动脉穿刺相关的并发症:早期的心脏介入操作多采用肱动脉切开法进行。自从 Seldinger 技术在临床开展以来,以肱动脉为入路的方法多为股动脉穿刺所替代。目前只是在髂动脉或下腔动脉有病变时才采用肱动脉入路。文献报道肱动脉入路较股动脉入路的穿刺点并发症约高 4 倍(0.96% vs 0.22%)。肱动脉穿刺最常见的并发症包括出血、血栓形成、假性动脉瘤形成及臂丛神经受压等。与股动脉穿刺相比,肱动脉穿刺血栓形成相对于出血的比例更高。如果介入操作后发现患者脉搏消失或有其他缺血表现,应及时行超声或造影检查。确诊有血栓形成的患者可行血管内溶栓或血栓旋切术。如造影发现有内膜夹层形成,需行球囊血管成形术或支架置入术以恢复血流。同样,如果介入手段不能解决,也需要外科修复。

9.血管吻合设备相关的并发症

应用血管吻合设备的目的是促进介入的后止血,缩短患者制动时间,减少住院日期。根据文献报道,目前所使用的血管吻合设备均能达到上述目的。然而,这些血管吻合设备并不能降低穿刺点并发症,此外,还会带来一些额外并发症。

在美国弗吉尼亚州 Lynchburg 总医院所做的一项大样本研究表明,股动脉穿刺后使用血管吻合设备的技术失败率为 8%,出血发生率为 0.2%,假性动脉瘤发生率为 0.5%,动脉狭窄发生率为 1.4%,感染发生率为 0.2%,需要外科修复者为 1.6%。其他大样本研究也表明使用血管吻合设备的止血效果与手工压迫的效果相当,而使用血管吻合系统的并发症较高。

10.压迫设备相关的并发症

目前国内介入治疗多采用人工压迫的方法,个别医疗机构使用了机械压迫法。常用的机械压迫法有 C 型钳压迫法和充气囊压迫法。机械压迫法优点是解放了医生及费用相对血管缝合装置低廉,缺点是压迫物随患者的活动易移位,同时压迫后不方便观察出血情况。而且研究表明机械压迫的局部出血发生率较高,有时还需要转换为传统的压迫方法,而且压迫时患者往往有明显的不适症状。

第四节 介入治疗局部和周围血管的并发症

目前报道的脑血管病介入治疗局部的常见并发症有十多种,这些并发症有的无关紧要,如颈动脉分叉部位支架置入术后出现的颈外动脉闭塞,一般不会产生明显的不良反应。而有一些治疗局部的并发症则会产生严重的后果,有的甚至是致命性的,如颈动脉穿通或远端动脉夹层形成。

1.颈外动脉闭塞

在接受颈动脉分叉部支架置入术的患者,由于支架跨过颈外动脉开口,因此许多患者术后会出现颈外动脉闭塞。目前还没有关于颈外动脉闭塞后有任何不良反应的报道。不过,颈外动脉闭塞后,如果将来本侧的颈内动脉需要介入治疗,导引导丝将无法再放置在颈外动脉内。由于不产生明显的不良反应,颈外动脉闭塞无须任何治疗。

但有种情况例外,处理同侧的颈内动脉窦部病变时,支架需覆盖颈外动脉开口,而对侧的颈总动脉已发生闭塞,同侧的颈外动脉通过面部血管及对侧眼动脉为对侧颈内动脉颅内段提供血供时,需注意保护同侧的颈外动脉免发生闭塞,一旦发生同侧颈外动脉的严重狭窄或闭塞,这时可通过颈内动脉支架的网孔行颈外动脉的球囊成形术或支架术。临床上有患者因双侧颈外动脉发生闭塞后相应供血组织出现缺血的表现,如牙龈萎缩、舌部的味觉减退、面部特别是鼻尖在寒冷天气易发生冻伤等。

2.血管痉挛

一般血管痉挛多发生于介入操作的血管或其远端分支。最常见的血管痉挛发生于颈内动脉(图6-2)。容易发生血管痉挛的部位包括支架释放处的远端,在一些严重情况下,这种血管痉挛会导致血流的完全阻断。血管痉挛也可由于导管末端的刺激引起,但这种情况相对较为少见。另外,脑保护装置放置的部位也是血管痉挛发生的常见部位。一般放置支架处不会发生血管痉挛。如果判断支架置入处发生了血管痉挛,往往是将其他情况如血管夹层形成等误判为血管痉挛。

　　血管痉挛有时会引起严重的后果。严重的痉挛有时需和动脉夹层形成,脑保护装置内血栓形成以及支架内血栓形成相鉴别。因此当判断一旦有严重的血管痉挛发生且介入治疗还需继续进行,必须立即进行处理。可直接经导管将硝酸甘油注射到颈动脉内(500μg硝酸甘油溶解于10ml生理盐水中,取2ml含100μg硝酸甘油一次注射)。每隔5分钟可以追加一次注射。注射前后必须对患者的血压和心率情况进行监测,以防止低血压的发生。如果痉挛的动脉血流明显减少,可考虑额外给予肝素或使用血小板糖蛋白Ⅱb/Ⅲa受体抑制剂。如果血管痉挛发生时介入治疗已经结束,应及时退出脑保护装置,一般由于脑保护装置刺激血管壁导致的血管痉挛,脑保护装置撤除后血管痉挛可逐渐自行缓解。

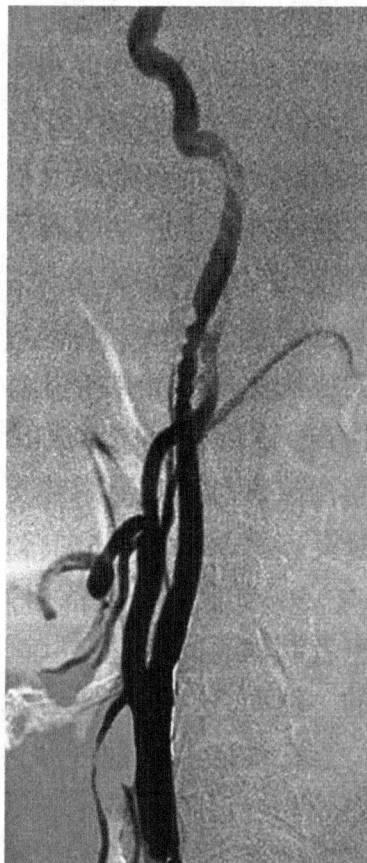

图6-2　颈动脉支架置入后出现血管痉挛

3.颈动脉穿孔

　　在介入治疗过程中发生动脉穿孔的情况比较少见。发生动脉穿孔往往是由于对治疗血管的过度扩张。由于颈动脉分叉部位的狭窄往往都伴有明显的钙化,有大块的斑块,有的形如硬板。因此这种狭窄血管在实施较高压力的球囊扩张时,有发生破裂和穿孔的可能。因此,多数的介入医生在执行支架置入术后扩时,在允许的范围内,一般选用稍小的球囊。这种选择一方面可以减少支架处斑块的脱落,另一方面也可减低血管撕裂或穿通发生的概率。一旦发生严重的血管破裂或穿通,可置入带膜的自膨胀支架,或行外科的开放修补。

4.动脉内膜夹层形成

　　动脉内膜夹层形成的好发部位与血管痉挛的好发部位基本相同。内膜夹层形成发生的可能原因包括对治疗血管的过度扩张,治疗部位远端未被支架覆盖的斑块受到挤压,以及由于脑保护装置释放以后移位引起的血管损伤。轻度的动脉内膜夹层如果不引起明显的管腔狭窄,在动脉内壁没有明显的造影剂滞留现象,可以不需要特殊处理。如果判断有轻度的动脉内膜夹层形成,应暂停介入治疗,数分钟后行动脉造影,以判断夹层有无变化。如果造影提示管腔内流受到影响,应考虑给予额外的抗凝治疗或血小板糖蛋白Ⅱb/Ⅲa受体抑制剂。如在颈动脉分叉部发生了严重的动脉夹层,应考虑使用支架治疗。一般选择直径稍小,长度稍短的支架放置在夹层发生处。一般不采用较长的支架覆盖原先的支架。在跨过颈动脉分叉部释放支架后,由于支架贴壁性欠佳,在作做评估造影时往往会看到类似于动脉夹层形成的血流现象。对于这种情况应从不同角度进行造影详细评估,以免引起误诊。

5.颈动脉支架内血栓形成

如果颈支架释放后没有充分展开,则支架内容易发生血栓形成。因此,在多数情况下支架置入后要进行后扩,以保证支架扩张到最低的限度。引起支架内血栓形成的其他原因包括支架近端或远端的结构性异常,或患者存在血栓形成的诱因。颈动脉支架内血栓发生率很低,国外有零星报道,可能和一些术者在颈动脉支架术中选用的球囊直径偏小有关,但有些学者在>2000例的颈动脉支架经验中,未发生颈动脉支架内血栓。如果血栓发生,应立即再次测定凝血时间,根据测定结果调整肝素的用量,必要时使用血小板糖蛋白Ⅱb/Ⅲa受体抑制剂。如果是在脑保护装置已经释放的情况下发生支架内血栓形成,脑保护装置也可能是引起血栓形成的原因。这时,应将脑保护装置放在原位,将一根长100cm或125cm的5F直端或弯端导管放置到支架近端对支架内段和保护装置近端进行抽吸。可将抽吸导管沿着0.014in导丝推进。如果完全抽吸后血栓仍然存在,可将2mg t-PA溶于5ml生理盐水中冲洗血栓。也可以考虑用机械溶栓的方法进行治疗。

6.支架移位

支架移位主要与支架和扩张压选择不当有关。选择的支架过小,或扩张压力不足,使支架展开不充分,未完全贴壁,这时支架容易移位。另外在治疗串联病变放置多个支架时,若先放置近端支架,在放置远端支架时介入材料通过近端支架时可能会引起近端支架移位。

7.血流过缓

血流过缓的发生几乎无一例外的与支架的形态异常有关,不管是近端还是远端。解决问题前应保证管道通畅。血流过缓可能是由于支架的近端或远端发生了内膜夹层,血管痉挛,血管闭塞,支架内发生了不完全血栓形成或有较大的栓子。

8.保护伞内血栓形成

常用的脑保护装置有两种,一种是球囊保护装置,一种是滤过保护装置。球囊保护装置在释放支架或扩张血管时需要阻断血流。而滤过装置在介入治疗过程中打开但不阻断正常血流。因此,如果滤过装置(保护伞)释放后,出现血流阻断或血流缓慢,则可能发生了保护伞内血栓形成。如果明确保护伞内有血栓形成,应该保持保护伞在原位,和处理支架内血栓一样,将抽吸导管放置到血栓的近端进行抽吸。需要注意的是抽吸必须彻底以致保护伞内完全没有有形物质被吸出为止。在充分抽吸后回收保护伞。如果抽吸后需要球囊扩张或放置支架,应该重新使用一个新的保护伞。如果抽吸物主要由新形成的血栓组成,而很少有动脉粥样硬化斑块,这应考虑抗凝和抗血小板药物的剂量是否充足。

9.支架远端成角

支架释放后,在其远端形成一个尖锐的角度,这种情况往往是由于术前对于颈动脉系统血管扭曲程度的估计不足造成的。支架释放后治疗血管的潜在成角由于支架的张力作用而向远端移行,因此在支架的远端形成一个锐利的夹角。最糟糕的情况是在支架的紧邻部位形成夹角。轻度的成角可以暂不予处理。没有血流动力学改变的中等程度成角应作定期随访,并进行超声检查,随访中如发现成角加大或管腔狭窄达到一定程度则应该考虑外科开放修复。对于引起血流动力学明显改变或造成血流缓慢的成角,则应给予治疗。在成角部位再释放一个支架的做法可能成为一个陷阱,因为再次释放的支架远端有可能形成更大的成角,随着治疗部位向上不断延伸,最后患者可能失去了外科手术所能到达的可能性。因此在决定是释放额外的支架还是外科修复必须慎重考虑。有时,非常局限的血管痉挛可以表现得很像血管成角。这种情况也必须通过不同的角度进行造影后,方可进行鉴别。

10. **主动脉弓损伤**

处理主动脉弓损伤的最佳:方法是预防它的发生。发生主动脉弓损伤的原因往往是因为某些弓上血管入路困难。因此在进入某一血管之前,应充分评估血管的解剖走形和结构以排除发生主动脉弓损伤的可能。损伤也可能发生在原先有病变的部位,尤其是在介入治疗前的造影或其他检查未发现的病变。如果在做颈动脉介入治疗之前发生了主动脉弓损伤,如主动脉夹层形成,应及时中断介入治疗并中和肝素。这个部位的血管损伤的处理没有多少选择,往往需要外科急诊开放修复。主动脉弓的损伤最常发生在左颈总动脉开口的附近,可能和左颈总动脉与主动脉弓的相对成角较大有关,再加上常有潜在的血管狭窄、扭曲、成角或钙化斑块,在送入指引导管时易发生主动脉弓损伤。这个部位发生损伤可以考虑置入支架。如果受损部位位于血管的开口处或有明显的钙化,应考虑放置球囊扩张支架。究竟是在导管到达受损部位就行修复治疗,还是在做完颈动脉介入治疗后再修复近端的损伤目前还没有权威的观点可供参考,一般建议如发生损伤后短时间内患者生命体征不发生变化可考虑先处理颈动脉介入再处理主动脉损伤,因一旦先处理了左颈总动脉,由于指引导管再次通过左颈总动脉会很困难,想再处理同侧颈内动脉病变也会变得很困难。

11. **脊髓损伤**

经股动脉穿刺行动脉造影术后发生截瘫比较少见,但是国内外均有报道。多数学者认为造影剂的毒性反应可引起脊髓血管痉挛以致脊髓缺血,或椎动脉内注射高浓度造影剂,致脊髓脱水损伤。脊髓血供以颈段最丰富,主要来源于脊髓前动脉,第一支根动脉起源于椎动脉的根髓动脉,第二支起源于颈深动脉,第三支起源于肋颈干或第一肋间动脉,一旦发生动脉主干闭塞,还可由椎动脉肌支,颈深动脉肌支,颈升动脉,枕动脉及小脑后下动脉,甲状腺上、下动脉等形成侧支吻合网。在造影过程中有可能引起脊髓前动脉痉挛,加上有些患者原有椎-基底动脉供血不足,椎-基底动脉较细,有可能颈髓供血区侧支循环不充分,容易受损伤;一些伴有椎间盘突出,椎管狭窄,有效容积减少,颈髓供血不足后发生水肿,造成颈髓压迫,导致截瘫。如果出现上述情况可给予激素如泼尼松或地塞米松、甲泼尼龙以及扩血管改善微循环、神经营养剂等治疗,同时给予功能锻炼以及高压氧治疗。

第五节　神经系统和终末器官的并发症

一、概述

神经系统并发症是脑血管病介入治疗的独特并发症。这一并发症的存在曾严重影响介入技术在脑血管病防治方面的应用。尽管脑保护装置的效果还没有被直接的比较研究所证实,在支架释放时使用脑保护装置预防脑栓塞这一理论已经极大地推动了支架治疗的临床应用。表6-1列出了与支架治疗相关的神经系统常见并发症。

要防止神经系统并发症,必须执行严格的患者筛选标准,这一标准必须充分考虑患者的神经系统状况和颈动脉的解剖特点,介入治疗时必须维持合适的血液低凝和抗血小板状态,严格地将血压控制在合理水平,对介入治疗中出现的生命体征变化迅速做出反应,避免脑栓塞的发生。

除了对神经系统损害的临床特点进行充分考虑之外,评估再次发生中风的大概时间对于决定是否实施介入治疗以及决定介入治疗的时机都非常重要。介入治疗急性期的不良事件大约有一半发生在介入治疗后 6 小时内,在 24 小时后发生的不良事件仅占三分之一。在介入治疗过程中当发生新的局部神经系统损害、癫痫、意识状况变化时,应立即对支架治疗部位、脑血流量、抗凝状态等进行评估。在治疗过程中没有可靠的方法判断是否发生了脑出血,有时造影可见到造影剂外漏或有占位效应,但这些情况常常发生在出血早期。如果在球囊扩张的过程中发生并发症,这可能是由于治疗血管的灌流区缺乏有效的侧支循环。如果介入治疗后发生了新的神经系统损害,往往提示有脑出血或过度灌注发生,这些情况下必须紧急行 CT 扫描。支架释放后也可能发生迟发性栓子脱落引起脑栓塞。

二、常见的神经系统并发症和处理方法

1. 一过性脑缺血发作或急性脑梗死

介入治疗时出现新的神经系统症状、意识改变或癫痫发作往往提示有脑缺血或中风发生(图 6-3)。这时应检查治疗部位和远端血流情况以排除器质性损害导致血流阻断的可能。如果检查中发现局部性神经系统损害,往往提示某一血管受损。个别需要全身麻醉的患者,可能无法判断是否有神经系统损害发生。如果没有局部血栓形成的证据,就应该考虑发生广泛栓子雨的可能。这一现象在造影时表现为脑血流普遍减慢(包括大血管和小血管)。处理栓子雨的措施包括加大抗凝药物和抗血小板药物的剂量,使血压保持在较高水平等。也可以考虑使用化学溶栓药物,不过目前这方面还缺乏可靠的参考资料。

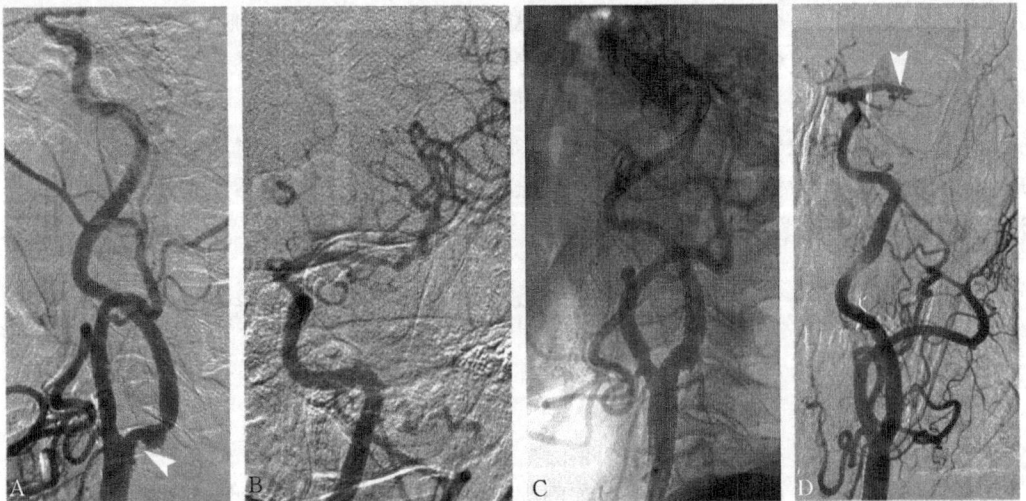

图 6-3　颈动脉支架置入术术中并发同侧大脑中动脉栓塞

患者,男性,80 岁。因"突发右侧肢体无力 5 天"入院,诊断为急性脑梗死

A. 左侧颈动脉窦部重度狭窄伴溃疡斑块;B. 术前左侧大脑中动脉正常显影;C. 左侧颈动脉窦部支架置入;D. 支架置入后造影提示左侧大脑中动脉 M1 栓塞

2.脑出血

如果患者在头痛之后突然出现意识改变,往往提示发生了脑出血。术中可见造影外渗(图6-4和图6-5)。如果新出现的神经系统损害找不出直接原因,应在完成介入治疗后立即行头颅 CT 扫描。一旦发生脑出血,应迅速停止所有抗凝及抗血小板聚集药物,控制血压并进行适当的药物治疗。介入治疗中发生脑出血与以下因素有关:实施治疗的血管为次全闭塞,过度抗凝治疗,过度抗血小板治疗,血压控制不良,新近发生的脑梗死。据文献报道,定期使用血小板糖蛋白Ⅱa/Ⅲb 受体抑制剂也是介入时发生脑出血的危险因素。而且这种情况下发生脑出血预后不佳,往往是致命性的。

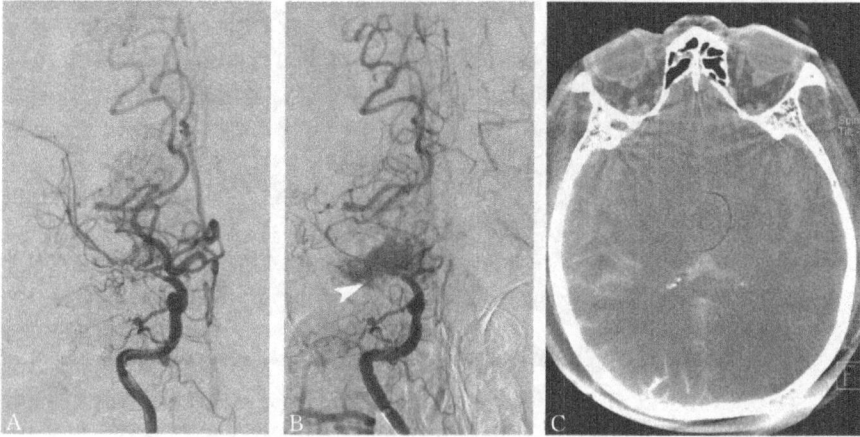

图6-4　大脑中动脉次全闭塞实施球扩支架置入,术中并发血管破裂
患者,女性,65 岁。因"突发左侧肢体无力一周"入院,诊断为急性脑梗死
A.右侧大脑中动脉 M1 段次全闭塞,局部伴新生血管形成;B 和 C.球扩支架置入,术中并发血管破裂

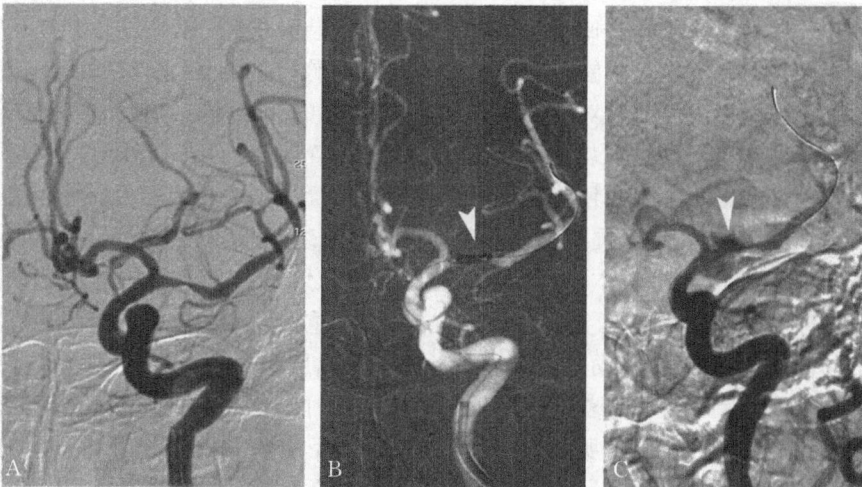

图6-5　大脑中动脉重度狭窄实施 Wingspan 支架系统重建,术中并发血管破裂
患者,男性,69 岁。因"发作性右侧肢体无力半年"入院,诊断为短暂性脑缺血发作
A.左侧大脑中动脉 M1 段严重狭窄;B 和 C.Gateway 球囊成形过程中并发血管破裂

3.过度灌注

脑水肿和过度灌注在介入治疗中不多见,但可以发生在治疗 2 周后。介入治疗后发生过度灌注的概率高于内膜剥脱术。患者常表现为局部头痛以及难以控制的高血压,头颅 CT 提示弥漫性脑水肿(图 6-6)。治疗前脑缺血的症状越严重,治疗后发生过度灌注的可能性也就越大。这是因为血管的自身调节功能往往在血管修复后的 2～3 周才改善。如果没有及时发现并给予治疗,患者可能出现意识障碍和脑水肿,导致永久性神经功能损害。过度灌注综合征发生后,目前还没有特效的治疗方法。日本研究者曾报道使用自由基清除剂等可以改善预后。

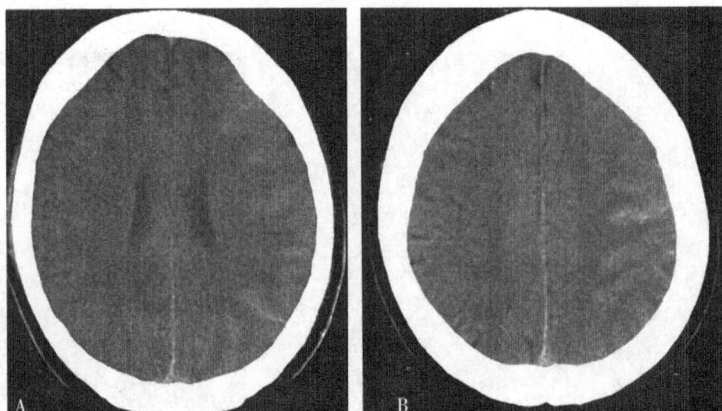

图 6-6　左侧大脑中动脉次全闭塞实施重建后并发颅内高灌注

4.脑保护装置相关的并发症

使用远端脑保护装置的目的是防止在血管成形和支架置入过程中,动脉粥样硬化斑块脱落运行到远端血管形成脑栓塞。介入治疗中发生脑栓塞与脱落斑块的大小和数量有关。经颅多普勒(TCD)可用于探测介入操作过程中脱落栓子的数量,并可评估不同治疗策略对栓子形成数量的影响。尽管目前还没有比较使用和不使用保护装置的随机对照研究,但有很多相关研究表明使用脑保护装置尽管不能完全避免介入相关的脑栓塞的发生,却可以使其发生率明显降低。这些研究大多采用前后对照的研究方法,即早期的介入治疗一般未使用脑保护装置,晚期的介入治疗则使用了脑保护装置。因此除了保护装置以外,不能排除手术经验,支架和输送器材改良等因素的影响。因此目前还不知道脑保护装置在减少介入相关的神经系统并发症发面发挥了多大作用。另外,不同的脑保护装置对神经系统所起的保护作用可能也有所不同。

应该注意的是,脑保护装置本身会带来一些并发症。大样本队列研究表明,颈动脉支架置入术总的并发症发生率为 3.4%。但是大约有 30% 的严重并发症与远端保护设施有关。这些并发症包括颈内动脉远端闭塞,动脉内膜夹层形成以及内膜损伤等。在使用球囊保护设施的患者中,约有 15% 患者难以耐受这种操作并在球囊扩张时出现了神经系统功能损害的症状。尽管脑保护装置的整体尺寸已经明显减小(例如有的已经小到 3F 以下),但严重的血管狭窄常使残留管腔非常狭小。这种情况往往需要预扩或使用"强力"使保护设施通过狭窄血管,这些方法均会诱发栓子产生。关于滤过性保护设施的最佳网格大小目前也没有定论。有时当脱落栓子填满滤网时,多余的栓子会溢出或发生血栓形成。如果保护伞的贴壁性能不好或孔径太大,都会影响到其预防栓子的作用。随着脑保护设施的不断改良,相信其性能会越来越好。

5.器材和操作相关的并发症

(1)导管扭结:头端柔软的导管容易发生扭结,特别是复合弯曲导管。一旦发现导管扭结,应立即停止操作,但不要急于退出导管。首先应严格按常规定时用肝素生理盐水灌洗导管,同时在透视下确定导管打结的方向、结的松紧和所在血管,以确定解决方法。若结扣较松可尝试用可控导丝解结。可控导丝的前端插到导管扭结的近端弯曲处,使导管在可控导丝上缓慢后退,结扣松解,然后推进导丝,增大结扣,直到管尖完全自结扣中脱出。在此过程中应注意:①定时冲洗导管,防止导管内发生血栓形成;②避免扭转的导管尖进入分支血管或刺破血管;③扭结的导管应尽量退到较粗的血管内进行解结。若结扣较紧,无法解开则应考虑手术取出。只要谨慎操作,紧密监视导管进程,注意插管长度,导管扭结是完全可以预防和避免的。

(2)导管及导丝折断:多见于操作动作粗暴、过度旋转头端制动的导管导丝、导管导丝质量存在问题等情况。所以在术前必须认真检查,发现硬度不均、表面不光滑或有皱褶痕迹的导管或导丝,都应予以废弃。当预计操作过程中旋转较多时,应选择强扭力导管及安全导丝。操作过程中动作要轻柔,忌粗暴拉扯。一旦发生导管导丝折断,应尽快取出,避免严重的并发症。可以利用环圈导管套取断端。从导管前端伸出 1 个环圈,将折断的导丝、导管套入环内,收紧环圈,拉到周围血管,然后切开取出。环圈导管的外套管选择大号导管(10～12F),环圈用细钢丝或小号导管(小于 4F)对折后送入外套管,从导管前端伸出后即形成环圈。目前也有专用的环圈导管可供选用。若导管导丝折断位置较深,或无法用环圈取出时,则应考虑手术治疗。

(3)导管内血栓形成:也是介入操作过程中可能遇到的问题。所以导管到位后,必须先抽吸,发现有新鲜血液回流后,再注射肝素盐水或造影剂,以避免将导管内的血凝块推入血管内。如果回抽没有回血,决不容许盲目推注液体。可用 50ml 注射器与导管尾端接头相连,稍用力抽吸,一般新鲜血栓多可以吸出。如果仍然无血液回流,应在保持管腔持续负压下缓慢退出导管,寻找原因。

(4)气体栓子:往往难于操作过程中排气不充分,或注射的肝素盐水或造影剂中混有气体,另因手术时间太长或灌注肝素盐水滴注速度太快而导致输液瓶中液体用完后残余空气进入血管。因此每次注射前都应检查管道系统中有无气泡。用注射器推注时应将注射器尾端抬高,静置数秒钟待液体中溶解的气体上升到尾部后再注射,注射时不应将注射器推进到底,注射前要回抽。在连接导管和高压注射器时,也应先回抽注射器,这样,一方面可观察导管内是否有血栓形成;另一方面,可在导管接头处形成半月形液面,在高压注射器连接管末端也推注少许肝素盐水或造影剂以形成半月形液面,二者对接时可减少空气进入导管接头的可能。一旦有空气进入脑血管,根据气量多少和累及血管可出现不同后果,有的可能出现严重并发症。当确定有气体栓子形成并有临床症状时,应立即进行高压氧治疗。

第六节　造影剂相关的并发症

一、心血管反应

脑血管造影和心血管造影一样,均需要将较大剂量造影剂迅速注射到血管内。注射造影剂时注射局部的血管腔内的流体性质发生变化,这一变化依所使用造影剂的渗透压和注射剂量而不同。在冠状动脉造影时,由于冠状动脉内的血液突然被造影剂所替代,这样会影响到心肌的供氧使心肌收缩力下降。尽管这种现象在使用碘比率为 3.0 的离子型造影剂中很少见，而在使用碘比率为 3.0 的非离子型造影剂中几乎没有，而且这些变化患者常常可以耐受。但是对于本身心肌收缩力差或心室充盈压高的患者可能会出现肺水肿。因此术前应对患者心脏功能作系统评估，根据患者的具体情况选择合适的造影剂，术前还应做一些相应的抢救准备。脑血管造影时，由于进入冠状动脉的造影剂量很少，发生心肌收缩力改变的可能性较小。但脑血管造影时，当较大剂量造影剂注入较细血管如椎动脉时，患者可能会出现该动脉灌流区缺血的表现，尤其当这些血管的侧支循环不发达时。因此在做选择性造影前，应先做主动脉弓造影，对脑血管的大体情况进行评估后，再制订选择性脑血管造影的方案。

当注射剂量较大、造影剂渗透压较高时，会出现血管扩张现象。血管扩张可以导致一过性收缩压下降，尽管下降的程度可能很小。随着血管内造影剂随循环进入细胞外液并最终由肾脏排出体外，其影响将逐渐消失。造影剂在体内的半衰期约为 25 分钟。

二、电生理反应

造影剂可以对心肌的电活动产生明显影响。碘比率为 3.0 的离子型或非离子型造影剂对心电活动的影响比碘比率为 1.5 的高渗离子型造影剂要小得多。最严重的心电反应是造影剂引起室颤阈值降低。但在冠状动脉造影时发生室颤很少见，而在脑血管造影时几乎没有。有研究表明，心室颤动的发生可能与离子型造影剂中钠含量有关。使用含有钙结合 EDTA 的造影剂可降低心室颤动的发生。其他常见的良性心电反应还包括对心肌再极化的影响，在心电图上表现为 QT 间期延长。在颈动脉壶腹部注射较大剂量造影剂时，有引起血压下降和心率减慢的可能。这主要是由于迷走神经张力反射引起。因此操作前应准备好阿托品等急救药品。

三、过敏样反应

使用造影剂后发生速发性过敏样反应已经有文献报道。这种反应是由于系统性大剂量释放血管活性物质和组织胺引起的。临床症状根据反应的程度不同差异很大。轻度的过敏反应症状包括对环境温度升高的敏感、颜面潮红、多汗、阵发性皮肤瘙痒和鼻黏膜分泌物增多等；中度过敏反应包括恶心、头痛、头面部水肿、腹痛、轻度支气管痉挛、呼吸困难和心悸等；重度过敏反应包括心律失常、低血压、严重的支气管痉挛、喉头水肿、肺水肿、癫痫发作、甚至死亡。在过敏反应严重的患者可出现过敏性休克的各种表现。虽然这种反应被称为过敏样反应，一般认为并不是由免疫反应所介导，也没有关于对动物蛋白过敏与这种反应有任何相关性的报道。

过敏样反应的治疗应根据其严重程度而定。轻度过敏反应除了严密观察患者症状外，一般无需特殊处理。中度过敏样反应一般要经皮下或静脉注射肾上腺素，经静脉注射苯海拉明。如果有支气管痉挛症状，应经鼻吸入支气管扩张剂（如沙丁胺醇气雾剂），并给予吸氧；重度过敏样反应除了上述抢救措施外，往往需要快速补充液体，必要时行气管切开以保持气道通畅。

发生造影剂过敏样反应的危险因素包括：既往有造影剂过敏史、哮喘史、接触性过敏史、最近使用过 β 受体阻滞剂、充血性心力衰竭、曾使用过白介素-2 等。一般认为使用低渗性和非离子型造影剂发生严重过敏样反应的比例较低。Katayama 等所做的大样本研究表明，使用离子型造影剂的严重药物不良反应发生率为 0.2%，而非离子型造影剂的发生率为 0.04%。一项评估 80 年代造影剂反应的荟萃分析表明,高渗造影剂的严重不良反应发生率为 0.157%,而低渗造影剂的严重不良反应发生率仅为 0.031%。

发生造影剂过敏反应后,再次使用造影剂发生反应的概率为 15%。Lasser 的研究表明,对于有造影剂过敏史的患者,在使用碘比率为 1.5 的离子型造影剂之前 12 小时及 2 小时,各给予 32mg 甲泼尼龙治疗,可明显减少其全身反应的发生率。对这种有造影剂过敏史的患者,目前普遍接受的方法是,预先联合使用苯海拉明、口服皮质激素和 H_2 受体阻滞剂,并且最好使用非离子型造影剂。

四、肾功能异常

造影剂由体内排泄的唯一途径是通过肾脏。在西方发达国家,造影剂引起的肾损害是住院患者发生急性肾衰竭的第三位原因。这些患者占急性肾衰竭患者的 10% 左右。如果细心测量就会发现,所有使用造影的患者血肌酐水平均会有所升高。幸运的是,在没有糖尿病和基础肾脏疾病的患者中使用小剂量造影剂(<125ml),一般极少发生肾衰竭。

有关造影剂相关的肾功能损害的文献报道很多。但由于这些研究采用了不同的诊断标准和分类方法,造影剂使用的方法和剂量也不相同,以及跟踪采样的时间各异,因此其研究结果缺乏可比性。目前普遍接受的造影剂相关的肾功能损害的诊断标准是:对于基础血肌酐水平低于 1.5mg/dl 的患者,使用造影剂 72 小时内血肌酐水平增加超过 25%;对于基础血肌酐水平在 1.5mg/dl 及以上的患者,血肌酐浓度增加超过 1.0mg/dl。发生造影剂相关的肾功能损害的原因目前还不完全清楚,但有研究者认为可能是由于造影剂诱导的肾血管收缩使肾髓质发生缺血,以及造影剂对肾小管上皮细胞的直接损害引起。由造影剂引起的肾功能损害往往是非少尿性的,因此一般无需透析治疗。大多数基础肾功能正常的患者升高的血肌酐水平可在 2~7 天内恢复到基础水平,而不出现明显的临床症状。

使用造影剂后出现肾功能损害的危险因素主要包括本身存在肾功能损害和大量使用造影剂。对于基础血肌酐水平在 2.0mg/dl 的患者,使用不超过 125ml 造影剂后发生肾功能损害的概率为 2%,但如果使用的造影剂超过 125ml,则发生肾功能损害的概率可增加到 19%。如果在使用 72 小时内再次使用造影剂,发生肾功能损害的概率也会明显增加。其他发生造影剂相关的肾功能损害的危险因素还有低血容量、糖尿病和低心排血量、年龄在 70 岁以上,肾血流减少,正在使用影响肾血流的药物(如血管紧张素转换酶抑制剂)等。存在这些危险因素的患者发生肾功能损害的概率可达 40%。与造影剂相关的其他并发症不同,临床研究表明 1.5 碘比率的造影剂和 3.0 碘比率的造影剂对肾功能的影响似乎没有明显差异。

针对造影剂引起的肾功能损害,可选的治疗方法包括静脉输液,使用呋塞米(速尿)、甘露醇、钙通道阻滞剂、腺苷拮抗剂和多巴胺等药物。Solomon 等做的对照研究表明,使用造影剂前后各 12 小时联合应用呋塞米、甘露醇并输液的方法并不比单纯输生理盐水效果好。一般观点认为对于高危患者术前一天晚上就应该给予一定处理并在术前 8 小时给予输生理盐水。如果可能,术前应停用肾毒性药物和非甾体抗炎药物。

一项研究证明非诺多泮(Fenoldapam),一种多巴胺 1 型受体拮抗剂在高危患者中应用可以增加肾皮质和实质的血流量,减轻造影剂引起的肾血管收缩。同时它对于有心功能不全的患者可以在不增加心脏负荷的情况下发挥作用。另外据报道,口服抗氧化药物乙酰半胱氨酸(600mg,每日 2 次,连服 2 天)可显著减低造影剂诱导的肾毒性反应。

介入操作后发生肾功能损害的另外一个机制是肾动脉血栓形成。在心脏内介入治疗后其发生率约为 0.15%。血栓发生后的全身性表现有皮肤网状青斑、腹部和足部疼痛、系统性嗜酸性细胞增多伴足趾发紫(蓝趾综合征)等。与由造影剂引起的肾毒性损害不同,血栓形成性肾功能损害往往进展缓慢(数周或数月),而且约有一半的患者发展为肾衰竭。血栓形成性肾功能不全可经过肾组织活检得以确诊。一旦确诊应积极治疗。

五、胃肠道反应

碘比率为 1.5 的离子型造影剂最常见的胃肠道反应是恶心和呕吐。这些反应常出现在首次注射造影剂时。而当再次注射造影剂时,往往不再出现类似反应。使用碘比率为 3.0 的离子型造影剂这种恶心反应的发生率明显下降,而使用非离子型造影剂一般没有这种反应。

六、血液系统反应

有关造影剂对凝血功能的影响报道很多。但针对与造影剂是促进凝血还是降低凝血功能目前存在很大争议。而造影剂引起的凝血功能的改变有时会导致严重并发症,甚至危及患者生命。因此造影医师必须高度重视这一问题。

1987 年,Robertson 观察到当血液进入造影剂连接管时,与非离子型造影剂混合后形成凝血块,这一现象使研究者考虑这种造影剂可能具有促凝血作用。为了进一步探讨这一问题,此后设计了几项体外试验,但这些试验得出了不同结果。目前广泛认为,所有造影剂均具有内在抗凝血功能。将体内应用浓度的造影剂与血液混合可明显延长凝血时间。碘比率为 1.5 和 3.0 的离子型造影剂可将凝血时间由 15 分钟延长到 330 分钟以上。尽管碘比率为 3.0 的非离子型造影剂也能延长凝血时间,但其作用要小得多(从 15 分钟延长到 160 分钟)。

尽管体外试验对于支持和验证理论基础帮助很大,但体外试验的结果往往与在体反应和临床结果不同。体外试验曾报道离子型和非离子型造影剂对凝血功能的影响差异很大,但临床研究并没有发现这两种造影剂对介入后血栓形成的影响存在差异。在进行 PTCA 患者中比较不同造影剂(威视派克和海赛显)的试验 COURT(Contrast media utilization in high risk PTCA)表明,非离子型造影剂威视派克与离子型造影剂海赛显相比较,可以使严重并发症降低约 45%。而这种差异主要来自正在接受阿昔单抗的患者。因此研究者认为海赛显能中和阿昔单抗促血小板活化和去颗粒化的作用。

介入治疗选择造影剂时,不仅要考虑到造影剂的显影效果和副作用大小,还要考虑到造影剂的价格。已经有多项研究探讨了不同造影剂的效价比并提出了减少费用的策略。一般来说,便宜的造影剂如泛影葡胺等毒副作用较大。尽管绝大多数副作用如恶心、呕吐、心动过缓和充血性心衰等都是非致命性的。但在实施复杂介入治疗时会使本来就难以预料的结果变得更为复杂,因此在实施复杂介入治疗时一般应选用副作用较小的造影剂。

目前,开发显影效果更好,副作用更少的造影剂的努力还在继续。而造影剂的发展也极大地推动了介入技术的发展,拓宽了造影技术应用的领域。但在造影剂应用方面,也还存在着许多尚未解决的问题,有待今后进一步的研究。

第七节　减少介入相关并发症的方法

一、选择合适的患者

对于脑血管病患者来说,介入治疗只是其他治疗的一个补充,因而不可能完全替代其他治疗。决定介入治疗的医生们必须对患者的病情和治疗史有充分的了解,认真评估介入治疗的风险和效果,将介入治疗与传统治疗相比较,全面权衡介入治疗的利弊得失,并考虑不同治疗方法的花费和患者的社会经济状况,才能做出有利于患者长久健康的治疗决策。错误的决策可能导致患者增加并发症的危险,或使本该从介入治疗中获益的患者失去治疗机会。因此,介入医生必须对脑血管病的传统治疗和疾病的预后有充分认识。如果介入治疗的预后与传统治疗相当甚至较之更差,这种患者就要避免选择介入治疗。如果患者行介入治疗的风险很高,也不应该选择介入治疗,因此在选择患者时要执行严格的适应证标准。颈动脉狭窄的另外一个治疗方法是内膜剥脱术。这种方法已经有50年的临床应用历史,其疗效已为循证医学所验证。但其缺点是有一定的并发症,在某些患者中不能开展。另外,我国开展内膜剥脱术的时间较晚,能够开展这项手术的医疗机构很少,因此在制订治疗方案时也应考虑到中国的实际国情。

二、选择合适的介入治疗方案

对某一患者在决定实施介入治疗后,还应根据患者的病情特点和是否有其他伴随疾病,选择合适的介入治疗方案。选择治疗方案的原则是治疗方案是否为最简单,治疗针对的问题是否能得到充分解决。对于大多数狭窄来说,目前采用的方法是球囊扩张后再选择性地置入支架。其他的介入技术如经皮腔内斑块旋切术、复合动脉内溶栓术、多支架置入术等也可考虑。

三、选择合适的入路

在选择合适的介入治疗方案后,还要选择合适的介入入路。脑血管造影和介入治疗目前一般选择右侧股动脉为介入操作入路。但对于腹主动脉或髂动脉有严重病变的患者,应考虑以肱动脉或桡动脉为入路。文献也有报道直接以颈动脉为入路进行介入治疗者。因此在实施介入手术前,应对穿刺动脉进行初步评估:简易的方法是对要穿刺的动脉进行触诊,如发现动脉有明显的硬化、搏动减弱或消失,应选择其他动脉进行穿刺。如怀疑动脉有问题,也可进行超声检查。选择穿刺的动脉最好位于主要操作者的正手侧。穿刺过程中,如果遇到困难或多次尝试不成功,应考虑改从对侧或其他血管进行穿刺,而不应反复尝试。一般穿刺是不应穿通血管后壁。术后的按压应该力量适中,既不导致穿刺点出血,也不引起血流完全阻断。

四、选择合适的器材

目前能够做脑血管介入治疗的设备有很多种。选择合适的介入设备往往不是介入医生所能掌控。有些造影设备安装在专门造影室,有的安装在手术室。不管哪种情况,在实施介入操作前,操作者必须对造影设备和造影室的环境有所了解,并参考这些情况制订患者的抢救方案。

五、及时发现复杂的血管病变

随着介入技术的发展和介入器材的改良,能够治疗的血管病变的复杂程度越来越高。当然对这些复杂病变进行介入治疗的并发症也要高得多,而且对复杂病变介入治疗的远期结果目前还没有定论。因此对复杂血管病变进行介入治疗时,更要小心血管撕裂、急性闭塞和血栓形成等严重并发症的发生。血管撕裂很少发生,其发生主要是由于过度扩张。因此扩张时不要追求形态上的完美。血管的急性闭塞往往是由于动脉夹层形成引起,可以用另外的支架进行治疗。或者进行紧急手术,预后也不一定很差。急性血栓形成也许不都是致命性的,但也许是介入治疗中最严重的并发症。这方面的治疗方法非常有限,而且往往有终末器官的损害。对于有发生栓子脱落可能的病变,必须使用脑保护装置。

六、根据情况及时调整治理方案

并不是所有的血管狭窄都应该用介入方法进行治疗。当发现介入治疗的危险性较高,或者技术成功的可能性很低时,应考虑用其他方法进行治疗。这一原则在决定患者是否实施介入治疗时优先考虑。这也是为什么应该由对脑血管病患者熟悉的神经科医生实施介入治疗的主要原因。追求技术上的完美对于许多操作者具有极大的诱惑力。但完美的技术并不等同于完美的结果,却往往带来灾难性的并发症。每一个介入医生都必须熟知技术的缺陷和不足,学会在某些情况下放弃,这一观念能减少不必要的麻烦。在决定介入治疗时,还应该以患者的整体预后作为考虑中心,而不是仅仅重视血管狭窄的程度。

第八节　介入操作的学习曲线

学习曲线又称经验曲线,是由美国心理学家 Wright 于 1936 年发表。他的观察表明随着个体操作累计量的增加,操作效率和成功率不断提高,这种现象叫作学习效应。描述操作总量和操作效率之间关系得曲线图称为学习曲线。颈动脉支架置入术作为一种新建立的正在发展的技术,同样存在学习曲线。颈动脉介入治疗的理论和操作基础大多来源于心脏介入治疗和外周血管介入治疗。因此,如果具有其他血管球囊成形术、支架置入术经验的操作者其学习过程可能较短。开展脑血管造影时所获得的技术和理论知识对于学习脑血管介入治疗是非常有益的。通过脑血管造影可以学会一些对脑血管介入治疗非常有用的技术和方法,如评估主动脉弓的方法,导管进入目标血管的方法,颈内动脉超选择性造影的方法,以及用造影技术评估脑血管的状况。掌握这些技术是学习脑血管介入技术的最基本技能要求。

第七章

颅脑肿瘤介入治疗

第一节 脑膜瘤的诊断

一、临床表现

脑膜瘤（meningioma）主要起源于蛛网膜帽状内皮细胞（脑膜乳头细胞），少数脑膜瘤来源于硬膜的成纤维细胞、蛛网膜和脉络膜，约占脑肿瘤的15%，是患病率仅次于胶质瘤的颅内原发肿瘤，各个年龄段均可发病，好发年龄为40～60岁，女性多于男性，好发部位为大脑凸面、嗅沟、颅前底窝、蝶骨嵴、鞍结节、鞍旁、鞍膈、矢状窦旁、大脑镰旁、小脑幕、桥小脑角及侧脑室三角区等部位，儿童脑膜瘤少见，患者多发生在脑室内，多数脑膜瘤为良性，生长缓慢，出现临床症状时已经存在多年，组织学上可分为许多亚型，但影像学上一般很难区分，脑膜瘤主要的临床症状为颅内高压、局部压迫症状、癫痫或肢体运动感觉功能障碍，较小的脑膜瘤可无症状。脑膜瘤多有完整的包膜，少数有分叶，位于大脑镰或小脑幕的肿瘤可穿过脑膜向另外一侧生长，变现为中间较小、两侧较大的哑铃状。

二、影像学诊断与鉴别诊断

1. X线
(1)如靠近颅骨，可引起局部颅骨增生或破坏。
(2)可见脑膜动脉压迹增粗、棘孔扩大等征象。
(3)约30%的脑膜瘤可出现点状、片状或放射状的钙化，砂粒样脑膜瘤可全部钙化。
2. CT
(1)肿瘤多为圆形、类圆形，部分呈不规则形，少数呈扁平型，肿瘤边缘规则，边界清楚。
(2)平扫多数脑膜瘤呈等密度或高密度，囊变、坏死、陈旧性出血及脂肪变性区为低密度。
(3)肿瘤以宽基底附着于硬膜或颅骨，肿瘤附着处可见局限性颅骨破坏或增生。
(4)瘤周可无水肿，也可有明显水肿。
(5)肿瘤邻近蛛网膜下腔扩大。
(6)增强扫描大多数呈明显均匀强化。

3. MRI

(1)一般来说在低场强的 MRI 上,病变在 T_1WI 以及 T_2WI 序列均与脑实质内信号相似,在高场强的 MRI 上,T_1WI 序列一般呈稍低信号,T_2WI 呈稍高信号。

(2)肿瘤与脑表面常有低信号环带出现,如果此低信号环带在 T_2 序列上呈高信号,可能与周围脑组织受压缺血水肿有关;如果在 T_2 加权图像上也呈低信号环带,则可能为肿瘤周围的血管性包囊或纤维组织。

(3)增强扫描呈均匀显著强化,部分脑膜瘤由于邻近脑膜增生增厚,出现线条样强化,超出肿瘤与脑膜相连的范围,向周围延伸,称为脑膜尾征。

(4)脑膜尾征的特点是肿瘤连接部最厚,向外逐渐变薄,脑膜尾征常见于脑膜瘤,也可见于邻近脑膜的肿瘤或病变,所以并非脑膜瘤专有。

4. 鉴别诊断

(1)脑外海绵状血管瘤:①脑外海绵状血管瘤与脑内海绵状血管瘤不同,通常较大,T_1WI 序列呈低信号。T_2WI 序列呈高或者明显高信号,而脑膜瘤常呈等信号;②海绵状血管瘤可以出血,出血沿硬膜扩散,如果同时有硬膜下出血,通常考虑海绵状血管瘤;③MRI 氢质子波谱也可提供决定性鉴别诊断。脑膜瘤中不含神经元细胞,所以波谱中检测不到 NAA 和 Cr 波,而 Cho 波明显增高,另外一个具有特征性的波是 Ala(丙氨酸)波,波峰在 1.47ppm 处,而脑外海绵状血管瘤通常有 NAA 和 Cr 波,而 Cho 波均缺如。

(2)脑膜浆细胞瘤:发生在骨髓以外的浆细胞瘤少见,累及脑膜者更为少见,通常表现为与脑膜接近的肿块,显著均匀强化,但 CT 平扫时呈低密度,T_1WI 序列呈低信号,T_2WI 序列呈稍高信号,肿瘤内通常无钙化。

(3)颅骨致密骨瘤:位于大脑凸面的脑膜瘤通常要与颅骨致密骨瘤相鉴别:①CT 骨窗扫描是最好的方法,扫描瘤体密度与周围骨组织密度一致即为颅骨致密骨瘤;②在增强 MRI 上效果明显,致密骨瘤不强化;CT 增强扫描对此无法辨别,因为强化后两者均呈高密度,无法判断是否强化。

三、病理学表现

1. 大体观察

大部分肿瘤与硬脑膜广泛附着,压迫附近脑组织,很少侵及脑组织,也可包绕邻近脑动脉,罕见情况下侵犯血管壁。少数肿瘤长成扁平的包块,呈斑块状覆盖较广泛区域,甚至整个脑半球,称为斑块型脑膜瘤。肿瘤质地硬,切面灰白色,颗粒状或条索漩涡状,有的质地似砂粒样。

2. 组织病理学

低复发和低进展危险性脑膜瘤为 WHO Ⅰ 级,包括:脑膜皮细胞型脑膜瘤、纤维型脑膜瘤、过渡型(混合性)脑膜瘤、砂粒体型脑膜瘤、血管瘤型脑膜瘤、微囊型脑膜瘤、分泌型脑膜瘤、富于淋巴浆细胞型脑膜瘤、化生型脑膜瘤。

高复发和高进展危险性脑膜瘤为 WHOⅡ、Ⅲ 级。Ⅱ级包括:非典型脑膜瘤、透明细胞型脑膜瘤(颅内)、脊索瘤样脑膜瘤。Ⅲ级包括:骨骼肌样型脑膜瘤、乳头状脑膜瘤、间变(恶性)脑膜瘤、伴高生长指数和(或)脑浸润的任何脑膜瘤亚型。

大部分脑膜瘤表达上皮膜抗原(EMA),在非典型和间变型脑膜瘤阳性少见,Vimentin 在各型脑膜瘤均可阳性,有些脑膜瘤 S-100 蛋白阳性,但阳性一般不强。分泌型脑膜瘤假砂粒体CEA 强阳性,假砂粒体周围细胞 CK 阳性。

(1)脑膜皮细胞型脑膜瘤:该型常见,瘤细胞似正常蛛网膜细胞,大小一致,核圆形或卵圆形,致密、片状镶嵌排列,胞质呈合体细胞样,可见小而不明显的核仁,偶见核内假包涵体及核内窗(有的核中间透明,可能是糖原),漩涡状结构和砂粒体少见(图 7-1)。

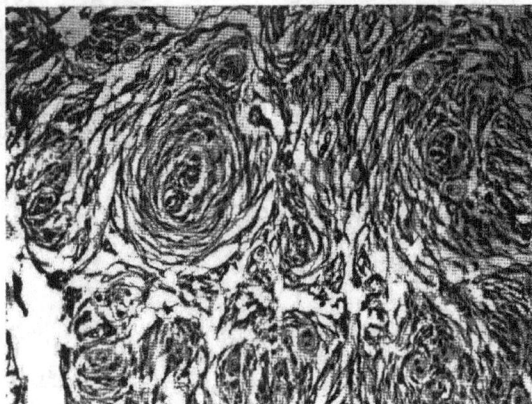

图 7-1 脑膜皮细胞型脑膜瘤
瘤细胞大小一致,核圆形或卵圆形,致密、片状镶嵌排列,胞质呈合体细胞样

(2)纤维型(成纤维细胞型)脑膜瘤:肿瘤由成束的、类似于成纤维细胞的长梭形细胞组成,但瘤细胞的核具有脑膜皮细胞型脑膜瘤细胞的特点,这对鉴别其他梭形细胞肿瘤如神经鞘瘤等很有帮助。可见玻璃样变及钙化,富于网状纤维和胶原纤维(图 7-2)。

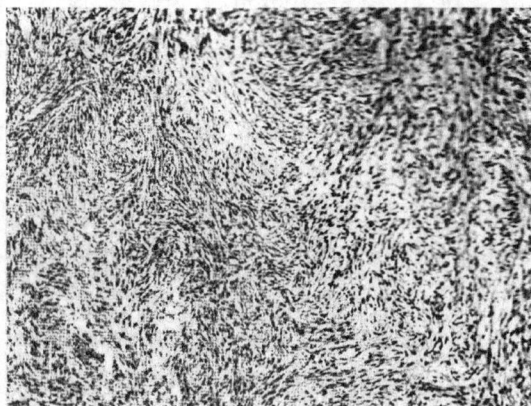

图 7-2 纤维型脑膜瘤
由成束的、类似于成纤维细胞的长梭形细胞组成

(3)过渡型(混合型)脑膜瘤:该亚型常见,具有脑膜上皮型和纤维型脑膜瘤间的过渡特点,排列成分叶状和束状结构,局部可见典型脑膜皮细胞特点。其特征为形成典型的同心圆状漩涡结构,其中心可为血管;也可为松散的多个细胞,晚期只有一两个细胞,再晚期为砂粒体,尤其在细胞漩涡中心,也可为胶原(图 7-3)。

(4)砂粒体型脑膜瘤:该亚型也可诊断为脑膜瘤富含砂粒体。砂粒体构成肿瘤的主要成分,偶形成骨化小体(图7-4)。

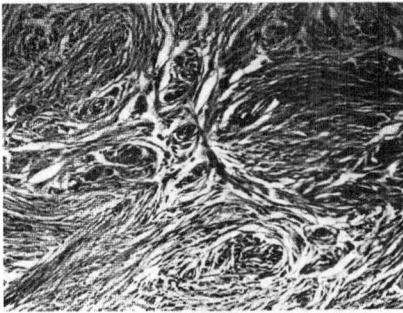
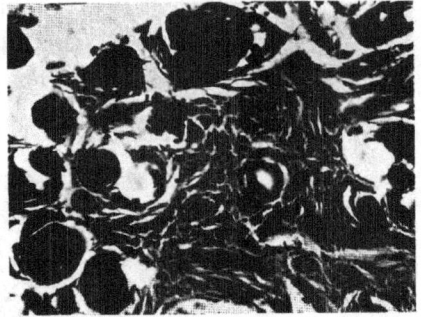

图7-3　过渡型(混合性)脑膜瘤　　　　　图7-4　砂粒体型脑膜瘤可见大量砂粒体

具有脑膜上皮型和纤维型脑膜瘤间的过渡特点,排列成分
叶状和束状结构。局部可见典型脑膜皮细胞特点

(5)血管瘤型脑膜瘤:富含血管的脑膜瘤。含有丰富的、大小不等的、发育完好的血管,血管成分分化成熟,大部分血管小、管壁透明变性,也可为高度扩张壁薄的海绵状血管瘤样。血管之间散在脑膜皮细胞型、纤维型或过渡型脑膜瘤的小巢。鉴别诊断包括血管畸形和血管网状细胞瘤,取决于脑膜瘤血管的大小。

(6)微囊型脑膜瘤:肿瘤细胞呈星芒状或梭形,有细长的突起,背景疏松、黏液状。肿瘤细胞之间形成许多小囊为特点,也可以形成大囊,仅见很少的实体成分。肿瘤间质有丰富的小血管,易发生透明变性。

(7)分泌型脑膜瘤:该亚型的特点是背景为脑膜皮细胞型和过渡型脑膜瘤,部分上皮胞质内含 PAS 染色阳性的嗜伊红物质,直径 $3\sim100\mu m$,多为圆形,均匀一致,该结构称为"假砂粒体"。免疫组织化学染色上皮 CEA 和 EMA 强阳性,部分瘤细胞 CK 阳性。

(8)富于淋巴浆细胞型脑膜瘤:为伴有大量淋巴细胞、浆细胞浸润的脑膜瘤,背景为脑膜皮细胞型、过渡型或纤维型脑膜瘤。浸润的淋巴细胞、浆细胞可掩盖脑膜瘤结构,形成淋巴滤泡并出现明显的生发中心。临床可伴有免疫球蛋白血症和(或)贫血。

(9)化生型脑膜瘤:脑膜皮细胞型、纤维型和过渡型脑膜瘤内可见间叶成分,如黄瘤性化生、软骨性化生、骨化生、黏液化生、脂肪化生等,不管伴有哪种化生,肿瘤中均可找到典型脑膜瘤的证据。

(10)脊索瘤样型脑膜瘤:组织学类似脊索瘤的脑膜瘤。黏液背景,瘤细胞嗜伊红,空泡状,排列成小梁状,与脑膜瘤区相混,典型的脑膜瘤特点不明显,很少见到漩涡状结构和砂粒体。间质内大量慢性炎细胞浸润,常出现粗大的胶原纤维,血管也较多。有些患者伴血液性疾病,如 Castleman 病。此亚型肿瘤具有侵袭性,次全切除后常复发,相当于 WHOⅡ级。

(11)透明细胞型脑膜瘤:该亚型少见,好发于小脑脑桥角和马尾。镜下为多角形、胞质透明、富含糖原细胞的细胞构成,典型的脑膜瘤特点不明显。有些肿瘤,特别是颅内透明细胞脑膜瘤,临床生物学行为较具侵袭性(WHOⅡ级)。

(12)非典型脑膜瘤:该亚型相当于 WHOⅡ级。肿瘤核分裂活性增高或伴有 3 个或更多的如下特点:细胞密度高;小细胞大核;核质比例增高,核仁明显;无定型或片状生长方式和局部"海绵状"或"地图样坏死"。核分裂增多≥4 个/10HPF 时,复发率增高。

（13）乳头状脑膜瘤：该型肿瘤罕见，瘤细胞密集，至少部分区域存在血管周围假菊形团结构，细胞间网状纤维明显。该肿瘤好发于儿童，75％病例侵及局部和脑组织，55％复发，20％转移。由于肿瘤的高侵袭性生物学行为，此亚型定为 WHO Ⅲ 级。

（14）骨骼肌样型脑膜瘤：骨骼肌样细胞形态与发生在其他部位（如肾）者相似，大部分肿瘤具有高度增生活性和其他恶性特征。临床经过相当于 WHO Ⅲ 级。若肿瘤仅有灶性骨骼肌样特点，而缺乏其他组织学恶性特征，其生物学行为不定。

（15）间变性（恶性）脑膜瘤：该肿瘤具有明显的恶性细胞学特点，包括肉瘤样、癌样、恶性黑色素瘤样或高核分裂指数（≥20 个/10HPF），相当于 WHO Ⅲ 级，存活均数<2 年。

第二节　脑膜瘤介入治疗

一、概述

脑膜瘤是一种常见肿瘤，其发病率在脑瘤中仅次于星形胶质细胞瘤，约占颅内肿瘤 11％。肿瘤起源于结缔组织，绝大多数发生在蛛网膜颗粒的蛛网膜细胞，极少数发生在硬膜的成纤维细胞。脑膜瘤生长缓慢，多见于中年人，以女性多见，男女性之比为 1：2。有学者报道，在许多脑膜瘤中可发现有雌激素和孕激素受体。

二、病理

脑膜瘤一般有完整包膜，呈圆形、类圆形或分叶状。大多数脑膜瘤血供丰富，为高血运肿瘤。瘤内常有钙化，也可有出血、坏死，其组织病理学上一般可分为合体型、过渡型、纤维型、血管母细胞型和恶性型 5 种。脑膜瘤多数位于脑外，见于矢状窦旁、大脑凸面、蝶骨峰、嗅沟、桥小脑角、大脑镰和天幕等处。肿瘤常位于硬膜窦附近，可引起硬膜窦的狭窄和阻塞。

三、临床表现

脑膜瘤起病慢、病程长，其初期症状和体征常不明显，可出现头痛、视力障碍、癫痫发作等。随病程进展对邻近脑组织造成压迫，逐渐出现颅内高压和局部神经定位症状和体征。天幕切迹附近的肿瘤可造成对中脑导水管的压迫而产生脑积水。脑膜瘤累及颅骨可引起颅骨增生和颅板增厚，使局部颅骨变形，累及头皮组织可出现头皮肿块，通常生长缓慢。

家族性脑膜瘤罕见，这些患者大多有神经纤维瘤病。这种类型常被称为"中枢型神经纤维瘤病"或"Ⅱ型神经纤维瘤病"，包括神经纤维瘤伴双侧听神经瘤，属常染色体显性遗传，常同时伴有染色体异常。患者最常见的为双侧听神经瘤，可伴发脑膜瘤、胶质瘤和晶状体混浊。这类患者的皮肤表现要少于通常的神经纤维瘤病（Ⅰ型）。放射线照射也可能与脑膜瘤的发生有关，其潜伏期长达 25 年，这种超因所致的脑膜瘤浸润性强，易于复发，与普通脑膜瘤相比，其多发的概率要高得多。

四、影像诊断

(一)X 射线检查

颅内脑膜瘤好发于矢状窦旁、大脑凸面、蝶骨嵴、嗅沟、桥小脑角、大脑镰和天幕等部位。目前头颅 X 射线平片对于脑膜瘤的检测,其作用已甚微,但头颅 X 射线平片在显示骨增生、钙化、脑沟影增宽及颅内高压等方面仍有一定的作用。

(二)CT 检查

脑膜瘤在 CT 平扫时表现为均一、略高密度或等密度肿块,其内可有点状和不规则钙化影,或肿瘤边缘的弧线钙化。病灶大多呈类圆形或分叶状,边界清楚、光整,位于脑膜瘤好发部位,以广基与颅骨内板或硬膜相连。肿瘤较大时可出现明显的占位表现,脑水肿一般较轻,当肿瘤压迫脑静脉和静脉窦时也可出现脑积水。肿瘤引起的颅骨内板增生或破坏,在骨窗上可清楚地显示。在增强后扫描可见肿瘤有明显均质的强化,可将肿瘤的边界勾画得更为清楚。少数肿瘤其内可出现大小不等的低密度区,多数为肿瘤的囊变、坏死所致。

(三)MRI 检查

脑膜瘤在 MRI 图像上也有较强的特异性,特别是可清楚地显示肿瘤和邻近硬膜窦的关系。在 T_1 加权图像上,脑膜瘤大多表现为等信号,在 T_2 加权图像上可表现为高信号或等信号,但以等高信号为多。大部分脑膜瘤与其周围脑组织有一包膜相隔,因此不少病例在 T_1 和 T_2 加权图像上可清楚显示呈低信号的环影,包膜所致的环影常在 T_1 加权图像上显示更为清楚。注射 Gd-DTPA 后,多数肿瘤出现信号增高,并可持续较长的时间。MRI 对水肿显示的敏感性相当高,可清楚地显示脑膜瘤周围的水肿情况。

(四)脑血管造影

脑膜瘤的血液供应大致可分为 4 型,即单纯颈外动脉供血;颈内、颈外动脉联合供血,以颈外动脉为主;颈内、颈外动脉联合供血,以颈内动脉为主;单纯颈内动脉供血。由于多数脑膜瘤血供丰富,因此脑血管造影显示肿瘤血管可有相当高的比例,在血管造影时可见比较有特征性的表现。

1. 中心型肿瘤血管

在动脉期,肿瘤部位出现异常血管。形成粗细较为一致、比较均匀的小动脉网。瘤体中心常呈轮状或网状,其血供常为脑膜动脉或颅外动脉分支,以颈外动脉造影显示最为清晰,瘤体的外层常形成环状或半环状的网状血管带,这些血管由脑动脉分支供养,以颈内动脉造影显示为好。在毛细血管期至静脉期,肿瘤区出现明显的肿瘤染色,在瘤区出现浓密的造影剂阴影,其周缘可见粗大、迂曲的引流静脉。

2. 脑内、脑外双重血供

脑内动脉常供应肿瘤的外围,脑外动脉常供应肿瘤的中心。因此脑膜瘤的血管造影检查宜分别做颈外和颈内动脉造影,以详细了解其血供情况。脑膜瘤的供血动脉无论来自颈外动脉或颈内动脉的脑膜支均比较粗大,行程较长且比较迂曲,其末端进入肿瘤处常呈现脑血管弧形推移。脑膜瘤大多位置浅表,造成脑动脉局限性的推移。如肿瘤位于切线位时,可见移位的脑动脉远离颅内的内板和中线,并可显示肿瘤的基底紧贴颅骨部。

窦旁脑膜瘤显示其硬膜静脉窦是否受累及其通畅情况,对于术前准备相当重要。当显示肿瘤已完全引起硬膜窦阻塞,常表明已有相当的静脉侧支循环形成,对这类肿瘤和已阻塞的硬膜静脉窦做完全的切除,一般不会引起静脉性梗死。但如发现硬膜静脉窦已有累及而无阻塞,特别是在上矢状窦后部、横窦和乙状窦等部位,则发生手术后硬膜静脉窦阻塞的危险性很高。必要时可做直接法硬膜静脉窦造影,即将微导管直接置入硬膜静脉窦,然后注入造影剂,并对硬膜静脉窦进行测压。

五、传统治疗

对脑膜瘤的治疗,以手术切除为主。原则上应争取完全切除,并切除受肿瘤侵犯的脑膜与骨质,以期根治。脑膜瘤属脑实质外生长的肿瘤,大多属良性,如能早期诊断,在肿瘤尚未使周围的脑组织与重要颅神经、血管受到损害之前手术,应能达到全切除的目的。但是有一部分晚期肿瘤,尤其是深部脑膜瘤,肿瘤巨大,与神经、血管、脑干及丘脑下部粘连太紧,或将这些神经、血管包围不易分离。这种情况下,不可勉强从事全切除手术,以免加重脑和颅神经损伤以及引起术中大出血的危险,甚至招致患者死亡或严重残废;宜限于肿瘤次全切除,缩小肿瘤体积,辅以减压性手术,以减少肿瘤对脑的压迫作用,缓解颅内压力,保护视力;或以分期手术的方式处理。对确属无法手术切除的晚期肿瘤,行瘤组织活检后,仅做减压性手术,以延长生命。恶性者可辅以放疗。

对于每一例脑膜瘤手术,术前都要有充分准备。脑膜瘤血运极为丰富,瘤体较大,与周围结构关系复杂,常伴有明显的颅内压增高。根据这些特点,手术前准备要注意:①肿瘤定位要确切,对其生长特点,供血以及肿瘤与周围的联系,术者对其应有一立体概念。这样才有利于手术进程中遇到特殊情况时采取适当措施;②充分备血以便手术中遇到大出血时,能够及时补充;③鞍区脑膜瘤和颅内压增高者,术前几日酌用肾上腺皮质激素,有利于降低颅内压;④运动区、颞叶等部位脑膜瘤,特别是已有癫痫者,需用镇痉药物预防和制止癫痫;⑤用脱水药物,或必要时采用脑脊液引流,以缓解脑水肿与颅内压,缓解颅内瘀血的状态,使脑组织松弛,有利于减少手术出血和减少术中过分的脑组织牵拉造成损伤;⑥注意检查周身有无严重器质性疾病,纠正脱水与电解质紊乱。

脑膜瘤手术麻醉,以全麻和采取控制性低血压最为适当,预计肿瘤切除情况复杂,手术中可能对脑组织牵拉较多者,术中尚可辅以低温,以减轻脑水肿反应。保持呼吸道通畅也很重要。局麻则适用于较简单的脑膜瘤手术。脑膜瘤的手术,通常应注意下列几点,以便手术能够顺利安全地进行。

(一)手术显露

一定要充分开颅切口设计切合肿瘤部位,满足手术处理需要。骨瓣要大于造影片上肿瘤影像的范围,以保证有足够余地进行肿瘤探查、游离和切除。切口显露太小,既不便探查肿瘤,处理中也会遇到困难,尤其在切除深部肿瘤中,万一遇到大出血,因手术野窄小,止血不便,使手术陷于被动,甚至发生危险。此外,也难免因过度牵拉脑组织造成损伤。

(二)术中降低颅内压

静脉注射 20% 甘露醇 250~500ml 或呋塞米 40mg;脑室穿刺并留置导管引流出脑室液或预先腰穿脑脊液引流。这些措施行之有效,可使脑组织塌陷,利于手术操作。

(三)预防与减少术中出血

脑膜瘤切除术中应随时警惕大出血甚至发生休克的危险。采取控制性低血压（收缩压80mmHg左右）、头高卧位，并常在术前做颈外动脉肿瘤供血动脉栓塞术或结扎颈外动脉。术中结扎脑膜中动脉及其通向肿瘤的分支，可以减少肿瘤供血来源。探查与切除肿瘤过程，采用处理颅内动静脉畸形的方式，先电凝，夹闭进入肿瘤的大、小供应动脉支干，最后才切断回流静脉。

(四)肿瘤摘除

肿瘤基底较宽且与硬脑膜紧密粘连的脑膜瘤，也可以先游离与切断肿瘤基底，使肿瘤脱离硬脑膜和静脉窦的联系。在上一个步骤完成后，将有利于肿瘤摘除和减少出血，因为有许多血液供应，是由肿瘤基底部进入瘤内。而且，只有在松动其基底之后，才能将肿瘤摘除。

(五)完整地或分块地切除肿瘤

应酌情而定要根据肿瘤的部位、大小及其与周围的解剖关联有无重要结构而定，一般中、小肿瘤与周围结构无紧密粘连的，可以将肿瘤整个摘除。在切断肿瘤主要供血后，断开肿瘤基底，便可以缓慢牵引肿瘤，轻巧地予以摘除。术中避免过分牵开脑组织。不可不适当地和用手指做肿瘤深部分离，或粗暴地剜出肿瘤，特别是处理脑重要功能区域或深部脑膜瘤时要在直视下谨慎操作，以防造成不可逆的脑神经损伤或难以制止的大出血，这种出血，可来自撕断的动脉或来自静脉窦。对手术显露较窄、肿瘤深在的情况下，宁可采取分块切除的方法，逐步地缩小肿瘤体积，将肿瘤游离，最后取得完全切除。这种方式的优点是在复杂解剖关系下，可以一面切除肿瘤，一面查明肿瘤与神经血管的关系，有利于预防大出血和附加损伤。

大静脉窦出血时，防止空气栓塞。脑膜瘤并有明显的颅骨增生时，开颅可采用围绕颅骨隆起区域，肿瘤外围做一圈钻孔，而后咬开骨瓣，并随时用骨蜡止血，代替常规的锯开骨瓣法，有利于减少出血。受肿瘤浸润的硬脑膜与颅骨骨质，应予以切除，以减少肿瘤的复发机会。酌情辅加减压性手术措施，如颞肌下减压术，以防止术后严重脑水肿反应与颅内压增高导致加重脑损害，甚至发生脑疝的危险。

六、介入治疗

患者均应用 Seldinger 技术穿刺右侧股动脉，行全脑 DSA 检查，示肿瘤均由双侧颈动脉联合供血。记录供血动脉的位置、数量和来源。应用 4F 导管进入供血动脉近端（如颞浅动脉、脑膜中动脉开口处），采用明胶海绵或 PVA 临时和造影剂混合成混悬液中，用 2ml 注射器缓慢注入 250～500m 颗粒混悬液栓塞。经导管缓慢注入颗粒混悬液，边栓塞边造影观察，直到肿瘤染色完全或大部分消失为止。每注入一部分栓子，均需注入造影剂了解肿瘤显影减退、血流减退或反流等情况。当肿瘤染色消失，供血动脉血流明显减慢并出现逆流颈外动脉主干时，结束栓塞。对以颈内动脉供血为主的肿瘤，因软脑膜动脉细小、迂曲，部分呈网状供血，难以进行血管内栓塞治疗，此时将微导管超选择插入软脑膜动脉开口，均用较小的 PVA 颗粒进行栓塞，注意防止颗粒逆流入颅内正常供血血管。栓塞后常规给予脱水、激素、抗炎、止痛等治疗。栓塞治疗后 5～7 天，于全麻下行开颅显微镜下肿瘤全切术。术中见脑膜表面血管有细小血栓形成，切除脑膜瘤时见肿瘤血供减少、质脆，将肿瘤分块切除，同时将受累硬膜及颅骨切除，较大的骨缺损用钛板行一期修补。

第三节 颅内动脉瘤介入治疗

颅内动脉瘤是动脉壁上的异常膨出,发生率为 0.2%～7.9%,可发生于任何年龄,但其高峰年龄为 40～60 岁。颅内动脉瘤是一种极其凶险的疾病,病死率和致残率都很高,但如果得到及时正确的治疗,其后果可大为改观。Hoesley 首先用颈动脉结扎术治疗经开颅证实的颅内动脉瘤;Dandy 首次成功地用金属夹将颅内动脉瘤夹闭,从而开创了处理颅内动脉瘤的主导方法;之后,多种新的治疗方法不断涌现,在外科治疗朝着微创方向发展的同时,介入神经放射技术的发展为颅内动脉瘤的治疗开辟了新的途径。

一、流行病学

在一般人群中,很难确定动脉瘤的发病率。这是因为死于蛛网膜下腔出血的患者,生前未必都能住入医院或得到详细的检查;同时对于脑动脉瘤的诊断标准,各家也有分歧,如将直径 2mm 以下的微小动脉瘤包括在内,在常规尸检中有报告可达 17%;再则,病理学家对动脉瘤搜索的经验和细致程度,也很有出入,例如即便是同一病理学家,在他第一次 13185 例尸检中发现的动脉瘤为 153 例(1.2%),而在第二次 1587 例尸检中却为 125 例(7.8%)。虽然如此,目前根据一些大系列尸检的资料,破裂的和未破裂的动脉瘤合在一起的发病率约为 5%。

先天性动脉瘤在儿童和 70 岁以后的老人,甚为少见。30 岁后发病率渐渐上升,半数以上患者的年龄是 40～60 岁,发病年龄的高峰是 50～54 岁。总的来说,女性发病率略高。不过,性别与动脉瘤的部位和患者的年龄有一定的关系。例如根据 Sahs 等人的统计,在颈内-后交通动脉动脉瘤中,男性占 32%,在前交通动脉动脉瘤男性占 58%,大脑中动脉动脉瘤男性为 41%;在 20 岁以下的患者中,男性的发病率高于女性。

近年来有关先天性动脉瘤在一个家族中发生多个患者的报告已屡见不鲜。这种情况可见于同代或上、下两代或旁系的亲属中。O'Brien 和 Fairburn 2 人各报告一起见于单卵孪生兄弟的动脉瘤。据有些文献报道,先天性动脉瘤在发展中国家,发病率较低,但是否确实,尚有待研究。

二、发病机制

了解脑动脉的组织学特征,对脑动脉瘤形成的认识很有帮助。脑部较大的动脉都在蛛网膜下腔内走行,缺乏脑实质的支持。脑动脉属于肌型动脉,管壁由内膜、中膜和外膜 3 层组成。内膜为一层内皮细胞和发育良好的内弹力层组成;中膜为一层较厚的肌环所组成,外膜较薄,由结缔组织构成,含有胶原、网状和弹力纤维。与身体其他部位的动脉不同,脑动脉无外弹力层。在脑动脉的分叉处,特别是在其夹角内缺乏中膜,因此,此处的管壁仅由内膜、内弹力层和外膜所构成,造成此处发育上的弱点,称为"Forbus 中膜缺陷"。有关脑动脉瘤的形成机制,文献报道很多,意见分歧,大致可归为 3 类:①先天性因素;②后天性因素;③混合因素。兹将各因素分述如下。

1. 先天性因素

不少作者认为脑动脉分叉处的先天性中膜发育缺陷,在动脉瘤的形成过程中起着重要的作用。在血流和血压旷日持久的影响下，内膜常通过中膜上的缺损而向外疝出，成为囊状动脉瘤。在动脉瘤患者中，大缺损显然比小缺损为多，说明动脉瘤的形成与中膜缺陷有一定的关系。此外，有些动脉瘤患者有家族史这也支持先天性因素的学说。先天性因素的另一事实是残留的胚胎血管可转变为动脉瘤，这种动脉瘤虽不多见，但确能说明先天性因素的作用。有原始三叉动脉、舌下动脉或其他颅内动脉异常的患者，动脉瘤的发病率均较常人为高。

2.后天性因素

鉴于中膜缺陷，也常可见于无动脉瘤的正常人，Glynn 发现，只要内弹力层完整无损，则虽有中膜的缺损，即使动脉腔内的压力增加到 600mmHg，仍不会有内膜从中膜缺损处外疝的现象。因此，他提出了内弹力层对动脉瘤形成的重要性。内弹力层的变性和破裂，常是动脉硬化的一种表现，高血压可促进其进程，动脉瘤之所以多见于中年以后的患者，就是这些后天性因素的作用。

3.混合因素

目前多数人认为在大的脑动脉分叉处的先天性发育缺陷和随年龄增长而后天发生的内弹力层的改变，是形成动脉瘤的主要因素，高血压和血流的冲击也起着一定的作用。综上所述，虽然这种动脉瘤被称为先天性动脉瘤，实际上是指中膜的缺陷是先天性的，而并非动脉瘤是先天性的。

三、病理

先天性脑动脉瘤多在脑动脉的分叉处或分支的夹角内向外突出多呈囊状；其与载瘤动脉相接连的部位为瘤颈。瘤颈有很细长的，也有很粗宽的，与载瘤动脉的直径相近或大大超过其直径，特别是巨大的动脉瘤，瘤颈可以完全缺如，或载瘤动脉的部分管壁直接参与瘤颈的组成。与瘤颈相对的部分是瘤底。界于瘤颈与瘤底之间的为瘤体。瘤底常是动脉瘤的较薄部分。加之底壁容易发生退行性变，因此在此处破裂的机会最大。有时在未破前，内膜又可通过瘤底上的弱点再向外突出，成为分叶或葫芦状的动脉瘤，比一般的动脉瘤更易破裂，虽然瘤底最容易破裂，但有少数病例，却在瘤体或瘤颈破裂。Crawford 在 163 例破裂的动脉瘤中，发现在瘤底破裂的占 64%，瘤体为 10%，而在瘤颈的只有 2%（有 24% 的破裂部位不明）。动脉瘤体的形状不一，最常见的是囊状，其他的如分叶状、葫芦状、圆球形、腊肠形等。多数的动脉瘤像绿豆或黄豆大小，偶有大如核桃或更大的，直径大于 2.5cm 的，即为巨型动脉瘤。小的动脉瘤常突出在蛛网膜下腔内，根据它的位置和扩展的方向有时可压迫邻近的神经如视神经，动眼神经、滑车神经、三叉神经、外展神经或后组颅神经等。瘤壁或瘤底可与蛛网膜或软脑膜或皮质发生粘连，这样倘若动脉瘤在此处破裂，出血就不仅进入蛛网膜下腔，尚可侵入硬脑膜下间隙或脑内，伴发颅内血肿。巨型动脉瘤大多是埋在脑组织内，形似一占位性病变，压迫毗邻的脑组织或血管，产生相应的局灶性神经症状。这种动脉瘤的瘤腔内多有一层层业已机化和未完全机化的血凝块，紧贴于其内壁，有些甚至钙化，这样就反而不如小的动脉瘤易于破裂出血。不过在 Drake 所报告的 121 例巨型动脉瘤中，有 53 例（44%）曾有过出血过程。

在显微镜下动脉瘤的特征是瘤壁内缺乏中膜的肌层。载瘤动脉内的肌层，在瘤颈开口处突然中断，瘤体壁主要由内膜和外膜 2 层组成，内可见有变性的破裂内弹力层残余。内膜为一层或增厚的多层的血管内皮细胞紧贴于外膜的结缔组织和肉芽组织斑组成，后者多见于较大的动脉瘤。瘤颈常显示程度不等的动脉硬化性的假行性变，如内弹力层的变性和破碎，内膜下的结缔组织增生和动脉粥样硬化沉积。在出血后不久的瘤壁内，尚可见到含铁血黄素的吞噬细胞、淋巴细胞的浸润和纤维组织的增生性改变。

动脉瘤部位、大小和数目：先天性脑动脉瘤好发于脑底 Willis 动脉环及其主要分支。位于，前半环颈内动脉系统的占 85%，后半环椎-基底动脉系统的约 15%，左右两侧发病率相近。根据 Locksley 所收集的 2672 例破裂的脑动脉瘤部位的统计，颈内动脉（包括后交通动脉、眼动脉与末端分叉处的动脉瘤）约占 40%，大脑前动脉（包括前交通动脉）占 35%，大脑中动脉 20%，椎基底动脉 5%，由于该组患者多数未进行全面的（四根血管）脑血管造影，故椎基底动脉上动脉瘤的发病率较低。现在在普遍应用四血管造影的病组中，椎-基底动脉动脉瘤的发病率约为 15%。某些部位的动脉瘤与年龄有一定的关系，例如颈内动脉末端分叉处的动脉瘤在 20 岁以下的发病率约为 35%，而在成人中只占 5%。

脑动脉瘤的大小不一，从直径小于 2mm 到大于几个厘米的都有。据 Locksley 的协作研究，绝大多数产生症状的动脉瘤直径为 7~10mm，直径小于 3mm 者很少会引起症状，多为偶然的发现。5~6mm 直径的动脉瘤是破裂的临界大小。大的动脉瘤可见于任何年龄，在儿童中的发病率并不很低。

据多数作者的统计，多发性动脉瘤约为 20%，有报告高达 31%，多发性动脉瘤的数目，2~15 个不等，但以 2 个动脉瘤的最多。在 Locksley 收集到的多发动脉瘤中，15.1% 为 2 个动脉瘤，3 个动脉瘤的占 3.5%，4 个或 4 个以上的仅占 1.4%。多发性动脉瘤的分布，常在两侧相对称的部位，或在同一支动脉上的不同部位。在多发性动脉瘤中，各动脉的发病率不同，颈内动脉的最多，为 48%，大脑中动脉的 30%，在大脑前动脉和椎-基底动脉上就很少见。

其他异常或病变：在动脉瘤患者中，伴有其他血管性或非血管性异常的情况并非罕见。Walsh 与 King 就报告了脑动脉瘤与脑动静脉畸形同时存在的病例，以后这类报告时有所见，Locksley 的协作研究中已收集到 37 例。动脉瘤多在供应动静脉畸形的增粗的动脉上。脑底动脉环有异常的人，比常人的动脉瘤发病率高 1 倍。例如一侧大脑前动脉水平段发育不良的患者，由于对侧水平段负荷增加，也可促成该侧水平段和前交通动脉相接处的动脉瘤形成。脑动脉瘤好发于多囊肾和主动脉弓狭窄的患者已是众所周知的事实。某些疾病，如 Ehlers-Danlos 综合征。Martan 病已有多起报告伴有脑动脉瘤的情况。在妊娠妇女的后期，脑动脉瘤的发病率也增多。

与动脉瘤扩大、出血有关的某些因素：动脉瘤形成之后，进一步的变化常是扩大和破裂，虽然也有动脉瘤自行闭塞的报道，但极为少见。动脉瘤破裂出血后，可导致一系列继发的功能性和器质性的紊乱，加剧病情的复杂性，并常因此而致死或致残。引起动脉瘤扩大和破裂的原因，归纳起来有瘤内、瘤壁和瘤外 3 种因素，具体的与下列几个方面有关。

1. 瘤内因素

（1）高血压：由于高血压增加动脉瘤瘤腔内的张力和瘤壁的负荷，加速瘤壁动脉硬化的进程，因此，高血压的存在，就使动脉瘤扩大和破裂的倾向大为增加。高血压的发病率，在较大的动脉瘤患者中较一般大小动脉瘤的要高，这就说明两者的关系。但必须说明，高血压本身并不能激发动脉瘤的形成。

（2）动脉瘤内的涡流：动脉瘤内的血流涡流被认为是造成动脉瘤扩大和破裂的一个因素。Ferguson 提出这种涡流所产生的震动如与瘤壁的共鸣频率相同，就会引起瘤壁结构疲劳，导致动脉瘤瘤壁的弱化及动脉瘤的扩大和破裂。

(3)动脉瘤瘤腔与瘤颈大小的比率:Black 与 Germar 二人在实验性的动脉瘤中发现,瘤腔与瘤颈的比例对于动脉瘤的扩大或者发生自发性血栓的形成有一定的关系。宽颈的动脉瘤容易扩大。瘤体直径小于 5mm 者破裂的机会很小。

(4)搏动性血流与动脉瘤的破裂:测定动脉瘤内的压力时,发现其血流是呈搏动性的。若将载瘤动脉的近端,缩小到 1mm 时,搏动就会消失。如果在一支动脉上有远近 2 个动脉瘤,则远端动脉瘤内的血流搏动,弱于近端的动脉瘤;倘若将近端动脉瘤的瘤颈夹闭,则远端动脉瘤内的搏动程度增强。因此也就易于发生破裂。在一支动脉上的 2 个动脉瘤,近端的动脉瘤容易破裂。

(5)动脉瘤瘤体扩展的方向:瘤体顺着载瘤动脉内的血流方向的,容易扩大和破裂。反之,如不是顺着血流方向的,则破裂的机会减少。

2. 瘤壁因素

包括瘤壁机械性疲劳、滋养血管闭塞和酶的作用等因素,它们可使瘤壁局限性弱化,Crompton 和 Stehbens 均发现在动脉瘤壁上的局部白细胞和纤维蛋白浸润,认为是局部弱化的证据。在瘤壁局部弱化部位,或者出现小的向外突起的小阜,并可随之而破裂;或者发生胶原物质的沉积而使之加强,弥补局部的弱化。

3. 瘤外因素

动脉瘤瘤外的压力或阻力,在很大程度上影响动脉瘤的扩展和破裂。如在海绵窦内和眼动脉分支处的动脉瘤有较大倾向发展成为大动脉瘤,因为海绵窦的硬脑膜和前床突常起到保护作用而减少了动脉瘤破裂机会,使动脉瘤得以不断扩大。另外,颅内压力对动脉瘤的再破裂也有影响。Nornes 用连续测定颅内压的方法,研究了两者的关系,发现当压力低于 400mmHg时,新近出血过的动脉瘤较易发生再出血。

四、并发症

动脉瘤出血后的并发症动脉瘤破裂如发生大量而猛烈的出血,多在短时间内迅速死亡。在急性期存活下来的患者,尚可发生下列并发症。

1. 脑血管痉挛

蛛网膜下腔出血(SAH)后发生脑血管痉挛的机制,10 余年来,虽做了大量的研究,但至今尚不清楚。在实验动物中可见到机械刺激可引起血管痉挛,不过蛛网膜下腔出血后的持续痉挛的时间难得会超过半小时以上。目前认为乃与血液中释放出来的血管收缩物质有关,可能是 5-羟色胺、儿茶酚胺、红细胞溶血后氧合血红蛋白和前列腺素 E、F 等。由于这种物质需经过一段时间才能释放出来,因此出血后痉挛的出现常有一潜伏期,一般为 3 天左右,常常在第2 周是高峰,多在 3 周后开始逐渐消退,长者可持续数周。近来 CT 扫描的研究表明蛛网膜下腔内血凝块的大小和多少与血管痉挛有明显的关联。

蛛网膜下腔出血后脑血管痉挛的发生率为 40% 左右,由于血管造影的时间不同,各家报告的发生率殊不相同。Sundt 认为所有破裂的动脉瘤都可有脑血管痉挛,只是程度有所不同而已。

Yasargil 在手术中的观察,发现基底部的蛛网膜下腔又被隔成多个彼此相通的小腔,因此在动脉瘤破裂时,出血可被相对地局限在相邻的小腔内,也可扩展到较广的范围。这样,痉挛可局限在动脉瘤附近的载瘤动脉,或累及该动脉整个主干,或扩展到对侧动脉,甚至波及全脑。

局限在动脉瘤瘤颈部的痉挛,出现较早,有时在破裂一开始,就立即出现。Wilkin 认为,痉挛都发生在硬脑膜内的血管,不会涉及硬脑膜外的颈内动脉。

血管痉挛的直接影响是降低瘤腔的血压或减少血流量,血压降低可暂时防止再出血。实验室和临床研究证明血流量的减少,不一定出现症状,不过如低于每分钟 20ml/100g 脑组织时,就会发生脑缺血,引起脑水肿或脑梗死,造成死亡或病残。局部的血流量减少,往往只出现局灶性神经缺损;较大范围或全面的减少,引起意识障碍,甚至昏迷。病情严重的程度和痉挛有一定的关系,在意识障碍较重的患者中,80%有痉挛,而病情较轻的,只有 14%有痉挛。脑血管痉挛而引起的神经症状的特点是呈进行性的加重。虽然程度不重的痉挛并不引起脑缺血,但是,倘若此时尚有颅内血肿、脑积水或别的原因所造成的脑血管部分阻塞等因素存在,则可加重痉挛的不良影响。在已有血管痉挛的患者,如再加上手术操作的干扰,或因发生再次出血,痉挛就会在原有的基础上进一步加剧,有时可达极为严重的程度,引起大区域的脑梗死。所以对痉挛较重的患者,不宜进行手术。

2. 颅内血肿形成

动脉瘤多处于脑底部的蛛网膜下腔内,因此当动脉瘤破裂后,出血理应进入蛛网膜下腔。但是,如果动脉瘤的出血较凶猛,而其所在的蛛网膜下腔间隙又较窄小,一时不能容纳大量的血液,出血就可将软脑膜撕裂,破入脑组织内,形成脑内血肿。有时动脉瘤瘤壁的薄弱部分,事先就与软脑膜粘连,以后如在此处破裂,出血也可直接破入脑内,甚至可以完全没有蛛网膜下腔出血的过程。脑内出血和血肿形成的发生率和血肿的位置与动脉瘤的位置有关。据 Lougheed 和 Marshall 的资料,大脑中动脉动脉瘤的血肿发生率最高,将近 50%;其次是前交通动脉动脉瘤,为 20%;颈内动脉动脉瘤为 15%;而椎基底动脉动脉瘤往往只引起蛛网膜下腔出血,极少并发脑内血肿。就血肿的位置而言,大脑中动脉动脉瘤,血肿多在颞叶或额叶;前交通动脉动脉瘤所引起的血肿,常在一侧或双侧额叶的内侧或底部;颈内动脉动脉瘤多破入颞极内侧部分或额叶底部。小的血肿多在皮质或皮质下,无临床意义。发展快的或大的血肿,不仅压迫相邻的脑组织,往往还要引起急性颅内压增高和脑疝,使病情迅速恶化。

硬脑膜下血肿在动脉瘤中的发病率为 5%～20%。出血进入硬脑膜下间隙可能通过以下几种途径:①动脉瘤瘤底与相邻的蛛网膜粘连。以后如在粘连处破裂或漏血,出血便可进入硬脑膜下间隙;②动脉瘤出的血先包裹在一周围有粘连的蛛网膜下腔内,若压力过大使蛛网膜破裂,出血就侵入硬脑膜下腔;③Basett 和 Lemmen 曾报告 2 例动脉病病例,因出血昏迷而跌倒,且并发了外伤性硬脑膜下血肿。

Stehbeu 根据 130 例硬脑膜下血肿的资料,发现并发于颈内动脉的有 47 例,大脑中动脉的 43 例,大脑前动脉(包括前交通动脉)的为 32 例,说明在前循环各部位动脉瘤并发硬膜下血肿的发生率相差不大。由于椎基底动脉上的动脉瘤,多处于较宽阔的基底池内,因此常不与蛛网膜粘连,所以仅在少数的情况下,可在颞叶底面或小脑半球上面发生薄层积血。硬膜下血肿的大小,各例出入颇大、小的就局限在动脉瘤附近,大的可以很大,或甚至为双侧性的。Clark 和 Walton 认为,真正具有临床意义和威胁生命的硬脑膜下血肿,为数并不很多。

完全被包裹在蛛网膜下腔内的血液,则为脑池血肿。这种血肿一般均不大,虽不引起脑受压,不过常可压迫脑池内的血管(包括穿动脉)而引起供血障碍。容易发生较大脑池血肿的部位有:①外侧裂池;②终板池;③脚间池;④小脑脑桥池等。自从应用 CT 检查后,发现脑池血肿的发病率不低,并与脑血管痉挛常有密切的关系。

3.脑室内出血

脑室内出血都极严重,出血来源可以是以下几点。

(1)动脉瘤出血直接通过皮质而破入脑室,如后交通动脉动脉瘤破入颞极内侧底部而血液进入下角,或前交通动脉动脉瘤破入直回、嗅三角、胼胝下回而进入额角等。

(2)由已形成的脑内血肿破入脑室。

(3)血液由蛛网膜下腔经第四脑室的正中孔或侧孔逆行进入脑室。脑室出血不管其来源如何,由于下丘脑常遭损害,因此一开始就有严重的全身性功能紊乱,病情都较严重,倘若脑室内的鲜血又凝成血块,堵塞脑脊液循环通路,形成急性脑积水,因此病情加速恶化。

4.脑水肿与脑梗死

蛛网膜下腔出血后,脑水肿的发生和发展是一常见的情况,是引起颅内压增高和病情加重的主要原因。在大多数患者,它可能是继发于蛛网膜下腔出血后脑血管痉挛所致脑缺血的后果,也有可能是因直接或间接累及间脑的缘故。

据尸检资料统计,动脉瘤破裂后的脑梗死发病率为 $8\%\sim80\%$,在并发急性脑内血肿的病例,发病率较低,但在基底池和外侧裂池内出血者,发病率较高。脑梗死虽多见于载瘤动脉的供应区,但发生在任一大脑半球的其他区域内的也属不少。Hauau 等人报告在他们的病组中,后者反而更为多见,约占 2/3 的病例。他们区分出 3 种梗死:①早期坏死(48%);②血管造影后梗死(30%);③手术后梗死(22%)。产生脑梗死的原因,主要是严重的脑血管痉挛,多见于并发外侧裂池和终极池内血肿的病例,其他的原因有动脉粥样硬化、Willis 环异常、低血压、肺水肿、手术干扰和动脉瘤内栓子脱落等。梗死范围可以是大块的缺血,也可以是散在的小片软化灶,极少数为出血性梗死。

5.脑积水

蛛网膜下腔出血后脑积水的发生率为 $5\%\sim10\%$。脑积水通常于出血 $3\sim4$ 周后才出现,也可迟至 6 个月。大脑前交通动脉、后交通动脉和基底动脉上动脉瘤的出血发生率较高,而大脑中动脉动脉瘤的破裂出血,则很少引起这种并发症。就并发脑积水的发生率来说,反复出血的次数比一次出血的血量更为重要。形成脑积水的机制尚不完全清楚。目前有 2 种假说:①软脑膜的纤维性增厚,蛛网膜下腔的粘连和阻塞;②血液将蛛网膜粒堵塞,并使之机化,阻碍脑脊液的正常吸收。动脉瘤出血患者的恢复常因并发脑积水而停滞不前或甚至倒退。

6.下丘脑损害

Crompton 在死于动脉瘤出血的 106 例尸检中发现,61%有下丘脑损害的证据,并提出在脑底部动脉瘤的破裂,特别是前交通动脉动脉瘤的破裂,较易损害下丘脑功能的完整性。Barnett 认为下丘脑的损害,可由下列几种方式造成。

(1)Willis 环穿动脉痉挛,引起下丘脑区域的缺血。

(2)出血破入脑室,引起第三脑室的急性扩大。

(3)出血直接破入和损坏下丘脑。有时因并发急性脑积水,也会引起下丘脑的功能紊乱。

五、临床表现

绝大多数的动脉瘤在未破裂出血前都无症状,少数病例可因压迫相邻的神经结构出现相应的神经症状。

1. 未破裂前的表现

只见于少数患者，其表现取决于动脉瘤的部位、大小、形状和扩张的方向。有些患者可有发作性头痛或头昏等非特异性症状，其与动脉瘤的关系尚待确定。现将一些较常见部位动脉瘤的主要特点和其症候群分述如下。

（1）颈内动脉动脉瘤发生在与后交通动脉交接处的最多，其他的部位有在海绵窦内，眼动脉起点，颈内动脉终末分叉处和脉络膜前动脉等。有人把颈内动脉上的动脉瘤，以前床突为界，划分为床突上动脉瘤和床突下动脉瘤，按此分法，则海绵窦内的动脉瘤和部分的颈内-眼动脉动脉瘤则为床突下动脉瘤，其余均为床突上动脉瘤。床突上段的颈内动脉常处于内侧的视神经及视交叉和外侧的动眼神经的间隙内，这里的动脉瘤特别是起病较急的患者，除有动眼神经和视神经症状外，常诉患侧前额部和眶部疼痛。

颈内-后交通动脉动脉瘤：占颅内动脉瘤 25％ 以上，较易破裂出血，较大的动脉瘤常会引起动眼神经麻痹，出现如复视、眼睑下垂、眼球外斜、瞳孔散大、对光反应和调节反应消失等表现。此外，还可因压迫内侧的视神经和视交叉而引起视力减退、视神经萎缩和视野缺损等。颈内-后交通动脉动脉瘤也有人称为后交通动脉动脉瘤。但动脉瘤真正在后交通动脉上的却很少见。Yasargil 报告的 136 例后交通动脉动脉瘤中，位于后交通动脉上的只有 6 例，而在颈内动脉侧壁或在其与后交通动脉交接处的却占 130 例。颈内-脉络膜前动脉动脉瘤较为少见，只占颅内动脉瘤的 2％～4％，其临床表现与颈内-后交通动脉动脉瘤相似，只能在血管造影上才能鉴别。

海绵窦内动脉瘤：占颅内动脉瘤的 2％～3％，大多为囊状，偶可为梭状。较多见于中年妇女。由于海绵窦内有Ⅲ、Ⅳ、Ⅴ、Ⅵ等颅神经通过，因此眼部表现甚为明显，如眼睑下垂，完全性眼肌麻痹和轻度突眼等。眼球外展受限一般出现较早。患侧瞳孔散大，光反应消失是动眼神经中的缩瞳纤维受累的表现，但有时因颈内动脉周围的交感神经丛受动脉瘤的压迫而表现为瞳孔缩小，三叉神经症状与动脉瘤在海绵窦内的位置有关，Jefferson 将海绵窦分为前、中、后3 段，位于前段的动脉瘤产生眼枝症状，中段者为眼枝和上颌枝症状，而位于后段者到为完全的三叉神经症状。大型动脉瘤尚可压迫视神经而出现视力、视野障碍。但它因受窦壁的保护，故不易破裂。小的动脉瘤破裂后，就成为海绵窦内动静脉瘘，出现额部疼痛，搏动性突眼、球结膜充血和水肿，眼底静脉增粗，视盘水肿和眼底出血等。80％～90％的患者，可在其额部或眼眶闻到血管性杂音，压迫同侧颈动脉可使杂音消失。

颈内-眼动脉动脉瘤：本动脉瘤的发病率为 1.3％～5.4％，女性较多，多起自眼动脉起始部的颈内动脉上方或内上方。常为多发性动脉瘤中的一个，Yasargil 报告的 25 例中，16 例为多发性动脉瘤。亦较易发展成为巨型动脉瘤，Guidetti 报告的 25 例中，15 例属巨型瘤。由于此瘤与视神经和视交叉相邻，因此蛛网膜下腔出血，视力障碍，视野缺损和视神经萎缩为主要表现，也有患者毫无症状，仅属偶然发现。

颈内动脉末端分叉处动脉瘤：占颅内动脉瘤 5％～7％。多见于青年男性，在 133 例儿童动脉瘤中，34％ 在此部位。小的动脉瘤在出血前多无症状，个别的可大至 3～5cm，可出现进行性患侧视力障碍和视神经萎缩。

（2）大脑前动脉动脉瘤发病率最高的是在前交通动脉，虽然在水平段或胼周支或胼边支上的也有，但较为少见。

前交通动脉动脉瘤：前交通动脉是动脉瘤的高发病部位之一，前交通动脉动脉瘤约占颅内动脉瘤的 30%。Willis 环的解剖异常,可能与动脉瘤的形成有一定的关系,在这种动脉瘤中,有 Willis 环前份发育不良的可高达 85%。大的动脉瘤可直接压迫视交叉和脑下垂体等结构而产生相应症状,小的多无症状。一旦破裂,由于其与下丘脑相邻并和丘脑下动脉的关系密切,因此下丘脑功能障碍的表现较突出。

大脑前动脉主干或分支上的动脉瘤:发病率低。小的动脉瘤,不论是在前动脉的水平段或在胼周支或胼缘支上,都无症状。在水平段上的大型动脉瘤,可因压迫同侧的视神经和嗅束而产生视力障碍和嗅觉丧失。

(3)大脑中动脉动脉瘤:各组报告的发病率不一,为 16%~33%。大多数处于外侧裂内的主干分叉部位,少数可在中动脉主干及中动脉的远端分支上。在主干分叉部位的动脉瘤与岛叶、额叶底部和颞叶的关系密切,但未破裂前很少会有症状。在分叉部位的动脉瘤有发展成为巨型动脉瘤可能,如其中血凝块脱落,形成栓子,产生中动脉区内的栓塞,出现突然的偏瘫和抽搐发作。破裂出血后常有偏瘫、失语、视野缺损和抽搐等症状。在中动脉主干及远端分支上的动脉瘤,体积都较小,除非破裂出血,否则都无症状。

(4)大脑后动脉动脉瘤:发病率很低,据不同作者的报告,只占椎-基底动脉动脉瘤的 1%~15.4%,较多的发生在与后交通动脉及颞前支交接的 2 个部位:前者可产生动眼神经麻痹或 Weber 综合征;后者因邻近颞、枕叶内侧部分,可引起视野改变。大型动脉瘤可直接压迫脑干,与基底动脉动脉瘤的表现相似。

(5)基底动脉动脉瘤:动脉瘤的位置可在基底动脉末端分叉处、中段或小脑上动脉、小脑下前动脉的起点附近。Hamby 描述了 3 种形态:①基底动脉增长、扭曲、呈梭形 S 形;②球形;③囊形。前 2 种多为动脉硬化性动脉瘤,虽然不易破裂,但却可压迫相邻的结构而产生一侧或双侧的 5、6、7、8 等颅神经症状和反复或两侧交替发作的不全性偏瘫、体位性眩晕、眼震等脑干症状,甚至有时可引起脑积水。此处的囊状动脉瘤多在基底动脉末端分叉或在小脑动脉开始分出部位。大的有压迫症状,小的未破前多无症状。

(6)椎动脉动脉瘤:属于少见的动脉瘤,可在椎动脉汇入基底动脉或其与小脑下后动脉交接处,产生小脑症状、延髓或后组颅神经症状和美尼尔综合征等。

2.动脉瘤行将破裂前的先兆症状

不少动脉瘤在破裂前先有一个突然扩大或漏血阶段。据一些作者的回顾性研究,40.2%~60%的动脉瘤患者在破裂前会出现某些警告性先兆,其发生率在女性略高,并随年龄的增加而递减;这种递减趋势在男性较为明显。Kawara 将这些先兆性症状和体征,分为 3 类。

(1)血管源性症状:大多是动脉瘤扩大的直接结果,包括局部头痛、眼痛和脸痛,视力减退,视野缺损和眼球外肌麻痹等。

(2)动脉瘤少量漏血症状:出现全面性头痛、恶心、项部僵痛、腰背痛、畏光和嗜睡等。

(3)缺血性症状:可能与动脉痉挛有关,也可能是血管的闭塞或栓塞而致,表现为运动或感觉障碍、视幻觉、平衡失调、眩晕等。这些先兆的发生率与动脉瘤的部位有关,以颈内-后交通动脉动脉瘤最高,可达 69.2%,而椎-基底动脉动脉瘤则较少发生。在先兆中,虽然头痛和眩晕较普遍,但缺乏特异性;而以漏血表现最有临床意义,值得据此而进行腰椎穿刺和进一步的脑血管造影检查,以便采取积极措施,防止动脉瘤发生突然破裂,引起灾难性的自发性蛛网膜下腔出血。这种自发性蛛网膜下腔出血常在出现漏血现象后 1 周左右发生。

3.蛛网膜下腔出血

有 80%～90% 的动脉瘤患者是以自发性蛛网膜下腔出血起病的,症状的轻重视出血的缓急和程度而定。一般有下列 3 种表现。

(1)起病:脑膜刺激征和一般的神经症状多为突然发病,常在体力活动或情绪激动时发生,偶可在睡眠中发生。通常以头痛和意识改变为最普遍和突出的表现。根据出血凶猛程度,有下列 4 种起病方式:①起病时仅诉头痛、颈僵、程度不重,无其他症状;②骤然剧烈头痛,继之昏迷,经几分钟,或几十分钟后,虽似又清醒,但仍然有精神错乱、嗜睡、健忘、虚构等表现,并可持续几天或几周之久;③无任何诉述,突然深昏迷,几分钟或几小时内死亡。一般头痛常从枕部或前额开始,迅速遍及全头,或延及颈项、肩背和腰腿等部位。除头痛外,其他的脑膜刺激征有恶心、呕吐、畏光、面色苍白、颈项阻力和凯尔尼格征。意识障碍是蛛网膜下腔出血的常见症状之一,有 41%～81% 的患者在起病时或起病后的近期内出现程度不等的昏迷。抽搐的发生虽非多见,但有个别报告高达 22% 者,全身性抽搐比局限性抽搐多见。在后半 Willis 环动脉瘤出血的患者中,有 17%～26% 在起病时诉眩晕。此外,在动脉瘤破裂出血的患者中,约有 1/3 尚可出现视网膜,视网膜前或玻璃体下出血。

(2)蛛网膜下腔出血的局灶性神经表现:一般来说,单纯的蛛网膜下腔出血,很少会发生较持久的局灶性体征。但是若有继发性的病理变化,则常会出现某些特定的局灶性神经体征。如后交通动脉动脉瘤破裂出血后常有同侧动眼神经麻痹的表现,这可能是该神经受动脉瘤或血凝块压迫,或因出血直接破入神经鞘或神经实质的结果。蛛网膜下腔出血并发血管痉挛或脑内血肿时常伴发半球症状(如偏瘫、偏身感觉障碍、偏盲、失语等)。精神错乱在出血早期颇为多见,常尚有近事记忆力障碍和虚构等症状,可能与丘脑的背内核、前腹核或海马和穹隆等功能障碍有关。

(3)全身性症状:蛛网膜下腔出血的早期,常有程度不等的短暂的血压升高、体温上升(38℃)、白细胞增多、高血糖和糖尿、蛋白尿等。发生机制尚不清楚,可能是血液刺激下丘脑中枢的结果。由出血所引起的下丘脑器质性损害,可产生严重的全身性功能紊乱,如出现中枢性高热、深昏迷、急性肺水肿、胃肠道出血、抗利尿激素异常分泌及电解质紊乱,类似急性心肌梗死的心电图改变等征候。这些症状的出现,一般都意味着预后较为恶劣。

4.几个常见部位动脉瘤出血的定位表现

必须说明,前述各个部位动脉瘤出血的定位表现,临床意义是有限的。因为大多数的动脉瘤患者都是以其动脉瘤所在的位置加上出血而表现出来的。下列情况为几个常见的表现及其临床意义。

(1)动眼神经麻痹提示该侧的颈内-后交通动脉动脉瘤。

(2)在出血早期就出现一侧或双侧下肢短暂性轻瘫的,常为一侧或双侧大脑前动脉痉挛,提示前交通动脉动脉瘤。

(3)患者意识虽似清醒,但处于无动缄默状态者,也常是前交通动脉动脉瘤的表现,意味着一侧或双侧额叶内侧面、下丘脑或胼胝体的缺血性或出血性损害。

(4)偏瘫(完全性或不完全性),失语症多见于大脑中动脉动脉瘤,提示并发了大脑中动脉的痉挛或额叶内血肿。

(5)一侧视力减退或失明多见于 Willis 环前份内侧部分的动脉瘤(颈内-眼动脉,颈内动脉末端分叉处和前交通动脉等部位的动脉瘤)。

(6)持续于一侧的眼痛或眼眶痛、一侧性的视网膜前出血,多有定侧价值,并多为 Willis 前半环的动脉瘤。

5.几种比较特殊的表现

(1)曾有报告,起自颈内动脉或前交通动脉的动脉瘤,临床上很像鞍内或鞍上肿瘤的表现,出现双颞侧视野缺损,类似鞍内肿瘤的头痛和垂体功能全面低下等。这些症状,有些是因动脉瘤不断扩大后所引起的,也有的是发生在蛛网膜下腔出血之后。Meadows 曾援引 1 例钙化了的颈内动脉动脉瘤表现为肢端肥大症,尸检发现垂体和下丘脑均有遭受压迫的证据。

(2)偶有动脉瘤以短暂性脑缺血(TIA)发作为主要表现,这种表现常有如下特点:①动脉瘤较大,血管造影显示腔内存有血栓的证据;②每次发作模式固定不变;③缺乏其他足以解释 TIA 发作的病变;④动脉瘤处于供应缺血区动脉的近端;⑤瘤颈夹闭后就终止 TIA 发作。

(3)有少数患者,蛛网膜下腔出血后主要表现为急性精神错乱,定向力障碍、兴奋、语无伦次和暴躁行为等精神异常,令人不解的是从不诉述头痛。这可能是因以前所形成的蛛网膜下腔粘连,使血液包裹在正中裂或外侧裂的蛛网膜下腔内,并不能进入游离的蛛网膜下腔,所以出现突出的精神症状而缺乏脑膜刺激的表现。

六、诊断

对大多数脑动脉瘤来说,诊断的原则主要是根据自发性蛛网腔下腔出血来考虑的和脑血管造影来确诊的。蛛网膜下腔出血的临床表现已在前面叙述,临床诊断不难,证实是否蛛网膜下腔出血最简便和可靠的方法是腰椎穿刺,视脑脊液是否染血。在鉴别诊断时,需考虑到其他会引起自发性蛛网膜下腔出血的病变,特别是高血压脑出血、脑动静脉畸形、脑卒中、血液病和某些结缔组织疾病。此外在诊断过程中,还需全面评价动脉瘤患者总的情况和有无蛛网膜下腔出血所致的并发症及其程度。因此对临床上诊断为出血的脑动脉瘤患者常需进行下列特殊的和辅助性的检查。

1.血、尿常规检查

在动脉瘤出血患者的早期,周围血液内的白细胞增加到$(15\sim20)\times10^9/L$ 者,甚为普遍。血沉也普遍有轻度或中度的增快,其程度常与白细胞增多的程度相应。蛋白尿和糖尿在出血早期也颇为常见,重者还可有管型尿。

2.脑脊液改变

有脑膜刺激征或起病急骤且伴有意识障碍或神经体征者,均应及时做腰穿和检查脑脊液,除非患者已有脑疝或脑疝趋势者(目前倾向于先行脑超声或 CT 扫描,除外占位病变后再做腰椎穿刺)。清晰正常的脑脊液一般都意味着没有发生过动脉瘤破裂出血。但是,也有例外的情形,如出血既不剧烈又是单纯地破入脑实质内或硬脑膜下间隙或粘连了的蛛网膜下腔内。单纯的蛛网膜下腔出血,脑脊液压力可有轻度或中度增高。动脉瘤破裂后,除非出血非常猛烈,一般总要在 2 小时后腰穿才能发现明显的蛛网膜下腔出血和脑脊液经离心后上清液才会变黄。一般在 1~2 周后肉眼红细胞才逐渐消失。黄变的脑脊液要 3 周左右退净,出血后脑脊液中的白细胞也可有程度不等的增多,先为中性,后为淋巴细胞,待脑脊液黄变消失 2~3 天后也恢复正常。生化测定,糖和氯化物均正常,但蛋白增高,其程度多与红细胞数增多平行。由此可见,在蛛网膜下腔出血后,脑脊液的变化 3 周左右基本上就恢复正常。近年伊藤等用一种特殊的方法将含铁的细胞染色,在蛛网膜下腔出血后,这种含铁细胞在4个月内均可被找到。这样,即使脑脊液已不复血性或黄变,但仍可根据脑脊液中有无含铁细胞而断定4个月内曾否发生过出血。

3.脑超声和脑电图检查 这2项检查方法对脑动脉瘤虽无特异性价值,但因它们属无创伤性检查、操作简便、安全、可反复使用和追踪其发展趋势,因此仍有一定价值。如发现有中线波移位,第三脑室扩大,局限性或一侧性的低波幅等,则提示有颅内血肿、脑积水或脑梗死存在的可能。

4.放射学检查 一般在头颅平片上能发现动脉瘤的机会不多,只有偶尔在巨型动脉瘤中会见到弧形钙化阴影,特别是在靶区的意义较大。脑动脉瘤主要是依靠脑血管造影检查来确诊。通过脑血管造影,加之如又采用减影法,放大法和不同角度地快速连续摄片等方法,不仅能证实动脉瘤的存在,还可确定其部位、形态、瘤颈宽狭、瘤体大小和扩展方向、数目、与相邻动脉的关系、动脉硬化程度、侧支循环好坏和有无并发血管痉挛、颅内血肿及脑积水等。

关于出血的动脉瘤患者做脑血管造影的时间问题,近来已趋向一致。虽然 Koenig 曾报告了在血管造影时发生动脉瘤破裂的经验,但是一般认为造影本身并不特别增加再出血的危险,因此只要病情较好,多主张在蛛网膜下腔出血后24小时内进行。倘若疑有并发血肿和有脑疝趋势时或急性脑积水时,则应做紧急造影,以便及时决定处理方案。

造影方法,直接穿刺颈动脉或经股动脉插管行选择性血管造影均可。由于动脉瘤不一定都有定位表现和20%的患者患有多发性动脉瘤,因此插管造影较为理想,便于一次做几条血管或甚至4条血管的全面造影检查。若在早期的造影未能找出蛛网膜下腔出血的原因,同时造影中又显示脑血管有程度不等的血管痉挛,则应隔2周左右待痉挛消退后再做第2次血管造影复查,常可将一些在第1次造影阴性的或显影不佳的动脉瘤较满意地显影。倘若第2次造影仍属阴性,则暂时不必再做造影,除非又发生出血。

脑血管痉挛所造成脑缺血的范围和其程度,虽然现在已有较先进的方法来测定,但是无疑的,脑血管造影对蛛网膜下腔出血后或动脉瘤直接手术后发生的痉挛的了解,仍不失为一有效和可靠的手段。从脑血管造影中所显示出来的痉挛,可以局限在载瘤动脉附近,也可波及较广的范围或甚至对侧动脉,但是有趣的是从不会累及硬脑膜外的近端动脉或远端的皮质血管。

在多发性动脉瘤患者中,血管造影尚能定出哪一个是出血的动脉瘤。凡在动脉瘤邻近见有局限性动脉痉挛或血管移位者,均提示该动脉瘤有过新近的出血。若发现瘤腔很不规则,或瘤底部有小的乳突样外突,也有意义。动脉瘤的大小和部位也有参考价值,较大的动脉瘤容易出血,在动脉近端的动脉瘤和前交通动脉上的动脉瘤均属较易出血的动脉瘤。

5.CT与磁共振检查

具有辅助诊断价值,可了解出血的部位、血肿的大小、有无脑受压、脑积水等。MRI 可判断动脉瘤内有无血栓,从出血部位可以间接推断动脉瘤可能发生的部位;CT 血管造影和磁共振血管造影可以清晰地显示颅内动脉瘤,对于直径在2mm以上的动脉瘤的准确率达到98%以上,进行三维重建可显示动脉瘤的几何形态学特征及其与载瘤动脉的关系。

近年来人们重视蛛网膜下腔内的血凝块与发生脑血管痉挛的关系,CT 扫描可了解蛛网膜下腔内局限性和弥漫性积血情况。Fisher 等发现在18例 CT 扫描无局限性积血或只有弥漫性出血的蛛网膜下腔出血患者中,只有1例以后发生严重的血管痉挛;而在另24例 CT 扫描见有蛛网膜下腔内存在有局限的3mm×5mm大小血凝块的或较弥漫积血达1mm厚的患者中,23 例在血管造影显示严重的血管痉挛和临床上有延期出现的神经症状和体征。由此可见 CT 扫描检查可预测哪些患者有可能发生症状性脑血管痉挛,而较早地做出处理对策。

6. 心电图检查

动脉瘤破裂出血后,心率和心律均可发生显著的改变。心率可以极慢,酷似传导阻滞。心电图的 T 波和 S-T 段改变,提示心肌缺血或梗死。这种改变,常在蛛网膜下腔出血发生后 1 小时左右出现,若当时患者意识不清或不能陈述头痛,同时又尚未出现脑膜刺激表现,诊断就较困难,易被误诊为心血管疾病。目前对于此项改变的机制尚不明了,可能出自反射性的冠状动脉痉挛或大量交感神经冲动的发放,大概与出血所导致的下丘脑功能紊乱有关。

7. 脑血管造影

脑血管造影目前仍是颅内动脉瘤诊断的"金标准",对其诊断具有极其重要的价值,可以查明出血原因、病变部位、大小、形状、数目、瘤颈宽窄、瘤颈伸展方向、侧支循环、有无动脉粥样硬化、瘤腔内有无附壁血栓等。旋转数字减影血管造影及通过工作站进行血管的三维重建,可以立体地、动态地显示动脉瘤与载瘤血管之间的关系。

在动脉瘤破裂后的急性期进行血管造影没有绝对的禁忌证,但是对于有造影剂过敏体质、心肺疾病及出血倾向的患者应适当注意。未破裂或病情属 Hunt-Hess Ⅰ～Ⅱ级,在出血后应尽早造影,以便尽早诊断,尽快治疗;Hunt-Hess Ⅲ～Ⅳ级者,应待病情好转后再造影;对伴发颅内较大血肿、情况紧急者,可急诊造影。

尽管脑血管造影是诊断颅内动脉瘤的"金标准"但却是一种有创性检查,因为图像质量、局部血管痉挛、瘤内血栓形成等影响,约存在 2% 的假阴性,因此首次造影阴性的患者需要在出血 2 周后进行血管造影复查。

七、血管内介入治疗操作常规

(一)载瘤动脉闭塞术

1. 适应证

颅内巨大动脉瘤(直径大于 25mm)、宽颈或梭形动脉瘤、Willis 环远端小动脉分支动脉瘤和创伤后假性动脉瘤及感染性动脉瘤,此类动脉瘤在厕纸循环充足的条件下,血管内应用球囊、组织胶或微弹簧圈进行闭塞载瘤动脉可达到治疗动脉瘤的目的,而避免手术的风险。

2. 球囊闭塞试验

闭塞载瘤动脉之前一定要测定侧支循环是否充分,首先行全脑选择性血管造影,在颈动脉造影时压迫对侧颈动脉,以观察大脑动脉环的交叉循环情况以及有无解剖变异;球囊闭塞试验在完全抗凝情况下进行,在示踪图的导引下,将不可脱球囊导管放置在血管需要闭塞的部位,充盈球囊闭塞血管至少 30 分钟,球囊闭塞期间可经静脉注入尼莫地平使血压降低 20～30mmHg 以增加边缘供血区的敏感性,同时做一系列造影和神经功能检查,侧支循环代偿充分的影像学标志为:①患侧颈动脉供血区毛细血管充盈良好;②双侧静脉期同时出现或差异不超过 1.5 秒。

3. 操作过程

若球囊闭塞试验耐受良好,即可行载瘤动脉的永久性闭塞。经导丝将闭塞球囊引入到动脉瘤前的载瘤动脉,以非离子型造影剂充盈球囊直至完全闭塞载瘤动脉,然后牵拉球囊导管即可将球囊释放。通常还需要在第一个球囊的近端1~2cm处放置另二个保护球囊,而在后交通支或眼动脉远端闭塞时仅需一枚球囊即可;基底动脉和椎动脉动脉瘤,闭塞一侧主要供血的椎动脉已足以诱发动脉瘤内血栓形成。

4.闭塞部位

主要根据大脑动脉环及颈外动脉的代偿情况而定,对于眼动脉开口以下动脉瘤,可将球囊置于瘤颈近端;对于颈动脉-眼动脉瘤,可能存在自眼动脉的血液再灌注,当存在颈外动脉向眼动脉侧枝供血时需将球囊置于动脉瘤与眼动脉之间,并横跨瘤颈部位;若不存在侧支循环,则仅在眼动脉开口以下放置球囊即可;眼动脉以上的动脉瘤复发取决于后交通动脉的血流动力学,球囊通常置于后交通动脉以下;对于不适合手术夹闭或瘤内栓塞的椎动脉动脉瘤亦可使用球囊,其目的是减少或改变血流的方向,促使后颅窝内血栓形成。

八、选择性铂金微弹簧圈栓塞术(GDC)

(1)特殊器材准备:除一般性血管造影器材外,需准备 Bait 硬度渐变导引管、加压输液袋和输送电解铂金微弹簧圈所需用的 Tracker/FasTracker-10、Tracker/FasTracker-18 双示标微导管各 1 根,Seekerlite-10、Dasher-10、MackDesign-18、Seekerlite-18、TaperDesign-18 微导丝各 1 根,电解铂金微弹簧圈各种规格若干和 GDC 直流电解装置 2 台。

(2)穿刺造影:常规经股动脉穿刺插管,依次插入 6F 导管鞘,6F 导引管,将导引管送到患侧颈内动脉或椎动脉行全脑血管造影,进一步了解动脉瘤的部位、大小、形态等。

(3)器材连接:导引管尾端接 Y 型带阀接头,其侧臂与带三通的软连接管相连,再与动脉加压输液相连,开放加压输液袋慢慢滴入生理盐水,并给患者实施全身肝素化。

(4)选择弹簧圈:根据动脉瘤的形态、大小选择适宜的微导管与铂金微弹簧圈,微弹簧圈的选择取决于瘤腔与瘤颈的比例,一般动脉瘤腔/颈比例为 4∶1 最适合行 GDC 栓塞,该比例不得小于 3∶1,瘤颈宽大于 4mm 则不适合做 GDC 栓塞治疗。第一、二个弹簧圈选择弹性较强的普通型,以使其进入动脉瘤内,可与瘤壁贴紧呈网篮状结构,其直径不得小于瘤颈的宽度,否则 GDC 有脱出动脉瘤的可能;而后用柔软型充填网篮状结构的间隙,以达到紧密填塞动脉瘤的目的。

(5)导引管尾端 Y 型阀由阀臂插入微导管,用可控铂金导丝将微导管导入动脉瘤腔内,使其尖端在动脉瘤腔中部,抽出铂金导向导丝,用1ml注射器抽吸低浓度造影剂,经微导管缓慢注入,以了解导管在动脉瘤腔的位置。

(6)在微导管尾端接 Y 型带阀接头,其侧臂与带两通连接管相连,两通连接管再与压力为加压输液袋相连,开放加压输液调节慢慢滴入生理盐水。

(7)检查铂金微弹簧圈:术者左手拇食指固定引导鞘管螺旋锁结构的远侧,右手拇食指固定其近侧,并逆时针旋转引导鞘管将螺旋锁松解,使 GDC 铂金微弹簧圈不再卡住而能在导鞘管内无阻力地移动,慢慢将 GDC 铂金微弹簧圈推出引导鞘管,置于助手手心检查 GDC 电解点是否失灵,弹簧圈的记忆形状是否拉长变形,如仍完好,则抽回引导鞘管内,两手拇食指分别抓住引导鞘管螺旋结构的远近侧,左手固定,右手顺时针旋转,将螺旋结构锁紧。

(8)经微导管尾端 Y 型阀插入带引导鞘管的引导钢丝,使引导鞘管前端与微导管尾端紧密衔接,并拧紧 Y 型阀以固定引导鞘管,助手慢慢将 GDC 铂金微弹簧圈推入微导管内,松开 Y 型阀,慢慢抽出引导鞘管,将 GDC 铂金微弹簧圈慢慢推入,当其进入动脉瘤内时,即见其呈螺旋状盘绕,紧贴动脉瘤壁呈网篮状,当输送钢丝上不透 X 射线的示标超过微导管的第二个示标,与其重叠时,即表示连接 GDC 铂金微弹簧圈的电解点已送出微导管进入动脉瘤内。

(9)电解脱栓:仔细检查与判断 GDC 与动脉瘤是否匹配相进入动脉瘤内是否准确无误,如无疑问,即可准备进行电解脱。在穿刺侧腹股沟部用 20 或 22 号不锈钢针刺入皮下肌肉内,将 GDC 专用直流电解装用的黑色负极连接线前端微钩与不锈钢穿刺针连接;将红色正极连接线前端微钩与引导钢丝尾部无绝缘的裸体部连接;并将正负极连接线的另一端分别插入直流电解装置的正负极插孔。再次确认 GDC 在动脉瘤内位置、导引钢丝上示标位置无误。按下 GDC 直流电解装置的开/关按钮,3 秒自检后电流将闪动 3 次,表明为 1mA 电流设置,需大约 10 秒才能达到所设置的输出电流值。当 GDC 铂金微弹簧圈从不锈钢引导钢丝上解脱时,则全出现电流停止、所有显示器冻结、直流电装置发出蜂鸣声 5 次,黄色电解状态显示灯亮和解脱显示箭头闪亮。

(10)分离弹簧圈:透视下慢慢回拉 GDC 铂金微弹簧圈引导铜丝,如弹簧圈没有移动,则表示已解脱;如弹簧圈移动,则表示未解脱,可延长解脱时间,一旦确认微弹簧圈已解脱,移去引导铜丝尾端红色电极,将导引铜丝慢慢从微导管内抽出。关闭直流电解装置,如需加用微弹簧圈可重复上述操作步骤,直到将动脉瘤紧密闭塞为止。

第八章

颈动脉颅内段狭窄的介入治疗

第一节　颅内动脉粥样硬化性狭窄的常见危险因素

很早就有人提出颅内/颅外动脉粥样硬化的危险因素存在分布差异。高血压比高血脂更容易促进颅内动脉粥样硬化,而高脂血症和颅外动脉粥样硬化与冠心病关系更密切。然而,这些关系又被其他研究者所否定,并认为动脉粥样硬化分布差异主要是受种族和性别影响,而不是传统血管危险因素。

评价颅内动脉粥样硬化危险因素的研究主要集中在症状性患者和亚洲人群。大多数研究结果认为年龄、高血压和糖尿病是颅内动脉粥样硬化的重要危险因素,而性别与颅内动脉粥样硬化之间关系存在争论。一些研究报道女性患者容易发生颅内粥样硬化,而其他一些研究则显示在男性患者中更常见。

近年来有研究证实,与影响颅外动脉粥样硬化相比,代谢综合征被认为与颅内动脉粥样硬化关系更密切。WASID试验显示在颅内动脉粥样患者中代谢综合征更为常见,有近一半的颅内动脉粥样硬化患者被诊断有代谢综合征,这类人群再次发生血管事件的风险更高。2005年韩国的Bang教授等对512例脑卒中患者进行一项研究,发现55%颅内动脉粥样硬化患者存在代谢综合征,认为代谢综合征与颅内动脉粥样硬化关系密切,这一点有别于传统的危险因素。2009年,一项北曼哈顿脑卒中研究(Northern Manhattan Stroke Study)结果发现,糖尿病和代谢综合征是症状性颅内动脉粥样硬化而不是颅外动脉粥样硬化的重要决定因素。

第二节　颅内动脉粥样硬化性病变程度和性质的评估

一、血管造影评估依据

2009年AHA一项科学声明《急性缺血性脑卒中影像推荐》强调颅内动脉慢性狭窄或者闭塞病变最好行增强MRA、CTA或DSA评估,狭窄程度的测定方面DSA或CTA具有更高的准确性,其中DSA更优于CTA。对于Wills环区域的血管,推荐采用CTA或DSA评估,虽然MRA不够准确,但仍有用;对于远端颅内动脉,应该采用DSA。

二、颅内动脉粥样硬化性病变程度和性质的评估

在脑血管造影过程中,评价动脉狭窄的程度和性质是十分重要的。病变性质和程度是决定下一步治疗方案的重要因素,这对于选择合适的球囊或支架非常重要,并有助于判断不同治疗的预后。

由于颅内动脉本身固有的解剖结构,用于计算颅外动脉狭窄程度的方法不适合于颅内血管。颅内动脉更加迂曲、更纤细,并有更多分支。WASID 研究建立了一套可靠的方法用于测量颅内大动脉的狭窄程度(包括术前、术后和随访时)。狭窄程度通过下面公式进行计算。

$$狭窄率 = \times 100\%$$

狭窄管径是狭窄程度最严重的血管直径,而参考管径是指附近正常动脉的直径。由于解剖原因,参考管径的确定,颈内动脉颅内段不同于大脑中动脉、椎动脉颅内段和基底动脉。

1. 若狭窄位于大脑中动脉、椎动脉颅内段或基底动脉时,参考管径的测定应为

(1)若狭窄没有累及到目标血管的起始端,那么近端最宽、最平直且无迂曲的正常血管用来作为参考管径。

(2)若目标血管的起始端有狭窄,且供血动脉正常的话,那么供血动脉最宽且无迂曲的正常血管被用来作为参考管径。

(3)若目标血管全长都有病变的话,那么平直且无迂曲的正常远端血管被作为参考管径。

2. 若狭窄位于颈内动脉的颅内段时,参考管径的测定应为

(1)若狭窄位于颈内动脉海绵窦前段、海绵窦段和海绵窦后段时,颈内动脉岩段最宽、无迂曲的正常血管部分用作参考管径。

(2)若颈内动脉岩段全长都有病变时,颈内动脉颅外段最远端的正常平直部分作为参考管径。

根据病变的形态学特征,Mori 等提出了一套颅内动脉造影分类系统来预测单纯球囊成形术的临床预后,在 DSA 下根据病变长度和几何形态学分以下三种类型为:Mori A 病变是指短的(长度≤5mm)同心圆或适度偏心的非闭塞病变;Mori B 病变是指管状(长度为 5~10mm)的极度偏心的适度成角病变;Mori C 病变指的是弥漫的(长度>10mm)极度成角的近端部分迂曲病变。病变越复杂,短期和远期结果就越差。尽管这种分类原先是为单纯球囊成形术而提出来的,但目前也已广泛应用于支架成形术。

北京天坛医院为了预测支架成形术的结果,结合 Mori 分型、病变部位分型和路径分型制定了一个 LMA 分型(Classifications of location,morphology and access)。部位分型:A、B 型部位分别为分叉前、后狭窄;C 型部位,跨分叉狭窄,边支动脉无狭窄;D 型部位,跨分叉狭窄,边支动脉有狭窄;E 型部位,边支动脉开口部狭窄;F 型部位,分叉前狭窄和边支开口部狭窄。大脑中动脉 M1 段开口部病变被定义为距起始部 3mm 以内的狭窄,视为 B 型部位。M1 段最大分支被视为 M1 段主干的延续,然后进行部位分型。N 型部位,非分叉处病变。形态学分型:即 Mori 分型。路径分型:Ⅰ型路径,适度的弯曲,路径光滑;Ⅱ型路径,较严重的迂曲或路径的动脉壁不光滑;Ⅲ型路径,严重的迂曲。他们认为颅内支架成形术的技术成功率与径路分型的关系密切,Ⅰ、Ⅱ、Ⅲ型径路的技术成功率分别是 100%、93% 和 66%。

动脉粥样硬化斑块根据病理学特征可以分为稳定斑块和不稳定斑块。在急性缺血性脑卒中患者中,对其脑动脉斑块的性质缺乏研究。因不像急性冠脉综合征患者具有很高的死亡率,大多数脑卒中患者经治疗可以存活,其尸检率极低,故此类患者病理研究受到很大的限制。现

在依靠血管内超声、磁共振血管成像等先进技术可以较准确地分辨颈动脉颅外段斑块性质,但是这些技术应用在颅内动脉上的准确性还不确切。目前仍是依靠血管造影影像学特点粗略判断斑块性质。一般斑块较锐利、成角,或呈溃疡形,则认为不稳定斑块的可能性大。

有研究表明,颅内动脉狭窄是动态发展的病变,可以出现继续发展、退化或保持原状 3 种情况。发生这些病理过程的机制目前仍不是很清楚,其缺乏有效的评估手段预测斑块具体的演变趋势。所以颅内动脉血管成形和支架置入术的患者选择应较颅外动脉更为严格。

第三节　颅内动脉粥样硬化狭窄血管内治疗的发展简史

过去的二十年,球囊和支架成形术已经成为治疗症状性颅内动脉粥样硬化性狭窄的一种手段。在 WASID 研究中,颅内动脉狭窄患者尽管予以药物治疗,但仍有较高的脑卒中复发率。因有冠心病血管内介入成功的典范以及微导管、球囊和支架技术的快速发展,促使越来越多的颅内动脉狭窄患者接受血管内治疗。

一项对 2006 年 3 月份以前发表的关于颅内动脉狭窄行单纯球囊成形术的所有回顾性和前瞻性病例研究的荟萃分析,发现手术期间发生脑卒中率为 7.9%（95%CI,5.5%～10.4%）,死亡率为 3.4%（95%CI,2.0%～4.8%）。近年来的现有资料显示颅内动脉单纯球囊成形术虽具有相对高的成功率和安全性,但仍没有涉及远期预后的前瞻性研究,而且,单纯球囊成形术本身存在诸多技术上的缺陷,如术后的弹性回缩、残余狭窄、急性血管腔闭塞、夹层形成和极高的再狭窄率等。

症状性的椎动脉和颅内动脉粥样硬化性病变的支架成形术（stenting of symptomatic atherosclerotic lesions in the vertebral or intracramal arteries,SSYLVIA）研究是第一个金属裸支架（NeuroLink system）治疗颅内动脉狭窄的多中心、前瞻性试验研究。SSYLVIA 研究包括 61 名患者,其中症状性颅内动脉狭窄 43 例,颅外椎动脉狭窄 18 例。技术成功率为 95%,30 天内脑卒中发生率为 7.2%,没有死亡病例,接受治疗的同侧血管区域年脑卒中发生率为 10.9%,6 个月时复查脑血管造影显示再狭窄率为 35%。该研究存在一些缺陷,如没有设立对照组,也没能证实颅内支架成形术是否改变颅内动脉狭窄的自然史和远期预后。依据此项研究结果,尽管美国 FDA 在人道主义豁免（humanitarian device exemption,HDE）下批准使用该支架治疗药物治疗失败的症状性颅内动脉狭窄患者,但目前市场上已不提供该类型装置。

2005 年,美国 FDA 批准 Wingspan 支架系统治疗症状性颅内动脉狭窄,该装置是一种颅内专用的自膨式支架。第一个关于 Wingspan 的研究是一前瞻性多中心 I 期临床试验,研究对象是 45 例经抗栓药物治疗脑卒中仍再次发作的症状性颅内动脉狭窄患者（狭窄程度为 50%～99%）。其结果表明,技术成功率为 97.7%,30 天内脑卒中或死亡率为 4.5%,第一年同侧脑卒中发生率为 9.3%,6 个月再狭窄率为 7.5%,所有再狭窄患者均没出现症状。

在 WASID 研究中,研究表明≥70%症状性颅内动脉狭窄引发再次脑卒中的风险最高。结合该研究发现中度与重度狭窄患者于支架置入后手术期间并发症发生率相似,故推测支架成形术治疗重度狭窄可能更获益。因此,由美国国立卫生院资助建立了一项集中此部分高度狭窄的人群实施了基于 Wingspan 支架系统的多中心登记研究,来自 16 个中心的症状性颅内动脉高度狭窄患者 129 例,结果表明技术成功率为 96.7%;30 天内的脑卒中、出血或死亡及经 6 个月随访的同侧脑卒中事件总发生率为 14%。

最近一项多中心随机实验比较了颅内动脉狭窄血管内治疗(基于 Wingspan 支架系统)与强化的药物治疗(stenting versus aggressive medical therapy for intracranial arterial stenosis, SAMMPRIS)的远期效果。SAMMPRIS 试验的目的是采用何种治疗方法有益于症状性颅内大动脉高度狭窄患者脑卒中二级预防,验证假设"支架成形术联合强化药物是否比单独药物强化治疗更有优势"。但其结果表明,30 天围手术其内脑卒中或死亡率在支架置入联合强化药物治疗组高达 14.7%,在单纯强化药物治疗组仅为 5.8%,故该实验被提前终止。但鉴于此实验本身存在诸多不合理因素,故颅内支架置入联合强化药物治疗与单用强化的药物治疗在预防缺血性脑卒中的整体疗效优劣方面仍有待于进一步研究。

第四节　颅内动脉粥样硬化狭窄介入治疗的适应证

一、颅内动脉狭窄介入治疗适应证

近年来,除了刚刚提前终止的 SAMMPRIS 试验外,还没有其他大型的临床随机双盲对照试验支持血管内治疗对颅内动脉粥样硬化性狭窄更有效.且国内外介入指南没来得及更新,目前,最近的推荐指征仅仅参考 2010 年 AHA/ASA《缺血性脑卒中和短暂性脑缺血发作预防指南》(以下简称《指南》)。

各国指南均强调血管重建术对治疗有症状性颅内动脉粥样硬化性狭窄的有效性还不明确,其适应证方面除了一致强调血管重建术仅针对症状性颅内动脉粥样硬化性狭窄外,还有一些细微差异,包括:就其狭窄程度而言,2006 年 AHA/ASA《指南》强调只有影响血流动力学的颅内动脉狭窄才考虑血管内治疗,2010 年 AHA/ASA《指南》却把狭窄程度放宽至 50%～99%,而 2008 年 ESO《指南》和 2010 年中国《指南》推荐中没有对狭窄程度做明确的限定;另外 2006 年 AHA/ASA《指南》强调患者在接受内科药物优化治疗失败后才可以考虑血管内治疗,而其他指南并没有强调此推荐意见。

因为颅内动脉血管内治疗具有较高的并发症发生率,也不清楚患者是否真正获益,尽管各国指南明确颅内动脉粥样硬化性狭窄血管内治疗应用方向,但是未能提供明确的细则。临床医师在介入规范和日常实践存在一定的差距。临床中应该对颅内动脉粥样硬化患者实施严格的危险评估,重视内科药物优化治疗。如果有条件的医疗机构进行颅内动脉粥样硬化性狭窄血管内治疗时,一定要仔细评价患者的获益风险比,严格遵从操作规范,降低并发症发生率。

根据各国指南推荐,现将颈内动脉颅内段介入治疗适应证总结如下。

(1)症状性颅内动脉粥样硬化性狭窄(50%～99%)的患者在接受内科药物优化治疗失败后,可考虑血管成形术或(和)支架置入术。

(2)无症状性颅内动脉粥样硬化性狭窄属低危病变,不推荐介入治疗。

二、颅内动脉狭窄介入治疗禁忌证

(1)不能接受或耐受抗血小板或抗凝药物治疗。

(2)严重钙化病变。

(3)因血管扭曲或变异而使导管等介入输送系统难以安全通过。

第五节　颅内血管成形和支架置入术操作要点

一、颅内血管成形和支架置入术的术前准备

1. 术前检查与评估

(1)术前详细询问病史；完善全身体检和神经系统检查。

(2)完善血液学检查(全血细胞计数、肌酐、PT 和 PTT)；EKG；脑 CT 和 MRI；脑血管学检查(CTA、MRA 或者 DSA)。

(3)完善脑血流量检查，例如氙－CT、单光子发射体层摄影(single photon emission computed tomography，SPECT)、正电子发射体层摄影(positron emission tomography，PET)，以证实有脑低血流动力学区域。

2. 抗血小板药物

为了减少手术过程中血栓形成引起的脑血管事件的危险性，术前至少 3 天开始给予阿司匹林 100mg/d，波立维 75mg/d；若急诊手术，需要术前 1 天或者术前至少 5 小时前口服负荷剂量，即波立维 300mg、阿司匹林 300mg 顿服。而 SAMMPRIS 研究中，除了给予阿司匹林外，应联合波立维 75mg/d，至少 5 天或术前 6～24 小时口服负荷剂量 600mg，但这不一定适合中国人群。

3. 颅内血管介入治疗的时机选择

WASID 试验提示颅内动脉粥样硬化性狭窄患者在首次缺血事件 30 天内更易再次发生缺血性脑卒中。因此，为更大程度的获益，血管内治疗应该更早或应该在首次缺血事件后数天内进行。然而，与亚急性或慢性期缺血性脑卒中患者相比，超急性期或急性期患者更易发生与血管成形术相关的并发症。因此，对于症状性颅内动脉粥样硬化性狭窄的患者来说，血管内介入时机的把握很难，同时也非常关键。SSYLVIA 研究中，术前 6 周内的缺血性脑卒中患者被排除。而在最近在一项 Wingspan 研究中，发生缺血性脑卒中 7 天后的患者才考虑行颅内支架置入术。

上述两项研究并未能确定最佳介入时间，早期介入治疗或许能预防缺血事件发作，而延迟介入时间却可能减少操作相关并发症的发生。因此，还需要前瞻性随机临床试验来进一步明确最佳介入时间。

4. 术中事项的准备

(1)建立两条外周静脉通道。

(2)留置导尿管。

(3)除服药之外，术前 6 小时禁食。

(4)术前在导管室备用所有必备的介入器材。

二、麻醉

尽管 SAMMPRIS 研究采用全麻方式，但还没有证据支持颅内动脉血管内治疗在局麻还是在全麻下操作更好，但目前大部分操作者更倾向于采用局麻方式。尽管颅内动脉球囊或支架成形术都可以在全麻或局麻下进行，但各有优缺点。全麻下行血管成形术可以最大限度减少动作伪影和节约操作时间，但最大的不利就是不能观察或监测新发的神经系统体征，局麻却

可弥补这方面的不足。但局麻的缺点就是不能控制术中的动作伪影和减缓患者术中的恐惧。另外,考虑到基底动脉球囊成形术可致穿支血管闭塞或短暂意识丧失、呼吸暂停,故此部位病变的血管重建在全麻下进行可能更为合理。

三、治疗通路的建立

发生颅内动脉粥样硬化的患者常常合并颅外血管病变。有关路径技术的详细描述和复杂情况的技术要点。

1.穿刺置鞘和造影

其过程包括将患者安置于造影台上接受局麻或全麻;评估和标记足背动脉和腘动脉;对双侧腹股沟区进行消毒、铺巾,然后局部浸润局麻;在股动脉内留置鞘(6F)。通过诊断导管进行全脑造影。在介入治疗前需要进行路径血管(颈动脉颅外段)造影和颅内血管后前位和侧位成像。

颈动脉的检测对指引导管的选择很有必要,另外也可以评价动脉粥样硬化病变的部位和性质。在介入治疗前后需要进行颅内血管成像比较,评估是否发生局部血栓形成或者栓子脱落事件的发生。

2.肝素化

因指引导管到位后导致血流缓慢及微导丝、球囊或支架在病变血管内的操作都可诱发血栓栓子并发症的发生,故一般经静脉给予负荷剂量的肝素(70U/kg),5分钟后从鞘内抽取5ml血标本用来测定活化凝血时间(activated clotting time,ACT)。只有当肝素化发挥作用后(一般在静脉推注肝素5分钟后或ACT处于目标范围时),指引导管才能留置在颈内动脉内。操作期间ACT应保持在250~300秒范围内。对于持续数小时操作的病例,就需要追加肝素。

术中备用鱼精蛋白。将已抽取能中和全部肝素的鱼精蛋白的注射器放置在操作台上,以便当患者并发出血发生时,术者能及时得到。要求每中和1000U肝素需鱼精蛋白剂量为10mg。

3.指引导管选择

操作者一般喜欢自己较熟悉的一种或两种指引导管,但选择更多依赖于患者和病变血管的特征。不同导管具有不同的性能。

(1)Neuron颅内径路系统(Penumbra,Inc,San Leandro,CA)的优点是非常柔软和易通过性;能置入颈内动脉或椎动脉颅内远端;缺点是稳定性和支撑性不如其他导管,仅仅远处头端不透射线,主体部分在透视下很难看到。

(2)Guider Softip™ XF指引导管(Boston Scientific,Natick,MA)的优点是柔软,头端对血管壁损伤小,在小而迂曲的血管中不容易发生血管痉挛和夹层形成;缺点是支撑力相对稍差,当血管扭曲时,容易掉入主动脉弓内。

(3)Envoy(Cordis Neurovascular,Miami Lakes,FL)导管的优点是相对较硬,在迂曲和血管内径较大的血管中能提供更好的支撑力。缺点是相对较硬,头端较锐利。

除了选择合适类型的指引导管外,还应根据病变特征、患者身高等因素考虑导管的长度和直径。在传递Wingspan支架系统时,应该选择90cm长的指引导管。大部分病例采用6F外径的指引导管。血管管径小且侧支循环很少的情况下,有时得选择5F的指引导管。比如,对侧椎动脉未发育,在同侧较细的椎动脉操作时,选择5F外径指引导管较为合适。但其缺点是指引导管内径空间有限,容纳微导管或球囊后就很难完成血管造影。

导管头端形态的选择往往要根据病变的特点决定。直头指引导管一般用在相对较直的或能通过的迂曲血管,例如用于椎动脉介入的首选。当指引导管头端位置应在血管迂曲部位时,可以使用弯头导管。弯头导管比直头导管更容易通过主动脉弓。

4.指引导管到位技术

(1)直接导航技术:在非迂曲、无动脉粥样硬化的血管中可采用直接导航技术。通过0.035in或0.038in亲水涂层导丝直接将弯头指引导管缓慢输送至颈动脉。

(2)交换技术:在迂曲的、伴有动脉粥样硬化斑块或纤维肌性发育不良的患者中采用。这种技术可以减少对颈动脉血管壁损害,特别对血管起始部。通过0.035in泥鳅导丝或stiff交换导丝(260cm或300cm)将5F造影导管输送至颈动脉中上段。在路图下将交换导丝的头端小心地送至颈外动脉远端粗且相对较直的分支。造影导管缓慢撤出同时,在透视下交换导丝的头端应保证不发生移动。用肝素水浸湿的纱布小心缓慢地擦湿留在患者体外的亲水涂层导丝。同样在透视下保持交换导丝头端不动,通过交换导丝将指引导管输送至颈总动脉上段。

相对于其他颅内介入操作而言,指引导管的支撑作用在颅内血管成形术中显得尤为重要。球囊和支架相对较硬,不容易通过,这些装置向前输送时可能对指引导管产生较大的后坐力,使指引导管位置发生变化甚至会滑入主动脉弓内。因此,在指引导管的选择和位置摆放方面就应该仔细推敲。

在路图下通过亲水导丝将指引导管送至颈内动脉尽可能远的位置。指引导管处于较高的位置可增加导管稳定性,同时有助于微导管和微导丝在其内部的操控性。在无迂曲且无病变的颈动脉系统,我们推荐将指引导管的头端置于颈内动脉C2垂直段;如果颈内动脉C1段极度迂曲的话,指引导管的头端更适合摆放在迂曲血管的近端;如果是相对迂曲,可以借助于相对较硬的亲水导丝(如0.035in或0.038in)将迂曲血管拉直,然后将指引导管跟进摆放。

一旦指引导管到位成功后,需要在透视下通过指引导管冒烟以检测其头端附近血管的结构是否发生变化,如是否并发血管痉挛和夹层形成等。若因为导管头端刺激血管壁导致血管发生痉挛和血流缓慢,应缓慢的回撤导管头端数毫米,等待血流恢复后再进行操作。导管头端会随着每一次心脏跳动上下滑动和摩擦血管壁,在摆放导管时需要考虑到这一点。

5.指引导管灌洗

一般采用肝素生理盐水(每500ml生理盐水中加5000U肝素)导管内持续灌注,对于防止导管内血栓形成很重要。在整个操作过程中,应密切观察并保证指引导管内无血栓或气泡。

6.防止指引导管诱发的血管痉挛

当严重的血管痉挛发生时,缓慢回撤导管至血管下段。尽可能保持导管头端远离血管迂曲部位。使用型号更小的指引导管可以降低血管痉挛的发生率。使用软头的指引导管,如Guider Softip™ XF指引导管(Boston Scientific,Natick,MA)可减少导管对血管壁的刺激。指引导管内衬填充器,比如Northstar Lumax@ Flex Catheter(Cook,Inc,Bloomington,IN)也有益于防止血管痉挛的发生。当发生血管痉挛时,可于动脉内注射硝酸甘油(每次30mg),但缺点就是可能导致低血压和头痛发生。

四、球囊扩张和支架置入

一旦指引导管成功到位,应该选择一个便于操作的操作像位或工作像位。操作像位应在高倍放大状态,并能很清晰地识别病变部位、远处血管以及指引导管的头端。在特定的情况下,如当血管次全闭塞或途径极度迂曲时,可通过长的交换导丝将微导管输送并越过颅内狭窄病变。采用微导管交换是为便于顺利地将微导丝送至病变的远处血管,以建立一无创、快捷通道。当微导丝到位后移除微导管,顺着微导丝将球囊输送至狭窄位置,准确定位,缓慢释放。对非闭塞或不使用 Wingspan 系统时,我们机构多数情况下不采用微导管交换技术。若需要采用支架置入术,先将预扩球囊退出,后将自膨式支架或球扩式支架输送至病变部位,准确定位后释放。

1. 操作器材的选择

颅内血管成形术必备材料包括交换导丝、微导管和球囊。Gateway™ PTA 球囊导管和 Wingspan™ 支架系统(波士顿科学公司)是专门为颅内而设计的球囊和支架。它已经得到人道主义豁免,且该系统的应用也得到伦理委员会的许可。

(1)微导丝的选择:微导丝的选择需要考虑其可视性和可控性。这两大性能对颅内血管成形术尤为重要。其头端相对较软,可以降低远处血管痉挛和血管穿通发生率。我们中心在多数病例中,如果采用微导管交换技术或者使用 Gateway™ PTA 球囊导管和 Wingspan™ 支架系统时均使用 Transend™ 微导丝(规格为直径 0.014in;长度 300cm)(波士顿科学公司)。Transend 微导丝具较好的可控性,其头端在透视下有较高可视性。但对于病变复杂程度不高,亦可不采用微导管交换技术而直接使用快速交换球囊或(和)球扩式支架,此时可使用更容易操控的较短的微导丝,如 BMW 或 PT Graphix 微导丝(波士顿科学公司)。

(2)微导管的选择:一般的微导管均能满足操作需要,常用的微导管有 Prowler 14 (Cordis,Miami,Fla)和 Echelon-10(ev3,Irvine,CA)。

(3)球囊的选择:一般选用具有较强膨胀力的非顺应性球囊。目前市场上可供选择的颅内球囊包括 Gateway™ PTA 球囊(波士顿科学公司);Maverick2™ Monorail 球囊(波士顿科学公司);非顺应性 Ranger™ 球囊(波士顿科学公司)和非顺应性 Raptor™ 球囊(Cordis,Miami,FL)。球囊大小一般要求其直径略小于临近正常血管的直径,球囊的膨胀直径和长度则取决于临近正常血管的直径和病灶的长度,一般选择直径在 2.0～4.0mm,长度在 9～20mm 的球囊。

(4)支架的选择:用于颅内的支架包括球扩支架和自膨式支架。球扩支架相对较直,有时很难通过迂曲的血管,在颅内血管实际使用中可能会存在一些问题。更重要的是,颅内动脉悬浮在脑脊液中,周围缺少像冠状动脉一样的纤维结缔组织,球扩支架在释放过程中难免会导致夹层形成和穿通发生。所以一些文献报道使用球扩支架具有相对高的并发症。然而,仅在中国市场使用的 Apollo 支架(上海微创医疗器械有限公司)是一种专门用于颅内动脉的球扩式支架,相对于其他冠脉球扩支架来说更软,通过性更好。虽在我们中心和国内其他的机构使用了多年,并未发现由此引起的并发症高于自膨式支架。2009 年 Groschel 等对 2008 年 4 月份以前发表的有关颅内动脉粥样硬化支架成形术的文献进行临床和影像结果(31 个研究 1177 次手术操作)分析发现,无论使用球扩支架还是自膨式支架,两者在围手术期并发症的发生率上并无差别。

2. 球囊血管成形术

单纯球囊成形术治疗症状性颅内动脉狭窄是一不错的选择。这里仅描述冠脉球囊的操作技术,如 Maverick™ Monorail™ 球囊(波士顿科学公司),而 Gateway™ PTA 球囊操作在 Wingspan 系统操作技术部分详细描述。

现代 PTA 技术是指应用球囊导管装置放置在动脉阻塞或狭窄部位,以较高的压力膨胀球囊,达到扩张血管,消除狭窄,使血流通过增加,从而改善脑灌注状态。PTA 的原理是球囊充胀的压力造成狭窄区血管壁内、中膜局限性撕裂。血管壁特别是中膜过度伸展和动脉粥样斑的断裂,从而导致血管壁张力减退和血管内径的扩大。颅内动脉血管成形术的目的是纠正动脉狭窄所引起的血流动力学紊乱,减少血栓形成的机会,保证颅内血流供应。

Maverick2™和Monorail™球囊需求的指引导管直径≥6F、长度≤90cm。Maverick2™经皮冠状动脉腔内成形术(PTCA)扩张导管系一种快速交换球囊导管,导管末端附近装有一只球囊。导管末端部分为同轴双腔设计。外层管腔用于球囊膨胀处理,而导引钢丝腔则允许导引钢丝(≤0.014in/0.36mm)将导管推送至需要扩张的狭窄部位。在建议的压力下,球囊提供一个预先设计的直径和长度以实现膨胀扩张。导管包括一个锥形末端,以便将导管推进至狭窄部分。在X线透视下,附在导管上不透射线标记环有助于判断导管球囊部分的位置。

所选球囊的直径一般不超过参考直径的80%,以便血管扩张幅度可以达到但不会超过病变近端和远端的血管直径;如果病变血管的近端和远端有不同的正常参考直径时,球囊直径应该依据两者最小直径来选择;如果指定的球囊导管无法穿过狭窄部位,应使用直径更小的球囊导管对病变部位进行预扩张处理,以便尺寸更为适合的球囊导管通过。所选球囊必须得完全覆盖病变,其长度可以接近或稍长于病变长度。

操作前应做充分的准备。球囊导管进行灌洗和充盈操作。使用肝素化的生理盐水按1∶1的比例稀释处理造影剂。将3ml造影剂吸入一支10ml注射器内。只能使用适当的球囊充盈介质。切勿使用空气或任何气体介质充盈球囊。手持装有造影剂的注射器链接球囊端口进行吸气操作,切记不能预先膨胀球囊。确定扩张导管球囊端口和充盈器械连接处的造影剂均为明显的弯液面。将充盈器械与球囊扩张导管的球囊端口牢固地连接起来。

将6F导引导管头端送至颈内动脉颅外段稍远处。在路图指引下将直径为0.014in、长为182cm、头端柔软的微导丝沿着导引导管小心通过动脉狭窄部位并使其头端置于合适位置,微导丝头端位置因狭窄部位不同而不同,如大脑中动脉M1段狭窄微导丝头端应置于M2段;颈内动脉颅内段狭窄微导丝头端应在大脑中动脉M1段。沿导丝将所选球囊置入狭窄段的中央部,如果狭窄直径小于输送球囊的导管外径,使用小球囊进行预扩以使所选球囊容易通过,造影观察定位后给予5～10atm压力缓慢扩张球囊10～50秒,根据病灶的情况可以重复扩张2～3次后,解除压力使球囊回缩,但仍留置在原处,随即造影复查血管扩张情况,以确定是否需要额外扩张。若扩张效果满意,则退出球囊,再次造影评价残余动脉狭窄的程度。

3. 球扩式支架置入术

在国内,目前采用的球扩支架多为Apollo支架(图8-1)。在路图下,经0.035in导丝插入6F导引导管,头端置于颈内动脉的C1段的远端。导丝定位同PTA。一般应先在正侧位下做路图,清晰显示脉络膜动脉,以便于避免微导丝进入脉络膜动脉或其他较小的皮质分支。当微导丝接近MCA主干时改正位像路图。同时,建议将导丝放置于MCA的下干中,这样导丝的支撑力较强,也相对安全。

将支架输送系统沿着微导丝放置在跨狭窄位置。造影定位后,在透视下,以4～6atm压力缓慢加压扩张球囊,使支架缓慢展开到预定直径。然后减压球囊,使支架与球囊脱离,即刻造影了解支架形态。若支架展开的形态欠佳或者残余狭窄大于50%时,可再次扩张球囊。将球囊导管撤至指引导管内,进行血管造影复查,若无异常则撤出球囊、导丝和导引导管。颅内动脉狭窄支架成形术成功标准:复查造影显示前向血流良好,残余狭窄≤50%。

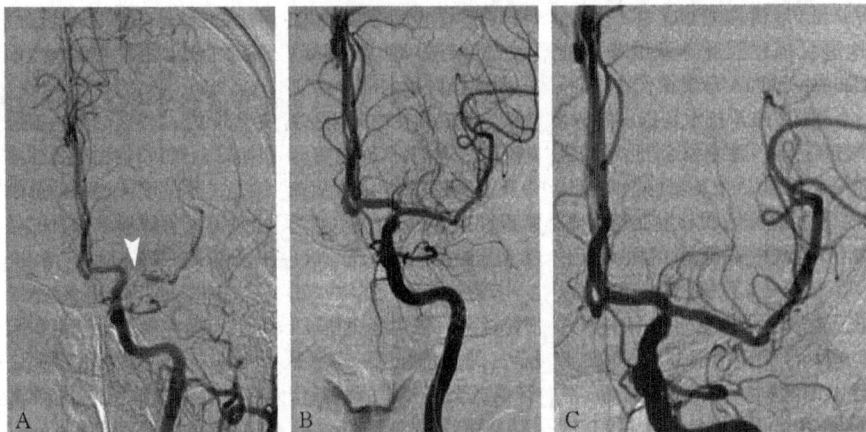

图 8-1　Apollo 支架置入术重建重度狭窄的左侧大脑中动脉（MCA）

A. 左侧 MCA M1 段重度狭窄（箭头）；B. Apollo 支架置入后；C. 为 B 图的局部放大像

4. Wingspan 系统操作技术

带有 Gateway™ PTA 球囊导管的 Wingspan™ 系统已得到美国 FDA 人道主义豁免。这套系统专门用于治疗症状性颅内动脉粥样硬化性狭窄（≥50%）且内科药物治疗无效的患者（图 8-2）。

Gateway 是在 Maverick 球囊导管的基础上改良形成的，球囊有硅树脂涂层，导管外涂有亲水涂层，这可减少操作过程中出现的摩擦力。导管末端逐渐变细，便于将导管输送抵达和穿过狭窄部位。球囊末端的标记带可指导在 X 线透视下方便导管球囊的定位。Gateway 球囊扩张的原则同上述 Maverick2™ 和 Monorail™ 球囊。

Wingspan™ 支架是两端（远端和近端）带有 4 个不透 X 线标记带的自膨式镍钛支架。其设计类似 Neuroform2™ 支架（Boston Scientific，Natick，MA）。带有预装支架的递送导管（由内管和外管组成）。

支架的长度应至少比病变部位长 6mm，以便支架的两端均比病变部位至少延伸 3mm。所选支架的直径应等于或稍大于正常参考直径，如 4.0mm 直径的支架适合于放置于 4.0mm 参考直径血管内；而对于 4.1mm 参考直径的血管，应选择 4.5mm 直径的支架。支架释放后，2.5mm 支架可能会短缩 2.4%，4.5mm 支架可能会短缩 7.1%。

无菌肝素化生理盐水冲洗输送系统内管管腔和外管，排除系统内的所有气体。将输送系统外管和输送系统内管的止血阀侧面端口与密封的加压无菌肝素化生理盐水冲洗管连接。

旋松输送系统外管的止血阀（外管锁定在输送系统内管上），轻轻回撤输送系统内管，以便双锥形末端的近端与外管的远端之间出现 1～2mm 的缝隙，使盐水能从外管末端快速滴落。切勿用力过度或将内管末端留在输送系统内。旋紧环绕输送系统内管的输送系统外管上的止血阀，以便在推送 Wingspan 支架系统过程中将输送系统内管固定在位。

假如血管路径很好的话，可通过非交换微导丝直接将 Gateway 球囊送至病变部位。反之，可见通过微导管将交换导丝输送至颅内血管的远端，撤出微导管通过交换导丝输送 gateway 球囊；亦可使用更容易操控的相对较短的非交换导丝，比如 BMW 或 PT 微导丝将微导管送至病变的远端，在撤出非交换导丝后再通过微导管将交换导丝送至颅内血管的远端。

球囊导管灌洗后，通过微导丝将其送入指引导管内，在透视下将球囊导管头端标记送至指

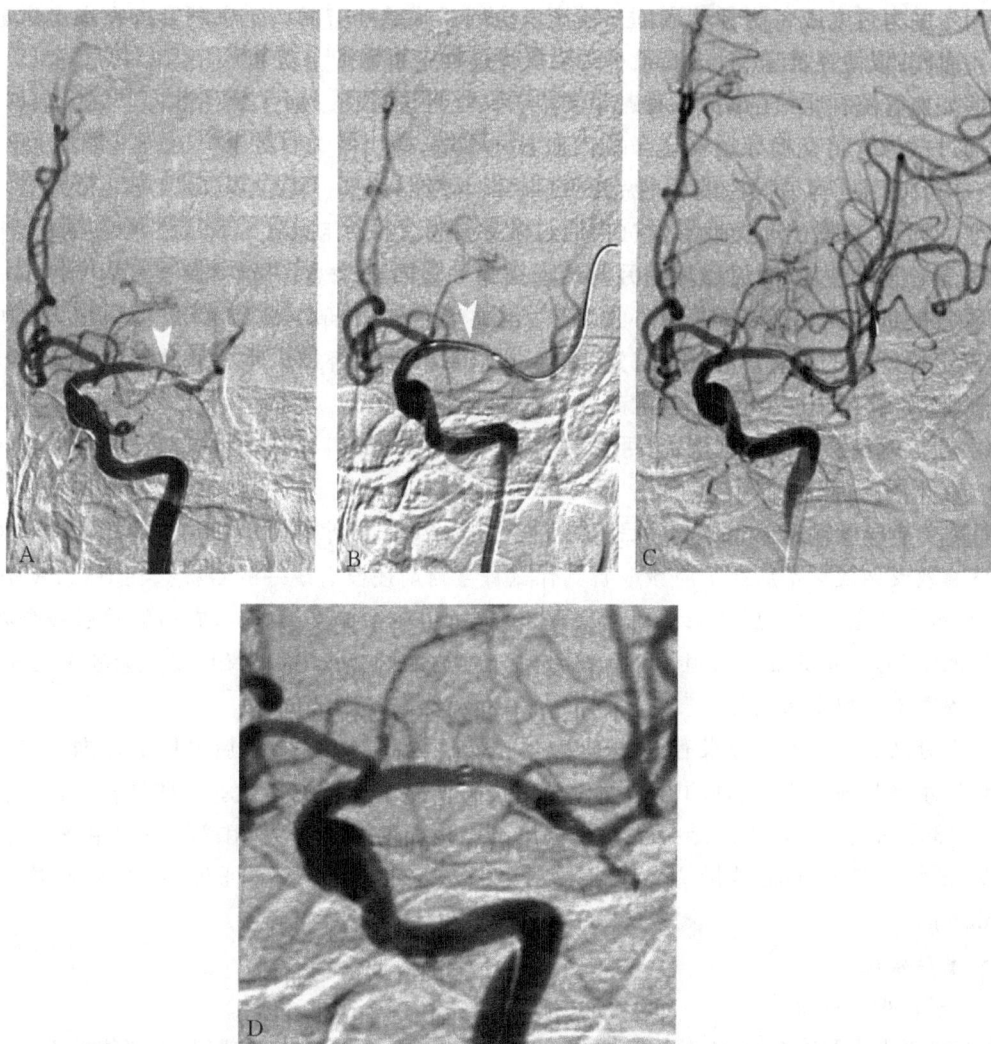

图 8-2　Wingspan 支架置入术重建重度狭窄的左侧大脑中动脉（MCA）

　　A. 左侧 MCA M1 段重度狭窄（箭头）；B. Wingspan 支架置入中（箭头）；C. Wingspan 支架置入后；

　　D. 为 C 图的局部放大像

引导管的远端出口。在路图下，通过微导丝将球囊远端标记越过病变。通过指引导管造影准确定位球囊的位置。在透视下，以约 1atm/10s 的速度缓慢扩张球囊至命名压。当球囊充分膨胀后，停留 10～20 秒，紧接着回缩球囊。移开球囊之前进行指引导管造影。大部分病例单次预扩就足够。偶尔情况需要第二次预扩，有时需要更高的压力进行扩张（如 8atm）。

　　旋紧指引导管止血阀以防交换导丝头端发生移动，旋紧内管的旋转止血阀以防内管移动，通过交换导丝输送 Wingspan 系统的外管至指引导管止血阀，打开指引导管止血阀，在透视下输送外管并稍稍越过狭窄病变。在造影或路图下，通过支架远端和近端标记带进行准确定位。需要注意的是，传递系统只能通过抓握外管进行输送，这样可以避免误送内管而导致支架提前释放。另外，整个过程都必须注意微导丝头端的移动，必要及时调整。旋松输送系统外管止血阀。右手握紧输送系统内管手柄并固定不动，左手继续轻微缓慢的回撤输送系统外管手柄，在释放期间，不要试图改变支架位置。支架完全扩张后，旋紧输送系统外管止血阀，并轻轻退出

Wingspan 支架系统至指引导管内,通过指引导管造影了解支架位置、病变形态和有无造影剂外渗及远端血管有无栓塞等发生,最后撤出微导丝和指引导管。

5.颅内球囊成形和支架置入要点

(1)不要过分旋紧球囊导管体部的旋转止血阀。

(2)若球囊不能打开,立即更换另外一个。

(3)若球囊膨胀时产生瓜子效应(即扩张时来回滑动),采用适度牵拉球囊导管的方法来稳定球囊,以防止扩张时向远处滑动;另外,可选择更换更长的球囊。

(4)在迂曲的血管中,较硬导丝可能会引起导丝在 Wingspan 支架系统或 Gateway PTA 球囊导管内粘连。在这种情况下,首先要确认内管和外管是否得到充分的灌洗;如仍不成功,则使用柔软的导丝,并将导丝的松软部分置于支架内。

(5)若支架在释放时发生错位,可考虑放置第二个支架。

6.血管内治疗的目标

颅内动脉球囊或支架成形术的目的是治疗症状性动脉狭窄以改善供血脑组织灌注。关于颅内球囊或支架成形术后狭窄应该改善到什么程度目前还没有统一的目标。在 SSYLVIA 研究中,技术成功定义为术后残余狭窄≤30%。目前大部分文献定义技术成功为术后残余狭窄≤20%或≤30%,而更常见采用≤50%残余狭窄。技术成功合理的定义应是残余狭窄≤50%。

7.围手术期间血压调控

大部分病例系列或研究没有提供如何监测和处理术前、术中和术后血压的证据。术后最佳的血压水平目前还没有达成共识。术后患者血压调控个体差异较大。一些操作者认为在术后 24~48 小时内应将收缩压维持在 120~140mmHg,高血压患者使用静注哌胺甲尿啶,低血压患者采用等渗液体而尽量避免使用多巴胺。对于高灌注综合征患者,收缩压应低于 120mmHg。

8.术后处理

(1)完善神经系统检查。

(2)将患者安置在神经监护病房,每小时进行一次神经系统体检和腹股沟部位检查。

(3)抗血小板治疗:术后对于无阿司匹林过敏或者高出血风险的患者,100mg/d 长期口服。氯吡格雷 75mg/d 持续至少 3 个月,也有达 6~12 个月。

(4)若无并发症发生,大部分患者可在术后 1~2 天出院。

9.颅内动脉血管内治疗注意要点

(1)操作者经验和对患者的严格筛选非常关键。因为颅内动脉血管内治疗具有较高的并发症发生率,考虑行血管内治疗时,必须持相对谨慎的态度,应仔细评价他们的获益风险比;如果接受血管内治疗,必须由经验丰富的操作者来完成。

(2)患者在接受股动脉穿刺置鞘前,应备好所有必需的介入器材并放置在操作者身后的台面上以便能快速得到。

(3)每一步结束后均应手推造影,来判断是否发生造影剂外渗、夹层形成、管腔内血栓发生和装置定位等。假如操作期间出现并发症,完整的造影资料有助于将并发症进行分类和处理。

(4)假如患者意识清醒,每一步操作完成后,都应进行简单的神经系统体检。

(5)应该避免球囊过度扩张,最好选择小直径而不是大直径的球囊。

第六节　颅内介入治疗围手术期并发症的识别与处理

围手术期颅内并发症的快速识别非常关键。假如手术期间患者血压、心率和意识突然发生变化或者清醒的患者出现新发神经系统体征时,需要立即完成以下几件事情:①立即对操作血管区域执行正位和侧位造影;②查找是否发生造影剂外渗、血管穿通、管腔内血栓以及造影剂在颅内远处血管内滞留或者通过缓慢(提示栓子已进入多个细小分支等)。如果术后出现新发神经系统体征,应该立即完成头颅 CT 扫描;如有必要可考虑再次血管造影和动脉溶栓。如果血管造影和 CT 扫描仍不能解释神经系统体征变化时,可考虑 DWI 检查证实是否发生小缺血事件。下面详细介绍各种常见的并发症的识别和处理。

一、血管破裂

颅内血管成形和支架置入术最严重的术中并发症之一。Suh 等曾报道血管内治疗症状性颅内动脉狭窄过程中,导管刺破血管发生率率为 3%。

1. 血管破裂的可能原因

(1)支架或球囊选择过大。

(2)球囊扩张压力过大、过快。

(3)颅内血管解剖学特点决定了在狭窄段置入支架或球囊并扩张释放后有潜在血管破裂的风险,因为颅内血管全部位于蛛网膜下腔,周围没有任何支撑组织,且管径小,加之长期动脉粥样硬化致血管本身结构不良,脆性增加,易于破裂。

(4)操作过程动作粗暴,推进导管和导丝的动作不当。例如支架释放过程中导丝过度移动,导丝头端就有穿破皮质动脉的风险。

2. 血管破裂的诊断

如果患者突然发生血压升高、心动过缓或者头痛出现,就应怀疑颅内出血可能。立即进行血管造影,查看造影剂外渗情况。头颅 CT 表现为蛛网膜下腔出血。

3. 处理措施

如果出血得到证实,采用的方法如下。

(1)鱼精蛋白中和肝素,每 1000U 肝素需要 10mg 鱼精蛋白,静脉推注。

(2)严格控制血压,或者输注血小板逆转抗血小板药物(主要针对阿昔单抗)。

(3)若发生血管破裂,即刻使用不可脱球囊于血管内封闭破裂点,如有必要可急诊行侧脑室引流或开颅修补破裂血管。

4. 预防措施

在支架置入之前要准确测量狭窄程度,支架直径应等于或稍小于狭窄远端近段的正常血管直径,并且所选支架要柔顺性好。球囊支架释放时,扩张压力要谨慎,坚持较低压力、缓慢、渐进的原则。在导管和导丝推进过程中,一定要在路图下进行,并不时检测正侧位影像,确定在导管和导丝的位置适当;支架释放过程中注意观察导丝头端,尽量避免导丝突然、过度移动;另外操作者的小心谨慎也是十分重要的。

二、斑块破裂、栓子脱落、远端栓塞

可以发生在手术的各阶段,是术中和术后急性缺血性脑卒中发生重要原因。

1. **斑块破裂、栓子脱落、远端栓塞发生的原因**

(1)输送导管、导丝及支架操作方法不当。

(2)球囊扩张压力过大、时间过长。

(3)支架释放过程对斑块的切割、扩张作用。

(4)由于颅内血管球囊成形和支架置入术一般无法使用血管保护装置,也增加了远端栓塞的风险。

2. **斑块破裂、栓子脱落、远端栓塞的诊断**

如果患者出现短暂性或者持续性新发的神经系统体征时,需要对治疗血管进行重新造影评估,脑缺血事件可能为斑块破裂、栓子脱落、远端栓塞所致。

3. **斑块破裂、栓子脱落、远端栓塞的处理措施**

一旦发生远端栓塞并经造影证实,即刻在栓塞部位动脉内给予尿激酶或重组组织纤溶蛋白酶原激活剂(rt-PA)溶栓治疗。尿激酶用量为首先 50 万单位＋10ml 生理盐水,造影检查若未通,则追加 25 万单位加 10ml 生理盐水,最大剂量 150 万单位。rt-PA 用量按 0.85mg/kg 给予。注意每 30 分钟复查造影 1 次,了解血管再通情况,以及警惕继发出血可能。术后予以抗脑水肿、维持正常动脉压和脑灌注压,以及肝素化治疗。

4. **预防措施**

术前规范给予阿司匹林、波立维;术中严密观察患者神经系统体征和生命体征;规范操作,减少导管等对斑块的刺激;不断给肝素盐水冲管和排除空气,全身肝素化。

三、血栓形成

在支架或球囊置入后急性或亚急性的血栓形成是急性神经功能缺失、再狭窄的重要因素。

1. **血栓形成发生的原因**

其发生原因是多因素的,主要与术中操作时间过长;操作过程中内膜损伤;支架贴壁不良;抗凝不充分;凝血系统被激活等因素有关。各种情况导致血小板在支架上和被损伤的内膜上沉积,形成血栓。

2. **血栓形成的诊断**

若术中或术后患者出现急性局灶性神经功能缺失,要考虑血栓形成,即刻行头颅 CT、MRA 及 DSA 检查。一旦确定,即刻进行溶栓治疗,并加强抗凝。

3. **血栓形成的处理措施**

(1)血小板 Ⅱb/Ⅲa 抗体治疗(如 Abciximab,阿昔单抗;Eptifibitide,埃替巴肽)。优点:强力的抗血小板药物,特别适用于血小板源性血栓形成,这是支架内血栓形成的最常见原因。缺点是因其有半衰期相对较长,易增加了颅内出血的风险。这种矛盾也是目前争论、研究的焦点。如果需要,有专家推荐阿昔单抗而不是埃替巴肽,因为前者可以通过输注血小板进行逆转。阿昔单抗用法为:负荷剂量 0.25mg/kg,然后静脉推注 $10\mu g/min$ 维持 12 小时。

(2)动脉溶栓(t-PA 或者尿激酶):①优点:半衰期短。②缺点:疗效不如血小板 Ⅱb/Ⅲa

抗体,也容易增加出血风险。

(3)对于术中急性血栓形成,也有人用导管吸取血栓:将导管插至血栓近端,再将导丝插至血栓近端,退出导管,进行导管交换。再插入的导管要选用大于 8F 的端孔导管,尖端呈截头状。将截头导管尖端与血栓接触后,拔去导丝,用装有肝素溶液的 50ml 注射器接在导管尾端,用力抽吸,新鲜的血栓可能被吸出。血栓吸出时,注射器负压突然降低,血栓涌入肝素溶液。

4. 预防措施

(1)熟练操作,尽量缩短手术时间。

(2)支架充分贴壁。

(3)插管前彻底冲洗导管、导丝,且导管充满肝素溶液,特别是用福尔马林浸泡消毒过的导管、导丝。因为福尔马林能使蛋白凝固,导管、导丝上若有残留,则促使凝血块形成。术中不断注入肝素溶液冲管。

(4)充分抗凝:术前、术后阿司匹林、波立维规范应用;术中患者肝素化。特别是有房颤史的患者建议接受华法林治疗,使 INR 在 2.5～3.5 之间。也有学者建议术后低分子肝素维持治疗 3 周。

四、穿支动脉闭塞

颅内动脉尤其是 MCA 有许多穿支动脉向基底节区和脑干供血,而且这些动脉多为终末动脉,一旦闭塞可能引起严重的脑梗死。引起穿支动脉闭塞的因素有"除雪机"效应(snow plowing effect),即动脉粥样硬化斑在支架、球囊切割、挤压、扩张作用下出现移位,进入并阻塞了穿支动脉。颅内动脉粥样硬化常发生在血管分叉部或紧邻分支血管开口部,所以支架置入后支架本身的网状结构难免会压迫或覆盖穿支动脉开口。但是由于目前采用的球囊扩张支架的网孔都较大,编织支架的网丝较细,所以对于较重要的分支动脉(如豆纹动脉等)影响不大。有研究表明,如果支架网丝覆盖穿支动脉开口 50%,穿支动脉会保持通畅。其他可能机制包括:支架闭塞、支架内内膜的过度增生、分支动脉的痉挛等。

五、再狭窄

再狭窄是颅内血管成形和支架置入术值得关注的一个重要问题。在颅外动脉,由于管径较大,即使发生支架内狭窄,一般狭窄率较低,对血流动力学影响较小,可以忽略不计。颅内动脉则不同,即使管径轻微的改变,也会引起血流动力学明显改变。Mori 等认为 PTA 术后脑卒中、再狭窄以及和操作有关的并发症的发生与病变的形态学特征有关,资料显示 Mori 分型中A、B、C 三型的 PTA 术后脑卒中率分别为 8%、26%、87%,1 年再狭窄率分别为 0、33%、100%。球扩支架置入术后再狭窄发生率各研究报道有所不同,一项多中心、前瞻性研究报道,颅内动脉置入球扩金属裸支架半年后再狭窄率高达 32.4%,也有研究认为其再狭窄发生率低,报道最低的为 7.5%。我们机构报道颅内球扩支架置入术后再狭窄发生率为 29.5%。至于 Wingspan 支架系统,报道一年后再狭窄发生率高达 30%。2009 年,Groschel 等对影像学随访的 535 例支架置入的患者进行综述发现,自膨式支架术后再狭窄发生率高于球扩式支架(分别为 17.4% 和 13.8%)。尽管颅内血管成形和支架置入具有较高再狭窄率,但是大多患者

（约 61%）是无症状,这可能与支架置入后血管扩张改善了脑供血有关。此外再狭窄速度缓慢,有足够的时间建立良好的侧支循环;同时尽管内膜过度增生,但新生的血管内膜较原有的粥样硬化斑块光滑,所以对血流动力学影响不大,症状不明显。

1.发生再狭窄的可能原因

（1）单纯球囊扩张术后再狭窄主要原因是球囊扩张部位内膜纤维细胞增生。研究表明,PTA 是一种损伤血管壁成分的机械治疗方法,术后必然会引起一系列修复反应,这就成为再狭窄的病理学基础。PTA 结局有两重性,内、中膜局限性撕裂造成血管腔的扩大,血流灌注得以恢复;同时内、中膜撕裂也成为纤维组织增生导致再狭窄的原因。再狭窄其他原因包括血管壁的弹性回缩和原有病变的进展。

（2）支架置入过程中或多或少都会损伤血管,引起平滑肌增殖、新生内膜化、内膜过度增生、血管重建,导致再狭窄。其他可能机制包括血栓形成、血管回缩等。再狭窄的危险因素包括糖尿病、支架置入血管管径小、术后残余狭窄大于 30%（图 8-3,图 8-4）。

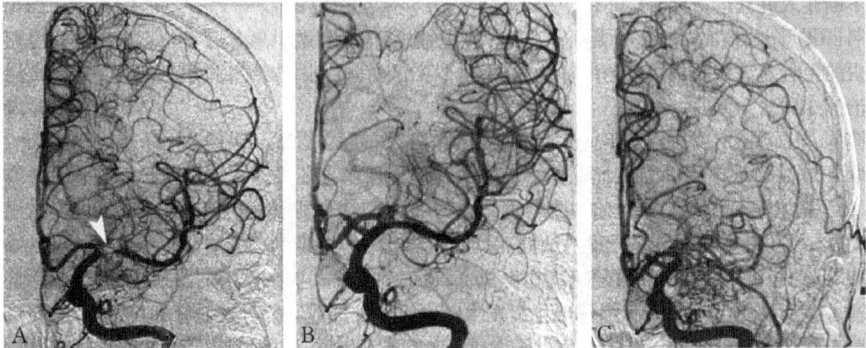

图 8-3 Apollo 支架置入术重建狭窄的右侧大脑中动脉（MCA）后出现再狭窄
A.左侧 MCA M1 段重度狭窄;B.球扩支架置入术后狭窄消失;C.6 个月后复查 DSA 提示治疗处血管闭塞

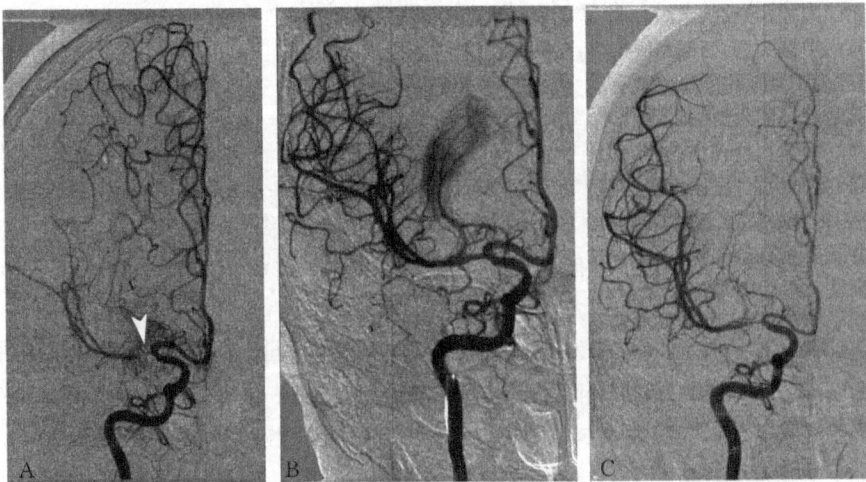

图 8-4 Wingspan 支架置入术重建狭窄的右侧大脑中动脉（MCA）后出现再狭窄
A.右侧 MCA M1 段重度狭窄;B.球扩支架置入术后狭窄消失;C.6 个月后复查提示治疗处血管闭塞

2.支架内再狭窄的诊断

根据大多数文献报道,再狭窄定义为 DSA 显示支架内狭窄程度＞50％或残余狭窄为30％～50％时采用病变血管管径绝对值减少＞20％。

3.支架内再狭窄的处理措施

目前文献大多数意见为当再狭窄程度＜70％且无症状时,可继续随访观察;当再狭窄程度≥70％或者有症状时,可考虑单纯血管成形或支架置入术。

4.支架内再狭窄的预防措施

(1)术中谨慎操作,尽量减少对血管的损伤,避免内膜过度增生。

(2)释放支架时尽量使支架充分展开,减少残余狭窄。

(3)术后规范抗凝、抗血小板治疗。

(4)糖尿病患者积极控制血糖水平。

(5)另外,药物洗脱支架用于颅内动脉狭窄治疗,正处于实验研究和探索阶段。国外对药物洗脱支架进行了一系列的动物实验及临床研究,证实它可以明显降低再狭窄的发生。这种支架应用的药物有肝素、西罗莫司(雷帕霉素)、紫杉醇等。肝素化支架(Cordis 公司)可以在局部缓慢持久释放肝素的活性部分,充分发挥抗凝作用,降低支架内血栓形成,同时可使修复后的动脉内膜更光滑。西罗莫司洗脱支架[CYPHER(R)支架,Cordis 公司]可以使药物在30 天内缓慢释放 80％,在再狭窄高峰期抑制纤维组织增生和平滑肌细胞迁移及增殖,起到预防再狭窄的作用。在 RAVEL 临床试验中显示,与普通支架相比,西罗莫司支架明显的降低再狭窄发生率。紫杉醇洗脱支架(TAXUS 支架,Boston 公司)通过长时间抑制血管内皮细胞增生达到预防再狭窄的作用。一个多中心、随机双盲、对照研究 TAXUS V 结果显示,紫杉醇洗脱支架能显著降低糖尿病患者的再狭窄率。但是药物涂层支架还处于初步探索阶段,对于颅内血管的影响及是否存在神经毒性等问题亟待研究说明。此外有报道提出药物涂层支架有致过敏、迟发血栓形成等不良反应的病例。所以药物涂层支架在颅内动脉狭窄治疗上应用需要进一步研究、积累经验及观察疗效。

六、脑过度灌注综合征(hyperperfusion syndrome,HS)

过度灌注综合征是一种发生率不高,但一旦发生,其死亡率和致残率较高。发病机制与长期低血流灌注导致的脑血管自动调节功能紊乱有关。因为脑动脉狭窄的存在,为了维持正常脑血流,脑血管处于持续舒张状态,无法适应动脉狭窄解除后瞬间的高血流量。同时长期的缺血状态可导致血脑屏障结构出现病理性改变,快速恢复正常的灌注压使同侧(偶尔在对侧)局部血流量较术前显著增高,超过脑组织代谢需求,血脑屏障被破坏,血液成分渗入到组织间隙,导致脑组织肿胀、小动脉纤维素样坏死以及脑出血。其临床症状多样,主要有严重的单侧头痛、面部和眼部疼痛、癫痫发作,以及因脑水肿和(或)颅内出血引起的局灶性神经症状。HS的危险因素有动脉狭窄严重(≥90％);侧支循环不完善;术中/术后高血压;抗凝治疗过量。

预防和处理措施:术前评估全面,包括侧支循环状况;脑血管反应性;脑血流动力学储备;凝血状态;血压水平。因为术前脑血管反应性(cerebrovascular reactivity,CVR)降低与术后HS 的发生显著相关,是 HS 的独立危险因素。所以术前应用 TCD、SPECT 测定 CVR 非常重要。有条件时,术中 TCD 监测脑血流速度,评估支架释放后是否存在局部血流的过度灌注。术后即刻行 TCD、SPECT、MRI 灌注显像、PET 等检查,评价局部血流量。术中、术后充分控制血压,尤其术后血压应控制在 120/80mmHg 以下,避免血压急剧上升。抗凝药物剂量适中。术后一旦出现异常情况,即刻头颅 CT、MRI 灌注显像检查。有报道应用自由基清除剂治疗HS,但疗效仍需进一步观察。HS 发生率虽低,但预后较差,应提高警惕,预防为主。

七、支架移位

主要与支架选择、扩张压力有关。选择的支架过小,或扩张压力不足,使支架展开不充分,未完全贴壁,这时支架容易移位。另外在治疗串联病灶放置多个支架时,若先放置近端支架,那在放置远端支架时可能会引起近端支架移位。

八、血管痉挛

Purdy 和 Takis 等都报道过颅内动脉 PTA 术中或术后几分钟到几小时出现血管痉挛的病例。血管痉挛可以是无症状的,可自行好转。但也可以引起血流动力学变化(低灌注),或者局部血栓形成,从而导致缺血性脑卒中严重后果。所以对于血管痉挛要予以重视,及早发现,及早治疗。

1. 血管痉挛可能的原因

(1)颅内动脉处于蛛网膜下腔的脑脊液中,周围无软组织包绕、支撑,而且血管迂曲。所以导管、球囊等器材通过时,若操作不当、动作粗糙,或者球囊扩张时压力不适当,就容易导致动脉痉挛。

(2)PTA 可以造成内膜剥脱、动脉粥样斑块薄弱处破裂以及中膜扩张。因此在动脉扩张的位置上内膜损伤,导致血小板黏附聚集,释放 5-羟色胺或促凝血素,最终导致血管收缩。

(3)支架置入与 PTA 类似,多数与机械刺激有关。

2. 血管痉挛的处理措施

一旦发生血管痉挛,撤出导管,一般痉挛即会解除。如果无效,可以即刻予以尼莫地平10mg,静脉泵缓慢滴注;或者罂粟碱 30～60mg 微导管内灌注。若仍不能缓解,可经导管缓慢推注 25%甘露醇 10ml。术后继续予以尼莫地平静脉滴注。重度的脑血管痉挛,常危及患者生命,应保持呼吸道通畅,充分给氧,必要时行气管插管控制或辅助呼吸,对于烦躁不安者,予以镇静药、快速输入甘露醇液降颅压减轻脑水肿、维持血流动力学的稳定。

3. 预防措施

在颅内动脉内避免使用头端较硬的球囊导管,同时在输送导管的过程中操作要柔和,若血管严重迂曲通过困难时,宁可放弃不要勉强进行。如果全身麻醉也可降低血管痉挛的发生率。

九、穿刺部位的并发症

并发症主要有局部血肿、假性动脉瘤、动脉瘘、腹膜后血肿、动脉夹层、感染等。其危险因素包括鞘的尺寸较大、动脉严重钙化、穿刺位置过高、反复穿刺、血压水平、凝血状态等。

十、导管扭结

7～8F 导管最易扭结,特别是 S 型导管。一旦发现导管扭结,应立即停止插管,但不要急着退管,严格按常规定时用肝素溶液冲洗导管,同时在监视屏上确定导管打结的方向、结的松紧来确定解决方法。

　　若结扣较松可以利用可控导丝解结：可控导丝的前端插到导管扭结的第1圈，导管可在可控导丝上后退，使结扣松解，然后推进导管，增大结扣，直到管尖完全脱出。在此过程中应注意：定时冲洗导管，防止导管栓塞；避免扭转的导管尖进入分支血管或刺破血管；扭结的导管尽量退到较粗的血管处进行解结。若结扣较紧，无法解开则考虑开颅手术取出。只要谨慎操作，紧密监视导管进程，注意插管长度，导管扭结是完全可以预防避免的。

十一、导管及导丝折断

　　导管及导丝折断多见于操作动作粗暴、导管导丝质量存在问题。所以在术前必须认真检查，有任何一点软硬不均、表面不光滑或有皱褶痕迹，都应予以废弃。当预计插管时要反复旋转操作时应选择强扭力导管及安全导丝。操作过程动作轻柔，忌粗暴拉扯。

　　一旦发生导管导丝折断，应尽快取出，避免严重的并发症。可以利用环圈导管套取断端：从导管前端伸出1个环圈，将折断的导丝、导管套入环内，收紧环圈，拉到周围血管，然后切开取出。环圈导管的外套管选择大号血管导管（10～12F），环圈用细钢丝或小号导管（＜4F），对折后送入外套管，从导管前端伸出后即形成环圈。若导管导丝折断位置较深，或无法用环圈取出时，则考虑手术治疗。

十二、导管栓塞

　　导管栓塞也是插管过程中可能遇到的意外。所以插管成功后，必须先抽吸，待血液流出，再注射肝素溶液，以避免将导管内的血凝块推入血管。如果没有回血，决不容许盲目推注液体。可以用50ml注射器与导管尾端接头相连，用力抽吸，一般新鲜血栓多可以吸出。

　　预防措施：①术前肝素溶液彻底冲洗导管、导丝；②插管过程中，导丝头端要伸出导管尖端；③术中不断肝素溶液冲洗。

第九章

颈动脉外段狭窄的介入治疗

目前,已有多项随机试验证实颈动脉内膜切除术(carotid endarterectomy,CEA)能降低中重度(>50%)症状性和无症状性(>70%)颈动脉狭窄患者的脑卒中风险二在西方发达国家。CEA 是最常用的治疗颈动脉狭窄的方法。但因解剖或伴随相关疾病等因素的存在,使这些患者无法实施 CEA 治疗。另外,在中国能够开展 CEA 的医疗机构和从业医生也非常有限。最近的大样本随机对照研究表明,颈动脉成形和支架置入术(carotid artery stenting,CAS)与 CEA 具有类似的治疗效果。而且,随着介入器材的不断改良和介入操作经验的不断积累,CAS 的优势在未来可能进一步凸显。

第一节 CEA 和 CAS

一、颈动脉内膜剥脱术

CEA 经历了 50 多年的发展历程,有多个随机对照研究证明其疗效优于单纯的药物治疗。这一技术也曾在欧美国家广泛开展,为降低脑卒中的发病率和复发率做出了贡献。

1. 颈动脉内膜剥脱术的循证依据

1953 年,Dehack 实施了首例 CEA。随后于 20 世纪 80 年代,6 个随机试验证实 CEA 联用阿司匹林治疗动脉粥样硬化性颈动脉分叉处狭窄,以预防脑卒中的发生较单用阿司匹林更加有效。

北美症状性颈动脉狭窄内膜切除研究(North American Symplomatic Carotid Endarterectomy Trial,NASCET)、欧洲颈动脉外科试验(European Carotid Surgery Trial,ECST)和美国退伍军人事务部联合研究项目(Veterans Affairs Cooperative Study Program,VACSP)三个随机试验比较了 CEA 联用阿司匹林与单用阿司匹林治疗症状性颈动脉狭窄预防脑卒中发作的疗效。这些随机试验纳入标准限于症状性颈动脉狭窄患者(责任血管同侧伴有 TIA、非致残性脑卒中或视网膜缺血病变)。这些试验结果一致表明,伴发 TIA、小卒中和颈动脉严重狭窄的症状性患者获益较大。一项荟萃分析纳入 6092 例患者,且对其中 3500 例进行了随访,其结果表明,致死率为 1.1%,CEA 后 30 天脑卒中或死亡率为 7.1%。经 5 年随访发现,颈动脉重度狭窄(70%~99%)和中度狭窄(50%~69%)患者的责任血管同侧脑卒中相对风险和绝对风险分别下降 48% 和 28%,轻度狭窄(<50%)的患者并未获益。且亚组分析表明,中度狭窄的

女性、次全闭塞和视网膜缺血症状的患者亦未获益。

VACSP、无症状性颈动脉粥样硬化研究（Asymptomatic Carotid Atherosclerosis Study，ACAS）和无症状性颈动脉狭窄外科治疗研究（Asymptomatic Carotid Surgery Trial，ACST）三个随机试验比较了 CEA 联用阿司匹林与单用阿司匹林治疗无症状性颈动脉狭窄的疗效。汇合这些试验数据（包括 17037 例患者，其中 5223 例患者平均经历了 3.3 年随访），结果表明，30 天围手术期内脑卒中或死亡的发生率为 2.9％。与单用阿司匹林相比，CEA 能使脑卒中和死亡的相对风险下降 31％，但每年的绝对风险仅下降 1％。然而，通过性别亚组分析发现，男性患者获益程度较大，其脑卒中风险减少 51％，女性患者获益程度较小，其脑卒中风险仅减少 4％；另外，通过年龄亚组分析表明，年轻患者比年老患者获益程度大。ACST 研究表明，对于行 CEA 治疗的女性患者，仅当颈动脉狭窄程度超过 60％时方能获益。总之，并非像症状性患者那样，无症状性颈动脉狭窄患者行 CEA 治疗获益程度与血管病变程度缺乏相关性。

2. 颈动脉内膜剥脱术研究中存在的问题

目前 CEA 随机试验设计的科学性和合理性亦有几个值得问题关注。首先，在现有的随机试验中，手术医生和患者均是经过精心挑选的。正是此因素的存在决定了目前随机试验的数据缺乏普遍的代表性。实际上，美国医疗保险审计部门发布的数据显示，手术相关的致死率较上述试验发布的要高。同时亦发现，手术高风险的患者并没有纳入到这些随机试验当中。其次，在现有的涉及 CEA 与药物治疗比较的随机试验中，对照药物仅包括阿司匹林。目前的观点认为，最为优化的药物治疗应包括他汀类、血管紧张素转换酶抑制剂（ACEI）和相关危险因素综合干预。最后，在现有的 CEA 随机试验中，围手术期脑卒中和死亡的评估并非由神经专科医生承担。这些因素的存在亦会影响现有的数据的可靠性。实际上也是如此，如 16000 例症状性 CEA 治疗荟萃分析数据表明，若由神经科专家评估 30 天围手术期脑卒中和死亡的发生率，其值为 7.7％；若由外科医生评估，则为 2.3％。这些事实证明，在 CEA 临床实践中必须建立独立科学的评估系统。

3. 颈动脉内膜剥脱术的局限性

目前，CEA 虽然是颈动脉狭窄血管重建的金标准，但亦有自身的弱点。血管外科医生必须牢记 CEA 术禁忌证（表 9-1）。另外，血管外科医生亦必须全面了解与 CEA 相关的并发症（表 9-2）。

表 9-1　CEA 的禁忌证

解剖因素	年龄和共患疾病
颈动脉病变位于第二颈椎或以上水平	年龄≥80 岁
颈动脉病变位于锁骨以下水平位置	Ⅲ级或以上的充血性心力衰竭
放射损伤导致的颈动脉病变	Ⅲ级或以上心绞痛
对侧颈动脉闭塞	冠心病
同侧颈动脉曾行 CEA 治疗	30 天内心脏手术
对侧后组脑神经损害	左心室射血分数≤30％
气管造瘘	30 天内发生心肌梗死
	严重慢性肺功能不全
	严重肾功能不全

表 9 - 2 CEA 和 CAS 的并发症

CEA 并发症	CAS 并发症
心血管系统	心血管系统
血管迷走神经反射(1%)	血管迷走神经反射(5%～10%)
低血压(5%)	血管减压的反射(5%～10%)
心肌梗死(1%)	心肌梗死(1%)
手术切口	颈动脉
感染(1%)	夹层形成(<1%)
血肿(5%)	血栓形成(<1%)
神经系统	动脉穿孔(<1%)
高灌注综合征(<1%)	颈外动脉狭窄或闭塞(5%～10%)
颅内出血(<1%)	短暂的血管痉挛(10%～15%)
脑神经损伤(7%)	再狭窄(3%～5%)
癫痫(<1%)	神经系统
脑卒中(2%～6%)	短暂性脑缺血发作(1%～2%)
颈动脉	脑卒中(2%～3%)
颈动脉血栓形成(<1%)	颅内出血(<1%)
颈动脉夹层(<1%)	高灌注综合征(<1%)
再狭窄(5%～10%)	癫痫(<1%)
死亡(1%)	全身系统
	穿刺部位损伤(5%)
	输血(2%～3%)
	造影剂肾病(2%)
	造影剂过敏(1%)
	死亡(1%)

二、颈动脉成形和支架置入术

1. 颈动脉成形和支架置入术的发展简史

1979 年世界上第 1 例颈动脉狭窄患者成功实施球囊扩张血管成形术。随后于 20 世纪 80 年代,报道了球囊闭塞系统用于颈动脉狭窄血管成形术,以减少栓塞事件。1989 年第 1 例球扩式支架用于颈动脉狭窄血管成形术获得成功,但随后发现因支架压迫血管内壁,使得患者 30 天围手术期主要并发症高达 10%。但随着科学技术的发展,自膨式支架的应用使以往球扩式支架置入后发生变形问题得到解决。

在早期的颈动脉成形和支架置入术(CAS)临床实践中,因栓塞事件的发生极大的抑制。了临床工作者的热情。面对栓塞事件,起初的策略是动脉内给予降纤药物治疗,或者采用导管辅助下的机械碎栓治疗。但此法不能保证所有发生栓塞事件的患者获得良好的预后。因此,治疗策略由被动的神经系统补救方法转向到主动地采取神经系统保护装置,即捕捉栓子的保护装置(embolic protection devices,EPD)应运而生。随着装备和技术日益成熟,CAS 有望成为替代 CEA 微创治疗颈动脉狭窄的新方法,尤其是适用于行 CAS 存在高风险的患者。CAS

的适应证和相对禁忌证见表 9 - 3。

表 9 - 3　CAS 适应证和相对禁忌证

CAS 适应证	血管损伤部位存在新生的血栓
无症状性重度颈动脉狭窄(≥70%)	完全闭塞
症状性中重度颈动脉狭窄(≥50%)	长条状线性征的次全闭塞
年龄≥18 岁	严重的神经功能受损
CAS 禁忌证	意识障碍
主动脉弓严重扭曲(绝对禁忌证)	4 周内发生过大范围脑梗死
颈总动脉或颈内动脉严重扭曲(绝对禁忌证)	预期寿命<5 年
颅内有需处理的动脉瘤或动静脉畸形	存在抗血小板药物抵抗或过敏
血管路径存在严重钙化斑块	严重肾切能不全

2.颈动脉成形和支架置入术的循证医学证据

因 CEA 是治疗颈动脉狭窄的金标准,故 CAS 所有的随机试验的效果必须与 CEA 相比较。早期的 CAS 是在技术低下、经验不足和缺乏 EPD 背景下完成的。首个随机临床试验纳入对象为症状性颈动脉狭窄>70%,且行 CEA 治疗风险较低的患者。其结果表明,7 例行 CAS 治疗,其中 5 例在围手术期发生脑卒中,试验最后被迫终止。多中心 Wallstent 试验以症状性颈动脉狭窄>60% 的患者为研究对象。其次数据表明,CAS 组 30 天脑卒中和死亡的发生率为 12.1%,而 CEA 组为 4.5%。因其糟糕的结果,此试验同样被迫停止。另外一项研究入选了 104 例颈动脉狭窄>70% 症状性和 85 例狭窄>80% 无症状性的患者。其研究结果提示,CEA 与 CAS 两组患者在住院期间均无发生脑卒中或者死亡。颈动脉和椎动脉经腔血管球囊成形术研究(Carotid and Vertebral Artery Transluminal Angioplasty Study,CAVA-TAS)是一个国际性、多中心、随机临床试验。纳入了 504 例受试患者,其中有 22% 的患者实施了支架置入术。虽然,CAS 和 CEA 两组 30 天脑卒中或死亡的发生率均为 10%,但 CAS 组心肌梗死、肺栓塞和颈部血肿发生率明显低于 CEA 组。在 1 年再狭窄数据上,CEA 组优于 CAS 组(4% vs 14%;P<0.001);在 3 年脑卒中和死亡的发生率上,两组间却相似。

唯一的 CEA 治疗存在高风险且带有栓塞保护装置的 CAS 随机试验(Stenting and Angioplasty with Protection in Patients at High Risk for Endarterectomy,SAPPHIRE)入选了 334 例患者(纳入标准包括>50% 的症状性、>80% 的无症状性和至少带有一个 CEA 治疗高危因素),其结果表明,CAS 组技术成功率为 95.6%。CSA 组和 CEA 组 30 天围手术期心肌梗死、脑卒中和死亡的发生率分别为 4.8% 和 9.8%(P=0.09)。此研究的首要复合终点事件包括 30 天围手术期心肌梗死、脑卒中、死亡和围手术期之后的 11 个月手术相关的神经系统疾患导致的死亡和责任血管同侧的脑卒中。其结果显示,主要复合终点事件发生率在 CAS 组和 CEA 组分别为 12.2% 和 20.1%,通过非劣性检验证实,CSA 处理 CEA 高风险患者是可行的(P=0.004)。在去掉心肌梗死后,其他的主要复合终点事件发生率在 CAS 组和 CEA 组分别为 5.5% 和 8.4%(P=0.36)。另外,此研究结果表明,对于症状性患者这些复合终点事件发生率在 CAS 组和 CEA 组分别为 16.8% 和 16.5%,组间无统计学差异;但在无症状性患者 CAS 组和 CEA 组间比较表明,前者为 9.9%,后者为 21.5%。1 年随访发现,CEA 组脑神经麻痹发生率为 4.9%,明显高于 CAS 组(0%,P=0.004);在目标血管再通率方面,CAS 组明显劣于 CEA 组（0.6% vs 4.3%，$P=0.04$）。但 3 年随访发现，CEA 组和 CAS 组复合脑卒中的发生率和目标血管再通率分别为 6.7% vs 7.1% 和 7.1% vs 3.0%，均无统计学差异。

一项涉及 6 个临床随机试验荟萃分析数据表明，血管内治疗（包括球囊和球囊辅助的支架血管成形术）与 CEA 相比，在 30 天围手术期脑卒中或死亡的发生率为 8.1% vs 6.3%；心肌梗死、脑卒中或死亡 30 天复合发生率为 8.1% vs 7.8%；1 年随访，脑卒中或死亡的发生率为 13.5% vs 13.3%。这些比较均无统计学意义。但此荟萃分析存在着自身的缺陷，主要表现在以下几方面：支架和保护伞的类型无法统一；没有根据症状特点和外科治疗高风险因素作分层分析；其中三项研究提前终止；更重要的是，这些试验均未设立药物对照组。

保护性支架血管成形术与颈动脉内膜切除术比较试验（Stent-Protected Angioplasty Versus Carotid Endarterectomy，SPACE）是一项在德国、澳大利亚和瑞士进行的多中心、随机临床试验。入选对象为颈动脉狭窄>50% 的症状性患者。该研究的早期结果表明，30 天围手术期死亡或同侧缺血性脑卒中发生率在 CAS 组和 CEA 组分别为 6.8% 和 6.3%，单侧非劣性检验 $P=0.09$，故此研究尚不能证明，CAS 治疗颈动脉狭窄的短期效果不比 CEA 差。但其 2 年随访研究结果表明，责任血管同侧缺血性脑卒中、围手术期间所有脑卒中或死亡并发症在 CAS 组和 CEA 无统计学意义；≥70% 再狭窄率 CAS 组明显高于 CEA 组；但在 CAS 组所有出现再狭窄患者中，仅有 2 例出现神经系统症状。并且研究组分析认为，CAS 组高的再狭窄率可能与颈动脉超声诊断夸大再狭窄效应有关。

重症颈动脉狭窄患者内膜切除术与血管成形术试验（Endarterectomy Versus Angioplasty in Patients with Symptomatic Severe Carotid Stenosis，EVA-3S）是在法国实施的一项多中心研究，共纳入颈动脉狭窄>60% 的症状性患者 527 例患者。其早期的结果表明，CAs 组 30 天围手术期所有脑卒中或死亡的发生率为 9.6%，明显高于 CEA 组（3.9%）；同样，6 个月随访结果亦表明，CAS 组所有脑卒中或死亡的发生率明显高于 CEA 组（11.7% vs 6.1%；$P=0.02$）；但 CEA 组脑神经损伤并发症明显高于 CAS 组。随后的 4 年随访数据表明，CAS 组围手术期脑卒中或死亡和非手术相关的责任血管同侧脑卒中的累计发生率为 11.1%，明显高于 CEA 组（6.2%；风险比为 1.97；$P=0.03$）；随访数据表明，CAS 和 CEA 两组责任血管同侧脑卒中发生率均呈下降趋势，且无统计学意义；所有脑卒中或围手术期死亡风险比，在 CAS 组是 CEA 组的 1.77 倍（$P=0.04$）所有脑卒中或死亡的发生率前者是后者的 1.39 倍（$P=0.08$）。该研究结果提示，在预防中期（4 年内）责任血管同侧脑卒中作用方面，CAS 功效与 CEA 类似。但随后相关的分析认为该试验设计极不合理，主要的原因在于，CEA 组手术普遍由经验丰富的外科医生完成，而 CAS 组手术医生经验极为欠缺。此因极有可能是导致该试验早期结果（6 个月内）如此悬殊的重要原因。

国际颈动脉支架研究试验（International Carotid Stenting Study，ICSS）入选颈动脉狭窄>70% 的症状性患者（CAS 组 855 例，CEA 组 858 例），且随机分组后，CAS 组和 CEA 组分别有 2 例和 1 例患者被剔除。该研究结果表明，CAS 组脑卒中、死亡或手术相关的心肌梗死发生率为 8.5%，高于 CEA 组（5.2%；$P=0.006$）；CAS 组所有脑卒中和死亡发生率亦高于 CEA 组；在 CAS 组有 3 例并发与手术相关致死性心肌梗死，CEA 组发生 4 例手术相关的心肌梗死。但均为非致死性；在脑神经麻痹和严重血肿并发症方面，CAS 组均低于 CEA 组，且有统计学意义。该研究认为，比较 CAS 与 CEA 的功效需要长期随访。同时，认为 CEA 仍是那些适合行手术治疗颈动脉狭窄患者的首要选择。

颈动脉内膜切除术与支架置入术对比试验(Stenting Versus Endarterectomy for Treatment of Carotid-Artery Stenosis),即 CREST 试验是美国国立神经疾病和脑卒中研究所承担的临床随机研究,其首要终点事件包括脑卒中、心肌梗死、围手术期任何原因引起的死亡或术后 4 年内责任血管同侧脑卒中,2502 例患者中位数随访时间超过了 2.5 年。研究结果表明。CAS 组和 CEA 组 4 年的首要终点事件发生率分别为 7.2% 和 6.8%,无统计学差异($P=0.51$);根据症状状态或性别不同亚组分析发现,组间主要终点事件均无统计学意义:CAS 组术后 4 年脑卒中或死亡发生率为 6.4%,高于 CEA 组(4.7%;$P=0.03$);相应值在症状组分别为 8.0% 和 6.4%($P=0.14$)、无症状组分别为 4.5% 和 2.7%($P=0.07$)。围手术期死亡、脑卒中和心肌梗死各自的发生率在 CAS 和 CEA 组有所不同,对应分别为 0.7% vs 0.3%($P=0.18$)、4.1% vs 2.3%($P=0.01$)和 1.1% vs 2.3%($P=0.03$)。此研究提示,症状性或无症状性颈动脉狭窄患者的首要预后指标包括脑卒中、心肌梗死或死亡发生率在 CAS 组和 CEA 组均无显著性差异。另外,在围手术期 CAS 组脑卒中的发生率较高;在 CEA 组心肌梗死的发生率较高。至此,CAS 用于颈动脉狭的治疗已获得了高级别的循证医学证据的支持。

第二节　颈动脉成形和支架置入术的操作流程

一、术前准备和术中监护

CAS 术前要求严格的入选患者(表 9-3),回答患者的有关疑问,设计详细的手术方案,制订突发事件的抢救预案。另外,术前要给予仔细地神经系统功能评估。虽然,其他部位血管成形和支架置入术的基本原则适用于 CAS,但 CAS 与其他部位的血管成形术有诸多的不同。其中最为显著的是 CAS 可能于术中和术后产生严重的神经系统并发症,因而更具挑战性。成功的血管内介入治疗应具备以下要素:①建立安全的血管入路;②将导丝小心地通过病变部位;③选择合适的球囊及支架。

主动脉弓造影是必需的。通过主动脉弓造影成像,术者可判断大血管动脉粥样硬化程度和解剖形态结构,为评估手术的可行性、是否采用套管技术和手术器材的选取提供重要的依据。实施颈动脉造影为明确动脉狭窄严重程度、测量颈总动脉和颈内动脉直径及选择 EPD 释放的位置做准备。必须牢记,颅内血管造影可提示颈动脉系统是否存在串联病变,为全面的制定手术策略提供的帮助。

将指引导管顺利的输送至颈总动脉远端是手术成功的关键。这要求术者在术前对颈总动脉起始部的解剖特点有充分的认识。若头臂干或左侧颈总动脉起始部与主动脉弓顶的距离超过颈总动脉直径的两倍(约 2cm),则指引导管到位难度较大。利用透视标尺可测量病变长度、狭窄程度及颈总动脉和颈内动脉的直径。测量的结果可帮助医生在术前选择大小合适的球囊和支架,有利于手术快捷的实施。CAS 术前的颅内血管造影结果是评估术后脑血流量改变的必要依据。故在 CAS 术前,应常规行诊断性脑血管造影,从多个角度拍摄颅内外脑血管造影图像。

在股动脉置鞘成功后,静脉推注肝素(50~60U/kg)以全身抗凝。对于栓塞风险较高的患者,还可加用Ⅱb/Ⅲa抑制剂,如依替巴肽或替罗非班,一般用量稍少于冠脉系统。由于 CAS 会刺激颈动脉窦压力感受器,术中心动过缓和低血压的发生率为 5%~10%,因此必须监测患者的生命体征和动脉血氧饱和度。动态心电监护不仅能及时的显示心动过缓,而且能观察药物治疗的效果。另外,为观察血流动力学的变化,最好采用动脉内血压测定。但对于一般状况较好的患者也可采用外置的袖带式血压器测定。术前可给予少量镇静药物,如苯巴比妥100~200mg。术中与患者及时交流,可以及时的发现相应的并发症。

二、介入操作的入路

CAS 常采用股动脉作为手术入路。此种入路便于将导管系统输送至颈总动脉的远端。但在股动脉闭塞或经股动脉无法将导管输送至颈总动脉的情况下,可借上臂动脉作为入路。如选择肱动脉为入路,一般采用右肱动脉入路处理左颈动脉病变;采用左肱动脉入路处理右颈动脉病变。如以桡动脉为入路,一般使用 6F 导管,而不推荐使用 7F 或更大型号导管,以免引起严重的血管痉挛。

三、诊断导管

将诊断导管选择性的送至颈总动脉是必要的。除了可获得病变血管的造影图像外,还可作为支撑导管将指引导管输送到治疗部位。通常采用的诊断导管为右弯型 Jundkins 导管;若颈总动脉起始部成角较大,可选用右弯型 Amplatz 导管。若采用肱动脉或桡动脉入路,可选用内乳动脉导管。颈动脉的某些解剖变异会增加介入操作的困难,譬如颈动脉起始部位于升主动脉。因此,行颈动脉诊断性造影及介入治疗前,应备齐一些特殊类型导管,尽管它们的使用概率很小。诊断性导管的管径在 4~6F 范围内。将 4F 导管选择性插入颈总动脉行血管造影,可获得高质量颈动脉造影图像。诊断性导管较细、较柔软,不易造成血管内膜损伤;除某些简单病例外,导管均应沿着 0.035in 导丝前行。目前常用的亲水导丝十分柔软,极少引起血管损伤。颈动脉造影是 CAS 操作的一部分。在一般情况下,不将诊断性导管送至颈动脉分叉以上,这样能将并发栓塞症的风险降到最低。有研究表明,在诊断性脑血管造影岳行 MRI 检查,25%以上的患者出现了局灶性脑梗死。这些梗死灶一般范围比较小,而且多为无症状性,可能与主动脉弓或颈动脉开口处斑块脱落有关。通过导管在颈动脉内注射造影剂,行颅内血管正侧位造影,除能发现潜在的颅内血管病变外;还可获得治疗前的颅内血管的基线影像。其益处在于通过比较术前、术后造影图像能及时发现栓子栓塞事件,以便及时处理。

四、进入颈总动脉

将指引导管顺利地输送至颈总动脉是 CAS 成功的关键之一。能否完成此操作是介入治疗成败的关键因素。导管不能顺利的输送至颈总动脉往往是由于难以将导管从头臂干或主动脉弓插入颈总动脉,或颈总动脉自身十分迂曲,妨碍了导管的进入。主动脉弓造影或 MRA 影像资料为选择最佳路径方法提供了依据。

采用 Roubin 法输送导管最好选用 6F 或 8F 导管。具体步骤如下:①将诊断导管置于颈总动脉远端:采用缓慢推送和抽拉(push and pull)的操作方法,沿着 0.035in 柔软、亲水导丝,将导管向上推送至颈总动脉上 1/3 处;②撤出软导丝,更换为长 220~260cm 高支撑力的硬导丝,将导丝头端置于颈外动脉。导丝输送过程应在路图指引下完成,以避免导丝越过颈内动脉病变部位而致斑块脱落;③将指引导丝置于颈外动脉后,撤出诊断导管,且在透视下将指引导管送至颈总动脉;④将指引导管放置于邻近颈动脉分叉部的位置后撤出硬导丝。

部分介入医生使用同轴长鞘技术(coaxial technique)来放置导管。具体步骤如下:①即将一根长度大于120cm,4～5F的诊断性导管预先置于长鞘导管内;②沿着亲水导丝将诊断导管送至颈总动脉,随后将长鞘导管沿着导丝及诊断导管送至颈总动脉。

长鞘导管技术和指引导管技术各有其优缺点。长导管本身结构较复杂,价格稍贵,当颁使用诊断导管。长鞘导管技术最突出的优点是:诊断性导管和导丝可使导管头端逐渐变细,使得导管由主动脉弓向颈总动脉推进这一过程易于掌控,因而可减少斑块脱落、栓子栓塞的风险。此外,放置于颈总动脉的长鞘导管可为整个支架置入过程提供有力的支撑作用。

指引导管技术相对简单,价格较为便宜。但对于主动脉弓存在严重狭窄病变的患者,使用该技术理论上会增加栓子栓塞的风险。若颈总动脉起始部成角较大(Ⅱ型或Ⅲ型主动脉弓或牛型主动脉弓),应首先选用曲棍式指引导管(hockey stick guiding catheter)。

在导管放置成功后,应对患者进行神经功能评估。将带喇叭的橡皮圈或其他发声器置于患者对侧手中,术中嘱患者挤压该装置,可评估其运动神经功能及完成指令情况。另外,让患者回答一套标准化的问题,可评估其语言和认知功能。

多项研究表明,导管在主动脉弓操作时间过长易导致严重并发症。若尝试30分钟后仍不能将指引导管送至颈总动脉远端,则应停止介入操作。

五、脑保护系统

经颅多普勒超声研究表明,与CEA相比,CAS引起栓子栓塞的风险较高。为避免栓子脱落引起神经系统并发症,现已有多种脑保护系统应用于血管内介入治疗。首个脑保护系统是由Theron于1990年设计的远端阻塞球囊。目前市场上常见的脑保护系统主要有三种类型。其中两种置于远端血管(图9-1),分别为远端阻塞球囊和滤器;另外一种是将颈总动脉与颈外动脉阻塞的近端保护系统(如MoMa系统见图9-2)。通过对脑保护装置收集到的组织碎片进行组织病理分析,发现它们是在CAS术过程中脱落的动脉粥样硬化斑块。有关脑保护装置将在第三节详细讨论。

1.远端阻塞球囊

远端阻塞球囊是首个获得广泛应用的脑保护装置。它包括一根0.014in导丝,导丝远端有一个可充气的球囊。其操作过程如下:①将导丝越过病变部位,使球囊置于病变远端血管内;②充盈球囊,阻断颈内动脉血流;③行血管成形术或支架置入术;④将一根导管送至球囊附近,抽吸颈内动脉处血液,以清除在支架置入过程中脱落的斑块;⑤最后将球囊放气,撤出导丝。远端阻塞球囊的优点在于其直径小(2.2F),易于操作,顺应性佳。但约有6%～10%的患者难以耐受血流阻断,且球囊充盈后不能通过造影显示颈内动脉病变部位。

2.远端滤器系统

脑保护滤器是以金属骨架结构覆以聚乙烯薄膜,或以镍钛合金编织成孔径大小为80～100μm的滤网。滤器常置于0.014in导丝的远端。其操作过程如下:①闭合的滤器预置于输送导管内,将输送导管连同滤器一起送至狭窄病变远端;②通过狭窄病变后,撤出输送导管,滤器即被释放;③支架置入;④通过回收导管(retrieval catheter)将滤器闭合,撤回滤器。

闭合的滤器不易通过钙化或纤维化程度严重的狭窄病变。使用0.014in的双钢丝(buddy wire),或用直径2mm的球囊进行预扩,可帮助滤器通过狭窄部位。脑保护滤器装置不但会引

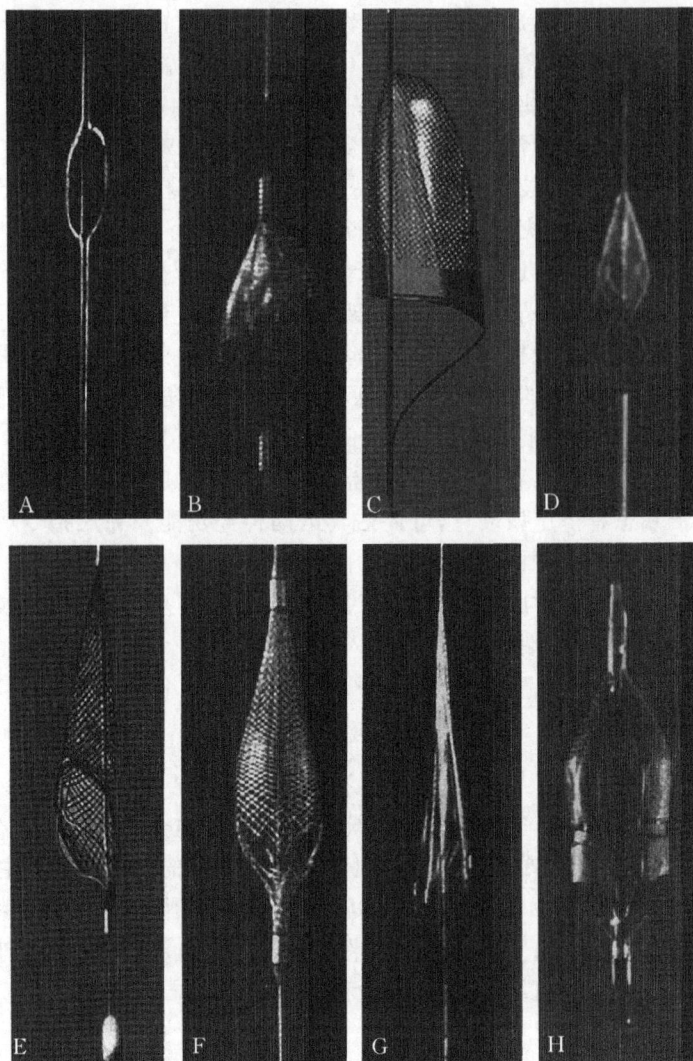

图 9-1　几种远端脑保护装置

起血管痉挛,而且脱落的斑块可能造成滤网堵塞,引起血流不畅。但在撤出滤器后,这些症状多可得以缓解。

目前脑保护滤器装置还在不断改良,优质的脑保护滤器应具有以下特性:①外径较小(<3F);②良好的扭控性,能通过迂曲血管;③滤器释放后,能与血管壁充分贴合发挥最佳的脑保护作用。

3.近端脑保护系统

远端脑保护系统均有以下缺点:它们在打开前必须通过病变部位,这可能会造成斑块脱落并发栓子栓塞。而近端脑保护系统则在任何器械通过病变部位前即可起到脑保护作用。这一系统包含顶端具有球囊的长鞘导管。将长鞘导管送至颈总动脉,充盈球囊阻断血流;再将另一球囊送至颈外动脉,充盈球囊阻断血流。近端脑保护系统阻断了来自颈总和颈外动脉的血流,对侧血管的血流通过 Willis 环造成回压,使颈内动脉顺行血流得以完全阻断。在支架放置成

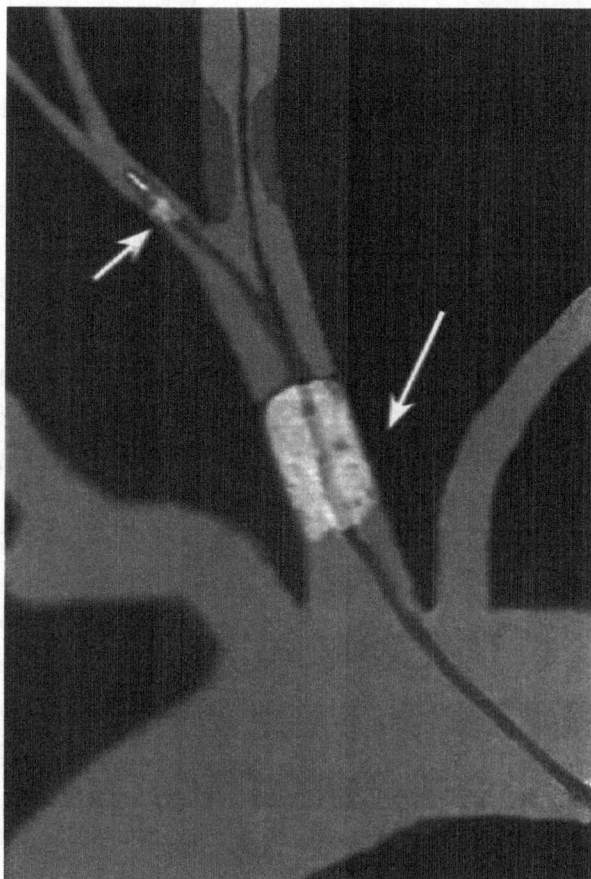

图 9 - 2　MoMa 脑保护装置

长箭头所指两近端球囊,位于颈总动脉;短箭头所指为远端球囊,位于颈外动脉

功后,抽吸颈内动脉处血液,以清除操作过程中脱落的斑块。最后将球囊排气撤出。

近端脑保护装置的优点是:整个操作过程均有保护,规范操作可避免任何栓塞事件的发生。但并非所有患者都能耐受此操作过程;此外,目前近端保护系统多需使用 10F 的长鞘导管输送。

六、球囊预扩

术中通过导管注射造影剂,可进一步明确颈动脉分叉部和病变部位的情况。将影像增强器放置在适当位置,有助于将颈外和颈内动脉的起始部展开。之后将直径为 3～4mm 的球囊小心地放置于颈动脉病变处,行球囊扩张血管成形术。然后,再次通过导管注射造影剂评价扩张疗效。

通常选取的规格为直径 3～4mm 和长度 15～40mm 球囊预扩。预扩球囊的直径不宜太大,一般遵循球囊与血管直径比为 0.5～0.6。若球囊的长度过短会造成"瓜子"现象,在扩张过程中易造成斑块脱落;若球囊的长度过长则易造成两端扩张,形成"狗骨"现象。球囊预扩压力是额定的,只有对于有明显钙化的狭窄,才使用更大的压力(14～16atm)。球囊只扩张一次,球囊预扩时间取决于球囊的形状和特性。如果球囊能迅速展开,则所需的预扩时间较短;

如果球囊展开时间较长,则需将预扩时间延长至 120 秒,尤其是对于易于回缩的钙化。如果使用远端阻塞球囊作为脑保护装置,则需在荧光屏上标记出狭窄病变位置。因为在球囊充盈后,通过造影显不能显示出狭窄病变部位。如使用滤器装置,则可以通过造影监测病变部位。

七、支架置入

研究表明,支架置入术的短期和长期疗效均比单纯球囊血管成形术好。对于大多数病例,可直接采用支架置入术。高度狭窄(>90%)或钙化病变可能会造成支架通过困难或扩张受限,这时可借助直径为 3.5~4mm 冠状动脉球囊进行预扩。通常选用的支架直径一般与远端血管一致,直径范围为 6~9mm。在少数情况下,支架完全置于颈内动脉内而不覆盖颈动脉分叉部,此时所选支架直径应与颈内动脉直径一致。常选用相对较长的支架以确保完全覆盖病变部位,长度范围为 30~40mm。目前尚没有关于支架长度与支架内再狭窄的相关报道。在确保支架能覆盖整个病变的前提下,应尽可能使支架放置于血管近端。大多数情况下,支架放置会覆盖颈动脉分叉部,即颈外动脉开口处。通常不会造成颈外动脉闭塞。

CAS 一般选用自膨式支架。与球囊扩张型支架相比,它们不易变形或弯折。目前,自膨式支架有两种类型。一种是由合金编织的金属网线型支架,可像弹簧一样张开与血管壁贴合(如 Wallstent)。此类型的支架具备以下优点:①外径小(5.5F);②顺应性佳;③具备快速交换系统,可使用较短导管;④易于释放;⑤支架未完全打开前可将其再度收回,确保支架精确到位。但金属网线型支架在释放过程有明显的纵向回缩,以及血管被拉直后可能会造成支架远端扭曲。这些均是金属网线型支架潜在的缺点。另一种支架是自膨式镍钛合金支架。它们具备更大的径向支撑力,更适用于弯曲血管。当颈内与颈总动脉直径差异较大时可选此类支架。镍钛合金具有热记忆功能,支架置入体内后即可释放至预制大小。一些镍钛合金支架被预制成锥形,其目的是为放置在颈内动脉的部分管径较小,而放置在颈总动脉的部分管径较大。但研究表明,关于这两类支架的长期疗效没有明显的差异。因此,支架类别的选取主要取决于支架输送系统的通过性和能否降低急性并发症的风险等因素。

支架置入后需再行血管造影,获得颈部及颅内血管的前后位及侧位影像,并与术前的造影图像加以对比,以便及时的发现栓子栓塞事件。此外,还应再次对患者的神经功能进行评估。若怀疑患者发生相关并发症,则应进一步分析支架放置后的动态造影图像,包括支架放置的位置和脑血流情况。若明确患者无神经系统和操作相关的并发症,则将导管和导丝撤出。当 ACT<150 秒时,即可拔出鞘管。若术后患者出现低血压,应临时给予升压药物。

八、支架放置后球囊扩张

选取支架放置后球囊扩张(简称后扩)球囊的直径通常为 4.5~6mm 和长度为 15~30mm。后扩的球囊的直径不宜太大,球囊与血管直径比为 0.6~0.8。反复的血管成形和过度扩张会增加栓子脱落、血管破裂的风险。对没有充分展开的支架行球囊后扩,会造成支架支柱切割斑块增加栓塞风险。除非存在严重的残余狭窄,否则在支架置入后一般不再行球囊后扩。术中采用 TCD 监测,发现在球囊后扩时微栓子信号最明显:球囊后扩张有诱发栓子脱落的风险。因此,即便在使用脑保护装置的情况下,所选球囊直径直小于对应的血管直径,球扩压力不应超过 10atm。与冠状动脉不同,CAS 不要求残余狭窄达到 0,因 CAS 的目标为稳定斑块减少脑卒中发生,故 20％左右残余狭窄是可接受的。基于以下理由,术者不可一味地追求病变血管术后造影形态学的完美性而多次采用后扩。①球囊多次扩张可增加并发症的发生,一次前扩和一次后扩是合理的;②中度残余狭窄绝大多数源于病变血管严重钙化,严重钙化引起的残余狭窄不会因为重复后扩而减轻;③自膨式支架术后有继续扩张的趋势,术后即刻的中度残余狭窄可能在术后的数月得到重塑,使残余狭窄减轻;④最后,血管迷走神经反射和血管减压反射等因素引起的血流动力学紊乱,不容许多次球囊后扩。颈动脉支架的操作流程见表 9-4。

表 9-4　颈动脉血管成形及支架置入术的操作流程

- 股动脉逆行穿刺
- 穿刺通道循序扩张至 8F
- 静脉推注肝素(70U/kg)全身肝素化
- 栓塞风险较高的患者,可考虑联合使用Ⅱb/Ⅲa 抑制剂或依替巴肽(eptifibatide)65μg/kg 静脉推注,续以 0.25μg/(kg·h)
- 将导管系统输送至主动脉弓实施主动脉弓造影(左前斜位 20°～30°)
- 将指引导丝和单弯导管置于颈外动脉
- 将导丝更换为 Amplatz 超硬导丝,并将其输送至颈外动脉
- 将指引导管(90cm)输送至颈总动脉近端
- 用 0.014in 或 0.018in 的导丝,或滤器或阻塞球囊系统的导丝越过病变部位
- 撤出 Amplatz 导丝,放置并释放脑保护装置
- 通过导管注射造影剂实施颈动脉造影,以明确狭窄病变的状况
- 行球囊扩张前,静脉予 0.5～1.0mg 阿托品
- 用直径 3～4mm 球囊行预扩
- 颈动脉造影,评估预扩效果
- 支架定位和释放
- 支架释放后实施造影
- 根据情况决定球囊后扩
- 颈动脉造影,评估支架和后扩效果
- 退出脑保护装置
- 退出导管、导丝系统
- ACT<150 秒,拔出血管鞘

九、颈动脉支架置入术的技术要点

1.神经系统功能评估

术前应充分评估患者的神经功能,并取得高质量的脑血流图像。若患者在术后出现了神经系统并发症,术后与术前资料的对比为及时诊断及治疗提供了依据。

2.导丝和导管的操作

为了使指引导头端安全的到达颈总动脉远端、应实 Roubin 交换技术。应将 Amplatz 导丝或类似的刚性导丝尽可能地放置在颈外动脉远端。在导管输送过程中,术者应固定交换导丝和注视其头端的位置,以防导丝操作不慎导致血管穿孔。

3. 闭塞和次全闭塞患者的操作

对于颈外动脉闭塞的患者,将指引导管头端定位于颈总动脉往往有一定难度。此时,有两种方法解决这一问题:①选用 0.035in 预成形的"J"形刚性导丝,将其输送至颈总动脉远端,注意不要触及颈动脉球部及分叉部。"J"形结构可阻止导丝通过病变部位。另外,还可选用具有可塑性头端的刚性导丝;②选用直径渐变的导丝(如 TAD 导丝),头端直径为 0.018in,直径渐增大,至近端直径为 0.035in。将其越过颈内动脉病变处,可增加指引导输送的支撑作用。相比较,后者支撑导丝两次通过病变部位,因此较前者所带来的风险大。

4. 导管的灌注冲洗

导管放置到位后,通过三通持续、缓慢地滴注肝素化生理盐水,以防导管血栓形成。

5. 导管和导丝位置的控制

在输送指引导过程中,导引头端的遮光性较差,操作不慎可致不稳定斑块脱落,故术者应了解指引导管头端的长度。0.014in 导丝头端易受损,故在通过血管鞘阀门时,需特别小心。另外,0.014in 导丝或脑保护装置需要在路图的指引下通过病变部位。

6. 凝血功能检测和控制

在指引导丝和脑保护装置越过病变部位前,最好检测一次 ACT。使用远端阻塞球囊作为脑保护装置时,ACT 要求>300 秒;使用标准指引导丝或滤器装置时,ACT 要求>250 秒。

7. 血流动力学检测和控制

球囊扩张前可给予阿托品(静脉给予 0.5~1.0mg)预防球囊在颈动脉窦处扩张时出现血管迷走反射;在球囊充盈过程中,监护护士应密切注意患者生命体征变化,此时有可能会出现严重的血流动力学不稳定现象(如心动过缓、低血压)。

8. 脑保护装置

如使用脑保护装置,应将其放置在颈内动脉颅外段远端(C1 的远端);使用远端阻塞球囊时,应确保阻塞部位无血流通过;使用滤器装置时,应确认滤网边缘与血管壁充分贴合。

9. 球囊预扩

支架置入前采用小球囊进行预扩,可降低斑块脱落的风险。保存球囊扩张时的造影图片,以比较球囊与颈内动脉、颈总动脉直径的大小。

10. 支架释放

确认支架到位后,释放支架。当镍钛合金支架释放过快时,支架会向远端"跳跃移位",导致无法完全覆盖病变部位。因此,可释放一部分支架后停留 5~7 秒,待支架远端完全扩张并与病变远端部位充分贴合后,再释放支架余下的部分。与前一部分释放速度相比,后一部分操作可快速完成。支架的尺寸应以最大血管直径为准,常以颈总动脉远端为参照直径;若支架与颈总动脉不能充分贴合,则会在不贴合处形成血栓。

11. 球囊后扩张

必要时可用直径 5mm 的球囊进行后扩,更大尺寸的球囊使用概率极小。因为 CAS 治疗的主要目的是为了避免斑块脱落造成梗死,不要一味地追求完美的影像结果。故 20% 左右的残余狭窄完全可以接受。在支架置入后应避免反复后扩,轻度的残余狭窄是可以接受的。此外,球囊后扩压力不可过大,以免造成颈动脉破裂。

12. 完成造影

在导丝和脑保护装置撤出前,需行脑血管造影,了解颈动脉球部、颈动脉分叉部及 ICA 颅外段远端是否有夹层的存在。当出现严重的血管痉挛,应耐心等待其自行缓解,必要时亦可通过导管给予血管扩张剂(如 $100\mu g$ 硝酸甘油)。在排除动脉夹层的前提下撤出导丝,最后行颈部和颅内血管造影。

十、术前、术中及术后的药物治疗

1. 术前药物治疗

术前应该避免深度镇静,故使用低剂量的苯二氮䓬类药物,如咪达唑仑 $0.5\sim1mg$ 静脉注射,在不干扰神经功能评估前提下,达到减轻焦虑情绪的作用。因术中可造成血管内膜损伤,从而诱发血栓形成。因此,患者于术前充分给予抗血小板和术中充分给予抗凝治疗非常重要。至少于术前3天给予双重抗血小板药物治疗,包括阿司匹林(100mg/d)联合氯吡格雷(75mg/d)或噻氯匹定(每次 250mg,2 次/天)。对于已经服用阿司匹林的患者,可于术前加用氯吡格雷负荷量(400~600mg)。此为至少连续服用双重抗血小板治疗3天的替代疗法。另外,对于行急诊手术治疗的患者,则需一次性联合服用 300mg 阿司匹林和 300mg 氯吡格雷。

2. 术中药物处理

当置鞘成功后,静脉推注肝素(50~60U/kg),使活化凝血时间(activated clotting time,ACT)在 250~300 秒。手术结束后,停止使用肝素。有些 CAS 试验使用比伐芦定抗栓,但还缺乏大样本数据。与普通肝素相比,比伐芦定具有出血风险性低、作用持续时间短便于较早拔除血管鞘和不需要监测 ACT 等优点。

术中一些并发症的处理非常重要,尤其需要掌握相关的药物规范化使用。球囊扩张和支架置入引起血管迷走或血管减压反应较为常见。虽然大部分患者是暂时的,但低血压持续12~48小时并不少见。对于 CAS 术前静息心率小于 80 次/分的患者,可用阿托品 $0.5\sim1.0mg$ 静脉内注射。如果用阿托品和补液不能快速纠正低血压,应及时使用升压药物,如 $5\sim15\mu g/(kg\cdot min)$ 多巴胺静脉注射。对于持续的心动过缓的患者,可采用心脏临时起搏器治疗。对于收缩压高于 180mmHg 患者,应该给予降压治疗,以减少高灌注综合征和颅内出血的风险。

3. 术后药物处理

术后在监护病房内应常规评估穿刺部位和神经功能状态。术后 24 小时内推荐实施包括美国国立卫生研究院脑卒中量表评分(NIHSS)在内的神经功能评估,或者于神经系统症状出现后立即评估。根据处理方案的不同,可将患者分为3类。第一类患者占90%,表现神经功能和血流动力学平稳,第2天通常可以出院。出院后在能耐受的情况下,阿司匹林终身服用,氯吡格雷最少服用一个月。第二类患者占 5%~10%,表现神经功能正常,但血流动力学波动,包括如低(高)血压和(或)心动过缓。此类患者需要住院进一步观察和治疗。通过输液、应用血管活性药物和早期下床活动可恢复正常血压。第三类患者所占比例不足 5%,表现新的神经功能缺损,需要在 ICU 病房观察、采用适当的影像学评估和治疗。

第三节 脑保护装置

虽然随着 CAS 不断发展有逐渐替代 CEA 的趋势,但 CAS 致命的弱点在于术中病变远端的血管并发栓塞的危险仍未解决,尤其是不稳定的动脉粥样硬化性斑块,动脉粥样硬化斑块脱落的碎片并发的栓塞与血栓所致的栓塞不同,对动脉内接触溶栓等急救措施反应欠佳。因此,预防远端栓塞的发生非常重要。现有使用或未使用栓塞保护装置的 CAS 试验结果,表明脑保护装置在 CAS 中的重要性不容忽视。虽然脑保护装置的有效性还未经随机试验证实,但目前的观点认为脑保护装置可使 CAS 神经系统并发症显著降低。设计脑保护装置的目的是安全的捕获和清除手术操作过程中可能的栓子,避免栓塞事件发生。目前有三类脑保护装置,包括远端闭球囊闭塞式装置、远端滤网式装置和近端球囊闭塞式装置。其作用机制不同,优缺点各异。

一、远端球囊闭塞式保护装置

自 1996 年 Theron 在 CAS 中首次成功实施了脑保护技术后,远端闭塞装置得到逐步发展。它通过球囊充盈后阻断颈内动脉远端的血流达到预防栓子进入脑内并发栓塞事件。在球囊泄气,通过导管回抽出栓子。球囊闭塞装置是最基本的脑保护装置。目前市场上远端闭塞装置有 Medtronic 公司的 PercuSurge Guardwire;Kensy Nash 公司的 Tri-Activ;Rubicon-Abbott公司的 Cuardian。

PercuSurge CJuardwire(图 9 - 1A)由固定在 0.014in 导丝上的有较好顺应性球囊和微型封闭阀门组成。阀门可使球囊在充盈装置撤除后仍保持充盈状态,但病变的血管成功成形后,用抽吸导管吸出颈内动脉内静止的血液,以清除任何血栓碎片。PercuSurge 系统的球囊直径范围为 3~6mm。PercuSurge 的优点是输送系统外径小(0.036in),且与标准导丝的尺寸基本相当(0.035in)。与其他的远端闭塞保护装置比较,PercuSurge 弱点在于需手动抽吸栓子。Tri-Activ 由带有球囊的导丝、4F 冲洗导管和蠕动泵抽吸装置三部分组成。蠕动泵提供了持续的抽吸动力,可安全、持续地抽吸脱落的栓子碎片。

远端闭塞保护装置的工作原理是通过充盈的球囊于病变血管的远端阻断颈内动脉的血流,避免远端颈内动脉发生栓塞事件。但闭塞保护装置却完全的阻断了脑的血流,势必给 Willis 环发育不全的患者脑组织供氧带来不利的影响。虽可通过间歇性球囊泄气恢复脑血流,但此法会降低脑保护的功效。另外,完全阻断颈内动脉导致不能术中造影观察血管成形效果。远端滤器装置与之相比,远端闭塞装置最大的优点在于输送外径小、顺应性好,故它的输送过程更为顺利。使用球囊闭塞保护装置需注意以下几点。

(1)术前行血管造影检查,以弥补术中球囊充盈完全阻断颈内动脉的前向血流的不足。若通过升高血压和充分肝素化抗凝,患者仍无法耐受球囊充盈后的脑缺血状态,则采用滤器式保护装置更为合理。

(2)患者应该接受阿司匹林、氯吡格雷和肝素的抗栓预处理,使活化凝血时间≥300 秒。

(3)Guardwire 越过目标病灶,放置在颈内动脉岩段的近端;在球囊扩张之前,将预扩球囊放置在颈总动脉远端。

(4)根据血管造影测量的颈内动脉直径时,不可使球囊处充盈状态。当球囊接近目标直径时,应造影观察颈内动脉血流情况,最佳球的囊扩张直径应是能恰好的阻断颈内动脉血流的最小直径,过度充盈可能导致颈内动脉夹层。在极少的病例中,远端颈内动脉直径大于 6mm,球囊无法完全阻断颈内动脉血流。此时,应采用滤器式保护装置。对于一些患者仅由病变单侧血管供应大脑血流时,在球囊充盈 60 秒内即可出现神经系统症状,从而迫使球囊泄气。对于这样的病例有以下几种处理方法:在间歇性阻断血流的情况下完成手术;在无球囊阻断血流的情况下完成手术；或者采用滤器式保护装置完成手术。

（5）球囊阻断血流后，是在盲态下完成所有的操作，故操作者必须依靠支架释放后的透视显影来评价结果。

（6）血管成功重建后，回抽颈内动脉内静止的血液（3次，每次20ml）。若颈外动脉并发栓塞，则需要更为有力的抽吸，并冲洗导管鞘来清除碎屑。然后将球囊放气恢复血流，再次造影复查，明确是否有医源性动脉夹层。

二、远端滤网式保护装置

远端过滤是更为直观的脑保护装置，栓子在通过放置在颈内动脉病灶远端的伞样滤网时被捕获。支架置入成功后，将回收装置输送到邻近滤网近端的位置，即可回收滤网。目前，滤网有两种不同的输送系统：一种是滤网直接附着在导丝上通过病灶（Angioguard保护系统）；另一种是将无滤网的微导丝越过病灶部位，然后通过该微导丝将专门的滤网保护装置通过病变血管（Spider保护系统）。

这种装置一般是由0.014in导丝系统控制其远端的"滤网"的释放和回收，其优点在于可以保证CAS术中颈内动脉持续的血流。这些滤网可以阻止大于滤网网孔直径的栓子进入脑内。滤网在输送过程中处于闭合状态，当其通过病变部位后，在合适的位置后释放（颈内动脉C1段远端）。滤网的释放方法有所不同，但是大多数是通过撤除包裹滤网的输送鞘。SAPPHIRE试验中应用的是Angioguard保护系统（Cordis公司），其网孔大小为$100\mu g$，即可以允许$\leqslant 100\mu m$的栓子通过网孔。目前认为，$\leqslant 100\mu m$栓子不会引起临床症状。目前市场上远端过滤装置有Angioguard XP（Cordis公司）、FilterWire EX和FilterWirP EZ（BostomScientific公司）、AccuNet（Guidant公司）、Spider（EV3公司）、Interceptor（Medtnxiic公司）、Rubicon filter（Rubicon Medical公司）及Neuroshield（MedNova公司）等。

Angioguard XP是由附着有聚氨酯滤网的防损伤软头导丝构成（图9-1B）。滤网由8根镍钛合金支撑杆支撑呈伞状，且其中4根支撑杆带有不透射线的标记，其可视性极佳。滤网孔径为$100\mu m$，输送外径在3.2F至3.9F之间。Angioguard XP根据滤网直径的不同有5种规格，分别为4mm、5mm、6mm、7mm和8mm。SAPPHIRE试验对部分行CEA术存在高风险的患者采取CAS治疗，证实了使用Angioguard XP保护装置的应用价值。

FilterWire EX由附着有聚氨酯滤网的0.014in导丝组成，滤网近端有透视显影镍钛环。滤网孔径为$80\mu m$，输送系统外径为3.9F。近端镍钛环保证了滤网壁的适应性，使单个尺寸滤网可适用于直径在3.5～5.5mm的所有动脉。FilterWire EX是偏心设计，所以必须通过造影确定滤网的位置。若透视下镍钛环标记紧贴动脉壁，则说明滤网与动脉壁完全密闭。Bosiers等对100例颈内动脉严重狭窄行CAS治疗患者进行分析发现，69%症状性患者30天内脑卒中和死亡发生率为2.0%，且于56.9%症状性患者的术中使用的FilterWire EX滤网里检测出栓子。

FilterWire EZ是新一代FilterWire EX保护装置（图9-1C）。FilterWire EZ亦是于近端附有透视显影的镍钛环的聚氨酯滤网，孔径为$110\mu m$，输送系统的外径被减小至3.2F。导丝被设计在滤网内腔更为中心的位置，这样可以保证镍钛环滤网在直径为3.5～5.5m动脉内较好的贴壁。另外，与FilterWire EX相比，FilterWire EZ的可视性和顺应性得到进一步改善。使滤网更容易通过迂曲的动脉。

RX AccuNet(图9-1D)有一个伞样的聚氨酯滤网,通过类似支架的镍钛合金结构使滤网固定在血管壁上,血液可以从其近端的大孔隙流过,而栓子被滤网薄膜捕获。其孔径统一为125μm。RX AccuNet根据直径大小不同有四种规格,分别为4.5mm、5.05mm、6.5mm和7.5mm。前两种和后两种分别匹配外径规格为3.5F和3.7F输送系统。

Spider保护装置(图9-1E)的滤网是由镍钛合金编织而成,其近端至远端网孔孔径是可变的,能捕获最小的栓子的直径为50μm。其近端的透视显影金环标记不断增加了该装置的可视性,而且有助于滤网和血管壁的贴合。Spider保护装置需要先用0.014in导丝越过病变处,然后沿着导丝将外径为2.9F的输送系统通过病灶部位,接着撤除导丝,推送头端连接滤网的微导丝将滤网输送到合适的位置。Spider滤网直径有5种规格,分别为3mm、4mm、5mm、6mm和7mm,但其输送系统外径均为2.9F。

Interceptor(图9-1F)借助镍钛合金网捕获栓子。其远端捕获栓子孔径为100μm,而血液从其近端四孔流过。Interceptor有两种规格,分别为5.5mm和6.5mm,它们的输送系统外径均为2.9F。另外,Rubicon filter在所有远端保护装置中输送外径最小(<2F)。其滤网的孔径为100μm,直径有4mm、5mm和6mm三种规格。

Neuroshield的滤孔直径为140μm。该输送系统先借助头端为0.018in的0.014in导丝通过病灶部位,然后将3F输送鞘的滤网沿着导丝送入。Macdonald等发现,在CAS术中使用Neuroshield保护装置的患者30天围手术期的脑卒中和死亡率较未使用该保护装置的患者低(4.0% vs 10.7%)。Rubicon filter(Rubicon Medical公司)及Eemboshield保护装置分别见图9-1G和图9-1H。

远端过滤保护装置优势不仅在于CAS术中可实施造影观察病变部位,更为重要的是,它在保护过程中不影响脑组织的血流。当在保护过程中出现栓子过多或有血栓形成时,滤网可被阻塞。此时可以通过输送鞘用5F单弯导管从滤网中抽吸栓子。若栓子阻塞滤网引起血流阻断,应迅速撤除滤网,CAS术可在更换新的保护装置之后继续进行。若无法更换保护装置时,可以考虑在无保护装置下完成手术。操作开始即进行肝素化或选择孔径足够大的滤网可有效地预防滤网血栓形成。80~140μm孔径既可有效地防止滤网血栓形成,又可达到保护作用。多数远端过滤装置的输送系统外径大于远端球囊闭塞装置,所以前者在通过严重僵硬或迂曲病变时更为困难。但随着技术进步,远端过滤装置的输送外径逐渐减少,且各组成部分顺应性得到改善,通过迂曲的血管能力得到提高。因为多数远端过滤装置有不同的规格,故在放置保护装置前需要精确测量血管直径,以指导选择合适的直径滤网实现最佳的血管适应性和充分的保护效果。与远端球囊闭塞装置相比,过滤装置对动脉壁的压力较低,由此引起动脉痉挛或夹层的危险性较小。因为不同的滤过装置有着不同的特点,故在实际临床实践中需要根据患者的具体情况选取不同的滤过装置。远端过滤装置应用时意事项有以下几种。

(1)因为将过滤装置放置在颈内动脉迂曲部位会增加操作的困难,故通常情况下过滤装置应放置在颈内动脉颅外平直、形态正常的节段(如C1远端)。

(2)滤装置在通过极度狭窄、迂曲或钙化的病变发生困难时,可采用双导丝技术提供额外的支撑力。

(3)通过不同角度造影检查,确保滤网边缘与颈内动脉紧密贴合,以实现充分的保护作用。

(4)术中应注意滤网的造影剂流量。如果发现造影剂通过减少,说明滤网内充满栓子,则必须将其吸出或暂时撤除。当撤除保护装置时,不要完全收紧滤网,否则可能挤出部分栓子导致远端栓塞。

三、近端球囊闭塞式保护装置

近端闭塞装置一般有两个顺应性球囊，一个放置在颈总动脉，另一个放置在颈外动脉，这样就构成了血液逆流的保护装置。目前市场上近端闭塞装置有 Parodi Anti-Emboli System（ArteriA 公司）和 Mo. Ma（Invatec 公司）等。

Parodi 系统是一种血液逆流保护装置，顶端带有低压球囊的双腔软导管（Parodi 抗栓子导管，PAEC）和系于导丝的小球囊（Parodi 外置球囊，PEB）。当 10F 输送鞘插入动脉后，将 PAEC 放置在颈总动脉作为抽吸装置。然后充盈 PAEC 近端的球囊阻断血流，接着将 PEB 放置在颈外动脉充盈后阻断血流，这样真空腔形成可致血液逆流，实现栓塞保护作用。Whitlow 等报道了 75 例使用 Parodi Anti-Emboli System 症状性患者，发现 95％的患者可耐受，围手术期内无一例患者发生脑卒中或死亡。

Mo. Ma 系统是一种无血流保护装置，它借助固定在 5F 导引导管顶端的两个顺应性人造橡胶球囊预防脑栓塞。Mo. Ma 系统需要 11F 的输送鞘。术中充盈颈外动脉的远端球囊和颈总动脉的近端球囊，阻断颈动脉血流。血管重建后主动抽吸鞘中的血液以清除碎片，然后将球囊放气以恢复血流（图 9 - 2）。

近端闭塞装置最大优点在于不需越过病变部位即可实现脑保护。球囊闭塞状态一建立，操作者就可选择适合的导丝安全越过病变。与其他的保护装置相比亦存在一些缺点：①近端闭塞装置体积大硬度高，进入颈动脉操作更为困难；②当患者侧支循环不充分对，颈总动脉和颈内动脉阻塞可能会导致脑血流急剧下降，患者无法耐受；③虽然术中间歇的放松球囊可间断的恢复脑组织氧供，但无法实现全程脑保护；④有引起颈总动脉和颈外动脉夹层或痉挛的潜在危险。

总之，目前多数学者认为，脑保护装置的使用能给大多数颈内动脉狭窄患者行 CAS 治疗带来益处，且支持 CAS 术应常规采用脑保护装置。

第四节　动脉粥样硬化性颈动脉狭窄的评估

一、症状和体征评估

短暂性脑缺血发作（transient ischemic attacks，TIA）和急性脑梗死都是临床急症。颈动脉系统 TIA 表现为视网膜或大脑半球神经功能缺失，症状在发病后 24 小时内消失。一项研究表明，有 11％和 50％脑梗死患者分别由 TIA 发作后 90 分钟和 2 天内进展所致。以双侧视网膜和双侧大脑半球神经功能缺失为临床表现，往往提示该患者颈动脉颅外段存在严重的病变。但这种情况并不多见，需要与椎基底动脉病变引起血流动力学障碍相鉴别。对既存在椎基底动脉病变又合并无症状性颈动脉狭窄病变的患者，鉴别其临床症状的责任血管尤为重要。TIA 和脑梗死发生后，快速准确的明确责任血管能为极早的实现血管重建创造条件。颈动脉颅外段狭窄或闭塞相关的临床症状见表 9 - 5。

表 9 - 5　颈动脉颅外段狭窄闭塞性病变临床表现

视网膜症状
　短暂性缺血发作
　　一过性黑矇或短暂性单眼失明
　　一过性黑矇变异型
　视网膜梗死
　　视网膜中央动脉闭塞
　　视网膜动脉分支动脉闭塞
缺血性视神经病
半球症状
　TIA
　短暂性半球型 TIA(如言语功能、一侧肢体运动和感觉功能受损等)
　单侧肢体型 TIA(如一侧肢体运动和感觉功能受损)
　单侧型脑梗死
　　分水岭型脑梗死
　　血栓栓塞型脑梗死
全脑性症状
　双侧或双侧交替型 TIA
　双侧同时发作型 TIA(需要与椎基底动脉系统病变病变鉴别)
双侧型脑梗死

　　全面的神经系统体格检查、包括心脏和颈动脉杂音的听诊、眼底镜视网膜血栓的检测均非常重要。NIHSS用于测评神经系统功能缺失,根据分值判断脑卒中患者的预后,在临床实践中有很大的应用价值。患者的临床表现和阳性体征必须要与脑血管影像学资料联系在一起,以明确其产生的原因是否源于同侧病变的颈动脉,此为定义症状性颈动脉狭窄或闭塞的关键。

二、影像学评估

　　影像学能评估包括占位、陈旧和新鲜性梗死、出血和萎缩等脑组织改变和颈动脉解剖形态、狭窄程度、斑块特点及病变性质如夹层和炎症等形态学特点,为优化治疗提供了重要依据。目前,除冠状动脉手术搭桥治疗的患者建议行颈动脉狭窄筛查外,没有证据支持对无症状的患者常规实行颈动脉狭窄筛查。对于无症状但伴有颈动脉杂音的患者,颈动脉病变筛查仅限于较好的具备血管重建治疗指征的患者。颈动脉超声、磁共振血管造影(magnetic resonance angiography,MRA)和计算机断层扫描血管成像(computed tomographic angiography,CTA)常常用于绝大部分颈动脉病变患者初级评估,包括病变性质和狭窄的程度。虽然北美症状性颈动脉内膜切除试验(North American Symptomatic Carotid Endarterectomy Trial,NASCET)、欧洲颈动脉外科手术试验(European Carotid Surgery Trial,ECST)和无症状动脉粥样硬化性颈动脉研究(symptomatic Carotid Atherosclerotic Study,ACAS)采用有创的血管造影检查评估颈动脉狭窄程度,但在通常情况下,血管超声和CTA等无创方法可替代血管造影(digital substraction angiography,DSA)评估经动脉狭窄的严重性,并指导血管内重建手术的制定。这些无创方法评估血管狭窄程度与目前视为金标准的血管造影检查结果有很高的一致性。这些方法与DSA比较,在判断是否需血管重建的准确率的偏差小于20%。

1.颈动脉超声

颈动脉超声是一项应用程度最广和费用最低的无创评估颈动脉狭窄的成像技术。采用灰阶成像(gray-scale imaging)技术直接的评估横断面狭窄程度,提供能预测脑卒中风险的斑块形态学信息,包括不光滑斑块、溃疡斑块和低回声斑块。目前数据显示,超声检测到的颈动脉收缩期血流速度是唯一的最为准确的衡量颈动脉狭窄程度的参数。与血管造影相比,颈动脉超声诊断颈动脉≥70%狭窄的敏感性为77%~98%,特异性为53%~82%。对一侧颈动脉存在严重狭窄或闭塞的患者而言,对侧颈动脉因发挥侧支代偿作用使血流加快。此时采用收缩期ICA近端与颈总动脉远端血流流速比更能准确地反映血管狭窄严重程度。采用静脉注射增强剂法可鉴别血管严重狭窄产生的极为细小血流和完全闭塞无血流时的两种状态。虽然,超声难以胜任用于伴发心律失常、颈动脉二分叉高位、动脉扭折和极度钙化和罹患一些不常见的疾病如肌纤维发育不良和动脉夹层患者的颈动脉狭窄的评估,且存在ICA颅内段的病变和主动脉弓不能成像的缺点,但高质量的颈动脉超声设备能获得与血管造影高度一致的评估效能。

2.MRA

MRA是神经系统应用程度最为广泛的技术,随着科技的突飞猛进,其获取的成像质量日益提高。与颈动脉超声相比,MRA能检测超声所不及的颅内动脉狭窄与cTA相比,MRA的优势在于避免使用放射性碘剂作,不具有肾毒性。MRA的劣势包括面对安装了心脏起搏器和除颤器、罹患恐惧症和肥胖患者无法实施;因运动伪影可将狭窄程度扩大化,将动脉次全闭塞评估为完全性闭塞。但这些劣势通过磁共振快速增强序列和联合应用超声技术在很大程度上能得到弥补。

3.CTA

CTA可用于颈动脉和颅内动脉狭窄的评估。与颈动脉超声比较,存在自身的优势,包括能用于颈动脉超声成像模糊和诊断颈动脉狭窄程度不确定的患者。能检测主动脉弓和高位二分叉患者颈动脉形态学特点,能可靠的鉴别完全和次全闭塞病变,能评估动脉开口、串联病变和伴有心律失常、心脏瓣膜病变和心肌病患者颅内外血管形态学特点。另外,CTA通过增强剂成像,能提高评估扭曲动脉狭窄的精确度。CTA存在的劣势包括要求放射性碘剂作增强剂,且有肾毒性。另外,在甄别斑块的稳定性能力方面稍逊于颈动脉超声。CTA检测颈动脉≥70%狭窄的敏感性为85%~95%,特异性为93%~98%。

4.DSA

以导管为基础的主动脉弓和脑血管DSA是评估颈动脉病变的金标准。通过其可明确主动脉弓的类型、弓上大血管形态学特点和颅内侧支循环模式。目前,根据正常参照动脉的不同,有三种方法评估颈动脉狭窄严重程度。NASCET法是以颈动脉窦以上颈内动脉近端的正常血管直径为参照;ECST法是以颈动脉窦部最大直径为正常参考血管;第三种方法是以颈总动脉为正常参考动脉。脑血管造影检查的优势在于对血管狭窄严重程度和血管钙化程度的评估更为准确。正如一项研究结果表明,血管造影对溃疡斑块诊断的敏感性和特异性分别仅为46%和74%。作为有创的检查方法，DAS在操作的过程会出现相应的并发症，包括穿刺点的损伤、造影剂脑病、过敏反应和动脉性栓塞等。症状性脑动脉粥样硬化性患者在行DSA过程中发生脑卒中和TIA概率分别为0.5%～5.7%和0.6%～6.8%。但是近的研究表明，随着使用器材、技术和操作熟练程度的提高神经系统并发症发生率低于1%。

第五节　动脉粥样硬化性颈动脉狭窄病变的内科治疗

一、危险因素的干预

明确脑卒中的危险因素对脑卒中的预防非常关键，这些危险因素可分为不可干预性和可干预性两种。前者包括种族、年龄和家族史等，后者包括高血压、吸烟、高血脂和糖尿病等。对颈动脉狭窄患者无论是否采取血管重建治疗，进行脑卒中危险因素控制和物干预以延缓动脉粥样硬化的进展和临床脑缺血事件的发生尤为重要。相关的危险因素治疗达标值见表9-6。

表9-6　危险因素干预目标值

危险因素	目标值	干预方法
血压	BP<149/90mmHg BP<130/80mmHg（慢性肾衰竭或糖尿病患者）	控制体重、增加体力活动、减少酒精和盐分摄入及药物控制
吸烟	戒烟 避开被动吸烟的环境	采取戒烟计划、尼古丁替代疗法及安非他酮和瓦伦尼克林药物戒烟
血脂	LDL-C<100mg/dl（冠心病患者理想达标值为<70mg/dl）	控制体重和增加体力活动、低饱和脂肪酸饮食及他汀类、烟酸和贝特药物治疗
糖尿病	HbA1c<7%	控制饮食和体重、口服降糖药和胰岛素治疗
缺乏体力活动	每天坚持30分钟体力锻炼（每周最少保证5天）	步行、骑自行车、游泳和从事家务劳动等
肥胖	体重指数（BMI）控制在18.5～24.9范围内； 男性腰围控制不超过40英寸（101.6cm）； 女性腰围控制不超过35英寸（88.9cm）	增加体力活动和利莫那班药物减肥等

对于其他的危险因素，如高纤维蛋白原和C反应蛋白等，虽然是心脑血管事件独立的危险因素，但通过饮食补给B族维生素和叶酸治疗并非能改变它们对脑卒中发生的影响。另外，对于吸烟和年龄超过35岁的服用避孕药的女性，发生脑卒中的风险较35岁以下且缺乏其他脑卒中风险因素女性要高。

二、抗栓治疗

所有颈动脉狭窄和闭塞的患者均需给予药物治疗,包括抗血小板聚集和致动脉粥样化的危险因素治疗。伴有一个或多个动脉粥样硬化危险因素的无症状患者需行抗血小板药物治疗,以预防心脑血管事件发生。基于众多的脑卒中预防研究表明,近期伴发 TIA 或小卒中的患者,依照不同的脑卒中病因,亦推荐使用抗血小板药物治疗。

1. 抗血小板聚集

阿司匹林用于 TIA 和脑卒中患者再发脑卒中二级预防能使致死性和非致死性脑卒中相对风险分别下降 16% 和 28%。随机研究表明,对于颈动脉狭窄 <50% 的症状性和 <60% 无症状性患者,阿司匹林的脑卒中预防效果优于 CEA。行 CEA 治疗的患者,在术后 1~3 个月服用低剂量的阿司匹林(81mg/d 或 325mg/d)获益程度较高剂量(650mg/d 或 1300mg/d)的要大。即使是那些正服用低剂量阿司匹林遭受 TIA 频繁发作的患者,目前仍无证据支持阿司匹林服用量应超过 325mg/d。

双嘧达莫虽不用于心脑血管事件的一级预防,但两个试验证实可用于脑卒中的二级预防。欧洲脑卒中预防研究-Ⅱ(European Stroke Prevention Study,ESPⅡ)表明,双嘧达莫缓释剂单用及其与阿司匹林联用的功效均优于安慰剂,但两者的单用功效无统计学差异。欧洲/澳大利亚逆转脑卒中预防试验(European/Australian Stroke Prevention in Reversible Ischemia Trial,ESPRIT)提示,双嘧达莫缓释剂和阿司匹林联合用于心肌梗死和脑卒中的二级预防优于单用阿司匹林。另外,双嘧达莫缓释剂和阿司匹林联用干预脑卒中二级预防的功效与氯吡格雷的相比无明显差异。

加拿大-美国噻氯匹定脑卒中二级预防研究(Canadian-American Ticlopidine Study,CATS)结果表明,与安慰剂相比,噻氯匹定能减少 23% 心脑血管事件。另外,噻氯匹定和阿司匹林脑卒中研究(Ticlopidine Aspirin Stroke Study,TASS)纳入对象为已遭受 TIA 或大卒中的患者,结果表明,噻氯匹定减少脑卒中事件发生的效果明显,且有较少的出血并发症。但嗜中性白细胞减少症发生率达 0.9%。

氯吡格雷因安全谱广和每日一次给药便捷的特点,目前已很大程度上替代了噻氯匹定的使用。氯吡格雷与阿司匹林脑卒中的二级预防比较试验(Clopidogrel Versus Aspirin in Patients at Risk of Ischemic Events,CAPRIE)结果提示,氯吡格雷和阿司匹林作用相当。在氯吡格雷治疗存在动脉粥样硬化血栓形成高风险、脑卒中稳定、处理和预防研究试验(Clopidogrel for High Atherothrombotic Risk and Ischemic Stabilization, Management, and Avoidance,CHARISMA)中,氯吡格雷联用阿司匹林与阿司匹林单用在治疗效果上无统计学差异。另外,MATCH 试验是以动脉粥样硬化血栓形成为基础的近期存在 TIA 或脑卒中高风险的患者为对象的研究,其结果表明,两者的联用不但增加了全身系统性出血和脑出血风险,而且与单用氯吡格雷相比,并未减少脑卒中发生的风险。总之,在脑卒中二级预防中,阿司匹林与氯吡格雷相比不存在优劣之分,两者联用会增加严重出血的风险。

另外,对已使用单一抗血小板聚集药物治疗仍频发缺血事件的患者,可考虑药物联用:第一种方法是加用华法林;第二种方法是联用氯吡格雷;第三种方法是采用三种药物联用,即在阿司匹林联用氯吡格雷的基础上,加用双嘧达莫、西洛他唑和华法林三者中的一种。值得注意的是,这些药物的联用缺乏临床试验证据支持,且存在增加出血的风险。

2. 抗凝治疗

除非有药物使用禁忌证,房颤患者的脑卒中的二级预防首选华法林抗凝治疗。在华法林和阿司匹林复发脑卒中预防比较研究(Warfarin Aspirin Recurrent Stroke Study,WARSS)中,脑卒中、死亡和大出血并发症的发生率均无统计学差异。另外,在华法林和阿司匹林治疗症状性颅内动脉狭窄比较研究(Warfarin Aspirin Symptomatic Intracranial Disease,WASID)中,结果表明华法林不优于阿司匹林。因此,基于这些试验研究结果表明,阿司匹林在治疗非心源性颈动脉狭窄脑卒中患者时,疗效优于华法林。

三、调脂和抗动脉粥样硬化治疗

普伐他汀、辛伐他汀和阿托伐他汀已被美国食品药物监督局批准用于冠心病患者并发心肌梗死的预防性治疗。他汀类药物可用于 CEA 后预防再发脑卒中的治疗。在采用 80mg 阿托伐他汀积极降低血脂脑卒中二级预防研究(Stroke Prevention with Aggressive Reduction of Cholesterol Levels,SPARCL)中,阿托伐他汀使无冠心病病史的患者再发脑卒中的风险降低 16%。美国国立血脂教育计划指南推荐,他汀类药物可用于已遭受 TIA、脑卒中或颈动脉狭窄>50% 的患者。另外,2006 年 ASA、2008 年 ESO 及 2008 年 NICE TIA 和脑卒中的二级预防治疗指南均推荐使用他汀类药。

四、血管紧张素转换酶抑制剂和血管紧张素受体抑制剂

目前,相关的研究暗示血管紧张素转换酶抑制剂(angiotensin-converting enzyme inhibitors,ACEI)和血管紧张素受体抑制剂(angiotensin receptor blockers,ARB)用于脑卒中预防获益程度超过因它们降低血压所获取的。一项关于雷米普利用于存在心血管事件高危患者的脑卒中预防研究表明,在 5 年内雷米普利使脑卒中的风险下降 32%。虽然雷米普利能使收缩和舒张期血压下降 2~3mmHg 及血管内-中膜厚度减小,但这些作用本身并不能充分解释如此之大的获益。ACEIs 和 ARBs 除通过降低血压来减少脑卒中发生外,亦能通过抑制血管紧张素 Ⅱ 生理作用,使血管舒张、抑制血管平滑肌增生、改善内皮细胞功能和提高内源性纤维蛋白溶解功能来增进脑卒中的预防作用。

第六节 颈动脉成形和支架置入术的指南

本节以 2008 年欧洲脑卒中组织(European Stroke Organisation,ESO)、2010 年美国心脏和脑卒中协会(American Heart Association/American Stroke Association,AHA/ASA)和 2011 年中华医学会神经病学分会脑血管病学组发表的颈动脉狭窄血管内治疗指南为依据,概述 CAS 的指南推荐。为便于 CAS 与 CEA 间的比较以下也包括 CEA 指南推荐。另外,CAS 术规范化处理流程见图 9-3。

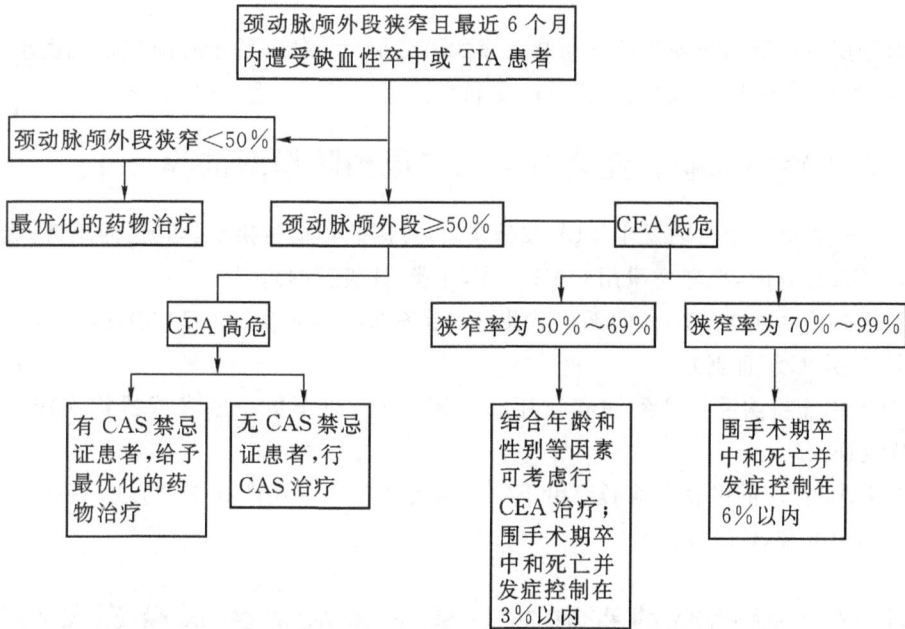

图 9-3　颈动脉狭窄处理流程

一、2010 年 AHA/ASA 指南推荐

（1）对于在过去的 6 个月内发生 TIA 或脑卒中，且与其同侧的颈动脉呈重度狭窄（70%～99%）的患者，可推荐给能将围手术期致残和致死率控制在 6% 以内的医疗机构行 CEA 治疗（Ⅰ类、A 级证据）。

（2）对于症状性中度狭窄（50%～69%）的患者，根据其特定的因素（如年龄、性别、共患疾病来）决定是否行 CEA 治疗。且围手术期致残和致死率控制在 6% 以内（Ⅰ类、B 级证据）。

（3）颈动脉轻度狭窄（<50%）不推荐行 CEA 和 CAS 治疗（Ⅲ类、A 级证据）对于 CEA 治疗时机的选择，若无早期手术禁忌证则推荐在出现症状后的 2 周内进行（Ⅱa 类、B 级证据）。

（4）对于颈动脉狭窄通过无创影像检查证实 >70% 或通过血管造影检查证实 >50% 的症状性患者，若行 CAS 治疗的并发症不超过 6%，则 CAS 可作为 CEA 的替代治疗方法（Ⅰ类、B 级证据）。

（5）对于症状性重度狭窄（>70%）的患者，若外科治疗存在入路困难和伴有增加手术风险的共患疾病，可考虑采用 CAS 治疗（Ⅱb、B 级证据）。

（6）对于特殊原因引起的狭窄，如放射性狭窄或 CEA 后的再狭窄等，亦可以考虑采用 CAS 治疗（Ⅱb 类、B 级证据）。

（7）CAS 由能将围手术期致残和致死率控制在 4%～6% 之间的手术者实施是合理的（Ⅱa 类、B 级证据）。

(8)对症状性颈动脉狭窄的患者,不推荐实施颈外动脉与颅内动脉搭桥治疗(Ⅲ类、A级证据)。

(9)对于所有动脉粥样硬化性颈动脉狭窄的患者最优化的药物治疗应包括抗血小板聚集、他汀类药物和控制各种危险因素的相关药物联合治疗(Ⅰ类、B级证据)。

二、2011年中国缺血性脑血管病二级预防指南推荐

(1)对于在过去6个月内发生TIA或脑卒中,且同侧颈动脉狭窄≥50%的患者,无条件或不适合行CEA治疗时,可考虑采用CAS治疗(Ⅰ类、B级证据)。

(2)对于颈动脉狭窄≥70%的无症状患者,无条件或不适合行CEA治疗时,可考虑采用CAS治疗(Ⅱ类、C级证据)。

(3)CAS由能将围手术期致残和致死率控制在6%以下的手术者或机构实施是合理的(Ⅱa类、B级证据)。

(4)行CAS治疗的患者术前必须给予联用氯吡格雷和阿司匹林治疗,且术后两者联用至少维持1个月(Ⅱ类、C级证据)。

第七节　颈动脉成形和支架置入术的并发症分类及处理

CAS成为治疗颈动脉疾病的重要方法。尽管治疗器械和技术有了空前的发展,但在CAS术中和术后依然有各种各样并发症发生。据最新不同的荟萃分析和随机试验结果。表明在CAS整个操作中发生各种不良事件的百分率为6.8%~9.6%。虽然目前文献对这些并发症已有全面的报道,但重点不突出。快速识别、迅速评估CAS一些重要并发症是改善患者预后的重要前提。本章节结合目前最新文献,仅对CAS关键部位并发症予以分类。同时,重点介绍能够及时发现和正确的评估这些并发症的方法,为最大限度地实施有效治疗提供帮助。

一、颈动脉颅外段并发症分类及处理

本节根据并发症发生所处的解剖部位分类,其优势在于在术中简单易行且实用。此外还为不同的研究中心并发症的分析研究提供了可比性。

颈动脉颅外段并发症是指位于颈总动脉或颈内动脉岩骨颈动脉孔以下的并发症,将其分为三类:支架段并发症,支架近端并发症,支架远端并发症。

(一)支架段并发症及其处理

发生在支架段的并发症可细分为四亚类,包括:急性支架内血栓形成(acute stent thrombosis)、斑块脱垂(plaque prolapse)、残余狭窄(residual stenosis)和支架定位不当(incorrect stent placement)。

1.急性支架内血栓形成

因急性支架内血栓形成与斑块脱垂在造影成像上有着相同的特征,均表现支架内造影剂充盈缺损,特别需要鉴别。急性支架内血栓形成发生率虽然相对较低(0.04%~2.0%),但给

患者带来了致命后果。根据目前的文献报道,诱发急性支架内血栓形成的常见原因有:①术前抗血小板聚集治疗或术间肝素化不充分;②存在抗血小板药物抵抗;③支架置入错位;④支架置入后残余狭窄明显。其中以抗血小板聚集治疗不充分为最常见的原因。基于这一原因,故患者术前必须给予充分抗血小板聚集治疗。具体方法为至少于术前 3 天给予阿司匹林(100mg/d)和氯吡格雷(75mg/d)双重抗血小板治疗。对于已经服用阿司匹林的患者,可于术前 24 小时或术前加用氯吡格雷负荷量(400~600mg)。另外,对于行急诊手术治疗的患者,则需一次性联合服用 300mg 阿司匹林和 300mg 氯吡格雷。对于已充分给予抗血小板聚集治疗但在术后发生支架内血栓形成的患者,需考虑患者是否存在抗血小板药物抵抗。

急性支架内血栓形成的处理目前仍然缺乏统一的标准。下列几种方法可供选择:①动脉内溶栓,为提高血管再通的概率,亦可将半剂量 rt-PA 与阿昔单抗联合使用;②动脉或静脉使用阿昔单抗;③条件允许可采用机械碎栓或血栓切除术,亦可与阿昔单抗联合治疗;④采取急诊手术取出带血栓的支架或可视状态下切除支架内血栓。总之,并发症一旦发生联合多学科合作是非常必要的,包括神经科、血管外科和神经影像科等。

2. 斑块脱垂

2004 年 Clark 等运用血管内超声技术定义病变处斑块突入支架内腔＞0.5mm 时称为斑块脱垂。到目前为止,斑块脱垂在大样本随机的 CAS 试验中并未给予其他的定义,并且它的发生率从未公开报道。但根据未发表的数据表明,斑块脱垂发生率为 0.2%~4%。目前,虽然尚缺乏通过血管造影定义斑块脱垂,但凭借血管造影能在可视的状态下发现支架内腔造影造影剂充盈缺损,从而明确斑块脱垂诊断。造成斑块脱垂的常见因素有软斑块、大斑块及在术中使用的支架类型为开环式支架。斑块脱垂可分为小脱垂和大脱垂两类。小脱垂是指脱垂的斑块并未明显侵入血管内腔;大脱垂是指脱垂的斑块明显的侵入血管内腔,且形成内腔明显狭窄。斑块脱垂可导致神经系统不良事件发生。斑块脱垂处不但易诱发支架内血栓形成,而且可通过血栓形成物或斑块突出的成分促发早期或晚期栓塞事件发生。

血管内超声技术在筛查斑块脱垂方面有着重要的诊断价值。但它的使用不但增加了手术时间,而且增加了术中血栓栓塞事件发生的风险。基于这些原因,限制了它在临床上常规应用。不过常用的二维超声技术亦能提供脱垂的斑块大小和部位等相关信息,可作为血管内超声技术的替代工具。

斑块脱垂应根据血管腔受累的程度的不同采取个体化的处理。小脱垂需严格的采用超声随访。同时强制性给予阿司匹林和氯吡格雷双重抗血小板聚集治疗。另外,在术后的两周内亦可采用低分子肝素抗凝治疗。大脱垂可采取支架内重复球囊后扩。对于脱垂持续存在的患者,可借助双支架套叠治疗。

3. 残余狭窄

支架释放及后扩后其内腔局部仍存在部分的造影剂充盈缺损,即为支架术后残余狭窄。目前认为,术后残余狭窄率若＞30%则称为 CAS 技术失败。采取多次后扩,则会增加颈动脉窦部牵张反射发生,诱发血压下降和心率减慢。另外,多次后扩亦会增加斑块物质脱落和血管发生破裂的风险。病变处严重钙化和斑块的体积较大是形成残余狭窄的最常见的原因。此外,术中定位不当和支架在释放的过程中发生移位亦可促发残余狭窄的发生。为避免或减少残余狭窄的发生率,术前需认真评估狭窄病变的性质和程度。针对严重钙化和斑块的体积较大的病变,可选用纵向支撑力大的支架。因支架定位不当或在释放的过程中发生移位形成的残余狭窄,可置入另一枚支架使整个病变的血管得以覆盖。

4.支架定位不当

由于各种原因可导致支架定位不当,支架最终的定位点与最初计划的定位点偏移 10mm以内时,则称为"小幅定位偏移"。此类发生率并不少见,但不会因此而明显的增加患者术后不良事件的发生。但对于本身存在栓子脱落潜在风险的患者,支架定位不当可能会增加 CAS 术后早期或晚期神经系统并发症。定位不当亦可并发残余狭窄。基于这些原因,采用第二枚支架封堵未覆盖的病变是非常必要的。

另外,支架释放在极少数情况下会发生移位,即支架最终的定位点与最初计划的定位点定偏移大于 10mm,亦称为"大幅定位不当"。支架向目标定位点远端移位比较常见,若远端血管直径较大无影响到血流供应,则无需处理;若远端血管直径较小影响到血流供应,则需要外科手术取出移位的支架。支架的近端移位少见,一般不会引起不良事件。采取超声随访和双重抗血小板聚集治疗即可。

(二)支架近端并发症及其处理

颈总动脉夹层是支架近端血管最为常见的并发症。目前有关颈动脉夹层的发生率仍不清楚。血管扭曲和反复操作是导致夹层发生的主要原因。此外,诸如"牛角弓"、I 型弓或 II 型弓这些血管学解剖特点是造成夹层又一重要原因。动脉夹层根据造影结果分为血流限制性夹层(flow-limiting dissections)和血流非限制性夹层(non-flow-limiting dissections)。无论是何种颈动脉夹层,均有可能引起夹层血管闭塞性或栓子脱落栓塞性脑血管事件的发生。

血流非限制性夹层通常采取保守治疗,包括强化华法林或肝素抗凝,或阿司匹林抗斑小板聚集治疗,以预防血管血栓形成和栓塞事件发生。抗凝和抗血小板聚集治疗亦能促进夹层处血管的修复,治疗的标准疗程为 14 天。另外,亦可选择采用长球囊使血管内膜贴壁联合上述的药物治疗。血流限制性夹层应采用支架置入术干预。其支架类型选择上遵循颈总动脉开口处病变选用球扩式支架,非开口处病变选用自膨胀式支架。在严重症状性夹层无法采用血管内治疗时,可采取外科治疗。

(三)支架远端并发症及其处理

远端并发症的产生与远端保护装置的使用息息相关。虽然脑保护装置能减少患者 CAS术中脑血管事件的发生,但因它的使用亦能诱导各种不良事件。文献报道,直接因脑保护装置使用导致的并发症发生率较低(1%～5%)。大部分并发症与滤器型保护装置相关,但多数并发症是无症状的。支架远端并发症可为 5 类:①滤器闭塞;②颈内动脉夹层;③保护伞回收困难;④血管痉挛;⑤血管扭折(kinking)。

1.动脉夹层形成

夹层的发生与保护装置的使用或球囊扩张相关。脑保护装置通过颈动脉扭曲的段可诱发夹层产生。直径较大、材料相对较硬的脑保护装置亦可导致夹层形成,即使是在脑保护装置到位展开的情况下。与支架近端夹层一样,其远端夹层亦可分为血流限制性夹层和非限制性夹层两类。血流非限制性夹层可用质地柔软、尺寸较长的球囊将血管内膜贴壁。血流限制性夹层采用支架辅助治疗。

2.滤器内血管闭塞

CAS术发生滤器闭塞较为常见,与斑块脱落较大的碎片和血栓物质堵住滤器孔有关。在完成滤器型脑保护装置回收前阶段,若出现滤器放置处发生闭塞或狭窄,血管造影则表现为血流速度缓慢或滤器造影剂充盈缺损。当放置滤器处完全被碎片物质阻塞,造影时可出现近端血管被血流速缓慢的造影剂充盈和滤器装置的残端。在诊断滤器或滤器放置处血管闭塞前,必须与颈总动脉夹层和颅内"微栓子雨"相鉴别。若大碎片引起滤器闭塞,可采用特殊导管在滤器未回收之前将其抽吸回收,以最大限度地减少滤器中体积过大的碎片。通过此法可避免或减少在回收滤器型保护伞时发生碎片移位、脱落的可能性。在此情形之下必须牢记,不必将已捕获碎片的滤器完全的回撤到回收鞘中,以免因为挤压导致碎片脱落发生血管栓塞事件。通常情况下,当滤器型保护伞回收后血流会即刻恢复,故不会影响患者的预后。

3.保护伞回收困难

通过正常的回收鞘,不能顺利地将保护伞回收或回收的时间延长的现象称为保护伞回收困难。回收困难最为常见的背景是扭曲的血管内置入开环式支架,支架的龙骨碰及了血管内壁。保护伞回收困难的原因多见于颈动脉扭曲或成角。另外,技术熟练程度缺乏的术者亦会增加滤器网孔套陷于支架龙骨的概率,导致保护伞回收困难。

处理保护伞回收困难的方法有下列几种:①让患者深吸气或将头部转向对侧,减轻血管扭曲度,有利于回收鞘的通过;②将指引导管小心地进入支架的腔内,使保护伞输送导丝与支架壁分离,从而允许回收鞘通过;③实施体表压迫支架,亦能使输送导丝与支架龙骨分离;④采用直径较大的球囊扩张,便于回收鞘通过;⑤将硬导丝放置颈外动脉或颈动脉,以改变扭曲血管,方便回收鞘通过;⑥若滤器网孔套陷于支架龙骨,可采取推送保护伞输送导丝,使滤器重新与支架分离;⑦可借助长4F或5F单弯导管回收保护伞;⑧当上述方法失败后,需要求助血管外科行手术治疗。

4.血管痉挛

保护伞放置处血管痉挛是CAS术最为常见的并发症。目前文献报道,滤器式保护伞和球囊式保护伞引起血管痉挛的发生率达7.9%,单使用滤器式保护伞引起血管痉挛的发生率为3.6%。有时因支架直径过大在支架远端亦会出现血管痉挛。但这两处的血管痉挛通常不会造成不良后果。在处理血管痉挛策略上,可借鉴以下方法:①"等等和看看(wait and see)":一些患者出现血管痉挛后,在不做任何处理的情况下,等几分钟后血管痉挛可自发的解除;②如血管痉挛引起明显的血流动力学紊乱,可于动脉内给予硝酸甘油($150\sim200\mu g$)消除血管痉挛。

5.血管扭折

若在支架置入前,目标支架释放部位的血管已存在血管扭曲的现象,则于支架置入后于支架远端的血管可发生扭折。与开环式支架相比,质地坚硬的闭环式支架更加容易将狭窄处的扭折推向远端。另外,直径过大的支架诱发支架末端血管扭折的概率也越大。轻度血管扭折一般不会引起严重后果。但扭折的血管明显成角,可诱发血流紊乱,从而诱发支架内急性血栓形成和再狭窄。处理上除双重抗血小板聚集治疗外,必要时可采用质地柔软的支架放置入扭折处以减少成角、恢复血流。

二、颅内段并发症及其处理

颅内段并发症是指位于岩骨颈动脉孔以上的并发症。根据病变的性质将其分三类：脑栓塞，高灌注综合征，造影剂脑病。

(一)脑栓塞及其处理

脑栓塞是 CAS 术严重的并发症，从理论上讲可发生在 CAS 术任何阶段。但发生脑栓塞可能性较大的阶段包括：指引导管到位阶段、球囊前扩便于保护伞通过狭窄病变阶段、支架置入阶段和球囊后扩阶段。

颈动脉狭窄所致的脑卒中主要归因于血栓栓塞，减少血栓脱落的风险比完全消除狭窄更重要。但 CAS 术的本身亦可产生血栓事件，即使是使用了脑保护装置。必须牢记，于主动脉弓过度操作不但会引起病变血管同侧发生脑栓塞，而且对侧亦可发生。经验丰富的术者不仅能恰当的选取患者，而且熟悉不同血管内治疗器材的性能。这些素质是最大限度地减少栓塞事件发生的首要因素。

不同大小栓子颗粒脱落后栓塞不同直径的脑血管，引起不同临床表现的血管事件。通常情况下按栓子直径的大小将其分为三类：①直径<20μm：可以通过脑微循环；②直径为 20～80μm：不能通过脑微循环，但神经系统无症状；③直径>100μm：虽具备了阻塞血管的能力，但仅部分患者表现有神经系统体征或症状。根据不同栓子栓塞血管后引起患者临床预后的不同，将栓塞并发症分为三类：①大栓子(macroemboli)；②微栓子"栓子雨"(shower of microemboli)；③无症状栓子(silent emboli)。

1.大栓子

大栓子所致的栓塞事件能导致破坏性的临床后果：在 CAS 术中若发现新的大血管闭塞，此时，术者在决定是否采取血管内再通术及采用何种技术实再通时必须牢记三点：①闭塞的血管是否引起神经系统定位体征；②导管器材能否顺利达到闭塞血管的近端；③是否存在溶栓禁忌证。

大栓子并发症的处理需要结合具体情况，采用个体化治疗。正确的判断血管堵塞物的成分能为选取合适的机械材料实现血管再通提供了重要的依据，具体策略如下：①若堵塞物是固有斑块脱落的碎片或结构紧密的血栓时，处理方法如下：如果闭塞血管导致明显的神经系统定位体征，且导管器材能顺利的达到闭塞的近端，此时，首选机械的方法(取栓装置)实现血流的再灌注；如果取栓失败，可考虑采取包括导丝和球囊辅助的机械碎栓治疗。②若堵塞物是临时形成的且组织结构紧密性较差的血栓时，首选药物溶栓治疗：选用的药物有 rt-PA、血小板膜糖蛋白Ⅱb/Ⅲa 受体抑制剂等，且包括这些药物联合使用。这些药物给予的方式有动脉途径和静脉途径，但据目前的循证医学证据表明，动脉内溶栓血管再通的概率要比静脉途径的高。但值得注意的是这些药物的使用剂量和给药途径均基于急性缺血性脑卒中临床试验，故直接将其应用于 CAS 术中脑栓塞事件处理的科学性可能有一定探讨的空间。如由 CAS 术所带来的一些超出急性脑梗死溶栓适应证(如穿刺部位血肿及已全身肝素化)的特定背景需要在溶栓治疗前作详尽评估。另外，血管能否再通与闭塞血管的部位、栓子的成分及侧支循环是否建立等因素密切相关，故在决定溶栓前需要评估这些重要因素。

2.微栓子"栓子雨"

"栓子雨"可致与病变血管同侧的脑功能区域短暂的缺血,表现相关的神经功能缺损。但更多的情况是患者不表现有明确的神经系统定位体征,仅表现认知或精神功能障碍(如意识模糊等)。发生微栓子"栓子雨"有时虽然通过造影发现颅内血流流速减慢、动脉期和静脉期显影时间均延长,但并没有发现闭塞的血管。行头颅 CT 检查能发现,术则前循环脑组织存在明显的广泛性水肿。"栓子雨"需要与造影剂脑部和高灌注综合征相鉴别。另外颈动脉窦部受刺激后,血管迷走反射导致系统性低灌注亦可表现精神状态紊乱和意识模糊,故亦在鉴别之列。诊断"栓子雨"的前提是排除一切能引起精神状态紊乱和意识模糊的相关并发症。

关于"栓子雨"的治疗目前暂无循证医学证据。鉴于意识模糊和精神异常一段在术后24~48小时内完全恢复,故采取"等等和看看"的方法可能是最好的选择。但值得注意的是"栓子雨"能促发血小板活性导致原位终末血管闭塞。另外,微循环的局部炎症反应引起局部血管痉挛加剧了微血管闭塞的发生。针对这些病理生理机制,可采取抗血小板聚集、解除血管痉挛及激素等相关的药物治疗以减少微血管原位血栓形成。

3.无症状栓子

血管造影和随后的 CAS 术间操作均能导致无症状的栓塞事件发生。通过多经颅多普勒和弥散磁共振加权成像证实,这些无症状性脑栓塞的形成与气体栓子和微小的血栓相关。双侧大脑半球均可出现无症状性梗死灶,但非术侧半球的梗死灶多发生于诊断性脑血管造影阶段,术侧半球的病灶多与 CAS 术操作相关。于弓上血管进行不规范的操作是产生这些无症状性脑梗死灶的重要原因。对每一个 CAS 术后的患者需仔细地体格检查以发现其中可能的无症状性脑梗死患者,最后通过磁共振明确诊断非常重要。

无症状性脑梗死在治疗上目前仍缺乏循证医学证据,亦缺乏大样本长期预后的随访研究。现有的文献报道,有极少部分无症状性脑梗死患者进展至神经系统轻微的功能缺损,且多表现为短暂性脑缺血发作和长期的认知功能下降。总之,对于 CAS 术后无症状性脑梗死患者无需特殊处理,但仍需长期随访以了解长期预后。

(二)高灌注综合征及其处理

颈动脉狭窄血管重建所致的高灌注综合征虽然发生率低,但是一种致死性并发症。目前,关于高灌注综合征的定义已达成共识,定义为术侧半球出现神经系统功能缺损(如癫痫发作等),但这些缺损的神经功能与脑栓塞无关。颈动脉狭窄的患因脑组织长期缺血缺氧,已极度扩张的脑血管失去了自身调节功能,血管反应性(vascular reactivity)下降是形成高灌注综合征的基础。而 CAS 术后脑血流量(cerebral blood flow,CBF)过度增加超过脑组织代谢的需要是促发高灌注综合征产生的动力。CAS 术者必须牢记下列易诱发高灌注综合征发生的因素,包括严重单侧或双侧颈动脉狭窄、对侧血管闭塞、侧支循环差、术前已存在脑梗死、围手术期高血压及老年患者等。

极早的识别高灌注综合征的发生极为重要。高灌注综合征的临床表现缺乏特异性,可表现精神错乱、非典型头痛、癫痫和脑卒中样发作等。其发生的时机存在双峰现象,第一峰出现在血管重建后的 30 分钟内(早期发作),第二峰出现在术后的第 2 周(晚期发作)。在早期,脑卒中样发作多与弥漫性脑水肿相关。造影剂脑病(contrast-induced encephalopathy)和"栓子雨"亦可出现类似的临床表现,必须加以甄别。发生高灌注综合征患者颈动脉血流速度增快,通过彩色多普勒超声可有助于诊断。

对于伴有上述高灌注综合征诱发因素的 CAS 围手术期患者应严密监护。具体方法如下:①血压较高的患者需予严密的监测和控制,但应避免使用血管扩张药物降压,多主张采取静脉给予 β 受体阻止剂药;②对于因高灌注并发脑出血患者,需立即静脉给予鱼精蛋白中和肝素以限制颅内血肿进一步扩大;③对于并发脑水肿患者,可给予激素和甘露醇脱水以降低颅内压;④如果患者表现癫痫发作,可予抗癫痫药物控制。

(三)造影剂脑病及其处理

造影剂脑病发生率较低,与术中使用造影剂过量有关,尤其是渗透性较高的造影剂。造影剂脑病临床预后较好,典型的临床表现包括视觉障碍、一过性皮质盲和短暂的偏瘫等类脑卒中样发作。造影剂脑病发生的病理生理机制与造影剂神经毒性造成血脑屏障破坏密切相关。通过脑 CT 或 MRI 检查发生脑皮质和基底节区存在异染病灶。另外,急性血脑屏障破坏可导致脑脊液外渗形成脑水肿。通常情况下,神经系统症状和影像学异常表现在症状出现后的 24～48 小时完全消失。

造影剂脑病需与高灌注综合征鉴别。前者临床预后好、恢复快,后者则相反。另外,两者在累及脑解剖部位亦存在差异。前者前后循环均可累及,而后者仅累及前循环。造影剂脑病重在预防,无特殊治疗。

第八节　动脉粥样硬化性颈动脉狭窄的临床实践

一、药物治疗与血管重建的选择

颈动脉狭窄处理目的是减少脑卒中或死亡的风险。在充分的评估将来可能发生的脑卒中风险和因血管重建本身带来的风险大小后,决定是选择药物治疗还是选择血管重建治疗。药物治疗发生脑卒中的风险与患者的临床表现和狭窄的严重程度有关。而血管重建术的风险,包括心肌梗死、脑卒中或死亡,则与一些高危因素密切相关。无论是否行血管重建术处理,应该为所有的患者提供最为优化的药物治疗,包括干预动脉粥样硬化危险因素和抗血小板治疗。单用药物治疗适用于那些行血管重建术风险大于获益的患者,这些患者包括症状性颈动脉狭窄程度＜50％、无症状性狭窄＜60％的患者和存在手术相关的脑卒中或死亡高风险因素的患者。2006 年 AHA/ASA 颈动脉狭窄治疗指南推荐:对于无症状性颈动脉狭窄＞60％或症状性颈动脉狭窄＞50％患者,若采用血管重建治疗脑卒中或死亡并发症分别不超过 3％ 和 6％时,则是可以接受的。

二、无症状性低危患者的血管重建

症状性颈动脉狭窄患者血管重建可依据 2010 年 AHA/ASA 指南。无症状性颈动脉狭窄患者的治疗目前仍存在两个重要问题,血管重建术可行性证据综合可信度;行血管重建术治疗血管狭窄程度的标准(图 9-4)。支持血管重建者认为,第一个问题通过 ACAS 和 ACST 试验已取得了证据,即外科处理发生并发症风险较低的患者行 CEA 联合阿司匹林的疗效优于单用阿司匹林。相反,保守疗法支持者认为 ACAS 试验已经过时,因为目前采用的积极干预颈动脉粥样硬化危险因素和"最优化的药物治疗"方案在 ACAS 试验尚未得到实施。虽然在 ACST 研究中的药物治疗方案得到很大的完善,但在 1993—1996 年间随机入组的患者他汀类药物服用率仅为 17%,即使是在 2000—2003 年间也只有 58%。尽管 70%～90% 的患者在后来临床随访期间服用了抗血小板聚集、抗高血压和降脂药物,但是否达到目前要求的治疗目标值仍是未知数。因此,血管重建术与现阶段"最优化的药物治疗"效果的比较仍需要进一步研究。

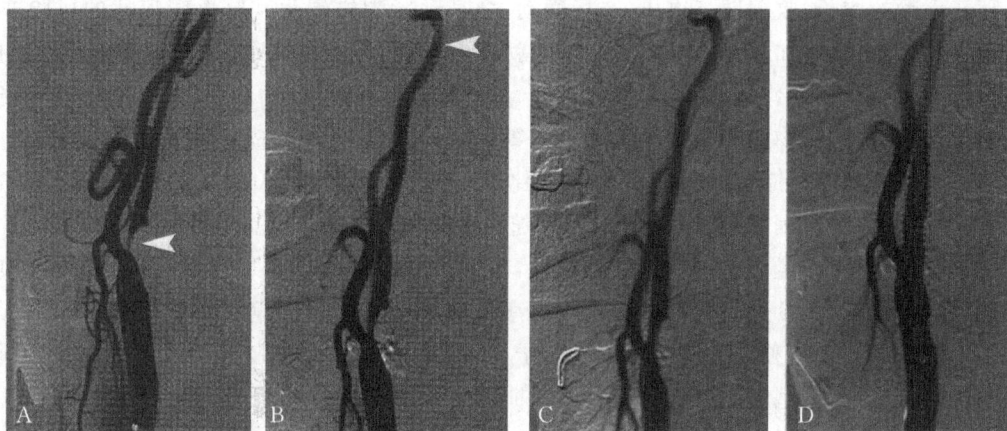

图 9-4　无症状性颈动脉狭窄支架置入术

A. 颈动脉侧位造影显示窦部次全闭塞;B. 0.014in 微导丝通过病变,用直径 2.0mm 球囊导管预扩后,Spider 保护装置在微导丝的辅助下通过病变,置入颈动脉颈段的远端(箭头所指为保护伞伞体);C. Precise RX 自膨式支架置入后,可见明显残余狭窄;D. 用直径为 6.0mm 球囊导管后扩后,造影示支架形态良好,无残余狭窄

CEA 治疗颈动脉合适的狭窄标准是另一个争论焦点。ACAS 和 ACST 研究均得出无症状性>60%狭窄患者行 CEA 疗效优于阿司匹林,但 ACST 研究并没有证实随着狭窄程度增加(60%～90%),患者发生脑卒中风险有任何差异。另外,ACAS 研究亦没有就此问题给予评估。因 CEA 与阿司匹林治疗相比,每年绝对的脑卒中风险减少仅为 1%,所以有理由质疑将无症状性颈动脉狭窄重建术的血管狭窄标准增加至 80%的合理性。1998 年修订的 AHA 指南提出了这个问题并且修改了早期指南推荐的标准:无症状性狭窄程度>60%且手术风险<3%;无症状性狭窄>75%且手术风险为 3%～5%。值得注意的是 AHA 指南并没有明确指出狭窄的严重程度是通过血管造影明确还是通过无创技术评估。

目前,随机的临床试验数据仅支持 CEA。如果 CEA 和 CAS 临床比较试验能够证明它们具有相同的效果或 CAS 更优越,那么 CAS 可能成为 CEA 治疗低风险的患者一种理想选择。

三、无症状性高危患者血管重建

目前,对于严重颈动脉狭窄且 CEA 治疗存在高风险无症状性患者的治疗仍有争议,因为当前 CEA 和药物治疗比较随机试验尚未纳入这类患者。尽管此类患者行 CEA 治疗风险比低危患者明显增加,但并没有足够的证据证实药物或手术治疗对此类高风险患者的 5 年无脑卒中存活率的影响。目前必须意识到,若血管重建本身的风险高于术后带来的获益,那么其疗效将会得到否定;CEA 会带来更高的风险但并不意味要求患者行 CAS 治疗。目前迫切的是开展一些 CEA 治疗存在高危风险的无症状颈动脉狭窄患者药物疗效方面的研究。如患者存在低灌注情况,对于由放射引起或 CEA 再狭窄的患者,可考虑用 CAS 治理。

四、年龄因素

随着年龄的增长,收缩期高血压、心房颤动、全身动脉粥样硬化和脑血管疾病的风险亦在增加,这些因素均会增加老年人脑卒中风险。就某一个患者来讲,很难评估每个危险因素的相关风险,故需给予综合治疗。因阿司匹林、β受体阻滞剂、他汀类药物和 ACEIs 有较好的安全性和耐受性,且这些药物能降低老年患者心血管疾病的致残和致死率,故在制定脑卒中预防最优化的药物治疗方案时应包括这些药物。相比之下,老年患者 CEA 术后更易出现相关的并发症,正是因为此种原因导致目前许多 CEA 随机试验排除了这类患者。虽然 SAPPHIRE 研究结果表明,高危患者经 CAS 和 CEA 治疗后,前者拥有较低的不良事件发生率,但另一项存在高危风险研究因 CAS 过高的脑卒中或死亡率提前终止。另外,一项试验研究结果支持,释放保护伞的持续时间是独立的脑卒中预测因子;年龄并非构成 CAS 脑卒中或死亡的独立预测因子。研究者推测,Ⅲ型主动脉弓和头臂干扭曲等解剖因素易使 CAS 手术时间延长和程序复杂,此种情况在老年患者当中较常见,从而增加了此类患者发生并发症风险。因此,无症状颈动脉狭窄的老年患者的最佳治疗方法尚未确定。但采用内科药物治疗和危险因素干预仍是合理的选择。对于预期寿命少于 5 年的患者,主张单用内科药物治疗。对于预期寿命大于 5 年症状性患者,尤其是男性患者,血管重建术是合理的。虽然可靠的数据表明 CAS 也许比 CEA 更安全且损失较小,但血管重建术的技术选择仍不确定。内科治疗与 CAS 的相对优势需要进一步的评估。

五、性别因素

与低龄和非糖尿病女性患者相比,年龄大于 65 岁和女性糖尿病患者罹患动脉粥样硬化和脑卒中的风险较高。阿司匹林用于对这些高危亚组人群脑卒中一级预防是合理的。NASCET 研究的数据表明,症状性颈动脉重度狭窄的女性经 CEA 治疗后脑卒中预防效果优于单用阿司匹林组,但症状性中度狭窄的女性未能从 CEA 中获益。ACAS 试验中。与应用阿司匹林相比,无症状女性未能从 CEA 中获益。但 ACST 研究表明,女性可以适度的从 CEA 中获益。男性和女性从 CEA 中获益不一致,这可能归因于女性在 CEA 后发生并发症的风险较高。但 CREST 前期研究结果表明,女性组和男性组在 CAS 后 30 天脑卒中和死亡发生率分别为 4.5% 和 4.2%,差异无统计学意义。总之,为探讨女性对 CEA 或 CAS 术后的影响,有必要在高(低)危风险的有(无)症状性颈动脉狭窄的女性患者中做进一步研究。

六、冠状动脉搭桥术与颈动脉重建术共存的处理

研究表明,需行冠状动脉搭桥术(coronary artery bypass grafting,CABG)患者。若既往有 TIA 和脑卒中病史,颈动脉狭窄重建围手术期发生脑卒中风险是无 TIA 和脑卒中病史患者的 3 倍。颈动脉疾病是 CABC 患者术后发生脑卒中的重要原因。拟行心脏外科手术的患者如果存在下列特点,包括颈动脉杂音、年龄大于 65 岁、周围动脉疾病、TIA 或脑卒中病史、吸烟和冠状动脉左主干病变,则术前需接受双侧颈动脉检查。重度颈动脉狭窄患者可行颈动脉血管重建。根据患者的症状、疾病的严重程度和血管重建的迫切程度组织血管重建术的时间和秩序。当无症状性颈动脉狭窄患者合并严重的左主干疾病、顽固性急性冠脉综合征或其他急性 CABG 指征,首先可不处理颈动脉狭窄,而直接给予 CABG 治疗。但对于 2 周内发生 TIA 且颈动脉狭窄大于 50% 的患者,如果 CABG 推迟几天是安全的情况下,可考虑急诊行 CEA 治疗。一项荟萃分析结果支持,对于症状性颈动脉狭窄 >50% 或无症状的颈动脉狭窄 >80% 的患者,CEA 应在 CABG 之前或与其同时进行。另有证据表明,CEA 和 CABG 同时进行的风险与两者分开实施的风险相比并未明显的增加,包括死亡率、脑卒中和心肌梗死的发生率分别为 4.7%、3.0% 和 2.2%。如果在 CABG 之前行颈动脉血管重建治疗,那么 CABG 术后的并发症就会降低。

七、非心脏手术的术前评估

推荐无症状性颈动脉狭窄但伴血管杂音的患者实施非心脏手术前,有必要行全面的神经系统检查。无症状或神经系统缺乏阳性体征的患者在颈动脉重建术前实施非心脏手术,并发脑卒中风险较低,故非心脏手术可提前进行。但对于症状性颈动脉狭窄 >50% 患者推荐在外科手术前实施颈动脉血管重建。

八、房颤

在缺血性脑卒中中,心源性脑栓塞占 1/5,且绝大部分病因与阵发性或持续性房颤有关。大约 1/3 的既有房颤又有脑卒中史的患者将再发脑卒中,究其病因除与房颤有关外,颈动脉狭窄亦是主要因素,故这些患者均推荐行颈动脉超声检查。房颤合并颈动脉狭窄的患者在治疗上以华法林长期抗凝和采用颈动脉血管重建治疗为主。虽然,以往的存在高风险的 CAS 试验研究纳入标准排除了房颤,但此类患者颈动脉血管重建术的指征和技术要求方面与其他类型患者的相同。

九、颈动脉夹层

颈动脉夹层通过动脉栓塞、动脉闭塞或假性动脉瘤压迫血管导致神经系统损伤。经过保守治疗后,高达 80% 的动脉夹层患者可以痊愈。治疗方法包括抗凝和抗血小板聚集治疗。血管造影证实,夹层持续存在反复发作缺血事件的患者采用 CAS 治疗(图 9-5),比外科手术更安全。

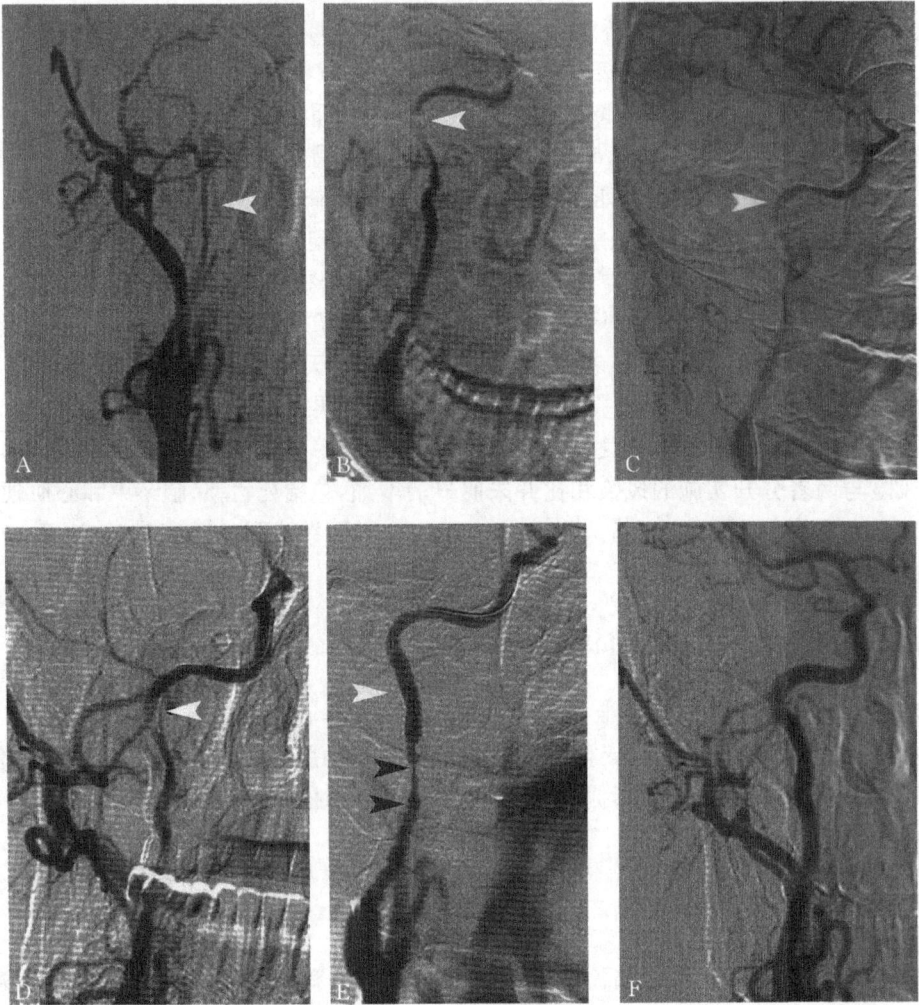

图 9-5 颈动脉夹层支架置入术

A. 右侧颈动脉侧位动脉早期造影显示窦部至 C1 的远端全程纤细(箭头);B. 右侧颈动脉侧位动脉晚期造影显示 C1 的远端次全闭塞,病变的性质为夹层(箭头);C. 微导丝通过病变;D. 球囊预扩张后;E. Express Vascularr™ SD 支架置入(白色箭头),支架的近端出现血管痉挛(黑色箭头);F. 观察 15 分钟后,支架形态良好,血管痉挛消除

十、合并颅内病变或串联病变

许多患者在评估颈动脉疾病时发现合并有无症状性颅内疾病。无症状性颅内血管狭窄一般不影响颅外颈动脉血管重建术的实施。但对于症状性颅内狭窄患者,因在 2 年内发生脑卒中的风险为 19%,故在颈动脉血管重建术前推荐正规的神经系统评估,必要时可同时处理(图 9-6)。

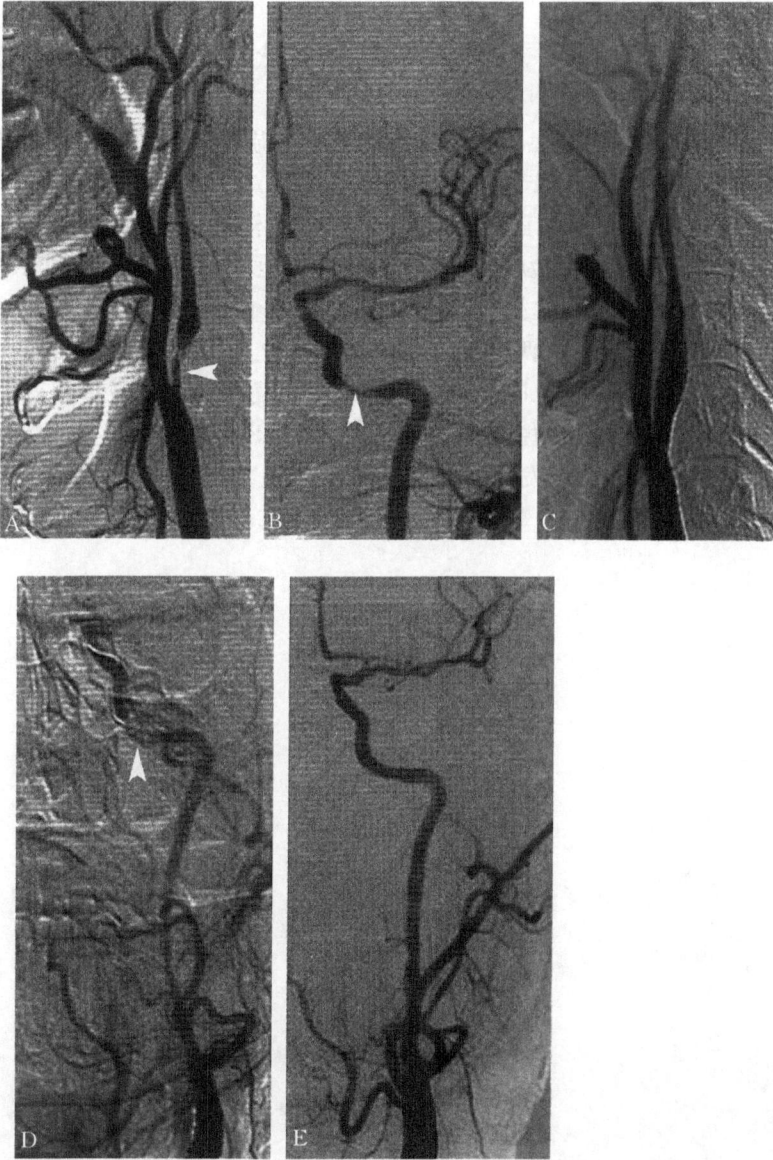

图 9-6　颈动脉串联狭窄支架置入术

A.左侧颈动脉侧位造影显示窦部严重狭窄（箭头）；B.颈动脉前后位造影显示破裂孔段 50％狭窄（箭头）；C.0.014in 微导丝通过病变，用直径 2.0mm 球囊导管预扩后，Spider 保护装置在微导丝的辅助下通过病变，置入颈动脉颈段的远端；用直径为 5.0mm 球囊导管预扩，Precise RX 自膨式支架置入，造影显示支架形态良好，可见明显 20％残余狭窄；D.破裂孔段 50％狭窄单用直径为 4.0mm 球囊成形（箭头）；E.造影显示远端的血管形态良好，无残余狭窄

第九节　血管内介入治疗在颈动脉病变中的应用展望

在 2007 年,CAS 在治疗高危症状性和无症状性颈动脉狭窄患者的疗效上被认为不劣于 CEA,两者相互补充。随着 CREST 研究结果的发表,即 CAS 和 CEA 近 4 年的首要终点事件(包括脑卒中、心肌梗死、围手术期任何原因引起的死亡或术后 4 年内责任血管同侧脑卒中)发生率无统计学差异,势必给目前视为金标准的 CEA 带来巨大的挑战。面对 CAS 创伤小的优势,对于那些既可选择 CEA 又可选择 CAS 治疗的患者,可能更倾向选择后者。而值得关注的是,历时 5 年的前瞻性随机的跨大西洋无症状的颈动脉介入试验(Transatlantic Asymptomatic Carotid Intervention Trial , TACIT)目的是比较 CAS 联合优化的药物与单用优化的药物的疗效,其试验结果将于今年公布。这些结果的发表,将为 CAS 应用于低危人群提供更多客观的依据。另外,随着未来科学技术的发展,势必会出现性能更加优良的 EPD、支架和支架输送系统。这所有的一切,可能造就一个事实,即 CAS 替代 CEA 成为治疗颈动脉疾病最终的金标准。

第十章

冠状动脉内支架置入术

第一节　冠状动脉内支架置入的指征

　　1969 年,Dotter 首先报道了在人体外周动脉置入支架治疗动脉狭窄性病变的经验。他发现经过球囊扩张后,在外周动脉病变部位置入支架能有效预防或减轻术后近、远期再狭窄的发生。但是,在 1977 年 Gruanzig 发明经皮球囊冠状动脉腔内成形术(PTCA)后,外周血管支架技术未能马上被移植采用。其原因是:①最初的 PTCA 都限制在单支病变的 A 型病变上,PTCA 效果较好;②有限的病例数目对处理急性闭塞和再狭窄的要求尚不迫切;③临床上没有现成的冠状动脉支架可供使用。

　　随着 PTCA 适应证的不断扩大和治疗病例的积累,PTCA 的急性闭塞率和远期再狭窄率逐渐增加,且越来越成为制约冠心病介入治疗发展的重要因素。1986 年,在法国工作的瑞士籍学者 Ulrich Sigwart 首次将冠状动脉支架应用于人体,他的研究成果被发表在 1987 年 *The New England Journal of Medicine*(《新英格兰医学杂志》)上,冠状动脉支架时代从此开始。1994 年,Palmaz-Schatz 裸金属支架率先通过美国 FDA 认证并应用于临床,从此,冠状动脉支架术得以在临床上广泛推广。然而,裸金属支架术后令人难以接受的较高的再狭窄率也逐渐成为制约冠状动脉内支架置入技术发展的最大障碍,直到 2001 年 9 月,欧洲心脏病学会议上公布了第一个药物洗脱支架的临床试验结果(RAVEL 试验),从此冠状动脉支架进入了药物支架时代,药物洗脱支架以其卓越的抗再狭窄效果荣登当年 AHA 十大研究进展的榜首,从而也改变了冠心病血运重建治疗的格局,扩大了支架治疗冠心病的适应证。

　　根据支架在冠状动脉病变处的释放方式,可将支架主要分为两大类,即自扩张支架和球囊扩张支架。前者多呈螺旋状,预先被压缩在导管腔内,当定好位后,固定支架,回撤导管,于是支架从导管的束缚中逐渐松脱恢复原有形状,从而达到支撑病变组织的目的。由于支撑力有限、操作复杂、脱载率高、支架定位不准确等缺点,目前,冠状动脉支架中,这种自扩张支架已经被球囊扩张支架所取代。

　　下面将重点介绍不同支架时代的冠状动脉内支架置入指征。

一、裸金属支架时代的支架置入指征

　　球囊扩张支架的操作原理是:金属支架被预先压缩在折叠好的球囊导管上,通过导丝和指引导管将预装好的球囊支架送到病变部位,在透视下准确定位支架,然后通过压力泵充盈球囊,使支架充分扩张并支撑在血管病变部位。这种支架具有操作简单、通过性好、脱载率低、定位准确和支撑力强等优点(图 10 - 1)。

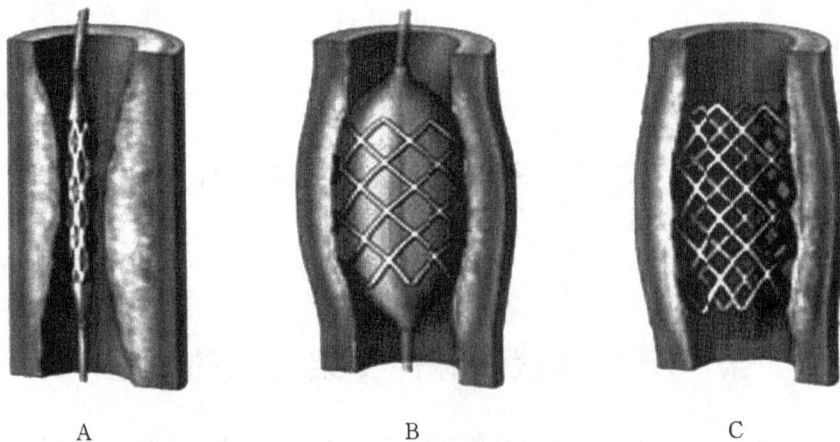

A   B   C

图 10 - 1   球囊扩张支架治疗冠状动脉狭窄性病变的示意图
A. 在病变部位定为支架;B. 通过压力泵充盈球囊,使支架充分扩张并支撑在血管病变部位;
C. 退出球囊后,支架依靠自身的轴向支撑力继续对血管病变部位起支撑作用

裸金属支架时代,在国外多数医疗机构的心脏介入治疗中心,采用支架置入手段治疗冠心病的比例在 80% 左右,而国内由于受各个医疗机构介入医生的经验、技术以及设备状况差异较大的限制,一些到没有实施介入手术条件或条件欠缺的医疗机构就诊的冠心病患者,常常被转往大的心脏介入中心接受支架置入治疗,因此在大的心脏介入中心,支架的使用率高达 95% 以上。由于支架置入可有效解决 PTCA 夹层引起的急性冠状动脉闭塞、冠状动脉弹性回缩和提高冠状动脉长期开通率的作用,加之心脏介入医生技术和经验不断积累完善、有效抗血小板药物的不断发展和广泛应用、支架设计和制作工艺的不断改进以及患者对支架治疗冠心病的观念的改变,支架的使用越来越广泛,冠状动脉内支架置入的指征也在不断扩大。然而,冠状动脉支架置入也有其局限性和并发症。作为术者,要时刻从患者能否获益或获益是否最大角度出发,让支架置入真正成为救治患者并改善患者生活质量的一种治疗手段。通过回顾以往的临床研究结果并结合作者的经验,建议在以下情况选择支架置入。

(一)处理 PTCA 后急性血管闭塞或夹层

被扩张段冠状动脉夹层和继发性血栓是 PTCA 后急性冠状动脉闭塞的主要原因。在冠状动脉内支架问世以前,对这类严重并发症的处理方法是采用灌注球囊长时间低压贴靠或进行紧急冠状动脉搭桥手术。由于病变部位血管内膜撕裂是 PTCA 发生作用的主要机制,因此,如何处理好扩张不够导致弹性回缩和扩张过度导致严重夹层就成为 PTCA 操作者必须很好把握的重要问题之一。

1987 年,Sigwart 等首先报道了使用 Wallstent 自扩张支架的经验。随后,数种球囊扩张支架陆续应用于临床,均取得了满意结果。在 PTCA 的血管病变部位置入支架,由于支架的支撑作用,使得血管弹性回缩情况大大降低;其次,支架使得发生夹层部位的血管内膜与中膜贴靠更好,从而减少和防止了内膜下血栓形成的发生,降低了 PTCA 后急性冠状动脉闭塞率。

在 PTCA 中出现下列情况时，提示单纯球囊扩张效果不好、发生急性冠状动脉闭塞的可能性较大或者远期再狭窄率高，应置入支架加以预防：①血管壁弹性回缩造成 PTCA 后管腔直径残余狭窄＞30％；②严重血管夹层；③血管病变处存在血栓影或管腔内膜不光滑，前向血流缓慢；④多次球囊扩张后患者仍然存在持续性心绞痛或心电图提示有心肌缺血；⑤无保护左主干 PTCA 后；⑥主要冠状动脉开口病变 PTCA 后。

在置入支架前，应首先明确如下问题：①造成急性冠状动脉闭塞的主要原因是血管夹层还是血栓形成。如果是前者，应尽快置入支架；如果是后者，置入支架后有可能诱发新的血栓形成，使病情恶化。应该在支架置入的同时或先后进行溶栓、抽吸血栓和有效的抗血小板治疗。②发生急性闭塞的冠状动脉病变处是否存在严重的冠状动脉痉挛。严重的冠状动脉痉挛一方面造成支架通过病变困难，另一方面影响对支架参数的正确选择。因此，当判断此情况存在时，应先向冠状动脉内注射硝酸甘油 $100 \sim 200 \mu g$，缓解冠状动脉痉挛，恢复冠状动脉的实际管腔。

(二)预防近、远期再狭窄的发生

靶病变再狭窄是制约 PTCA 技术广泛应用和发展的主要原因。冠状动脉内支架问世以前，临床上曾探索过很多预防、抑制和减轻再狭窄的措施，包括药物治疗、冠状动脉内放射治疗和激光治疗等，但效果并不理想。

理论上，对在体血管壁的任何损伤都会引起内膜增生性修复反应，如果这种非特异性组织增生反应过度，就会造成再狭窄。对机体组织而言，冠状动脉内支架一方面是一种异物，另一方面在支架置入过程中会造成不同程度的血管内膜损伤。因此，在置入支架后即开始出现血管壁对异物刺激的增生反应和血管对损伤产生的修复反应，表现为血管内膜的增生、中层平滑肌细胞的增殖和迁移，而且这种血管内膜和中层平滑肌细胞的增殖反应程度与血管壁损伤的严重程度有关，在哺乳动物，则损伤程度越重，修复反应越强烈。

随着大量随机临床试验的完成，越来越多的证据表明，对经过选择的冠状动脉病变，支架置入可使 PTCA 术后的再狭窄率显著下降，对于复杂病变和再狭窄风险高的病变，PTCA 后置入支架是非常必要的。这些病变包括大血管开口病变、弥漫性长病变、成角病变、钙化病变、完全闭塞病变、严重偏心病变、分叉病变、溃疡病变、PTCA 后再狭窄病变以及旋切/旋磨后的病变。

冠状动脉内支架的抗再狭窄作用主要是通过增加有效管腔面积来实现的，除了少数特制的支架如放射支架、涂层支架外，大多数普通支架本身对血管的再狭窄过程并无抑制作用。研究结果表明，PTCA 后，血管壁的弹性回缩可使 PTCA 获得的最大管腔损失 50％以上，置入支架可将这种损失减少到小于 8％(图 10-2)。

(三)处理冠状动脉桥血管的狭窄病变

冠状动脉动脉搭桥术后，因桥血管或桥血管吻合口部位发生狭窄或闭塞而再次发生心绞痛的治疗较为困难。早期曾经采用再次搭桥术进行处理，但手术难度较大，并发症和病死率较高，患者难以接受。裸金属支架时代，对这类病变的处理，只要技术上可行，应首选 PTCA 后支架置入术。

冠状动脉动脉搭桥术后早期(＜30 天)发生心肌缺血，通常是桥血管血栓形成所致，可发生在大隐静脉桥和动脉桥，应在积极抗血小板的前提下尽早实施介入治疗；如缺血发生在术后 1~12 个月，其病因通常是吻合口附近的桥血管发生狭窄，这段吻合口狭窄(无论是动脉桥还是静脉桥)对球囊扩张反应较好，只要技术上可行，应首选 PTCA 后支架置入术，对大隐静脉

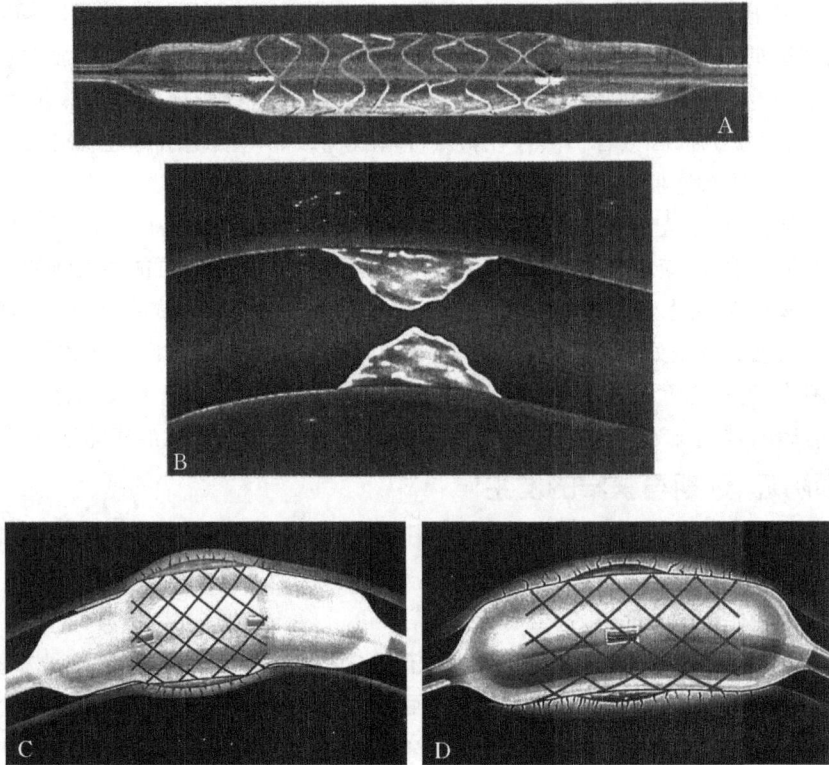

图 10-2 对冠状动脉内病变置入支架后,能增加球囊扩张后的最小内径,有效防止病变血管壁的
弹性回缩,预防再狭窄;图示 CVD 公司根据病变特点设计的"聚焦"支架(focus stent)
A. 扩张支架的球囊两端逐渐变细,称为无损伤两端,可防止在扩张支架时球囊两端过度扩张造成支架
近端或远端血管壁损伤或夹层;B. 典型的冠状动脉内局限性狭窄病变模式图;C. 聚焦支架扩张时,球
囊张力主要集中于支架和支架下病变血管壁,防止对病变近远端血管壁(支架两端)的过度撕裂;D. 采
用常规球囊扩张支架时,有可能对支架两端对正常的血管壁造成过度撕裂或夹层,诱发支架内血栓或
早期支架内再狭窄

桥血管实施介入治疗时,可因为斑块脱落等原因造成桥血管血流减慢,常可导致血栓形成、远端血管栓塞和急性心肌梗死发生,远端保护装置能降低远端血管栓塞的并发症,建议在介入治疗时应用远端血栓保护装置;冠状动脉动脉搭桥术后 1 年以上发生的缺血,通常提示桥血管和(或)自体冠状动脉发生了新的狭窄病变,对于自体冠状动脉的病变,只要技术上可行,应首选 PTCA 后支架置入术,对于桥血管病变的介入治疗要充分评价患者的获益后做出决定。

(四)冠状动脉内支架置入的具体适应证

药物洗脱支架问世以前,多数冠心病介入治疗专家认为,在下列情况下实施冠状动脉内支架置入具有较好的危险/利益比。

(1)球囊成形术后明显弹性回缩或残余狭窄＞30％的病变。

(2)急性血管闭塞或接近闭塞的病变(如严重夹层、血栓等)。

(3)大隐静脉桥血管的狭窄病变。

(4)左主干和主要冠状动脉开口部狭窄病变。

(5)直径较大的血管的局灶性狭窄病变。一般认为,对于直径＞3mm 的血管置入支架能明显降低再狭窄率。

（6）直径较大的血管再狭窄病变，尤其是经单纯 PTCA、旋切/旋磨和支架治疗后的再狭窄病变。

（7）急性心肌梗死的罪犯血管病变。

（8）严重影响心脏功能的重要血管的狭窄病变，如左前降支和优势右冠近段的病变。

（9）术者认为需要置入支架处理的其他病变。

二、药物洗脱支架时代的支架置入指征

针对裸金属支架术后较高的再狭窄率问题，人们曾尝试改进支架表面性质、使用切割球囊血管成形术、定向冠状动脉内斑块切除术、血管内近距离放射和药物治疗等方法消除支架内再狭窄，都未取得满意结果。为了解决上述问题，由美国强生公司率先研制出的药物洗脱支架（即雷帕霉素洗脱支架-Cypher™）在欧洲应用于临床，早期的临床试验（如 FIM、REVAL）显示置入该支架 6 个月时的支架内再狭窄率和靶病变血运重建率均为 0，心脏不良事件的发生率明显低于裸金属支架，药物洗脱支架以其卓越的安全性和效果被誉为介入心脏病学领域的又一个里程碑，开创了介入心脏病学的新纪元。于是，美国 FDA 于 2003 年 4 月批准了该支架在美国上市，同年晚些时候在全球很多国家陆续上市。2004 年 3 月 FDA 又批准另一种药物洗脱支架——紫杉醇洗脱支架（TAXUS™）上市。此后，国内一些企业研发的药物洗脱支架也陆续上市。不同厂家的支架，其制作工艺有所不同。到目前为止，市场上的药物洗脱支架已经有较多种类。为了便于了解这些药物支架的特点，人为地对其进行了分类。按照支架所携载的药物分为雷帕霉素及其衍生物洗脱支架（如美国生产的 Cypher™ 和 Endeavor™；国产的 Firebirdr™、Partner™ 和 EXCEL™ 等）和紫杉醇洗脱支架（如美国生产的 TAXUS™ 系列支架）两种；按照支架使用的聚合物是否可降解分为聚合物不可降解药物洗脱支架（如 Cypher™、Endeavor™、Firebird™、Partner™ 以及 TAXUS™ 系列支架）和聚合物可降解药物洗脱支架（如 EXCEL™）。

在介绍药物洗脱支架之前，首先要明确药物支架的概念。到目前为止，药物支架大体上分为两大类：一类是在金属支架表面包被磷酸胆碱、肝素、地塞米松和碳化物的药物涂层支架；一类是通过高分子聚合物将具有抗增殖作用的药物携载到支架表面的药物洗脱支架。本章节将要介绍的是后者。目前，国内使用的药物洗脱支架主要有强生公司生产的 Cypher™ 和 CYPHER Select™ 支架、波士顿公司生产的 TAXUS™ 系列支架、美敦力公司生产的 Endeavor™ 支架和我国上海微创公司生产的 Firebird™ 支架、山东吉威医疗制品有限公司生产的 EXCEL™ 支架和北京乐普医疗器械有限公司生产的 Partner™ 支架等。这些药物洗脱支架的共同特点：它们都是由裸金属支架平台、高分子聚合物（药物载体）和抗平滑肌增殖药物三个部分组成的。所不同的是：①高分子聚合物不同。EXCEL™ 支架所使用的高分子聚合物在体内 3～6 个月以后可以降解成 H_2O 和 CO_2，而其余支架的高分子聚合物都不能降解，将和金属支架部分一起永久留在冠状动脉内。②所携载的抗平滑肌增殖作用的药物不同。TAXUS™ 支架携载的是具有抗肿瘤作用的紫杉醇，Endeavor™ 支架携载的是 ABT-578（一种雷帕霉素衍生物），其余支架携载的均为雷帕霉素。③涂层方法和工艺不同。EXCEL™ 支架采用的是专利技术的单面涂层工艺，即仅在支架接触血管壁的一侧涂聚合物和药物，而其他支架则是在支架的所有部位

都涂有聚合物和药物。正是药物洗脱支架之间的这些不同特点,导致了它们不同的临床效果。

自 2003 年美国 FDA 批准药物洗脱支架(Cypher™)上市以来,全球实施的心脏介入手术量逐年增加。2004 年,美国有近 100 万例、我国大约 5 万例冠心病患者接受了冠状动脉支架置入治疗;到 2005 年,全球冠心病介入手术量超过 240 万例,我国有 8 万例。而事实上,我国需要置入支架治疗的冠心病患者远远大于这个数字,实际的年增长率在 30%~40%,其中使用药物洗脱支架的比例为 70%~90%,在许多大的心脏介入中心这个比例高达 95% 以上。

因为药物洗脱支架表面有聚合物和药物涂层,为防止因操作不当造成支架涂层的破坏,操作时要注意:避免用手直接抓握或擦拭支架、对钙化或狭窄较重的病变要充分预扩张后再送入支架;其余操作与裸金属支架相同。

药物洗脱支架在处理 PTCA 后靶血管急性闭塞或夹层等方面的作用与裸金属支架完全相同。所不同的是药物洗脱支架对预防靶血管近、远期再狭窄的作用明显优于裸金属支架。目前为止,关于药物洗脱支架的临床试验结果和专家共识都认为,对于再狭窄风险高的患者(如合并糖尿病的患者)和冠状动脉病变(如左主干病变、开口病变、前降支病变、小血管病变、弥漫性病变、偏心性狭窄病变、慢性闭塞病变和严重狭窄病变等),只要技术上可行,均可首选介入治疗并植入药物洗脱支架。但以下情况应列为药物洗脱支架的禁忌证:①对 316L 不锈钢、支架所使用的高分子聚合物和药物过敏者;②存在抗凝和抗血小板禁忌证者;③预期寿命小于 6 个月者;④孕妇及哺乳期妇女;⑤严重钙化病变,预期支架不能被充分扩张者。

具体植入药物洗脱支架的指征如下。

(1)术前存在 PTCA 后再狭窄的高危因素的患者,如高龄、不稳定型心绞痛、糖尿病、高血压、高胆固醇血症、肾脏疾病、吸烟及多支冠状动脉病变的患者。

(2)合并或不合并左前降支近段严重病变、无创检查提示有大面积或中等面积存活心肌的不稳定心绞痛/非 ST 段抬高性心肌梗死患者的 1 支或 2 支冠状动脉病变者。

(3)病变的解剖特点适合支架置入治疗,且患者左心室功能较好的多支冠状动脉病变患者。

(4)药物治疗无效、不适合再次外科手术治疗的大隐静脉桥局限性狭窄或多处狭窄的患者。

(5)严重的左主干病变(直径狭窄>50%)患者,存在外科手术禁忌证或者存在血流动力学不稳定情况需要在冠状动脉造影时急诊介入治疗的患者。

(6)术者认为需要置入药物支架的其他病变。

三、临床常用支架及其特点

(一)裸金属支架及其特点

临床上应用的支架绝大多数都是球囊预装被动扩张支架,反映这种支架主要特点的参数有:①支架直径,主要包括两个直径,即预装在球囊上的外径和球囊扩张、支架伸展后的内径。前者主要影响支架的通过能力和到位率,常用 French 号数表示;后者主要用于与病变血管相匹配,常用毫米(mm)表示。②支架长度,一方面反映支架金属撑杆的节段数,另一方面反应与病变长度的匹配情况,常用毫米(mm)表示。值得注意的是,当支架扩张后,都存在不同程度的缩短,因此,在定位病变(尤其是开口部位)时要考虑到这一点。③支架的支撑力,为了直观反映支架扩张后的支撑力,临床上常根据支架的结构进行大致分类,即支撑力较强的管状支架、较弱的缠绕支架和介于二者之间的混合支架。④支架扩张压力,包括 3 种。命名压,指将支架伸展到其标定直径所需要的压力,用大气压表示;爆破压:即引起支架球囊破裂的最小压力;伸展压:指支架伸展超过标定直径所需要的压力,介于命名压和爆破压之间。⑤可透视性,指支架两端的 X 线标志及支架本身在透视下的可见程度,可以帮助支架到位和准确定位。⑥顺应性,指支架通过弯曲血管或阻力病变时的可变形通过能力(图 10-3)。⑦分支血管保护能力,即当支架盖过非开口病变分支血管时,对分支血流的影响程度;当盖过开口存在病变的分支血管时,通过支架网眼送入导丝、球囊和支架扩张分支病变的能力。

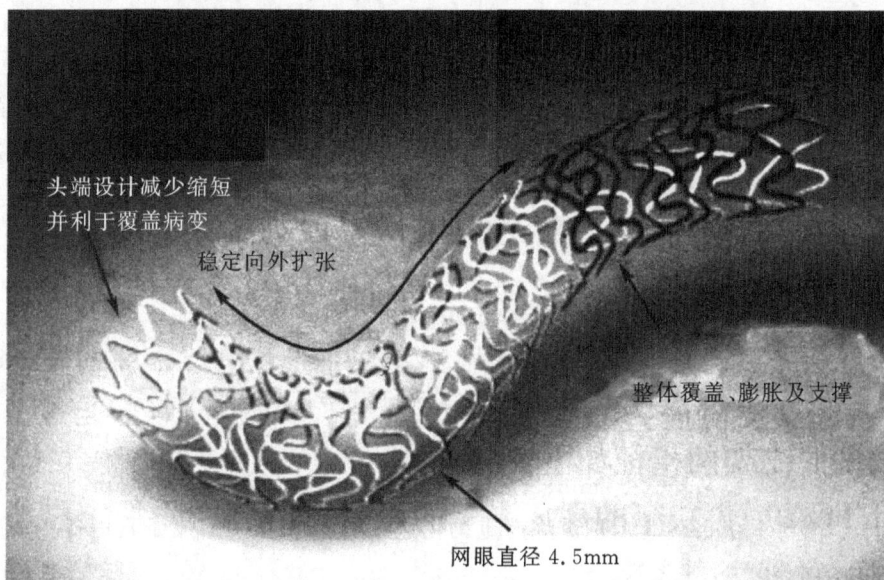

头端设计减少缩短
并利于覆盖病变

稳定向外扩张

整体覆盖、膨胀及支撑

网眼直径 4.5mm

图 10-3 举例说明冠状动脉内支架的常用参数

包括:①扩张后的外径(如 3.0mm);②扩张后的长度(如 20mm);③扩张后对血管壁的支撑力(管状支架);④支架扩张压力(命名压:6 个大气压;爆破压:16 个大气压);⑤可透视性(不带 X 线标记);⑥顺应性:通过弯曲病变的能力;⑦分支保护能力(能通过支架网眼扩张分支血管)

世界各国制造冠状动脉内支架的厂家很多,他们所生产的支架在材料的选择、结构和外形的设计、制作工艺和性能方面都有所不同。由于受多种因素的影响,不同的医院、不同的导管室和不同的术者针对不同或相同的病变或病例所选用的支架也很不相同。这些情况虽然有利于支架制造的多样化和发展,但客观上也增加了临床医生对支架选择、使用和评价的难度。因此,目前很难从整体角度来评价各种支架之间的优缺点。对支架的比较结果大多数是基于支架的某一个或某几个特性而得出的。临床医生往往根据各自的知识、经验、条件和实际情况来选择支架。临床上曾应用较多的几种主要冠状动脉内裸金属支架有以下几种。

1. AVE 支架

该支架的材料是 316L 不锈钢。早期的支架由 0.008in 的不锈钢丝编制而成,形状类似多个“Z”字连成的圈。单节长 4mm,将不同数量的单节用激光焊接起来分别制成直径大小为2.5mm、3.0mm、3.5mm 和 4.0mm;长度为 8mm、12mm、24mm、30mm 和 40mm 几种规格的支架。X线下有一定可视性,易于准确定位。后期推出的支架仍然使用了不锈钢材料,但是采用较为先进的激光切割技术成形、之后采用特殊的清洗和抛光等一系列处理程序制成,在支架的节段长度和节段数方面都做了相应的调整,因此,依然保留了该支架良好顺应性的特点。另外,该支架的网眼直径还能满足通过支架网眼对分支血管进行扩张和置入支架。因为这些优点,该直径常常被首选用于冠状动脉弯曲多、弯曲幅度大的病变和分叉病变。

2. BeStent 支架

BeStent 支架是美敦力公司生产的一种管状支架。支架材料是 316L 不锈钢,经激光雕刻而成。由于采用了多节结构,其顺应性好,可通过弯曲的冠状动脉到达病变。常用型号有:直径 2.5mm、3.0mm、3.5mm、4.0mm、4.5mm、5.0mm 和 5.5mm;长度 15mm、25mm 和 35mm。

BeStent 支架的辐射支撑力较好;伸展后无缩短现象;支架两端各有一个金标志点,是准确定位支架的重要标志;其支架网眼也可满足对分支血管进行扩张或支架置入的操作。BeStent 支架的缺点是使用前需要术者将支架捏装在球囊上,因此,降低了支架的顺应性,增加了支架的脱载率;此外,如果支架扩张不充分或者球囊有压迹,还需换用非顺应性高压球囊对支架未充分扩张部位进行后扩张。因为这些原因,临床上几乎不再使用该种支架。

3. XT 支架

XT 支架是由爱尔兰 BARD 公司生产的球囊扩张支架。1995 年 10 月用于临床,有非预装和预装球囊扩张支架两种。XT 支架结构与 AVE 支架类似的"Z"构造,每个"Z"圈由一根钢丝联接,用以增加支架的顺应性。支架在 X 透视下可视性较好,易于定位。

XT 支架的钢丝较粗,支撑力较好,但弹性回缩的程度也较大,需通过 7F 指引导管输送。常用型号有:直径有 2.5mm、3.0mm、3.5mm 和 4.0mm 四种;长度有 6mm、11mm、15mm、19mm、24mm、30mm 和 37mm 七种。除严重钙化病变外,XT 支架可用于其他各类病变。

4. Gianturco-Roubin II 支架

Gianturco-Roubin II 支架(简称 GR II 支架)是一种缠绕型球囊预装支架,对分支血流影响较小。与其前身 GR 支架相比,GR II 具有重要改进:①由不锈钢圆柱体变成椭圆体,提高支架的顺应性,更容易通过弯曲血管;②各圈之间由长条钢丝焊连,防止在置入过程中因血管壁和球囊挤压而变形;③在支架两端增加 X 线识别标志,便于准确定位。常用型号有:直径 2.5mm、3.0mm、3.5mm、4.0mm、4.5mm 和 5.0mm 六种,长度为 20~40mm。

5. Multi-Link 支架

Multil-Link 支架(又称为 Bronco ACS 支架),1993 年用于临床。材料为不锈钢,经激光雕刻制成。由于环与环之间的间隙较小,伸展后所支撑的血管内壁也较光滑,对血管壁夹层、血栓和内膜片等具有较好的覆盖和贴附作用。与其他支架相比,Multi-Link 支架的金属表面积有所降低,有利于减少血栓形成。

常用型号有:直径 2.5~4.0mm,长度 15mm、25mm 和 35mm 三种。支架伸展后其长度基本不缩短。由于外径较小和顺应性较好,这种支架可通过 6F 指引导管输送。

6. Nir 支架

Nir 支架由 Boston Scientific 公司生产,也是由不锈钢管经激光雕刻而成,支撑力适中,纵向弯曲性能好,可通过明显弯曲的血管到达远端病变,而且支架伸展后病变血管段仍然能保持原有的弯曲度。常用型号有:直径 2.5~5.0mm,长度 9mm、16mm、25mm 和 32mm 四种。

Nir 支架的优点有:①外径小(<1.0mm);②金属表面积小(11%~18%),可通过 6F 指引

导管输入;③弹性回缩小于<1％,支撑力适中,伸展后的缩短率<3％;④适用于绝大多数类型和部位的狭窄性病变。

7. Palmaz-Schatz 支架

Palmaz-Schatz 支架(简称 PS 支架)是由美国 Cordis-Johnson&-Johnson 公司生产管状支架,由不锈钢管经激光雕刻而成,具有较强的支撑能力。

同其他类型的支架相比,PS 支架的顺应性相对较差,通过弯曲度较大或角度较大的分支血管较为困难,常需使用支持力较强的指引导管,例如 Amplatz 指引导管。

PS 螺旋支架 1994 年试用于临床,对原有 PS 支架做了很多改进:骨架厚度增加 60％,达到 $0.07\sim0.09$mm,支撑力增强,可透视性提高。有四种长度可供选择,分别为 8、10、15 和 20mm。8mm 支架为单节结构,中间无关节;10mm 支架为双节,中间 1 个关节;15mm 和 20mm 支架为三节,中间有两个关节。这种设计提高了长支架的顺应性。

PS 支架多用于无明显弯曲的冠状动脉血管病变(如主干病变)、开口处病变和严重钙化的病变。此外,PS 支架在首次膨胀后,常需要再次使用非顺应性球囊进行高压扩张,使支架壁贴良好。

8. Wallstent 支架

Wallstent 支架是由瑞士的公司制造的自膨胀支架,也是第一种应用于临床的冠状动脉支架。支架由数根不锈钢丝编成,经压缩后固定在球囊上,支架外面包有二层反折膜,向后回拉支架包膜可使支架释放并自动膨胀。为了使支架扩张完全,多数情况下须采用球囊对支架进行辅助扩张,使支架贴壁更好,减少血栓发生率。常用型号:直径 $2.5\sim6.0$mm,长度 $15\sim50$mm。

1989 年以后出厂的 Wallstent 支架在其钢丝表面镀上了一层聚乙烯膜,目的是减少血栓形成。Wallstent 自膨胀支架主要用于粗大、走行较直且无重要分支的血管病变,如右冠、大隐静脉桥等。

Wallstent 支架的禁忌证:①距左主干不到 10mm 的病变,防止因 Wallstent 支架两端血管内膜增殖造成左主干狭窄;②漏斗状或锥形血管病变;③过度弯曲的病变;④病灶近端血管径<3.0mm。

9. Wiktor 支架

Wiktor 支架是由美国 Medtronic 公司生产的一种球囊扩张支架。用钽丝交错弯曲织成,各个弯曲之间互不重叠,在扩张状态下结构疏松,按表面积算只覆盖很少一部分血管内壁(<10％)。钽丝表面经过特殊电化学处理,能减少血栓形成。Wiktor 支架经压缩后预装在聚乙烯球囊上,支架扩张后缩短不明显。由于柔顺性较好,易于通过弯曲的血管段;在 X 线下可视性好,易于示踪和准确定位;但是该支架的支撑力略低于 PS 支架,与 GR 支架相似。

10. Tenax-X 支架

Tenax-X 支架是由德国 Biotronik 公司生产的 316L 不锈钢支架,表面覆盖一层0.08μm的 S-H 膜,在支架靠两端的两个单元骨架外表面还覆盖一层 7μm 厚的金膜,透视下清晰可见。

此外,该公司还生产一种球囊和支架联体导管,球囊和支架呈串联方式排列在导管头端。主要设计目的是可以不必交换导管,就可以一次完成对病变的预扩张和支架置入。

11. CVD 支架

CVD 公司生产一种具有独特特点的冠状动脉内支架,即聚焦支架(focus stent)。特点是当球囊扩张支架时,球囊两端的非损伤性设计可以防止对病变近远端血管壁的过度扩张或撕裂,对预防血管夹层和术后再狭窄有益。

聚焦支架由于球囊压力相对集中于支架部位,因此,可采用高压力安全扩张病变,同时发生支架两端血管壁撕裂和夹层的危险性并不增加很多。这样,能更为完全地扩张病变,增加病变部位的最小管腔内径,减少血管弹性回缩,降低术后支架内再狭窄率(图 10-4,图 10-5)。

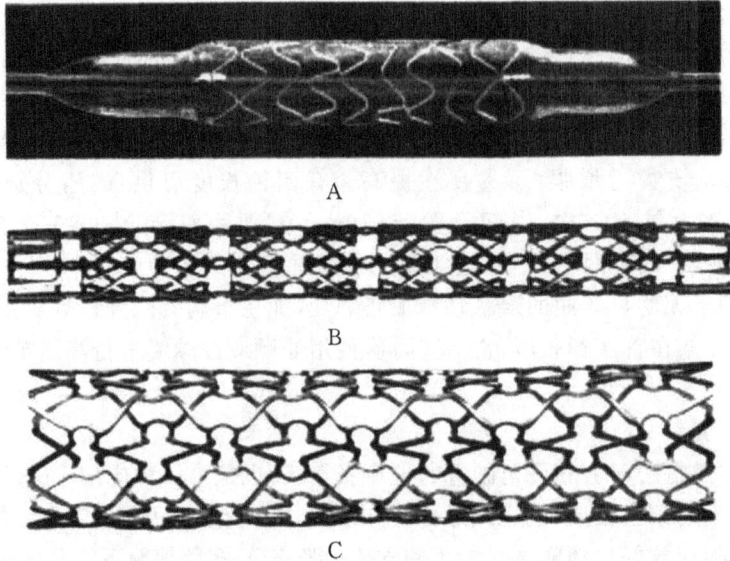

图 10-4 CVD 公司的聚焦支架

A.球囊扩张时,张力主要集中在支架部分以及支架周围血管壁的病灶,对支架两端相对正常的血管壁损伤很小,能有效防止发生支架近远端血管撕裂或夹层;B.呈球囊捆绑状态的聚焦支架;C.完全扩张后,支架长度有所缩短

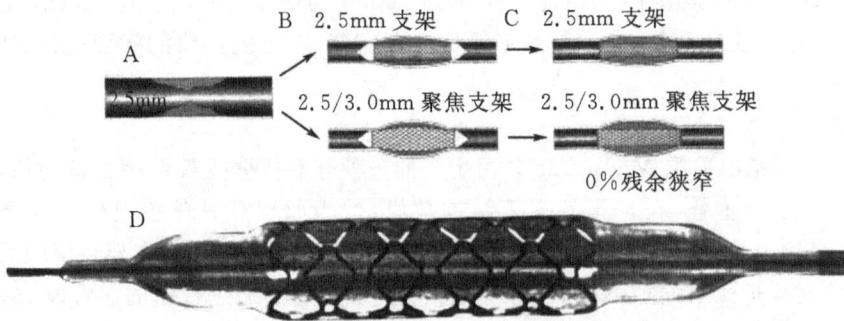

图 10-5 CVD 公司聚焦支架的病变扩张原理

A.直径 2.5mm 冠状动脉血管的局限性狭窄病变模式图;B.采用不同的支架扩张病变,普通支架能达到支架外径∶血管内径 1∶1(上图),而聚焦支架则能扩张到支架外径∶血管内径 1.2∶1(下图);C.撤除球囊后,经普通支架扩张的病变将发生弹性回缩,留下不同程度的残余狭窄(上图),经聚焦支架扩张的病变虽然也存在弹性回缩,但可以不遗留残余狭窄(下图);D.聚焦支架扩张到标准外径时,支架两端的非损伤性设计使裸露的球囊部分不会过度扩张,有效减轻对支架两端临近血管的撕裂和损伤

12. BiodivYsio 支架

BiodivYsio 公司生产的特征性支架有两种：①PC 涂层支架：这种支架的骨性结构表面涂有一层亲水涂层，能有效防止血小板的黏附和聚集，预防支架内血栓形成；②小血管支架：一般认为，对直径为 3.0mm 以下的冠状动脉小血管置入金属支架的再狭窄率和支架内血栓发生率都很高，因此，临床上一直避免在这些小血管内置入支架，大多数公司在很长时间内也一直不生产直径 3.0mm 以下的冠状动脉支架。自从 BiodivYsio 公司的亲水涂层支架获得满意的临床效果后，便开始向临床推广应用直径≤2.75mm 的小血管支架。实际应用结果表明，支架内血栓和再狭窄的发生率与直径 3.0mm 以上的支架相比没有显著差别。

13. AMG 支架

Aing GMBH 公司生产的冠状动脉内支架具有很好的柔顺性和血管跟随性，也容易通过支架网眼扩张被支架覆盖的血管分支。在高倍镜下观察，支架基本骨架结构表面非常光滑，病变通过能力较强（图 10-6）。

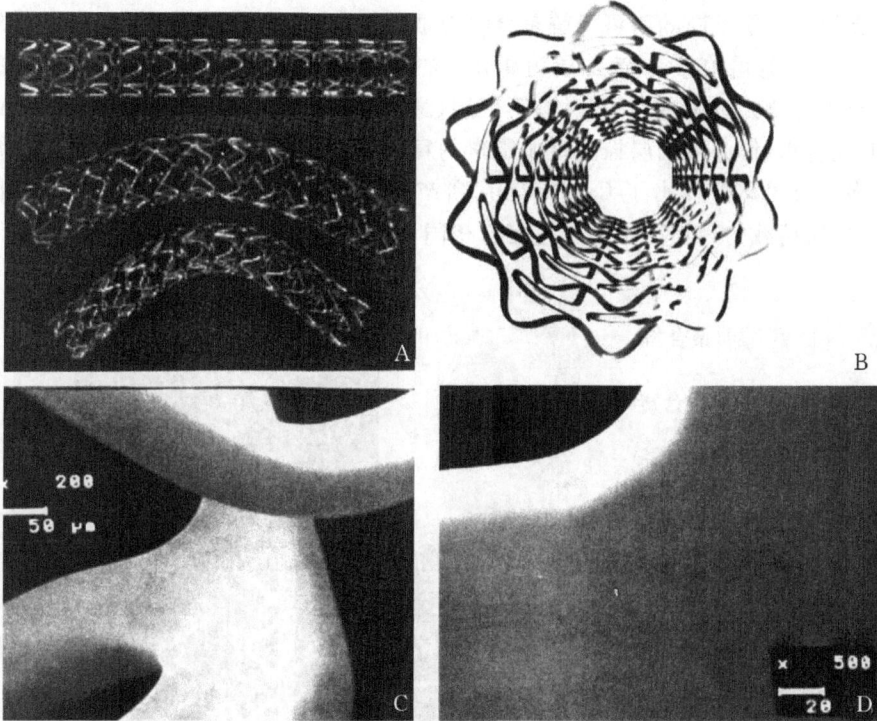

图 10-6　Amg GMBH 公司生产的冠状动脉内支架

A. 支架扩张后，具有很好的病变血管顺应性和弯曲血管跟随能力；B. 较为稀疏的支架网眼很容易通过导丝、扩张球囊和支架球囊，处理被支架覆盖的分支血管病变；C. 放大 200 倍观察，支架骨架结构表面光滑；D. 放大 500 倍观察，支架表面仍然很光滑

14. 国产微创支架

中国微创公司生产的 microport 冠状动脉内支架。为激光雕刻的 316L 不锈钢支架，预装在 monorail 球囊导管上，价格相对便宜。

(二)药物洗脱支架及其特点

1. Cypher™支架

Cypher™支架是全球第一个药物洗脱支架。由强生公司生产制造,最早于2000年8月在欧洲进行了多中心人体试验研究(RAVEL试验),该试验于2001年8月全部完成随访工作。该支架通过对RPM的可控性释放来抑制血管平滑肌细胞的增长,降低再狭窄的发生。心扉支架在2003年4月获得美国FDA认证,试验结果于2001年9月在斯德哥尔摩召开的欧洲心脏病学会议上公布。6个月QCA分析:试验组(Cypher™支架组)平均管腔直径减少(0.01 ± 0.33)mm,再狭窄发生率0,随访1年试验组MACE发生率5.8%;对照组(裸支架组)平均管腔直径减少(0.80 ± 0.53)mm,再狭窄发生率为26%,随访1年试验组MACE发生率28.8%。该支架以其神奇的抗再狭窄效果和较低的心脏事件率被誉为介入心脏病学领域的第三个里程碑,并荣登2001年AHA十大研究进展榜首,开创了冠心病介入治疗的新纪元。

Cypher™的裸支架平台为闭环结构的Bx VELOCITY™,是经激光雕刻而成的316L不锈钢支架,支架被三层不同的不可降解聚合物包被。其中,第一层(最里面的一层)为聚对二甲苯-C,这一层不含有雷帕霉素;第二层为高分子的PEVA和PBMA聚合物和雷帕霉素的混合物,两种高分子材料为雷帕霉素的载体;第三层(最外面的一层):是PEVA和PB-MA两种高分子材料的混合物,作为控制层控制雷帕霉素的释放速度,这些聚合物在体内均不能降解。

随后,强生公司又开发出了Cypher™系列产品Cypher-Select™支架。二者的裸支架材料、涂层材料、所携载的药物和涂层工艺完全相同,只是改进了裸支架的结构,见图10-7。

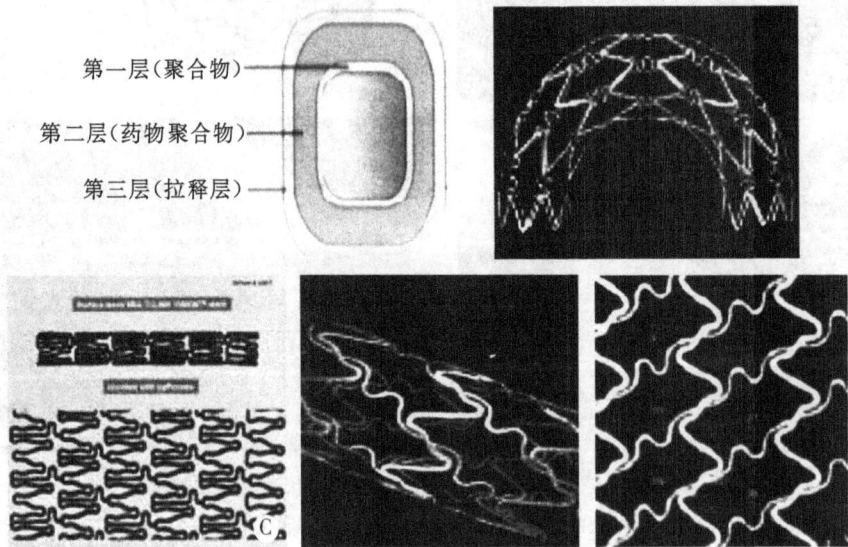

图10-7 Cypher™系列支架(图A、B和C是Cypher™支架;
图D和E是Cypher-Select™支架)的结构及特点

A.支架撑杆的截面图,所示为涂层的三层结构示意图;B.为支架展开的立体结构图,显示了支架顺应性和支架网眼情况;C.支架展开前及展开的平面图;D.支架展开的立体结构图,与Cypher™支架比较,在金属环的连接臂方面做了改进;E.支架展开的平面图

2. Taxus™支架

Taxus™支架是波士顿科技公司制造的另一种药物洗脱支架,其裸支架平台是 Ex-press-2,所使用的药物是具有抗肿瘤作用的紫杉醇,通过聚合物将紫杉醇携载到裸支架上,其中的聚合物起到控制紫杉醇释放速度的作用,紫杉醇则通过多种途径抑制支架内平滑肌细胞过度增生而防止再狭窄。进入人体后药物的释放方式与 Cypher™支架有所不同,最初的 48 小时,药物以爆炸式的方式释放,随后 10 天内缓慢释放,30 天内,支架上药物释放完毕。2003 年 11 月获得美国 FDA 认证。

有 Taxus SR™、Taxus MR™、Taxus Express-2™和 Taxus Liberte™等几个品种的支架。Taxus Liberte™是针对弯曲度大、直径小的血管病变设计的,见图 10 - 8。

3. Champion™支架

Champion™支架是佳腾(Guidant)公司研制生产的药物洗脱支架,有两种不同的类型。两者的裸支架平台分别为不锈钢材料的 S - 支架和 ML Vision 支架,前者使用了可降解聚合物作为药物载体,后者使用了不可降解聚合物作为药物载体,但是二者所携载的药物都是雷帕霉素的衍生物(everolimus)。

4. Endeavor™支架

Endeavor™支架是美顿力(Medtronic)公司研制生产的,其裸支架平台是钴铬合金材料的 Driver 支架,使用的药物载体是磷酸胆碱,所携载的药物是一种平滑肌细胞抑制剂 ABT-578,与雷帕霉素的作用机制近似。该支架进入中国市场的时间较晚。

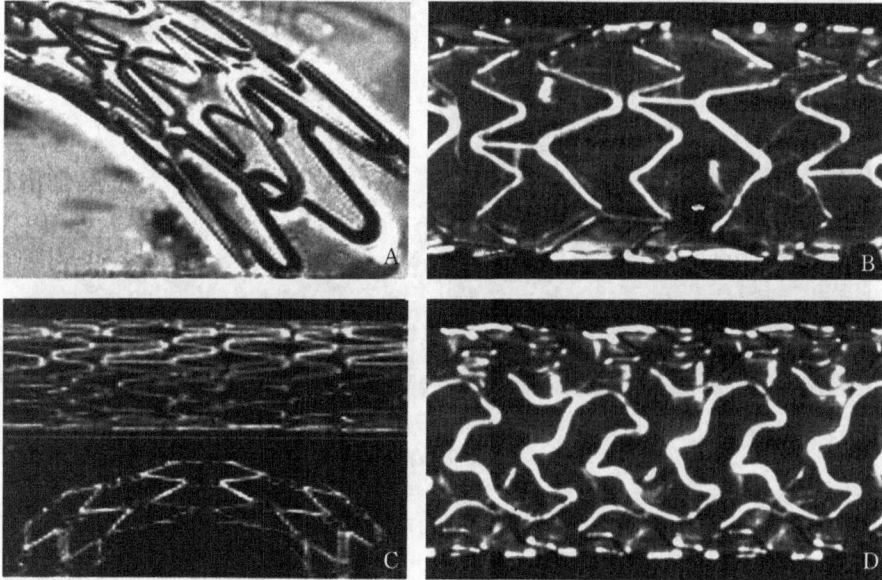

图 10 - 8 Taxus™系列支架的结构及特点

A. Taxus™展开的立体结构图;B. Taxus Express-2™支架展开的立体结构图;C. Taxus Express-2™支架展开前及展开后的立体图;D. Taxus Liberte™支架展开的立体结构图

5. Firebird™支架

2003 年,国产第 1 个药物洗脱支架在上海微创医疗器械有限公司研制成功,2004 年 10 月经国家食品药品监督管理局(SFDA)批准上市。2008 年 1 月 16 日,该公司又研制出第二代药物洗脱支架也获得了 SFDA 的上市批准。

6. Excel™ 支架

Excel™ 支架是由吉威医疗制品有限公司率先开发和研制的第一个聚合物可降解药物洗脱支架。其生产商将其称为第三代药物洗脱支架,其裸支架平台是开环结构的不锈钢 S-Stent,使用的聚合物为可降解聚乳酸,聚合物所携载的药物为雷帕霉素。与其他的药物洗脱支架比,其突出的特点有:第一,载药聚合物为聚乳酸,在人体内最终可降解为 CO_2 和 H_2O;第二,单面涂层(也称为非对称涂层),仅在支架接触血管壁一侧的支架撑杆上涂一层聚合物和雷帕霉素的混合物;第三,现有的管状支架中,其顺应性和分支保护能力较好,易于通过成角病变、弯曲较多的血管到达病变,常用于成角和分叉病变。理论上,该支架除了具有抗再狭窄的作用外,可以克服以前的药物洗脱支架因为全面涂层导致的内皮化延迟和聚合物不降解所致的局部炎症反应的缺点,见图 10-9。

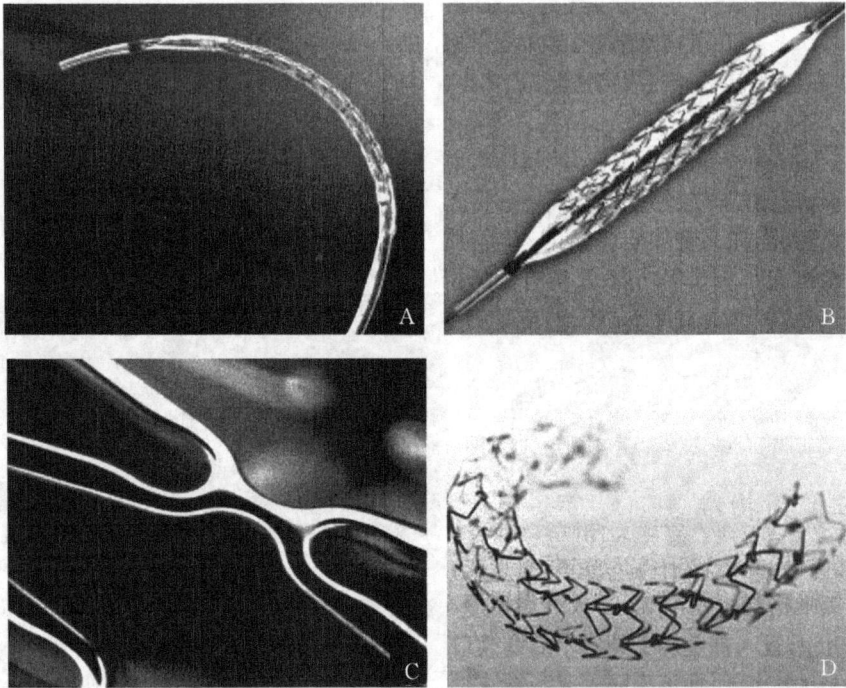

图 10-9　Excel™ 支架的结构及特点

A. 支架预装在球囊上,支架预装后整个输送系统的顺应性较好;B. 支架被充分扩张后,其缩短率较低;C. 涂层后的支架撑杆表面;D. 充分扩张后的支架,其顺应性较好

7. Partner™ 支架

2005 年 12 月经国家食品药品监督管理局(SFDA)批准上市,在支架材料、涂层材料和涂层工艺方面与 Firebird™ 和 Cypher™ 支架相似。

第二节　支架置入的术前准备与术后处理

一、患者术前准备

(一)一般准备

(1)术者要向患者及家属讲明手术的主要操作过程、危险性、可能的并发症及其处理措施(尤其临时起搏器和 IABP 置入等严重并发症的处理措施)。

(2)再次询问相关病史(是否有心肌梗死、糖尿病、肾脏病、消化性溃疡及不能长时间卧床等病史)。

(3)碘过敏试验。

(4)触诊双侧股动脉、足背动脉和双侧桡动脉搏动并听诊有无血管杂音,拟行桡动脉途径手术者,需做 Allen 试验并将结果记录在手术申请单上。

(5)深吸气、屏气、咳嗽及床上排尿、排便训练。

(6)双侧腹股沟区备皮(桡动脉途径的双上肢备皮)。

(7)对过度紧张焦虑的患者,术前一天晚上给适当镇静剂口服,保证休息。

(8)术前 6 小时禁食、禁水并建立静脉通道酌情补液。

(9)签署手术知情同意书。

(10)核实手术押金的落实情况。

(二)常规检查项目

(1)血、尿、粪常规及粪潜血。

(2)血生化(尤其肾功能、肝功能、电解质、心肌标志物)和血清学检查。

(3)检测血小板聚集功能,了解有无阿司匹林和(或)氯吡格雷抵抗。

(4)心电图和(或)Holter 检查,以了解术前心肌缺血的部位、程度和有无影响手术安全的心律失常。

(5)心肌梗死或心功能不全的患者,术前行超声心动图检查,了解室壁运动、有无室壁瘤、左心室附壁血栓和左心室功能,以便判断靶病变部位和选择恰当的血运重建策略。

(三)药物准备

1. 阿司匹林

100～325mg,每日 1 次,术前 3～5 天开始至术后长期服用。

2. 氯吡格雷

术前 3～5 天开始口服 75mg,每日 1 次;如果急诊手术,则至少术前 6 小时顿服 300mg;置入裸金属支架者术后继续口服至少 1 个月;置入药物洗脱支架者双联抗血小板治疗至少 1 年,但近年来随着对药物洗脱支架晚期血栓事件的关注和认识,国外一些学者建议对复杂病变和血栓形成风险高的患者置入药物洗脱支架(尤其是置入多支架)者,双联抗血小板治疗的时间应延长到患者不能耐受为止;但是随着药物支架的不断改进,支架术后的抗血小板治疗也将发生改变。

3.在进行介入操作前

确认患者已经肝素化。

4.糖蛋白Ⅱb/Ⅲa受体阻断剂

该类药物的抗血小板效果和安全性已经被国外多个大规模临床试验证实。目前国产的盐酸替罗非班已经在临床上广泛应用,PCI术中的使用方法:在导丝通过病变前,$10\mu g/kg$ 静脉注射3分钟以上,之后 $0.15\mu g/(kg \cdot min)$ 持续静脉滴注36h;用药期间检测血小板数量和血小板聚集功能;对于年龄>75岁以上者,术中肝素用量应减半。

5.他汀类药物

对于急性冠状动脉综合征患者,其重要性不亚于抗血小板药物。

(四)特殊准备

(1)对术中急性闭塞风险高、心功能较差和高危左主干病变等患者,要事先通知心血管外科做急诊搭桥手术的准备。

(2)对术前肾功能异常(尤其肌酐清除率<30ml/min)的患者,术前6～12小时至术后12小时持续静脉输入等渗生理盐水 $1～1.5ml/(kg \cdot h)$ 水化治疗,监测尿量,对左心功能不全者要监测血流动力学和合理使用利尿剂;术中使用等渗造影剂并严格控制造影剂用量。术前1天口服乙酰半胱氨酸600mg,每日2次,对预防造影剂肾病更为有利。

二、术者的术前及术中准备

(1)参加术前讨论,全面了解患者的病情和主要病史。

(2)亲自核实患者各项术前准备的落实情况和结果。

(3)对曾经接受PCI治疗的患者,要仔细阅读其手术光盘以获取必要信息。

(4)对高危和病情复杂的患者应制定个体化的术前准备和手术方案,并通知手术班子成员做好手术设备(包括除颤器、IABP和临时起搏器等)、器械、抢救药品和物品的准备。

(5)完成冠状动脉造影后,仔细分析病变特点,评价所选择的支架能否顺利通过并到达病变部位;对于需要预扩张的病变,确认进行了充分预扩张并借此了解病灶的可扩张性。

(6)检查并确认指引导丝稳定位于病变血管的最远端,能为支架置入提供必要的支撑力和轨道。

(7)检查指引导管与病变血管开口处于稳定的同轴状态,不至于因为推送支架或在需要深插指引导管提供额外支撑力时,造成引起指引导管移位而损伤血管内膜。

(8)打开支架无菌包装前,再次核对包装上所标示的支架参数与所需要的参数一致。

(9)分析支架不能通过或到达病变时,为防止支架脱载所采取的撤出支架的措施的安全性和可能性。

(10)术者在术中要不断根据随时发生的情况,分析和判断支架置入后,通过支架处理远端血管严重夹层、冠状动脉穿孔、大的分支闭塞、无复流、再灌注心律失常、循环崩溃等紧急情况的可能性和具体方法。

三、患者的术后处理

(一)普通情况的处理

(1)返回病房即刻测血压、做心电图(病情不稳定者给予心电监护)、听诊心肺。

(2)患者转移到病床后,即刻查看血管穿刺部位有无出血、血肿;比较双侧肢体的皮肤温度、颜色、静脉回流及足背动脉(或桡动脉)搏动情况;之后2小时内,每15分钟巡视上述情况1次,2~6小时期间每1小时巡视1次,6小时后常规巡视。

(3)术后ACT<180秒即可拔除鞘管,在压迫止血过程中出现迷走反射者,可静脉注射阿托品(0.5~1.0mg/次)和(或)多巴胺(5~20mg/次),与此同时可适当加快补液速度,使血压维持在90/60mmHg以上、心率不低于50次/分为宜。

(4)股动脉穿刺部位的止血方法不同,术肢制动和平卧时间不同。缝合止血者卧床4~6小时后可床上活动(老年患者要适当延长卧床时间);手工压迫止血者,弹力绷带加压包12小时,之后改成非加压包扎,12~24小时可以在床上活动,无血管并发症者24小时后可下床活动。

(5)对卧床期间排尿困难者,可在医生协助下在床上排尿,仍排尿困难者,应及时导尿,以免因为尿潴留引起心率、血压波动。

(6)置入药物洗脱支架者,术后双联抗血小板时间至少12个月(阿司匹林100~325mg,每日1次;氯吡格雷75mg,每日1次),之后阿司匹林长期服用;期间注意监测血小板数目、血小板聚集功能和有无消化道出血等情况;对于术后需要持续静脉输注GPⅡb/Ⅲa受体拮抗剂者,要监测血小板聚集功能和血小板数目,防止致命性出血并发症的发生。

(7)监测心电图变化,术后6小时常规复查CK、CK-MB及肌钙蛋白的变化,了解有无术后新发心肌梗死。

(8)对于具有造影剂肾病高危因素的患者,术后2~3天要及时复查肾功能。

(9)对于无并发症的患者,术后72小时可以出院。

(10)所有患者都应该接受冠心病危险因素的干预和预防。

(11)根据患者的具体情况,出院前制定未来的运动或体力劳动计划。

(12)出院前,详细告知患者随访时间、方式和随访内容。

(二)特殊情况的处理

(1)可疑腹膜后出血者,快速静脉补液,争取时间行超声和腹部CT检查明确诊断;对确诊腹膜后出血者,根据血压、血红蛋白(或红细胞比积)变化,快速补液或输血,如补液或输血中血压仍难维持者,急诊外科手术修补。

(2)发生动静脉瘘者,先保守治疗,无效者请外科手术修补。

(3)发生假性动脉瘤者,根据超声检查结果采取手工压迫、超声引导下压迫或者超声引导下瘤腔内注射凝血酶粉的方法消除瘤腔,之后理疗促进积血吸收。

(4)因卧床导致下肢深静脉血栓者,应及时发现,尽早给予抗凝或溶栓治疗,无效者请血管外科取栓或者放置下腔静脉滤器。

(5)术前存在肾功能损害者,术后继续水化治疗12小时,600mg乙酰半胱氨酸每日2次,口服,连服1~2天;监测血肌酐变化,必要时血滤或透析治疗,防止永久性肾功能不全发生。

(6)心绞痛复发且持续不缓解者,尤其伴有心电图缺血改变或较术前缺血加重者,应急诊复查冠状动脉造影了解是否发生了支架内血栓。

(7)对于发生了支架内血栓者,根据现有条件、患者血流动力学情况、靶血管供血范围、术者对手术成功的把握以及患者和家属的愿望,选择药物治疗(包括溶栓、抗血小板和抗凝治疗等)、再次 PCI 或急诊冠状动脉旁路移植术。

第三节　冠状动脉支架置入的操作技术

无论是 Bail Out 还是 De Novo 支架置入,其操作步骤基本相同。在实际送入支架以前,首先要根据病变特征和病变所在血管的特征选择合适的支架。一旦支架选择妥当,即可按下述步骤进行置入操作。

一、支架置入前的准备工作

(一)药物准备

请参见本章第二节。

(二)仔细判读病变,对将要采取的支架置入策略心中有数

(1)首先分析判断所选择的支架能否顺利到达和通过病变:对于需要预扩张的病变,确认进行了充分预扩张(尤其是拟置入药物支架的病变)。对病变预扩张的目的是:①了解病变的可扩张性。球囊不能充分预扩张的钙化性病变不宜置入支架,以免支架被卡在病变处脱载或者支架伸展不理想,造成支架贴壁不良。②为送入支架建立通道。为达到这一目的,对于预扩张后有明显弹性回缩者,可考虑更换较大直径的球囊再次扩张。③了解患者对病变血管完全闭塞的反应,以便在置入支架前采取适当的预防措施。例如对于预扩张时出现严重心绞痛者,可进行抗心绞痛治疗;出现心动过缓者,放置临时起搏器;出现明显血压下降者要用升压药或考虑置入 IABP;出现心律失常者使用抗心律失常药物。

(2)检查导丝稳定位于病变血管的最远端,能为支架置入提供必要的支撑力和轨道。

(3)检查指引导管与病变血管开口处于稳定的同轴位置,不至于因为推送支架引起移位;当需要深插指引导管提供额外支撑力时,导管头端不至于引起血管壁损伤。

(4)评价如果支架不能到达或通过病变时,撤出支架的可能性、安全性和方法。

(5)评价支架扩张后,通过支架处理远端血管严重夹层的可能性和方法。

(三)支架和相关器械的准备

(1)再次核对无菌包装上的支架参数与所需要的参数一致。

(2)牢记将要扩张支架的命名压和球囊爆破压。

(3)不要浸泡、挤压、折叠、手捏或用纱布擦拭药物洗脱支架。

(4)不要预先负压抽吸预装支架的球囊。

(5)根据病变特点选择合适的导丝并对导丝头端进行塑形。

(6)检查压力泵并抽吸适量经过稀释的造影剂。

二、支架的输送和定位

目前使用的大多数球囊预装支架都采用端轨球囊导管。具体输送操作步骤如下。

（1）术者固定指引导管和导丝,助手将导丝尾端穿入球囊导管端轨开口并轻轻送至指引导管尾端附近并固定导丝。

（2）术者完全松开指引导管"Y"形接头的活瓣开口,轻柔、无阻力地向前推送支架,直至球囊导管的端轨结束,导丝和导管分开。

（3）拧紧"Y"形接头活瓣,松紧程度以既能顺利抽送导管又不出血为宜。

（4）此时助手松开导丝,术者一手固定指引导管和导丝,一手稳定向前推送支架。当到达导管尾部的两个标志处时,开始在透视下观察指引导管、导丝和支架的位置。

（5）在透视下前送支架,观察球囊标志的移动,直到支架到达指引导管开口处。

（6）造影确认指引导管和导丝的位置是否正常,留意病变周围的透视参照标志,以便帮助粗略地指导支架定位。

（7）在透视下前送指引导管,体会支架输送过程中的阻力,同时观察指引导管回缩和移位情况。一旦阻力过大或指引导管移位明显,应停止前送支架。

（8）调整好指引导管的位置,仔细查找阻力过大的原因。如果是由于指引导管的支撑力太小引起,可考虑深插指引导管增加其支撑力。

（9）当预计支架到达病变部位时,停止向前推送支架。推注造影剂以协助支架准确定位。必要时进行电影造影确认支架位置满意(图 10－10B)。

（10）术者固定指引导管、球囊导管和导丝,助手连接压力注射器,负压抽吸排空球囊,迅速充盈球囊使支架扩张。

对于经过较完全预扩张的病变,较容易将支架输送到位。但对于未能充分预扩张的钙化病变或严重弯曲的血管,在输送支架时如果阻力较大,不要勉强用力推送,以免造成支架脱载或嵌顿。一条重要的经验是:推送单纯球囊导管具有明显阻力的血管或病变,在输送支架时一定会非常困难。此时,应换用顺应性好的短支架或者采用耐高压球囊再次对病变进行充分预扩张。必要时可对支架进行适当的预成形,但这种操作只能由具有丰富经验的术者进行。

在定位支架时,应注意如下问题:①对于左主干开口和右冠开口的病变,由于主动脉壁肌肉丰富,弹性回缩明显,应使支架近端超出血管开口 1.0～2.0mm(突出于主动脉腔内 1.0～2.0mm),以便支架能发挥有效的支撑作用。此外,当支架扩张后,一定要用耐高压球囊对冠状动脉开口处或支架扩张不充分的部位进行高压后扩张,保证支架贴壁良好;②对于冠状动脉其他大分支开口处的病变(三叉病变),则不应使支架超过开口,以免影响分支血管的血流;③对夹层病变置入支架时,首先要保证支架远端能完全覆盖夹层,以便在支架偏短时能顺利地在支架近端置入第 2 枚支架,尽可能避免通过支架处理远端病变。

三、支架的扩张和效果评价

（1）在透视下充盈支架球囊(图 10－10C),达到命名压力并保持 15～30 秒后排空球囊,如果扩张到命名压时球囊仍然存在切迹,可继续增加压力直到切迹消失或接近球囊爆破压。必要时换用耐高压球囊再次进行扩张,直到球囊切迹消失。此时,应谨慎地考虑到可能出现的支

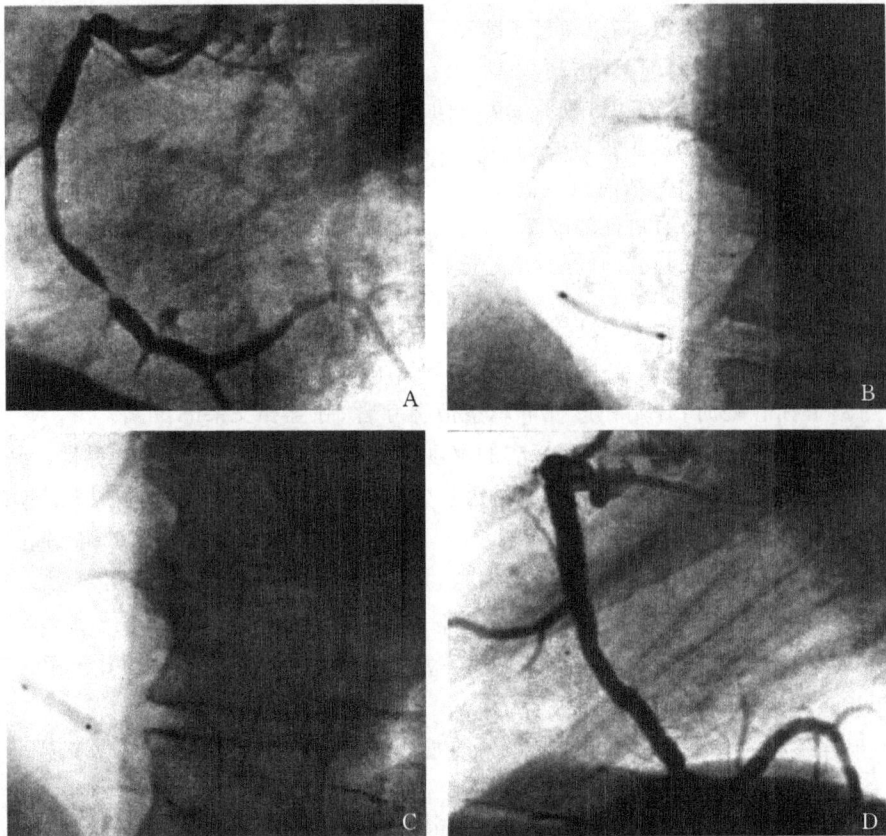

图 10 - 10　右冠状动脉中段病变内支架置入基本操作过程

A.支架置入前右冠状动脉造影,评价需置入支架的病变特点,选择合适的支架参数;B.将支架送至病变处完全覆盖病变,透视或造影评价支架定位准确;C.在透视下观察球囊充盈情况;D.撤除球囊导管后,造影评价支架扩张效果,仔细排除血管夹层、痉挛或血栓情况

架近、远端严重夹层问题。在左主干内扩张支架时,每一次球囊扩张充盈时间不宜超过 10 秒。

(2)有些术者习惯将球囊回撤 3~5mm 后,在支架近端以略微增加的压力进行一次整形扩张,目的是确保支架贴壁良好。但是,大多数术者习惯先造影评价支架扩张效果(图 10 - 10D),然后决定是否进行高压后扩张;已有研究发现,药物洗脱支架的支架内血栓和再狭窄与支架贴壁不良密切相关,因此,建议对支架扩张不充分或者弹性回缩明显的部位一定要进行高压后扩张,确保支架贴壁良好。

(3)调整指引导管位置,将深插的指引导管回撤到冠状动脉开口处。

(4)将支架的球囊撤回到指引导管内,取两个以上体位造影,评价支架扩张效果和是否出现支架近远端夹层(图 10 - 10D)。

(5)根据造影结果,决定是否进行高压后扩张。理想的支架效果是:①支架贴壁良好,在两个以上造影体位上显示血管腔光滑,无残余狭窄;②无支架近远端夹层和支架内血栓;③前向血流 TIMI 3 级。

四、注意事项

（1）当准备置入支架的血管段存在大分支血管时，应选用支架网眼疏松的支架，以免影响分支血流；或者当分支血管因支架扩张导致血流受影响时，能通过支架网眼对分支血管扩张或置入支架。

（2）当输送球囊穿过支架网眼进入分支或从分支撤出球囊时，应谨慎操作，防止因此造成支架移位；当输送支架通过主支支架的网眼时，应非常谨慎，以防分支支架被卡在主支支架网眼上或造成支架脱载。

（3）对于支架置入后，支架近远端血管出现新的狭窄或支架远端无血流的情况，应冠状动脉内给硝酸甘油，以区别是否有血管痉挛、夹层、支架内血栓或残余狭窄，以便采取合适的处理措施。

具体处理方法是：①以不同体位进行冠状动脉造影，分析发生上述情况的原因；②如果鉴别困难，可向冠状动脉内注射硝酸甘油 $100\sim300\mu g$。如果狭窄解除，远端血流恢复，表明是冠状动脉痉挛所致；如果注射硝酸甘油效果不明显，但又没有明显的血管夹层，可对狭窄血管段进行低压（<4atm）持续扩张整形（1～2分钟），有利于消除严重的冠状动脉痉挛或急性血栓；③如果确定存在支架远端夹层，可先用球囊在夹层处持续低压贴靠性扩张（持续1～2分钟），如果扩张后夹层消失，前向血流正常，可不再做特殊处理。如果扩张后夹层持续存在且影响到前向血流，则置入支架处理；④通过支架向远端血管置入支架时，操作有一定难度，有可能造成支架嵌顿在已置入的支架上或支架脱载。因此，要充分估计发生支架嵌顿或脱载的风险，最好选择顺应性好、外径小、预装牢固的短支架解决这一问题。

（4）如果支架不能顺利到达病变部位，应尽早将支架撤出，查找原因并确认病变已被充分扩张后再次前送支架到位。注意：回撤支架时，应在持续透视监视下缓慢而轻柔地操作，如果支架在退入指引导管开口处遇到阻力，应避免强行回撤支架，以免造成支架脱载。正确的做法是将支架导管、指引导管和导丝一起撤出。

（5）一旦支架脱载，应尽量保证脱载的支架位于导丝上，以便使用圈套器或钳具将支架取出。

第四节　分叉病变药物支架置入技术

目前，对冠状动脉分叉病变的分类基本沿用金属裸支架时代的分类方法。其特点是充分考虑各大分支的病变特征，根据分叉类型预期病变对介入操作的反应，同时协助制定介入策略和选择介入器械。当介入心脏病学进入药物支架时代后，这些原则和观念虽然仍然非常重要，但是在分类对介入操作的指导作用方面，增加了不少新的内容。例如，虽然支架技术的应用越来越多，"Y"形和"V"形支架术的应用明显减少。

结合各种分叉病变分类方法的特点，我们从实际介入应用角度出发，提出了针对分叉病变的两步分类法，具体方法如下。

第一步，根据分支血管参考直径的大小分为大分支分叉病变和小分支分叉病变。大分支分叉病变是指两个分支的参考直径都大于2.5mm，在实际介入操作中一般按双支架原则处理，即对两个分支的原发或继发病变都要积极处理，必要时置入两枚支架。小分支分叉病变是指两个分支中至少有一支的参考直径小于 2.5mm,在实际介入操作中一般按照单支架原则处理,即对参考直径小于 2.5mm 的分支原则上只进行保护,必要时也只作球囊对吻扩张,不置入支架。对于大分支分叉病变,做如下进一步的分类。

第二步,根据分支血管参考直径是否相等分为对等分支分叉病变和优势分支分叉病变。对等分支分叉病变是指两个分支的参考直径相等或接近(相差小于 30%),在实际介入操作中一般按照双支架原则处理。优势分支分叉病变是指两个分支血管的参考直径相差较大(30%以上),在实际介入操作中一般按照单支架原则处理,只是在十分必要时才置入小分支支架。

尽管金属裸支架时代针对分叉病变的各种操作技术都能用于药物支架,但是,越来越多的大型随机临床试验结果都表明:①对分叉病变进行简单处理的效果等于或好于复杂处理。②对分叉病变采用单支架术的效果好于或等于双支架术。因此,建议只要情况许可,对分叉病变尽量采用单支架术做简单化处理。以下介绍这些操作技术在药物支架时代的应用和操作特点。

一、单支架术

单支架术(single stent technique)适用于具有如下特点的分叉病变:①分支血管直径小于 2.5mm。②分支血管开口和近段无病变。③主支血管置入支架后分支血管开口狭窄小于 70%。采用单支架术处理分叉病变的优点是操作简单、手术和辐射时间短、费用相对低、并发症少,缺点是分支受累严重时需要进行补救性支架术,甚至需要更换器械后再操作。

对分叉病变进行单支架术的操作与普通病变的介入操作基本相同,所不同的是在操作前、中和后要充分考虑非介入小分支闭塞的危险性。其处理原则是:①在置入支架前,对开口原发性狭窄 50%以上的小分支要事先进行导丝保护,对开口原发性狭窄在 70%以上的小分支除了导丝保护外,还要进行预扩张。②在撤出被主支支架压迫的分支保护导丝后,要重新对主支支架进行整形扩张。③在置入支架后,对开口继发性狭窄 70%以上的小分支,要进行双球囊对吻扩张。

二、侧吻支架术

侧吻支架术(T-stenting)是指将分支支架在主支支架的分支开口处进行吻合扩张,其优点是支架能良好覆盖全部分叉病变,没有支架重叠,分叉处支架金属成分少,支架贴壁好。缺点是分支支架难以准确定位,容易在分支开口处(尤其是开口顶部)造成支架覆盖不全,称为区域丢失,从而诱发再狭窄。根据分支支架的置入时机不同,可以细分为经典侧吻支架术、补救侧吻支架术和改良侧吻支架术。

(一)经典侧吻支架术(standard T-stenting)

这种技术在金属裸支架上市初期应用的比较普遍,其优点是操作步骤相对简单,手术即刻效果好。缺点是置入分支支架后,主支支架难以到位和容易造成分支支架开口处变形。目前已经较少应用于药物支架的置入。

经典侧吻支架术的基本操作步骤如下。

(1)分别向两个分支送入 0.014in 的导丝至血管远端。

(2)预扩张主支分叉处和分支开口后,撤出球囊,保留导丝。

(3)送入分支支架,定位于分支开口处,支架近端突入主支血管腔内 1~2mm(图 10-11A)。

(4)充分扩张分支支架后,撤出支架球囊和分支导丝,保留主支导丝(图 10-11B)。

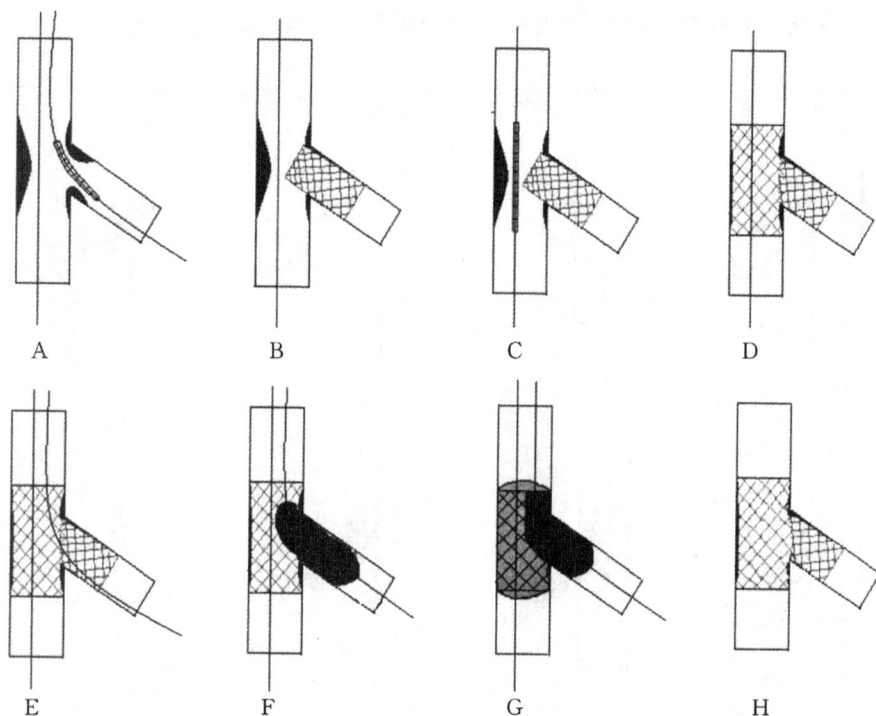

图 10-11 经典侧吻支架术主要操作过程

A. 送入分支支架,定位于分支开口处,支架近端突入主支血管腔内 1~2mm;B. 充分扩张分支支架后,撤出支架球囊和分支导丝,保留主支导丝;C、D. 送入主支支架并准确定位,充分扩张后撤出球囊;E. 通过主支支架网眼向分支送入 0.014in 的导丝至血管远端;F. 通过分支导丝将预扩张球囊送至分支开口处,对开口处主支支架网眼进行预扩张后,撤出球囊,保留导丝;G. 分别向主支和分支送入高压后扩张球囊,准确定位于分叉处后,同时充盈两个球囊进行高压后扩张;H. 造影评价即刻效果

(5)送入主支支架并准确定位,充分扩张后撤出球囊(图 10-11C、D)。

(6)通过主支支架网眼向分支送入 0.014in 的导丝至血管远端(图 10-11E)。

(7)通过分支导丝将预扩张球囊送至分支开口处,对开口处主支支架网眼进行预扩张后,撤出球囊,保留导丝(图 10-11F)。

(8)分别向主支和分支送入高压后扩张球囊,准确定位于分叉处后,同时充盈两个球囊进行高压后扩张(图 10-11G)。

(9)先抽空位于分支开口的高压球囊,再抽空位于主支的内的高压球囊。

(10)依次退出高压球囊,保留导丝,造影评价即刻效果(图 10-11H)。

(二)补救侧吻支架术

对于计划不置入分支支架的分叉病变,如果主支支架置入后分支发生继发性高度狭窄或闭塞,可以采用补救侧吻支架术(provisional T-stenting)来保证分支的安全。

补救侧吻支架术的基本操作步骤如下。

(1)分别向两个分支送入 0.014in 的导丝至血管远端。

(2)预扩张主支分叉处和分支开口后,撤出球囊,保留导丝。

(3)送入主支支架并准确定位,充分扩张后撤出支架球囊(图10-12A)。

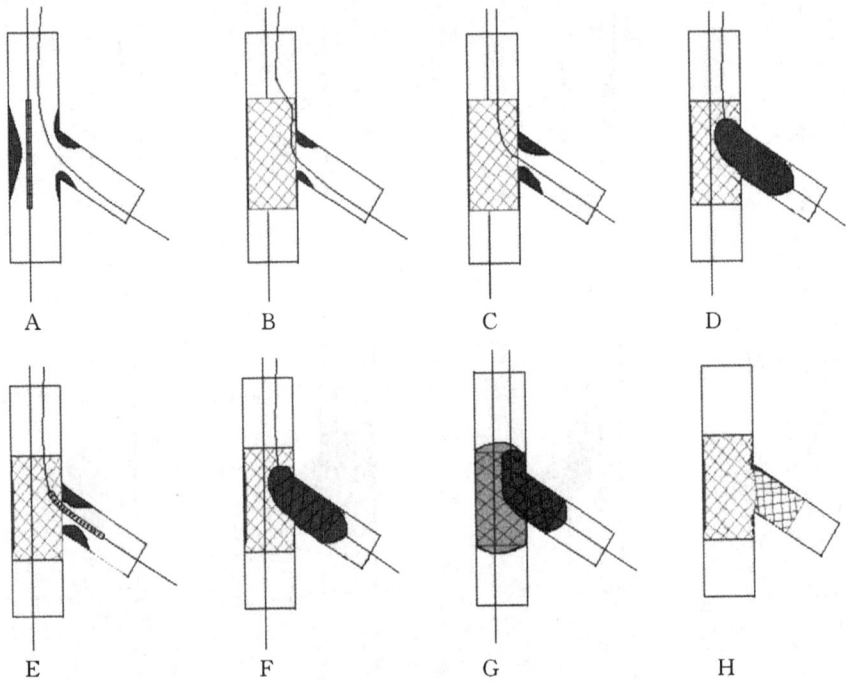

图10-12　补救侧吻支架术主要操作过程

A.送入主支支架并准确定位,充分扩张后撤出支架球囊;B.撤出被主支支架压迫的分支导丝,造影评价分支开口;C.通过主支支架网眼向分支送入0.014in的导丝至血管远端;D.通过分支导丝将预扩张球囊送至分支开口处,对主支支架网眼进行预扩张后,撤出球囊,保留导丝;E、F.向分支开口处送入支架并准确定位后充分扩张。定位时尽量保证支架近端突入主支管腔内1~2mm;G.对主支和分支球囊同时充盈进行高压后扩张;H.依次退出高压球囊,保留导丝,造影评价即刻效果

(4)撤出被主支支架压迫的分支导丝,造影评价分支开口(图10-12B)。

(5)如果分支开口狭窄70%以上,通过主支支架网眼向分支送入0.014in的导丝至血管远端(图10-12C)。

(6)通过分支导丝将预扩张球囊送至分支开口处,对开口处主支支架网眼进行预扩张后,撤出球囊,保留导丝(图10-12D)。

(7)向分支开口处送入支架并准确定位后充分扩张;定位时尽量保证支架近端突入主支管腔内1~2mm(图10-12E、F)。

(8)向主支送入高压后扩张球囊,准确定位于分叉处。

(9)对主支和分支球囊同时充盈进行高压后扩张(图10-12G)。

(10)先抽空位于分支开口的高压球囊,再抽空位于主支的内的高压球囊;依次退出高压球囊,保留导丝,造影评价即刻效果(图10-12H)。

(三)改良侧吻支架术

采用经典侧吻支架术操作时,在置入好分支支架后,主支支架有时很难再通过分叉部位,甚至需要对分支支架头端整形扩张后才能将主支支架送到位。改良侧吻支架术(modi-fied

T-stenting)就是为了克服上述缺点而设计的,其具体操作步骤如下。

(1)分别向两个分支送入 0.014in 的导丝至血管远端。

(2)预扩张主支分叉处和分支开口后,撤出球囊,保留导丝。

(3)送入分支支架,定位于分支开口处,支架近端突入主支血管腔内 1~2mm(图 10-13A)。

(4)送入主支支架,准确定位在分叉处(图 10-13A)。

(5)充分扩张分支支架后,撤出支架球囊和分支导丝,保留主支导丝和支架(图 10-13B)。

(6)充分扩张主支支架后,撤出支架球囊,保留导丝(图 10-13C)。

(7)通过主支支架网眼向分支送入 0.014in 的导丝至血管远端(图 10-13D)。

(8)通过分支导丝将预扩张球囊送至分支开口处,对开口处主支支架网眼进行预扩张后,撤出球囊,保留导丝(图 10-13E)。

(9)分别向主支和分支送入高压后扩张球囊,准确定位于分叉处后,同时充盈两个球囊进行高压后扩张(图 10-13F)。

(10)先抽空位于分支开口的高压球囊,再抽空位于主支的内的高压球囊。

(11)依次退出高压球囊,保留导丝,造影评价即刻效果(图 10-13G、H)。

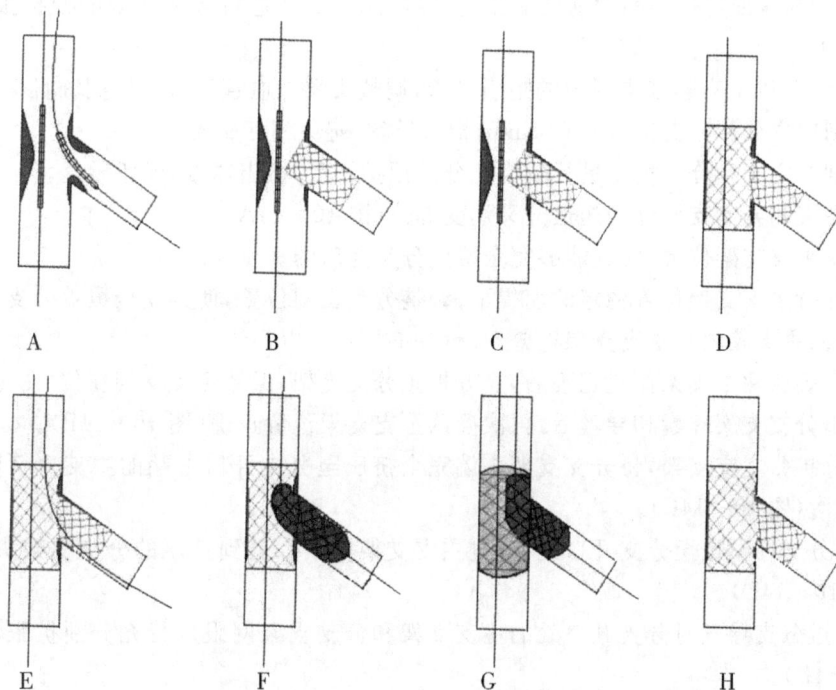

图 10-13　改良侧吻支架术主要操作过程

A.送入分支支架,定位于分支开口处,支架近端突入主支血管腔内 1~2mm,送入主支支架,准确定位在分叉处;B.充分扩张分支支架后,撤出支架球囊和分支导丝,保留主支导丝和支架;C.充分扩张主支支架后,撤出支架球囊,保留导丝;D.通过主支支架网眼向分支送入 0.014in 的导丝至血管远端;E.通过分支导丝将预扩张球囊送至分支开口处,对主支支架网眼进行预扩张后,撤出球囊,保留导丝;F.分别向主支和分支送入高压后扩张球囊,准确定位于分叉处后,同时充盈两个球囊进行高压后扩张;G.依次退出高压球囊,保留导丝;H.造影评价即刻效果

三、挤压支架术

在金属裸支架时代,为了完全覆盖分叉部位的病变,减少区域丢失,在侧吻支架技术的基础上,进一步设计了挤压支架术(crush stenting)。其主要原理是在置入分支支架时,将支架近段直接定位在主支血管内5mm左右,完全扩张后,再以主支内的支架或球囊将露出分支开口的分支支架头端挤压到主支血管壁上,最后通过双球囊对吻扩张对分叉部位进行整形。该方法的优点是分叉部位的病变组织覆盖完全,即刻效果好,缺点是分叉部位的金属成分多,有时导丝再次进入被挤压的分支支架困难,术后再狭窄率较高。根据挤压分支支架的方法和时机不同,可以分为经典挤压支架术(standard crush stenting)、微型挤压支架术(mini-crush stenting)、补救挤压支架术(provisional crush stenting)、球囊挤压支架术(bal-loon crush stenting)、对吻挤压支架术(kissing crush stenting)。

(一)经典挤压支架术

由于需要向分叉病变部位同时送入两枚支架,因此在开始操作前,尽量选用7F以上的指引导管。为了完成精细的定位操作,指引导管需要有较好的支撑力或后坐力。为了两枚支架定位操作顺利和保证定位期间的前向血流,应尽可能对病变进行较为充分的预扩张。其主要操作步骤如下。

(1)选择7F以上有较强支撑力的指引导管,调整头端与血管开口良好同轴且保持稳定。

(2)分别向主支和分支送入0.014in的指引导丝,避免相互交叉。

(3)分别对主支和分支病变进行较为充分的预扩张后,撤出球囊,保留导丝。

(4)将主支和分支支架分别送达分叉病变部位(图10-14A)。

(5)调整主支支架位置,使其能够完全覆盖分叉前后的病变组织。

(6)在保持主支支架位置稳定的前提下,调整分支支架位置,使其完全覆盖分支开口病变,同时头端进入主支腔内与主支支架重叠5mm左右。

(7)造影确认两个支架位置正确后,充分扩张分支支架,保持主支支架在位(图10-14B)。

(8)撤出分支支架球囊和导丝后,再次确认主支支架位置正确(图10-14B)。

(9)充分扩张主支支架,将分支支架头端完全挤压至分支开口上端的主支血管壁内,撤出主支支架球囊(图10-14C)。

(10)将分支导丝送至分支开口处,通过主支支架网眼和受到挤压的分支支架头端进入分支远端(图10-14D)。

(11)通过分支导丝对分支开口处的主支支架和分支支架网眼进行充分预扩张后,撤出球囊(图10-14E)。

(12)根据主支和分支血管参考直径选择两个高压球囊送至分叉病变部位,准确定位后进行高压对吻扩张(图10-14F)。

(13)先抽空分支球囊,再抽空主支球囊。

(14)先撤出分支球囊,再撤出主支球囊。

(15)造影评价即刻效果,必要时以IVUS或OCT检查支架置入质量(图10-14G)。

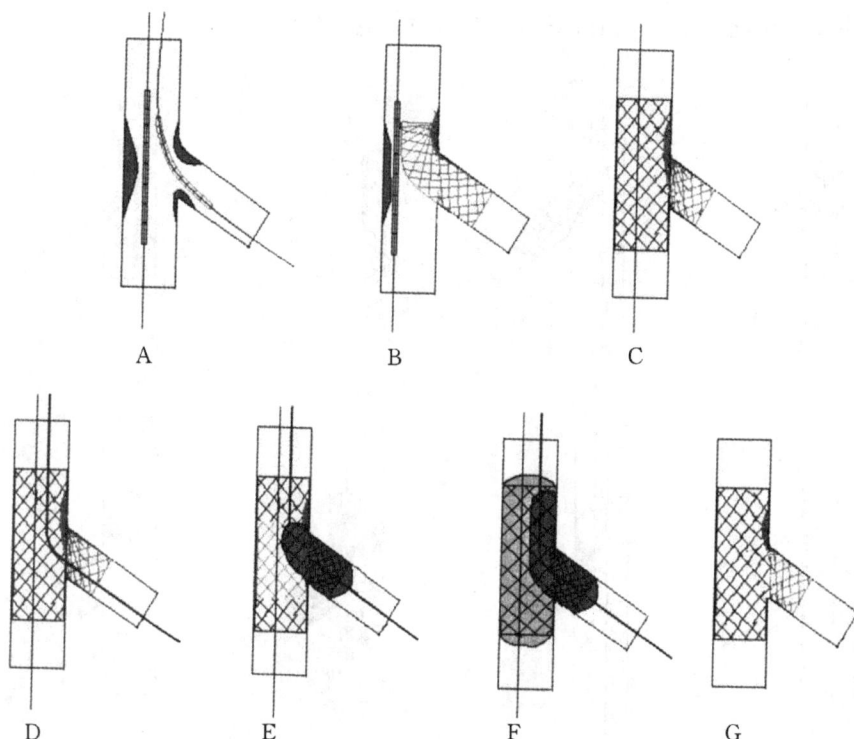

图 10-14　经典挤压支架术主要操作过程

A.将主支和分支支架分别送达分叉病变部位；B.造影确认两个支架位置正确后，充分扩张分支支架，保持主支支架在位；C.充分扩张主支支架，将分支支架头端完全挤压至分支开口上端的主支血管壁内，撤出主支球囊；D.将分支导丝送至分支开口处，通过主支支架网眼和受到挤压的分支支架头端进入分支远端；E.通过分支导丝对分支开口处的主支支架和分支支架网眼进行充分预扩张后，撤出球囊；F.根据主支和分支血管参考直径选择两个高压球囊送至分叉病变部位，准确定位后进行高压对吻扩张；G.造影评价即刻效果

(二)微型挤压支架术

微型挤压支架术的基本原理和操作方法都与经典挤压支架术相同，所不同的是在定位分支支架时，其头端进入主支血管腔内较少，在 1~2mm 左右，分支支架头端在主支内受到挤压的长度介于经典侧吻支架术和经典挤压支架术之间。其主要目的是在保证完全覆盖病变、防止区域丢失的前提下，尽量减少分支支架受挤压的长度，进而减少分叉部位的金属成分，降低术后再狭窄和血栓形成的风险。

(三)补救挤压支架术

补救挤压支架术主要用于在置入好主支支架后，较大的分支血管开口原有病变因斑块移位而加重或者新出现了 70％以上的继发性病变，需要补救性置入分支支架进行处理的情况。其主要操作原理和方法与经典挤压支架术基本相同，所不同的是主支支架已经置入好，需要通过主支支架网眼向分支开口置入分支支架。其主要难点是在以主支球囊挤压分支支架后，分支导丝难以再次通过主支和分支支架网眼进入分支远端，造成对吻扩张失败。其主要操作步骤如下。

(1)经主支支架网眼将 0.014in 导丝送至分支远端(图 10 - 15A)。

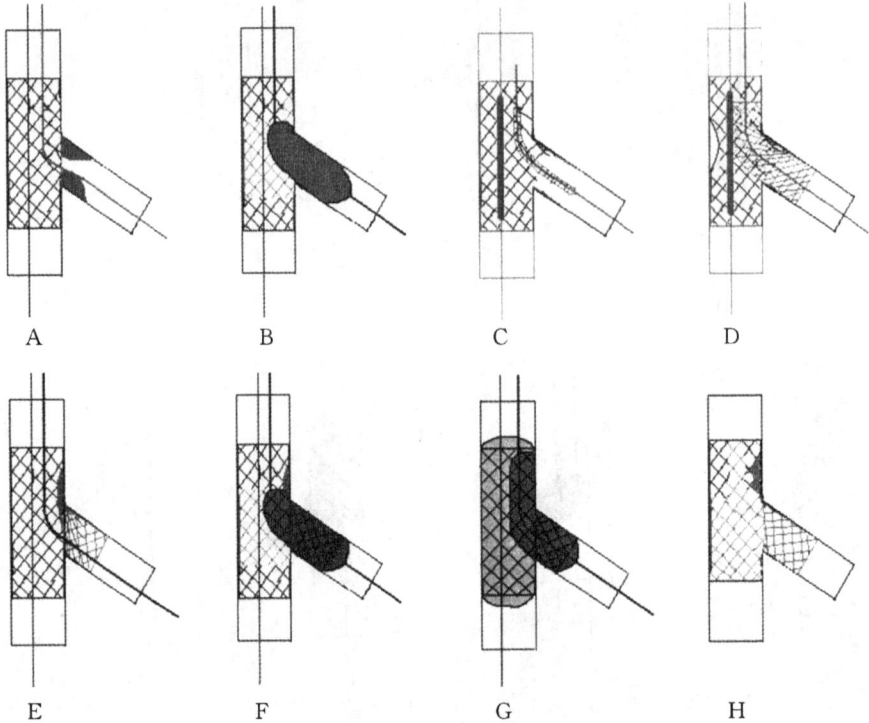

图 10 - 15　补救挤压支架术主要操作过程

A. 经主支支架网眼将 0.014in 导丝送至分支远端;B. 对分支开口处的主支支架网眼进行充分预扩张后,撤出球囊;C、D. 在分叉处主支支架内置入保护球囊,送入分支支架并仔细定位,充分扩张后撤出分支球囊和导丝;E. 扩张主支球囊挤压分支支架近端和对主支支架整形后,撤出主支球囊,经主支支架网眼和受挤压的分支支架头端网眼送入分支导丝到达其远端;F. 对分支开口进行充分预扩张后撤出球囊;G. 向主支和分支分别送入高压球囊,对分叉处进行对吻扩张整形;H.造影评价即刻效果

(2)对分支开口处的主支支架网眼进行充分预扩张后,撤出球囊(图 10 - 15B)。

(3)在分叉处主支支架内置入保护球囊,并指导分支支架定位(图 10 - 15C)。

(4)送入分支支架并仔细定位,充分扩张后撤出分支球囊和导丝(图 10 - 15D)。

(5)扩张主支球囊挤压分支支架近端和对主支支架整形后,撤出主支球囊(图 10 - 15E)。

(6)经主支支架网眼和受挤压的分支支架头端网眼送入分支导丝到达其远端(图 10 - 15E)。

(7)对分支开口进行充分预扩张后撤出球囊,有时需要从小到大换用多个球囊(图 10 - 15F)。

(8)向主支和分支分别送入高压球囊,对分叉处进行对吻扩张整形(图 10 - 15G)。

(9)先抽空分支球囊,再抽空主支球囊。

(10)先撤出分支球囊,再撤出主支球囊。

(11)造影评价即刻效果,必要时以 IVUS 或 OCT 评价分叉处支架置入质量(图 10 - 15H)。

(四)球囊挤压支架术

球囊挤压支架术的基本原理和主要操作步骤与经典挤压支架术基本相同,所不同的只是在分支支架到位后,向主支送入挤压扩张球囊,而不是主支支架,其主要目的是保证分支支架准确定位、保护分支支架在充分扩张前不受到损伤、便于在主支支架扩张前先扩张分支支架网眼,为成功进行最终对吻扩张奠定基础。该方法的缺点是操作较复杂,分支导丝和球囊通过多个支架网眼再次进入分支有时较困难,球囊挤压支架术的主要操作步骤如下。

(1)分别向主支和分支送入0.014in导丝到达血管远端。

(2)预扩张主支和分支病变后撤出球囊,保留导丝。

(3)向主支送入挤压扩张球囊,定位于分叉处后,向分支送入支架(图10-16A)。

(4)准确定位分支支架,充分扩张后撤出球囊和导丝(图10-16B)。

(5)扩张主支球囊,挤压分支支架位于主支内的头端部分(图10-16C)。

(6)撤出主支球囊,将分支导丝通过受到挤压的分支支架网眼进入分支到达远端(图10-16D)。

(7)以预扩张球囊扩张分支开口,为最终双球囊对吻扩张做准备(图10-16E)。

(8)撤出分支球囊和导丝,送入主支支架到达分叉处准确定位(图10-16F)。

(9)充分扩张主支支架后,撤出球囊。

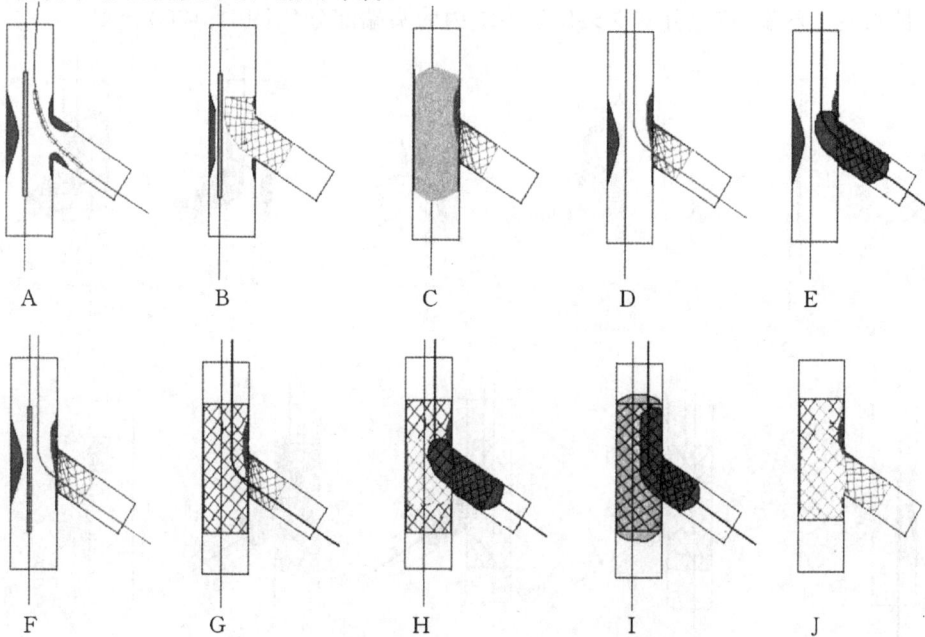

图10-16　球囊挤压支架术主要操作过程

A.向主支送入挤压扩张球囊,定位于分叉处后,向分支送入支架;B.准确定位分支支架,充分扩张后撤出球囊和导丝;C.扩张主支球囊,挤压分支支架位于主支内的头端部分;D.撤出主支球囊,将分支导丝通过受到挤压的分支支架网眼进入分支到达远端;E.以预扩张球囊扩张分支开口;F.撤出分支球囊和导丝,送入主支支架到达分叉处准确定位;G.充分扩张主支支架后,撤出球囊,将分支导丝再次通过主支和分支支架网眼送入分支并到达远端;H.再次通过支架网眼扩张分支开口;I.送入主支球囊,对分叉后病变处进行高压对吻扩张整形;J.造影评价即刻效果

(10)将分支导丝再次通过主支和分支支架网眼送入分支并到达远端(图10-16G)。

(11)再次通过支架网眼扩张分支开口(图10-16H)。

(12)送入主支球囊,对分叉后病变处进行高压对吻扩张整形(图10-16I)。

(13)先抽空分支球囊,再抽空主支球囊。

(14)先撤出分支球囊,再撤出主支球囊。

(15)造影评价即刻效果,必要时以 IVUS 或 OCT 评价分叉处支架置入质量(图10-16J)。

(五)对吻挤压支架术

对吻挤压支架术的基本操作过程相同,所不同的是主支球囊挤压分支支架后,对分叉处先进行对吻扩张整形,然后在置入主支支架。其优点是能够保证在主支支架扩张后,导丝能够顺利进入达分支血管并安全到达远端。其主要操作过程和步骤如下。

(1)分别向主支和分支送入 0.014in 导丝到达血管远端。

(2)预扩张主支和分支病变后撤出球囊,保留导丝。

(3)向主支送入球囊,定位于分叉处后,向分支送入支架(图10-17A)。

(4)准确定位分支支架,充分扩张后撤出球囊和导丝(图10-17B)。

(5)扩张主支球囊,挤压分支支架位于主支内的头端部分(图10-17C)。

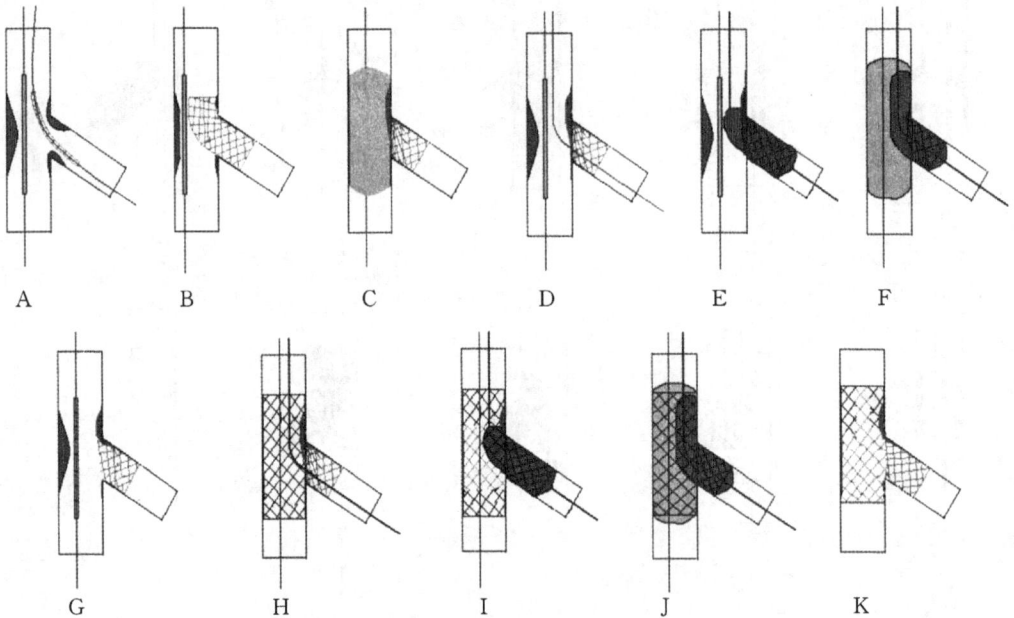

图10-17 对吻挤压支架术主要操作过程

A.向主支送入球囊,定位于分叉处后,向分支送入支架;B.准确定位分支支架,充分扩张后撤出球囊和导丝;C.扩张主支球囊,挤压分支支架位于主支内的头端部分;D.将分支导丝通过受到挤压的分支支架网眼进入分支到达远端;E.以预扩张球囊扩张分支开口,为最终双球囊对吻扩张作准备;F.同时扩张主支和分支球囊,对分叉处进行对吻扩张整形;G.将主支支架送至分叉处准确定位;H.将分支导丝再次通过主支和分支支架网眼送入分支并到达远端;I.再次通过支架网眼扩张分支开口;J.再次同时送张主支和分支球囊,对分叉后病变处进行最终高压对吻扩张整形;K.造影评价即刻效果

（6）将分支导丝通过受到挤压的分支支架网眼进入分支到达远端（图 10-17D）。

（7）以预扩张球囊扩张分支开口，为最终双球囊对吻扩张做准备（图 10-17E）。

（8）同时扩张主支和分支球囊，对分叉处进行对吻扩张整形（图 10-17F）。

（9）先撤出分支球囊和导丝，再撤出主支球囊。

（10）将主支支架送至分叉处准确定位（图 10-17G）。

（11）充分扩张主支支架后，撤出球囊。

（12）将分支导丝再次通过主支和分支支架网眼送入分支并到达远端，再次通过支架网眼扩张分支开口（图 10-17H、I）。

（13）再次同时送张主支和分支球囊，对分叉后病变处进行最终高压对吻扩张整形（图 10-17J）。

（14）先抽空分支球囊，再抽空主支球囊。

（15）先撤出分支球囊，再撤出主支球囊。

（16）造影评价即刻效果，必要时以 IVUS 或 OCT 评价分叉处支架置入质量（图 10-17K）。

四、贯穿支架术

设计贯穿支架术（culotte stenting）的主要目的是为了在分支支架受到挤压和变形后，导丝和球囊能够再次顺利进入分支血管。根据分支支架置入的时机和过程，可以进一步分类为经典贯穿支架术（standard culotte stenting）和补救贯穿支架术（provisional culottestenting），其具体操作步骤如下。

（一）经典贯穿支架术

（1）分别向主支和分支送入 0.014in 导丝到达血管远端。

（2）预扩张主支和分支病变后撤出球囊和主支导丝，保留分支导丝。

（3）向分支送入支架，保证支架近端位于主支内 10mm 以上（图 10-18A）。

（4）充分扩张分支支架后，经支架网眼送入主支导丝到达血管远端（图 10-18B、C）。

（5）撤出分支导丝，扩张位于主支内的分支支架网眼后，撤出扩张球囊（图 10-18D、E）。

（6）送入主支支架，准确定位于分叉处后扩张支架（图 10-18F、G）。

（7）撤出球囊，经主支支架网眼送入分支导丝到达血管远端（图 10-18H）。

（8）经主支支架网眼扩张分支开口（图 10-18I）。

（9）送入主支高压球囊，定位于分叉处。

（10）同时扩张主支和分支球囊，对分叉处进行高压对吻扩张整形（图 10-18J）。

（11）先抽空分支球囊，再抽空主支球囊。

（12）先撤出分支球囊，再撤出主支球囊。

（13）造影评价即刻效果，必要时以 IVUS 或 OCT 评价分叉处支架置入质量（图 10-18K）。

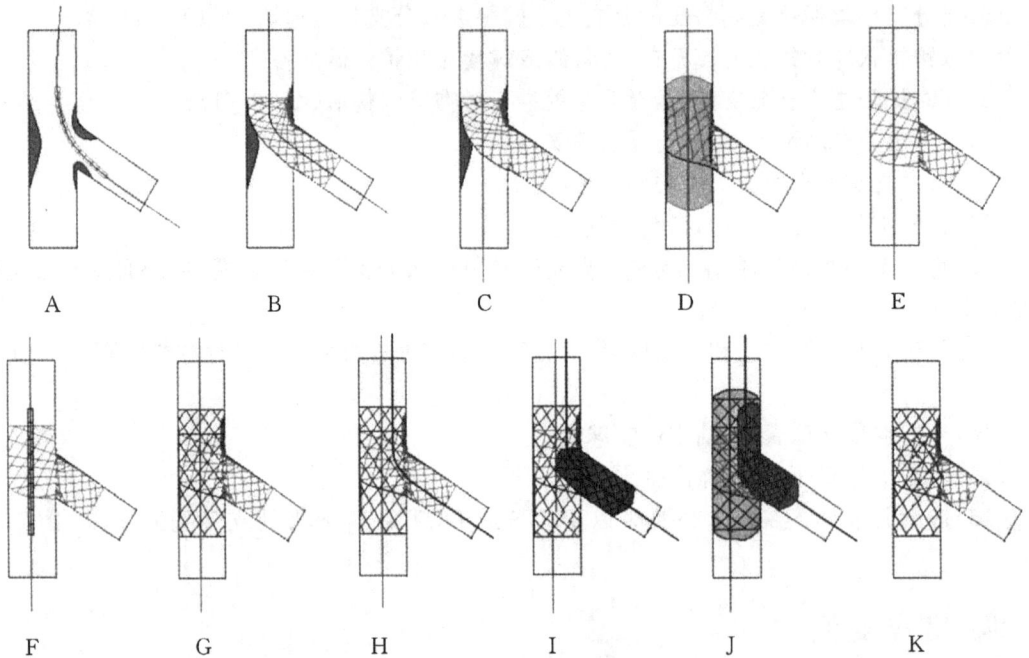

图 10-18　经典贯穿支架术主要操作过程

A. 向分支送入支架,保证支架近端位于主支内 10mm 以上;B、C. 充分扩张分支支架后,经支架网眼送入主支导丝到达血管远端;D、E. 撤出分支导丝,扩张位于主支内的分支支架网眼后,撤出扩张球囊;F、G. 送入主支支架,准确定位于分叉处后扩张支架;H. 撤出球囊,经主支支架网眼送入分支导丝到达血管远端;I.经主支支架网眼扩张分支开口;J.同时扩张主支和分支球囊,对分叉处进行高压对吻扩张整形;K.造影评价即刻效果

(二)补救贯穿支架术

(1)分别向主支和分支送入 0.014in 导丝到达血管远端。

(2)预扩张主支和分支病变后撤出球囊和分支导丝,保留主支导丝。

(3)向主支送入支架,准确定位于分叉处(图 10-19A)。

(4)充分扩张主支支架后,经支架网眼送入分支导丝到达血管远端(图 10-19B)。

(5)经主支支架网眼扩张分支开口后,撤出扩张球囊(图 10-19C)。

(6)送入分支支架定位于分叉处,同时保证支架近端位于主支内 10mm 以上(图 10-19D)。

(7)撤出主支导丝,充分扩张分支支架(图 10-19E)。

(8)通过位于主支内的分支支架网眼再次送入主支导丝并到达血管远端(图 10-19F)。

(9)撤出分支导丝,经主支导丝扩张分支支架近端,打通主支管腔(图 10-19G)。

(10)再次送入分支导丝并到达血管远端(图 10-19H)。

(11)经分支导丝送入球囊,充分扩张分支开口(图 10-19I)。

(12)经主支导丝送入高压球囊,定位于分叉处。

(13)同时扩张主支和分支球囊,对分叉处进行高压对吻扩张整形(图 10-19J)。

（14）先抽空分支球囊，再抽空主支球囊。

（15）先撤出分支球囊，再撤出主支球囊。

（16）造影评价即刻效果，必要时以 IVUS 或 OCT 评价分叉处支架置入质量（图 10 - 19K）。

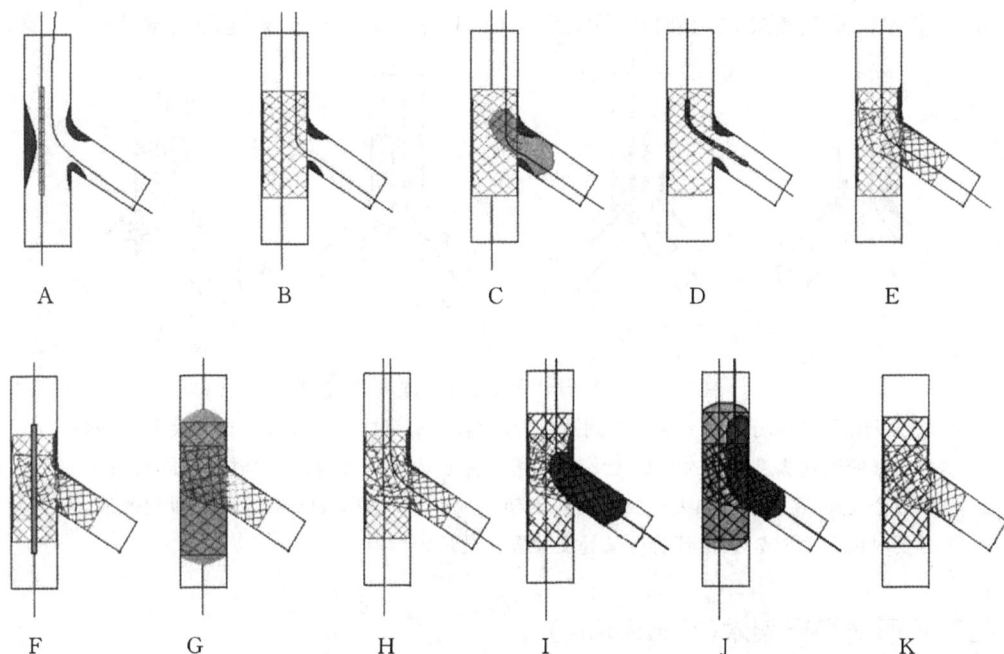

图 10 - 19　补救贯穿支架术主要操作过程

A. 向主支送入支架，准确定位于分叉处；B. 充分扩张主支支架后，经支架网眼送入分支导丝到达血管远端；C. 经主支支架网眼扩张分支开口后，撤出扩张球囊；D. 送入分支支架定位于分叉处，同时保证支架近端位于主支内 10mm 以上；E. 撤出主支导丝，充分扩张分支支架；F. 通过位于主支内的分支支架网眼再次送入主支导丝并到达血管远端；G. 撤出分支导丝，经主支导丝扩张分支支架近端，打通主支管腔；H. 再次送入分支导丝并到达血管远端；I. 经分支导丝送入球囊，充分扩张分支开口；J. 同时扩张主支和分支球囊，对分叉处进行高压对吻扩张整形；K. 造影评价即刻效果

五、对吻支架术

对吻支架术（kissing stenting）一般应用于主支和分支都比较粗大且两个分支直径接近相等的分叉病变，根据两个支架头端接触的程度，可以进一步分为 Y 形对吻支架术和 V 形对吻支架术。其具体操作步骤如下。

（一）Y 形对吻支架术（Y stenting）

（1）分别向两个大分支送入导丝并到达血管远端（图 10 - 20A）。

（2）对分叉病变进行预扩张后撤出球囊，保留导丝。

（3）分别向两个大分支送入支架，使两个支架的远端覆盖各自的病变，近端在粗大的主支内平行排列(图 10 - 20B)。

(4)同时以相同压力扩张两个支架,在主支的中央形成由两层支架组成的金属中脊(图 10 - 20C)。

(5)同时抽空两个支架球囊并撤出分叉处。

(6)造影评价即刻效果,必要时以 IVUS 或 OCT 评价分叉处支架置入质量(图 10 - 20D)。

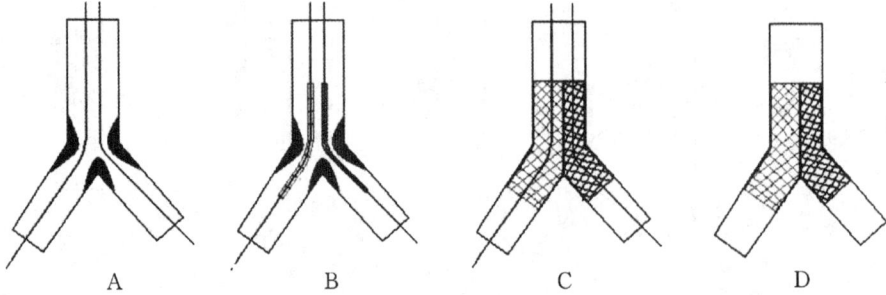

图 10 - 20　Y 形对吻支架术主要操作过程

A. 分别向两个大分支送入导丝并到达血管远端;B. 分别向两个大分支送入支架,使两个支架的远端覆盖各自的病变,近端在粗大的主支内平行排列;C. 同时以相同压力扩张两个支架,在主支的中央形成由两层支架组成的金属中脊;D. 造影评价即刻效果,必要时以 IVUS 或 OCT 评价分叉处支架置入质量

(二)V 形对吻支架术(V stenting)

(1)分别向两个大分支送入导丝并到达血管远端(图 10 - 21A)。

(2)对分叉病变进行预扩张后撤出球囊,保留导丝。

(3)分别向两个大分支送入支架,使两个支架的远端覆盖各自的病变,近端位于各自的分叉开口处;同时以相同压力扩张两个支架(图 10 - 21B)。

(4)同时抽空两个支架球囊并撤出分叉处。

(5)造影评价即刻效果,必要时以 IVUS 或 OCT 评价分叉处支架置入质量(图 10 - 21C)。

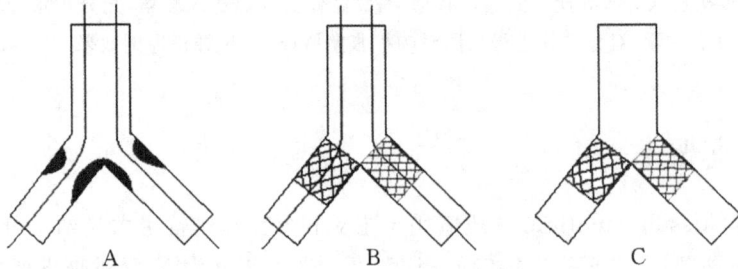

图 10 - 21　V 形对吻支架术主要操作过程

A. 分别向两个大分支送入导丝并到达血管远端;B. 分别向两个大分支送入支架,使两个支架的远端覆盖各自的病变,近端位于各自的分叉开口处;同时以相同压力扩张两个支架;C. 造影评价即刻效果

第五节　慢性完全闭塞病变的支架置入术

冠状动脉慢性完全闭塞(chronic total occlusions,CTO)病变约占全部冠状动脉造影的1/3,但接受经皮冠状动脉介入治疗(percutaneous coronary intervention,PCI)者少于8%,约占全部 PCI 病例的 10%～20%。CTO 病变接受 PCI 比例偏低的主要原因是技术上存在难点,文献报道即刻成功率多在 50%～80%,平均仅约 65%,远低于其他病变 PCI,且其术后再闭塞和再狭窄发生率高。CTO 病变 PCI 成功后可缓解心绞痛症状、改善左室功能、提高远期生存率,但 PCI 失败或术后发生再闭塞者长期预后较差。虽然近年来随着 CTO 专用器械的研发、推广及术者经验水平的提高使 CTO 病变 PCI 的总体成功率有所提高,但 CTO 仍被认为是目前 PCI 领域最大的障碍和挑战。

一、定义

CTO 的定义主要包括闭塞时间和闭塞程度两个要素。闭塞时间可由冠状动脉造影证实,如缺乏既往造影资料则常根据可能造成闭塞的临床事件推断,如急性心肌梗死、突发或加重的心绞痛症状且心电图改变与闭塞部位一致等,但部分患者闭塞时间的判断并不十分肯定。以往文献关于 CTO 闭塞时间的定义差异较大,范围从＞2 周到＜3 个月不等,由于闭塞时间＜3 个月的病变 PCI 成功率较高,因此 CTO 闭塞时间的定义不统一可影响临床研究结果。2005 年在美国 *Circulation*(《循环》)杂志发表的"CTO 经皮介入治疗共识"建议闭塞时间＞3 个月方可称为"慢性",以此作为目前临床诊断的统一标准,有利于对 CTO 临床研究结果进行对比。根据冠状动脉造影结果将 CTO 闭塞程度分为前向血流 TIMI 0 级的绝对性 CTO(真性完全闭塞)和 TIMI 血流 1 级的功能性 CTO,后者尽管有微量造影剂的前向性充盈,但闭塞管腔的微量灌注血流实际上缺乏供血功能。

二、CTO 病变 PCI 的依据

绝大多数 CTO 病变都存在同向或逆向的侧支循环,使闭塞段远端保持一定的血供,但是,即使侧支循环建立充分也仅相当于功能上 90%狭窄的血管,这些侧支循环维持心肌存活,但在心肌需氧增加时仍产生临床症状,如心绞痛等。因此,开通 CTO 病变有助于改善远端心肌供血,缓解心肌缺血症状。

此外,有临床研究表明,CTO 病变行成功血运重建并保持长期开通可显著提高左室功能、降低远期死亡率并减少外科搭桥(coronary artery bypass graft,CABG)的需要。美国中部心脏研究所对连续 2007 例 CTO 病例 PCI 结果进行分析,发现 PCI 成功者住院期间主要不良心脏事件(major adverse cardiac events,MACE)发生率低于 PCI 失败者(3.2% vs 5.4%,$P=0.02$),且其 10 年存活率远高于 PCI 失败者(73.5% vs 65.0%,$P=0.001$)。英国哥伦比亚心脏注册研究中,共对 1458 例 CTO 病变患者行 PCI,随访 7 年 PCI 成功者死亡风险较失败者降低 56%。前瞻性的 TOAST-GISE 研究对 369 例患者的 390 处 CTO 靶病变行 PCI,1 年随访结果表明,PCI 成功者心性死亡和心肌梗死发生率(1.1% vs 7.2%,$P=0.005$)和 CABG 的比例(2.5% vs 15.7%,$P<0.0001$)均显著低于 PCI 失败者。荷兰胸科医院报道对 10 年间 874 例 CTO-PCI 病例进行随访,结果表明,PCI 成功者 5 年存活率(93.5% vs 88.0%,$P=0.02$)及无 MACE 存活率(63.7% vs 41.7%,$P<0.0001$)均显著高于未成功者。因此,对 CTO 病变行 PCI 可使患者长期获益,具有较大的临床意义。

三、患者选择与治疗策略

并非所有的 CTO 病例都适合 PCI 治疗。由于 CTO 病变实施 PCI 技术难度较大,成功率较低,应结合患者临床及造影特点,如年龄、症状严重程度、合并疾病(糖尿病、肾功能不全等)、全身重要脏器功能状况、造影所见病变复杂程度、左室射血分数、是否存在瓣膜性心脏病等因素,充分权衡获益/风险比,选择合适的病例进行 PCI。

CTO 病变实施 PCI 的主要指征如下:①有心绞痛症状或无创性检查存在大面积心肌缺血的证据,CTO 远端侧支血管直径≥2.5mm,长度≥30～40mm;②CTO 病变侧支循环较好;③闭塞血管供血区存在存活心肌;④术者根据经验、临床及影像特点判断成功可能性较大(60%以上)且预计严重并发症发生率较低。

对单支血管 CTO,如存在心绞痛且影像学提示成功概率较高者可优先考虑行 PCI,如临床存在活动受限,即使影像学提示成功概率不高也可尝试行 PCI。如患者为多支病变且伴有一支或多支血管 CTO,尤其存在左主干、前降支 CTO 病变、复杂三支病变伴肾功能不全或糖尿病、多支血管 CTO 等预计成功率不高者,应慎重考虑 PCI 或 CABG 何者更为合适。原则上应先对引起心绞痛或局部心肌运动障碍的罪犯 CTO 病变血管行 PCI,如手术时间过长,患者不能耐受,可仅对罪犯血管或主要供血血管行部分血运重建 PCI,其后对其他病变血管行择期 PCI 达到完全血运重建;经较长时间 PCI 手术仍未成功或预计成功率不高时可转行 CABG。

四、PCI 成功率及其影响因素

受术者经验、器械选择、操作技术、CTO 定义不同及病例选择等因素影响,文献报道 CTO 病变 PCI 的成功率差异较大,在 55%～90%,平均约为 65%。近 5 年来,随着术者经验、技术水平的不断提高以及新器械的研发,CTO 病变 PCI 成功率有增高趋势,尤其一些经验丰富的术者个人成功率可达到 80%～90%甚至更高,但总体水平仍远低于非闭塞病变 PCI。在所有的失败病例中,导丝不能通过 CTO 病变是最主要的原因,占 80%～89%,其次为球囊不能通过病变,占 9%～15%,球囊不能扩张病变占失败总例数的 2%～5%。

CTO 病变特征与 PCI 成功率密切相关,以往文献报道下列因素是导致 PCI 失败的预测因素:①闭塞时间长,尤其>1 年者;②闭塞段长度>15mm;③残端呈截然闭塞状;④闭塞段起始处存在分支血管;⑤闭塞段或其近端血管严重迂曲;⑥严重钙化病变;⑦血管开口处病变;⑧远端血管无显影;⑨近端血管严重狭窄;⑩存在桥侧支(图 10-22)。有学者根据临床经验总结的 CTO 病变特征难度分型详见表 10-1,可用以预测 CTO 病变 PCI 成功率。

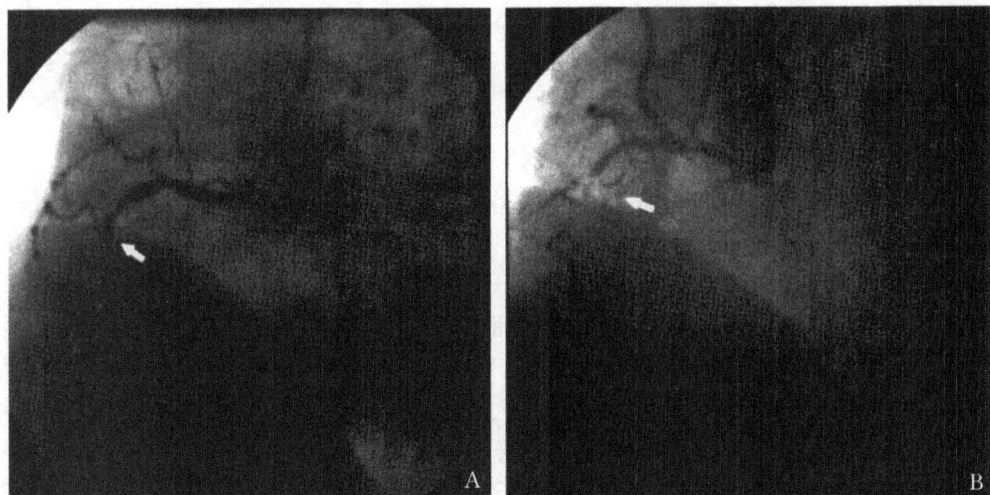

图 10-22　复杂 CTO 病变

A. RCA 中段 CTO，残端呈截然闭塞，附近有分支血管开口，近端血管多处严重狭窄；B. RCA 中段 CTO，伴大量桥侧支

表 10-1　CTO 病变特征难度分型

	简单	中等	复杂
闭塞时间	3～12 个月	1～3 年	≥3 年
运端 TIMI 血流	1 级	0～1 级	0 级
闭塞端形态	长鼠尾状	短鼠尾状	齐头
闭塞段长度	≤15mm	15～30mm	>30mm
桥侧支	无	无或微量	少量到大量
近端迂曲或钙化	无	轻度	中到重度
首次 PCI	成功	首次失败无假腔	失败并出现假腔
病变处分支	无	不需要保护或易保护分支	多个需保护或不易保护分支
病变部分	近段	近中段	口部或远段
病变血管	前降支	小夹角旋支	大夹角旋支或右冠
再狭窄病变	否	是，次全闭塞	是，完全闭塞
冠状动脉开口	正常	轻度畸形或狭窄	严重畸形或狭窄
外周血管	基本正常	轻度狭窄迂曲	严重狭窄迂曲
有无同侧、对侧侧支	完好	少量	无或极少量
CTO 近端血管	基本正常	轻度狭窄	多处严重弥漫性狭窄
其他狭窄或闭塞冠状动脉	无	其他冠状动脉有狭窄	其他冠状动脉有闭塞病变
病变段钙化	无	轻至中度	重度

五、通过闭塞段的技巧

　　CTO 病变 PCI 失败最主要的原因是导丝或球囊不能通过闭塞段，约占全部失败病例的

90％以上。除术者的手法和经验外,适当选择器械、合理应用特殊技术有助于提高导丝/球囊通过闭塞段的成功率。

(一)器械选择

1.指引导管

原则上应选择强支撑力的指引导管,如 XB、EBU、Amplaz 等,必要时选用双层套接指引导管(如 5F 指引导管套在 6F 或 7F 指引导管腔内的"子母型"指引导管)。左前降支(left anterior descending,LAD)病变首选 Voda、左 XB、EBU,支持力不够时可选左 Amplatz;左回旋支病变首选左 Amplatz、XB、EBU,主动脉根部扩张或 JL 4.0 顶端指向 LAD 则选 JL 5.0、EBU;右冠状动脉(right coronary artery,RCA)病变首选右 XB、EBU 或左、右 Amplatz。对较简单的 CTO 病变,指引导管的外径以 6F 或 7F 为宜,可防止导丝远端受阻时在较大指引导管腔内拱起,而且远端较细的指引导管有利于在必要时深插入冠状动脉内以便增加主动支持力。对病变复杂、需要较强支撑或需要在同一指引导管内插入双套球囊或支架导管时,应选用 7F 或 8F 外径指引导管。

2.指引导丝

指引导丝(简称导丝)的选择是影响 CTO 病变 PCI 成败的关键。理想的 CTO 介入治疗导丝应具有一定硬度,在阻塞段中可被灵活旋转,不易进入内膜下,易穿过 CTO 病变两端的纤维帽,但目前尚无任何一种用于 CTO 完美无缺的导丝。影响导丝性能的主要特征包括硬度、头端形状、涂层性质等(表 10-2),不同材质和结构的导丝在 PCI 术中表现出的扭矩反应、触觉感受、推进力、支持力、可操控性、尖端塑形和记忆能力也大相径庭。

硬度越大的导丝越容易穿透坚硬病变,但并非所有病变都需选用硬导丝,有些简单 CTO 甚至采用较软导丝即可开通。初学者通常首选中等硬度导丝,失败后可渐次提高导丝硬度,技术熟练者可首选较硬导丝或在中等硬度导丝失败后直接选用硬或超硬导丝,以节省手术时间和减少器材消耗。

表 10-2 CTO 病变 PCI 常用指引导丝的特征

制造商	导丝商品名	头端特征			
		形状	直径(in)	涂层	硬度(g)
Guidant	Cross IT 100～400	锥形	0.010	非亲水	2～6
	Whisper	平头	0.014	亲水	1
	Pilot 50～200	平头	0.014	亲水	2～6
BSC	Choice PT	平头	0.014	亲水	2
	PT Graphix Int/PT2 MS	平头	0.014	亲水	3～4
Cordis	Shinobi/Shinobi Plus	平头	0.014	亲水	2～4
Terumo	Crosswire NT	平头	0.014	亲水	2
Asahi	Miracle 3～12	平头	0.014	非亲水	3～12
	Conquest/Conquest Pro	锥形	0.009	非亲水*	9～12

* Conquest Pro 头端 1mm 为非亲水涂层,其余部分为亲水涂层。

亲水涂层导丝的优点在于推进时阻力小、容易循新生毛细血管或微孔道到达远端真腔,尤其适合于摩擦力较大的病变;其缺点是操纵性差,导丝常沿阻力最低的路径前进,易进入 CTO 近端分支或主支血管内膜下,触觉感知亦较差,即使进入假腔仍能前进较长距离而无明显的阻力感,易于造成更大的假腔,也容易穿入细小分支或滋养血管而造成穿孔。亲水导丝常适用于闭塞段近段无分支开口、病变长度<20mm、闭塞残端呈鼠尾状以及有微孔道的 CTO 病变。闭塞段或其近端血管有严重迂曲的病变可首选亲水导丝。硬的亲水导丝较其他导丝更容易进入内膜下或造成穿孔,不推荐初学者使用。

非亲水涂层导丝的优点是触觉感知较好,有利于术者以微细动作精确操纵导丝穿过纤维钙化或存在桥侧支的病变。但其寻径能力不如亲水导丝,需要术者有较强的操控能力。目前常见的非亲水导丝均为头端缠绕型导丝,如 Cross IT 系列、Miracle 系列、Conquest 系列等,均适用于血管残端呈齐头或仅存在较小的鼠尾形态、长度>20mm 且较硬的病变。在具体临床选用时几种非亲水涂层导丝之间有一定差别,有学者根据临床经验和操作体会总结于表10-3。

CTO 病变 PCI 常需根据不同的病变特征,手术步骤选用不同的导丝,因此 PCI 过程中可能需要更换几种导丝。大部分病例可首选 Cross IT 100~200、Miracle 3~4.5g、Pilot 50 和 Whisper。如 CTO 血管扭曲或钙化则宜选用 PT2 MS、PT Graphix Intermediate、Pilot 50、Whisper 或 Crosswire NT 等亲水导丝。普通导丝通过失败后换用更硬的非亲水导丝(如 Cross IT 300~400)或亲水导丝(如 Shinobi 或 Shinobi Plus,Pilot 150~200),仍有 30%~60%通过的概率。硬度更高的非亲水导丝除可选用 Cross IT 300~400 之外,还可选用近年日本 Asahi 公司生产的 CTO 专用导丝 Conquest 9g、Conquest pro 9g、Conquestpro 12g 以及 Miracle 6~12g 等。

表 10-3　缠绕型指引导丝的病变适应证

	Cross IT	Miracle	Conquest
TIMI 血流	0~1 级	1~2 级	0~1 级
病变近端及走行	轻中度弯曲	中重度弯曲	较直
闭塞段长度	中至长段(>30mm)	长段(>30mm)	短至中等,短更佳
残端形态	齐头或小鼠尾	小鼠尾	齐头
纤维帽硬度	有一定硬度	较硬	坚硬
钙化、纤维化	轻度	轻中度	中重度
需要穿透支架网眼	可行	不易	较佳
存在桥侧支	可试用	可试用	适合
球囊通过能力	可	最好	较好

3.球囊

球囊的作用在于帮助导丝通过 CTO 病变(借助球囊快速交换导丝,改变导丝尖端形状、提高导丝硬度及在病变段内的操作能力,便于其跨越病变,并证实导丝在真腔)和扩张病变。常选单标记、整体交换、直径 1.25~1.5mm、外形小的球囊,如 Maverick,Sprinter,Rujin 等。熟练术者对预计成功率较高的病变可直接选用 1.5～2.5mm 小直径快速交换球囊,如 Maverick、Sprinter、Rujin、Voyager 等。

4. 其他新型器械

近年日本及欧美研发了许多新型器械以提高开通 CTO 的成功率,如 Safe Cross 光学相干反射系统(Intraluminal Therapeutics)、Frontrunner 导管系统(Lumend)、CROSSER 导管系统(Flowcardia)、Venture 导丝控制导管(St Jude)、Tornus 螺旋穿透导管(Terumo)等,对常规方法不能开通的 CTO,使用上述器械后额外有 50%～85% 的机会通过闭塞段。但是上述器械的价格均较昂贵、临床应用经验不多,尚未在临床广泛推广,其有效性、安全性及效价比还有待进一步观察。

(二)操作技巧

1. 穿刺方法

要求动脉穿刺安全顺利。如病变复杂、手术过程又不需要置入大直径的器械时,通常用 6F 指引导管。需要双侧冠状动脉造影时同侧或对侧股动脉或桡动脉可插入 4～5F 动脉鞘。对髂动脉高度迂曲者可插入长鞘。

2. 术前造影

选择合适的体位充分暴露病变对开通 CTO 病变非常重要。下述影像信息对评价 CTO 病变成功率十分必要:CTO 是否位于血管口部或远端;与最近的分支血管的关系;是否存在钙化;阻塞类型(鼠尾状或刀切状);闭塞长度;CTO 病变近端是否存在高度迂曲;是否存在桥侧支等。血管造影机的"放大"功能(Zoom)对分析信息有助。某些 CTO 病变行同步双侧冠状动脉造影是评价病变长度的最好方法。

3. 导丝尖端塑形的方法

可根据病变形态将导丝尖端塑成不同的弯度:①渐细和同心状的断端,做成约 30°角小 J 形弯曲以利于导丝通过 CTO 病变,J 形头部分的长度接近参考血管直径。②渐细和偏心的断端,增大 J 形角度(约 50°)及长度(较参考血管直径长约 1/3),有利于通过 CTO 病变。③刀切状(齐头)的断端,需要 30°小角度和较长的 J 形(较参考血管直径长 1/4～1/3)。

4. 导丝通过 CTO 病变的方法

逐渐递增导丝硬度。可将快速交换球囊、微导管或 OTW 球囊其中之一送至 CTO 闭塞段的近端处,以增加导丝支撑力,利于其通过病变近端纤维帽,但应注意除非已确认导丝走行在真腔内,不要轻易将球囊或微导管送至闭塞段内。球囊辅助下应用硬导丝的技术可增高导丝穿透血管壁的危险,需要术者有丰富经验及很强的控制远端导丝的技术。导丝在 CTO 中段行进时可顺时针和反时针≤90°旋转,同时缓慢推送导丝。如果 CTO 病变长、弯曲、超过 3 个月、含有钙化的混合性斑块,并有明显的负性血管重塑,则导丝通过的难度较大。触到动脉壁时可能阻力感减小,此时应将导丝退回至 CTO 近端换成另外的通路推进,或换为另一条导丝重新送入。在保证导丝在真腔内行进的前提下,可小心加用球囊辅助以利于通过病变。如无近端纤维帽或闭塞时间较久的 CTO,则可能存在远端纤维帽。此时导丝的选择同近端存在纤维帽的 CTO,有时需要更换导丝。如通过困难,可≤180°旋转导丝,并最好做一次穿刺动作以设法使导丝通过远端纤维帽。

5. 检测远侧导丝位置的方法

导丝穿过 CTO 病变全段之后,应当被较易推进且进入远端真腔血管内。需用至少 2 个不同体位投照检测导丝位置并确定导丝不在分支。如不能确定导丝是否在真腔,或球囊不能通过病变而必须用旋磨术,或应用加强型硬导丝(尤其是应用球囊支持)时,则必须应用对侧造影或 OTW 球囊行中心腔造影来检测远端导丝的位置,以确保导丝在真腔内。其他判断导丝位于真腔的方法还包括多体位投照;导丝穿过闭塞段时的突破感;导丝推送顺畅、转向灵活且回撤后仍能按原路径前进(进入心包腔则走行无定路);导丝尖端塑形存在(不变直)且可进入相应分支;球囊易通过病变等。

6.球囊通过与扩张

如果指引导管的支撑力良好,球囊的通过与扩张均比较容易。先选择尖端超细的 1.25～2.5mm 直径球囊,球囊可被扩张至"命名压"或以上。如 CTO 长度超过 20mm,则最好应用长球囊。扩张之后原先消失的远端血流可被显示,但常较细小,系因缺乏长期灌流所致的负性血管重塑,需要冠状动脉内注射较大剂量的硝酸酯类以恢复远端血流。有时需要再次球囊扩张以使新开通后的血管变粗。如球囊通过失败,可试用以下方法:①改善指引导管的支撑力。交换器械时可将第二条 0.035in 或 0.014in 导丝置于指引导管内主动脉的部位,以加强指引导管支撑力。②检测导丝远端位置后应用旋磨术,需要送入较硬旋磨专用导丝,1.25～1.5mm 直径的磨头足以扩大血管腔并改善斑块的顺应性。③采用 Tornus 导管辅助球囊通过。④多导丝挤压斑块使导丝周围腔隙变大。如球囊通过病变后扩张失败,可尝试用双导丝球囊、切割球囊、乳突球囊或耐高压(30atm)非顺应性球囊扩张,或采用旋磨术。

7.高级技巧

在常规方法失败后可尝试采用下列技巧,有助于提高 PCI 成功率,但部分技术较常规方法的风险更大,仅适用于操作熟练和经验丰富的术者。

(1)平行导丝(parallel wire)或导丝互参照(seesaw wire)技术:"平行导丝技术"是指当导丝进入假腔后,保留导丝于假腔中作为路标,另行插入导丝,以假腔中的导丝为标志,尝试从其他方向进入真腔,避免再次进入假腔。"导丝互参照技术"与"平行导丝技术"原理相近,以第 1 根进入假腔的导丝作为路标,调整第 2 根导丝方向;如第 2 根导丝亦进入假腔,则以其为参照,退回第 1 根导丝重新调整其尖端方向后再旋转推进,如此反复,两根导丝互为参照,直至进入真腔,必要时可用 3 条导丝互为参照。

(2)双导丝轨道(buddy wire 或 track wire)技术:PCI 过程中向 CTO 病变远端插入两根导丝,为球囊或支架顺利通过病变提供轨道;或向另一非 CTO 血管插入另一根导丝,与单导丝相比,双导丝能提供更强的支撑力,使指引导管更为稳定。向同一病变血管内插入双导丝可使迂曲或成角的血管变得略直,因而促进支架通过钙化成角病变或近端的支架,在球囊扩张时还可防止球囊滑动以减少损伤。因此"Buddy 导丝技术"适用于成角或迂曲病变、近端已经放置支架的病变、纤维化钙化病变以及支架内再狭窄病变。

(3)多导丝斑块挤压(multi-wire plaque crushing)技术:用于导丝成功通过闭塞段而球囊通过失败时。保留原导丝在真腔内,沿原导丝再插入 1～2 根导丝进入真腔使斑块受到挤压,然后撤出其中 1～2 根导丝,使 CTO 病变处缝隙变大,有利于球囊通过病变(图 10-23)。多导丝斑块挤压技术的特点是较为安全、效果好,且受血管本身条件限制少,对设备要求不高。对于多数 CTO 病变,在开通时使用的导丝常≥2 根,因此使用此方法通常不会明显增加患者的经济负担,是一项安全且效价比高的新技术。

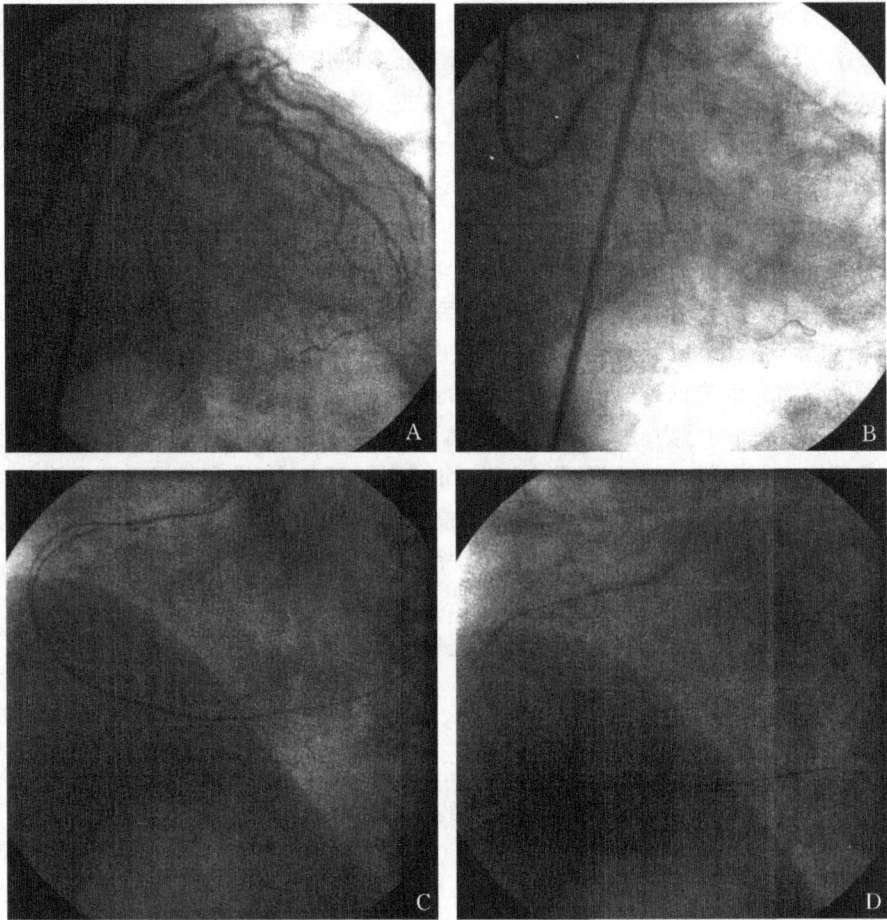

图 10 - 23　多导丝斑块挤压技术

球囊不能通过病变,分别通过双导丝(A)和三导丝(C)挤压斑块,其后撤出其他导丝,仅保留 1 根
导丝在真腔内,使球囊顺利通过;B 和 D 为球囊通过靶血管闭塞段后的影像

　　(4)逆向导丝(retrograde wire)技术:适用于正向导丝通过病变困难且逆向侧支良好的病例。在微导管或球囊支持下由对侧冠状动脉插入导丝(多为亲水滑导丝),经逆向侧支循环到达闭塞段远端。此时可将逆向导丝作为路标,操控正向导丝调整其方向从病变近端进入远端真腔,亦可采用逆向导丝穿过病变远端纤维帽到达病变近端,与正向导丝交会(图 10 - 24)。特定条件下应用"逆向导丝技术"可提高 CTO 介入治疗的成功率,如某些 CTO 斑块近端存在不利于 CTO 介入治疗成功的形态学特点,或近端纤维帽较硬使导丝难以通过,而远端斑块可能较松软,导丝易于通过。"逆向导丝技术"的另一优势是,即使逆向导丝进入假腔(内膜下),因正向血流方向与逆向导丝行进的方向相反,故病变开通后血管壁受正向血流压力的影响,假腔容易自然闭合。而正向导丝一旦造成假腔,因冠状动脉血流与导丝行进方向一致,可使假腔不断扩大而致血管真腔闭塞。虽然"逆向导丝技术"在特定条件下有较大的应用价值,但因其技术难度大,耗材多,且有损伤侧支血管的风险,因此不应作为 PCI 的常规技术,在实际应用中应当严格掌握适应证。

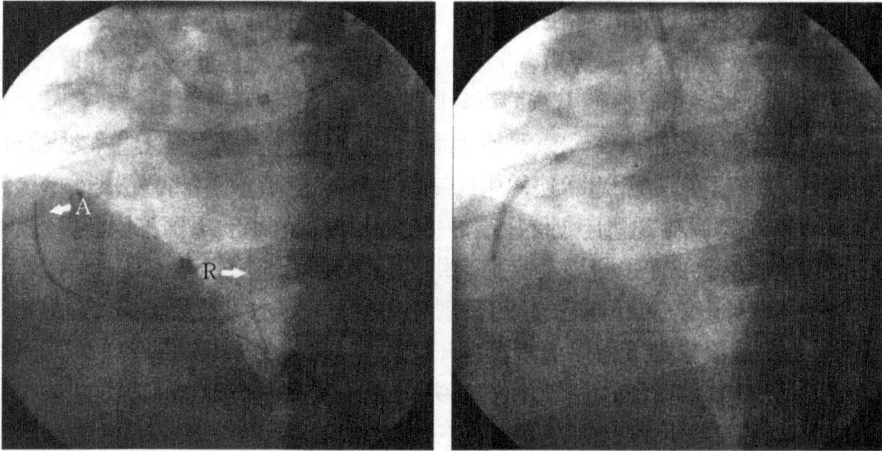

图 10 - 24　逆向导丝技术

左图为反向导丝(R)通过间隔支侧支循环从远端真腔逆向通过 RCA 闭塞段,与正向
导丝(A)交会;右图为球囊沿正向导丝通过闭塞段并扩张

　　(5)锚定(anchoring)技术:指引导管移位或支撑力不足是球囊不能通过闭塞段的主要原因之一。"锚定技术"是指在靶病变近端的分支血管或另一支非靶血管中扩张球囊并轻轻回拖,以此固定指引导管并增强其同轴性和支撑力,有利于球囊或支架通过病变(图 10 - 25)。"锚定技术"适用于预计球囊或支架通过比较困难的病变,需采用外径 6F 以上的指引导管。潜在的风险包括导管损伤靶血管口部、锚定球囊损伤分支血管等,因此回拉球囊前应操纵指引导管使其同轴并处于安全位置,锚定球囊应尽量采用低压扩张。以上技术称为"分支锚定技术"。在 CTO 近端无分支的情况下,也可采用"主支锚定技术",即在 CTO 病变近端扩张球囊的同时推进硬导丝,适用于病变坚硬而指引导管支撑力不够的近端 CTO 病变。

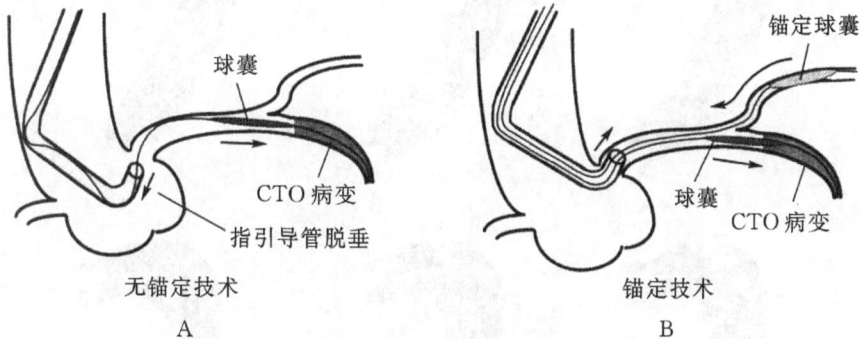

图 10 - 25　锚定技术示意图

A.无锚定技术,指引导管脱垂;B.锚定技术,指引导管支撑力加强

　　(6)内膜下寻径及重入真腔(subintimal tracking and reentry,STAR)技术:在球囊支持下操纵导丝(通常为亲水滑导丝)进入内膜下造成钝性撕裂,导丝在内膜下行进直至进入远端真腔,然后在内膜下空间行球囊扩张并置入支架。"STAR 技术"的优点是在常规技术失败后较快地经内膜下进入远端真腔,可提高成功率,但缺点是容易损伤远端分支、穿孔风险较大、再狭窄发生率高等。"STAR 技术"适用于主要分支远离 CTO 的病变(如 RCA 病变),不适合用于分支较多的 LAD 病变,置入支架应尽量采用药物洗脱支架(drug elutingstent,DES)。

"STAR 技术"仅作为常规方法失败后的补救措施,初学者慎用。

(7)血管内超声指导导丝(intravascular ultrasound guiding wire)技术:在有分支的情况下,可用血管内超声(intravascular ultrasound,IVUS)确定 CTO 病变的穿刺入口。PCI 术中一旦导丝进入内膜下假腔且尝试进入真腔失败时,可采用 IVUS 定位指导导丝重新进入真腔,但此时需先用 1.5mm 小球囊扩张假腔,IVUS 导管才能进入内膜下。此方法可导致较长的夹层,可损伤大分支,并有引起穿孔的风险,仅作为常规方法失败后的应急手段,初学者慎用。

(8)控制性正向和逆向内膜下寻径(controlled antegrade and retrograde subintimaltracking,CART)技术:采用正向和逆向导丝在 CTO 病变局部造成一个局限的血管夹层,便于正向导丝进入远端真腔。具体操作过程如下:首先,将正向导丝从近端血管真腔进入 CTO,然后使其进入内膜下,有经验的 CTO 介入医生可以从导丝头端或导丝前进时阻力减小判断导丝进入内膜下。然后从对侧冠状动脉在微导管或球囊支持下逆向插入导丝,经间隔支的侧支循环送至 CTO 病变远端。将逆向导丝从远端真腔插入 CTO,然后进入内膜下,随后用直径 1.25～1.3mm 的小球囊以 2～3mm 扩张间隔支,其后沿逆向导丝进入内膜下并扩张球囊。扩张后将球囊撤压并留置于内膜下以维持内膜下通道开放(图 10-26)。通过上述步骤,正向和逆向的内膜下空间很容易贯通,正向导丝得以循此通道进入远端真腔。"CART 技术"操作方法较复杂,与"STAR 技术"相比其优点在于可使内膜下撕裂仅限于闭塞段内,避免了损伤远端大分支的风险。与 STAR 及 IVUS 指导导丝技术一样,此技术也需在闭塞远端的血管内膜下扩张球囊,有造成穿孔的危险,不宜作为常规手段,仅用于常规技术开通比较困难和解剖特点比较适合的病变。

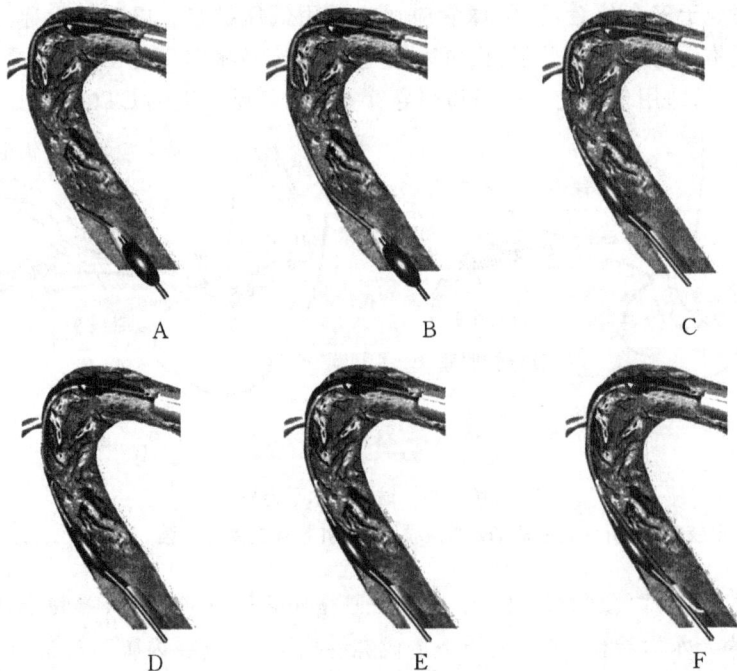

图 10-26　CART 技术示意图

六、支架置入术

1996 年发表的慢性冠状动脉闭塞支架术研究（SICCO）随机对比了单纯球囊扩张术和冠状动脉内裸金属支架（bare metal stent，BMS）植入术治疗 CTO 病变的疗效。结果发现，BMS 组患者心绞痛缓解率高于球囊扩张组（57% vs 24%，$P<0.001$），接受 BMS 治疗者 6 个月造影随访再狭窄（32% vs 74%，$P<0.001$）和再闭塞（12% vs 26%，$P=0.058$）发生率以及 300 天靶病变血运重建（TLR）发生率（22% vs 42%，$P=0.025$）均低于接受单纯球囊扩张者。GISSOC 研究对 110 例成功行 CTO-PCI 的患者进行了长达 6 年的随访，结果表明，接受 BMS 治疗者无 MACE 存活率与接受单纯球囊扩张者相比有降低趋势（76.1% vs 60.6%，$P=0.0555$），而无 TLR 存活率则显著低于后者（85.1% vs 65.5%，$P=0.0165$）。美国 Mayo 心脏中心 25 年 CTO-PCI 经验表明，支架时代治疗 CTO 病变的成功率与支架前时代相比并无显著提高，但住院期 MACE 及 1 年随访的靶病变血运重建率降低约 50%。因此，为防止再闭塞和减少再狭窄发生，CTO 病变成功开通后均应置入支架。

尽管冠状动脉内支架的广泛应用显著降低了 CTO 介入治疗术后发生急性再闭塞的风险，但长期再狭窄率仍高达 30%～40%。近年 DES 在临床得到广泛应用，且已被证实能够降低"真实世界"PCI 后的再狭窄率。新近发表的数项临床研究表明，与 BMS 相比，DES 能够显著降低 CTO 介入治疗后的长期再狭窄率和 MACE 发生率，初步证实了 DES 治疗 CTO 病变的长期疗效和安全性。SICTO 研究观察了雷帕霉素洗脱支架治疗 25 例 CTO 的长期疗效，12 个月再狭窄率和 MACE 发生率均为 4%，显著优于 BMS 时代的结果。Werner 等对比了紫杉醇洗脱支架与 BMS 治疗 CTO 的效果，接受紫杉醇洗脱支架治疗者 12 个月造影再狭窄率（8.3% vs 51.1%，$P<0.001$）和 MACE 发生率（12.5% vs 47.9%，$P<0.001$）均显著低于 BMS 治疗者。葛雷等报道雷帕霉素洗脱支架治疗 CTO 的长效疗效显著优于 BMS 历史对照，6 个月造影再狭窄率和 MACE 发生率分别为（9.2% vs 33.3%，$P<0.001$）和（16.4% vs 35.1%，$P<0.001$）。PRISON II 研究是迄今发表的唯一的 DES 治疗 CTO 病变的随机对照研究，研究共入选 200 例 CTO 患者，随机接受雷帕霉素洗脱支架或 BMS 治疗，DES 组 6 个月造影再狭窄率（11% vs 41%，$P<0.0001$）和 MACE 发生率（4% vs 20%，$P<0.001$）均显著低于 BMS 组。上述研究结果表明，DES 作为改善 CTO 病变 PCI 后再狭窄的一项有效手段，其前景已经初现曙光。但应该看到，上述研究多为注册研究或回顾性分析，不能完全排除因技术进步或支架平台改善造成的疗效差异，因此其临床证据等级不高，目前欧洲心脏协会 PCI 指南（2005）建议 DES 治疗 CTO 病变仅为 II aC 类适应证。此外，对第一代 DES 的迟发不良事件如迟发血栓、再狭窄等问题目前仍存在争议，还需要大规模随机临床研究的长期随访结果来明确 DES 在 CTO 治疗中的地位。

CTO 病变的支架置入技巧与非闭塞病变相同，但考虑到 CTO 病变往往斑块负荷较重、常存在不同程度的钙化，因此应在充分预扩张及多次较大剂量硝酸酯类冠状动脉内注射使血管腔充分扩张之后置入支架。支架直径与参考血管直径的比例以 1∶1 为宜。支架与病变长度的比值目前无定论，但最好应用单个支架完全覆盖病变，已有报道证实置入单个长支架可产生理想的长期效果，多支架的支架间间隙或重叠可能降低 BMS 的临床效果。葛雷等报道的一组病例中，DES 与病变长度比值为 1.8，而作为对照的 BMS 组中支架与病变长度比值仅为 1.2，每病变支架数在 DES 组为 1.4 个，BMS 组则为 1.2 个，提示在 DES 时代有采用长支架或多个支架重叠充分覆盖病变的趋势,但 Moschi 等报道支架长度是 DES 治疗 CTO 病变术后再狭窄的独立危险预测因素,病理研究则表明重叠 DES 可导致局部血管内皮化进一步受损从而增加再狭窄和血栓风险,因此,即使应用了 DES,仍宜选用合适长度的支架,尽量避免多支架重叠置入。此外,DES 置入后应以较短的球囊在支架内实施后扩张以使支架充分贴壁,在支架重叠处尤应注意充分后扩张,但应避免后扩张球囊在支架范围之外扩张,以免损伤血管内皮导致再狭窄。

七、并发症

过去通常认为 CTO 病变 PCI 的风险较小,但事实上临床研究报道其住院期主要不良事件发生率在 4% 左右,与非完全闭塞病变 PCI 相近。

1.死亡

发生率<1%,可能的原因包括术中侧支循环中断、损伤近端血管或主要分支血管、血栓形成、心律失常、空气栓塞以及穿孔导致的心脏压塞和失血性休克等。

2.心肌梗死

发生率约 2%,多为非 Q 波心肌梗死,常由开通的靶血管再次闭塞引起,早年多为血管塌陷引起的急性闭塞,支架时代则多为血栓性闭塞所致。由于 CTO 血管再闭塞后较少引起急性心肌缺血,因此后果多不严重。

3.血管撕裂

多由导丝或球囊进入假腔导致,一旦证实导丝进入假腔,切忌旋转导丝或继续推送导丝以避免穿孔。闭塞段血管的撕裂后果多不严重,如无成功把握可停止手术,如闭塞段已开通则可置入支架。有时也可因导管操作不当或频繁操作导管引起近端血管开口处撕裂,如损伤左主干开口则应及时置入支架或行急诊 CABG。

4.穿孔

穿孔是 CTO 病变 PCI 最常见的并发症之一,可由导丝或球囊走行至血管壁内,误扩张分支血管,以及损伤了连接滋养血管的新生孔道等多种机制而造成。通常冠状动脉造影即可做出诊断,但其后需要迅速用球囊扩张近端以限制血流流向穿孔处假腔,静脉注射鱼精蛋白中和肝素,使活化凝血时间(ACT)尽快降至 130 秒以下。根据穿孔的解剖部位考虑是否应置入带膜支架封阻破口,根据临床病情决定是否行心包穿刺放血术及自体血液回输等。心包穿刺放血后向心包腔内局部注射鱼精蛋白可能比全身应用鱼精蛋白更有效。绝大多数穿孔,如果仅是导丝穿孔而未行球囊扩张,或患者接受的肝素剂量适当,均可通过药物治疗治愈。少数情况下患者必须急送至手术室行心包切开引流术及 CABG。

5.急诊 CABG

发生率<1%,公认的指征是大的边支闭塞、重要血管近端损伤(如左主干)、血管壁穿孔和器械断裂、嵌顿等。器械不能通过闭塞病变或靶血管急性闭塞均不属于急诊 CABG 的指征。

6.器械打结、嵌顿或断裂

PCI 过程中频率交换和重复使用器械、操作不当等可导致各种器械的打结、嵌顿或断裂。操作中应避免同一方向旋转导丝超过 180°,发生导丝打结或嵌顿后可小心逆方向旋转导丝,以减少扭转力。经微导管或整体交换(OTW)球囊选择性冠状动脉内注射硝酸酯或钙拮抗剂有时可帮助解除器械嵌顿。器械断裂后可通过扩张球囊将器械固定于指引导管内取出,或采用 Snare 装置抓取,如失败则转外科行 CABG 或外周血管手术,以便取出断裂在血管中的器械。

7.其他

由于 CTO 病变 PCI 通常造影剂用量较大、X 线曝光时间长,因此可能导致造影剂肾病和放射性皮肤损害。应尽量选用非离子型等渗造影剂,轻度肾功能不全(内生肌酐清除率 30～50ml/min)者造影剂用量应控制在 150ml 以内,如 PCI 持续 2～3h 仍无明显成功迹象者,可停止手术以免对患者造成损伤。对多支病变手术耗时较长者,可考虑分次行 PCI,以减少单次造影剂用量和曝光时间。

第六节　弥漫性长病变的现代处理策略

一、概述

一般认为,对冠状动脉弥漫性长病变介入治疗的成功率低,并发症率高,出现这种反向关系的原因主要是斑块总质量大以及球囊扩张对内膜的撕裂重。此外,经常与弥漫性长冠状动脉病变合并存在的糖尿病和慢性肾功能不全也会对介入治疗结果产生不利影响。

近年来,人们研究了很多设备和药物来克服冠状动脉病变介入治疗时的限制因素。例如,采用更好的指引导管和导丝提供更好的支撑效果,研制多种导丝协助通过严重弯曲的血管和坚硬的慢性闭塞性病变;对严重钙化性病变采用旋切技术消除或减小斑块质量;生产具有很好跟随性的各种支架,加强抗血小板治疗来防止术后血小板聚集和血栓形成。但是,在弥漫性长病变的介入治疗方面则进展较少。因此,随着人口老年化程度的加重和慢性病的增加,冠状动脉弥漫性长病变仍然是介入工作必须面临的重要挑战之一。

二、定义

对冠状动脉病变长度的测量一般采用从肩部到肩部的方法,即在最能反映病变长度的透视体位上(最小的透视缩短)测量从病变近端"肩部"到远端"肩部"的距离。如果此距离短于 10mm,称为局限性病变;如果长度在 10～20mm 则称为管状病变;如果长度大于 20mm 则称为弥漫性病变。这种长度分类分别对应于 ACC/AHA 分类法的 A、B、C 三类。这三种长度的病变呈规律性的阶梯性递减,即局限性病变占 95％,管状病变占 85％～91％,弥漫性病变占 78％～89％。

根据临床观察,目前弥漫性长病变介入治疗前并发症的发生率是局限性病变的 2.6 倍(弥漫性病变为 8.5％,局限性病变为 3.3％)。但是,不同术者报道的急性闭塞性发生率各有不同,出现这种差别的原因与技术上的区别外,还与对病变长度的测量有关。目前多数术者以指引导管的内径作为参考尺寸来测量病变的长度。例如,根据所用指引导管的型号不同,参考血管的内径可以是指引导管的 0.8～2.0 倍。当采用这种方法来测量长病变时,误差会很大。根据上述测量方法,当病变长度大于指引导管内径 2 倍时,发生急性闭塞的可能性要比短病变增加 2 倍。

采用"从肩到肩"的测量方法的另外的一个限制是难以准确确定病变"肩部"的起点。有人采用狭窄程度作为"肩部"的起点,他们发现以 58% 狭窄作为起点测量病变的长度时,对急性闭塞发生率的预测价值最大。

三、弥漫性长病变单纯球囊扩张术

在 20 世纪 80 年代,当采用标准的长度 20mm 的球囊扩张弥漫性长病变时,成功率很低(80%~90%),并发症率高(5%~20%)。有人发现,多次、反复和节段性扩张与并发症有关。于是开始采用特殊的长球囊技术来扩张弥漫性长病变。理论上,较长的球囊能更好地适合于血管的自然弯曲,对动脉壁产生更好地渐进性应力分布,从而使动脉壁逐渐伸展。但是,长球囊也有其缺点。首先,长球囊更容易破裂,尤其是当病变钙化较严重时,通常需要较高的扩张压力才能完全充盈球囊和扩张病变,这样,很容易在球囊两端相对正常的血管段造成血管破裂或夹层。其次,对于一条逐渐变细的 30~40mm 长的血管,如果采用一个较长的非逐渐变细的球囊扩张容易引起血管损伤,但如果采用一个逐渐变细的球囊或用两个不同直径球囊顺序扩张,则对血管的损伤较小。

四、弥漫性长病变介入治疗并发症

由于病变本身比较长,因此病变段常常发出分支,存在弯曲段,远端逐渐变细,病变远端常累及远端分支血管。例如,右冠的长病变常累及远端的右降支和左室后侧支。这些因素都明显增加弥漫性长病变介入治疗的并发症。根据 20 世纪 90 年代初期 ACC/AHA 公布的资料,A、B、C 三类病变进行单纯球囊扩张的成功率分别为 95%、89% 和 56%,并发症率分别为 1.2%、3.7% 和 13%。弥漫性长病变患者很多是老年人,伴有糖尿病,且合并陈旧心梗和左心功能不全,常常不适合于冠状动脉搭桥手术。如果弥漫性长病变多支多处病变,小血管病变和严重钙化病变同时出现,则远端血管更不适合于搭桥,即使搭桥后,其近远期效果也差。

五、再狭窄

造影测定的病变长度是再狭窄的重要预测因素之一,其他相关因素有病变部位,PCI 前后狭窄程度和血管直径。值得庆幸的是,长病变发生再狭窄时,再狭窄段一般比较短,比较容易再次扩张。

六、长病变的支架置入对策

虽然随机试验表明,支架能改善很多种冠状动脉病变的近远期预后,包括主动置入支架的病变、再狭窄病变、完全闭塞病变和大隐静脉桥病变。但支架术对长病变的影响目前尚不清楚。以前对长病变采用支架治疗不满意的原因主要有两个:一是支架内血栓发生率较高;二是序贯式置入多个支架的再狭窄率高达 70%。

但随着抗血小板药物的使用,支架设计、制作和置入技术的改进,冠状动脉内支架术的近远期效果得到了大幅度提高。

长期随访结果表明,置入支架长度 <20mm、20~35mm 和 >35mm 的患者的再狭窄率分别为 24%、35% 和 47%。

为了减少对弥漫性病变使用长支架时的再狭窄率,人们采取了很多办法。例如 Colombo 等提出采用点状支架术,即在血管内超声指引下,先根据病变处血管中膜到中膜的内径为参考选择 1∶1 的球囊对病变进行扩张,然后重复血管内超声检查,如果病变处达到管腔截面积(CSA)≥5.5mm² 或大于病变处血管截面积的 50%,则不置入支架,如果没有达到上述标准,则置入支架。通过比较分析,发现采用这种方法置入支架的长度要比采用传统方法置入支架的长度明显缩短,同时,远期的并发症和再狭窄率也明显降低。点状支架术的缺点是操作时间长,基本材料费用高,且对 20mm 以内的病变效果不如传统支架术。

有人比较对长病变系统置入支架和因并发症放支架的效果。发现对长病变采用 1∶1 球囊扩张发生影响血流的夹层并发症和残余狭窄大于 50% 的比例高达 30% 以上,而且系统支架组和补放支架组两者远期效果相同。因此,对长病变进行 PCI 时,如果效果不理想或残余狭窄明显,应补放长支架。

七、对弥漫性血管激光切割成形术

激光成形术曾被试用于处理弥漫性长病变,即刻效果和远期临床造影结果均比单纯球囊扩张优越。但是并发率和再狭窄率高。因此,目前临床上很少采用这种技术。

八、对弥漫性病变旋磨治疗

与短病变相比,采用旋磨治疗弥漫性长病变手术成功率低、围手术期并发率高,远期再狭窄率高。此外,旋磨后置入支架,其远期再狭窄率仍然明显高于常规支架术,因此,目前临床已较少采用这种方法。

九、病例选择

对弥漫性长病变是选择 PCI 还是搭桥,可参考表 10-4。

表 10-4　弥漫性长病变治疗对策

PCI	CABG
临床有 Comorbid 情况	无 Comorbid 情况
高龄	低龄
左室功能差	左室功能好
无糖尿病	有糖尿病
单支病变	多支病变
参考血管直径>2.75mm	参考血管直径<2.75mm
远端造影剂排空差	近端造影剂排空好

十、操作技术

(1)所有病例术前口服阿司匹林 100mg(1 次/日)、噻氯匹定 250mg(2 次/日)或者氯吡格雷 75mg(1 次/日),并累计剂量达到 300mg。

(2)操作前全身肝素化(70～100U/kg,使 ACT＞300 秒)。

(3)为了获得良好的指引导管支持,建议对弥漫性病变选用股动脉径路,常规选用 8F 指引导管。

(4)对于预计需要置入支架的病变,建议使用支撑力较好的指引导丝。

(5)最后根据定量冠状动脉造影结果选择预扩张球囊的大小和长度,球囊的长度最好长于病变长度,以免在球囊-病变结合部造成夹层。

(6)逐步缓慢对球囊加压,直到透视上球囊的腰凹消失,球囊充盈时间应足够长(如大于 3 分钟),以便充分扩张病变并良好贴靠可能的血管夹层。

(7)如果长球囊通过病变有困难,可先采用短的标准球囊对病变预扩张以建立通道。

(8)球囊扩张后,造影评价扩张结果。如果病变远端血流好(残余狭窄＜30%),可以不必置入支架。如果一小段病变出现明显回缩或夹层,可采用点状支架术处理。

(9)如果出现长夹层,可置入长支架或重叠支架处理。

(10)如果是多个病变被相对正常的血管段分隔,建议采用非重叠的短球囊或标准球囊进行扩张,以免损伤正常血管段,然后,在扩张处置入短支架。

(11)对非常重要的病变部位(如前降支近端病变),建议在预扩张后常规置入支架。

(12)如果血管很细(如＜2.5mm)并伴有明显僵硬或钙化,建议最好选用旋磨术,目的是为预扩张球囊建立通道。但应采用较小的旋磨头,因为大旋磨头常引起无血流现象。

(13)在进行旋磨操作时,保护远端血流非常重要。当采用小旋磨头通过病变数次后,进行球囊预扩张。扩张压力以恰好充盈球囊为准。然后,仅在存在明显夹层或回缩的病变部位置入支架。

(14)操作结束 6 小时后拔除动脉鞘管,根据患者病情、支架置入效果决定术后是否持续静脉泵入 GPⅡb/Ⅲa 受体拮抗剂,或者是否皮下注射低分子肝素。

十一、展望

过去数十年间尽管采用了很多扩张器械来处理长弥漫病变,但仍然存在不少问题。与局限性病变相比,对长弥漫病变进行球囊扩张并以支架备用虽然存在急性闭塞和远期再狭窄率较高的危险,但仍然能取得相当比例的可以接受的成形效果。

就目前而言,处理长弥漫病变的各种复杂技术和旋磨、旋切等的效果仍很有限。此外,采用冠状动脉支架处理非局限性病变的作用也存在争议。考虑到远期再狭窄的危险,目前不主张对长弥漫病变常规放置非药物支架。点状支架术可能有利于降低远期再狭窄。放射治疗术可能是防止长弥漫病变球囊扩张后较有前途的方法之一。目前正进行随机对照试验验证其效果。临床研究表明,药物涂层支架能明显降低局限性病变和主动支架术的远期再狭窄率。虽然关于涂有抗增生药物紫三醇或雷帕霉素的支架能否减少长弥漫病变的远期再狭窄尚存疑问,但这种新的技术可能仍将改变我们将来对长弥漫病变的处理策略。

第七节　小血管病变的支架置入术

一、小血管病变的定义

小血管病变的概念源于 Benestent 等试验,这些试验中将经过确定的参照血管内径<3mm 的病变规定为小血管病变,也有将参照血管内径<2.7mm 的病变规定为小血管病变的。

冠状动脉造影证实需行 PCI 的冠状动脉病变中小血管病变约占 30%~40%,尽管小血管支架置入术的成功率和手术并发症发生率与大血管支架置入术无差异显著,但远期再狭窄率明显高于后者。因此,如何提高冠状动脉小血管病变 PCI 的远期疗效是目前冠状动脉介入研究领域的热点之一,提高多支小血管病变 PCI 的远期疗效更是备受关注的挑战性课题。

二、小血管病变 PCI 操作要领

(1)因血管病变直径小容易嵌顿,应选择带侧孔的 6F 指引导管,并保持较好的同轴性和较强的支撑力。

(2)应选择头端较软的导丝,最好不用中等强度和更硬的导丝;导丝前端的 J 形弯头不宜太长,以利增强导丝的控制力。

(3)应选择小直径球囊以利于通过病变处;因小血管病变较硬,多需高压扩张;小血管病变近远端直径相差较大,有时需选用不同直径的球囊扩张,有时还需适当延长球囊的扩张时间。

(4)球囊扩张后理想结果应无血管内膜撕裂,残余狭窄<20%,远端血流好并无弹性回缩。根据 IVUS 测量的血管内径选择球囊和支架,QCA 球囊/支架/血管直径比为 1:1:1。

(5)小血管病变往往伴随长病变,应选择尽量短的支架,以能覆盖残余狭窄>30%的血管段为标准。

(6)支架通过病变时用力应适中,避免长时间和过度用力操作;如果支架不宜通过病变时可采用 deep sitting 技术。

(7)支架扩张以前应多体位透视使支架准确定位。

(8)对支架扩张后远端变细的血管,用较大的短球囊扩张支架近端可取得最佳效果。

(9)小血管病变置入支架后扩张应充分,远端不能有残余狭窄和血管内膜撕裂。

(10)小血管病变置入支架后应强化抗血小板治疗。

随着 DES 的广泛临床使用,对于小血管支架的应用有了新的观点。C-SIRIUS 试验对比分析了 Cypher 支架与 BMS 治疗冠状动脉小血管病变 9 个月的随访结果,发现无论是再狭窄率、靶血管重建率还是 MACE 发生率(4.0%对 18.3%,$P<0.05$),Cypher 支架组都明显低于 BMS 组。东方人种的冠状动脉直径较西方人种略小。冠状动脉小血管病变也可从置入 DES 的 PCI 治疗受益,其机制是 DES 可对抗术后早期血管壁弹性回缩和远期负性重构,并能显著降低术后平滑肌细胞和新生内膜过度增生而导致的再狭窄。

Eeckhout 等报道,直径小于 3.0mm 的冠状动脉病变置入支架后亚急性血栓发生率较高,亦有置入 DES 后数月甚至数年发生血栓的报道。因此,需要重视 DES 置入后的强化抗血小板治疗。

对于多支冠状动脉病变的 PCI 治疗,目前欧洲心脏学会 PCI 指南将此类指征列为 Ⅱb。有些研究者不主张对直径<3mm 的冠状动脉小血管置入长支架或多个支架重叠置入。在实际临床工作中,Cypher 支架和 TAXUS 支架治疗小血管病变安全可行且疗效显著,对多支冠状动脉小血管病变也可得到较为理想的疗效。

三、小血管病变 PCI 总结

(1)小血管病变药物洗脱支架置入后近期疗效与大血管相同,支架内血栓发生率并不比大血管内高,而再狭窄率则较大血管高(32% vs 20%),GPⅡb/Ⅲa 受体拮抗剂等的合理应用会使小血管病变 PCI 更安全。

(2)对无再狭窄高危因素者支架可改善长期预后,但有再狭窄高危因素如糖尿病、复杂病变及长病变的小血管病变支架置入后再狭窄发生率较高。

(3)小血管内放置支架的长度应短于 20mm,尤其对前降支病变和糖尿病患者等高危因素者,仅对残余狭窄>30% 的血管段放置短支架。

(4)小血管病变置入支架后用球囊/血管直径(B/A)比为 1.3:1(QCA)的球囊后扩张可获得较好的结果;若以 IVUS 测量直径,大小血管 B/A 比均接近 1:1。

第八节　开口病变的支架置入术

一、定义

冠状动脉开口病变指距主动脉或主支冠状动脉开口部 3mm 以内的严重的动脉粥样硬化性病变,其冠状动脉造影的检出率约为 0.13%~2.7%。

二、分型

根据其具体位置以及便于介入治疗的目的,通常将开口病变做如下分型。

(一)主动脉-冠状动脉开口(aorto-ostial)病变

(1)原位血管主动脉-冠状动脉开口病变:指左主干开口病变和右冠状动脉开口病变。

(2)移植血管主动脉-冠状动脉开口病变:指外科冠状动脉搭桥术后静脉桥血管吻合口病变。

(二)非主动脉-冠状动脉开口(non aorto-ostial)病变

该病变指冠状动脉主要分支开口病变,包括前降支和回旋支开口部病变以及二级分支(对角支、钝缘支和右冠状动脉远端分支)开口部病变。临床研究主要涉及前降支和回旋支开口病变。事实上,非主动脉-冠状动脉开口病变属于分叉病变范畴,不属于真正意义上的开口病变范畴。

三、开口病变介入治疗的一般特点

开口病变的病理特征为存在致密的纤维细胞性和钙化性粥样斑块,加之开口病变位于主动脉壁,使得开口病变的僵硬度和弹性回缩明显增加。

由于开口病变的位置处在血管的开口部位,给造影评价带来一定困难,虽然指引导丝易通过病变达远端血管,但指引导管易堵塞开口造成冠状动脉血流中断,患者可能会出现缓慢或快速心律失常,有创压力监测示压力迅速衰减,影像显示造影剂不向主动脉内溢出而滞留于冠状动脉内,同时,患者可能出现心绞痛发作,此时,应迅速后撤导管,暂停操作,因此,指引导管最好能选择带侧孔的短头导管,以避免或减轻导管嵌顿,同时,选择指引导管,要特别注意导管与血管有很好的同轴性及良好的支撑力,便于在需要时轻轻推送或后撤导管,保证清晰的冠状动脉显影。当指引导管不能很好地与冠状动脉口同轴时,可以微调导管,并可借助指引导丝稳定导管操纵,获得良好的导管支撑力和与冠状动脉血管开口的同轴性。

如开口病变有钙化,球囊扩张往往不能奏效,且容易造成冠状动脉夹层,导致冠状动脉急性缺血及闭塞,即使扩张成功,未置入支架,也容易出现再狭窄。支架置入前多需旋磨或旋切,使支架可有效地支撑起开口病变,即刻与长期效果都优于单纯球囊扩张术,经旋切、旋磨后再置入支架,手术更易获得成功,并能在很大程度上改善预后。

大隐静脉桥开口病变的特点与患者自身主动脉-冠状动脉开口病变相类似,一般都伴有较大的、松脆的斑块,其中包含粥样坏死的组织碎片,有的病变血管内膜有血栓附着。静脉桥血管病变的钙化程度相对较轻,但通常较硬且富有弹性,难于扩张,且弹性回缩更加明显,所以,一般不主张单纯球囊扩张术。有时指引导管不能置于开口位置,造影效果不良,给支架置入造成困难。血管内超声(intravascular ultrasound,IVUS)的应用,有助于了解病变情况,能更好地指导介入治疗。如果不进行 IVUS 可将球囊扩张至命名压或稍高于此压力,此时,如球囊不能完全充盈,则需先行旋磨处理。对于球囊不能扩张的硬病变实施旋磨时远端血管很少发生栓塞并发症。对于存在大量血栓负荷的病变,使用血小板(GP)Ⅱb/Ⅲa 受体阻断剂有助于降低远端栓塞的发生率。另外,应用远端保护装置也可有效减少远端栓塞的概率,提高血管再通率。还有研究表明,低压球囊扩张后,高压置入带膜支架 Stent graft™ 可有效阻止静脉桥血管壁上血栓性碎屑的脱落,同样可以减少栓塞发生率。

当左心室功能减低,射血分数小于 40% 或同时合并多支血管病变、严重主干钙化以及左主干短于 8mm 时,左主干开口病变不宜考虑介入治疗。

一般情况下,开口病变不宜采用直接支架术。

四、非主动脉-冠状动脉开口病变介入治疗的一般特点

非主动脉-冠状动脉开口病变位于冠状动脉血管分叉处,具有一定的分叉病变的特点:分叉病变介入治疗成功率低,主要心脏事件及再狭窄发生率高,一支血管放置支架可能会使另一支血管开口狭窄;一支血管发生夹层可能会波及另一支血管或主支血管;支架近端再狭窄可能会导致主支血管再狭窄等。以往分叉病变是属于外科冠状动脉搭桥的适应证,近年来随着介入器械的不断改进,陆续有多种技术用于分叉病变的介入治疗,如双导丝技术、双球囊对吻扩张技术以及各种支架技术(包括 T 形支架、Y 形支架、CRUSH 技术等),大大提高了非主动脉-冠状动脉开口病变以及分叉病变的手术成功率。

五、开口病变支架置入术及相关技术的应用

(一)主动脉-冠状动脉开口病变支架置入术

1. 投照体位

投照体位的选择是准确判断开口病变特点的关键所在,合适的体位应充分暴露开口病变,指引导管的同轴性及病变远端情况。如左主干开口病变支架置入术中常用投照角度有:正位加头位、右前斜加头位以及左前斜加足位;支架术后评价角度应选择暴露前降支及回旋支开口较好的体位。

2. 指引导管的选择及操作技巧

原则上应选择支撑力好且不影响血管远端灌注的指引导管,一般选择 6F 或 7F 带侧孔的短头指引导管。对原位主动脉-冠状动脉开口病变而言,在处理左主干开口病变时,通常选择标准的左 Judkins 或 Judkins - ST 指引导管,当主动脉扩张或开口向上时可以选用 EUB、Amplatz 2 或 Voda-Left 等指引导管;处理右冠状动脉开口病变,如果开口向下,常选择右Judkins-ST 指引导管,如果开口向上,常选择 Hockey-Stick 或左 Amplatz,对于水平开口的右冠状动脉,可选用右 Judkins-ST、右 Amplatzl、Am-platz2 以及 Hockey-Stick 指引导管;对移植血管主动脉—冠状动脉开口病变,右冠状动脉静脉桥指引导管应选择多功能导管,也可选用右 Amplatz 或右 Judkins 导管,但同轴性不如多用途导管;左冠状动脉静脉桥血管,应视开口方向而定,对于开口向上的前降支静脉桥血管,Hockey-Stick 或 LCB 指引导管可提供良好的同轴性,水平开口者,选择标准的右 Judkins 导管为宜;处理开口病变时,维持指引导管同冠状动脉口的同轴性或使用带侧孔的导管可以避免压力波形的衰减或消失。虽然带侧孔的导管可以减轻压力衰减,但仍有机械性损伤冠状动脉口的可能,所以,应密切注意压力变化,有时需要重新调整指引导管的位置,行球囊预扩张及释放支架前,将指引导管回撤脱离开口,此时,造影显像质量差,给支架置入造成困难,操作应格外小心、谨慎。

3. 指引导丝的选择

尽量使用尖端柔软的导丝,以避免损伤开口病变斑块,尤其是易损斑块;在操作中常需将指引导管撤离血管开口,或经切割球囊切割、旋磨、旋切后再置入支架,故一般选择支撑力好的指引导丝。

4. 支架的选择及释放

由于开口病变位于主动脉壁,富含弹性纤维及常合并粥样硬化斑块钙化,且开口部位受到主动脉内血流剪切力的冲击,给操作带来困难,易造成治疗结果不满意,且容易发生急性血管并发症,术后再狭窄率高等。因此,在选择支架时,应选择可视性好、辐射张力好、金属覆盖率高、闭环的管状支架;因为药物洗脱支架再狭窄率低,所以开口病变一般都选择药物支架。支架置入定位时,近端应突出冠状动脉开口外 1~2mm,支架过远,不能覆盖开口病变;支架过近,深入主动脉内,支架易被指引导管损伤变形,使球囊及其他器械再次通过困难,无法治疗其他血管病变,且急性、亚急性血栓发生率和再狭窄发生率高;支架打开时应高压力(一般 16~18atm)、快速释放支架,有时支架近端需换用大型号高压球囊后扩张,使支架外口呈喇叭状。如果支架因移位而没有覆盖口部,通常需要在近端置入第二个支架。

5. 主动脉-冠状动脉开口病变支架置入术基本原则及图示说明

(1)基本原则。

1)选择 6F 或 7F 带侧孔的短头指引导管。

2)应用短时、高压球囊预扩张。

3)选择支撑力好的闭环的药物洗脱支架,支架定位应突出冠状动脉开口 1～2mm,高压扩张使开口外的支架部分呈喇叭状。

4)多角度、多体位投照充分暴露开口病变以及前降支和回旋支开口(指左主干开口病变治疗时支架置入后,明确分支开口是否受到影响)。

(2)图示说明(图 10-27A～F):主动脉-冠状动脉开口病变支架置入术示意图。

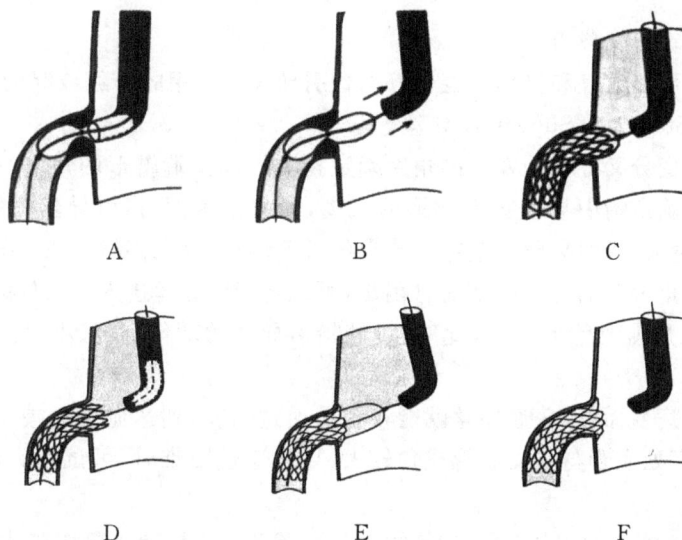

图 10-27　主动脉-冠状动脉开口病变支架置入术示意图

A.球囊到位;B.指引导管回撤脱离冠状动脉开口,球囊加压扩张;C.支架送入冠状动脉内,尾端突入主动脉内 1mm,支架释放前将指引导管回撤离冠状动脉开口;D.支架释放后回撤球囊时保持对指引导管的回撤张力,防止指引导管前移损伤支架;E.用高压球囊进行后扩张,保证支架完全展开并贴壁,使支架尾端展开呈喇叭状;F.最后结果

(二)非主动脉-冠状动脉开口病变支架置入术

临床研究主要涉及前降支和回旋支开口病变。

1.投照体位

投照体位对于非主动脉-冠状动脉开口病变支架置入术能否获得成功非常重要,蜘蛛位(左前斜加足位)是前降支和回旋支开口病变介入治疗时常用体位之一,在此基础上,前降支开口病变治疗时右前斜或正位加头可以使前降支更好的展开,利于选择大小合适的球囊和支架;回旋支开口病变治疗时常选右前斜加足体位,更好地暴露病变;有时由于个体差异,具体投照角度的增减需要进行个体化调整,方能满足手术需要。总之,选择合适的投照体位是正确判断开口病变特点并给予针对性治疗的关键,合适的体位应考虑充分暴露病变,并强调与指引导管的同轴性。

2.指引导管的选择及使用

选择原则为大腔、支撑力好的指引导管。6F 大腔导管内径为 0.070in,能够满足一般双球囊对吻扩张术的要求,但不能适用对吻支架技术,或使用支架球囊行对吻后扩张;7F指引导管为最常使用型号,而对于需要进行斑块消蚀术(主要指旋切和旋磨)或同时释放两个支架的病变,有时需选用8F甚至10F的指引导管,依据左冠状动脉开口位置及形状,前降支及回旋支与主干成角情况,结合患者年龄及血管钙化程度,来选择常用的Judkins指引导管,还是选择XB指引导管以及Amplatz指引导管等。

一般情况下,高龄、血管钙化较重及成角大时,常需要选择强支撑力的XB指引导管;当左主干较短,距离开口病变较近时,常需要选择短头指引导管,且在操作时应小心,避免指引导管损伤支架近端。

3.指引导丝的选择及使用

原则上应选择可控性好和操作性能良好的指引导丝。常用的有红或绿的PT导丝、BMW导丝、ATW导丝、Stabilizer Supersoft导丝等。

应根据开口病变分叉处血管发出的角度确定指引导丝头端塑形的角度,再根据开口病变前主支血管的直径确定指引导丝头端塑形的长度,即成角越大,指引导丝头端成形的弯曲也大,主支血管直径越大,指引导丝头端需要成形的长度越长,反之亦然。在一些特殊的病变,指引导丝直接进入严重狭窄的开口病变血管困难,可先将指引导丝送入分叉处的另一支血管,再后撤指引导丝跳入病变血管的开口,此时,旋转指引导丝的动作宜轻、小、慢、柔,不宜重、大、快、粗。

对于一般开口病变而言,普通导丝就能较容易通过病变,到达血管远端,如遇到高度狭窄的开口病变,且病变处血管与主支血管成角较大,导丝通过困难时,可试用尖端操纵性能良好的ATW导丝。

当严重开口病变治疗时,由于斑块"铲雪效应"(指动脉粥样硬化斑块在球囊扩张时受压而移行),处于分叉处的另一支血管开口可能会受到斑块挤压,造成新的开口狭窄,因此,应进行双导丝保护技术,即分叉处的两支血管各放置一根导丝,一般被保护侧血管选择BMW导丝,而应避免使用带超滑涂层的导丝,如PT系列,以防止支架置入时导丝受压,断裂于血管内。

支架置入后,如被保护侧血管开口狭窄较重,需进行导丝交换技术,即将治疗侧血管内导丝回撤,经支架网眼送入被保护侧血管,而将原被保护侧血管内导丝回撤后重新送入治疗侧血管内,便于进行接下来的双球囊对吻扩张治疗(如被保护侧血管开口未受影响或虽受影响,但狭窄不重,可不必进行导丝交换);当导丝通过支架网眼困难时,选择带亲水涂层的指引导丝可能会有所帮助,如PT系列导丝。

如果分叉处两支血管都有严重开口病变,必须施行双导丝保护技术。

4.球囊导管及支架的选择

(1)球囊选择:常规使用单轨球囊导管(monorail),操作方便、可以快速交换;球囊大小最好以病变远段血管直径为参照。

(2)支架的选择:由于普通裸支架开口病变支架内再狭窄率较高,所以,药物洗脱支架在开口病变的应用越来越受到重视,成为首选。支架长短应根据病变位置(距离分叉的远近)、狭窄程度、分叉处血管成角大小、是否合并分叉处另一支血管开口病变等,并根据术者的经验来决定,是选择仅覆盖病变不盖过开口的短支架,还是选择充分覆盖粥样硬化斑块,盖过分叉开口的长支架;因为支架置入时可能会由于"铲雪效应"而引起分叉处另一支血管开口严重狭窄,造成治疗失败,并给补救性治疗带来困难。绝大多数病例仅需一个球囊、一个支架,分叉处另一支血管开口一般不需球囊扩张及置入支架,如果需要处理,球囊应进行双球囊对吻扩张,支架应选择头端外径小、在透视下可见、两端标志清楚的支架,有助于该支架穿过已置入支架的网眼和准确定位。随着药物洗脱支架的临床应用,目前多建议选用药物涂层支架。

(3)双球囊对吻扩张技术(kissing balloon):指位于开口病变分叉处的两支血管用两个球囊同时加压和减压进行扩张的过程。一般开口病变治疗时不一定需要使用此技术,只有当位于分叉处的两支血管均有严重开口病变,或一支有严重开口病变,治疗时因"铲雪效应"而致另一支血管开口狭窄,必需治疗时,才使用双球囊对吻扩张技术。

(4)由于非主动脉-冠状动脉:开口病变位于血管分叉处,如何处理病变,受诸多因素影响,如该部位两支血管是否都有严重开口病变、两支血管成角大小(夹角成锐角时更易受"铲雪效应"影响,夹角大接近直角时受影响相对小些)、斑块扩张时斑块移行的方向(一般分为纵向移动和横向移动)、术者的经验以及对病变的判断及理解等,都将对病变的处理产生影响,归纳起来,常见处理原则及技术如下。

1)一支支架＋另一支血管不需处理:包括两种情况,一为支架仅覆盖病变,不盖过分叉开口,当病变相对较轻或稍远离分叉处,球囊扩张后另一支血管开口不受影响时,或开口病变斑块经过消蚀处理后,斑块负荷明显减轻时,可以应用此技术,但支架定位时必须反复寻找暴露开口病变的最佳体位,如两支血管分出的切线位,确保支架定位准确,此时可选择相对短些的支架;二是 Stent Cross-over 技术,有病变侧血管可以放置长支架,跨过并覆盖另一支血管开口,如果后者血管较细小(一般认为直径小于 1.5~2mm,分支较少,供血范围小的血管),开口未被累及,以及"铲雪效应"对分叉处另一支血管开口影响较小时,可以应用此技术。

2)一支支架＋另一支球囊扩张:有病变侧血管置入支架,另一支血管开口球囊扩张,亦是处理非主动脉-冠状动脉开口病变常用的方法,而且费用低、再狭窄率比双支支架低。

3)T-Stent:用于一支放置支架、另一支球囊扩张后有闭塞危险者,第二个支架通过第一个支架网孔置入,最后双球囊对吻扩张。

4)Crush Stenting 技术:与传统双支架置入技术相比,该技术保证了药物涂层支架可完全覆盖病变。需要强调的是拟行 Crush Stenting 的开口病变中两支血管(习惯性称为主支与分支,但前降支与回旋支血管不应称为主支与分支,以下只为描述方便)均较为粗大,有置入支架的必要。其主要步骤如下。

A. 放置指引导丝并分别球囊扩张两支血管。

B. 确定药物支架在两支血管的位置。

C. 分支支架突出于主支血管内至少 5mm,扩张分支血管支架。

D. 抽出分支血管导丝。

E. 扩张主支血管支架。

F. 再通过主支血管支架放置导丝至分支血管。

G. 行主支和分支血管双球囊对吻扩张术。

5)改良型的 Crush 技术,其主要步骤如下。

A. 放置主支血管支架。

B. 通过主支血管支架放置导丝至分支血管。

C. 应用球囊将支架分支开口的金属网扩开。

D. 放置分支血管支架。

E. 扩张分支血管支架并行 Crush 技术。

F. 行主支和分支血管双球囊对吻扩张术。

6)其他:Y Stent,对吻支架或 V 形支架等,已较少应用。

总之,开口病变介入治疗处理原则是:置入支架时支架的定位非常重要,如果由于"铲雪效应"使另一支血管开口受压,则可能需要对该支血管进行 PTCA 或支架置入;另外可以应用斑块消蚀术或切割球囊技术,然后再置入支架。

(5)图示说明非主动脉-冠状动脉开口病变及其治疗。

1)非主动脉-冠状动脉开口病变(分为 A、B 两种情况,见图 10-28A、B)。

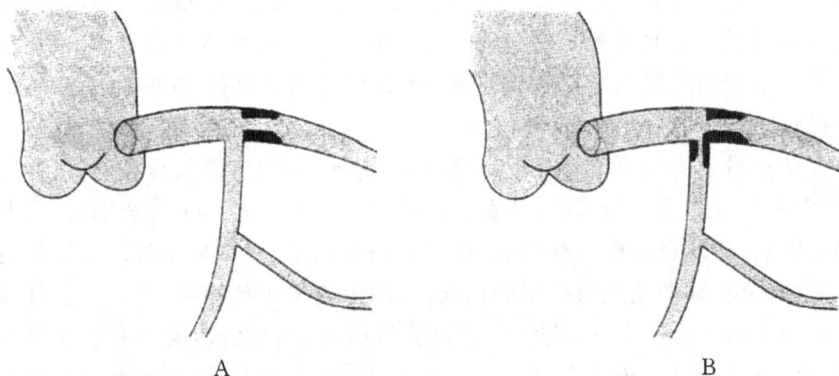

图 10-28 非主动脉-冠状动脉开口病变(A、B 两种情况)

A. 血管分叉处只有一支血管开口病变;B. 血管分叉处两支血管均有开口病变

2)双球囊对吻扩张术图示(图 10-29A、B):双球囊对吻扩张术。

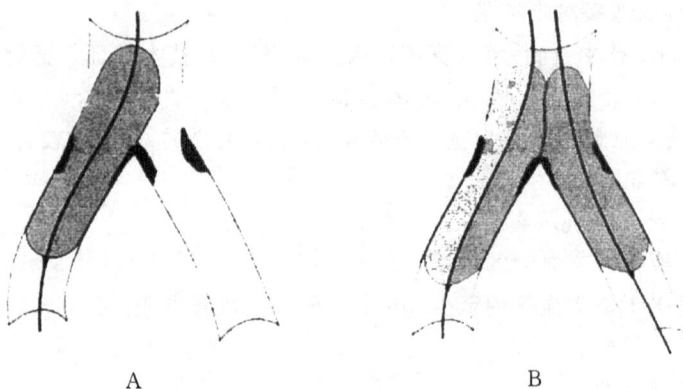

图 10-29 双球囊对吻扩张术图示

A. 单个球囊扩张开口病变;B. 双球囊对吻扩张

3)非主动脉-冠状动脉开口病变支架置入常见几种情况。

A. 一个支架,但不盖过开口(图 10-30A～E)。

B. 一个支架,但盖过开口(图 10-31A～E)。

C. 需要双球囊对吻,包括两种情况:

其一,仅一支血管置入支架(图 10 - 32A～H)。

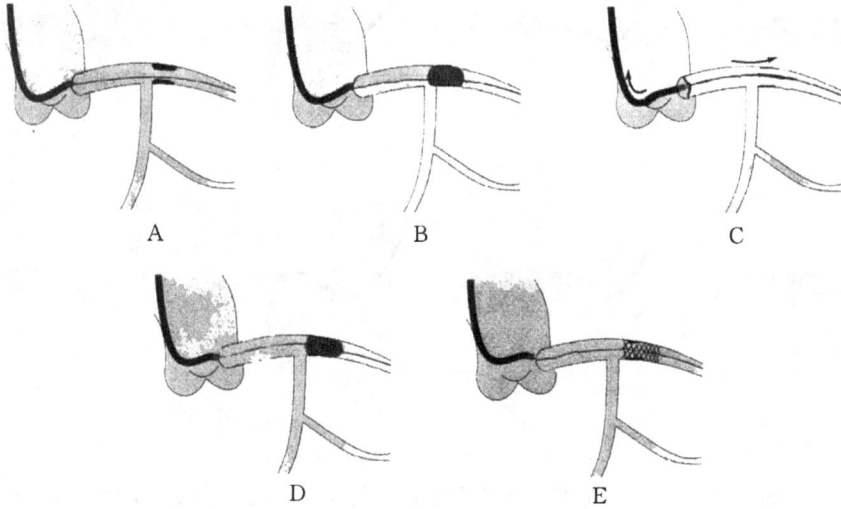

图 10 - 30　一个支架,但不盖过开口

A. 分叉处单支血管开口病变;B. 球囊扩张病变;C. 支架定位(不盖过开口);D. 支架球囊扩张;E. 最后结果(支架对分叉处另一血管开口无明显影响)

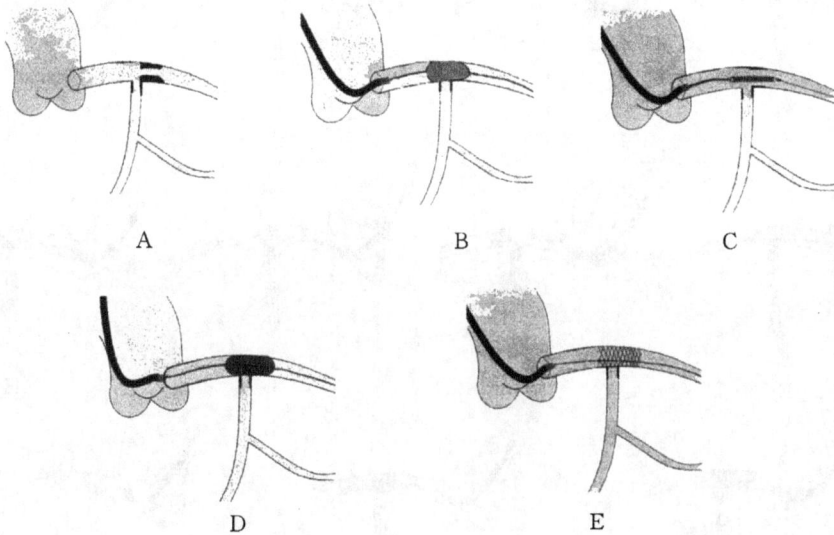

图 10 - 31　一个支架,但盖过开口

A. 分叉处单支血管开口病变(另一支血管开口无病变或病变很轻);B. 球囊扩张病变;C. 支架定位(盖过开口);D. 支架球囊扩张;E 最后结果(支架对分叉处另一血管开口无明显影响)

其二,两支血管都置入支架(图 10 - 33A～K)。

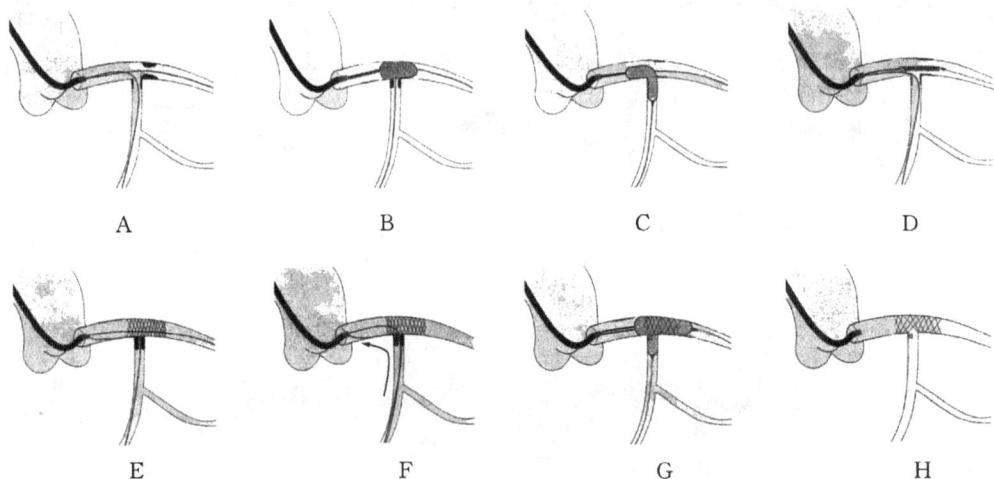

图 10-32　仅一支血管置入支架

A、B.开口病变情况(两支血管开口病变均较重或虽以一支血管开口病变为主,但因"铲雪效应",一支血管病变球囊扩张致使另一支血管开口受压,需要处理),双导丝保护;B、C.分别球囊扩张两支血管开口;D.支架定位(盖过开口);E.支架释放后,分叉处另一支血管开口狭窄加重;F.交换导丝;G.双球囊对吻扩张;H.最后结果

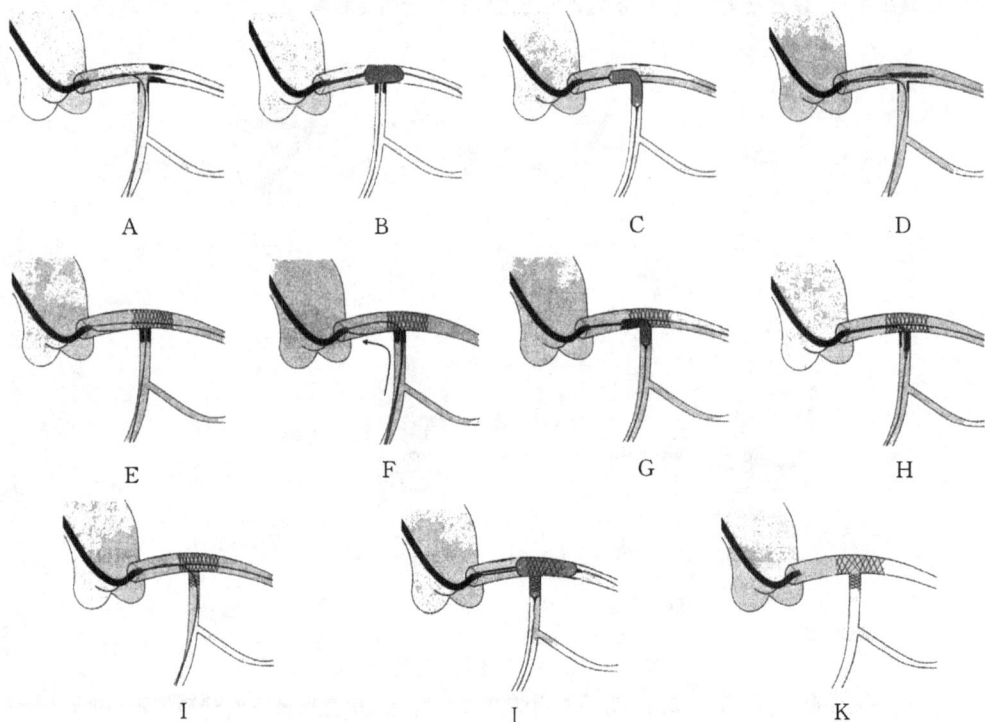

图 10-33　非主动脉-冠状动脉开口病变支架置入术(需双球囊扩张,置入两个支架)

A、B.开口病变情况(两支血管开口病变均较重或虽以一支血管开口病变为主,但因"铲雪效应",一支血管病变球囊扩张致使另一支血管开口受压,需要处理),双导丝保护;C.另一支血管开口球囊扩张;D.支架定位(盖过开口);E.支架释放后,分叉处另一支血管开口狭窄加重;F.交换导丝;G.双球囊对吻扩张;H.通过第一个支架的网眼送入第二个支架并定位;I.第二个支架释放后的影像;J.在两个支架内同时进行双球囊对吻扩张;K.最后结果

(三)开口病变介入治疗相关技术的应用

1.远端保护装置

远端保护装置(distal protective device)是一种可以置于冠状动脉介入治疗血管的远端,捕捉和过滤能引起栓塞的物质的特殊装置,主要有两大类:球囊堵闭系统和滤网系统。堵闭系统在介入治疗时可以堵闭远端血流,在治疗完成后将碎屑和血栓抽吸出体外,从而达到远端保护的目的;滤网系统能使血流通过,通过过滤碎屑和血栓栓子达到远端保护的目的。

开口病变远端保护装置的应用:远端保护装置主要用于外科冠状动脉搭桥术后静脉桥血管再狭窄病变、急性心肌梗死血栓病变以及部分心绞痛患者冠状动脉血管病变的远端保护,包括开口病变和非开口病变;能有效降低术中慢血流及无再流的发生率,降低恶性心脏事件的发生率,改善预后。

2.血管内超声

血管内超声(IVUS)为一种独特的血管内评价动脉粥样硬化斑块的方法,通过指引导管送入冠状动脉内超声导管至靶血管病变的远端,回撤导管采集图像,能提供360度环状实时切面,由成像系统进行分析,可得到血管形状、内径、面积、厚度、狭窄程度、斑块大小及成分等信息。由于粥样硬化斑块性质的不同,所以超声回声不同,富含脂质的斑块、肌纤维性斑块和钙化性斑块的回声强度依次递增,回声的强度以血管外膜为参照,回声反射较低说明是高度细胞性病变及富含脂质性病变。冠状动脉内膜增厚但回声强度低于外膜的称为软斑块,反之,回声强度类似或超过外膜的称为硬斑块。

血管内超声在开口病变的应用:

(1)血管内超声与冠状动脉造影比较,对诊断开口病变冠状动脉狭窄有更大的优势。①定量优势:冠状动脉造影不能像超声那样提供血管腔和血管壁横切面的图像,血管内超声可敏感地反映斑块形态学特征和斑块性质,甚至可以直接测定斑块的厚度,准确提供参照血管的直径;②揭示造影未检出病变的优势:部分临床怀疑冠心病而行冠状动脉造影正常的患者,血管内超声检查接近一半的患者血管内存在粥样硬化斑块,另外,对于自发性冠状动脉夹层、造影剂在血管内分布不均匀等,超声可做出进一步的评价;③揭示造影图像不佳难以确定诊断的优势:有时肥胖、肺气肿或胸廓畸形可导致冠状动脉造影图像质量不佳,对开口病变即使多角度投照也难以做出正确诊断。

(2)血管内超声在开口病变介入治疗中的用途:①精确测定靶血管的大小,有助于选择与血管粗细相适宜的介入器械。②确定斑块性质,有助于选择对病变性质针对性强的治疗措施,如病变处仅有表浅钙化适宜旋磨,斑块负荷大的病变适宜旋切,而钙化程度重的病变不适宜旋切等。③估计临界病变的严重程度,以指导进一步的治疗。④指导支架的置入:在超声引导下的支架置入能使支架定位良好,展开充分,确保支架贴壁良好。帮助支架准确放置的方法有:a.根据IVUS测量的中层中层径选择支架与球囊;b.超声显像同时注射造影剂,找到IVUS确定的开口位置在造影图像上的标志;c.根据造影图像开口标志将支架准确放置在开口位置;d.高压球囊扩张后用IVUS验证支架位置,应伸出至主动脉内1mm;e.开口有回缩或支架未覆盖真正开口部分超过1mm时应再放一枚支架。⑤明确支架内再狭窄的性质并指导进一步治疗:血管内超声对支架内再狭窄定性及定量测定效果好,可以分辨清再狭窄是否由机械原因所致,如支架未完全释放到病变部位、支架扩张不充分贴壁不好、重新放入支架时,导丝经由支架孔进入血管壁或经由支架与血管之间穿过,球囊加压将支架挤压到血管壁的一侧或球囊扩张时支架已经脱落等。

3. 开口病变切割球囊成形术的应用

切割球囊是在普通球囊基础上的改进。它在常规球囊上安装了 3～4 个纵行的刀片,球囊扩张时,依靠压力和切割力,刀片沿血管壁纵向切开斑块纤维帽、弹力纤维和部分平滑肌,有效地减少了普通球囊扩张时发生的血管壁螺旋型撕裂,减少球囊扩张后血管的弹性回缩和内膜增生,进而减少球囊扩张后的再狭窄。切割球囊的长度有 10mm 和 15mm 两种,直径 2.0～4.0mm 不等,以 0.25mm 标准递增,形成 9 种不同的规格;切割球囊直径的选择需参考病变处正常血管直径来决定。球囊与血管直径的比值为 1∶(1.1～1.2),如果以 IVUS 为指导,对同心性、纤维性软斑块病变,切割球囊的直径应比血管直径小 1/4。

开口病变切割球囊成形术的应用:开口病变是较为理想的切割球囊的适应证,但严重钙化开口病变及无保护左主干开口病变应相对禁忌使用切割球囊,以免造成血管破裂,导致急性血管并发症。开口病变经切割球囊扩张后,可以明显减少常规球囊扩张出现的"铲雪效应",利于支架置入。研究结果显示:单纯切割球囊成形术的再狭窄率仍较高。

4. 定向冠状动脉内斑块旋切术

定向冠状动脉内斑块旋切术(directional coronary atherectomy,DCA)是采用高速旋转的旋切导管,对冠状动脉内斑块进行切割,并将切割下来的组织碎屑收集在导管远端收集室内,最终移出冠状动脉的介入治疗方法。旋切术不仅切除了斑块组织,而且还切除了动脉中层组织,使动脉壁变薄,血管顺应性增大,管腔扩大。

开口病变定向冠状动脉内斑块旋切术的应用:开口病变可以作为定向冠状动脉内斑块旋切术的适应证,尤其是直径大于 3mm 的非钙化的偏心病变和溃疡病变适于行 DCA。DCA 通过机械装置可以有效地将斑块清除,和扩大管腔。在此基础上再行球囊扩张或置入支架更易获得成功。由于主动脉-冠状动脉开口病变 DCA 操作难度较大,一定程度上限制了其应用。大隐静脉桥开口病变 DCA 成功率高,但预后差。非主动脉-冠状动脉开口病变DCA 结果优于主动脉-冠状动脉开口病变。DCA 疗效总的评价并不优于 PTCA,DCA 和冠状动脉支架置入术的比较资料较少,DCA 与 PTCA 结合应用优于两者单独使用,DCA 后斑块负荷减轻,有利于支架的释放和展开,因此,DCA 后支架置入成功率提高,预后改善。

5. 冠状动脉内斑块旋磨术

冠状动脉内斑块旋磨术(rotational coronary ablation,RCA)是采用高速旋转的钻石旋磨头将冠状动脉内硬化的斑块组织研磨和切削成极为细小颗粒,由血液冲刷到血管远端并最终予以清除的介入治疗方法。高速旋转的钻头对钙化的或无弹性的斑块组织作用显著,对弹性斑块消蚀的作用略轻,对软斑块的消蚀作用较弱,对正常的血管壁组织无消蚀作用。

开口病变的冠状动脉内斑块旋磨术应用:开口病变是 RCA 的适应证,尤其是合并中～重度钙化的开口病变更适于 RCA。RCA 较单纯 PTCA 获得更大的管腔,但单纯 RCA 再狭窄率高。旋磨后斑块负荷及移位减轻,可以减少分支受压和闭塞的危险,不必进行分支保护,从而避免使用双导丝、双球囊及双支架技术,一定程度上降低手术时间,减少手术费用;另外,RCA后病变表面光滑,血管的顺应性改善,有利于支架的释放和展开,因此,RCA后支架置入成功率明显提高,大大改善治疗效果。

6.斑块旋切吸引术

斑块旋切吸引术(transluminal extraction catheter,TEC)是利用特殊导管将冠状动脉内粥样硬化斑块和管腔内碎屑,特别是血栓成分予以切下并吸出的一种斑块消蚀技术。TEC切下来的基本上是粥样斑块表面组织,偶尔可达介质层近腔内的1/4。

开口病变斑块旋切吸引术的应用:冠状动脉搭桥术后大隐静脉桥开口病变是TEC的适应证,尤其适用于含血栓的大隐静脉桥开口病变。一般TEC与PTCA结合使用,单纯TEC再狭窄率很高,大隐静脉桥开口病变高达80%。TEC后行PTCA,与单纯PTCA相比,管腔增大22%。

7.激光冠状动脉成形术

激光冠状动脉成形术(laser coronary angioplasty,LCA)是通过高能光纤导管利用激光的液化作用将冠状动脉粥样硬化斑块和血栓消蚀的介入治疗方法。以往研究显示:LCA可应用于开口病变,手术操作成功率较高,与单纯PTCA相比可获得较大的管腔,但近年药物洗脱支架的广泛应用,LCA已很少单独用于开口病变的介入治疗。

(四)开口病变支架术的预后

开口病变的介入治疗应追求简单、快速、安全、有效,同时还要考虑治疗的费用/效益比,以改善患者的主要症状为目标,而不是去处理所有病变,追求影像的"美观",以免得不偿失,给患者造成大的损失。目前一致认为:支架置入可有效地支撑弹性较强的开口病变,即刻结果和长期随访结果较单纯球囊扩张和旋切、旋磨等好,合理的应用切割球囊、旋切、旋磨等技术,并在此基础上置入支架,尤其是药物洗脱支架,可以很大程度上改善手术预后,但尚需大规模随机对照试验进一步验证。支架放置的操作成功率达97%以上,同其他部位病变一样,开口病变裸金属支架置入的术后再狭窄率较高,初步的试验显示,雷帕霉素洗脱支架明显降低再狭窄率及靶病变血运重建率。

第九节　成角病变的支架置入术

成角病变(图10-34)在临床中多见,但在实际工作中,对其难度及危险性的认识往往被初学者忽略,从而造成不必要的"损伤"。目前,随着科技的不断发展,越来越多新型的导丝、球囊、支架不断的问世,可以满足临床中的应用,在成角病变处理方面保证了手术的成功。

一、成角病变的定义

大多数研究者认为成角≥45°定义为成角病变。

轻度成角:<30°

中度病变:45°～60°

重度成角:>60°

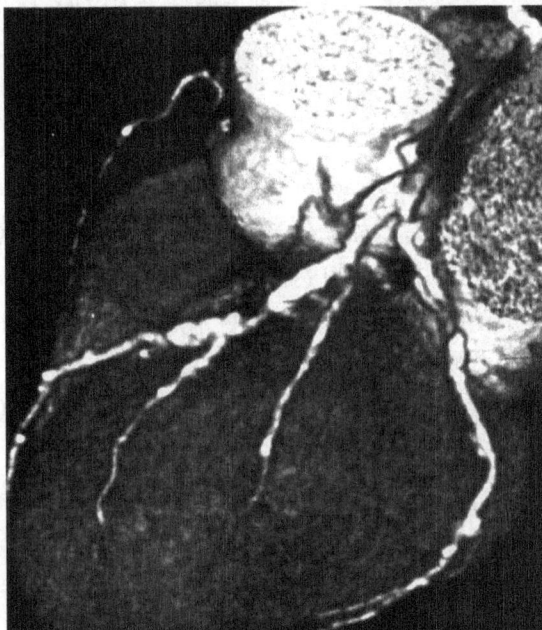

图 10 - 34　可见右冠近中端成角病变

严重成角：>90°

成角病变 PCI 主要表现为内膜撕裂和血管急性闭塞，尤其是重度成角病变，发生原因主要是球囊或支架扩张时使血管拉直造成球囊或支架近端内膜撕裂。成角病变支架置入后多见的并发症是病变近、远端内膜撕裂、血管痉挛、成角病变斑块未被完全覆盖而突入管腔。

Tan K 等对成角病变患者做介入治疗研究显示：对于成角病变 PTCA 及支架置入的成功率 85％以上，成角越大，其并发症发生率越高。目前对于成角病变的介入治疗，其中旋磨、旋切技术的应用效果并不十分理想。

二、成角病变的器械选择及操作技巧

成角病变介入治疗的关键是选择合适的手术器械，器械超支持力是支架置入成功的主要因素。

1.导引导管的选择

选择最好的同轴性和最大支持性，比如 XB、EBU、AMPLATZE 系列。在实际应用中最好选用 6F JL 短头以便于使用深插技术，减少主干损伤风险，便于支架输送。

2.导引导丝的选择

柔软导丝易通过成角病变远端，但推送支架困难，比如 Choice PtFloopy、StaBlizer Supersoft 等利用导引导管的主动支持将支架顺利送至病变远端。超支持力导丝便于支架传送，但不易通过血管远端，而且可能出现狭窄的假象，需置入支架后将导丝撤至近端，通过造影协助判断狭窄的假象，比如 Wizdom-ST、ACS HiTorque Floppy、ATW、BHW 等。因此在临床工作中应根据情况选择合适的导丝。

3.球囊的选择

尖端柔软、循迹性好、推送杆支持力好、球囊与中心杆同轴性好易通过病变，如 Sprinter，

AquaT3、Maverick2 等。

　　SPRINTER、Extensor 球囊选择性的 Dura-Trac 涂层包裹，能提供耐久的光滑跟踪，易通过病变。CrossSail™球囊冠状动脉扩张导管涂有在湿化时可被激活的 HYDROCOAT 亲水涂层，更适合通过曲折、弯曲的病变。Power Sail™柔软的锥形头端适合穿越曲折的病变，Aqua T3 球囊跟踪性的锥形头端 Tapered Tip 的直径是目前市场上最小的。Trackflex 段具有柔软、易弯曲的远端推送杆，使其在成角血管中具有极佳的跟踪性。但在实践中为防止球囊移位，不太选择短球囊。扩张的压力也不宜过大。当导丝不能通过多个、连续成角时，可采用球囊跟随支持。对于球囊的选择，应避免应用尖断过长、过硬、低顺应性的高压球囊。

　　4. 支架的选择

　　支架长度的选择应尽量跨越成角段，以完全覆盖着病变减少成角病变两端血管内膜撕裂的危险（图 10-35）。选择支架时，应尽量选择相对长的支架（图 10-36），以便能跨越病变近、远端，达到完全覆盖病变的作用，减少并发症的发生。

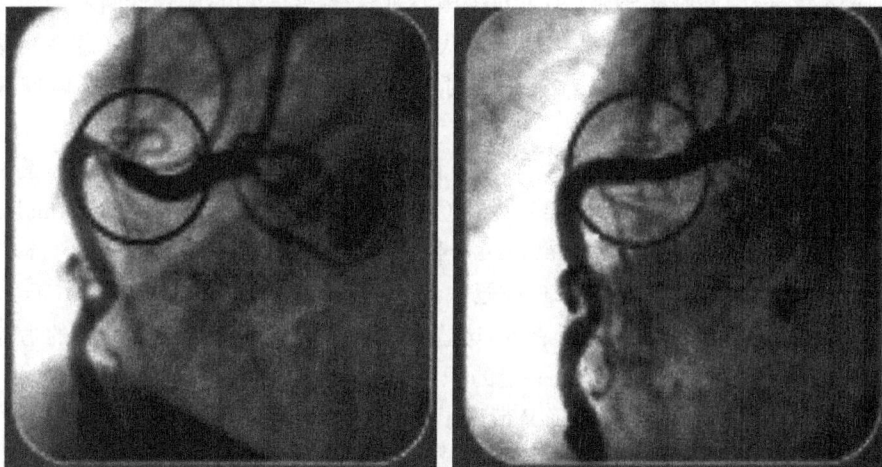

图 10-35　DRIVER 支架置入前后造影效果对比

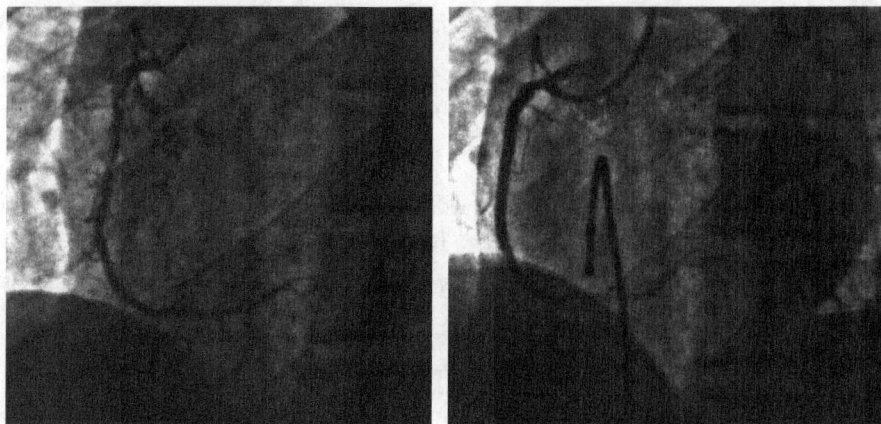

图 10-36　支架置入前后造影效果的比较

　　对于成角病变，应用缠绕支架以及环状支架将会造成斑块从支架内脱垂，因此术后血管亚急性血栓、再狭窄率均会增加。正弦曲线型的管状支架的应用可以防止斑块的脱落现象,但通过病变的能力较差,如使用"S"形桥连支架,不仅通过成角病变能力强,而且防止斑块脱落。对成角病变推送球囊或支架受阻时,可再送一根导丝,增加对近端扭曲血管的支撑力,以易于支架平滑通过。当支架推送有阻力时,可使患者咳嗽、深吸气、拉直近端成角血管,增加腔内振动,易于推送支架。成角病变不推荐直接置入支架。

第十节　严重钙化病变的支架置入术

1977 年,Gruentzig 首先将经皮冠状动脉成形术(percutaneous transluminal coronaryangioplasty,PTCA)应用于临床,开创了介入心脏病学新纪元。30 年来,随着经验的积累、器械的改进和技术的提高,经皮冠状动脉介入治疗(percutaneous coronarv intervention,PCI)取得迅速发展,PCI适应证不断扩大,并发症逐渐减少。

早在 1988 年,美国心脏病学院(ACC)/美国心脏学会(AHA)心血管诊断和治疗操作评估工作组发布的报告提出,中至重度钙化病变被认为是 PTCA 手术失败和血管急性闭塞的非常重要的危险因素。钙化病变的 PCI 难度以及对手术成功率和近远期疗效的影响问题越来越被众多心血管介入医生所重视。

多年来,为了克服 PTCA 不足又相继开发了球囊导管的替代和辅助性器械,派生了一些新的介入诊疗技术,如冠状动脉内支架置入术(Stent)、定向斑块旋切术(directional coronary atherectomy,DCA)、斑块旋磨术(rotational atherectomy,ROTA)、冠状动脉内旋切吸引术(transluminal extraction cathrter,TEC)、冠状动脉内准分子激光血管成形术(excimerlaser coronary angioplasty,ELCA)、切割球囊等,这些新技术在拓宽冠心病介入治疗的适应证及处理 PTCA 的急性血管并发症中曾起过一定的积极作用,但其技术操作均较 PTCA 复杂,再狭窄率并不低于 PTCA,而且其自身缺陷又带来了各种各样新的问题,或被改善或被淘汰,冠状动脉内支架置入术脱颖而出。随着药物涂层支架的广泛应用,明显降低了即刻严重并发症及后期再狭窄的发生率。

在冠状动脉内超声(intravascular ultrasound imaging,IVUS)指导下对冠状动脉钙化病变的斑块旋磨与球囊扩张和(或)支架置入的联合治疗可明显降低手术并发症,改善介入的即刻效果。

一、钙化病变的病理学基础

冠状动脉粥样硬化是冠心病的基本病变,随着其演变进展,可引起心脏解剖与功能的改变。冠状动脉钙化是指在冠状动脉粥样硬化斑块中的钙盐沉着,其形成机制较为复杂。首先,钙化的发生与细胞的变性坏死有关,组织和细胞内的蛋白质变性后暴露出反应基团,后者与细胞分解时释放的磷酸盐结合,磷酸盐再与钙结合形成磷酸钙沉着于粥样斑块内。其次,钙盐的沉积亦与脂质有关,类脂质中磷酸酰丝氨酸对钙的亲和性强,引起钙盐的沉积。

冠状动脉钙化是冠状动脉粥样硬化发展到一定阶段的结果。随着冠状动脉内膜脂质沉积、纤维斑块及复合斑块形成,钙盐沉积使斑块变硬、变脆,容易破裂,从而导致局部出血及血栓形成,使斑块扩大。许多研究表明,冠状动脉钙化多发生于复合斑块期,是动脉粥样硬化的晚期表现。但因为此时粥样斑块可能尚未导致明显的管腔狭窄(狭窄≤50%),所以,相对于已引起明显临床症状的病灶而言,冠状动脉钙化可称为冠状动脉病变的早期表现。

　　冠状动脉钙化与冠状动脉粥样硬化有着密切联系,是冠状动脉粥样硬化的标志。但两者的病变过程截然不同。Clair等观察到,在动脉粥样硬化病变退化过程中的动脉壁上显示有钙化成分的增加。Young等对比观察了冠状动脉粥样硬化与钙化,发现更多的钙化发生于左前降支的近段部分,远段部分相对较少见,这与动脉粥样硬化病变的分布情况显然不同。

　　少量钙化常发生在邻近内弹力板的纤维斑块内,不伴内膜坏死,冠状动脉狭窄程度很轻;大量钙化灶则见于坏死的内膜内,内弹力板大量消失,这类病变常见明显的冠状动脉狭窄。

　　冠状动脉钙化与冠状动脉狭窄的关系:大量研究证明冠状动脉钙化与冠状动脉狭窄间有着直接的关系。冠状动脉钙化的记分与冠状动脉狭窄的程度正相关。冠状动脉钙化预测冠状动脉狭窄有着较高的敏感性及特异性。也有研究结果认为,血管钙化作为动脉粥样硬化的标志并非总是意味着所示的冠状动脉显著狭窄。有意义的是,与造影的对照研究表明,EBCT检出冠状动脉钙化是唯一能够发现尚未引起梗阻的亚临床冠状动脉粥样硬化的无创性检查方法。总之,冠状动脉钙化的程度及范围与冠状动脉粥样硬化存在的范围和程度成正相关,钙化计分越高则冠状动脉粥样硬化的发病率越高。冠状动脉钙化病变的检出对具体病例应具体分析,包括患者的临床症状、心电图、冠心病危险因素、年龄及性别等。

二、钙化病变的影像学评价

1.胸部平片

　　X线平片不易检出冠状动脉钙化,其准确性较低,仅为42%,仅在高密度及广泛冠状动脉钙化时显示。由于设备、解剖位置的重叠以及心脏瓣膜、锥体钙化的影响,其敏感性低。

2.X线透视

　　X线影像增强透视,由于其有较高密度分辨力,被广泛应用于临床检出冠状动脉钙化。其检出造成50%狭窄的冠状动脉钙化的敏感性是40%～70%,特异性为52%～95%。Loecker对613例无症状的年轻男性进行透视检出的冠状动脉钙化与冠状动脉造影对照,发现对于严重冠状动脉病变的敏感性为66%,特异性为78%,阳性预测值为38%,阴性预测值为92%。透视检出的冠状动脉钙化有助于缺血性与非缺血性心脏病的鉴别,但对于老年人,其重要性减低。观察体位的多少,设备条件,患者体型,解剖结构的重叠等因素的影响,且长时间透视X线剂量较大,因此,透视不能作为临床检出冠状动脉钙化的常规方法。

3.超声心动图

　　经胸超声心动图或经食管超声心动图对于冠状动脉钙化的检查价值不大。

4.螺旋CT

　　CT具有较高密度分辨率,是检出组织钙化的有效手段。因此有作者也用常规CT检查冠状动脉钙化。Timins等报告常规CT检出导致显著冠状动脉狭窄的钙化病变敏感性为16%～78%,特异性为78%～100%,阳性预测值为83%～100%,常规CT对钙化病变的显示与冠状动脉造影对比相关性差。螺旋CT的扫描速度有所提高,有人尝试将其用于冠状动脉钙化,但其扫描速度人不足以消除心脏移动伪影,对于主动脉窦部及瓣膜的钙化与冠状动脉钙化的鉴别认识难题,对于少量钙化难以发现,且亦不能作精确的定量分析,因此不能作为常规在临床应用。

5.电子束 CT 检查

电子束 CT(electron beam computed tomography,EBCT)的扫描速度达毫秒级,较常规 CT 大为提高,消除了心脏的运动伪影,易于检出冠状动脉钙化并可作精确的定量,是冠状动脉钙化检查的较佳方法。发现冠状动脉钙化即表明有冠状动脉粥样硬化存在(但并不一定等于有 50%冠状动脉狭窄的冠心病存在),冠状动脉钙化记分诊断冠心病的敏感性、特异性与年龄组有关,40 岁以下敏感性虽低,但是特异性达 100%。50 岁以上老年组敏感性虽高,但特异性低。对 50 岁年龄组以上的患者,如果未发现冠状动脉钙化存在,仅 5%病例有冠心病的可能性。对于青年组(50 岁以下年龄组)少数病例,特别是有冠心病高危因素,已有临床症状或异常心电图者,可以有无钙化性冠状动脉事件发生。冠状动脉明显狭窄甚至阻塞,而 EBCT 未见冠状动脉钙化,多见于年轻患者,冠状动脉痉挛或粥样硬化斑块破裂,引起血小板聚集,不完全血栓堵塞,使病变急剧增大,或血栓完全堵塞,因病变时间短而进展快,可无钙化。尽管 EBCT 检查冠状动脉钙化病变较敏感,但用于冠心病诊断及指导冠心病介入治疗却较少。

6.多层螺旋 CT

多层螺旋 CT(multislice spiral computed tomography,MSCT)一次扫描可同时获得多幅图像的高空间和时间分辨率的多排螺旋 CT 问世,通过与回顾性心电门控技术的结合,加之多种图像后处理的功能,在诊断冠状动脉狭窄病变,用于冠状动脉狭窄的定量评价和介入治疗的筛选很重要。检测冠状动脉钙化和斑块等方面具有较高的应用价值,为冠状动脉疾病的诊断开辟了一条新的检查途径,成为临床选择性冠状动脉疾病的筛查、诊断重要影像检查方法之一。MSCT 可以显示冠状动脉主干及其主要分支血管近段的粥样硬化斑块,并且根据斑块的密度可大致判断斑块的类型,如软斑块、中间斑块和硬斑块,能可靠地鉴别富含脂质的斑块与富含纤维的斑块,对斑块稳定性的评价有一定帮助。MSCT 有可能检出有破裂倾向的软斑块,以便及早给予治疗,预防急性冠状动脉事件的发生。尽管 MSCT 对冠状动脉斑块的脂核和钙化病变的显示较好,但对斑块组织结构的细微观察如纤维帽厚度等的评价仍有限度。

7.冠状动脉造影术

冠状动脉造影术是常规诊断冠状动脉疾病的主要方法和金标准,在临床上广泛应用。病理研究表明冠状动脉造影所提示的影像与病理解剖结果有很大差异,其原因之一是冠状动脉造影仅能提供被造影剂充盈的管腔,而不能显示管壁的病变,其二是冠状粥样硬化常是偏心性或不规则性斑块,其三冠状动脉在粥样斑块形成时通常发生代偿性扩大。在这些情况下冠状动脉造影不能完全正确诊断病变的存在及其导致的狭窄程度,不能提供病变的详细形态学特征及斑块的主要成分的区别。

8.IVUS

IVUS 是应用于临床诊断血管病变的一种新的诊断手段,可显示冠状动脉管腔的断面图像,不仅可显示管壁增厚的状况,尚可提供管腔的结构特征,具有直观、准确等优点,被认为是诊断冠心病新的"金标准"。由于钙质对超声有强烈的反射,超声不能穿透钙质,所形成的声影掩盖其后方的组织结构,因此钙化斑块在 IVUS 中表现为比血管壁外膜回声强并且后方有清楚的声影,即钙化灶表现为有声影的强回声,而无钙化的纤维斑块表现为无声影的强回声。根据钙化在 IVUS 图像上的分布范围,可将钙化程度分成 0~Ⅳ度。0 度:无钙化;Ⅰ度钙化:在

90°弧度范围内；Ⅱ度钙化：91°～180°弧度范围内；Ⅲ度钙化：在181°～270°弧度范围内；Ⅳ度钙化：271°～360°弧度范围内。

IVUS能明确病变形态、斑块的组成特征、狭窄程度以及对功能的影响，而这些信息对决定治疗方案非常重要。比如定向旋切选择偏心狭窄并且是非钙化的斑块治疗效果较好，而ROTA则对钙化斑块效果更好。严重钙化的斑块最好不用球囊扩张术，因可发生大而深的夹层形成，后者常引起血管闭塞导致急性心肌缺血甚至心肌梗死。即选择合适的技术治疗特定的病变，以期达到更好的效果，尽量减少合并症。

尽管用于冠状动脉钙化病变程度和分类的诊断和评价方法较多，尤其是无创性MSCT在临床也逐步广泛应用，但目前冠状动脉介入诊治中有关钙化病变的程度和概念主要取决于冠状动脉造影和IVUS评价。在冠状动脉病变中造影发现15%病变有不同程度的钙化，IVUS检查发现的阳性率达85%。IVUS较冠状动脉造影评价钙化程度和部位更准确，有更好的特异性和敏感性。两者对照评价见表10-5。

表 10-5 冠状动脉造影检测钙化病变的敏感性

	IVUS 检查	造影的敏感性(%)
钙化弧度（度）	<90	25
	91～180	50
	181～270	60
	271～360	85
钙化长度(mm)	≤5	42
	6～10	63
	≥11	61
钙化位置	浅表	60
	深层	54
	混合	24

三、钙化病变与临床预后

临床研究表明，冠状动脉粥样硬化的进展对将来的冠心病事件发生是一个强力的独立预测因子。Margolis等研究了800例心绞痛患者，观察发现，传统X线检查显示钙化且有症状的患者，其5年生存率为58%，而无钙化者的5年生存率为87%。因此，冠状动脉钙化的预后意义似乎是独立于年龄、性别和冠状动脉造影病变血管的。另外，冠状动脉钙化也独立于运动试验和左室射血分数。Detrano等的研究也指示，传统X线检查显示的冠状动脉钙化有助于识别1年期间无症状高危者心脏事件的风险增加。Naito等对241例老年患者随访4年，发现有冠状动脉钙化的82例中有4.9%发生心肌梗死，而在159例无冠状动脉钙化患者中无一例发生心肌梗死，但是这两组的总死亡率无显著差异。Witteman等应用EBCT对2013例男女性的钙化记分进行了评价，平均年龄71岁，其中229例有MI病史，冠状动脉钙化量与MI之间存在一种明显并且呈分级性的相关关系，且这种关系在高龄患者中仍然存在。

动脉粥样硬化的钙沉积与疾病严重性和不良预后明确相关,因此认为冠状动脉钙化属于"不良"现象。而有些临床和生物力学研究显示,钙沉积趋于去减低斑块破裂的脆弱性,因此认为冠状动脉钙化似乎属于一种"良好"的标志。客观的评价认为,冠状动脉钙化同时具有两方面的作用,钙沉积指示了动脉粥样硬化病变的存在,一般来说,钙沉积越严重,动脉粥样硬化病变范围也越广。然而,一组动脉粥样硬化病变,特别是不稳定型病变可能是无钙化性的,易于造成冠心病事件,而稳定型病变则更可能常为钙化性的。认为冠状动脉钙化属于"不良"现象,是因为钙化斑块的数量大约反映了在冠状动脉分支中动脉粥样硬化区域的总和。然而,决定冠状动脉预后的因素不仅仅是动脉粥样硬化数量,而且也与每一斑块易于破裂的可能性等有关。

四、钙化病变的分类

内膜面钙化:即表浅钙化,严重者可能影响球囊、支架的充分扩张,一般需要旋磨。

外膜或斑块基底部钙化:即深部钙化(位于或接近中膜-外膜交界),虽然造影显示钙化明显,通常不影响 PTCA 或支架置入,一般不需要旋磨。

在冠心病钙化病变 PCI 中,CAG 对轻中度钙化病变诊断敏感性低,但对重度钙化病变检出率与 IVUS 相似,目前仍是钙化病变最主要的评估手段。CAG 可发现钙化灶的存在,然后最好应用 IVUS 检查评价钙化灶的深度和范围,见图 10-37。

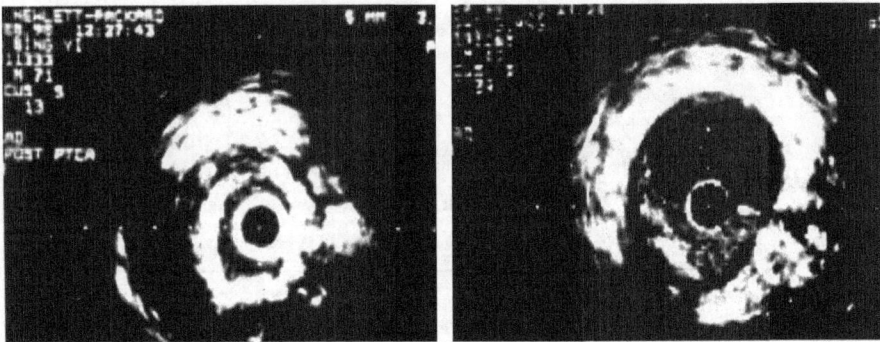

图 10-37 IVUS 诊断冠状动脉钙化病变

左图示表浅性钙化,周径大于 270°;右图示深部钙化,周经小于 90°

五、钙化病变的介入诊断与治疗难点

(1)单纯 CAG 评价钙化病变程度和范围欠准确,如不正确指导治疗,将直接造成手术失败;IVUS 能更加精确判断钙化病变,但国内较多的导管室尚无 IVUS 设备,或不能术中常规进行 IVUS 检查。

(2)钙化病变的 PTCA,单纯 PTCA 成功率低,夹层率高,急性血管闭塞率高,高压扩张易出现球囊破裂。

(3)钙化病变的支架置入,如未预扩张或扩张不充分,支架通过病变困难,易造成支架脱载的风险；严重钙化病变,常常高压力(>20atm)扩张,仍可能不会达到满意支架释放,增加内膜夹层撕裂、血管破裂、心脏压塞及亚急性血栓发生率。

(4)旋磨术适用内膜弥漫钙化病变,利于置入支架的充分扩张,但长病变可能发生无复流和再狭窄的风险较高。

(5)斑块切除术(DCA、TEC、ELCA)等对中、重度钙化病变帮助较小。

六、钙化病变介入治疗的临床评价

钙化病变在临床上较为常见,且手术难度大,再狭窄率高。因此钙化病变的临床评价尤为重要。

Boulmier等评价了长病变PTCA后支架置入的疗效,多中心入选128名患者,病变平均长度为(20.7±5.4)mm,平均支架长度(21.4±3.8)mm,采用多变量分析结果显示,钙化病变与直接支架术失败关系密切。在另外一大型多中心研究中,入选患者共1000处病变,其结果也证实钙化与PCI早期成功率降低相关。Hoffmann等对306例冠状动脉(管径>3mm)的钙化病变进行斑块旋磨术、支架置入术或两术并用,结果显示支架置入术前先行斑块旋磨术处理可获得最好的即时造影结果和更满意的晚期临床疗效。

1.单纯球囊扩张术(PTCA)

成功率很低(74%),夹层率高,急性血管闭塞率高,IVUS研究显示,钙化病变对PTCA过程中夹层的产生有直接作用,血管夹层最常发生在钙化和非钙化病变的交界处,可能与球囊高压扩张产生不相宜的剪切力有关。但多数钙化病变<10atm即可充分扩张;轻中度的钙化病变球囊高压扩张可将斑块撕裂开,中重度的钙化病变在行介入治疗时容易出现球囊扩张不开、急性闭塞以及其他的一些严重并发症。有3%～5%的极严重钙化病变即使球囊加压到20atm也不能将球囊完全扩张,很有可能会出现血管弹性回缩引起PTCA后存在明显的残余狭窄或严重者甚至球囊破裂。

2.球囊及支架术

在球囊预扩张基础上,行支架置入术可改善钙化病变球囊扩张的后果,提高成功率;但严重钙化病变,单凭高压力置入支架,并发症高,再狭窄率高;有研究表明严重的钙化病变可增加支架不完全扩张和再狭窄的风险。如果病变不能用球囊完全扩张,那么支架置入应视为禁忌证。极严重的钙化斑块应先用旋磨祛除坚硬的钙化斑块后再行球囊扩张或支架置入。

3.ROTA

ROTA是目前处理严重钙化病变的独特而有效的方法,是重度钙化病变首选的介入治疗手段。研究表明,旋磨治疗钙化病变的成功率较高可达90%以上,与非钙化病变相比。钙化病变旋磨后管腔较大,与非钙化区相比,钙化区分离夹层较少,且更具向心性,同时增加病变的顺应性和对PTCA的反应性。在钙化病变斑块旋磨后再行球囊扩张和(或)支架可明显改善钙化病变介入治疗即刻和远期效果。在一项旋磨术加支架术(Rotastent)的IVUS研究中显示,Rotastent能达到更大管腔和更小残余狭窄。ROTA存在>5%的并发症率,如急性血管闭塞、无血流或慢血流现象等,且并不改善再狭窄率。

4.准分子激光血管成形术

ELCA治疗与旋磨术治疗相似,对球囊不能扩张的钙化病变效果较好,但其治疗机制与斑块旋磨不同,ELCA并不消蚀钙化斑块,只能增加钙化病变的顺应性,在其后的球囊扩张时在钙化病变内产生撕裂,从而使管腔增大,Bitt 等报告 170 个钙化病变使用 ELCA 治疗,成功率为 83%,比非钙化病变稍低,从较细的纤维和较高的频率开始可能取得更好效果。但 ELCA 术后血管再狭窄率为 40%～50%,其再狭窄的发生与钙化病变本身关系不大。

5. 定向冠状动脉斑块旋切术

DCA 切除钙化病变的作用有限,而中等或严重钙化病变应避免使用此方法,IVUS 研究显示 DCA 仅切除的是非钙化部分的斑块,而对钙化部分的斑块作用不大,病变钙化和 DCA 切除斑块无效相关。现在 DCA 几乎不应用于临床。

6. 切割球囊

切割球囊是利用球囊上的 3～4 个刀片在球囊扩张时切割血管内膜钙化组织。适合轻度钙化而普通球囊不能扩张的病变,对高度狭窄的中、重度钙化病变,不宜使用切割球囊。

7. 禁忌证

TEC 不适用于钙化病变。

8. 不能充分扩张的钙化病变处理

旋磨、激光成形术可改善病变顺应性,用切割球囊、旋磨或"双导丝力量聚集型"解除张力,祛除斑块,增加管腔,便于支架置入。

七、钙化病变的介入手术器械选择和介入治疗操作要点

(一)介入手术器械选择

由于钙化病变坚硬不宜完全扩张,有时弹性回缩较明显,因此对预扩张的球囊和置入支架要求比较高。

1. 导引导管

与其他复杂病变一样,选择提供良好支持力的导引导管是严重钙化病变的 PCI 成功关键。一般选用 7F 或 6F 导引导管,对中、重度钙化病变估计旋磨治疗尤其是旋磨头直径大于 1.75～2.0mm 者,应选用 8F 导引导管,以免需要进行旋磨时再次更换导引导管。

2. 导引导丝

大多数钙化病变适合应用 BMW 导引导丝,其前端柔软、扭力好、可控性好、有一定支撑力。如钙化病变狭窄严重,可选择远端亲水涂层导丝,通过病变能力较好、支撑力更好,可帮助球囊和支架顺利通过病变。如进行旋磨术,则需用旋磨专用导丝。

3. 球囊导管

最好选用外径小、推送杆推力好比血管直径小 0.5mm 以上的半顺应性、耐高压球囊。球囊不能通过钙化病变时,同时无法使用旋磨技术时,尽可能短的切割球囊可能是另一选择,适用于轻度钙化或斑块内有纤维环状组织的病变。

4. 支架

一般认为环状或缠绕支架柔韧性好,易通过扭曲病变,但其结构松散,在通过钙化和成角病变时,易与斑块相刮,更不容易通过,选择有适当连接桥的支架更有利于通过病变;早期管状支架较硬,目前改良的管状支架柔韧性明显改善,闭环、支撑力好、金属覆盖率好的支架可保证支架更理想的扩张,血栓率低、再狭窄率可能也低。对长病变优先选择点状支架(短、柔软、网管支架),开口病变选择支撑力强的支架。

5.旋磨头

旋磨头主要依据钙化病变的血管直径,由小到大更换,最大旋磨头应选用直径不大于血管直径的 75％;但目前多选用 1.5mm 旋磨头旋磨。

(二)介入治疗操作要点

钙化病变的介入操作与一般病变基本相同,但对于中、重度的钙化病变,介入器材能否顺利通过、球囊或支架能否充分扩张无疑是一个重要问题。需注意以下几点。

(1)IVUS 是评价钙化病变的金标准,对严重钙化病变应先行斑块旋磨术,然后再行球囊扩张或置入支架,可减少缺血并发症及改善远期效果。

(2)钙化病变时单纯球囊扩张容易出现夹层,支架置入是最常用而有效的介入治疗方法。而支架常常不能直接通过钙化病变或支架不能充分扩张,球囊预扩张是非常有必要的。

(3)钙化病变应充分扩张,扩张压力通常在 8atm 以上,逐渐增加压力,直至球囊切迹消失。如果球囊不能充分扩张时,可以尝试换用≥20atm 的高压球囊。严重钙化时应选用旋磨术祛除内膜的钙化层。如不能旋磨,可改行 CABG,不宜强行扩张。

(4)支架置入时,为保证支架与钙化斑块的良好贴附,常需要较高压力释放支架,建议选择略小于血管直径的支架并以高压力释放,常需 14 个 atm 以上,但为避免支架远端血管内膜撕裂,应先以支架释放压力(8～10atm)释放支架,再将球囊远端退入至支架内以 14atm 以上充分扩张支架。对于逐渐变细或闭塞的长病变,根据病变特点一般有两种方式选择,其一是使用长支架,由于近段血管直径较大,用较高的压力扩张支架近段,使支架与需治疗的动脉较好匹配;或是使用多个短的不同直径支架,与需治疗的病变各节段更完全匹配,然而后者费用较高同时伴有无支架间隙或支架重叠问题。

(5)旋磨技巧,从 1.5mm 的磨头开始用,逐渐增加磨头的直径。前进时压力要小,每次工作时间以 45 秒为宜。当磨头与动脉的直径比接近 0.8 而且残余狭窄≤20％时,则加用球囊扩张。磨头前进与后退的速度差不能超过 10％,否则容易造成远端栓塞。

(6)严重弥漫性钙化病变,当深插导引导管、超支持力导丝、球囊预扩张及旋磨后,支架仍不能通过钙化病变,首选较大旋磨头再次旋磨,小于血管直径 0.5mm 球囊扩张,并平行植入另一或两根超支持力导丝辅助支架置入。

(7)如果钙化病变不能用球囊完全扩张,置入支架后可引起支架伸展不全,增加支架内血栓形成和再狭窄的危险,是支架置入的禁忌证。

(8)对明显钙化病变不主张直接支架置入术。

(9)支架释放时,高压仍不能充分扩张支架,建议放弃并加强抗凝,防止亚急性血栓形成。

八、钙化病变的介入治疗策略

轻度钙化病变一般不做 IVUS 检查,进行常规冠状动脉介入治疗,中、重度钙化病变使用 IVUS,以指导介入器械的选择。如导管室无 IVUS,建议使用斑块旋磨加 PTCA 和(或)支架。基本治疗策略选择参见图 10－38。

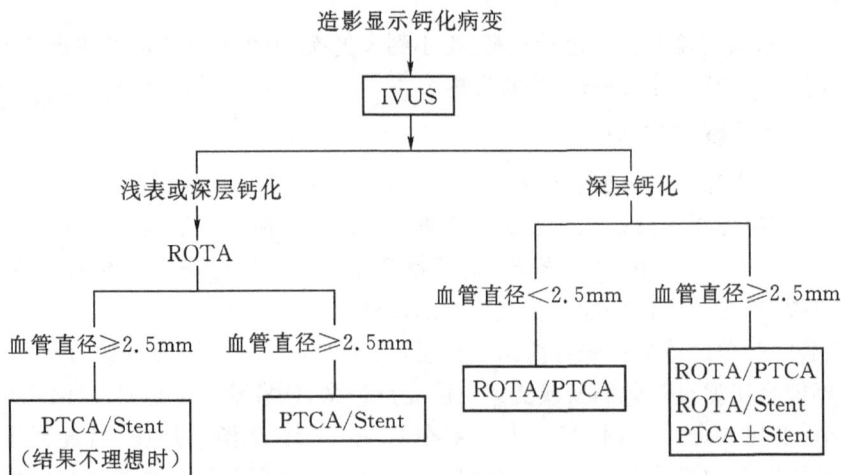

图 10-38　钙化病变的治疗策略(有 IVUS 的情况下)
ROTA:旋磨术;PTCA:球囊扩张术;Stent:支架置入术

第十一节　血栓性病变的支架置入术

一、冠状动脉内血栓性病变的检测

　　冠状动脉血管在各种危险因素作用下,血管内皮细胞功能损伤,血液中脂类物质沉积在内皮细胞下,最终形成动脉粥样硬化斑块,粥样斑块对血流动力学等方面造成影响,受血液的剪切力、体内的神经体液调节等作用,斑块由稳定转为不稳定,发生破裂,继发形成血栓,导致冠状动脉管腔急剧狭窄或闭塞。

　　早在 20 世纪初已经提出,在粥样斑块基础上的血栓形成是导致急性心肌梗死(acutemyo-cardial infarction,AMI)的主要原因。但在 20 世纪 70 年代,冠状动脉血栓形成被认为是继发事件,而非心肌梗死的启动因素,20 世纪 70 年代后期及 80 年代早期,来源于血管造影术、外科探查、血管镜、生化标记物以及尸体解剖的大量数据表明,冠状动脉血栓形成是引发急性冠状动脉综合征(aoute coronary syndrome,ACS)包括不稳定型心绞痛(unstable angina pectoris,UAP)、AMI 及猝死的直接原因。

　　冠状动脉血栓形成大都发生在有粥样硬化的病变(灶)处,特别是在已引起血流动力学改变的狭窄部位。病理学资料显示,UAP 的斑块大部分为纤维组织的细胞成分,含粥样物质较少,严重狭窄的冠状动脉内常有多孔通道形成,伴或不伴有小的非闭塞性血栓,其血栓成分主要由血小板构成(白色血栓);AMI 的斑块大部分为纤维组织的非细胞成分,含粥样物质多,常形成闭塞性血栓,其血栓主要成分是纤维素和红细胞(红色血栓)。

　　冠状动脉内血栓的检测方法,目前最直接的是冠状动脉血管内镜(coronory angioscopy,CA),冠状动脉血管内镜具有清晰度高、色彩鲜明等特点,而且通过肉眼可进行活体组织的病理诊断。根据血栓的颜色,可分为以红色为主体的红色血栓,红白相间的混合性血栓,以及以白色为主体的白色血栓和粉红色血栓,前两者为新鲜血栓形成,后两者为陈旧性血栓形成;根据其是否向血管腔内突出及其程度,又可分非闭塞性血栓和闭塞性血栓。血管内镜在冠状动脉内血栓检测方面的特异性和敏感性是最高的,但在操作时,可能会导致短暂的心肌缺血或血流动力学不稳定,并可能导冠状动脉夹层撕裂、急性闭塞和无再流(no-reflow)现象等的发生,且价格昂贵,故目前临床应用并不广泛。

血管内超声(intravascular ultrasound,IVUS)也是较常用的检测冠状动脉内血栓的方法,表现为管腔内不定形,或包绕 IVUS 导管或附壁的中低度回声团块。新鲜血栓回声特点:①回声强度以低回声为主,不超过外膜回声强度的一半;②呈略松散的棉絮状、层片状结构;③点状闪烁样均质回声,随血流而呈局部移动,机化血栓的回声略增强。但 IVUS 对血栓和软斑块不能做出可靠的鉴别。

光学相干层析技术(optical coherence tomography,OCT)是近十年迅速发展起来的一种成像技术,它利用弱相干光干涉仪的基本原理,检测生物组织不同深度层面对入射弱相干光的背向反射或几次散射信号,通过扫描,可得到生物组织二维或三维结构图像。它将新发展的光学技术与超灵敏探测合为一体,加上现代计算机图像处理,是一种新的高分辨率断面成像模式,与血管内超声对比,图像更为清晰,目前已经进入临床应用阶段。

临床上目前仍是以冠状动脉造影(coronary arteriongraphy,CAG)作为诊断冠状动脉内血栓的主要手段。血栓的冠状动脉造影(图 10-39A~E)显示分两大类:一类是虽有血栓但血管还是通的,可在多个投射角度显示冠状动脉腔内有球形或不规则充盈缺损;另一类血栓很大以致完全阻塞了血管,则可看见圆拱状造影剂边缘,并且有造影剂滞留(但经几个心周期后可消失)。冠状动脉造影检测冠状动脉内血栓的特异性高,达 100%,但敏感性低,资料报道最低仅为 19%,而且冠状动脉造影对夹层撕裂或斑块所致的充盈缺损,或图像模糊发白与血栓所致的充盈缺损很难做出肯定的区别。

冠状动脉血栓临床上表现为急性冠状动脉综合征,据报道在 UAP 中血栓发生率为20%~60%,AMI 则占 85%~100%,冠状动脉内大量血栓常见于粗大的右冠状动脉和大隐静脉桥血管,随着冠心病介入治疗的大量开展,支架内血栓形成也越来越受到广泛关注。

二、急性冠状动脉综合征的介入治疗策略

急性冠状动脉综合征(ACS)是一组临床综合征,根据心电图表现分为 ST 段抬高型(STE-ACS)和非 ST 段抬高型(NSTE-ACS),两者有相似的病理生理改变,即冠状动脉粥样硬化斑块由稳定转为不稳定,继发破裂导致血栓形成,NSTE-ACS 大部分为血栓不完全堵塞动脉或微栓塞,STE-ACS 则为血栓完全堵塞动脉血管。

(一)ST 段抬高的急性冠状动脉综合征(STE-ACS)的介入治疗

STE-ACS 即 ST 段抬高的急性心肌梗死(ST-segment elevation myocardial infarction,STEMI),STEMI 是血栓急性闭塞引起,及时打开闭塞的冠状动脉恢复血流可降低病死率,改善预后。

1.直接 PCI

介入治疗的有效时间窗和溶栓治疗的有效时间窗是一致的。起病 3 小时以内,药物溶栓与急诊经皮冠状动脉介入两种策略效果相似;AMI 发病 3~12 小时内打开梗死相关动脉

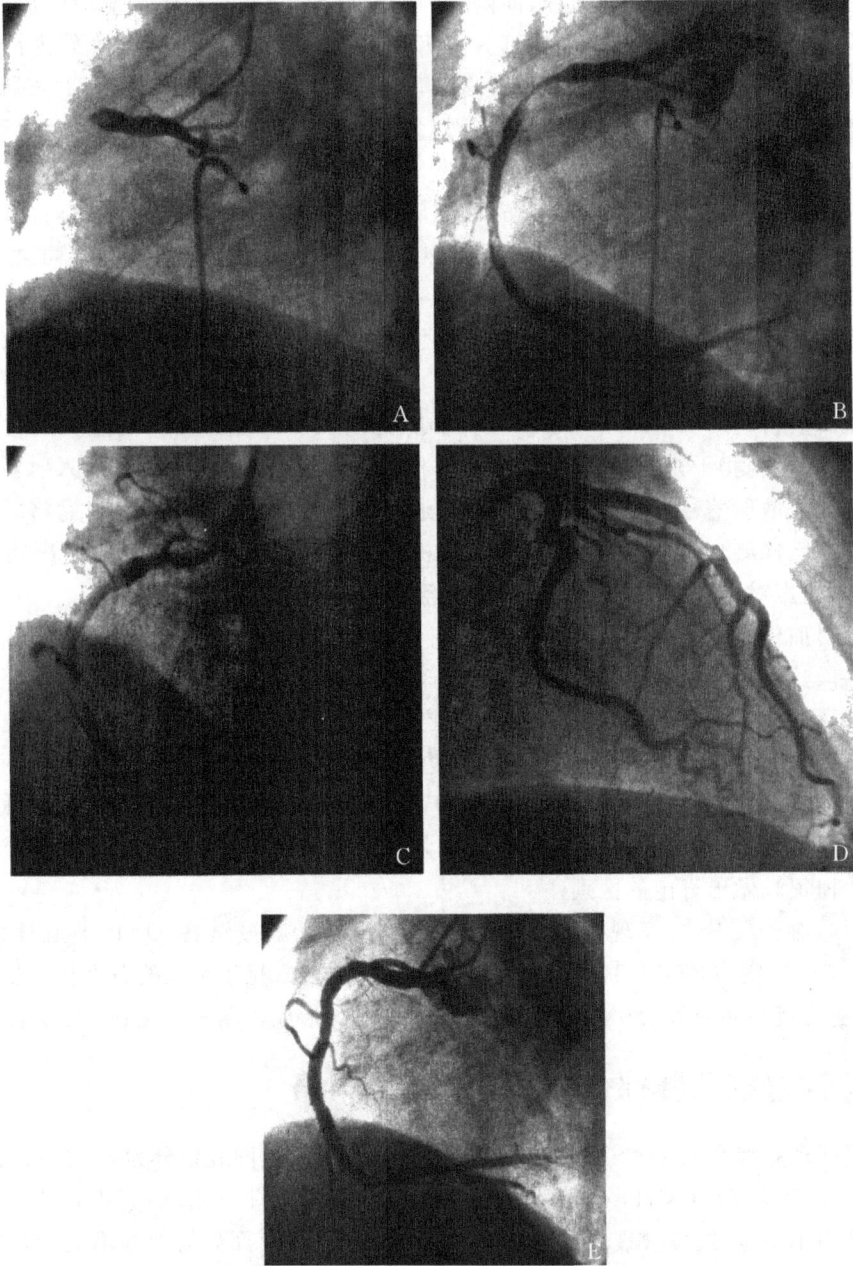

图 10 - 39　血栓的冠状动脉造影

A. 右冠近端闭塞性血栓；B. 右冠非闭塞性血栓；C. 大量血栓负荷；D. 前降支狭窄伴血栓；E. 右冠远端非闭塞性血栓

(infarction related artery，IRA)可明显改善患者预后；发病在 12～24 小时内，若患者仍有胸痛症状或血流动力学不稳定，开通 IRA 利大于弊，发病 24 小时后若患者血流动力学已经稳定，此时介入治疗不仅无益，反而有害。

2.补救性 PCI

对于溶栓治疗未通的患者及时行介入治疗称为补救性 PCI。对溶栓治疗后仍有明显胸痛,ST 段抬高无明显回落,发病时间仍在 12 小时之内,应尽快行补救性 PCI。冠状动脉造影 TIMI 2 级血流再次血栓形成阻塞血管的概率大,而且发生梗死后心绞痛的发生率极高,因此需即刻行补救性 PCI。当冠状动脉造影已达 TIMI 3 级,无论 IRA 残余狭窄程度如何,原则上不主张即刻 PCI。因为 TIMI 3 级血流血管残余狭窄为 90% 时,再次发生血栓闭塞的概率为 5% 左右,而此时介入治疗发生无再流的概率为 10%～15%,故此时介入治疗(无远端保护装置)常得不偿失。

3.延期介入治疗

对于未行介入治疗或溶栓治疗未再通者,以及错过溶栓或急诊介入治疗的 AMI 患者,延期介入治疗是否有利以及何时介入治疗目前尚有争议,目前普遍认为应在 AMI 发病一周后进行为妥。

(二)非 ST 段抬高的急性冠状动动脉综合征(NSTE-ACS)的介入治疗

NSTE-ACS 包括 UAP 及非 ST 段抬高心肌梗死(NSTEMI),此类患者是否均行急诊介入治疗目前尚有争议,多数观点认为大部分患者可先行药物保守治疗,同时采取积极态度,进行危险分层,ACC/AHA 2005 年 PCI 指南中建议早期介入治疗 I 类适应证包括以下高危因素的任何一条:①强化抗缺血治疗基础上仍有反复缺血发作;②肌钙蛋白水平升高;③新出现 ST 段压低;④充血性心衰症状或新出现/加重的二尖瓣反流;⑤左室收缩功能下降;⑥血流动力学不稳定;⑦持续性室速;⑧6 个月内曾行 PCI;⑨既往冠状动脉旁路移植术(CABG)。无上述高危因素的低危险组的患者可先内科保守治疗,择期行介入治疗。

三、冠状动脉内血栓性病变的支架置入

目前认为,冠状动脉内血栓不是冠状动脉内支架置入术的反指征,甚至有许多的多中心随机试验肯定了冠状动脉内支架置入术对 AMI 和 UAP 患者的有效性。但冠状动脉内支架置入术治疗冠状动脉内血栓性病变仍意味着较高的急性闭塞、远端栓塞和严重不良心脏事件的发生率,因此,在实际操作中须谨慎行事,严格选择病例。

(一)术前病变的判断及危险度评估

冠状动脉造影术前,根据体表心电图来判断 IRA 的部位,并进行相应的准备工作。例如,左主干或前降支近段病变者,术前要准备好主动脉气囊反搏装置,以防术中发生急性泵功能衰竭;粗大的右冠状动脉近段病变,术中常有无复流现象、严重房室传导阻滞,应准备远端保护装置或血栓抽吸导管以及临时起搏器,并根据患者年龄、发病时间、心功能状态、有无合并性疾病进行综合危险度评估。

(二)围手术期用药

拟行紧急介入治疗的患者,术前即刻嚼服阿司匹林 300mg 和氯吡格雷 300mg,术中静脉注射肝素 8000～10000IU,术后口服阿司匹林 300mg/d(4 周后改为 100mg/d)和氯吡格雷 75mg/d(裸支架>3 个月,药物洗脱支架 9～12 个月),必要时静脉应用血小板膜糖蛋白(GP)IIb/IIIa 受体拮抗剂,术后皮下注射低分子肝素 1 周,同时根据患者情况,给予肾素血管紧张素转换酶抑制剂、β 受体阻滞剂、硝酸酯类和他汀类降脂药等治疗。

(三)冠状动脉造影

采用股动脉或桡动脉入路,按常规技术完成冠状动脉造影,先行非 IRA 造影,用尽量少的体位,造影剂尽量少用,应采用"bolus"注射造影剂,而不是持续、均匀、缓慢注射。

造影后应认真阅读冠状动脉造影片,首先应判定罪犯血管或罪犯病变,充分了解病变的部位、病变特征、狭窄程度、血管直径、TIMI 血流、侧支循环、循环优势、血栓负荷的轻重等,对多支病变者要正确判定罪犯血管,选择能充分显示完全闭塞病变特征以及能指导操作的投照体位,制定手术方案。

血流动力学障碍或心源性休克时冠状动脉造影和介入治疗应在 IABP 保护下进行。

(四)冠状动脉内血栓性病变的处理策略

当冠状动脉造影血流已达 TIMI 3 级,但有大量血栓负荷时,首选保守治疗,无论 IRA 残余狭窄程度如何,原则上不主张即刻 PCI,除非患者仍有胸痛、血流动力学不稳定或处于心源性休克前状态。应加强抗凝、抗血小板治疗(阿司匹林、氯吡格雷、肝素、GPⅡb/Ⅲa 受体拮抗剂)后行择期 PCI。

也有学者认为,如果显示 IRA 累及重要供血部位(如左主干、前降支口部、巨大右冠状动脉近端),尤其是这些部位的血管残余狭窄大于 85%,病变局部发生再梗死的风险高时,即使血流达到 3 级也可考虑行 PCI,以避免发生再梗死导致急性左心衰、心源性休克、严重心律失常、猝死等恶性心脏事件,但目前缺乏有力的循证医学证据。

TIMI 2 级以下血流再次血栓形成阻塞血管的概率大,而且发生梗死后心绞痛的发生率极高,因此需即刻行 PCI。

必须强调只对 IRA 进行 PCI,禁忌同时对非 IRA 进行干预。

(五)冠状动脉内血栓性病变的器械选择

1.指引导管

同常规 PCI 术,无特殊,可根据冠状动脉开口的解剖特点,选择同轴性、支持力较好的指引导管。

2.导引钢丝

对于血栓病变,多数学者建议选用如 BMW、Stablizer Supersoft 等通用型导引导丝,导丝通过病变时动作宜轻柔。这类导丝的尖端比较柔软,选用原因:一是引起急性闭塞的血栓较软,容易通过;二是避免导丝误入不稳定的粥样斑块内造成斑块破裂,血管闭塞导致导丝无法通过,或进入内膜下形成假腔。应避免使用 PT 系列导丝、Whisper、Cross-NT 等超滑导丝,因使用超滑导丝容易误入不稳定的粥样斑块内造成夹层的形成,导致手术失败。

完全闭塞病变可先尝试软导丝,如软导丝不能通过,再换用中等硬度或更硬的导丝。导丝通过闭塞处时,需从不同角度观察以确保导丝位于血管真腔内。

对于完全闭塞性病变,有学者认为体会软导丝通过病变较费时,也常直接选用中等硬度导丝,常用 PT Graphix Intermediate 导丝,感觉比较容易通过闭塞段,可减少手术时间及 X 线曝光时间,亦未明显增加夹层发生。

3.球囊导管

血栓性病变通常较软,常规球囊均较易通过。

非闭塞病变如果血栓负荷不重,狭窄较轻者,尽量不用球囊预扩张,可直接支架置入(图

10-40A、B),有资料显示,对于冠状动脉简单病变,直接支架置入能明显减少手术时间、X 线曝光时间和造影剂用量,而成功率并不减低。直接支架术以支架直接覆盖病变,减少球囊扩张次数,减少扩张局部血管内膜的损伤,减少病变处急性血栓形成的机会,防止不稳定斑块处的血栓和脂质斑块对心肌微血管的栓塞,可以减少无再流(no-reflow)和慢血流(slow-flow)的发生。

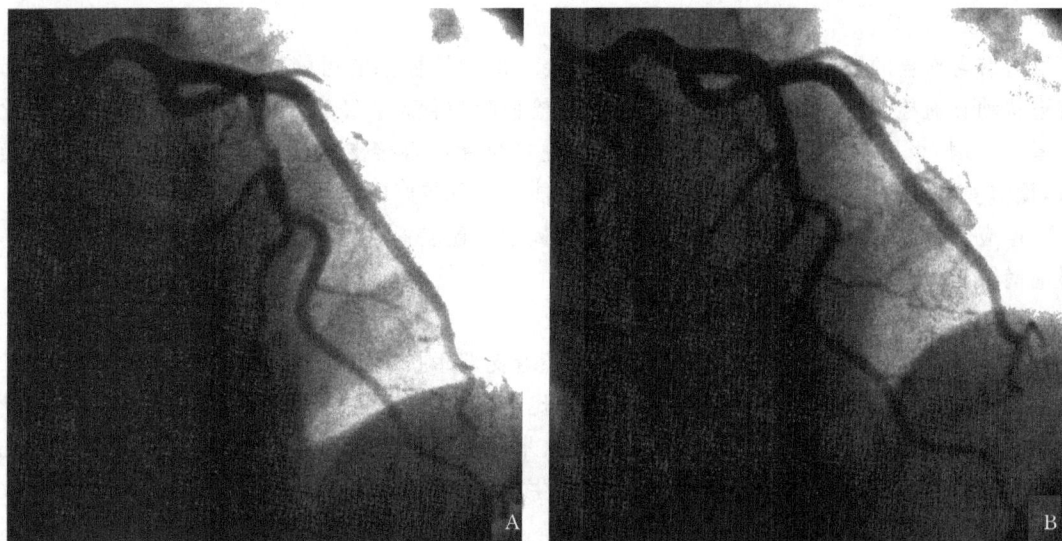

图 10-40 前降支病变支架置入前后
A. 前降支血栓病变;B. 直接支架后 TIMI 3 级

当狭窄较重必须球囊扩张时,球囊宜低压力扩张,球囊的长度也十分重要,由于病变的两端往往有血栓存在,足够长度的球囊不仅可以充分地扩张病变,而且可以对病变两端的血栓予以充分的压挤,预防末端闭塞。

对于分叉病变,特别是左前降支或左回旋支开口部的血栓性病变,须特别谨慎,球囊扩张后应先将球囊送至病变以远,造影观察效果,以免回撤球囊时将血栓带入另一支血管,引起严重心肌缺血和泵功能异常。

4. 远端保护/血栓抽吸装置

对于 ACS 常常伴发的急性血栓,急诊介入(包括 PTCA 和支架置入)可以迅速开通 IRA,但不能阻止新鲜血栓随血流行走,造成远端血管或微血管栓塞,这是形成 no-reflow 现象的重要机制。为了有效地解决这一难题,远端保护/血栓抽吸装置逐步应用于临床,其目的是在介入治疗过程中捕捉动脉粥样硬化斑块和血栓碎屑,防止血管远端栓塞,减少慢血流或无再流现象的发生,增加血栓性病变 PCI 的安全性,改善即刻和远期疗效。

远端保护装置是在目标血管远端放置一个球囊或伞状物,以防止介入操作过程中小的血栓或斑块脱落至血管远端导致栓塞,血栓抽吸术是在 PTCA 的基础上,利用负压抽吸原理使血栓通过抽吸导管抽吸到血管外。

目前远端保护/血栓抽吸装置可以分为四大类:①Guardwire Plus 为代表的远端球囊阻塞/血栓抽吸装置;②Diver CE 为代表的单纯血栓抽吸导管;③X-Sizer 为代表的机械血栓抽吸装置;④Filterwire EX 为代表的远端滤过血栓抽吸装置。各种装置原理不同,主要应用于 PCI

术中发现冠状动脉中大量血栓病变的情况,以减少术中血栓负荷,减少 no-reflow 现象的发生,目前临床上常用前两种。

由于左前降支的解剖特点,Guardwire Plus 装置并不适合应用于左前降支病变,该装置的阻塞球囊需要阻塞远端血管,可能延长心肌缺血的时间,并且该装置操作相对复杂;单纯血栓抽吸导管(Diver CE)装置简单,可以不阻断远端血管血流,可有效改善心肌血流,操作方便,容易掌握,推广较易。

对富含血栓的冠状动脉行介入操作必然会增加远端栓塞的可能性,因此,从广义上讲,所有冠状动脉血栓性病变均应使用远端保护/血栓抽吸装置。有经验表明,在部分冠状动脉血栓患者 PCI 时,可用单纯抽吸代替球囊预扩张,血栓移除后直接支架置入,减轻冠状动脉血栓负荷,预防慢血流或无再流,临床即刻效果好,可能是一种较好的选择。

但应当指出,现有国外大部分临床研究均提示上述装置对患者的长期随访结果是中性的,目前尚缺乏大规模的临床循证医学证据。

5.支架的选择

支架曾经被认为是治疗 AMI 的禁忌证,随着支架术抗凝方案的改进,支架引起的急性或亚急性血栓已经明显减少,与单纯球囊扩张相比,更容易出现 TIMI 3 级血流,死亡率、再梗死及再次血运重建率低。但冠状动脉内支架置入术治疗冠状动脉内血栓性病变仍意味着较高的急性闭塞、远端栓塞和严重不良心脏事件的发生率。支架置入应注意以下几点。

(1)IRA 存在大量血栓,经血栓抽吸或溶栓、抗栓、抗凝后血流改善,若没有明显狭窄则不置入支架。

(2)尽量直接支架置入,可以减少无再流和慢血流的发生。

(3)对狭窄或钙化严重的病变建议先球囊扩张,以利于支架通过,支架置入的直径与参考血管直径比为 1:1,支架选择应尽量完全覆盖病变(normal to normal 原则)及残存血栓,释放压力不要过大,有研究报道,置入支架时球囊高压扩张,与无再流、慢血流明显相关,高压扩张患者发生无复流、慢血流的危险性显著增高。

(4)在富含血栓的病变置入药物洗脱支架(drug eluting stent,DES)是否会增加支架血栓事件,这一问题目前仍有争议,早期国内外研究表明,与应用金属裸支架相比,DES 近期疗效、安全性等同于裸支架,但远期再狭窄率低,对 ACS 患者预后有益,可进一步减少再狭窄及再次血运重建率,而不增加急性和晚期血栓形成并发症。但最近关于 DES 导致晚期血栓的报道逐渐增多,因此,建议在具有再狭窄高危因素的患者中使用 DES。

四、支架内血栓

(一)支架内血栓的定义

支架内血栓指成功置入支架(靶血管支架术后 TIMI 3 级且残余狭窄小于 25%)后支架内急性、亚急性、慢性血栓形成,造影显示支架内有造影剂包绕的椭圆形、长条形或不规则的低密度影像,造影剂消散后,血栓处及其近端仍有少量造影剂滞留。根据支架内血栓形成时间的不同,支架内血栓可以分为急性、亚急性、晚期和迟发晚期血栓。

1.急性支架血栓

成功置入支架后 24 小时内发生的血栓称为急性支架血栓。

2.亚急性支架血栓

成功置入支架后 24 小时到 30 天内发生的血栓称作亚急性支架血栓。

急性和亚急性支架血栓也统称为早期血栓。

3.晚期支架血栓

成功置入支架后 30 天至 1 年发生的血栓称为晚期支架血栓。

4.迟发晚期血栓

指支架术后 1 年以后发生的支架内血栓。

除冠状动脉造影指标以外,一些临床相关事件如心肌梗死和死亡也用于判定是否发生支架内血栓。

(二)支架内血栓的发生原因

支架内血栓形成机制目前尚未完全明了,可能与以下方面有关。

1.支架的致血栓源性

支架的致血栓源性包括支架的材料、结构设计以及表面覆盖物均可导致血栓形成;随着药物洗脱支架的大量应用,DES 引起的血栓事件,尤其是晚期支架血栓已引起广泛关注。

2.患者和病变因素

ACS、合并糖尿病、射血分数低以及靶血管管径细小、多支病变、长病变、分叉病变、血栓性病变、不稳定斑块易致血栓形成。

3.支架置入的技术因素

支架近远端的夹层、支架扩张不良、残存狭窄、多个支架置入、病变覆盖不完全等。

4.药物因素

过早停用抗血小板药物、阿司匹林和(或)氯吡格雷抵抗。

(三)支架内血栓的临床表现

支架内血栓临床可表现为心肌梗死或死亡,也可表现为心律失常或心绞痛发作,与血栓形成的急缓、栓塞血管所支配的心肌范围以及患者的基础状态有关。

(四)支架内血栓的处理

(1)尽快行冠状动脉造影,明确诊断后进行 PCI,选择软导丝(导丝头端塑形为大 J 形,以避免导丝从支架与血管壁之间穿行)通过血栓病变,再次 PTCA,扩张至残余狭窄<20%,且无充盈缺损,争取恢复血流。如有较大血栓,可应用血管远端保护/血栓抽吸装置,避免无复流现象的发生。

(2)如果造影确定血栓可能与支架近端或远端内膜夹层、支架未完全覆盖病变有关,可再次置入支架。

(3)静脉应用 GPⅡb/Ⅲa 受体拮抗剂。

(4)如果不具备急诊 PCI 条件,可溶栓治疗,争取开通靶血管的时间,挽救心肌。

五、血栓性病变处理的辅助技术

(一)主动脉球囊反搏的使用

主动脉球囊反搏(intraaorctic balloon counter pulsation,IABP)是一种通过机械辅助对心

脏进行救治的方法,其工作原理是通过主动脉内球囊与心动周期同步地充放气,提高心肌氧供,减少心肌氧耗。舒张期球囊充气,增加冠状动脉灌注,进而增加氧的释放;收缩期球囊放气,减少心脏的后负荷,心脏做功减少,从而减少心肌对氧的需求。

在 ACS 合并心功能不全、心源性休克或机械性并发症(如乳头肌断裂、室间隔穿孔)的患者,IABP 作为辅助和过渡治疗与冠状动脉血运重建相结合,可明显增加血运重建的成功率,改善预后。

应当在高危患者 PCI 前,有预见性地做好插入 IABP 的准备,一旦发生并发症导致血流动力学障碍可以马上进行,可能性不大的患者可在床边准备好,贴好反搏心电图电极。

(二)临时心脏起搏

临时心脏起搏可采用不同的电刺激途径,包括经静脉起搏、经皮起搏、经食管起搏、心外膜起搏等。经静脉临时心脏起搏是导管室常用方法,操作方便,效果可靠。

右冠状动脉或左优势的回旋支冠状动脉血栓性病变,特别是闭塞性血栓病变介入治疗过程中,常常发生严重的缓慢性心律失常,所以在右冠状动脉或左优势的回旋支血栓性病变应常规放置临时起搏电极于右房或三尖瓣口(IRA 开通之前临时起搏电极导管送入右室,有刺激右室诱发室性颤动的可能),以备需要时紧急插入。

六、冠状动脉内血栓的药物治疗

冠状动脉内血栓病变介入处理前后应给予充分的抗栓治疗,抗栓治疗包括抗凝血酶治疗和抗血小板治疗,抗凝治疗包括肝素、低分子肝素和直接凝血酶抑制剂,抗血小板药物包括阿司匹林、噻吩吡啶类和 GPⅡb/Ⅲa 受体拮抗剂。

(一)抗血栓形成治疗

血小板是动脉血栓形成的主要环节,阿司匹林和 ADP 受体抑制剂(噻氯匹定、氯吡格雷等)目前已被广泛用于 ACS 的治疗,已有报道对冠状动脉造影发现有血栓性病变的患者,在氯吡格雷、阿司匹林和低分子肝素的治疗后行择期介入治疗,结果发现有部分患者血栓消失,且冠状动脉病变轻微,避免了不必要的支架置入。近来,GPⅡb/Ⅲa 受体拮抗剂的临床应用,更降低了血栓性病变介入治疗的急性闭塞、心肌梗死和紧急血运重建术的发生率,故当冠状动脉造影发现梗死相关血管内血栓较大时,在 PCI 前应常规静脉使用 GPⅡb/Ⅲa 受体拮抗剂,并建议 PCI 术后继续使用 12~24 小时。另外,冠状动脉内 GPⅡb/Ⅲa 受体拮抗剂的应用也备受关注,其效果有待于进一步的临床观察。

(二)冠状动脉内溶栓

过去有研究表明,冠状动脉内溶栓对血栓有一定的疗效,国内多数报道用尿激酶,但剂量和方法报道不一,用量多为静脉溶栓剂量的一半以下,我们也曾对两例冠状动脉内高度血栓负荷的患者(当时无血栓抽吸导管),冠状动脉内缓慢推注尿激酶 50 万 U,静脉滴注 50 万 U 后,血栓消失,血流达 TIMI 3 级。

随着介入器械及药物的发展,远端保护/血栓抽吸装置及 GPⅡb/Ⅲa 受体拮抗剂已经成为冠状动脉内血栓处理的主要手段。

七、并发症及其处理

（一）无再流现象

　　冠状动脉介入治疗后，靶病变部位无急性闭塞、血栓、夹层、痉挛以及重度残余狭窄，X线表现为冠状动脉前向血流急剧减少（TIMI 0～1级）则为无再流现象（no-reflow，图10-41A～C）；若血流TIMI 2级则为慢血流现象（slow-flow）。发生无再流现象的患者远期预后差，死亡率、心功能不全发生率、心梗并发症发生率和再住院率均明显增加。

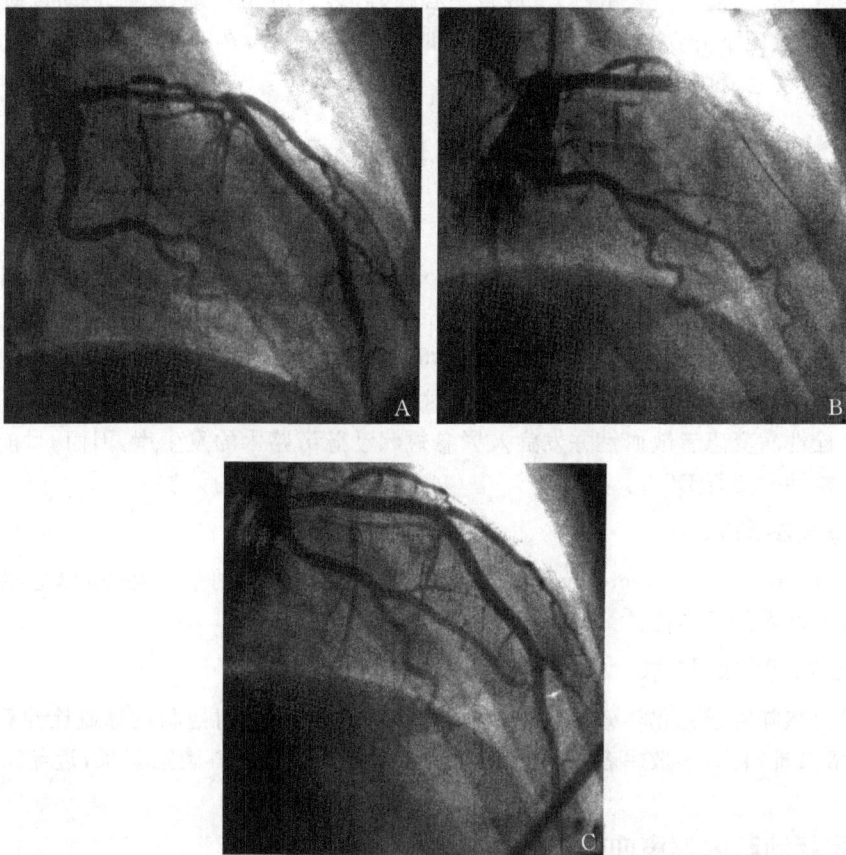

图10-41　无再流现象

A.AMI一周后CAG影像；B.支架置入后no-reflow现象；C.冠状动脉内反复给予硝酸甘油后血流达TIMI 2级

　　有经验表明大量冠状动脉血栓的再灌注成功率低，极易引起no-reflow现象，其原因可能与PTCA引起的末梢栓塞和侧支闭塞引起的血流停滞有关。

　　无复流现象的临床表现多种多样，常取决于再灌注的时间、受累心肌范围、基础心脏功能以及是否伴有其他冠状动脉病变，极少数可以无临床症状或心电图改变，大多患者出现胸痛、ST段抬高、心脏传导阻滞、低血压、心源性休克、室颤甚至导致"心血管崩溃（cardiovascular collapse）"死亡。

　　无再流现象的发生机制不完全清楚，目前认为是多因素综合作用的结果，推测与心肌微血管痉挛、微血栓或碎片栓塞、氧自由基介导的血管内皮损伤、毛细血管被红细胞和中性粒细胞堵塞,导致微循环功能障碍,以及心肌细胞及间质水肿有关,尚无单一有效的治疗方法。目前临床应用较多的是一些作为血管再通治疗的辅助药物,包括腺苷、维拉帕米、硝酸酯类、硝普钠,GPⅡb/Ⅲa拮抗剂等药物,以及血管远端保护/血栓抽吸装置,它们具有较好的预防、减轻无复流现象的作用,但是还没有随机、双盲的临床实验来评价。

(二)再灌注性心律失常

心肌缺血再灌注后的一个严重后果是再灌注性心律失常(reperfusion arrhythmia,RA),包括室性早搏、室性心动过速、室颤、室性自主心律、阵发性心房颤动、窦性心动过缓或传导阻滞等,有时伴有血压下降,多见于右冠状动脉和回旋支闭塞者,在IRA血流通畅的前提下,经药物、临时起搏或电复律多能治愈。

八、冠状动脉内血栓性病变的其他介入治疗

(一)冠状动脉内定向斑块旋切术

冠状动脉内定向斑块旋切术(directional coronary atherectomy,DCA)是利用圆形旋切刀定向直接切除病变血管的内壁组织,并通过Simpson导管的侧孔将切下的硬化斑块碎片带出体外的一种方法。含有大量血栓组织的病变(如血栓长度超过或相当于血管直径)时,因有急性闭塞的危险,不适合做DCA,存在少量血栓时,成功率较高。但最新研究表明,DCA可增加冠状动脉血栓性病变患者缺血性并发症及紧急冠状动脉旁路术的发生率,因而,目前不主张对冠状动脉血栓性病变行DCA。

(二)斑块旋磨术

旋磨术(rotational atherectomy)可增加远端栓塞及无再流的危险性,所以冠状动脉内血栓性病变是旋磨术的反指征。

(三)激光血管成形术

激光通过热降解或光化学效应气化斑块,使狭窄管腔扩大,对冠状动脉血栓性病变的成功率较低,价格昂贵,且大多数患者(70%)需辅以球囊扩张方能获得满意效果,近年来应用日趋减少。

(四)冠状动脉内超声血管成形术

冠状动脉内超声血管成形术(intracoronary ultrasound angioplasty,IUA)是通过机械破碎、空穴作用等原理使局部新、旧血栓消除而达到治疗的目的。通过机械破碎作用可使血栓变为小于$7\mu m$的微粒,通过毛细血管网进行代谢,而不发生远端血管栓塞。该技术目前临床应用较少,有待器械的进一步改进,技术水平的进一步提高。

九、展望

冠状动脉血栓性病变对介入医生始终是个棘手问题,是冠状动脉内支架术中和术后急性、亚急性血栓以及术中无再流现象甚至猝死的主要威胁,随着抗栓治疗药物氯吡格雷、GPⅡb/Ⅲa受体拮抗剂等强有力的抗血小板制剂等的问世、远端保护/血栓抽吸装置的临床使用以及支架系统的改进,已经使之得以部分解决,我们相信,随着未来基础研究的深化,介入器械的改进,以

及循证医学的发展,将使我们临床工作者对冠状动脉血栓性病变建立起更为完善的决策模式。

第十二节 再狭窄病变的支架置入术

冠状动脉支架的广泛使用是冠心病介入治疗的革命性进展之一,它有效克服了球囊扩张的急性严重并发症,降低了远期再狭窄率。支架高压扩张技术和双联抗血小板治疗明显降低了急性和亚急性支架内血栓形成,使得介入治疗的适应证顺利扩展到治疗多支复杂病变,目前介入操作中冠状动脉支架的使用率超过了70%。但是,冠状动脉支架在取得了上述效果的同时,也带来了新的复杂问题,支架内再狭窄。随着复杂冠状动脉病例介入治疗数量的不断增加,支架内在狭窄率也明显增加,仅1999年,全美国的支架内再狭窄病例就达15万人。

目前关于裸金属支架的临床随机试验结果有时很难用于临床实践中,因为临床实际诊疗活动中包括了大量不能进行这些试验的复杂、疑难和高危病例。这也是目前临床报道的再狭窄率差异在10%~58%的原因之一。

一、支架内再狭窄的病理机制

血管壁对支架引起的病理反应很复杂,最早的反应是血小板激活和血栓形成。随后出现炎性细胞向支架网眼内黏附和迁移,从管腔表面进入内膜。第三阶段是中膜和内膜平滑肌细胞的增生,大约从支架置入后第5天开始,持续20天左右。外伤性动脉损伤和随后的炎症都可引起内膜细胞增生,支架的几何形状和设计以及支架网眼表面的光滑程度都对支架引起的血管损伤产生重要影响。

人体冠状动脉对置入支架的组织病理反应如下:①支架置入后头几天,在支架网眼周围出现纤维蛋白、血小板和急性炎性细胞浸润。②大量新生内膜形成,产生的量与支架面积与参考血管横截面的比例有关。因此,支架选择过大以及由此带来的中膜损伤将增加再狭窄率。

有人认为炎症反应与支架内再狭窄的病理过程有关。例如,Kornowski等曾经设计了一种炎症积分系统,他们发现炎症积分直接与动脉壁损伤和随后的内膜增厚有关。炎症反应的类型与动脉损伤的形式有关,球囊扩张和支架置入所引起的炎症反应类型不相同。

二、支架内再狭窄的分型

临床上提出了多种支架内再狭窄分型方法,最常见的是Mehran分型法,该法将支架内再狭窄分为:①局限型(长度≤10mm,狭窄局限于支架内或支架两端);②支架内弥漫型(长度>10mm,不超出支架两端);③弥漫增生型(长度>10mm,超出支架两端进入邻近血管段)。

三、支架内再狭窄的预测因素

临床研究冠心病介入治疗的远期结果时,常选用多种复发指标,例如,6个月造影病变再狭窄率、临床心血管事件率、靶病变再次血运重建率等。有时,很多研究结果之间的再狭窄率并无可比性,例如,采用了不同的再狭窄标准、选择了不同的治疗人群、再狭窄的病变不同(如动静脉血管和原位冠状动脉动脉)。尽管如此,但至少有一点共同的即以前的再狭窄病史是再次发生狭窄的重要独立预测因素。

四、支架内再狭窄的处理

目前,处理支架内再狭窄的主要方法有:①单纯球囊扩张,包括切割球囊扩张;②病变消融治疗包括支架内旋磨和旋切治疗;③再次置入支架包括药物涂层支架;④血管内放射治疗。

1.单纯普通球囊扩张

单纯普通球囊扩张处理支架内再狭窄的近远期效果均不理想,再狭窄率为 20%～50%,糖尿病患者的发生率更高。

2.切割球囊扩张

临床观察研究结果表明,采用切割球囊扩张处理支架内再狭窄的效果明显优于单纯普通球囊扩张,无论是术中并发症和即刻造影效果,还是远期再狭窄和心血管事件率都有明显的优点。但有关随机对照试验正在进行之中。

3.旋磨和旋切治疗

斑块消融治疗虽然能取得较满意的即刻造影效果,但其远期再狭窄率和心血管事件率并不明显低于单纯球囊扩张。因此,目前临床上已较少采用。

4.再次置入支架

在支架内再次置入支架的效果主要取决于支架血管的参考直径、支架内再狭窄的长度和其他因素如糖尿病等,再狭窄发生率 30%～40%。

5.血管内放射治疗

血管内放射治疗又称为"Brachytherhapy"这里的"Brachy-"字根引自希腊语,即"短距离"的意思,也就是在距病变血管很近的距离实施放射照射治疗。目前主要采用二种放射源来处理支架内再狭窄:①β 射线,从电子束释放出来,在目标组织数毫米处可被吸收;②γ 射线,从光子束释放出来,穿透力更强,需要对患者和工作人员加以防护。

从放射性同位素发射出来的 β 和 γ 射线能量都能抑制细胞分裂周期,机制是破坏 DNA 双螺旋结构,防止平滑肌细胞的分裂和复制,后者是血管内皮增生的关键步骤。

血管内放射治疗的主要临床问题是照射病变处血栓形成。形成血栓的病变具有如下特点:①在放射治疗的同时新置入支架;②在发生血栓事件前停用噻氯匹定或氯吡格雷。因此,目前的处理原则是在放射治疗后,对没有新置入支架者抗血小板治疗 6 个月,对新置入支架者抗血小板治疗 12 个月。另外一个问题是放射治疗两端再狭窄,发生的原因是:①治疗部位近远端放射剂量逐渐降低;②放射源覆盖病变不当(即形态诱导)。

尽管冠心病介入治疗中采用了药物涂层支架,但支架内再狭窄仍将是今后相当长一段时间内该领域最重要的问题之一。迄今为止血管内放射治疗仍然是治疗支架内再狭窄除药物涂层支架以外最好的方法。这种治疗手段于 1990 年试用于临床,当时主要是采用 γ 射线处理股髂动脉的支架内再狭窄,该方法用于冠状动脉病变始于 1997 年,第一个评价 γ 射线效果的随机临床试验在美国完成,此后,在应用 β 射线方面欧洲人积累了很多经验,γ 射线在欧洲使用少的原因是对这种放射性核素屏蔽、储存和运输方面的严格限制所致。

在过去的数年内,学术界在血管内放射治疗很多方面达成了共识,其中最明显的是:①放射活性支架的整体效果并不理想;②β 射线的疗效与 γ 射线基本相同;③血管内放射治疗是处理支架内再狭窄的有效方法,但对再次置入新支架的病变效果不肯定;④今后急需解决的问题包括放射照射后抗血栓治疗的时间、对具有再狭窄高危险性病变预防性置入支架者放射治疗的远期效果等。

放射治疗在如下领域应用很成功:肥厚性瘢痕、瘢痕瘤、异位骨生成、翼状息肉和实质性肿瘤。在非恶性疾病,放射治疗能有效抑制成纤维活性,但不影响正常修复过程,观察长达20年不影响远期并发症。

基本放射物理:

(1)放射活性:放射活性是具有太多或太少中子的不稳定性元素被为稳定状态(基态)的自发过程,同时释放大量能量。能量的释放过程称为放射,可表现为电磁波形成(如γ射线)和粒子射线形成(如γ、β和中子射线)。这一过程通常称为原子的解离(disintegration)。

放射活性(A)可表达为在一定时间间隔内(dt)所发生解离数(dN)的函数,即 $A=dN/dt$,单位是居里($Ci,ICi=3.7\times10^{10}Bq$)。

(2)衰减:对大多数原子来说,放射活性正比于原子核的数率($A=\lambda N$)这一比例常数称之为衰竭常数,衰竭公式为 $At=A_0\exp(\sim\lambda t)$ 和 $\lambda=Ln2/t_{1/2}$,这里 $t_{1/2}$ 为物理半衰期,是放射性核素的特性之一。

(3)生物半衰期:指机体按固定规律排除体内某种物质的一半所需要的时间。这一时间对稳态和非稳态核素大致相同。

(4)有效半衰期:一旦人体进食放射活性物质,其物理和生物半衰期都应加以考虑,这可用有效半衰期来表示,即 $1/t_{1/2}eff=1/t_{1/2}phy+1/t_{1/2}biol$,其中半衰期可以有物理和生物衰减常数替代,即,$\lambda_{eff}=\lambda phy+\lambda_{biol}$。

(5)吸收-放射剂量:当原子由非稳态向稳态转化时,释放的能量都被组织吸收,所吸收的能量可用国际标准单位瑞($Gy=J/kg$)来表示。能量的大小与放射源种类、半衰期和停留时间等有关。

(6)放射剂量率:计量率是指单位时间的放射剂量(释放或接受)。放射源释放的剂量率取决于放射源的活性和反射性核素的含量。目前采用的血管照射源都能以很高的计量率释放能量。

(7)剂量:吸收放射能量的生物学作用取决于反射线的种类和组织类型及其放射线特性。剂量的单位是 J/kg,称为希瑞(Sv)。

(8)放射比重因子(WR):中射线所包含的损害类型的校正因子。

(9)等同剂量(HT):等同剂量是用于放射防护目的的一种计量单位,它反映了射线作用的概率,可表示为特定器官或组织所吸收的平均剂量(Dr)和射线比重因子(WR)的乘积,即 $HT=WRDT$。

(10)有效剂量(HE):即器官、组织等同剂量与放射比重因子的总乘积,即 $HE-\sum WRDTWT$。

(11)目前使用的核素:目前所使用的放射性核素最主要的物理特性见表10-6。

表 10-6　临床常用的放射性核素最主要的物理特性

核素	射线	最大能量(keV)	平均能量(keV)	半衰期
^{192}Ir	γ	612	375	24 天
^{90}Sv/^{90}Y	β	2270	970	28 天
^{32}P	β	1710	690	14 天
^{90}Y	β	2270	970	64h
^{188}R$_e$	β	2130	780	69 天

上述同位素之间的重要区别是 γ 射线由光子组成,而 β 射线由电子组成。

(12)γ 射线:γ 射线是反射性同位素原子核释放的光子,表现为电磁波的形成。一个不稳的重原子核首先放射一个 α 或 β 粒子,然后再发射 γ 射线。γ 射线可以是 1~2 个固定能量值,也可以是很多能量值的宽谱。γ 射线对组织的穿透力强。

(13)X 线:与 γ 射线类似,物理特性也相当,但来源不同。γ 射线的光子来源于原子核,而 X 线的光子来源于电子轨道。导管室使用的 X 线最大能量水平为 125keV。

(14)β 射线:β 粒子是较轻的高能粒子,带有正电荷或负电荷。β 射线在组织中穿透力很弱,当与组织细胞核物质相互作用时,可释放具有强穿透力的 X 线,称之为韧致辐射。

(15)γ 射线和 β 射线的主要区别:光子与其他物质的相互作用明显低于电子,因此,γ 射线对其他物质的能量转换强度也不如 β 射线。在作放射治疗时,可出现两种结果。

1)停留时间:从放射源以一定的距离使某个组织得到一定能量,γ 射线比 β 射线需要更高的活性和更长的停留时间。

2)放射暴露:γ 射线对导管室内外人员的放射强度明显大于 β 射线。因此,在使用 γ 射线进行照射时,所有工作人员都应离开导管室,并佩戴防护装备。

就 γ 射线和 β 射线进行临床和实用性方面的比较结果显示,γ 射线优点:①随机、双盲、安慰剂对照试验证明有效,②深部组织穿透力强(适用于大血管),③支架网架结构不减弱 ^{192}Ir γ 射线的穿透能力;缺点:①需要加强屏蔽(25mm 铅),②对工作人员和患者反射线暴露量大,③在放射治疗期间工作人员需暂时离开导管室,④长停留时间(20~80 分钟)。β 射线优点:①只需厚塑料简单屏蔽,②停留时间短(3~10 分钟),③放射性仅暴露在患者局部,④对工作人员无放射危险,⑤照射期间工作人员不必离开导管室;缺点:①关于临床应用效果资料偏少,②以现有设备可能不能用于直径大于 4mm 的血管,③剂量不均一性(需中央聚焦)。

6.药物涂层支架

采用药物涂层支架是否能有效防止支架内再狭窄,目前正进行随机对照试验。初步临床观察结果令人鼓舞。目前采用的药物有多种,每一种药物都针对再狭窄病理过程的不同环节(表 10-7)。关于这些药物涂层支架的随机临床试验大部分在进行之中。现有的临床试验结果 RAVEL、ELUTES 和 TAXUS 都表明药物涂层支架能降低远期再狭窄率。但对裸金属支架再狭窄后重新置入药物涂层支架的临床效果研究正在进行之中。

表 10-7 药物涂层支架所使用的药物

	血管损伤	增生	迁移	修复
药物种类	抗炎	抗增生	抑制迁移	促使修复和内皮化
药物	甲泼尼龙,地塞米松	雷帕霉素	Batimastat	Estradiol VEGF
Actiomycin D				
Paclitaxel				
Angio Peptim				
Gmcye				

五、展望

在今后相当长的一段时间内,支架内再狭窄仍将是困扰介入心脏病学者的重要临床问题之一。血管内放射治疗是临床上第一个得到公认的较好的抗支架内再狭窄治疗措施。尽管药物涂层支架抗再狭窄的初期临床试验结果令人鼓舞,但其应用于复杂、高危病变的效果尚不明了。关于药物涂层支架抗支架内再狭窄的实际效果,人们正拭目以待。针对药物涂层支架再狭窄的机制,研发新的功能优化支架势在必行。

第十一章

结构性心脏病的介入治疗

第一节　动脉导管未闭和介入治疗

动脉导管未闭是一种较常见的先天性心血管畸形，占先天性心脏病总数的 12％～15％，女性约 2 倍于男性。约 10％的病例并存其他心血管畸形。

1938 年 Gross 成功地为 1 例 7 岁女孩进行了动脉导管未闭结扎手术，开创了外科动脉导管未闭的手术治疗。本专题仅就目前应用广泛的弹簧圈和 Amplatzer 封堵器的应用进行介绍。

一、病理解剖

1.位置

未闭的动脉导管一般位于主动脉峡部和左肺动脉根部之间、肺总动脉分叉处（图 11－1）；

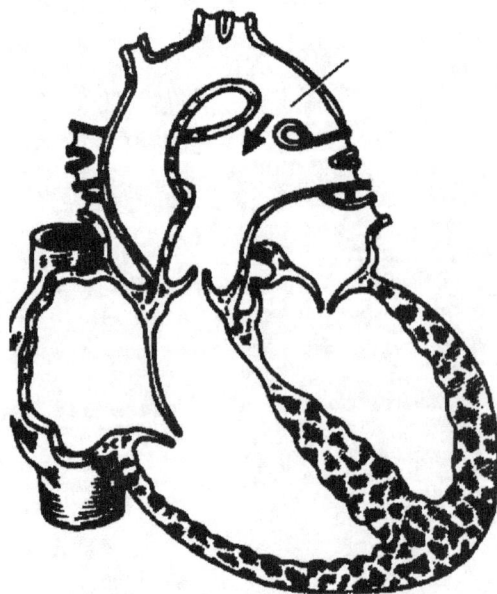

图 11－1　PDA 的解剖位置

少数右位主动脉弓者,导管可位于无名动脉根部远端主动脉和肺动脉之间。未闭的动脉导管一般位于主动脉峡部和左肺动脉根部之间、肺总动脉分叉处。

2.直径

未闭导管的直径差异很大,一般为 0.5～2.0cm,大多 2cm 左右,长度 0.2～1.3cm。

二、分型

1.根据未闭动脉导管的形态学改变分为漏斗型、管型和窗型 3 种类型

(1)漏斗型:较多见,长度与管型相似,但近主动脉处粗大,近肺动脉处狭小,呈漏斗状,有时甚至类似动脉瘤形。

(2)管型:管状导管连接主动脉和肺动脉的两端口径相近,管壁厚度介于主动脉与肺动脉之间,此型最为多见。

(3)窗型:动脉导管极短,口径极粗,外观似主动脉,呈肺动脉窗样结构,管壁往往极薄,此型较少见。

2.krichenko 根据动脉导管未闭造影的具体形态分为 5 种类型(图 11-2)

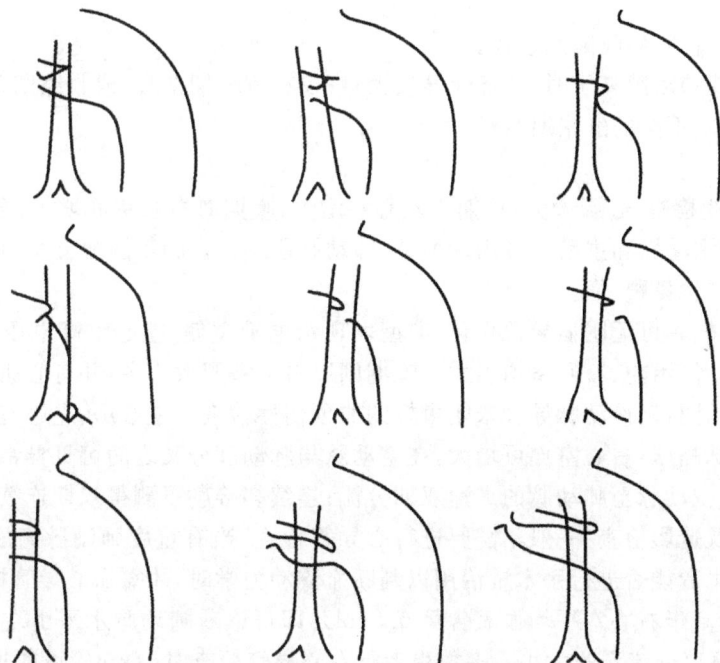

图 11-2 Krichenko 造影的形态分类

(1)A 型呈漏斗形,最狭窄端位于肺动脉,根据与气管的关系分为 1 型、2 型和 3 型。

(2)B 型动脉导管短,肺动脉与主动脉紧贴,一般直径较大。

(3)C 型呈管状,长度约在 10mm 内,导管两端基本相等,无狭窄。

(4)D 型多处狭窄。

(5)E 型形状怪异,呈伸长的喇叭状结构,最狭窄处远离支气管前缘。

动脉导管未闭除上述变化外还可有肺动脉及其分支扩张,甚至类似动脉瘤样改变,导管内

可有血栓形成,若导管粗大可有左右心室肥厚与扩张。

三、诊断

1.症状

动脉导管未闭的临床表现主要取决于主动脉至肺动脉分流血量的多少以及是否产生继发肺动脉高压和其程度。轻者可无明显症状,重者可发生心力衰竭。常见的症状有劳累后心悸、气急、乏力,易患呼吸道感染和生长发育迟缓。晚期肺动脉高压严重,产生逆向分流时可出现下半身发绀。

2.体征

(1)动脉导管未闭体检时,典型的体征是胸骨左缘第 2 肋间听到响亮的连续性机器样杂音,伴有震颤。

(2)肺动脉第 2 音亢进,但常被响亮的杂音所掩盖。

(3)分流量较大者,在心尖区尚可听到因二尖瓣相对性狭窄产生的舒张期杂音。

(4)测血压示收缩压多在正常范围,而舒张压降低,因而脉压增宽,四肢血管有水冲脉和枪击声。

(5)婴幼儿可仅听到收缩期杂音。

(6)晚期出现肺动脉高压时,杂音变异较大,可仅有收缩期杂音,或收缩期杂音亦消失而代之以肺动脉瓣关闭不全的舒张期杂音。

3.特殊检查

(1)胸部 X 线检查:心影增大,早期为左心室增大,晚期时右心室亦增大,分流量较多者左心房亦扩大。升主动脉和主动脉弓阴影增宽,肺动脉段突出。肺动脉分支增粗,肺野充血。有时透视下可见肺门“舞蹈”征。

(2)心电图:轻者可无明显异常变化,典型表现示电轴左偏、左心室高电压或左心室肥大。肺动脉高压明显者,示左、右心室均肥大。晚期则以右心室肥大为主,并有心肌损害表现。

(3)超声心动图:确诊动脉导管未闭最好的非创伤性检查。左心房、左心室增大,肺动脉增宽;如存在肺动脉高压,右心室亦可增大,在主动脉与肺动脉分叉之间可见异常的管道交通;彩色多普勒显示降主动脉至肺动脉的高速双期分流;连续多普勒可测得双期连续高速血流频谱。

(4)心导管及造影检查:一般不需要进行心导管检查,当有重度肺动脉高压和伴有其他心血管畸形,决定患者能否进行手术矫治用以判断血流动力学时,才需做心导管检查。通常肺动脉平均血氧含量高于右心室平均血氧含量 0.5vol‰ 即可诊断肺动脉水平由左向右的分流,再根据 Fick 法计算出分流量的大小。多数患者行右心导管检查时,心导管可通过动脉导管达降主动脉。某些干下型室缺或主肺动脉窗的患者,检查时导管从异常位置进入升主动脉,其走行与动脉导管有明显差别。主动脉弓降部造影是施行动脉导管未闭封堵术不可缺少的必要步骤,常规选择左侧位 90°造影。成人动脉导管由于钙化、短缩,在此位置不能清楚显示时可加大左侧位角度至 100°～110°或采用右前斜位 30°加头 15°～20°来明确解剖形态。注入造影剂的总量为≤5ml/kg。

四、鉴别诊断

大部分动脉导管未闭患者通过听诊和辅助检查可以明确诊断。但少数病例由于杂音不典型或伴有其他体征时,需与下列疾病相鉴别。

1. 生理性无害性杂音

在青少年时颈内静脉流向锁骨下静脉的血流急转可产生连续性血管性充盈音,头颈部转动可使杂音增强,压迫颈静脉和平卧时可使杂音消失。

2. 原发性肺动脉扩张

一种很少见的先天性心血管畸形,无明显症状,多在体检时发现心脏杂音,杂音呈单纯收缩期吹风样或双期性,强度不超过 3 级。超声心动图和心导管检查仅能发现肺动脉扩张,无肺动脉水平的异常分流。

3. 轻度肺动脉瓣狭窄

在肺动脉瓣区可听到收缩期杂音,伴有收缩早期喷射音,肺动脉瓣区第二心音减弱;胸部 X 线片示肺动脉段凸出,肺血少或正常,而动脉导管未闭者肺血常增多,右心导管检查右心室-肺动脉的跨瓣压差在 20mmHg 以上。精确的超声心动图能够明确诊断。

4. 原发性肺动脉高压

在临床上很容易与动脉导管未闭伴有重度肺动脉高压混淆。原发性肺动脉高压多见于青年女性,有心悸、气短、呼吸困难、轻度发绀和杵状指,听诊可有单纯收缩期或双期性杂音,常需心血管造影明确诊断。

5. 主肺间隔缺损

一般来说主肺动脉间隔缺损较小时,患者的连续性杂音易误诊为动脉导管未闭,当主肺动脉间隔缺损较大,距主动脉又近,可造成大量左向右分流,患者较幼小时即出现心衰和严重肺动脉高压,心脏杂音多为单纯收缩期杂音。超声心动图能够发现主肺动脉间隔的缺损。施行右心导管检查时,导管可经主肺动脉间隔进入升主动脉及头臂动脉,而后或有可能进入降主动脉。选择性升主动脉造影可最后明确诊断及了解主肺间隔缺损的解剖形态。

6. 动、静脉瘘

瘘管如由冠状动脉、肋间动脉或胸廓内动脉与附近静脉相通,即可产生与动脉导管未闭相似的连续性杂音。但音源表浅,似来自心外。一侧肺动脉起源于主动脉亦可产生连续性杂音。较大的肺动静脉瘘可于不寻常的部位听到杂音,但分流量大时患者会出现发绀和杵状指。

7. 左冠状动脉起源于肺动脉

出生后肺动脉压力下降,不能灌注左冠状动脉;右冠状动脉仍由主动脉起源,产生茂密侧支以灌注左冠状动脉,并由左冠状动脉倒流入肺动脉;流量大者可产生连续性杂音,心电图上有特殊冠状动脉供血不足的图形。

8. 主动脉窦瘤破裂

患者发病年龄大,有室间隔缺损、胸部外伤或细菌性心内膜炎等病史。发病突然,有明显心力衰竭的表现,体检可发现连续性杂音,杂音粗糙伴有震颤,超声心动图能够做出诊断,不需行主动脉根部造影,以免使乏氏窦瘤破裂口增大,造成患者猝死。

五、适应证

根据 2004 年中华儿科医学杂志《先天性心脏病经导管介入治疗指南》中,动脉导管未闭封堵术的适应证如下所示。

1. Amplatzer 法

(1)左向右分流不合并需外科手术的心脏畸形的动脉导管未闭,动脉导管未闭最窄直径≥2.0mm,年龄通常≥6个月,体重≥4kg。

(2)外科术后残余分流。

2. 弹簧栓子法

(1)左向右分流不合并需外科手术的心脏畸形的动脉导管未闭,动脉导管未闭最窄直径(单个 cook 栓子≤2.0mm;单个 pfm 栓子≤3.0mm)。年龄通常≥6月龄,体重≥4kg。

(2)外科术后残余分流。

六、禁忌证

(1)感染性心内膜炎,动脉导管未闭内有赘生物者。

(2)严重肺动脉高压出现右向左的分流,肺总阻力>14Woods。

(3)同时合并有需要外科手术矫治的心内畸形。

七、器材准备

1. 可控弹簧圈

可控弹簧圈主要应用于临床的是德国 pfm 公司生产的 Duct-Occlud 弹簧圈(图 11-3)及美国 Cook 公司生产的 Gianturco 弹簧圈(图 11-4)和 Detachable 弹簧圈(图 11-5),上述弹簧圈均具有回收功能。

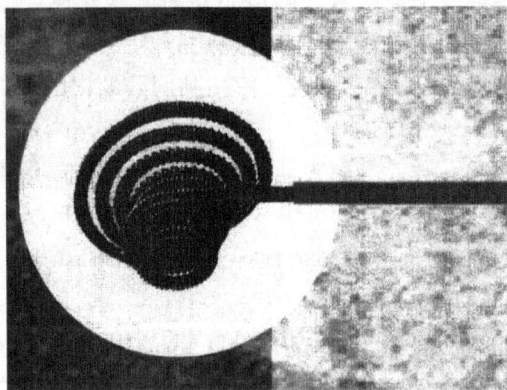

图 11-3　pfm 弹簧圈

(1)1994 年 D. Redel 发明了 pfm 螺旋状弹簧圈。pfm 可控螺旋弹簧圈的头部和尾部较大,中间较小呈哑铃状,根据弹簧圈两端螺旋连接镍钛记忆合金而分为标准型(无记忆合金)、加强型(主动脉侧为记忆合金)和 S 型(两端均有记忆合金),可根据动脉导管未闭形态和直径选择不同型号;适用于直径<3.5mm 的动脉导管未闭,输送鞘管均为 F5 或 F4 输送系统,带有内芯和锁扣装置及控制手柄,具有释放和回收双重保险功能,提供使用的安全可靠性。

(2)Cook 弹簧圈由白金和合成纤维制成,适用于直径<2.0mm 的动脉导管未闭,动、静脉径路均可以输送,根据弹簧圈的直径及圈数可分为 3mm 5 圈(MWCE-3-PDA5);5mm 5 圈(MWCE-5-PDA5);8mm 5 圈(MWCE-8-PDA5)等型号,目前 Cook 公司防磁性的弹簧圈已用

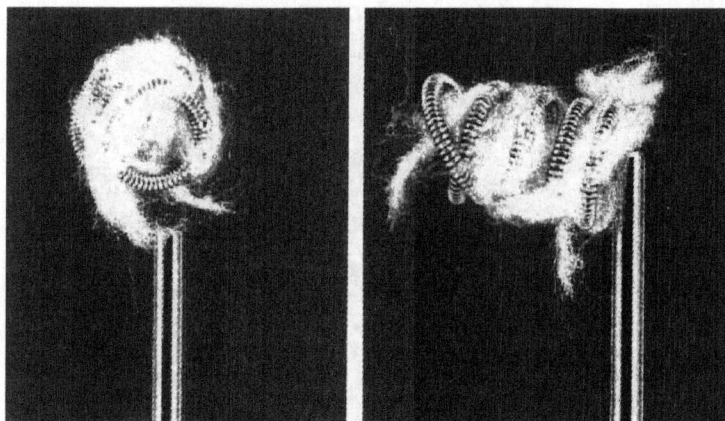

图 11 - 4　Gianturco 弹簧图

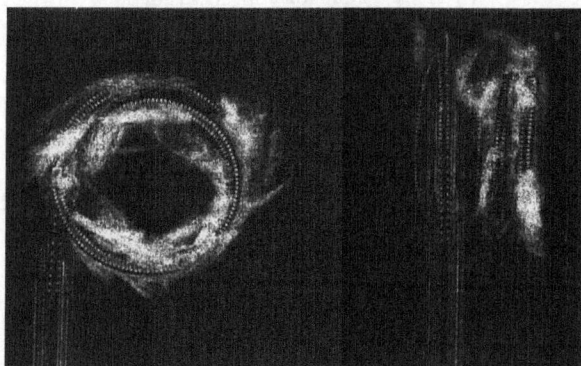

图 11 - 5　Detachable 弹簧圈

于临床。

2. Amplatzer 蘑菇伞封堵器

Amplatzer 蘑菇伞封堵器为美国 AGA 公司制造,多用于直径>2mm 的 PDA,经静脉途径输送。封堵器由镍钛记忆合金编织,呈蘑菇形孔状结构,内有三层高分子聚酯纤维,具有自身膨胀性能,反复牵拉不变形,耐疲劳性较好,置入体内后无金属支架折断现象(图 11 - 6)。用激光技术焊接铂标记在 X 线下可显示封堵器的位置,封堵器长 5mm、7mm、8mm 三种规格;肺动脉侧直径分为 4~16mm 不同直径的 7 种型号,用旋钮与输送器相连能够回收,输送器由长鞘管和装载器组成(图 11 - 7)。主要优点是输送鞘管细(6~9F),通过静脉传送,能闭合较大内径的动脉导管未闭,操作方便,当封堵器选择不合适时也容易退回导管鞘内,便于取出,使用更安全可靠。

3. 国产封堵器

国产封堵器与 Amplatzer 蘑菇伞封堵器相类似,腰部圆柱直径 4~24mm,共 14 种型号,其价位较低,已广泛应用于临床。封堵器圆柱部分直径在 4~14mm。应用的输送鞘管与普通的封堵器相同。

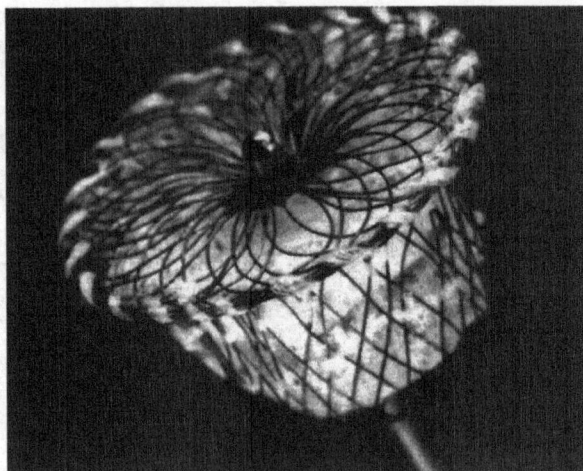

图 11-6　Amplatzer 蘑菇伞封堵器

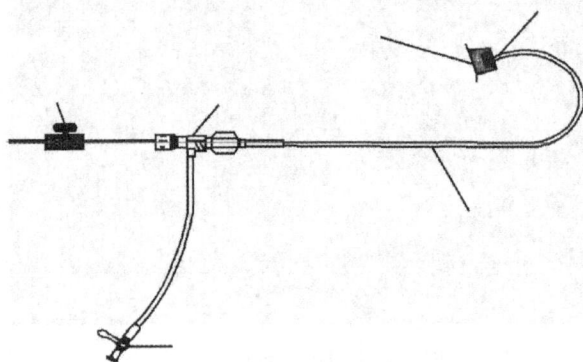

图 11-7　蘑菇伞封堵器传送系统

八、操作步骤和技巧

1. 术前准备

常规履行签字手续,与患者及其家属交代介入治疗中可能发生的并发症,并取得同意后方可进行手术。

2. 麻醉

婴幼儿采用静脉氯胺酮麻醉,术前 6 小时禁食,2 小时禁水,同时给予一定比例的钾镁等渗盐水和足够热量的葡萄糖静脉补液。较大儿童能够配合者和成人选用局部麻醉。

3. 穿刺

常规右股动静脉,送入动静脉鞘管,4kg 以下婴幼儿动脉最好选用 4F 鞘管,以防动脉损伤。先行右心导管检查后再做主动脉弓降部正侧位造影,测量动脉导管未闭形态、大小、选择合适的封堵材料。术中可用少量肝素 0.5mg/kg。

4. 建立轨道

将端孔导管送入肺动脉,经动脉导管至降主动脉,若动脉导管未闭较细或异常而不能通过时,可从主动脉侧直接将端孔导管或用导丝通过动脉导管未闭送至肺动脉,采用动脉侧封堵法封堵或用网套导管从肺动脉内套住通过端孔导管的交换导丝,拉出股静脉外建立输送轨道。

5.交换导丝

经导管送入 260cm 长交换导丝至降主动脉后撤出导管。

6.送入传送器

沿长交换导丝送入相适应的传送器至降主动脉后撤出内芯及交换导丝。

7.弹簧圈堵塞法

选择适当的弹簧栓子装置到传送导丝顶端,并顶入端孔导管内,小心将其送出导管顶端 2～3圈。回撤全套装置,使该弹簧圈封堵动脉导管的主动脉一侧。端孔导管退至动脉导管的肺动脉侧,回撤导丝内芯,并旋转传送装置,使弹簧栓子在肺动脉侧形成 1.5～2 圈后旋转传送柄,使弹簧栓子释放。从动脉侧放置弹簧圈方法基本与经静脉途径相同,不同是增加股动脉穿刺,经鞘管送入猪尾导管,行主动脉造影评价封堵效果。

8.Amplatzer 封堵法

要选择比动脉导管未闭最窄处内径大 3～6mm 的 Amplatzer 封堵器连接于输送导丝前端,将输送杆通过装载鞘管与伞的螺丝口旋接,将用生理盐水浸泡的封堵伞完全浸在盐水中回拉输送杆,使伞进入装载鞘管内。用肝素盐水冲洗传送长鞘管,保证鞘管通畅及无气体和血栓。从传送鞘管中送入封堵器至降主动脉打开封堵器前端,将封堵器缓缓回撤至动脉导管未闭主动脉侧,嵌在动脉导管未闭主动脉端,回撤传送鞘管,使封堵器腰部镶嵌在动脉导管内(图 11-8),观察 5～10 分钟,重复主动脉弓降部造影,封堵器位置良好,无明显造影剂反流可释放封堵器(图 11-9)。

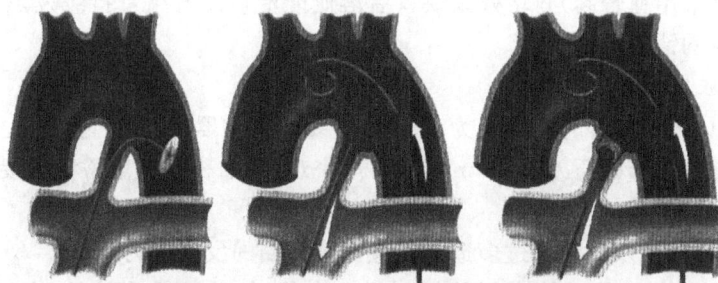

图 11-8　经传送鞘送入封堵器过程

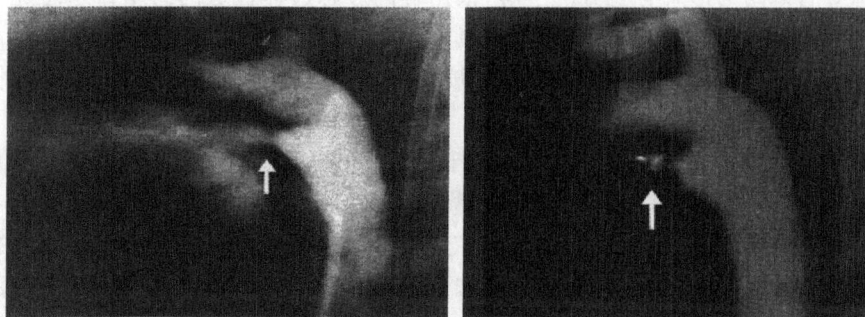

图 11-9　PDA 封堵术前后降主动脉造影图片

9. 撤出传输系统

撤除长鞘管及所有导管,压迫止血。

10. 术后处理

术后卧床 24 小时。静脉给予抗生素,3～5 天。一般不需服用阿司匹林,术后 24 小时、1 个月、3 个月、6 个月至 1 年复查心电图、超声心动图和心脏 X 线片。

九、并发症、特殊情况及处理

应用弹簧圈和 Amplatzer 封堵器介入治疗的并发症发生率低,总并发症分别为 7.6% 和 2.2%。其病死率<0.1%,死亡原因为 Amplatzer 封堵器严重阻塞降主动脉。因此规范化操作是非常重要的,可以避免死亡。

1. 封堵器脱落

发生率为 0.3%,主要为器材本身质量问题所致,个别操作不当也可引起。封堵器置入体内前应仔细检查,包括输送鞘管及其附件等。术中推送封堵器切忌旋转动作以免发生脱载。一旦发生弹簧圈或封堵器脱落可酌情通过网篮或异物钳将其取出,栓塞重要脏器而难于取出时要急诊外科手术。严格按照操作规程,选择合适的封堵器材,一般不会造成脱落。

2. 溶血

发生率为<0.8%。主要与术后残余分流过大或封堵器过多突入主动脉有关。可发生于术后 1～24 小时。尿颜色呈洗肉水样,严重者为酱油色,可伴发热、黄疸、血色素下降等。防治措施:尽量避免高速血流的残余分流;一旦发生术后溶血可使用激素、止血药、碳酸氢钠碱化尿液,保护肾功能等治疗,多数患者可自愈。残余分流较大者,内科药物控制无效时,可再置入一个或多个封堵器(常用弹簧圈)封堵残余缺口后溶血能治愈。若患者持续发热、溶血性贫血及黄疸加重等,则应酌情外科处理。

3. 降主动脉狭窄

应用 Amplatzer 封堵器的发生率为 0.2%,主要发生在婴幼儿,封堵器过多突入降主动脉造成。轻度狭窄(跨狭窄处压差<15mmHg)可严密观察,如狭窄较重需考虑接受外科手术。

4. 左肺动脉狭窄

主要由于封堵器突入肺动脉过多造成。应用弹簧圈的发生率为 3.9%,Amplatzer 封堵器的发生率为 0.2%。与动脉导管未闭的解剖形态有关,如动脉导管较长,入口较大而出口较小,如选择封堵出口,封堵器占据左肺动脉的管腔较多,就有可能发生左肺动脉狭窄。因此术中应对动脉导管未闭的形态有充分的了解,根据解剖形态选择合适的封堵器来避免发生此种并发症。术中可行超声监测,观察封堵前后血流速度的变化。如血流速度明显增加,应调整弹簧圈的位置。必要时行肺动脉造影评价。轻度狭窄可严密观察,若狭窄较重则需要外科手术。

5. 动静脉血管损伤

尤其是婴幼儿操作应十分小心细致。由于穿刺、插管损伤引起动脉痉挛,术后下肢不能活动,伤口加压致血流缓慢,在穿刺口处形成血凝块,造成动脉栓塞或部分栓塞。因此,在拔出动脉套管时,应用示指轻轻压迫穿刺部位 10～15 分钟,压迫的力量以穿刺部位不出血且能触及足背动脉搏动为标准,止血后再包扎伤口。如足背动脉搏动不能触及,下肢皮肤温度低,要考虑有股动脉栓塞;个别出现下肢颜色紫暗,肿胀明显时要考虑有股静脉的血栓形成;这两种情况时均应行抗凝、溶栓和扩血管治疗。如药物治疗后上述症状不能缓解,应考虑外科手术探查。股动脉的出血、血肿形成,多是由于穿刺后未能适当加压或外鞘管较粗,血管损伤大造成。一般小血肿可自行吸收,大血肿则将血肿内血液抽出后再加压包扎。

6. 封堵术后残余分流

动脉导管未闭,封堵后再通,弹簧圈的发生率为 0.9%,Amplatzer 封堵器的发生率≤0.1%。一般封堵后再通,可以采用一个或多个弹簧圈将其封堵,必要时接受外科手术。封堵器移位的发生率为 0.4%,需严密观察,如移位后发现残余分流明显或移位至影响正常心脏内结构,须行外科手术取出封堵器。

7. 失血过多

需接受输血治疗的发生率为 0.2%,全都发生在婴儿。

8. 心前区闷痛

Amplatzer 封堵器发生率为 0.3%,主要由于置入的封堵器较大,扩张牵拉动脉导管及周围组织造成,一般随着置入时间的延长逐渐缓解。

9. 一过性高血压

如短暂血压升高和心电图 ST 段下移,多见于较大的动脉导管未闭患者在动脉导管封堵后,动脉系统血容量突然增加等因素所致,可用硝酸甘油或硝普钠静脉滴注,也有自然缓解。部分患者出现术后高血压可用降压药物治疗。

10. 声带麻痹

在年龄<1 岁的幼儿,动脉导管长度≥12mm、直径<1mm 者是发生喉返神经损伤的危险因素。

11. 感染性心内膜炎

患有动脉导管未闭的患者多有反复呼吸道感染病史,机体抵抗力差,若消毒不严格,操作时间过长,术后发热而抗生素应用不当,都有患感染性心内膜炎的可能。因此,导管室的无菌消毒,规范操作,术后抗生素的应用,是防止感染性心内膜炎的有力措施。

12. 术后出现心律失常

房性和室性心律失常均可以发生。

13. 导丝问题

导丝无法通过动脉导管未闭,甚至发生在较粗的动脉导管未闭患者上,其原因可能为:①动脉导管未闭开口异常,位置较高位于主动脉弓下,或开口与肺动脉成角;②动脉导管未闭为不规则型,并发多处的狭窄;③动脉导管未闭较细。

处理方法如下。

(1)对于前二种情况,可以尝试用特殊的导管(如右冠导管或多功能导管)及导丝(如泥鳅导丝),将导丝送入降主动脉,如果不成功,可从主动脉侧送入导丝,通过网篮将导丝从肺动脉内套住,建立动静脉轨道,再利用轨道从静脉侧送入动脉导管未闭输送器来进行封堵治疗。

(2)第三种情况时,应该采用弹簧栓子进行封堵。特别细小的动脉导管未闭导管和导丝都很难通过,阜外医院采用自体血栓形成法治疗可以借鉴。他们对 2 例降主动脉造影显示直径<1mm 的动脉导管未闭,利用 5F 的右冠导管前端静置在动脉导管未闭的主动脉侧,以阻断动脉导管内的血流,让血栓在其内形成,以达到永久封堵的作用,术后 24 小时及 1 个月复查超声心动图无动脉导管分流,证实封堵完全成功。

14. 直径粗大的动脉导管未闭

进口动脉导管未闭封堵器的最大型号是 16/14mm,故仅适用于直径≤10mm 的动脉导管未闭。国产封堵器的直径最大为 24mm,如有必要可制作更大的封堵器。对于较大内径的动脉导管封堵时,要避免反复多次的释放和回收,容易造成肺动脉夹层。肺动脉夹层是罕见的严重并发症,其发生率<0.2%,临床处理困难,尤其合并重度肺动脉高压者,手术风险大,效果也不满意。因此,介入治疗术中操作要规范、轻柔,避免导管及导丝对肺动脉内膜的损伤。

15. 动脉导管未闭合并肺动脉高压

重度肺动脉高压时,存在不同程度的肺血管改变,病理上分为 4 级:Ⅰ级和Ⅱ级为可逆性病变,畸形纠正后病变可恢复,Ⅳ级为不可逆病变,应视为手术禁忌证,Ⅲ级则为临界性病变。正确判断肺血管病变的类型是手术适应证选择的关键,但仅从临床和导管资料,有时无法区分是动力性肺动脉高压还是阻力性肺动脉高压。结合外科动脉导管未闭合并肺动脉高压的治疗参考指标,如患者的 Qp/Qs>1.3、股动脉血氧饱和度≥90%,可考虑行介入治疗。外科术中常用动脉导管未闭阻断及测压进行鉴别,创伤大,危险高。Amplatzer 封堵器具有置入后及释放前仍可回收的特点,在手术中可以作为封堵动脉导管的判断指标。也可以采用 2 个步骤进行试验性封堵和永久性封堵的方法。试验性封堵为封堵成功后暂不释放封堵器,严密监测肺动脉压力、主动脉压力和动脉血氧饱和度的变化,以此来推测肺血管病变是否可逆。此时有 3 种情况:①如肺动脉压降低幅度为原来压力的 20% 或下降 30mmHg 以上,主动脉压力和动脉血氧饱和度无下降或上升,且无全身反应,在造影证实封堵器位置适当,左向右分流消失或仅残存微量分流时,可释放封堵器,进行永久封堵;②如肺动脉压力升高,或主动脉压力下降,患者出现心悸气短,烦躁,血压下降等明显的全身反应,应立即收回封堵器,并对症处理;③如试验性封堵后肺动脉压无变化,患者无全身反应、血氧饱和度及心排血量无下降,也可释放,但要慎重,这种情况无法判定肺血管病变是否可逆,难以预料预后,应该向患者和亲属交代病情,征得同意后再释放封堵伞,对这部分患者的介入治疗尤为慎重。

16. 婴幼儿动脉导管未闭

≤3 岁的婴幼儿动脉导管未闭有其特殊性,选用蘑菇伞封堵时要注意以下几个问题。

(1)正确选择封堵伞的型号:婴幼儿动脉导管弹性较大,置入伞后动脉导管最窄径大多增宽,可能是由于封堵器本身具有膨胀性而小儿动脉导管弹性又大所致,年龄越小扩大越明显。因此,越小的患儿越要选择稍大一点的封堵伞,最好大于动脉导管未闭最窄处 4～6mm,管状动脉导管未闭选用封堵伞要大于管径的一倍以上,同时要考虑到主动脉端的大小,使主动脉侧的伞尽量在主动脉的壶腹部内,术后要测量升主动脉到降主动脉的连续压力曲线,如压差>5mmHg,应该考虑有狭窄可能,必须收回封堵伞,重新置入合适的封堵器。

(2)避免封堵伞过分牵拉:对 1 岁以内的婴儿,还需注意未闭导管的长度和封堵伞的关系及操作技巧,避免置入伞时过分向肺动脉端牵拉,造成医源性左肺动脉狭窄,多普勒超声心动图若显示左肺动脉血流速超过 1.5m/s,可考虑有医源性左肺动脉狭窄,应该及时调整封堵伞的位置,避免将封堵伞过分牵拉至肺动脉内。

(3)导管形态的特异性:婴幼儿动脉导管内径较大,以管状形态居多,主动脉壶腹部小,主动脉腔直径相对较细,常规蘑菇伞置入后会凸入主动脉腔内,造成主动脉的变形和管腔狭窄。此时可选用成角型封堵伞治疗,减少封堵器置入后占据部分管腔和对主动脉的牵拉所引起的变形。成角型封堵伞上缘仅有 0.5mm 边,置入后不突入到升主动脉内,不会造成管腔的变形和狭窄。沈阳军区总医院对 15 例动脉导管未闭患儿选用新型成角封堵伞进行封堵获得成功，其中 4 例先行常规封堵伞堵闭动脉导管未闭，测量升主动脉到降主动脉的连续压力均有 5～10mmHg 压差，造影亦显示封堵伞呈蘑菇形占据主动脉腔内，更换成角型封堵伞后压差消失，主动脉造影无狭窄征象（图 11-10）。

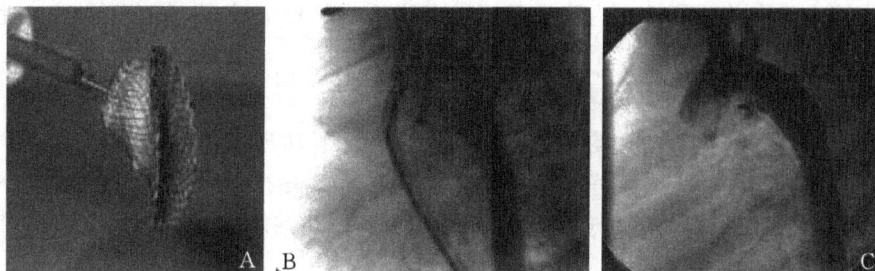

图 11-10　导管形态的特异性

A. 成角封堵器；B. 蘑菇伞置入后封堵器部分凸入主动脉管腔引起主动脉变形；C. 成角封堵器行降主动脉造影显示主动脉管腔正常

（4）传送鞘管的使用：体重＜8kg 的婴幼儿静脉尽量不要选用＞9F 的鞘管，送入鞘管时应该用逐渐增粗的鞘管逐一扩张静脉穿刺口，以免大鞘管的突然进入造成髂静脉痉挛、撕裂、内膜卷曲断裂而形成静脉血栓、破裂等并发症。若选用新型成角形伞时要选用较大的鞘管，此种伞回收时所需面积较大，细鞘管难以回收。

17. 成人动脉导管未闭

30 岁以上成人血管壁钙化明显，开胸手术危险大，易出现大出血、残余漏、动脉瘤等并发症，应该积极建议患者做介入治疗。年龄较大的患者病史长，心肌损伤较重，精神紧张，手术时常常会出现血压升高、心律失常和心电图 ST 段下移、T 波倒置。术前应给予镇静药物，常规准备硝普钠、硝酸甘油等药物，及时对症处理。建议＞50 岁的患者常规行冠状动脉造影。此外，还要注意的是成人的动脉导管管壁纤维化重，血管弹性差，不应选择过大的封堵器，以免造成术后胸闷不适等症状。一般选择大于未闭动脉导管直径的 2～4mm 封堵器。

18. 外科手术后再通的动脉导管未闭

外科结扎术后由于局部组织粘连、纤维化及瘢痕形成，再通的动脉导管管壁弹性差，可伸展性小，且结扎后漏斗部有变小变浅的倾向。选择 Amplazter 封堵伞直径与再通动脉导管的最窄直径不能相差太大，以免造成主动脉弓或肺动脉的狭窄。选用的 Amplazter 封堵伞一般应比再通动脉导管的最窄直径大 1～2mm，但若外科术后再通的动脉导管最窄直径无变化，则应选择比再通动脉导管最窄直径大 3～4mm 为宜。对于形态怪异的小导管多选用弹簧圈封堵，治疗效果相同。

19. 合并下腔静脉肝下段缺如

下腔静脉肝下段缺如是一种极为少见的先天性心血管畸形，其发生率占先天性心脏病的0.6%～2.9%，常发现于复杂性发绀型先天性心脏病中，约 1/4 的病例有心脏位置异常。动脉导管未闭合并下腔静脉异位连接较少见，术中心导管不能从下腔静脉直接进入右心房，肝下段血流经由下腔静脉异位连接的奇静脉引流到右上腔静脉至右心房，无法经常规途径行动脉导管封堵术。常规经股静脉封堵动脉导管未闭，关键的一步是将输送鞘管经肺动脉侧通过动脉导管送至降主动脉,如患者合并下腔静脉异位连接等其他畸形,不能经此途径进入右房,可根据动脉导管的大小和形状,穿刺右锁骨下静脉、右颈内静脉,最好是选用右颈内静脉或经主动脉侧送入封堵器进行封堵的方法。

20.合并感染性心内膜炎的治疗

动脉导管未闭合并感染性心内膜炎后再行封堵治疗的报道较少,在感染性心内膜炎治愈后仍可行介入治疗。

21.合并能够介入治疗的其他心血管畸形

(1)合并肺动脉瓣狭窄:两种均是常见的先天性心血管畸形。经皮球囊肺动脉瓣扩张术,与动脉导管未闭封堵术的疗效同样优良。可根据动脉导管未闭的大小和肺动脉瓣狭窄的程度选择同期或分期治疗。如同期进行治疗,原则上应先行经皮球囊肺动脉瓣扩张术,再行动脉导管未闭封堵术。

(2)合并房间隔缺损:动脉导管未闭的杂音易于掩盖房间隔缺损的杂音而将其漏诊,超声心动图为本病的有效诊断方法,动脉导管未闭合并房间隔缺损进行同期介入治疗时,一般先行动脉导管未闭封堵术,后行房间隔缺损封堵术。

(3)合并室间隔缺损:动脉导管未闭合并室间隔缺损进行同期介入治疗时,一般先行室间隔缺损封堵术,后行动脉导管未闭封堵术。

十、疗效评价

应用弹簧圈和 Amplatzer 蘑菇伞封堵器介入治疗动脉导管未闭均取得了满意的疗效。弹簧圈的手术技术成功率为 94.7%,Amplatzer 蘑菇伞的手术技术成功率为 98.9%,不成功的病例主要是因为动脉导管未闭的直径过小或者是特别大的导管。术后残余分流是评价动脉导管未闭介入治疗疗效的最主要指标,弹簧圈的即刻术后残余分流发生率为 36.2%,术后 24~48 小时为 17.7%,术后 1~6 个月为 11%,术后 1 年为 4.3%;而 Amplatzer 蘑菇伞术后即刻残余分流发生率为 34.9%,其中主要为微量至少量分流,术后 24~48 小时为 12.3%,术后 1~3个月为 1%,术后 6 个月为 0.2%。

第二节　房间隔缺损封堵术

房间隔缺损是成人最常见的先天性心脏病,传统的外科手术修补方法已相当成熟。1976年 King 和 Mills 首次使用的双伞形装置行经导管房间隔缺损封堵术,1997 年 Amplatzer 发明了双盘状的镍钛合金封堵器。此项技术操作简单、安全,并发症少。

由于目前国内外应用最多的是 Amplatzer 房间隔缺损封堵器,本章主要介绍应用 Amplatzer 封堵器治疗房间隔缺损的操作过程。

一、分型

房间隔缺损可分为原发孔型和继发孔型。与封堵治疗有关的是继发孔型。根据继发孔房间隔缺损的部位、大小及其形成的机制,可分为四型。

(1)中心型:房间隔缺损中最常见的一种,约占全部房间隔缺损的 80% 以上,缺损位于卵圆窝及其附近,周围为房间隔组织,缺损面积一般较大,直径为1～4cm,多为单发,少数可为多发的筛孔状。

(2)上腔型:为高位缺损,缺损位于上腔静脉入口的下方,下缘为房间隔,从上腔静脉回流的血液直接流入左右心房,常常合并右上肺静脉异位引流。

(3)下腔型:为低位缺损,下缘缺损。

房间隔组织,直达下腔静脉入口处。有较大的下腔静脉瓣。一般情况下,下腔静脉回流的血液可同时流入两侧心房。

(4)混合型:两种以上的缺损同时存在,心房间隔几乎完全缺如,其血流动力学变化与单心房畸形相似。

二、适应证

(1)中央型房间隔缺损。

(2)缺口边缘有5mm的房间隔组织。

(3)边缘离冠状窦口、二尖瓣、三尖瓣和肺静脉5mm以上者。

(4)最大缺损直径可达40mm,但一般建议超声测量的房间隔缺损直径在34mm以内为宜。

三、禁忌证

(1)伴有右向左分流的肺动脉高压患者。

(2)合并部分或完全性肺静脉异位引流。

(3)房间隔缺损合并其他需要行外科手术治疗其他心脏畸形。

(4)不宜行心导管检查的其他情况,如发热、下腔静脉血栓形成等。

(5)心房内血栓。

四、器材准备

1. Amplatzer 封堵器

由具有自膨胀性的双盘及连接双盘的腰部三部分组成。双盘及腰部均系镍钛记忆合金编织成的密集网状结构,双盘内充高分子聚合材料。根据腰部直径决定封堵房间隔缺损的大小,可关闭34mm以下的继发孔房间隔缺损。

Amplatzer 封堵器有以下优点:可自轴旋转;可回收重新放置;需附着房间隔的边缘小;输送鞘管小,适于小儿的房间隔缺损封堵;其腰部直径与房间隔缺损直径相匹配,不易发生移位;能封堵邻近继发孔边缘的多发缺损;左右心房侧的盘状结构在恢复记忆形状后,可协助封堵房间隔缺损的边缘部分,降低残余分流的发生率。封堵器的型号有6～40mm,直径大小为封堵器的腰部圆柱的直径。每一型号相差1～2mm。封堵器的左心房侧的边缘比腰部直径大12～14mm,右心房面比腰部直径大10～12mm(图11-11)。

国产的封堵器最大直径为46mm(图11-12),能治疗直径40mm的房间隔缺损,其质量和性能与进口的封堵器无差别,价格仅为进口同类产品的1/3左右。但术后有一定量的镍释放入血,引起血镍浓度升高,尽管在正常范围,仍需评价其对人体的长期影响。

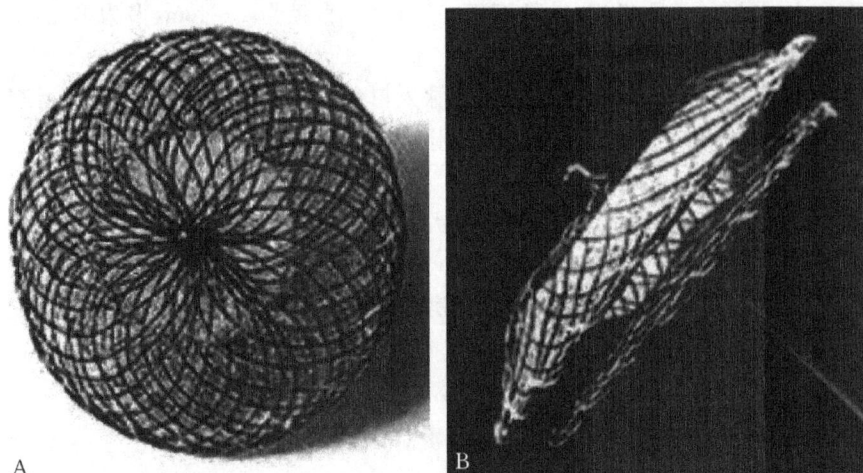

图 11 - 11　Amplatzer 房间隔缺损封堵器

A. 正面观;B. 侧面观

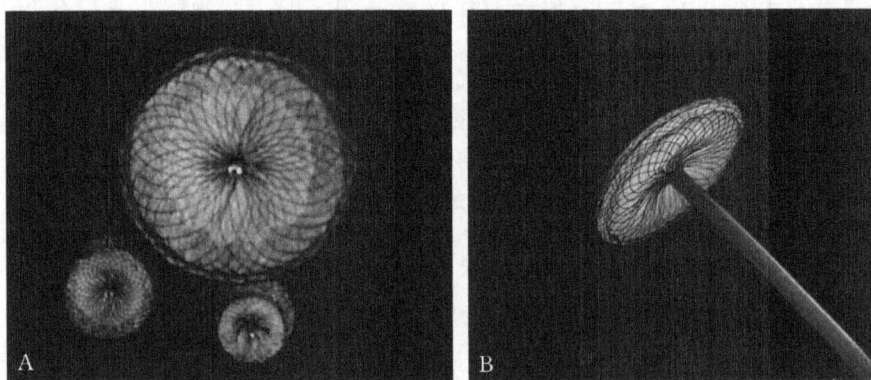

图 11 - 12　国产房间隔缺损封堵器

A. 正面观;B. 侧面观

2. HELEX

HELEX 房间隔缺损封堵器是最新型房间隔缺损封堵器,由可延伸的聚四氟乙烯(ePTTF)补片缝合在超弹性镍钛合金丝支架上。ePTTF 补片表面有亲水涂层。封堵器受外力牵拉时可呈线条状,释放后自然恢复成双盘状(图 11 - 13)。

输送系统由三部分组成:9F 的输送鞘管、6F 的操作导管和一根中心导线。操作导管上配有一根 Gore-Tex 制成的回收绳,用于调整封堵器位置和回收封堵器。封堵器有 15～35mm 共 5 种规格(每个之间相差 5mm)供选用。与 Amplatzer 封堵器相比,其金属成分含量明显减少。

HELEX 封堵器的优点是输送鞘管较短,因此在输送过程中引起潜在性空气栓塞的机会较少。另外,其压缩直径较小,有利于快速输送。由于其主要成分为聚四氟乙烯,置入体内后具有良好的组织相容性,内皮化速度快,减少了继发性血栓形成的危险。

HELEX 封堵器的不足之处是只能治疗缺损直径在 22mm 以下的房间隔缺损,选择封堵

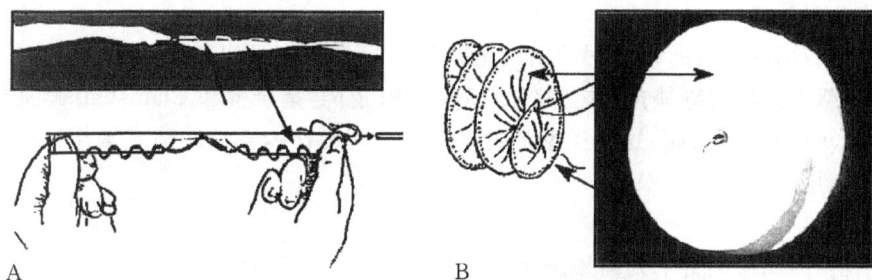

图 11-13　HELEX 房间隔缺损封堵器

A.受外力牵拉时可呈线条状;B.释放后自然恢复成双盘状

器直径与房缺直径的比值为 1.6∶1。另外,其操作过程较复杂,封堵器无自行中心定位功能,对术者的操作要求高。

3. CardiolSEAL 封堵器

CardioSEAL 封堵器是由蚌状夹式装置的双伞和八个放射状可张开的镍钛金属臂构成,上面覆有高分子聚合材料薄膜。该封堵器直径 17～40mm,可关闭 20mm 以下的继发孔型房间隔缺损。由于采用了抗疲劳特性的金属材料并改进了形状设计,具有了比 Clamshell 更高的安全性和更好的疗效。它的主要优点是:不易移位,操作比 Clamshell 装置简便,成功率高;封堵器金属含量较低,利于心内膜细胞在上面附着;其盘状结构更易贴壁,最小贴壁边缘仅需 2mm,适应证相对扩大。其缺点为只能封堵 20mm 以下继发孔型房间隔缺损;需 11F 输送鞘管,不适于婴幼儿。

4. STA RFlex 封堵器

CardioSEAL 封堵器的改良型,2 个伞面之间由高弹性镍钛合金丝连接(图 11-14)。具有自行中心定位功能,输送鞘管直径进一步缩小,可通过 10F 的输送鞘管进行释放和回收,释放前封堵器可以旋转,释放后较少引起房间隔扭曲,有利于更好的定位。封堵器大小不合适时可以回收。目前提供临床应用的有 5 种规格(17～40mm)。选择封堵器直径与房缺直径的比率为 1.8/1.00,因此只能封堵缺损直径在 22mm 以下的继发孔型房缺。

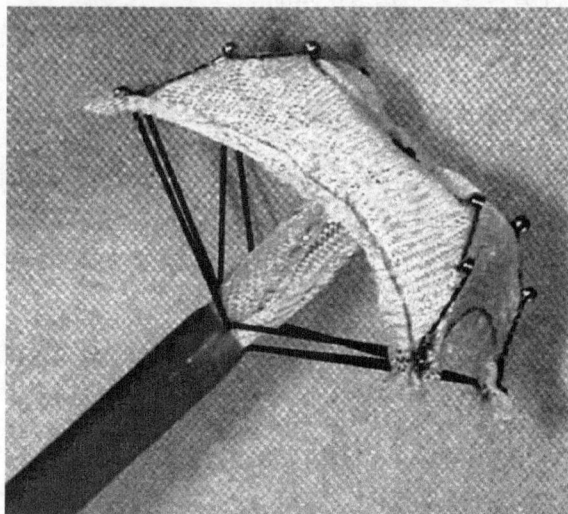

图 11-14　STARFlex 房间隔缺损封堵器

5. 其他类型封堵器

曾在临床应用或目前尚在应用的房间隔缺损封堵器还有 ASD(atral septal defect occlusion system)双伞型房间隔缺损关闭系统、Angell Wings 封堵装置和 Clamshell 蚌夹样封堵器以及 Siderisbutton 封堵器等,这些类型的封堵器由于其设计本身的缺陷或操作过于复杂正逐渐退出临床应用。

6. 其他器械

除封堵器外,尚应准备下列器械。

(1)输送鞘管:输送鞘管规格有 6～14F。一般封堵器的供应商会有配套供应。

(2)推送杆:为不锈钢材料制作的金属杆,头端有与封堵器相连接的螺丝,顺钟向旋转为连接,逆钟向旋转为释放。通常与输送鞘管配套供应。

(3)加硬导丝:主要为配合球囊测量房间隔直径设计的,导丝较硬,在加硬导丝上充盈球囊,一般球囊移动较少。而应用非加硬导丝,球囊容易移位,难以测量。加硬导丝长 260cm,直径为 0.9mm。导引钢丝可应用 AGA 公司或 Codis 公司产品。

(4)测量球囊:直径为 7f,充盈直径有 24mm 和 34mm 两种规格供选用。球囊壁薄,充盈后无张力,故不引起房间隔缺损扩大。球囊后方的导管上有 3 个标志,分别为 10mm、5mm、2mm(测量标志的内缘)。在术中可作为测量房间隔缺损直径的参照。34mm 直径的球囊可充盈至 36mm,由于球囊壁比较薄,充盈后对房间隔残缘无扩张和撕裂作用。

(5)Seldiger 穿刺针和动脉鞘管,右心导管或右冠状动脉造影导管等。

五、术前检查

(1)常规行血常规、尿常规检查,同时检查肝功能、肾功能、血钾、钠、氯等检查。

(2)行 X 线胸片、心电图、心脏超声波检查,了解房间隔缺损的基本情况。对于缺损直径较大的房缺,必要时行经食管心脏超声检查,决定是否适合于封堵治疗。

(3)做静脉碘过敏试验和青霉素皮试。

(4)其他:按一般心导管检查的术前要求准备。

六、操作步骤及技巧

1. 麻醉

年长儿及成人用 1‰普鲁卡因或利多卡因局部麻醉,小儿用静脉复合麻醉。

2. 穿刺股静脉,放置 6F 或 7F 鞘管

进行常规右心导管检查,测定右心室、肺动脉压力和血氧饱和度等,必要时计算分流量和肺血管阻力。

3. 全身肝素化

首剂肝素 100U/kg,静脉注射,如术程超过 1 小时,可每小时追加 1000U 肝素。保持激活凝血时间(ACT)大于 200 秒。

4. 将端孔右心导管或 Judkin 右冠造影导管送至左上肺静脉内

经导管插入 0.889mm(0.035in)或 0.9652mm(0.038in)长 260cm 加硬导引钢丝至左上肺静脉,退出导管及股静脉鞘管,保留导引钢丝头于左上肺静脉内。

5. 沿导丝送入测量球囊至左心房中部，测量房间隔缺损直径

方法是在体外将球囊内气体排尽，应用 1∶4 稀释的造影剂-生理盐水充盈球囊，直到球囊中部有"腰征"出现（图 11-15），取正位或左前斜位测量球囊腰部直径，或应用超声测量。

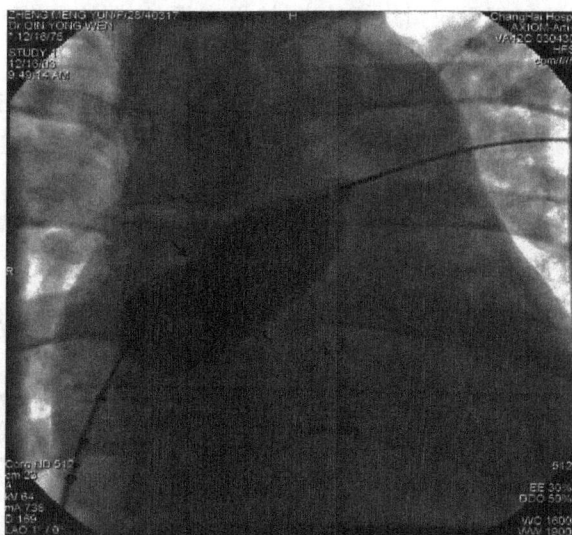

图 11-15　球囊测量房间隔缺损直径

如房间隔缺损直径＞34mm，球囊测量较困难，可以根据超声检查结果选择封堵器，或用三维超声成像技术测量。也可经左心房造影测量房间隔缺损直径，但准确性较差。

6. 根据选择的封堵器选择输送长鞘

通常按厂方推荐的要求选择。沿导引钢丝送入长鞘，一直送至左上肺静脉口，撤去长鞘的扩张管，保留鞘管在左心房中部，用肝素盐水冲洗长鞘，以保证长鞘通畅及无气体。

7. 封堵器的选择和装载

(1)封堵器的选择：选择的封堵器腰部直径应比球囊测量的房间隔缺损伸展直径大1～2mm。如房间隔缺损的残缘较薄，主动脉侧无边缘，封堵器直径应比伸展直径大 4mm。对直径＞34mm 的房间隔缺损，可根据超声测量的缺损直径加 4～6mm，并要测量房间隔的总长度，要保证封堵器放置后在心房内有足够空间。

30mm 直径以上的封堵器应选择 12～14F 输送长鞘，并在体外检查封堵器在释放过程中成型是否满意。当右心房的盘片释放前，左心房的盘片应充分展开，呈一平面的圆盘，封堵器的腰部圆柱充分展开。这样的成形才能保证容易放置到位。

(2)封堵器的装载：生理盐水浸湿封堵器，将通过负载导管的推送杆与封堵器的右心房面盘片的螺丝口旋接，补片完全浸在肝素盐水中，回拉推送钢丝，使补片装入负载导管内，应用肝素盐水从负载鞘管的侧孔快速注入，排尽封堵器及鞘管内的气体。

8. 放置封墙器

将负载导管插入长鞘管内，向前推送输送杆使封堵器至左心房，左心房面和腰部部分顶出长鞘，使其恢复成盘状，回拉鞘管和输送杆，在左心房面垂直站立堵住房间隔缺损，用彩色多普勒二维超声心动图取心尖四腔切面观察房间隔缺损有无残余分流，并注意补片不能影响二尖瓣的开放和关闭，不能阻挡肺静脉回流。

超声监测必须观察以下几个切面。

(1)心尖四腔心切面,可以观察房间隔的全长,房间隔缺损的直径,缺损上缘有无边缘,或部分边缘无残缘。

(2)剑突下切面,观察房间隔缺损边缘长度,缺损直径。

(3)心底短轴切面,观察主动脉的对侧房间隔缺损边缘的长度。

当封堵器放置后重复观察上述切面,确定封堵器是否夹在房间隔缺损边缘的两侧,特别是在心底短轴切面上应观察到封堵器夹在主动脉上,形成"V"字形。反复推拉推送杆,封堵器位置固定,说明封堵器位置可靠(图 11-16)。并结合透视,一般取左前斜位 45°,头位 25°,观察封堵器的边缘是否张开(图 11-17),如有一侧未张开,需要重新调整位置,必要时放置食管超声探头,观察封堵器与房间隔缺损边缘的关系。

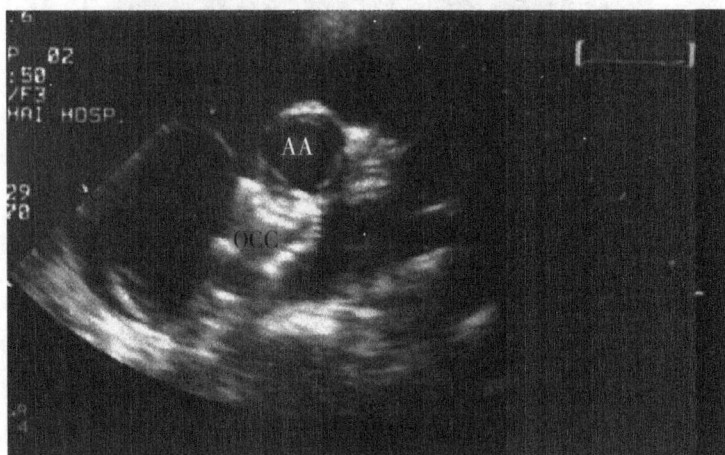

图 11-16 术中超声
显示主动脉与封堵器的关系,封堵器夹在主动脉上,形成"V"字形
(AA:主动脉,OCC:封堵器)

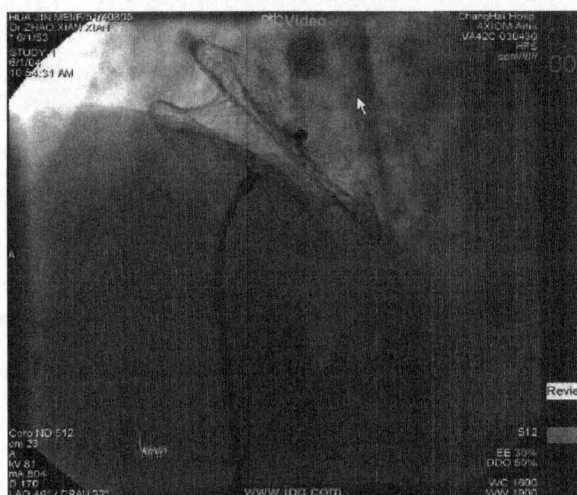

图 11-17 封堵器释放前
显示左右心房盘片面充分展开

　　＜30mm 的房间隔缺损,封堵器容易放置。当房间隔缺损较大时,边缘较短或薄时,应用常规方法封堵器难以放置到位,在左心房内释放左心房盘片,左心房的盘片容易从左心房滑向右心房。如将输送长鞘送至左上肺静脉,固定推送杆回撤输送长鞘,使封堵器的左心房盘片和腰部在肺静脉和左心房内全部释放,形成圆桶状,继续回撤鞘管释放出右心房盘片,随着右心房盘片的释放,封堵器在房间隔的两侧自行回弹,夹在房间隔缺损的两侧(图 11 - 18)。

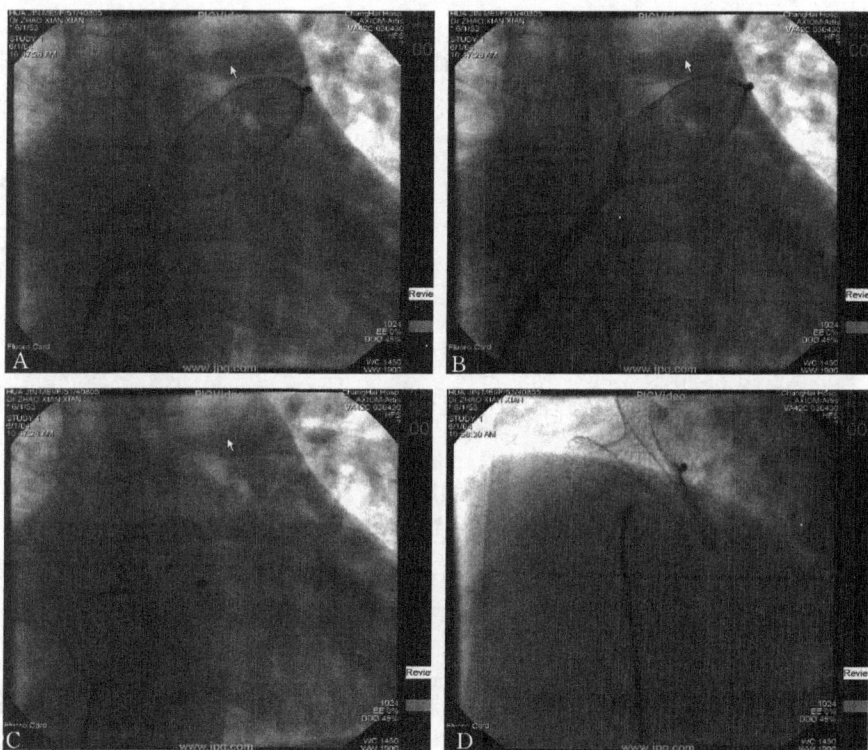

图 11 - 18　大房缺封堵器释放过程

9. 释放封堵器

　　在超声指导下确认正面补片已关闭房间隔缺损和位置恰当后,固定输送杆,回撤长鞘管,释放出右心房面部分,使两块补片紧贴在一起,如超声示无左向右分流即可逆向旋转输送杆,释放出封堵器。

10. 撤除长鞘及所有导管,压迫止血

　　国内外近来有应用心腔内超声心动图引导房间隔缺损介入治疗。与食管超声技术对比,心腔内超声技术在获得清晰图像方面更优且无需全身麻醉,从而减少了全身麻醉带来的相关风险,也免除了食管超声给患者带来的痛苦及并发症。可能是有发展前途的监测方法,但费用较高。

七、术后处理

　　(1)术后卧床 12 小时。静脉给予抗生素,3～5 天。

　　(2)静脉注射肝素 10U/(kg·h),或皮下注射低分子肝素 5000U,每日 2 次,3～5 天。口服阿司匹林 3～5mg/(kg·d),疗程 6 个月。

(3)对封堵器直径＞36mm 的患者,术后可口服华法林抗凝治疗 3～6 个月,以防止封堵器表面形成血栓,以及发生血栓栓塞并发症。

八、并发症及处理

1.残余分流

镍钛合金封堵器由于金属网中有三层聚酯膜,如封堵器完全覆盖房间隔缺损处,随着时间的延长,聚酯膜的孔隙中血小板和纤维蛋白黏附,最终使网孔封闭,达到完全隔离血流的作用。术后早期超声可见到星点状的分流,一般在随访中无分流。如出现分流,可能是双孔型的房间隔缺损,或缺损呈椭圆形,有一部分未能完全覆盖。术后出现通过封堵器的微量分流,一般不需要处理,随着时间的推移,会自行闭合。如在封堵器覆盖的以外部分发现分流,在术中应穿刺对侧静脉,放置球囊导管测量缺损直径,如缺损＞5mm 应考虑再置入另一封堵器,保证完全封堵。对＜5mm 的缺损可不处理。

2.血栓栓塞

(1)左心房的封堵器表面形成血栓,可引起全身的血栓栓塞,如外周动脉栓塞,视网膜动脉栓塞等。

(2)如在右心房的盘片处形成血栓,可引起肺栓塞。

血栓栓塞并发症的发生率较低,术中和术后应用肝素抗凝及应用抗血小板药物,可减少发生血栓栓塞的并发症。对直径较大房间隔缺损封堵术后是否常规应用华法林抗凝治疗预防血栓是值得研究的课题。

3.气体栓塞

主要是未能排尽封堵器内的气泡,多为右冠状动脉气栓。临床表现为患者突感胸痛、胸闷,心率减慢,心电图 Ⅱ、Ⅲ、aVF 导联上 ST 段明显抬高。通常在 20～30 分钟可自行缓解。

治疗主要是对症治疗,可应用阿托品提高心率。另外,气泡可栓塞脑血管,引起意识改变,如空气量少,可自行恢复。严格操作规程,避免发生。

4.心脏压塞

推送导管过程中引起心壁穿孔所致。因此在推送导管和导引钢丝过程中动作应轻柔,避免动作粗暴。

5.封堵器脱落

封堵器脱落可发生在术中和术后。有在封堵器推出输送鞘时发生封堵器脱落,可能与旋接的螺丝在推送时发生旋转有关;也有在置入后,可能与封堵器偏小和心房间隔缺损的边缘较短有关。术中应用食管超声监护,和应用球囊测量有可能避免发生封堵器脱落。

6.心律失常

术中可出现窦性心动过速、心房性期前收缩及房室传导阻滞,也有出现心房颤动。减少对心房的刺激后可缓解,个别患者房性期前收缩和心房颤动可持续数小时和 1 周。可能与封堵器的刺激有关,应用心律平治疗有效。

7. 主动脉-右心房瘘

主动脉-右心房瘘可能与右心房的盘片损伤主动脉有关。需要急诊外科手术治疗。发生与房间隔缺损的前上缘较短有关。

8. 镍过敏

目前尚无报道。如对镍过敏可能引起治疗方面的问题。

9. 血肿

静脉穿刺尽管放置的长鞘直径较粗,但静脉压力低,很少引起血肿。发生血肿可能是静脉穿刺同时穿过动脉,术后压迫止血不当造成血肿。

10. 猝死

原因不明。

11. 合并其他畸形的处理

部分房间隔缺损的患者可同时合并其他心血管畸形,如动脉导管未闭、肺动脉瓣狭窄、室间隔缺损等。如果合并的畸形适合介入治疗,多可同期进行处理,疗效肯定,同时可减轻患者的经济负担。治疗的原则是先治疗其他畸形,最后行房间隔缺损封堵术,以避免后续的操作对房间隔缺损封堵器的影响。

(1)合并肺动脉瓣狭窄,应先行肺动脉瓣狭窄球囊扩张术,再行房间隔缺损封堵术。

(2)合并室间隔缺损,则先行室缺封堵术,再行房缺封堵术。

第三节　室间隔缺损的介入治疗

室间隔缺损(ventricular septal defect,VSD)指室间隔在胚胎时期发育不全,形成异常交通,在心室水平产生左向右分流。室间隔缺损是最常见的先天性心脏病,约占先心病的20%,可单独存在,也可与其他畸形并存。缺损常在0.1~3cm,位于膜部者则较大,肌部者则较小,后者又称Roger病。缺损若<0.5cm则分流量较小,多无临床症状。缺损小者心脏大小可正常,缺损大者左心室较右心室增大明显。后天性室间隔缺损包括外伤引起的室间隔破裂、急性心肌梗死伴发的室间隔穿孔等,其通常为肌部缺损。后天性室间隔缺损常因缺损口较大引起急性血流动力学障碍,死亡率很高。

一、病理解剖

1. 分类

临床习惯将直径小于主动脉口径1/3的缺损认为是小型室间隔缺损,直径为主动脉口径1/3至2/3的缺损认为中型室间隔缺损,而缺损大小等于或大于主动脉口径则为大型室间隔缺损。室间隔缺损命名亦不统一,目前较常用的是根据胚胎发育、形态学特征和临床实用意义将室间隔缺损分为以下三大类型及其亚型。

(1)膜部室间隔缺损:室间隔膜部面积很小,但其因胚胎发育不全或融合不好而发生缺损者最多见。约占先天性室间隔缺损的80%。可分为以下三个亚型。

1)单纯膜部室间隔缺损:仅限于膜部间隔的小缺损,缺损边缘均为纤维组织组成,有的与三尖瓣隔瓣腱索粘连,有的纤维组织或腱索可横跨于缺损上将缺损分为两个或多个孔隙。膜部间隔瘤和左心室-右心房通道也发生于这个部位。流入道、流出道和小梁部间隔均正常。

2)膜周型室间隔缺损:膜部间隔缺损超出膜部界限而向流入道间隔、肌小梁间隔或流出道间隔延伸如图中(图 11－19)所示,形成膜周型室间隔缺损。这类缺损常较大,邻近三尖瓣前隔瓣交界区。缺损和主动脉瓣相关,在主动脉右冠瓣及无冠瓣交界处下方,全部位于两个窦下者占 60%,部分位于右窦内者占 17%,部分位于后窦内者占 15%,部分位于右窦及后窦内者占 8%。在膜部与瓦氏窦之间未见有肌肉分隔,容易产生右和(或)后半月瓣脱垂。但有些患者可由很薄的肌肉组织边缘与室间隔缺损隔开。房室传导束由缺损的后下缘通过。这类缺损最常见,在外科手术的单纯室间隔缺损中约占 80%。

3)隔瓣下型室间隔缺损:又称流入道型或房室管型室间隔缺损,位于三尖瓣隔瓣下方,造成流入道室间隔部分或完全缺损,其上缘往往有膜样间隔组织残留,后缘直接由三尖瓣环构成,前缘是肌肉。距主动脉瓣较远而靠近房室结和希氏束。另外,三尖瓣下的流入道室间隔也可发生肌性室间隔缺损。这种缺损的后缘有肌肉将三尖瓣环分隔开。传导组织一般从这种肌性缺损的前上缘通过。治疗时要注意避免损伤房室束和右束支。

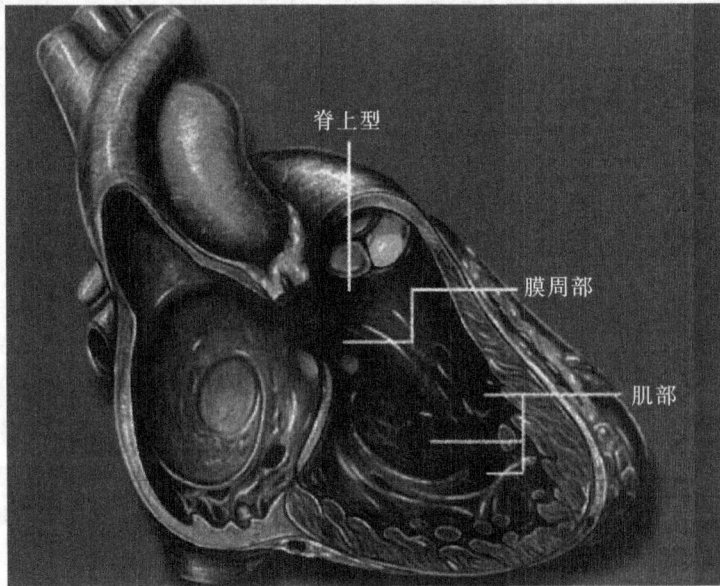

图 11－19　室间隔缺损的分类

(2)漏斗部缺损:缺损位于左、右心室流出道,多系圆锥部间隔融合不良所致,又称流出道室间隔缺损或圆锥室间隔缺损,一般很少自然闭合。国外该型占 5%～7%,在我国和日本约占 29%,男性明显多于女性。可分为以下两个亚型。

1)干下型室间隔缺损:缺损位置偏前偏左,位于肺动脉瓣下方,室上嵴上方。缺损上缘由肺动脉瓣环构成,没有肌肉组织,缺损也邻近主动脉右冠瓣,最高可达右冠瓣与左冠瓣交界处,容易造成主动脉右冠状瓣缺乏支撑而脱垂,形成关闭不全。缺损上缘仅是一纤维组织缘将主动脉和肺动脉瓣隔开。

2)嵴内型室间隔缺损:缺损位于室上嵴结构之内,四周均为肌肉缘,其上方有一漏斗隔的肌肉桥将肺动脉瓣环隔开。干下型室间隔缺损和嵴内型室间隔缺损的后下缘常常有一肌束将三尖瓣环分之隔开,所以这类缺损远离希氏束。

(3)肌部室间隔缺损:缺损的边缘完全为肌肉组织构成,可以发生于肌部小梁间隔的任何部位,但常见于中部、心尖部和前部。发生率约为10%。希氏束行径距这类肌性室间隔缺损边缘较远。

2.膜部室间隔瘤

(1)室间隔膜部瘤:室间隔膜部瘤系一种少见的先天性心脏畸形。1826年由Laennec首次描述,系在胚胎发育过程中,由于室间隔膜部隔来源较为复杂,或有时膜部间隔虽已融合但部分组织比较薄弱,出生后,该部长期受左心室高压血流冲击,可发生瘤样扩张向右心室-右心房膨出,进而形成膜部瘤,一旦在薄弱的瘤部穿破,可出现类似室间隔缺损的临床表现。

室间隔膜部瘤邻近三尖瓣隔瓣与前瓣交界处,瘤囊由向右心室膨出的室间隔膜部组织形成,呈乳白色,与瓣膜及腱索无粘连,较宽,一般直径约10mm,膨出高度4～10mm,破孔常位于瘤顶部,一般为1个破孔,亦有2处破损者。其与室间隔缺损伴发的膜部瘤鉴别有一定的困难,有的病例在二维超声心动图上难以鉴别,直到外科手术时才能最后确诊。

(2)室间隔缺损伴发的膜部瘤:室间隔缺损伴发的膜部瘤系膜部室间隔缺损的一种伴发畸形,也是膜部室缺的一种自行缩小和闭合的机制。是由于三尖瓣隔瓣缘和腱索在室间隔缺损分流长期冲击下发生粘连,室间隔缺损上方隔瓣形成膜部瘤壁,隔瓣游离缘的粘连腱索与室间隔缺损部分纤维组织围成膜部瘤破孔(外口),而膜部室间隔缺损则被认为内口。膜部瘤的形成使分流量减少,甚至完全关闭室间隔缺损。少数特别巨大的膜部瘤可引起右心室流出道梗阻。这类膜部瘤主要由三尖瓣隔瓣缘和腱索粘连及纤维组织围成,实际上为假性膜部瘤,只是人们习惯称为室间隔膜部瘤。其发生率可高达60%左右,伴发膜部瘤占84%。

3.左心室-右心房通道

左心室-右心房通道也可以认为是隔瓣下膜部室间隔缺损的一种特殊类型,比较少见,也称为Gerbode缺损。发生于膜部室间隔,介于左心室和右心房之间。产生这类畸形的胚胎学基础是:三尖瓣隔叶附着点较二尖瓣低,把膜部间隔分为房室部和心室部。

4.室间隔缺损合并主动脉瓣关闭不全

室间隔缺损合并主动脉瓣关闭不全这组综合征是指先天性主动脉瓣关闭不全,包括主动脉瓣脱垂和主动脉瓣二瓣化畸形,这类畸形在出生时可能尚无主动脉瓣关闭不全。膜部缺损和干下型缺损均可并发,以干下型缺损合并主动脉瓣脱垂及主动脉瓣关闭不全多发。这两种病变紧密相邻,在这种情况下,由于主动脉瓣和瓣环缺乏漏斗隔支持,加上左向右分流又可加重对主动脉瓣脱垂的影响,因而不同于一般所见的并存心脏畸形,1921年Laubry首先描述为室间隔缺损合并主动脉瓣脱垂综合征。

二、病理生理

室间隔缺损分流的大小和方向,主要取决于缺损的大小与肺血管阻力改变。

1.小型缺损

对分流有限制作用,分流量小,但分流的流速较高,以收缩中晚期分流为主,对血流动力学的影响较小。肺体循环血液量比小于2:1,右心室压和肺动脉阻力均维持在正常范围内,左心室的容量负荷不明显。

2.中型缺损

左至右分流量大,肺体循环血流量比率为 2.5~3.0。右心室压力和肺循环阻力有不同程度升高,左心房压增高,左心室扩大。

3.大型缺损

对心室间血液分流毫无阻力,容许血流自由分流。此时左、右心室,肺动脉和主动脉收缩压基本相等,肺体循环血流量比率的高低取决于肺血管阻力状况。早期肺循环阻力明显低于体循环,分流方向依然为左向右,分流量很大,除左心室增大外,左心房也常增大。随着肺动脉高压出现,肺循环阻力明显升高,左向右分流逐步减少,乃至停止,出现右至左分流或以右向左分流为主的艾森曼格综合征。

4.肺动脉高压

按肺动脉收缩压与主动脉收缩压的比值,可分为 3 级:轻度动脉高压的比值≤0.45;中度肺动脉高压为 0.45~0.75;重度肺动脉高压>0.75。

5.肺血管阻力

可分为 3 级:轻度增高<7Wood 单位;中度为 8~10Wood 单位;重度指>10Wood 单位。

三、临床表现

1.症状

缺损小,分流量小,一般无症状,预后良好。缺损大而分流量大者,可有心悸、气喘、乏力、咳嗽,反复肺部感染等症状。肺动脉高压而有右至左分流者,可出现发绀,最终发生心力衰竭。

2.体征

(1)胸骨左缘第 3、4 肋间有粗糙、响亮的全收缩期杂音,常达Ⅲ~Ⅳ级或以上,伴震颤。

(2)杂音在心前区传播广泛,有时传向颈部。

(3)缺损大,左至右分流量大的患者,可导致二尖瓣相对性狭窄而在心尖区听到隆隆性舒张期杂音,肺动脉瓣第二音亢进与分裂。

(4)随着病情的发展,肺血管阻力增高,左向右分流减少,收缩期杂音也随之减弱甚至消失,而肺动脉瓣区第二音则明显亢进。

(5)缺损的类型不同也可影响听诊,如干下型缺损的杂音位置较高且肺动脉第二音常被收缩期杂音掩盖而不甚清楚;又如隔瓣下型缺损及肌部缺损的杂音位置较低。有严重肺动脉高压时,可有右至左分流,出现发绀及杵状指(趾)。

3.胸部 X 线检查

缺损小者,心肺 X 线检查均无明显的改变;缺损大者有不同程度的左至右分流,有左右心室的扩大,肺总动脉轻度至中度凸出,可有肺门舞蹈症;肺血管影轻至中度增粗,主动脉影则正常或较小。严重肺动脉高压者,则有右心室及右心房增大,肺动脉段显著凸出。

4.心电图

缺损小者,心电图在正常范围内;缺损大者,可有不全性右束支传导阻滞,左心室肥大;肺动脉高压者,可同时有右心室肥大。

5.超声心动图检查

一项非常重要的无创伤性常规检查方法,不仅能够显示室间隔缺损部位、大小,而且能发现合并畸形。特别对于介入治疗患者的选择、术中监测和术后随访有重要作用。

6.右心导管和选择性心血管造影

右心导管检查和心血管造影术已不再是诊断单纯室间隔缺损的常规方法,当前仅是选择性应用,重点了解肺循环高压程度和肺血管阻力状态。

四、病程演变

1.自然闭合

室间隔缺损可完全闭合或缺损变小,其自然闭合率为 $21\%\sim63\%$,哪些室间隔缺损可自然闭合尚不清楚,但与缺损位置、大小、患者年龄及肺血管病变等有关。

(1)缺损位置和大小:左心室-右心房通道、膜周漏斗和漏斗间隔缺损很难自然闭合,即使闭合,常会造成主动脉瓣严重关闭不全。肌部缺损和膜部缺损可自然闭合。小的缺损闭合率高,大的缺损闭合率低。

(2)年龄:5 岁以内闭合率高,5 岁以上闭合机会较少。最终自然闭合率与患者年龄呈负相关。

(3)肺血管病变:室间隔缺损合并肺动脉高压或肺血管改变很难自然闭合。

2.进行性加重、丧失手术时机

较大的缺损,随着患儿年龄的增长,肺血管病变逐渐发展,肺血管阻力逐渐增大,左向右分流量逐渐减少。12~18 岁或者更早一些,肺血管病变进一步发展,则内膜增生、纤维化,导致血管闭塞、狭窄,使阻力严重升高,心内出现双向分流,进而以右向左分流为主,出现发绀,形成艾森曼格综合征,最终导致右心衰竭,一般多在 40 岁以前死亡。

3.早期恶化、早期死亡

大型室间隔缺损在 1~2 岁的病死率可达 $25\%\sim59\%$;少数室间隔缺损可发生主动脉瓣关闭不全;有 $5\%\sim10\%$ 大型室间隔缺损合并大量左向右分流病例,在婴幼儿期可出现右心室漏斗部狭窄,主要为漏斗部肌肉肥厚所引起,其程度随年龄增长而加重;有 $0.15\%\sim0.3\%$ 。单纯室间隔缺损发生感染性心内膜炎。

外科治疗可改变室间隔缺损患者的自然病程。但是,外科手术后,2% 的患者可发生突然死亡,甚至小的室间隔缺损在术后也有发生突然死亡的危险,可能与外科手术引起的瘢痕或损伤引起的心律失常和传导阻滞有关。此外,外科手术对小儿的智力发育有一定的不利影响。

五、适应证

1.室间隔缺损直径

缺损左心室面直径 3~12mm,患儿缺损直径一般≤10mm。膜部室间隔缺损右心室侧呈多孔时,其缺损大孔直径应≥2mm。膜周部室间隔缺损伴并发膜部瘤,缺损左心室面直径13~18mm为相对适应证,要求右心室面出口小,且其粘连牢靠。

2.缺损缘距主动脉右冠瓣距离

偏心型封堵器>1.5mm,对称型封堵器>2.0mm。同时主动脉右冠瓣脱垂瓣叶未遮挡缺损口、不合并病理性主动脉瓣反流。

3. 缺损缘距三尖瓣距离

偏心型封堵器≥2mm,对称型封堵器>1.5mm,同时无明显三尖瓣发育异常及中度以上三尖瓣反流。

4. 有外科手术适应证的膜部室间隔缺损

略。

5. 膜部室间隔缺损合并可以介入治疗的心血管畸形

略。

6. 外科手术后残余漏

略。

7. 年龄大于3岁,体重>10kg

略。

8. 轻到中度肺动脉高压而无右向左分流

略。

9. 选择适应证的注意点

(1)膜部室间隔缺损上缘距主动脉右冠瓣的距离:封堵膜部室间隔缺损要求测量缺损上缘距主动脉右冠瓣的距离,而不是无冠瓣的距离。超声心动图测量膜部室间隔缺损上缘距主动脉右冠瓣距离时,多选择五腔心切面和左心室长轴切面。

(2)膜部室间隔缺损伴发膜部瘤形成:选择膜部室间隔缺损伴发膜部瘤形成病例封堵治疗时,要注意以下几点。

1)封堵膜部瘤的入孔,膜部室间隔缺损的上缘距主动脉瓣右冠瓣的距离为1～1.5mm。

2)封堵膜部瘤的出孔,不考虑膜部室间隔缺损的上缘距主动脉瓣右冠瓣的距离,但膜部瘤出孔必须粘连牢固。

3)膜部瘤出孔粘连牢固性的判断:膜部瘤出孔粘连牢固性较难判断,超声心动图显示膜部瘤基底部大、瘤体小,右心室面一个出孔;膜部瘤的基底部大、瘤体也大,右心室面一个出孔、出孔直径为瘤体1/3～1/2;膜部瘤的基底部大、瘤体也大,右心室面多个出孔,最大出孔直径为5～7mm,且右心室面回声较强等可能预示膜部瘤出孔粘连牢固。

六、禁忌证

(1)膜部室间隔缺损有自然闭合趋势者。

(2)膜部室间隔缺损合并严重的肺动脉高压和右向左分流而有发绀者。

(3)膜部室间隔缺损局部解剖结构不适合进行介入治疗或缺损过大。

(4)膜部室间隔缺损合并其他先天性心脏畸形不能进行介入治疗者。

至于缺损<3mm,无症状至5岁以后如不能自行闭合者,是否需手术治疗,有不同看法。

七、器材准备

1. 封堵器

正常人的室间隔膜部较薄,范围较小,室间隔膜部上、下、前、后和中点的厚度分别为

0.8mm、0.7mm、0.78mm、0.75mm 相 0.52mm。因此,膜部室间隔缺损封堵器的腰部长度应在 2mm 以内。

(1)Amplatzer 膜部室间隔缺损封堵器:美国 AGA 公司生产。该封堵器是一把自膨胀镍钛合金金属网结构的双面伞,封堵器的腰部长 1.5mm,两盘片的边缘呈不对称型,在靠近主动脉侧的边缘较其对侧的盘片小,边缘为 0.5mm,与其相对的边缘为 5.5mm 且在最远端有一标记,右心室侧的盘片边缘比腰部直径大 2mm(图 11-20),两个盘及腰部缝有三层聚酯膜。腰的直径为封堵器大小,其规格有 4~18mm。

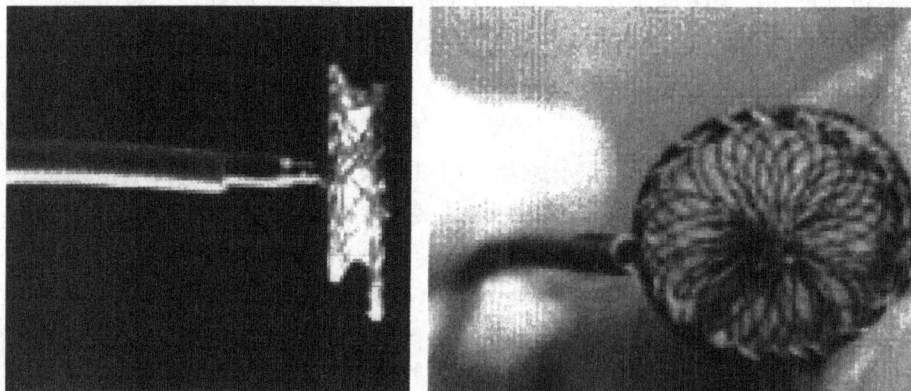

图 11-20　Amplatzer 膜部室间隔缺损封堵器

(2)国产膜部室间隔缺损封堵器:国产的膜部室间隔缺损封堵器有两种。①对称型双盘状膜部室间隔缺损封堵器,由直径 0.1mm 的高弹性镍钛合金丝编织盘状结构(图 11-21A)。②偏心型膜部室间隔缺损封堵器,封堵器腰部长 2mm,两盘片的边缘呈不对称型,在靠近主动脉侧的边缘较其对侧的盘片小,边缘为 0,与其相对的边缘为 5~6mm,右心室侧的盘片比腰部直径大 2mm。腰部直径规格同对称型封堵器(图 11-21B)。偏心型封堵器的优点是减少对主动脉瓣膜的损伤。

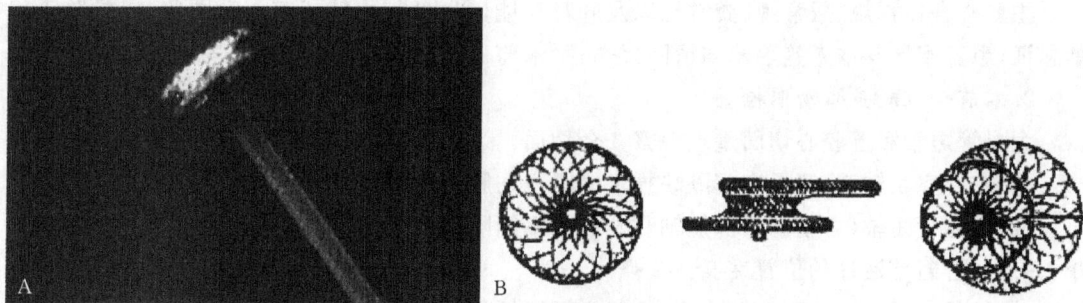

图 11-21　国产膜部室间隔缺损封堵器
A.对称型;B.右为偏心型

(3)动脉导管未闭封堵器:对部分应用现有的封堵器未能成功封堵的室间隔缺损患者,改用蘑菇伞形封堵器后可能获得成功。膜部室间隔缺损上缘距主动脉瓣距离如>3mm,动脉导管未闭封堵器置入后一般不影响主动脉瓣的关闭,封堵器的左心室面呈盘片状,类似铆钉堵住室间隔缺损口,左心室的压力大于右心室,放置后一般不会发生移位。动脉导管未闭封堵器右心室端较小,不应造成右心室流出道狭窄和影响右心室血流,以及产生目前应用的专用室间隔缺损封堵器两侧向心室间隔压迫的力量,降低发生传导阻滞的机会。但动脉导管未闭封堵器的长度为7～8mm,明显厚于膜部室间隔,其远期疗效尚需进一步观察,不宜推广应用。

(4)非对称型封堵器:国产,封堵器左心室面盘片直径比腰部大8mm,右心室面盘片直径比腰部大4mm,主要用于膜部室间隔缺损伴发较大膜部瘤,右心室面多孔、最大孔径较小的病例。封堵器设计的优点是腰部小左盘大,腰部伸展大、封堵器成形好,右盘小,对三尖瓣的影响少。

2.输送系统

AGA公司的输送系统包括两根特制的输送钢丝和有一定弧度的输送长鞘。两根钢丝中一根是中空的,另一根是实心钢丝,空心钢丝中间可以通过实心钢丝。用于室间隔缺损的输送系统包括长鞘管,扩张管,推送导管,推送钢丝,装载短鞘管和旋转器。鞘管为抗折鞘,远端弯曲呈180°,其定型有利于鞘管放置在左心室近心尖处。4mm的封堵器选用6F鞘管,6mm封堵器选用7F鞘管,8～18mm封堵器选用8～9F鞘管。国产封堵器可通过6～9F鞘管推送,目前多选用COOK公司生产的抗折鞘。不同于进口产品的是只有一根实心推送钢丝。

3.其他器材

(1)鹅颈圈套器:选用Bard公司或Cook公司生产的圈套器。

(2)特殊导丝:0.81mm×260cm泥鳅导丝,其前端较软、光滑,容易直接通过室间隔缺损进入右心室、肺动脉或腔静脉。或0.89mm×260cm面条导丝,导丝很软,容易将输送鞘管引入左心室。

(3)5F或6F右冠状动脉造影导管和Cobra导管用于通过室间隔,以便建立轨道。

八、术前准备

1.同常规心导管检查的术前准备

主要检查血常规、尿常规、粪常规以及肝肾功能,心电图、心脏超声心动图等,以排除手术禁忌证;患者家属及本人签手术知情同意书;手术前1天静脉应用抗生素。

2.术前心脏超声心动图检查

大血管短轴和五腔心切面重点观察3个切面。

(1)左心室长轴观:测量室间隔缺损上缘距主动脉右冠瓣距离及缺损口大小。

(2)大血管短轴(主动脉根部短轴)观:测量室间隔缺损上缘距三尖瓣隔瓣距离及缺损口大小,一般适合封堵治疗的位置在9～11点。

(3)胸骨旁、心尖、剑下五腔心观:测量室间隔缺损上缘距主动脉右冠瓣距离及缺损口大小(图11-22)。

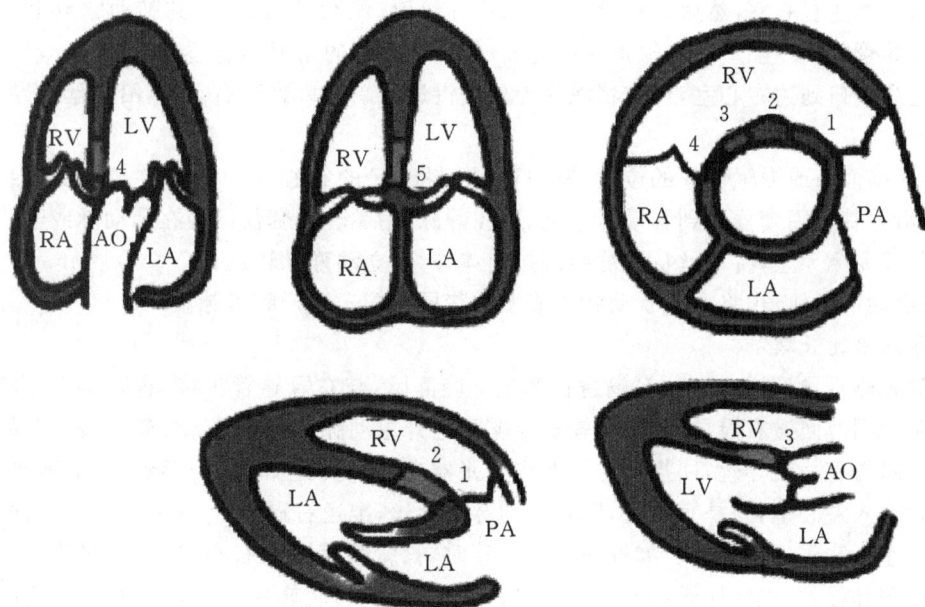

图 11-22　各型室间隔缺损显示切面及部位
1：干下型；2：嵴内型；3：膜周型；4：单纯膜部；5：隔瓣下型

九、操作步骤及技巧

室间隔缺损介入治疗的基本原理是采用双盘结构的堵闭器，其中一个盘在左心室面而另一个盘在右心室面，连接两盘的腰正好在缺损的室间隔处。即刻关闭室间隔缺损主要靠左侧盘、腰部和右侧盘内的高分子化合物，放置封堵器后在封堵器内可形成血栓，3个月左右心内膜完全覆盖封堵器表面则完全关闭室间隔缺损。

1. 麻醉

年长儿童及成年人用 1‰ 普鲁卡因或利多卡因局部麻醉，小儿用基础诱导麻醉。

2. 心导管检查

常规腹股沟处消毒铺巾，穿刺右或左股动、静脉，分别置入 5(6)F 和 6F 动脉鞘管。全身肝素化(100U/kg 体重)。先行右心导管检查，测定上、下腔静脉、右心房、右心室和肺动脉压力，并测定各部位血氧饱和度，计算 Qp/Qs。将 5(6)F 的猪尾导管逆行送入左心室，在左前斜 $45°\sim60°$、头 $20°\sim25°$ 的体位行左心室造影，以确定膜部室间隔缺损的形态，测量缺损口的大小和缺损口距主动脉右冠瓣的距离，主动脉瓣有无脱垂，必要时可行升主动脉造影，了解主动脉瓣有无脱垂和反流。

3. 建立动静脉轨道

(1)根据左心室造影室间隔缺损的形态，选择 5(6)F 右冠状动脉造影导管或成型的猪尾导管，从股动脉导入左心室。以左心室造影作为标志，在相同的体位下，逆时针旋转造影导管，使造影导管的顶端指向室间隔，再慢慢回撤或向前推送造影导管。当造影导管接近室间隔缺损口时，可发现导管的顶端搏动强烈，此时很缓慢的移动导管，导管的顶端会突然跳动穿过室间隔缺损口到达右心室,然后固定导管,将面条导丝(或泥鳅导丝)导入到肺动脉或上、下腔静脉。有时导管的顶端在室间隔缺损左心室面,但由于导管的角度不合适或缺损较小,导管难以直接穿过缺损口到达右心室,可先将泥鳅导丝缓慢通过缺损口到达右心室,沿导丝将导管推送到右心室。

(2)根据面条或泥鳅导丝的位置,从股静脉侧将 6F 的右心导管分别导入肺动脉或上、下腔静脉,沿导管将圈套器送到肺动脉或上、下腔静脉,用圈套器套住已经在肺动脉或上、下腔静脉的面条或泥鳅导丝,将导丝从股静脉侧拉出体外,建立动静脉轨道。

(3)沿动静脉轨道,将右冠状动脉或成型的猪尾导管送到下腔静脉。

4. 导入输送长鞘

从静脉侧沿导丝插入 6～9F 输送长鞘到下腔静脉,与右冠导管对接,然后固定导丝,推送输送长鞘的同时回撤右冠导管,直至输送长鞘到达升主动脉。回撤右冠导管,在右冠导管与输送长鞘之间留有一段导丝,回撤输送长鞘内扩张器少许,使长鞘前端易于弯曲。有两种方法可将长鞘管送入左心室,一是直接法,固定住动脉侧导丝,推送右冠导管,将右冠导管和输送长鞘一起推到左心室靠近心尖部。如推送右冠导管时,长鞘管易退入右心室,则用间接法,即固定住输送长鞘和导丝,先将导丝和右冠导管推送到左心室,再轻轻牵拉导丝使其有一定的张力,同时缓慢回撤输送长鞘,在导丝的牵拉下输送长鞘退回左心室,再沿导丝将输送长鞘推送到左心室靠近心尖部。退出导丝、右冠导管和鞘内扩张器,将输送长鞘留在左心室内。偶尔难以将输送长鞘放在左心室,也可将输送长鞘留在升主动脉。

5. 体外装配封堵器

根据造影测量的缺损直径选择封堵器,封堵器的直径比造影值大 0～2mm。Am-platzer 封堵器与套在空心钢丝内的实心推送钢丝以螺旋的形式相连接,然后回撤实心钢丝至 Am-platzer 膜部室间隔缺损封堵器的螺旋部分进入空心钢丝并且封堵器螺旋外的平台与空心钢丝内的平台相吻合,用蚊式血管钳夹住实心钢丝,将封堵器、实心钢丝和空心钢丝结合在一起,将封堵器完全浸在生理盐水中装入相应的装载短鞘内。国产封堵器直接与推送钢丝以螺旋的形式相连接,装入相应的装载短鞘内。

6. 封堵室间隔缺损

(1)将装载短鞘连接到长鞘向前推送封堵器,将封堵器送到左心室,先释放出左心室面伞,此时 Amplatzer 封堵器左心室伞上的标记应远离主动脉瓣而指向左心室心尖。如果左心室伞上的标记指向主动脉瓣而不指向左心室心尖,必须旋转输送钢丝以达到左心室伞上的标记远离主动脉瓣而指向左心室心尖;如果还不成功,应该将左心室伞收回输送长鞘内,再次装配并输送,以保证左心室伞上的标记远离主动脉瓣指向左心室心尖。

(2)轻轻回撤整个封堵器系统,使封堵器的左心室伞紧贴室间隔,通过手感、透视和超声甚至心室造影确定封堵器的位置,如位置合适,超声检查无明显分流,则可固定推送钢丝,回撤输送长鞘,释放出封堵器的右心室伞。

(3)重复左心室造影,检查有无分流,或存在另一部位的室间隔缺损。

(4)升主动脉造影,检查有无主动脉瓣反流。

(5)经胸心脏超声检查证实不影响三尖瓣、主动脉瓣功能。

(6)左心室造影确认封堵器的位置良好后,逆时针旋转推送钢丝,释放出封堵器。

(7)拔除输送长鞘,局部压迫止血,手术完毕。

国产封堵器的释放方法基本同 Amplatzer 封堵器,对称型封堵器使用更方便,不需要调整方向。偏心型封堵器必需调整方向,在短鞘连接到长鞘管时,可将长边指向术者对侧的方向,往往释放出左心室面伞时其长边指向左心室心尖。有时输送长鞘管不能导入左心室,也可在升主动脉释放封堵器。先部分释放封堵器的左盘,使其呈葫芦状,再将长鞘管连同输送系统一起缓慢回撤,在收缩期经主动脉瓣将封堵器回撤到左心室,再完全释放封堵器的左盘,调整封堵器的方向,释放封堵器。此方法对于释放小的对称型封堵器比较方便,但要防止损伤主动脉瓣。亦有偶尔从右心室释放封堵器的报道。

十、术后处理

术后卧床 12 小时,常规抗生素治疗 3 天,口服阿司匹林 3～5mg/(kg·d),3～6 个月。每日检查一次心电图,共 3～5 天。

十一、治疗难点

1. 如何通过室间隔缺损

介入治疗室间隔缺损要求有较好的心导管检查基础,在此基础上容易掌握操作技术。在开展此项技术的早期可能遇到的难点是如何建立经动脉-室间隔缺损-静脉的轨道。我们体会建立动静脉轨道时应注意以下要点。

(1)缺损部位在左心室面容易找到,而在右心室面很难找到。一般从左心室侧导管容易通过室间隔。

(2)选择合适的导管和导丝是成功的关键:应根据左心室造影缺损形态选择通过室间隔缺损的导管,常用 Judkins 3.5 或 4.0 右冠状动脉造影导管,及成型的猪尾造影导管。偶尔亦用 Amplatzer 右冠状动脉造影导管或 Cobra 导管等。导管在缺损孔附近而不能直接到达右心室时,需借助导丝微微调整导管头端的方向,以便通过缺损孔。此时,宜选用柔软、直头、细导丝,必要时可能用 PTCA 软导丝。

(3)选择性造影有重要作用:室间隔缺损直径细小,缺损并发的膜部瘤基底部大、右室面多孔、最大孔直径小或沿室间隔方向走行时,冠脉导管在缺损的左心室面或膜部瘤的囊袋内,但难以直接经室间隔缺损到达右心室。此时,送导丝如不能通过缺损到达右心室,则在膜部瘤的盲端,导丝会反将导管顶回左心室。可在缺损口做选择性造影,了解导管前端与欲通过缺损出孔的关系,调整导管的方向,使其与缺损出孔呈同轴性,便于导丝通过到达右心室。

(4)防止导管(丝)通过三尖瓣腱索:建立动静脉轨道时,右冠导管经过缺损口至右心室,面条或泥鳅导丝到肺动脉远端;或经股静脉送入套篮导管到肺动脉的操作过程,都有可能使导丝(管)通过三尖瓣腱索,特别在 VSD 伴膜部瘤患者更为常见。如建立的轨道导丝在通过三尖瓣时无明显角度、不扭曲,导管能顺利通过三尖瓣到下腔静脉,则提示导丝(管)不在三尖瓣腱索内。反之,导丝通过三尖瓣时明显成角、扭曲,导管通过有阻力、不能顺利到下腔静脉,则表明导丝(管)通过三尖瓣腱索,切不可强行通过导管或长鞘管,以免损伤三尖瓣腱索。此时应将右冠状动脉导管回撤到缺损右心室面口附近,或调整右冠导管的方向,将导丝顺利送入肺动脉,或调整导丝到上腔静脉,再次建立动静脉轨道。一般来讲,如右冠导管能从右心室顺利送达肺动脉,或导丝直接到上腔静脉,则预示导管(丝)未通过三尖瓣腱索。如导丝通过三尖瓣腱索与不恰当的套篮导管的输送有关,可先将猪尾导管输送到肺动脉,再将交换导丝沿猪尾导管输送到肺动脉的远端,回撤猪尾导管,沿交换导丝将套篮导管输送到肺动脉,再在肺动脉内套取面条或泥鳅导丝。

(5)在个别病例,缺损右心室口与三尖瓣腱索粘连的角度较大且出口较小时,导管通过亦会有阻力、不能顺利到达下腔静脉。此时,可轻轻从静脉侧引入右冠导管,如能顺利通过三尖瓣到达升主动脉,表明导丝(管)不在三尖瓣腱索内,反之,则在三尖瓣腱索内。有时在极少病例,即使判断导丝(管)未通过三尖瓣腱索,亦有可能实际上已通过了很细小的腱索,输送较粗的长鞘管亦有可能损伤细小腱索,引起三尖瓣少量反流。因此,室间隔封堵治疗时尽量用柔软抗折的细小鞘管。

2.缺损距主动脉瓣距离的判定-测量长鞘管距主动脉瓣距离的意义

封堵膜部室间隔缺损最担心的问题之一是封堵器是否会引起主动脉瓣反流。为了预防发生主动脉瓣关闭不全,在选择膜部室间隔缺损介入治疗病例时,必须准确测量缺损距主动脉右冠瓣距离。常规方法是通过超声心动图和左心室造影结果来测量,并以此为依据决定可否行封堵治疗或用何种封堵器。在室间隔缺损有多个出孔或室间隔左心室面有多个入孔时,封堵器只能通过一个孔,封堵效果依靠封堵器的左盘、部分腰部和部分右盘。此时,封堵最大孔,封堵器腰部直径伸展较大,左盘面直径亦相应较大,封堵器成型好,封堵效果好。最大孔靠近主动脉,选择何种封堵器以造影测量缺损上缘距主动脉瓣右冠瓣的距离来确定。但如最大孔不靠近主动脉,只能依靠封堵器的边缘来封堵近主动脉的小孔,如以造影测量值为依据选择封堵器种类不完全合适,有可能因选择的封堵器不合适,封堵后有残余分流或手术失败。在长鞘管通过最大孔送到左心室后,通过长鞘管或猪尾导管再次行左心室造影,测量长鞘管上缘距主动脉右冠瓣的距离,据此再选择更合适的封堵器,有可能扩大适应证、提高成功率和降低并发症,对于缺损距主动脉右冠瓣距离很近的病例更为重要。

3.膜周部室间隔缺损伴膜部瘤介入治疗注意点

(1)要明确膜部瘤组织粘连牢固程度:室间隔缺损封堵术后无残余分流,但出现了难以解释的机械性溶血、杂音甚至心律失常,应考虑有封堵器移位的可能,应动态观察封堵器的位置变化。膜部瘤周缘组织粘连牢固程度难以判断,但室间隔缺损伴膜部瘤时,如患者年龄小(<6岁)、膜部瘤虽多个出孔但最大出孔直径为5~6mm,超声心动图检查膜部瘤右心室面回声弱等情况,预示膜部瘤周缘组织粘连牢固程度差。有可能因选择的封堵器不合适,封堵后有残余分流或手术失败。在长鞘管通过最大孔送到左心室后,通过长鞘管或猪尾导管再次行左心室造影,测量长鞘管上缘距主动脉右冠瓣的距离,据此再选择更合适的封堵器,有可能扩大适应证、提高成功率和降低并发症,对于缺损距主动脉右冠瓣距离很近的病例更为重要。

(2)膜部瘤有多个孔时,封堵最大孔。这样封堵器腰部直径伸展较大,左盘面直径亦相应较大,残余分流发生率低。

(3)封堵器选择:膜部瘤有1个孔时,根据室间隔缺损距主动脉右冠瓣的距离选择偏心或对称型封堵器。膜部瘤有多个孔时,孔的方向不一致,特别是膜部瘤的上缘有孔时,选择对称型封堵器较好。

(4)封堵膜部瘤的入口还是出孔更好尚存在一定的争议。

封堵部位取决于封堵治疗后能否确保封堵器不移位、封堵效果好和不影响到邻近组织如主动脉瓣及三尖瓣的功能为依据。封堵膜部瘤入口偏内,不完全在出孔为宜。但如膜部瘤为大囊袋,入口很大,出孔多、最大孔直径较小,粘连牢固时,可封堵膜部瘤出孔,且用非对称型封堵器更为合适。

4.封堵器的选择

膜部室间隔缺损应视室间隔缺损的形态和距主动脉右冠瓣的距离选择封堵器。如室间隔缺损距主动脉右冠瓣的边缘<2mm应首选偏心的室间隔缺损封堵器;距主动脉瓣距离>2mm可选择对称型室间隔缺损封堵器或偏心型封堵器;对多孔型室间隔缺损可选择左心室面直径比腰部直径大6～8mm,右心室盘片直径比腰部大4mm的非对称型封堵器。

一般选择的封堵器直径较缺损直径大0～2mm。如封堵室间隔缺损并发膜部瘤的出孔,选择封堵器应参考膜部瘤体的大小,有时封堵器直径可能小于缺损直径。封堵大的室间隔缺损并发膜部瘤的左心室面(入口),选择的封堵器直径较缺损直径大3～4mm。封堵器选择是否合适,除了完全封堵室间隔缺损外,尚需要根据封堵器的形态判断,在透视下封堵器的两盘片应充分伸展,平整,保持在体外的初始形状,右心室侧不锈钢固定圈在凹面内,有稍突出于封堵器盘片外的。超声显示封堵器长度较短,紧贴在室间隔的两侧。

5.室间隔缺损术后残余漏封堵

室间隔缺损修补术后残余漏多发生于并发膜部瘤和(或)较大直径的室间隔缺损。可能与术中未切开膜部瘤,瓣膜、腱索遮盖缺损,未寻找到真正的缺损边缘,补片大小不适宜,甚至修补时遗漏膜部瘤的出口;及手术修复时缝合过浅,三尖瓣隔瓣基底部瓣膜组织薄弱和缝线受力不均结扎缝线被撕脱等因素有关。法洛四联症术后并发室间隔缺损残余漏,可能与流出道疏通后缝线于肥厚心肌断面、易被撕脱有关。另外,对多发缺损的遗漏亦可造成室间隔缺损术后残余漏。由于发生残余漏缺损的左心室面直径较大,残余漏出孔为补片和缺损部位缝合交接处的部分撕脱所形成,缝线周围纤维化、缺损周围组织与补片粘连融合等因素,可以认为残余漏口粘连比较牢固。故常封堵残余漏的出孔。如残余漏有多个出孔,且出孔相距过远,一个封堵器不能封堵完全时,可选用两个封堵器。

6.室间隔缺损并发主动脉瓣脱垂

对于此类病例能否封堵治疗尚缺乏足够的经验,封堵治疗不成熟。

第十二章

心血管疾病介入技术

第一节 右心导管术

右心导管术是利用导管评估右心系统血流动力学和进行疾病诊断的一种检查方法,1929年 Forssmann 首次进行了右心导管检查,直到 1941 年 Coumand 等经右心导管测定了人的心排血量后才开始应用于临床。1960 年 Swan-Ganz 发明的球囊漂浮导管显著推动了右心导管的发展,广泛用于测定中心静脉压、心排血量、右心室压、肺动脉压和混合静脉血血氧饱和度以及肺动脉楔压等。近年来,利用心导管治疗和评价某些心血管疾病治疗效果方面也显现了其重要的临床价值,包括电生理研究、起搏、经导管溶栓、球囊扩张治疗瓣膜疾病、经导管矫治心内畸形等,大大扩展了右心导管的应用范围。

一、适应证

1. 以诊断为主要目的

(1)对不明原因的休克及肺水肿进行鉴别。

(2)评价肺动脉高压。

(3)将心脏压塞从缩窄性心包炎和限制性心肌病中鉴别出来。

(4)对心内左向右分流进行诊断。

(5)右心和肺动脉造影。

(6)心内膜心肌活检。

(7)心肌电生理检查。

2. 以治疗为目的

对术后患者、存在并发症的心肌梗死、休克和心力衰竭患者指导液体管理和进行血流动力学监测。

二、禁忌证

右心导管检查无绝对的禁忌证,但在实施过程中应注意以下几点。

(1)严重肺动脉高压及高龄患者中须谨慎进行。

(2)对于已存在左束支传导阻滞的患者,需在透视下进行操作,以免损伤右束支造成完全性房室传导阻滞。

（3）已知有出血性疾病或正在接受抗凝治疗者，避免进行检查，如确实需要，应避免穿刺不宜压迫止血的静脉。

（4）避免在感染部位进行穿刺。

三、设备和物品

要完成右心导管检查，一般所需的设备包括无菌手套、消毒液、局部麻醉药、肝素盐水及穿刺包，其中穿刺包通常包含有手术巾、穿刺针、手术刀片、注射器、导引钢丝、扩张管、右心导管、缝皮针、丝线等（图 12-1）。

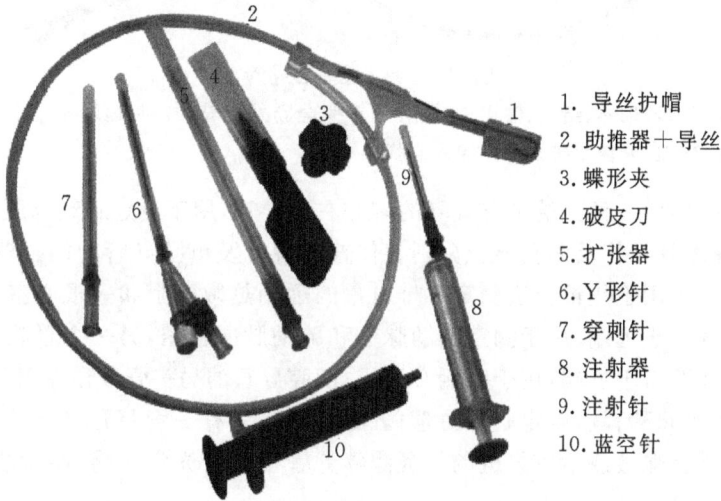

1. 导丝护帽
2. 助推器＋导丝
3. 蝶形夹
4. 破皮刀
5. 扩张器
6. Y 形针
7. 穿刺针
8. 注射器
9. 注射针
10. 蓝空针

图 12-1　静脉穿刺器械

1. 穿刺针

进行右心导管查检时所用的穿刺针一般为单构件针，由硬的不锈钢制成，针尖斜面边缘锐利，可刺穿血管壁，多用于静脉的单层壁穿刺，如经皮锁骨下、颈内静脉穿刺，成人及儿童常用穿刺针型号为 16～18G，婴儿为 20～22G。

2. 导引钢丝

导引钢丝由一根直钢丝内芯上精细缠绕不锈钢丝制成，可为直头或 J 形，其长度一般为45～150cm。用于心导管检查时使导管变伸，易于通过弯曲的血管以及协助经皮插入导管或引导管。

3. 扩张鞘管

扩张管可使穿刺部位皮肤、组织和血管扩张。扩张管外侧可有一根略短的外套管，用以更换导管或放置多根导管时减少出血和对组织、血管损伤。外套管尾端有止血活瓣和侧臂管，以减少插管过程中的出血、降低血栓和空气栓塞的发生率，并可进行输液、用药和测压。

4. 右心导管

右心导管是一种光滑、软硬适中、不易变形、不易形成血栓和不透 X 线的塑料导管。根据其外径、长度、管壁薄厚、侧孔、管腔数、末端气囊等有不同区分。其规格以 F 表示，代表导管外径毫米数，编号越大导管越粗，对于成人患者，常用的外径选择为 7F 或 8F，而儿童常用外径为 4～5F。

(1)普通右心导管:具有标准管壁厚度、远端逐渐弯曲的塑料导管,容易进入右心,可用于压力测定和抽取血液标本,根据有无侧孔分为端孔导管、侧孔导管、和端侧孔导管。端孔导管,主要用于进行压力测定和抽取血液标本。侧孔导管主要行右心系统造影,缺点是不能沿导丝插入。端侧孔导管,功用同侧孔导管,可沿导丝插入(图 12-2)。

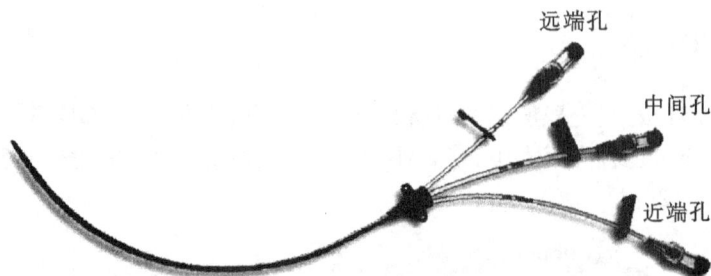

图 12-2 三腔右心导管

近端孔用于血液采样、给药、输血;中间孔用于完全肠外营养、给药;远端孔用于中心静脉压监测、输血、大量或黏性液体输入如胶体给药

(2)球囊漂浮导管:一种顶端带有气囊的多腔右心导管,用于测定肺动脉压、肺动脉嵌顿压和心排血量,球囊端孔导管及侧孔导管分别替代普通端孔及侧孔导管功能。球囊漂浮导管可有 2～5 个管腔、一个用于热稀释法测定心排血量的远端热敏电阻和一根心室起搏电极导线;至少有一个管腔开口于远端,用于测定肺动脉压和肺动脉嵌顿压,另一个管腔与气囊相通;三腔导管有一个管腔开口于近端,用于监测心房压;四腔导管的另一管腔顶端为热敏电阻以导线连接于计算机,用于热稀释法测定心排血量;五腔导管则另有一管腔开口于近端,用于在测定心输出量的同时进行输液或给较先进的气囊漂浮导管可带有光学纤维,能持续监测混合静脉血血氧饱和度(图 12-3)。

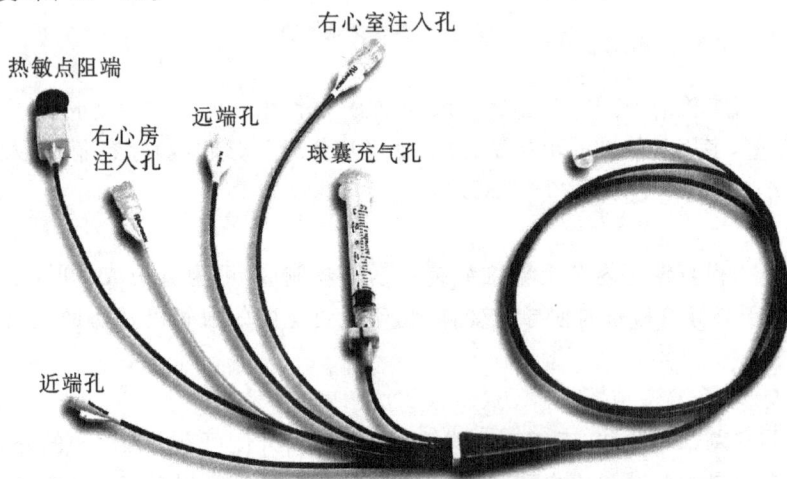

图 12-3 球囊漂浮导管

近端孔(CVP孔)用于测定右心房及中心静脉压,也可用于给药或测定心排血量时注入液体;远端孔用于测定肺动脉压或球囊充气后测定肺毛细血管嵌顿压(PCWP),也可采集混合静脉血;球囊充气孔用于给导管末端球囊充气,充气量通常<1.5ml;热敏电阻端通过导线连接于监护仪,持续对血液温度进行监测,据此可测算心排血量,热敏电阻位于球囊近端

（3）其他导管,如电极导管、球囊扩张导管等。

5.换能器和生理多道仪

换能器可将压力信号转化为电信号。生理多道仪主要热用于记录各种压力、血氧饱和度、心电图、呼吸以及温度等的变化。

四、检查前的准备

详细了解病史、体格检查及其他检查的结果,完善血常规、血小板计数、出血时间、凝血时间、凝血酶原时间和部分凝血酶原时间等检查,排除检查禁忌情况以减少并发症出现。检查前应向患者解释操作过程及其可能出现的一些情况,消除患者的顾虑,并签署手术同意书。

五、体位

患者一般取仰卧位,充分暴露穿刺部位,可用软垫进行局部支撑。根据不同的检查目的和操作者习惯,可选择不同的穿刺部位。通常的穿刺部位包括颈内静脉、锁骨下静脉、贵要静脉或股静脉等,一般经股静脉进行右心导管检查和选择放置起搏器须在透视下进行。

六、麻醉

右心导管检查,多采用局部麻醉,婴幼儿及不能合作儿童可行基础麻醉。局部麻醉药最常选择利多卡因,一般剂量为1%利多卡因5～20ml,亦可选用普鲁卡因,最大剂量为1mg/kg,方法为逐层浸润麻醉。麻醉完成后,一般在撤走注射器前,通过抽吸注射器有回血而进行静脉定位,正式穿刺时,可沿该途径送入导管穿刺针,以减少穿刺针误穿入动脉的危险性。

七、操作要领

1.经皮穿刺

（1）使用带注射器穿刺针在保持回抽的状态下进行穿刺,针尖斜面向上,进针方向与皮肤呈35°～45°,刺穿血管直到明显回血,减少进针角度,并沿血管走行方向稍进针,使针头位于血管内。

（2）沿穿刺针送入导丝柔软端15～20cm,以一手压迫穿刺点以止血和固定导丝,另一手退出穿刺针,用无菌纱布擦净导丝。

（3）用手术刀在穿刺点处皮肤切一1～2mm的小口。

（4）沿导丝送入扩张鞘管,扩张皮肤及软组织,并将扩张导管外鞘套在扩张器上并固定,边顺时针旋转边沿导丝送入血管腔内,操作过程中保持扩张器尾端露出导丝约10cm,防止导丝滑入血管内,然后退出扩张器和导丝。

（5）从鞘管侧管处回抽血,见回血良好弃之回抽血,注入肝素盐水关闭侧孔。

（6）沿导丝送入右心导管,在使用时可直接将右心导管送入引导管,然后进行右心导管检查。

（7）拔除导管后需局部压迫15分钟以防止出血。

2.径路选择

（1）颈内静脉:颈内静脉从颅底静脉孔穿出,包裹在颈动脉鞘内,先位于颈内动脉后侧,然后在颈内与颈总动脉外侧下行。颈内静脉上段在胸锁乳突肌胸骨头内侧,中段在胸锁乳突肌两个头的后方,下端位于胸锁乳突肌胸骨头与锁骨头构成的颈动脉三角内。该静脉末端后方是锁骨下动脉、膈神经、迷走神经和胸膜顶,在该处颈内静脉和锁骨下静脉汇合,汇合后进入右头臂静脉。颈内静脉位置固定,到右心房距离短,穿刺成功率高,重危患者可经静脉快速输血、补液和给药,导管位于中心循环,药物起效快,可监测中心静脉压,可经导管鞘插入漂浮导管,并发症较锁骨下静脉少,相对较为安全。缺点是插管后颈部活动受限,固定不方便。目前临床多采用颈内静脉穿刺法行右心导管检查。按其入路可分:①前侧径路,在胸锁乳突肌内侧缘甲状软骨水平,颈内动脉搏动之外侧,与皮肤呈 60°进针约 2cm;②中间径路,在胸锁乳突肌三角顶点,与皮肤呈 30°,沿中线平行进针;③后侧径路,在胸锁乳突肌与颈外静脉交点上缘进针,于肌肉下向胸骨切迹方向穿刺。其中中间径路位置较高,且偏离颈动脉,因此较为安全,为临床首选入路(图 12 - 4)。

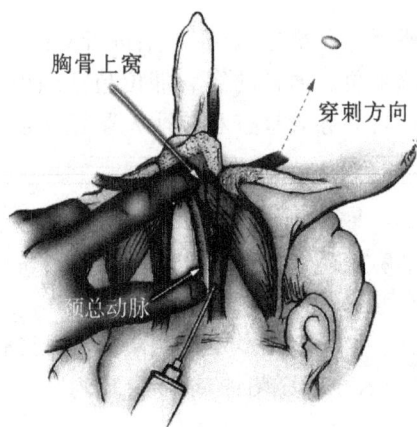

图 12 - 4 颈内静脉穿刺

操作步骤如下。①平卧,头低位 15°~30°,转向穿刺对侧,必要时肩后垫高。②常规消毒铺巾,局部用 1‰利多卡因或 1‰普鲁卡因浸润麻醉。③找出胸锁乳突肌的锁骨头、胸骨头和锁骨三者所形成的三角区,该区的顶部即为穿刺点。左手示指定位,右手持针,进针方向与胸锁乳突肌锁骨头内侧缘平行穿刺,针尖对准乳头,指向骶尾外侧,针轴与额平面呈 45°~60°。④进针深度一般深度是 3.5~4.5cm,以针尖不超过锁骨为度,否则易穿破胸膜或其他血管,边进针边抽吸,见有明显回血,减小针与额平面的角度,当血液回抽和注入十分通畅时,注意固定好穿刺针。

(2)锁骨下静脉:锁骨下静脉是腋静脉的延续,直径 1~2cm,起于第 1 肋骨外侧缘,于前斜角肌的前方,跨过第 1 肋骨,前斜角肌厚 10~15mm,将锁骨下静脉与位于该肌后侧的锁骨下动脉分开;静脉在锁骨下内 1/3 及第 1 肋骨上行走,在前斜角肌内缘与胸锁关节后方,与颈内静脉汇合,左侧较粗的胸导管在靠近颈内静脉的交界处进入锁骨下静脉上缘,右侧头臂静脉在胸骨柄的右缘下行,与跨越胸骨柄后侧的左头臂静脉汇合;在靠近胸骨角后侧,两侧头臂静脉汇合成上腔静脉。优点是可长时间留置导管,导管容易固定及护理,颈部活动不受限,是颈内静脉穿刺插管困难者的另一途径。缺点是并发症较多,易穿破胸膜,出血和血肿不宜压迫(图 12 - 5)。

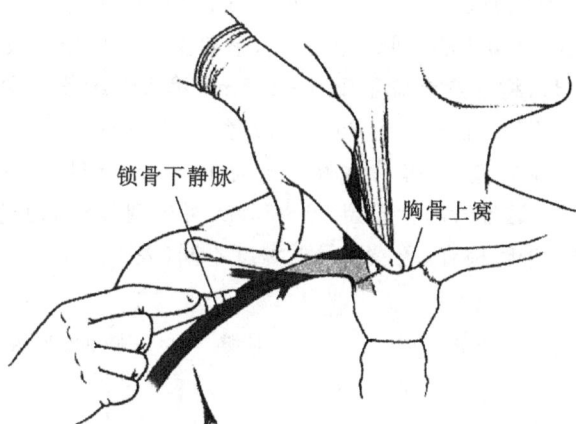

图 12-5　锁骨下静脉穿刺

　　操作步骤如下:①常规消毒铺巾,仰卧位,去枕,头低 15°,局部浸润麻醉。②在锁骨中、内 1/3 段交界处下方 1cm 定位,右手持针,保持注射器和穿刺针与颌面平行,左手食指放在胸骨上凹处定向,穿刺针指向内侧稍上方,紧贴锁骨后,对准胸骨柄上切迹进针,进针深度一般为 3～5cm,穿刺针进入静脉后,即可回抽到血,旋转针头,斜面朝向尾侧,以便导管能顺利转弯,通过头臂静脉进入上腔静脉。

　　(3)股静脉:股静脉是下肢最大静脉,位于腹股沟韧带下股动脉内侧,外侧为股神经,在股动脉搏动微弱或摸不到的情况下也易穿刺成功,但易于发生感染,下肢深静脉血栓形成的发生率也高,不宜于长时间置管或静脉高营养治疗。寻找股静脉时应以搏动的股动脉为标志。穿刺位置:穿刺点在腹股沟韧带下方 2～3cm,股动脉搏动内侧 1cm,针与皮肤呈 45°(图 12-6)。

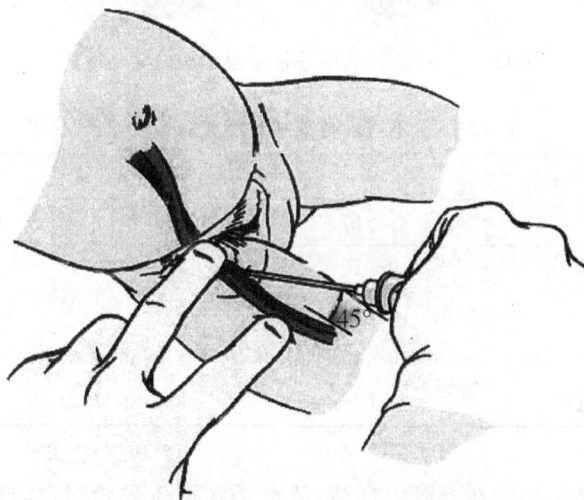

图 12-6　股静脉穿刺

3.肺动脉插管

(1)肺动脉插管步骤:将右心导管经导引钢丝或引导管插入静脉内,顺血流无阻力轻轻前送可依次呈现不同的压力曲线(图 12-7)。以 Edward 漂浮导管颈内静脉途径为例,当送入导管 20cm 左右时,压力监测可示中心静脉压力曲线,呈典型的心房压力波形,表现为 a、c、v 波,压力波动幅度 0～8mmHg;将气囊充盈至 1.0～1.5ml,然后继续前行深度达 30～35cm 可出现右心室压力曲线,右心室收缩压可达 25mmHg,舒张压 0～5mmHg;将导管继续前行至 40～45cm,可出现肺动脉压力波形,肺动脉收缩压为 15～25mmHg,舒张压为 5～15mmHg,此时常可见室性期前收缩;送导管前行直至 50～55cm 可出现肺动脉嵌顿压力曲线,范围 5～12mmHg。不同穿刺途径进行检查,送入导管的深度不同(表 12-1)。

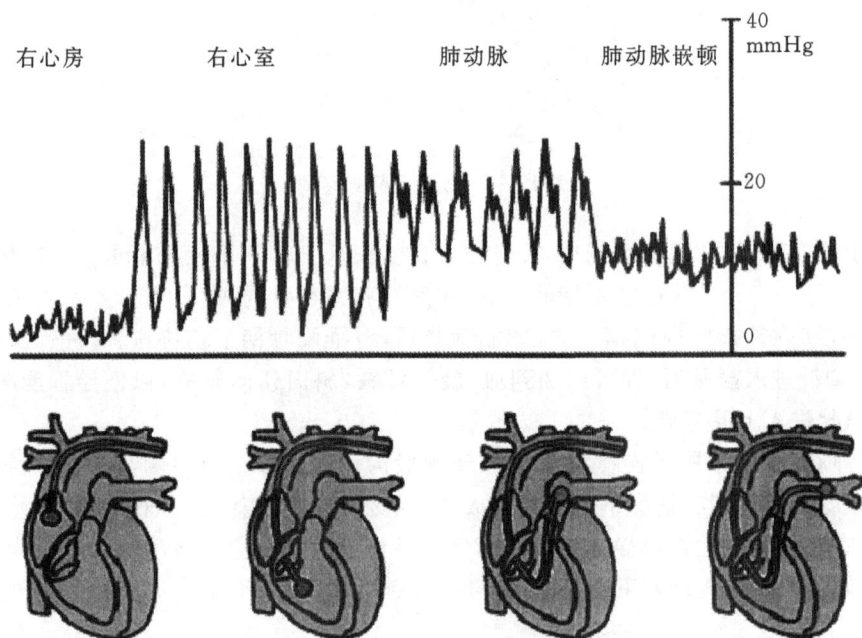

图 12-7 前送肺动脉导管过程中压力变化特征

表 12-1 不同静脉穿刺途径时的导管深度

穿刺途径	导管深度(cm)		
	右心房	右心室	肺动脉(楔入)
锁骨下静脉	10～15	25～30	35～45
颈内静脉	15～20	30～40	50～55
股静脉	30～40	45～55	55～70
右前臂静脉	40	55～60	65～75

(2)注意事项:①避免导管在心腔内打结,特别是在推送导管时,如遇阻力不要强行送管,应使用退、转、进的手法使之顺利前进,防止盲目置管造成心脏穿孔等并发症。②若导管自右心房后,继续推进 15～20cm 仍未见右心室或肺动脉压力波形,提示导管心腔内打结,应将气囊放气并将导管退至腔静脉后重新推进。③漂浮导管进入右心室流出道后容易发生心律失常,如室性期前收缩,如发生严重心律失常需立即转变导管方向或退出导管,必要时给予抗心

律失常药物后再重新操作。④若充气不足 0.6ml 即出现肺动脉嵌顿压,或放开气囊,嵌顿压不能立即转变成肺动脉压力,则提示导管位置过深。⑤为防止漂浮导管进入肺小血管,长时间堵塞导致肺梗死甚至肺动脉破裂等,应持续监测肺动脉压,且每次测定肺毛细血管嵌压的时间应尽可能缩短。⑥导管留置期间,应经导管输液孔持续滴入肝素生理盐水以免形成血栓。

4. 右心导管拔除

取静脉穿刺时的体位,普通右心导管在去除敷料、剪断缝线后,让患者暂停呼吸,直接拔除导管并立即按压穿刺部位,予消毒液进行局部消毒处理,敷料覆盖。漂浮导管首先用注射器抽吸气囊内气体进行主动排气,去除敷料、缝线后,迅速将导管退至引导管前端的位置,将导管和引导管一起拔除,对导管留置时间较长者,应采用油纱对皮肤穿刺点进行密封,以预防空气栓塞的发生。

八、并发症

右心导管术较为安全,其并发症的发生率较低,主要包括发生于静脉穿刺中的局部血肿、血栓形成、静脉炎、误穿动脉、误伤神经、感染、空气栓塞、气胸和血胸,和发生于肺动脉插管、留置过程中的心律失常、血栓形成、肺梗死、肺动脉破裂、感染等。严格按照操作规程进行穿刺可明显减少并发症的发生。

1. 气胸

静脉穿刺并发气胸见于锁骨下静脉和颈内静脉穿刺的患者,为穿刺针损伤肺尖部位的胸膜或刺穿肺组织致漏气所致。对已有慢性阻塞性肺病患者,由于其肺尖升高和膨胀,极易被误伤,而在使用呼吸机患者中,这种并发症可能变得很危险,然而由气胸所致的死亡比较少见。发生气胸时,患者可出现明显胸痛,随即可出现呼吸困难的临床表现,后者与气体进入胸膜腔内的速度和容积有关。一旦发现穿刺导致气胸,应视其临床表现和胸膜腔积气的多少进行处理,具体的方法包括胸腔穿刺抽气以及胸腔闭式引流等。预防气胸发生的措施包括,对存在慢性阻塞性肺病患者尽量选择其他穿刺部位,或在操作时应避免穿刺进针点不应太靠外侧,进针不宜过深,以及尽量减少穿刺次数等,如果穿刺次数已达 3 次,仍未成功者应选择另一侧进行穿刺。

2. 空气栓塞

为操作过程中空气经开放的静脉管道进入血循环所致,其发生率非常低,多见于接受颈内静脉和锁骨下静脉穿刺的患者。主要由于气体经过未封闭的穿刺针、心导管及连接管等重复进入,积聚至出现严重并发症,包括急性呼吸窘迫综合征、严重低血压、晕厥、低氧血症,甚至严重心律失常和心搏骤停等。一旦发生空气栓塞,应立即将患者置于左侧垂头仰卧位,给予高浓度吸氧和辅助通气,或高压氧治疗,并可经肺动脉导管进行抽气,发生心搏骤停时进行心肺复苏。空气栓塞的预防措施,重在严格按操作规程进行操作,注意管道连接及液体的补充等。

3. 肺动脉破裂

导管进入肺动脉后,可因导管尖端送入过深、球囊过度充气,或球囊偏心性充气以及用力冲洗嵌顿的导管等原因,均可引起肺动脉破裂。肺动脉高压、老年人或存在心脏疾病者,较易发生该并发症,常导致患者迅速死亡。进行连续导管压力监测,确保导管位于较大的肺动脉内,减少球囊充气次数,球囊充气时应缓慢进行,进行冲洗时应先排气等措施,可预防肺动脉破裂的发生。

4.感染

血流动力学监测过程中,可因导管带菌或导管留置时间过长(超过3天)等而继发感染,引起败血症和感染性心内膜炎。一旦发生,应立即拔除导管,进行抗菌治疗。其预防措施包括,严格进行无菌操作,穿刺点局部皮肤重复消毒超过40秒,并于固定导管后进行敷贴覆盖,定期更换连接部件及液体,缩短导管留置时间等。右心导管在审慎的防感染措施下,可留置数周而不发生感染。

5.肺梗死

由于导管嵌顿时间过长或血栓栓塞,可引起肺梗死。患者出现明显胸痛,呼吸困难,咳嗽、咯血、严重低血压等表现。尽量减少导管嵌顿时间,以及预防血栓形成等措施,均可减少肺梗死的发生。

第二节　房间隔穿刺术

自ROSS等首先报道了房间隔穿刺术至今,随着心血管病介入治疗的开展,房间隔穿刺术已成为多种心血管病介入治疗的共同基础,包括先天性心脏病导管介入治疗、左心房-股动脉循环支持,特别是经皮二尖瓣成形术和射频消融术,尤其是心房颤动射频消融术的开展,使该技术成为电生理医生必须掌握的技术之一。

一、应用解剖

房间隔位于右心房和左心房之间,居于右心房后内侧壁,其前界与主动脉窦相毗邻,前下方为三尖瓣口,下方为下腔静脉口,两口间的隔面侧有冠状窦口,后界为后房室沟。房间隔中下1/3处为卵圆窝,卵圆窝直径为2cm,中心部很薄,厚约1mm,此位置是房间隔穿刺的最佳部位。卵圆窝大小不一,其右侧面凹呈窝状,左侧面则轻度凸出于左心房腔内。卵圆窝在主动脉根部下后方,后缘靠近右心房游离壁,前下方为冠状窦和三尖瓣环隔侧。如果有主动脉瓣或二尖瓣疾病,那么这些解剖结构就会有些变形。主动脉狭窄时,房间隔平面变得更加垂直,卵圆窝位置更加靠前。二尖瓣狭窄时,房间隔方向更加水平平坦,卵圆窝位置更低。加上房间隔(卵圆窝)可能会凸入右心房,如果在那些晚期心脏瓣膜病的患者行房间隔穿刺术,详细熟悉局部解剖就显得更为重要。

二、适应证

(1)二尖瓣球囊成形术。
(2)心房颤动导管消融术。
(3)起源于左心系统的其他心律失常的导管消融术。
(4)左心房-股动脉循环支持。
(5)经皮左心耳堵闭术。
(6)经皮经导管主动脉瓣及二尖瓣放置术等。
(7)动物实验研究。

三、禁忌证

1.绝对禁忌证

(1)房间隔部位有血栓。

(2)因房间隔缺损接受了金属伞封闭的术后患者。

2.相对禁忌证

(1)华法林有效抗凝治疗中的患者。

(2)巨大的右心房。

(3)心脏大动脉的畸形。

(4)显著胸椎侧凸后凸。

(5)主动脉根部显著扩张。

四、手术操作

房间隔穿刺的经典方法是由 Ross 创立的,在 Ross 法的基础上,先后出现许多改良方法以增加成功率,如利用左右心房造影确定透视标志的几种推导方法,或者由猪尾导管在 Valsalva 主动脉窦(非冠状动脉)的后方来帮助定位经房间隔穿刺最佳位置,右前斜位 45°透视指导房间隔穿刺点定位,以及希氏束定位法,电生理方法定位,右心导管定位法,经食管超声定位法,经心内超声定位法等。结合笔者所在中心的经验,此处重点介绍房间隔穿刺的经典方法和右前斜位 45°透视指导下房间隔穿刺术。

1.房间隔穿刺的经典方法

Ross 于 1966 年将房间隔穿刺的方法做了系统的总结,形成了我们所说的经典方法,其要领是在后前位透视下将穿刺导管沿导丝送入上腔静脉,再将穿刺针送至穿刺导管顶端距开口约 1cm 处,这时穿刺导管和穿刺针指向前方,再从上腔静脉向下缓慢回撤到右心房的同时顺钟向旋转指向左后方向(在从下至上看为时钟 4 点的位置),继续向下缓慢回撤时顶端越过主动脉根部的隆突向右移动(患者的左侧)而与脊柱影重叠,再向下回撤时顶端滑进卵圆窝,透视下可见穿刺导管突然向心脏左侧的移动,此时轻轻地将导管顶端顶紧卵圆窝,推送穿刺针即可刺入左心房腔内。房间隔穿刺点一般在右心房影的中间部分,左心房轻度增大时房间隔的穿刺点在脊柱中右 1/3 交界线心脏投影的较高位置,随着左心房的继续扩大,穿刺点偏向下方(右心房影中下 1/3)和脊柱右缘,穿刺针指向也更为向后。

2.右前斜位 45°透视指引下房间隔穿刺术

Ross 的经典房间隔穿刺法是在后前位透视下完成,而右前斜位 45°透视指引下房间隔穿刺术是在后前位透视下初步定位,然后在右前斜位 45°透视下精确定位,主要是定位穿刺点的前后位置。①穿刺点高度的确定:后前位透视下沿脊柱中线左心房影下 1 个椎体高度,范围 0.5～1.5 个椎体高;左心房影下缘不清楚者可行肺动脉造影顺向显示左心房影以定位左心房下缘或以冠状静脉窦电极与脊柱中线交界代表左心房下缘。②穿刺点前后位置的确定:右前斜位 45°透视下穿刺点位于心影后缘前 1 个椎体高度至心影后缘(指右前斜位 45°透视下心房侧心影边缘,相当于心房影边缘)与房室沟影(指右前斜位 45°透视下房室沟位置的透亮带,自左上至右下方向)的中点之间。③穿刺方向的确定:穿刺针及鞘管远段弧度消失呈直线或接近直线状,此时鞘管尖的位置即是穿刺点的准确位置,这说明鞘管头端指向左后 45°方向,即垂直于房间隔,并且在房间隔中央,沿该方向穿刺可避免穿刺点过于偏前(主动脉根部)和过于偏后(右心房后壁)而导致心脏穿孔或穿入主动脉,而后前位不能准确判断穿刺点的前后位置。后前位透视下认为理想的穿刺点在右前斜位 45°透视下可能明显偏离房间隔,因此右前斜 45°是房间隔穿刺点准确定位不可替代的体位(图 12-8)。

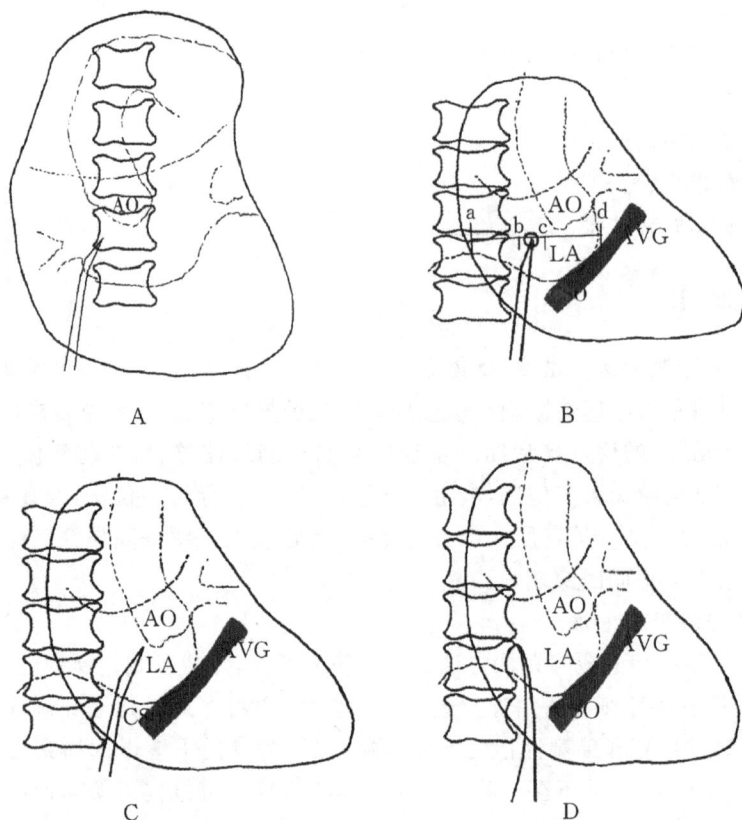

图 12-8 右前斜位 45°透视指导下房间隔穿刺
A.正为标准穿刺点;B.右前斜 45°标准穿刺点;C.穿刺点偏前;D.穿刺点偏后

3.房间隔穿刺步骤

(1)术前准备:正侧位胸片,注意观察心房边缘,升主动脉大小及走行,胸廓脊柱形态以及肺血管情况。心脏超声测定主动脉和心腔内径,房间隔方向、偏斜、膨出和厚度,最好采用食管超声明确左心房内有无血栓。

(2)器械:血管穿刺器械同 Seldinger 血管穿刺。房间隔穿刺针常用 Brockenbrough 穿刺针,其尖端由 18G 变细为 21G,穿刺阻力及损伤小,针尾箭头状方向指示器指示针尖方向,成人一般用 18G 71cm 的前端弧形穿刺针,巨大右心房者也可用直形穿刺针。小儿用 19G 56cm 的穿刺针。房间隔穿刺套管常用 Mullins 鞘管,其由外套管和扩张管组成,前端呈 1/3 至半圆形弯曲,无侧孔,外套管尾端有止血活瓣及带三通的侧管。成人一般用 8F 67cm 的 Mullins 套管,小儿用 6F 或 7F 52cm 的 Mullins 套管;同样可选用 Swartz 鞘管;导丝一般用 0.813mm

(0.032in)或 0.889mm(0.035in)长度 145cm 的弹性导丝;造影剂。

(3)穿刺过程:患者取仰卧位,以 Seldinger 法穿刺右股静脉,将 0.813 mm(0.032in)导引钢丝送至上腔静脉,沿导引钢丝将 Mullins 鞘管或 Swartz 鞘管送至上腔静脉,套管头端指向左侧,退出导引钢丝,给 Brockenbrough 穿刺针腔充满 1000U/ml 的肝素盐水,在后前位透视下经鞘管插入房间隔穿刺针,针尖指向 12 点位置(上方)推进,送达上腔静脉,但穿刺针需在鞘管头端内侧 0.5～1cm 处,若推送过程有阻力,应将穿刺针稍回撤并稍微改变方向后再推送。撤出房间隔穿刺针内的保护钢丝,接上已抽取造影剂的 10ml 注射器,推送造影剂以验证导管通畅。然后边顺钟向旋转穿刺针和鞘管,从下至上看为时钟 4～5 点的位置,边同步回撤,到卵圆窝时影像上可见穿刺针尖端向左突然移位(落入感),这就是初步定为的穿刺点,在后前位透视下,可沿头足方向适当调整穿刺点的高度。若套管顶在卵圆窝,则轻轻推进套管有阻力,且套管尾部有心搏感。在右前斜位 45°透视下适当旋转穿刺针鞘,使穿刺针及鞘管头端影像伸直,此时鞘管尖的位置即是穿刺点的准确位置,这说明鞘管头端指向左后 45°方向,即垂直于房间隔,并且在房间隔中央。确定穿刺点及穿刺方向后,右前斜位透视,嘱患者平静呼吸避免咳嗽,左手使穿刺鞘管轻轻抵向房间隔并与患者大腿固定,右手推进穿刺针 0.5～1cm,固定穿刺针,自穿刺针腔注入造影剂。若见造影剂呈线状喷出,并迅速向心尖侧弥散消失,则穿刺成功。也可测压进一步证实,显示左心房压力曲线,压力值高于右心房,会抽出鲜红色血液。若见造影剂滞留于穿刺局部或压力突降甚至消失,则示穿入心包腔,应立即退针至穿刺鞘管内观察。若无心脏压塞征象,可轻轻旋转穿刺鞘管和穿刺针,重新定位定向,再次试穿。若见造影剂向主动脉弓方向弥散或显示主动脉压力曲线,应立即退针至穿刺鞘管内观察,若无异常情况,可下移穿刺点 1cm,重新定位定向,再次穿刺。

(4)导入穿刺鞘管至左心房:一旦证实穿刺针进入左心房,则边注射造影剂边同步缩短距离(约 1cm)推送穿刺针和内外鞘管。固定穿刺针,边注射造影剂边同步短距离(约 1cm)推送内外鞘管。固定扩张管,边注射造影剂边轻轻推送外鞘管 1～2cm。造影剂喷射束在左心房后壁散开,任何时候穿刺鞘管远端与左心房后壁的距离都应>1cm,以防左心房后壁穿孔。左手固定外鞘管于患者大腿上,一并退出穿刺针和扩张管。经穿刺鞘管注入肝素 5000U,完成房间隔穿刺。对房间隔较厚或穿刺点未在膜部者穿刺针通过房间隔后鞘管通过会遇较大阻力,此时应避免盲目用力推送,即使用力推送也应避免鞘管通过后惯性前进。

(5)注意事项:当一针穿刺失败时,首先可以微调穿刺点:将穿刺针撤入鞘管内,在右前斜位 45°透视下,确保前段伸直前提下,适当旋转鞘管,适当调整穿刺点位置并再次穿刺,仍失败者需将鞘管送至上腔静脉重新按原方法定位。最好在导丝引导下将鞘管送至上腔静脉,经验丰富的术者亦可以直接将鞘管和穿刺针送至上腔静脉:将鞘管撤至右心房中部,保证穿刺针头端撤至鞘管内,同步旋转鞘管和穿刺针,使方向指示器指向 12 点方向(胸骨方向),然后一边左右摆动鞘管和穿刺针,一边推注造影剂,并向上腔静脉方向推送,以避免或及时发现鞘管刺入心房壁。通过鞘管在左心房内操作导管时也应注意,每次更换电生理导管时要先回抽鞘管内血液并用盐水冲鞘管,从鞘管内撤换电生理导管时不宜速度过快,以免负压进气,经鞘管送入电生理导管时要尽早透视,以免穿破左心房,因经鞘管送导管时力量传导至头端,尤其是进入左心耳时更易穿出。

五、并发症及处理

房隔穿刺的并发症同术者的经验有关,对于熟练的术者来说,房间隔穿刺术并发症通常很少(针尖穿孔<1%,心脏压塞<1%,死亡<0.5%),多数并发症发生在初期的 50 次操作。房间隔穿刺最主要的并发症是心脏压塞。在房间隔穿刺点过于偏向前方时,有可能损伤三尖瓣和冠状静脉窦,造成心脏压塞。也有可能穿入主动脉,如果只是穿刺针穿入主动脉,立即退出,多数不会引起症状。如果已经将鞘管送入主动脉则需要外科手术。在房间隔穿刺点过于偏向后方时,可能穿透右心房后壁引起心脏压塞。尽管心脏压塞属于严重的并发症,但如果诊断及时、处理得当,可无严重不良后果。心脏压塞的主要表现为患者烦躁、淡漠甚至意识丧失,面色苍白、心率减慢、血压下降。症状的轻重同出血速度密切相关,有时少量的出血即可造成严重症状。在明确了已发生了心脏压塞的情况下,首先要穿刺引流,在行心包穿刺前应尽可能行超声心动图检查以明确诊断,可行超声引导下心包穿刺引流或 X 线透视与造影剂指示下的心包穿刺引流。如果引流后仍然出血不止,则应外科治疗。同时,通过房间隔鞘管在左心房内操作电生理导管过程中,应注意在每次更换电生理导管时,要先回抽鞘管内血液并用盐水冲洗鞘管,从鞘管内撤换电生理导管时不宜速度过快,以免负压进气,导管和针腔存有气泡和血块,左心房附壁血栓和肝素使用不足,都是导致栓塞的根源,术中应注意避免。

第三节　锁骨下静脉穿刺术

一、适应证

(1)缺乏外周静脉通道或条件不好。
(2)需要反复输入刺激性药物、高渗或黏稠的液体、血液制品等。
(3)需要使用压力泵或加压输液(如输液泵)。
(4)需要反复、长期输液治疗。
(5)需每日多次采集血样。
(6)需连续中心静脉压监测、各种紧急抢救。
(7)各类大而复杂手术。
(8)放置起搏导管、电极导管、漂浮导管等。

二、禁忌证

(1)已知或怀疑与穿刺相关的感染:菌血症或败血症的迹象。
(2)患者身体条件不能承受者。
(3)既往在预定插管部位有放射治疗史。
(4)既往在预定插管部位有静脉血栓形成史、外伤史或血管外科手术史。
(5)局部组织因素:影响导管稳定性或通畅者(凝血障碍、免疫抑制者慎用)。
(6)胸廓畸形或锁骨和肩胛畸形。
(7)锁骨和肩胛带外伤,局部有感染。

(8)横膈上升,纵隔移位等胸腔疾患。

(9)明显肺气肿。

(10)凝血机制障碍。

三、应用解剖

锁骨下静脉是腋静脉的延续,长 3～4cm,直径 1～2cm,由第 1 肋外缘行至胸锁关节后方,与颈内静脉汇合形成头臂静脉,其汇合处向外上方开放的角叫静脉角。邻近胸骨角处两条头臂静脉汇合成上腔静脉(图 12-9)。

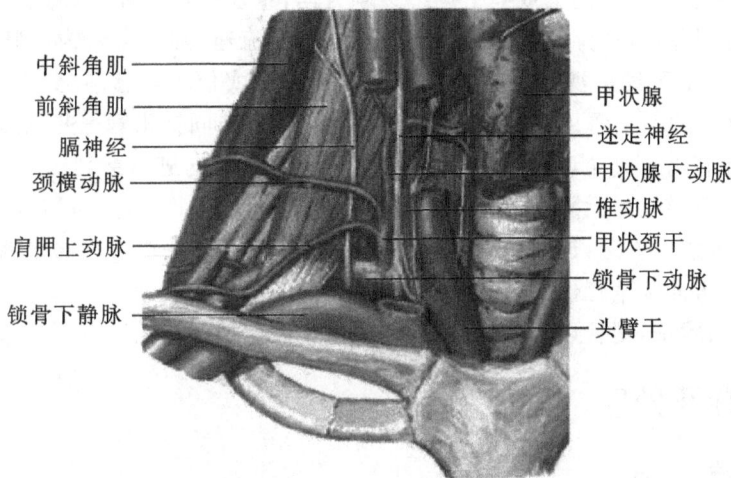

图 12-9　锁骨下静脉解剖

四、术前准备

(1)术前向患者适当解释,消除患者的紧张心理,患者或家属签署置管同意书。

(2)无菌贴膜、无菌辅料、静脉穿刺包、肝素盐水、生理盐水、利多卡因注射液。常规消毒用品。

(3)器械准备:静脉穿刺套件。

五、手术操作

1.体位

患者去枕仰卧、双侧肩背部垫高、术侧略高,胸廓自然伸展,头偏向对侧,充分显露穿刺部位。

2.消毒范围

胸部(上至下颌骨下缘,下至乳头水平)、肩部及上臂前面。

3.穿刺部位

(1)锁骨上穿刺法:胸锁乳突肌外缘与锁骨交界之顶角,距顶点 0.5～1.0cm 处为进针点,进针方向对侧胸锁关节。

(2)锁骨下穿刺法:确定穿刺点,锁骨下缘的中点内侧 1.0～2.0cm(中、内 1/3 交界处),体表位置可选取锁骨由内向外弯曲处,其下 1～2cm 即为穿刺点。

4.穿刺技巧

临床中更常用锁骨下穿刺法,以该法为例。

(1)选取穿刺点,以 2% 利多卡因注射液局部浸润麻醉满意后,左手拇指按固定穿刺部位皮肤,示指置于胸骨上窝标记穿刺方向。

(2)从定位点穿刺皮肤,针尖指向胸骨上窝方向,穿刺针与胸廓呈 15°～30°,持续负压吸引下沿锁骨下后缘缓慢进针,穿刺针通过锁骨与第 1 肋骨的间隙。密切观察有无回血。如无回血,则将穿刺针尖退至皮下,向上或向下调整穿刺方向,重复操作。如见回血,即停止进针,固定穿刺针,拔离注射器,观察穿刺针尾端流出血液颜色及流速,判断是否为静脉血。当证实为静脉血,送入导丝,在 X 线透视下将导丝送入下腔静脉,证实位于静脉系统,拔出穿刺针,用刀片在穿刺部位做一小切口,置入扩张管和鞘管,将导引钢丝连同扩张管一并拔出,固定鞘管。

(3)如反复穿刺仍未成功,可在 X 线透视下观察穿刺针方向进行穿刺。

(4)穿刺成功后导丝需无阻力送入,如感阻力,可能针尖脱出血管。有时也可能为导丝进入分支静脉或进入颈内静脉,透视明确,可旋转针头并调整导丝头端方向再重新试一下。

(5)以肝素盐水冲洗鞘管(先回抽血液,排尽空气)。

(6)鞘管拔除:术毕,鞘管可即刻拔除,局部压迫止血后加压包扎。

六、并发症及处理

1.气胸、血胸、液胸

气胸、血胸、液胸为锁骨下静脉穿刺常见并发症,可透视明确。如确诊可酌情行胸腔闭式引流。少量慢性气胸可不处理。

2.穿刺部位血肿

当误穿动脉或凝血机制障碍,或在较强的抗凝下,或反复多次同一部位穿刺,造成血管损伤,可发生穿刺部位血肿。应避免反复多次同一部位穿刺,如误穿动脉应退针后压迫。

3.误穿锁骨下动脉

穿刺中有可能误穿锁骨下动脉,如仅穿刺针或导丝进入,多可自行愈合,极少引起严重后果。但当未能准确判断而误将鞘管穿入锁骨下动脉,极可能危及生命,切勿随意拔除鞘管,常需外科手术处理,近来也有通过介入方法处理的报道,如血管缝合或置入覆膜支架,但均需外科保驾。

4.淋巴管损伤

锁骨下静脉与颈内静脉汇合形成静脉角,有淋巴导管、胸导管汇入,穿刺中有误穿可能。因此当穿刺成功后,必须保证有通畅回血,否则重新穿刺。

第十三章

食管癌临床诊断治疗概要

第一节　食管癌临床诊断治疗概要

一、流行病学与病因学

(一)流行病学

食管癌是一种常见的恶性肿瘤。据国际肿瘤研究协会(HRc)的统计,全球每年新发病例 40 余万人,年龄调整发病率为:男性 12/100000,居恶性肿瘤发病的第 6 位;女性 8/100000,居恶性肿瘤发病的第 8 位。中国是世界上食管癌发病率最高的地区之一。2002 年国际肿瘤研究协会的统计显示中国食管癌年龄调整发病率为:男性 27/100000,居恶性肿瘤发病的第4 位;女性 12/100000,居恶性肿瘤发病的第 5 位。2005 年中国食管癌新发病例为 185211 例,估计中国每年新发病例 20 余万例,占全球新发病例的 50%。食管癌的死亡率很高,全球每年约 30 万人死于食管癌。2002 年国际肿瘤研究协会的统计显示全球食管癌年龄调整死亡率为:男性 9/100000,居恶性肿瘤死亡的第 5 位;女性 4/100000,居恶性肿瘤死亡的第 7 位。中国是食管癌死亡率最高的国家,中国食管癌年龄调整死亡率为:男性 22/100000,居恶性肿瘤死亡的第 4 位;女性 9/100000,居恶性肿瘤死亡的第 4 位。1990—1992 年中国进行了全国 1/10 的人口抽样死亡调查,结果显示:食管癌死亡率男性为 27.73/10 万,女性为 13.63/100000;均位居国内恶性肿瘤死因的第 4 位。

食管癌流行病学的重要特征之一是突出的地理分布差异。虽然食管癌的发病分布于世界各地,但在不同国家及同一国家的不同地区发病情况却差别悬殊。中国、伊朗、南非、乌拉圭、中亚、法国和意大利的部分地区属食管癌高发区。中国的食管癌高发区集中于华北三省一市的太行山区、闽粤地区、四川盆地及川西北地区,另外鄂、鲁、苏、陕、甘、内蒙古、新疆等部分地区也有高发;其中尤其以河南、河北、山西三省交界的晋东南地区、安阳地区和邯郸地区的死亡率最高。

(二)食管癌发病因素

近年来,有许多关于食管癌发病因素的调查研究和实验室观察,一般认为下列因素是主要导致食管癌发病的因素。

1.亚硝胺化合物

近年来,实验证明诱发食管癌的亚硝胺类有 20 多种。这些物质存在于某些食物、蔬菜和饮水中,也可在体内和体外形成。例如,河南省林县等地居民常吃的酸菜中,亚硝酸盐的含量甚高。

2.真菌的致癌作用

用霉变食物可诱发大鼠或小鼠食管和前胃的癌前病变或鳞癌,从这些霉变食物中可分离出的白地霉、黄霉、根霉及芽枝霉等均能诱发动物肿瘤,这类真菌与亚硝胺对促癌起协同作用。从我国调查部分食管癌的资料证明,高发区居民比低发区食用发酵和霉变的食物较多,如广东潮汕地区居民常吃的鱼露。

3.微量元素缺乏

据调查我国食管癌高发区人体外环境中钼、锌、铜、镍的含量均偏低。

4.饮食习惯

食物的物理性刺激,如热、粗、硬,吸烟、饮酒以及营养缺乏等似与食管癌的发生有一定的关系。

5.遗传易感性

无论在食管癌高发区还是低发区均可以找到食管癌的高发家族。这说明食管癌有明显的家族性聚集现象。但是这种家族聚集现象是出于遗传因素所致抑或出于家族成员在相当长的一段时间中接受相同的环境致癌因素所致,目前尚无定论。

6.食管的癌前病变

食管慢性炎症、反流性疾病、贲门失弛缓症、缺铁性吞咽困难综合征、瘢痕狭窄、白斑病等可能导致癌变。

二、病理

(一)食管癌的临床分型

1.食管表浅癌

病变只累及上皮、固有膜或黏膜下层,未侵犯肌层。根据标本的肉眼、镜下所见又可分为:隐伏型(旧称平坦型)、糜烂型、斑块型及乳头型。其中隐伏型病变最早,全部为上皮内癌(原位癌)。

2.中晚期食管癌的临床病理类型

(1)髓质型:肿瘤在食管壁内生长、浸润,使食管壁明显增厚,累及食管周径的全部或大部,管腔因而狭窄。肿瘤上、下的黏膜面呈坡状隆起,病变中部的黏膜常有深浅不均的溃疡,但其余部分的黏膜常较完整。切面上肿瘤呈灰白色、均匀、坚硬的实质性肿块,肌层轮廓消失,或因肿瘤的浸润而变厚。癌组织多已浸透肌层而达食管纤维膜。这一类型较为常见,它常有较明显外侵,手术切除率较低,外科治疗预后较差,放射治疗效果中等,复发率也高。

(2)蕈伞型:肿瘤常呈椭圆形、扁平形,周边突起或外翻,界限清楚,犹如蘑菇,故名蕈伞。病变表面为浅溃疡,溃疡底凸凹不平,为灰褐色渗出物覆盖。切面可见肿瘤边缘向腔内隆起,但肿瘤较薄,食管壁增厚不明显。蕈伞型食管癌也较常见。它往往外侵不明显,因而有较高的切除率。放射敏感度较高,放射治疗效果较好。

(3)溃疡型:肿瘤为一凹陷而界限清楚的孤立溃疡,其边缘有时稍隆起或悬空。溃疡较深,其底部凹凸不平,往往深达肌层或穿透大部肌层。病变多不累及食管全周。切面可见肿瘤较薄,溃疡底部组织更薄,溃疡周围瘤组织不多。溃疡型食管癌较少见。应避免一旦肿瘤有溃疡灶就定为溃疡型,因为其他类型食管癌也常有溃疡。溃疡型食管癌常有较明显但较局限的外侵,切除率中等。本类型因有穿孔危险,放射治疗应密切注意。

(4)缩窄型:肿瘤在食管壁内浸润,形成明显的环形狭窄,一般长度约 3cm,很少超过 5cm。肿瘤呈向心性收缩,使其上下端食管黏膜呈辐射状皱缩。切面可见癌组织较坚硬,纤维化很明显。这一类型食管癌较少见。病变虽较短,但外侵较严重,切除可能性一般。因管腔狭窄,放射治疗症状改善较差。

(5)腔内型:此型以食管鳞癌为多,癌肉瘤较少见。肿瘤体积巨大,并向食管腔内凸入,管腔明显扩大。肿瘤表面有不规则的浅糜烂区。肿瘤往往只占食管周径的一部分,其余部分管壁较正常。多数病例肿瘤只侵及部分食管肌层,只有少数浸透全部肌层。腔内型食管癌虽体积常较巨大,但常无明显外侵,因此手术切除率很高。放射治疗也甚敏感。但不论手术或放射治疗,除早期者外,远期效果均不满意。

(二)食管癌的组织学类型

食管癌发生于食管黏膜上皮细胞,绝大多数是鳞状细胞癌。食管下端及贲门部则可由黏膜组织发生腺癌。偶见鳞状细胞癌及腺癌合并发生在一个癌中,称为鳞腺癌,此外有癌肉瘤,腺样囊性癌及未分化癌,但更少见。与西方食管癌病理类型不同(60%为腺癌),中国人食管癌病例中的鳞癌占 90%~93%,腺癌占 5%,其余约占 3%。

(三)食管癌的扩散与转移

1.食管壁内扩散

癌组织通过食管黏膜及黏膜下层的淋巴管形成广泛的黏膜及黏膜下层的癌细胞浸润。有时出现互不相连的癌结节,可距原发灶 5~6cm 之外,故手术时食管的切断与癌边缘的距离应超过上述距离。

2.直接浸润邻近器官

食管颈段癌侵入喉部、气管及颈部组织,甚至甲状腺。胸段食管癌可浸润支气管,形成食管-支气管瘘,也可侵入胸导管、奇静脉、肺门及肺组织,少数病例则浸润至主动脉,形成主动脉瘘,突然大出血而死亡。亦可累及贲门及心包。

3.淋巴道转移

食管癌的淋巴道转移较为常见,一般顺淋巴引流方向而转移。

4.血行转移

以肝、肺转移最为常见。

三、临床表现

(一)食管癌的临床表现

1.食管浅表癌症状

多数食管浅表癌有肯定的但较轻微的症状,主要表现为进食时胸骨后的不适、摩擦感、微痛或异物停留感。这些症状常只在吞咽食物时出现,开始是间歇性的,以后逐渐变为经常性的。

2. 中晚期食管癌症状

(1)进行性吞咽困难:中晚期食管癌的典型症状,即初期进食固体食物时觉吞咽障碍,以后则进半流质甚至流质饮食亦有此症状,最后可发展至滴水不入。此症状的发展速度随着病理类型的不同而相差很大,一般蕈伞型、腔内型及溃疡型较其他类型轻些。呕吐黏液为食管癌另一常见症状。吐出量随肿瘤梗阻程度而增减。因为涎液及食管分泌液不能流入胃内,加上癌瘤和炎症引起食管腺和唾液腺反射性分泌增加,这些液体存积于肿瘤上方的食管腔内,当积存量太多时,便会吐出,并溢入呼吸道内,引起阵发性呛咳,严重者可引起吸入性肺炎。

(2)胸和(或)背部持续性隐痛也很常见:食管周围炎、纵隔炎、食管溃疡或肿瘤较严重的外侵常导致此隐痛,若疼痛剧烈,且伴有发热,则常预示着肿瘤穿孔。

(3)由于进食量的减少,呕吐大量黏液,疼痛以及精神上的烦恼,必然引起营养不良、脱水及消瘦以致恶液质。

(4)肿瘤侵犯气管:引起呼吸道阻塞时可致呼吸困难,向气管或支气管内穿破则引起食管-气管瘘或食管-支气管瘘、纵隔炎症、脓肿等。肿瘤压迫或侵犯喉返神经引起声带麻痹可致声嘶;侵犯大血管可引起大出血。此外,还可引起肺炎、肺脓肿、心包炎、胸积液及腹水等。

(5)肝、肺、脑等器官及锁骨上淋巴结都可以发生转移:引起相应的黄疸、腹水、肝功能衰竭以致昏迷、呼吸困难、全身水肿等表现。

(二)贲门癌的临床表现

贲门癌与食管癌的发病比例约为 1∶2。两者病理学虽不同,但症状上有很多相似之处。不过,贲门癌的症状较食管癌更不明显,到诊断明显时,大多已非早期。

(1)贲门癌初期可间歇性渐进性出现腹部不适、微痛、烧灼感或轻度吞咽梗阻感。如有明显吞咽困难,大多数已较晚期。

(2)贲门癌出血较食管癌常见,轻微出血可出现大便潜血阳性,重则出现柏油样大便,亦可发生呕血现象。

(3)当肿瘤本身或其转移灶严重侵犯胰或腹后壁组织时,常引起上腹部和背、腰部的持续性疼痛,此已预示病情较晚,手术切除的可能性甚少。

(4)贲门癌亦可与一般胃癌一样引起盆腔的种植。其他症状及远处转移情况类似食管癌。

四、诊断及鉴别诊断

(一)诊断

对年龄 40 岁以上,有吞咽不适和(或)异物感,尤其是进行性吞咽困难者,应想到本病之可能,必须做食管气钡双重造影检查及食管镜或胃镜检查。经上述检查后,绝大部分患者可获确诊,对一时尚难确诊者,经短期治疗观察仍高度怀疑者,可考虑剖胸或剖腹探查,以免错过治疗时机。

1. 体格检查

早期病例在体格检查上无特殊发现。在中、晚期病例中,常有不同程度的衰弱、消瘦、贫血及脱水现象。重点应检查双侧锁骨上窝深部有无淋巴结肿大,对贲门癌病例还要注意左上腹深部是否有肿块,必须做直肠指检以明确盆腔有无癌种植。

2. 实验室检查

患者因长期食物摄入不足,常有贫血、低蛋白及水电解质失调现象,反映在相应的化验检查上。

3. X 射线检查

此乃一项较简便面实用的方法,诊断率也较高,特别是在肿瘤定位上必不可少。不同肿瘤的生长方式和病理类型特点有不同的 X 射线表现,其基本改变归纳为:①黏膜皱襞增粗、迂曲、中断或消失。这些黏膜的改变,主要是由于肿瘤侵犯黏膜层或黏膜下层所造成,为早期肿瘤的重要诊断依据。②管腔的充盈缺损和狭窄。常见管腔边缘不规则,有如虫食或鼠咬状,主要是由于肿瘤管内突入或侵犯肌层所致。管腔狭窄程度视肿瘤突入管腔或侵犯肌层的程度而异。③管腔舒张度减低、消失以致管壁僵硬,主要是由于癌瘤侵犯黏膜、黏膜下层或肌层所产生的功能改变。管腔舒张度减低常是癌瘤尚局限于黏膜或黏膜下层的表现。而如果蠕动消失、管腔僵硬则表示癌瘤已侵犯肌层。④软组织肿块阴影,主要是肿瘤向食管壁外侵或贲门癌向胃腔突入所造成,是中、晚期病例的常见表现。⑤钡剂通过及排空障碍,主要是由于癌瘤突入管腔所引起的不同程度的管壁僵硬和管腔狭窄的表现。

4. 细胞学诊断

近年来由于细胞取材方面的改进,细胞学检查的阳性率可以高达 90%~95%,若与其他诊断方法配合应用,更能大大提高诊断的阳性率。目前国内所使用的采集食管及贲门癌表层细胞的工具暂称为食管细胞采取器。一般用单腔或双腔塑料或橡皮管末端接上胶囊,囊外套上一层线网而制成。

5. 食管镜检查

当上述检查尚未能明确诊断时,可做食管镜检查,它往往可以进一步了解病变的部位、性质、范围,对治疗后的患者可排除复发等。

6. 其他辅助检查手段

CT、MRI、食管腔内超声、纵隔镜检查等方法对于食管癌的进一步分期和制订治疗方案有较大帮助;CT、MRI 等在 T 分期及 N 分期方面有价值,特别在 M 分期上可提供很大的帮助;食管腔内超声对肿物的外侵程度判定、N 分期方面有价值;纵隔镜在 N 分期方面可提供明确的病理学诊断,故有条件的单位可以开展此类检查。

(二)鉴别诊断

食管癌与贲门癌应与下列疾病相鉴别。

1. 食管炎

该病的临床表现与早期食管癌相似,细胞学检查见食管上皮细胞不同程度的增生或炎症改变。

2. 功能性吞咽困难

这类患者主诉常有食管异物感、阻塞感,吞咽不畅,甚至吞咽困难。例如,重症肌无力患者可有此表现,食管镜及细胞学检查并无阳性发现,食管吞钡检查食管无异常。

3. 食管良性狭窄

如常见的食管烫伤或化学烧伤,这类患者常有吞服强酸或强碱史,这种瘢痕狭窄有可能癌变,尤需警惕。

4.外压性食管梗阻

食管受外压而引起吞咽困难者可能为:邻近器官的异常,如异位锁骨下动脉、双主动脉弓、主动脉瘤、胸内甲状腺等;纵隔原发性或转移性肿瘤、巨大淋巴结、肺结核瘤或肺癌等。外压性吞咽不适,食管只见移位,黏膜无破坏。除恶性肿瘤引起外压症状发展较快外,其他外压引起吞咽困难程度进展缓慢。

5.食管或贲门部的良性肿瘤

常见为食管平滑肌瘤,病程长,症状亦轻。X射线可见圆形或卵圆形有时呈分叶状的充盈缺损,表面光滑,黏膜无破损。

6.贲门失弛缓症

患者年龄较轻,女性多见,虽吞咽困难,但非进行性,可因情绪变化而间歇发生,病程长,进展缓慢。X射线检查可见狭窄上段食管高度扩张,钡剂呈漏斗状通过贲门部,狭窄部可因注射阿托品或吸入硝酸戊酯而松解。

7.食管憩室

食管憩室也常有吞咽不适,胸骨后疼痛等症状,但很少有吞咽困难,通过钡餐检查,不难鉴别。

五、分期

(一)食管癌 TNM 定义

美国癌症联合会(AJCC)及国际抗癌联盟(UICC)首次明确制定了食管癌的 TNM 分期系统,并进行了更新。目前 UICC 及 AJCC 使用的分期系统较老版在转移疾病方面有所不同,主要强调食管壁病变浸润的深度及淋巴结状况对分期的影响,而非病变长度。

1.T-原发肿瘤

T_x:原发肿瘤不能测定。

T_0:无原发肿瘤证据。

T_{is}:原位癌。

T_1:肿瘤只侵及黏膜固有层或黏膜下层。

T_2:肿瘤侵及肌层。

T_3:肿瘤侵及食管纤维膜。

T_4:肿瘤侵及邻近器官。

2.N-区域淋巴结

N_x:区域淋巴结不能测定。

N_0:无区域淋巴结转移。

N_1:区域淋巴结转移。

3.M-远处转移

M_x:远处转移不能测定。

M_0:无远处转移。

M_1:有远处转移。

胸上段食管癌:①M_{1a}:颈淋巴结转移;②M_{1b}:其他的远处转移。

胸中段食管癌：①M$_{1a}$：不应用；②M$_{1b}$：非区域性淋巴结或其他的远处转移。

胸下段食管癌：①M$_{1a}$：腹腔动脉淋巴结转移；②M$_{1b}$：其他的远处转移。

(二)TNM 分期

TNM 分期(表 13-1)。

表 13-1　TNM 分期

分期	原发肿瘤	区域淋巴结	远处转移
0 期	T$_{is}$	N$_0$	M$_0$
Ⅰ 期	T$_1$	N$_0$	M$_0$
Ⅱa 期	T$_2$	N$_0$	M$_0$
	T$_3$	N$_0$	M$_0$
Ⅱb 期	T$_1$	N$_1$	M$_0$
	T$_2$	N$_1$	M$_0$
Ⅲ 期	T$_3$	N$_1$	M$_0$
	T$_4$	任何 N	M$_0$
Ⅳ 期	任何 T	任何 N	M$_1$
Ⅳa 期	任何 T	任何 N	M$_{1a}$
Ⅳb 期	任何 T	任何 N	M$_{1b}$

以上检查以病理检查为依据，应以 PTNM 分期为记号。对每一病例，应根据病理及手术所见，在出院诊断栏上分别注明 TNM 各自的级别。

六、治疗

(一)外科治疗

目前，手术切除仍然是治疗食管癌的主要手段，对于 0、Ⅰ 期的食管癌来说，手术是标准的治疗手段，可获得满意的生存率。对于大部分 Ⅱ 期或及若干 Ⅲ 期者一旦明确诊断，在患者全身情况许可时，应争取外科治疗，其 5 年生存率仍能达到 20%～30%。中国估计行食管癌手术治疗已超过 10 万例，随着手术技术、麻醉、围手术期处理的日趋完善，手术切除率由早年的 60%左右提高到了 90%以上，并发症和死亡率明显下降，手术死亡率从 30%降至 5%左右。

1.外科治疗的原则

外科手术的进路、途径、吻合部位、重建方法应取决于病变情况、患者身体条件以及医生的擅长、经验及习惯等因素，但应遵循下列原则：①在病变比较局限的情况下，应力求彻底切除肿瘤以达到根治性切除。这就要求在保证患者安全的前提下，有足够的食管切除长度和充分的淋巴结和食管旁结缔组织的清扫。一般胸中、下段食管癌应行主动脉弓上、胸顶部或必要时颈部吻合术，胸上段食管癌应行颈部吻合术。食管上下缘切除长度一般应距离病变边缘 5cm 以上。②在病变已有广泛转移或有明显外侵(T$_4$)并经探查判断不可能行根治性切除的情况下，则仍应争取姑息性切除以达到改善生活质量和延长生命的目的。术后再进行可能的放射或药物治疗。行姑息性切除时应避免切开或切碎肿瘤组织而加速医源性肿瘤的扩散转移,并应力求减少肿瘤残留体内。可能时应放置金属标记,以便为术后放射治疗时定位参考。③在肿瘤已明显侵入周围器官形成冻结状态确定不能切除时,则应根据患者吞咽困难的程度、周身和术时情况等考虑是否进行减状手术(如食管胃分流吻合术、胃空肠造瘘、腔内置管术等)或中止手术。

2. 早期食管癌的外科切除

手术切除是早期食管癌治疗的标准治疗方式,特别是对于黏膜下浸润癌,因为它有淋巴结转移的可能,应进行食管癌根治性切除术。国内报道手术治疗早期食管癌远期效果良好。

3. 内镜技术在早期食管癌治疗中的应用

早期食管癌的内镜下治疗技术大致可分为 2 大类:①癌组织切割技术,主要指内镜食管黏膜切除术(endoscopic esophageal mucosal resection,EEMR),具有诊断和治疗的双重作用,能从回收的切除标本检查癌灶浸润深度和判断切除是否完全,是内镜治疗的首选方法;②癌组织破坏技术,包括氩离子束凝固术、光动力学治疗(photodynamic therapy,PDT)、内镜激光治疗、局部药物注射等,不能回收病灶,判断切除的彻底性有赖于术前的正确诊断和术后的长期随访。应用内镜技术治疗早期食管癌的研究越来越多,取得了良好的治疗效果。

氩离子束凝固术(argon plasma coagulation,APC),俗称氩气刀,是一种非接触性电凝固技术。APC 成功应用于外科开放手术后,德国 Grund 等首次通过特殊设计的内镜 APC 探头将该技术应用于可屈式内镜。国外主要应用于 Barrett 食管黏膜的重度不典型增生及食管腺癌的原位癌。

光动力学疗法(PDT)是一种光激发的化学疗法。肿瘤组织选择性摄取光敏剂,并储于其内,随后在适当波长光线局部照射后,光敏剂被激活,产生光敏效应,从而杀灭肿瘤细胞。PDT 亦是目前有效而简便的消除 Barrett 上皮的手段,不仅能有效地消除 Barrett 食管高度不典型增生,而且对早期腺癌也有良好的效果。PDT 对低度不典型增生、高度不典型增生和早期癌的治愈率分别为 92.9%、77.5%和 44.4%。

内镜激光治疗是指经内镜活检钳道插入激光光导纤维,利用激光的凝固、气化、烧灼、切割等作用治疗早期食管癌。虽然报道疗效良好,但照射深度难以控制准确是食管内镜激光治疗的主要缺点,限制了其临床使用。

4. 进展期食管癌的手术治疗

手术切除目前是治疗进展期食管癌的主要手段。自吴英恺教授进行了首例食管癌切除、食管胃胸内吻合成功以来,我国食管癌外科发展迅速,文献报道食管癌的切除率达 58%～92%,并发症发生率为 6.8%～20.5%,30 天手术死亡率为 2.3%～5%,切除后的 5 年、10 年生存率分别为 8%～30%和 5.2%～24%。虽然手术切除率稳步提高,30 天手术死亡率逐步下降,但是由于收治者大多为中晚期食管癌患者,术后 5 年生存率始终徘徊在 18%～38%。在淋巴结清扫范围上,日本学者推崇进行三野(颈、胸及腹部)清扫,他们在这方面的研究处于领先水平。一般三野清扫的手术并发症的发生率较高,尤其是喉返神经麻痹和呼吸道并发症。广泛性淋巴结清扫是否有助于提高远期生存率,目前尚无一致的结论,大部分报告支持食管癌切除并三野淋巴结清扫。一般认为食管癌发生于气管隆突以上部位者为三野清扫的适应证,对Ⅰ～Ⅱb 期的食管癌患者为佳,但如果有很多淋巴结转移的情况下,肿瘤的远处或血行转移机会势必相应增大,三野或二野淋巴结清扫的预后就无明显差别。

5.常见术后并发症诊治

食管、贲门癌的手术复杂,牵涉呼吸及消化系统,手术耗时长,因此术后容易发生各种并发症,常见的有以下几点。

(1)呼吸道并发症:一般多发生在术后头 3 天,患者主要表现为体温升高,脉快气短,烦躁,多汗甚至可有不同程度的发绀。胸部体检可听到干、湿性啰音,发生于术后 1～2 天,应考虑是否是胸腔内病变所致,如自发性气胸、纵隔摆动、气管受压移位等,应做 X 射线检查,及时处理。还常见有肺部炎症,多发生于术后 3～4 天,持续体温上升,这是因为麻醉剂刺激了气道黏膜,痰分泌物多,黏膜水肿,加上患者不敢用力咳嗽,引起了呼吸道感染,因此应给足量抗生素及液体,供氧,化痰剂,超声雾化抗生素吸入,必要时可做气管切开。此外术后也会出现呼吸窘迫综合征,病变主要为肺实质性水肿,治疗比较困难。

(2)吻合口瘘:常在术后近期发生,发生原因很多,如局部血运不良,吻合口张力过大,缝合技术欠佳等。若发生在术后 3～4 天,常有高热、急性张力性肺脓气胸,处理不及时可引起休克甚至死亡。若发生在 1 周以后,肺已和胸膜粘连,则多会形成较为局限的脓胸或脓气胸。X 射线检查见有液气胸,如未拔除引流管,口服少量龙胆紫,可见从引流管排出,得以确诊。早期发现吻合口瘘,若患者情况许可,则可考虑再开胸切除吻合部重新吻合,瘘口小的也可做肌瓣修补术。一般来说,吻合口瘘多行保守治疗,其处理有 3 项措施:立即做胸腔闭式引流且应保持引流通畅;应用敏感抗生素;补足量液体及蛋白质保证营养。必要时可做高位空肠造瘘术。

(3)吻合口狭窄:早期吻合口狭窄,大多数是吻合技术不佳所致,一般经内科治疗(如扩张等)可缓解。后期的狭窄分为良性狭窄和恶性狭窄,良性狭窄主要是吻合口瘢痕增生所致,可定期做食管扩张术,必要时可行食管支架置入术。而恶性狭窄要注意是否有肿瘤的复发,应做食管镜检查找如原因再做相应的治疗,例如,为肿瘤复发可考虑做放射治疗及激光光动力治疗,覆膜支架的植入也是晚期恶性狭窄的治疗方法之一。

(4)乳糜胸:乳糜胸是术中误伤胸导管所致,一般术后 2～5 天出现,患者常有呼吸急促、脉快、胸腔引流大量增加(日引流量可达 1000ml 以上)等症状。胸腔引流液早期微红,后呈橙红,用苏丹Ⅲ染色可见脂肪滴。如患者情况许可,一般在补足液体及矫正电解质平衡失调后,重新开胸结扎胸导管,若病情不容许,则必须十分注意保证水及电解质平衡,并加强营养。

(二)放射治疗

目前采用单一外科方法治疗食管癌和贲门癌的效果均不满意,其主要障碍是肿瘤的复发和转移。采用术前和(或)术后放射与外科综合治疗,以期减少肿瘤的转移、复发,从而提高疗效是近年来临床研究的重要课题之一。

术前放射治疗旨在消灭或抑制活跃的肿瘤细胞,使原发肿瘤缩小、外侵减轻、淋巴结转移率降低,从而提高手术切除率。但术前放疗是否提高术后生存率一直存在争议。近年来国内外大宗随机对照研究显示,术前放疗加手术组与单一手术组相比,其 5 年生存率仅提高 3%～4%,无统计学意义,即术前放疗仅能提高切除率,不能延长生存期。

术后放射治疗常应用于有肿瘤残存的部位,由于目标明确,可用较小放射野和较大剂量,因而有较肯定的效果。但 30 年来的研究并没有肯定术后预防照射能改善长期生存。国内外多项研究显示,术后放疗对转移淋巴结阳性者和Ⅲ期患者有益,而淋巴结阴性或Ⅰ、Ⅱ期患者术后放疗对提高生存率并无明照优势。近年来在放疗技术方面进行了大量的研究,例如,三维适形放疗、IMRT、IGRT 能更准确地设置靶区,故有可能提高放疗对食管癌的局部控制率,减少正常组织的损伤,从而提高生存率。

目前国外多采用 N 步放化疗来提高食管癌治疗后的生存率。国内外多个随机对照试验开展术前放化疗加手术与单纯手术比较的研究,它们的结果互不相同。近年来 4 个 Meta 分析均显示术前放化疗可提高食管癌患者的预后,特别是达到病理性缓解(PCR)的患者,同时显示,术前放化疗对食管鳞癌(HR 0.84;95% CI 0.71~0.99;$P=0.04$)与腺癌(HR 0.75;95% CI 0.59~0.95;$P=0.02$)的预后获益均等。

对于不能手术的局部晚期食管癌,同期放化疗在国际上早已成为标准的治疗模式,并有充分的循证医学证据说明同期放化疗比单纯放疗或化疗具有更好的疗效。例如,RTOG8501 研究中,J. S. Cooper 等对局部晚期的食管癌进行同期放化疗及单纯放疗的长期随访比较,认为综合性治疗对($T_{1\sim3}$、$N_{0\sim1}$、M_0)食管癌患者有较大的生存获益。

(三)化学治疗

单药化疗的效果不理想,而联合化疗方案中以 DDP 加 5-FU 缓解率最高。虽然单一治疗(包括手术、放疗、化疗)在局部病变的控制方面有一定的效果,但由于复发和转移造成食管癌的总体疗效欠佳,生存率没有明显的提高。

Gebski 等的 Meta 分析收集了 8 个术前化疗的随机对照临床试验(包括 MRC 的研究,n=1724),结果显示,8 个试验中的 4 个提示新辅助化疗有益,但仅有 1 个(样本量最大的一个试验)具有显著性意义,各临床试验或时间趋势上未发现有差别($P=0.1$)。总的结果,术前化疗可使食管癌患者的死亡相对危险度减少 10%(HR 0.90;95%CI 0.81~1.00;$P=0.05$),并可使食管癌患者的 2 年生存率增加 7%。术前辅助化疗在不同病理类型食管癌的疗效方面有所不同,术前化疗仅能使食管腺癌获益(HR 0.78;95% 0.64~0.95;$P=0.014$),而鳞癌的预后无获益(HR 0.88;95%CI 0.70~1.03;$P=0.12$)。

术后辅助化疗的作用,长期以来也存在争议。Leonard 等报告多中心临床试验,认为辅助化疗可以改善食管鳞癌患者术后无疾病生存期,但不能延长总的生存期。美国肿瘤东部协助组(ECOG)组织Ⅱ期多中心临床试验(E8296)以评价术后 Taxol、PDD 治疗对下段食管腺癌、食管与胃交界处腺癌及贲门癌根治术后生存率的影响,结果显示辅助化疗组 2 年生存率为 60%,相对对照组提高了 20%。国内许多学者也进行了相关辅助化疗的研究,但是结果也不统一。2006 年发表的一篇荟萃研究分析了 1995—2005 年术后化疗相关研究,结果显示与单纯手术者相比,食管癌手术并术后化疗患者 3 年内死亡的合并相对危险度 HRs=0.83,$P=0.009$,95% 置信区间为 0.71~0.95,结果显示术后辅助化疗能够改善 3 年生存率。

尽管 DF 方案仍然是目前食管癌化疗中的经典方案,但近年来的大量随机对照研究也在寻求新的化疗药物及方案,如拓扑替康、泰素、泰索蒂等,而希罗达、环氧化酶-2 抑制剂、吉西他滨等也在研究中。另外近年来开展的分子靶向治疗也为食管癌的个体化治疗带来了希望。

第二节 食管癌经血管介入治疗

一、食管动脉解剖

食管没有专供血管。动脉供血来自周围其他器官的动脉分支,其分支起源、起始高度、方向不同。呈节段性分布,颈部食管动脉多由锁骨下动脉的甲状颈干发生的甲状腺动脉的食管支供应,其中以甲状腺下动脉升支起始的动脉分支为最粗。颈部食管动脉还有从锁骨下动脉、椎动脉、甲状腺上动脉、颈浅动脉以及肋颈干的最上肋间动脉发出的食管支供应。胸部食管动脉主要接受主动脉弓、胸主动脉和右侧肋间动脉的分支供应。腹部食管动脉由腹腔干发出的胃左动脉的食管支供应。腹部食管动脉还可以由食管同有动脉下支、左膈下动脉、胃十二指肠动脉、腹主动脉、脾动脉及左肝动脉发出的食管支供血。

二、食管癌动脉灌注化疗的适应证与禁忌证

(一)适应证

(1)不能手术切除的中晚期食管癌,虽无远处转移,但失去手术条件者。

(2)不能手术或放疗的患者,行动脉插管化疗使肿瘤缩小后再择机手术或放疗者。

(3)有手术禁忌证或拒绝手术者。

(4)手术切除前局部化疗以增加切除机会。

(5)手术切除后残端遗留或手术后复发者。

(6)配合放疗以获得放疗增敏的疗效。

(二)禁忌证

(1)心、肺、肝、肾功能严重损害或衰竭的恶液质患者。

(2)食管有出血、穿孔倾向者。

(3)食管-气管瘘形成急性肺感染,感染尚未控制者。

(4)其他化疗及血管造影禁忌证。

三、食管癌动脉灌注化疗常用药物及术前准备、器械准备

(一)药品准备

(1)化疗药物的准备与方案选择:氟尿嘧啶(5-FU)1000～1500mg、顺铂(DDP)80～120mg、丝裂霉素(MMC)20～30mg、阿霉素(ADM)60～80mg、卡铂(CBP)500～700mg、平阳霉素(PYM)32～48mg、博来霉素(BLM)30～40mg、环磷酰胺(CTX)1000mg。可以单药应用。也可选用2～3种化疗药物联合应用。如 DDP 加 PYM,DDP＋5-FU、ADM＋MMC、DDP＋MMC＋PYM 等。

(2)造影剂准备:安其格纳芬(泛影葡胺)100ml、优维显 370 100ml 或碘海醇 100ml。

(3)其他:肝素 12500U、地塞米松 10～15mg、昂丹司琼 8mg、利多卡因 2ml、强痛定 100mg。

(二)患者术前准备

(1)完善术前检查:如肝功能,肾功能,血常规,血型,出、凝血时间及凝血酶原时间,血离子,胃镜,食管 CT,X 射线胸片等检查。同时血常规白细胞计数>$3.5×10^9$/L,血小板计数>$100×10^9$/L。

(2)备皮、造影剂皮试、抗生素皮试。

(3)术前禁食水 4 小时;术前 30 分钟肌注地西泮 10mg,异丙嗪 25mg。

(三)器械准备

(1)血管造影手术包 1 个。

(2)Seldinger 穿刺针、超滑导丝 1 根、动脉鞘 1 个。

(3)导管:Cobra、Headhunter、Hook、Judkins、RH 导管、BLG 导管、RLG 导管等。根据血管不同选用不同的导管。

四、食管癌动脉灌注方法

采用常规 Seldinger 技术。经股动脉穿刺插管,在电视透视下进行选择性食管动脉插管和血管造影。一般来说,颈段食管癌需行甲状颈干插管,多应用 Headhunter 导管。支气管动脉选用不同型号的 Cobra、Headhunter、Hook、Judkins、BLG 导管。食管动脉使用 Hook、RLG 导管。胃左动脉选用 RLG、RH、Cobra 导管。

颈段病变需行双侧锁骨下动脉-甲状颈干动脉造影。甲状颈干为椎动脉发出的第一个分支,向上走行。胸段根据病变位置高低分别选择支气管和食管同有动脉。中段偏上的食管癌选择支气管动脉。中段偏下食管癌选择食管动脉。其开口在支气管动脉下方(胸 6、7 水平)胸主动脉侧后壁。在近膈肌处癌选择左膈下动脉和胃左动脉进行插管。贲门癌选择胃左动脉。

五、动脉灌注化疗的并发症及处理

(1)脊髓损害:这是食管癌介入治疗最严重的并发症之一。造成脊髓损害的主要原因有:①多见于食管中段癌。中段癌血供多来源于支气管-肋间动脉支。肋间动脉有脊髓动脉分支。离子型造影剂或化疗药物进入脊髓动脉支。造成脊髓损伤。②导管插入血管后阻碍血供或者形成血栓引起暂时性脊髓缺血。③离子型造影剂的毒性作用。④化疗药物对脊髓的毒性作用。

脊髓损害的主要临床表现:①注射药物时出现胸痛。②肢体麻木、乏力、背痛,重者出现偏瘫。受损节段以下感觉迟钝、大小便障碍及锥体束征等。

脊髓损害的预防:①选用非离子型造影剂如优维显或将常用的离子型造影剂如泛影葡胺稀释至 50％以下。②导管插入肋间动脉等可疑血管内应立即退出:重新选择,后阻碍血供或者形成血栓引起暂时性脊髓缺血。③如注射药物后出现胸痛等症状时立即给予肝素生理盐水静推:防止形成血栓。④稀释化疗药物。

脊髓损害的治疗:①早期可以应用脱水剂减轻水肿。②应用血管扩张剂如复方丹参、潘生丁等药物。③应用激素如地塞米松等。

(2)血栓形成:为防止血栓形成,应术前用肝素盐水浸泡冲洗导管和导丝。

(3)食管出血和穿孔:多见于溃疡型,由于化疗后肿瘤细胞坏死和管壁的脆性增加。易使食管破裂穿孔和出血。出现食管-纵隔瘘或食管-气管瘘。可行覆膜支架介入治疗。如出血量不多。可对症处理。如出血多可按照急性上消化道出血处理。

(4)其他:局部血肿、恶心、呕吐、感染等。

六、区域动脉灌注化疗的疗效评价

有学者对 60 例晚期食管中下段癌进行动脉灌注化疗,用药均为卡铂 300mg,5-FU

1200mg,四氢叶酸400mg,表阿霉素60mg。60例患者可评价疗效有效率为95%。张伟生等报道,大剂量顺铂联合方案治疗食管癌(62%),介入治疗疗效明显高于静脉化疗,且毒副反应较小。

Sarref等经过对35例食管癌患者进行介入灌注化疗及辅助放疗后观察到经过综合治疗的患者生存期明显延长。平均生存期为14.1月。5年生存率达到27%。较单独放疗的患者生存期明显延长。

陈彤宇等针对食管癌的患者进行介入灌注化疗后。发现患者的临床症状明显减轻。哽咽、进食困难明显好转。

刘璋等通过对45例晚期中下段食管癌的患者进行了介入化疗加放射治疗后,行手术治疗,发现肿瘤瘤体明显缩小,术后病理比较术前可见癌巢中心坏死、闻质纤维化和炎症细胞浸润。并且患者无明显副作用。可见介入灌注化疗的优势。

第三节　食管内支架植入术

Symonds首次报道植管术治疗晚期食管癌以来,支架植入术已经得到了广泛的应用。采用食管内支架植入术治疗食管狭窄的适应证为:①心肺功能欠佳,不能耐受剖胸手术的食管癌、贲门癌患者;②食管癌、贲门癌患者无手术指征或手术无法切除者;③无法切除的纵隔肿瘤压迫食管致吞咽困难者;④食管癌、贲门癌术后吻合口狭窄者;⑤癌性食管、气管瘘者。食管支架植入术可在短时间解决上述问题,改善患者的饮食及营养状况,为后续治疗赢得时间。

(一)术前准备

(1)病变长度的确定:患者术前行X射线钡餐检查确定狭窄的长度及瘘口的位置,其方法简单易行,因患者多数为食管重度狭窄,内镜不能通过,如扩张后再行内镜检查可增加患者的痛苦。

(2)食管扩张适度:术前适当扩张食管,食管扩张仅需大于5mm,植入器能通过即可,不必扩张到10~15mm,这样可减少扩张时患者的疼痛,减少发生出血和穿孔,并可缩短支架植入的操作时间。

(3)食管支架的选择:支架直径大、小选择适当可减少患者痛苦及并发症的发生。柔软型支架顺应性较好,患者能耐受,适用于食管不规则狭窄患者,可减轻术后疼痛。抗反流型支架下端带有抗反流瓣膜,可阻止反流,适用于食管中下段及贲门狭窄患者,可减少术后反酸等症状。

(二)支架植入方法

取左侧卧位,常规注射阿托品0.5mg、地西泮10mg,2%利多卡因咽部局麻,插入内镜测量门齿至食管狭窄上端的距离。在直视下从活检孔插入导引钢丝,退出内镜。重度狭窄者先行扩张术,采用沙氏扩张器,由细到粗,扩张至6~8mm即可。将附有带膜金属支架的植入器沿导丝插入狭窄部,再次插入内镜,在直视下确定支架准确位置后,缓慢释放支架,推出支架植入器和导丝,内镜观察支架充分膨胀后,退出内镜。术后让患者饮温水,如无吞咽困难或饮水呛咳,提示支架放置成功。

(三)术后处理

术前口服抗生素及餐后清洁食管,有利于避免病原菌寄生于食管表面与支架之间,发生继发感染。术后禁食12小时,观察生命体征,注意有无呛咳、呕血、黑便等症状,常规应用止血、抗感染及抗反流等药物。12~24小时后开始进流质饮食,后逐渐过渡到普食。忌食大块固体食物及饮冰水,部分恶性患者植入支架后接受放、化疗。

(四)术后并发症及其处理

1.疼痛

可表现为咽部、胸骨后、上腹部疼痛。咽部疼痛与器械插入有关,术者熟练、轻柔的操作可减轻症状;术后胸骨后和上腹部疼痛一般是因支架膨胀后压迫并刺激局部所致,1周左右可消失,无需特殊处理。

2.如血

早期出血为扩张使局部组织撕裂所致;后期出血为支架与黏膜发生摩擦或支架压迫使肿瘤血运受限、血管损伤引起。为防止术中或术后大出血,术前应常规检查凝血四项、血小板,异常者给予纠正,术前应配血以备急用;术中应选择适当的支架;术后采用止血、抑酸、抗感染等治疗措施。

3.反流症状

这主要是支架放置接近胃食管连接处,使胃食管抗反流屏障减弱或消失所致。对食管下段病变,放置支架时应尽量保持与贲门的距离,以保留贲门生理功能;贲门失弛缓症狭窄和胃食管吻合口病变,可放置防反流支架,以阻挡胃内容物反流。因支架覆盖的食管部分基本无蠕动功能,术后应嘱患者取坐位进食,应用抑酸、胃动力药辅以半卧位等措施。

4.支架移位及脱落

如有发生,应立即在胃镜直视下用专用拉钩或鼠齿钳调整支架位置。为防止支架移位,术中扩张度要适宜、选择直径及长度适当的支架,另外术后禁食不应少于12小时,并禁冷饮。对吻合口狭窄者应注意扩张时应适度,因吻合口的箍力可增加植入支架的稳定性。

5.术后再狭窄

文献报道食管支架植入术后再狭窄十分严重,可应用电灼狭窄部位或电灼后再行Savary探条扩张,重新植入支架,可改善吞咽困难症状。

第十四章

胃癌介入治疗

第一节　胃癌临床诊断治疗概要

胃癌是一种常见的恶性肿瘤,目前发病率在全球仅次于肺癌,居第 2 位,估计全球每年有逾 800000 例新发病例。胃癌的发病率和死亡率在世界各地差异悬殊,在日本、南美和东欧发病率最高,为(30～85)/100000;而美国、以色列、科威特等国家发病率仅为(4～8)/100000。实际上,从过去几十年来看,胃癌的发病率在全球呈下降趋势,但由于人口的增多和人口老龄化,胃癌发病的绝对数是增加的。发病率的下降主要与饮食、食品制作的改变以及其他环境因素有关。虽然如此,食管-胃结合部腺癌发病率的下降却不明显,而这一部位的肿瘤在生物学行为上比起胃远端的肿瘤具有更强的侵袭性且预后不良,这一现象已引起了学术界的注意。胃癌总体讲预后不良,主要与胃癌无特异性症状,多数发现较晚,且对治疗敏感性不高等原因有关。日本胃癌发病率较高,但日本在胃癌的筛查和治疗方面走在世界的前列,他们通过筛查以早期发现胃癌,因此,其胃癌患者生存率较高。手术是目前唯一经证实的可能治愈胃癌的手段,但即便是经过所谓的胃癌根治术,仍有部分患者会出现复发和(或)转移。术后的辅助性放化疗对控制疾病的复发或转移可能有效,也可能延长患者的生存期。对于晚期胃癌,化疗可能改善患者的生活质量,延长其生存期。一些新的治疗手段,特别是靶向治疗的加入显示了较好的治疗前景。

一、病因

胃癌的病因尚未完全清楚,可能与下列因素有关。

(一)饮食

胃癌的发生与饮食有较强的关联性。过多食用食盐、熏制或腌制的肉以及泡菜和辣椒、胡椒等可能增加胃癌发病的风险。食品内含的硝酸盐能转换成亚硝酸盐和亚硝基化合物,而后两者能在实验动物中产生胃癌。食用蔬菜、水果有很明确的降低胃癌发病风险的作用,特别是生食一些富含抗氧化剂的食物,如含维生素 C、维生素 E、胡萝卜素和叶酸等的食物。绿茶因含大量的酚,有研究认为对减少胃癌发病有作用,但目前尚未达成共识。

对移民及其后代胃癌发病率的观察是饮食对胃癌发病率影响的有力证据。观察发现,移民的后代胃癌的发病率逐渐趋于移民地的发病率,这一现象强烈地支持环境因素在发病中起了主要的作用。一项研究显示,日本人移居到胃癌低发的西方地区,其胃癌发病率介于西方人群和日本本土人群之间;如果其后代继续食用日本式的饮食,那么他们仍保持较高的胃癌发病率;如果食用西方饮食,则发病率有所下降。一项对移民至美国 10 年的波兰人群的调查发现,他们的胃癌发病率降低至美国和波兰之间。这些研究说明早年生活的环境因素对胃癌发病的风险起决定作用。

(二)幽门螺杆菌感染

有研究报道,在幽门螺杆菌感染超过 10 年的人群中,约有 5% 的患者会发展成胃癌。但幽门螺杆菌引起胃癌发病率增高的确切机制仍不清楚,似乎与导致慢性萎缩性胃炎的发病率增加有关,后者可造成低酸的环境;还可能与造成组织化生和间变有关。由于在世界许多地方,幽门螺杆菌的感染超过 50%,很显然幽门螺杆菌的感染不是胃癌发生的充分条件。多种因素可能与幽门螺杆菌相互作用促进胃癌的发生,包括吸烟、感染时的年龄、性别、饮食等。而幽门螺杆菌的亚类也是一个因素,有研究认为 cagA 菌株具有更强的毒素产生能力,引起更多的胃部炎症,与胃癌发生呈强相关。幽门螺杆菌的感染主要与胃体和胃窦的腺癌关系密切,感染者的发病率增加约 1 倍。而贲门或食管-胃结合部的癌似乎与幽门螺杆菌感染关系不大。

(三)胃慢性疾病

伴有肠上皮化生的慢性萎缩性胃炎与胃癌发病关系密切,慢性萎缩性胃炎与胃癌的发生呈显著正相关,伴有肠上皮化生的部位与胃癌的好发部位也一致。Correa 曾提出了从慢性萎缩性胃炎到肠上皮化生,再到间变的演变过程学说。

胃部疾病术后残胃发生的残胃癌的概率在 10 年后明显上升,特别是 Billroth Ⅱ 吻合术后,可能与该术式导致胆汁反流增加有关。良性胃溃疡恶变是以前常关注的一个问题,但目前的观察认为,似乎胃溃疡恶变的机会并不高。胃溃疡本身并不是一种癌前病变,溃疡边缘的黏膜似乎更易发生肠上皮化生。

(四)其他因素

流行病学调查发现,胃体癌和胃窦癌的发病率在下降,而胃近端和食管远端腺癌的发病率在增加。美国资料显示,10 年来,胃近端癌的发病率以每年 $3.6\% \sim 5.6\%$ 的速度增加,贲门的肿瘤大约已占胃癌的 47%。欧洲也有类似的报道。近端胃癌较远端胃癌预后差,病因似乎也有所不同,胃体的病变与胃酸分泌少和幽门螺杆菌感染有关,而贲门的病变与这些因素的关系似乎不大。食管-胃结合部癌的发病似乎是多因素的,肥胖和过量酒精食入似乎与该部位癌发病率增高有关,胃食管反流性疾病可能是另一个危险因素,抽烟似乎也与之有关联。相反,在使用阿司匹林及其他非类固醇类抗炎药的人群中,这一肿瘤的发生率偏低,提示炎性反应可能与其发病有关。

以上各种因素均在不同程度上提示与胃癌发生有关。值得一提的是,胃癌的发生可能是以上多种因素共同作用的结果。譬如,幽门螺杆菌的感染可增加慢性萎缩性胃炎的发病率,后者造成低酸的环境,而胃内 pH 值的增高有利于亚硝酸盐类物质的产生等。

二、病理

(一)大体分型

Borrmann 分类法从大体解剖上将胃癌分为 4 种类型:第 1 类是乳头状癌,第 2 类是周边隆起的溃疡型,第3类是周边浸润型,第4类是弥漫浸润型。后来有作者又加入了浅表型和早期癌等。胃癌的大体分型和组织学分化程度不是胃癌的独立预后因素。

(二)病理学类型

腺癌约占胃癌的95%,通常所指的胃癌即为胃腺癌。胃腺癌的分类目前采用最多的是WHO分类。

1.管状腺癌

管状腺癌存在显著扩张或裂隙样和分支状的导管,管腔大小各异,也可存在腺泡状结构。

2.乳头状腺癌

乳头状腺癌具有伸长的指状突起,突起表面覆盖圆柱状或立方上皮,轴心为纤维血管结缔组织。

3.黏液腺癌

50%以上黏液腺癌含有细胞外黏液池,可有两种主要生长方式:①腺体由柱状黏液分泌上皮细胞组成,间质腔隙中存在黏液;②细胞呈链状或串状散在漂浮于黏液湖内。

4.印戒细胞癌

印戒细胞癌超过50%的细胞由孤立的或呈小圈的、包含有细胞内黏液的恶性细胞组成。还有一种常用的Lauren分型法,描述了2种胃癌的组织学类型,即肠型和弥漫型。肠型主要从癌前病变(主要包括萎缩性胃炎和肠上皮化生)演化而来,在老年和男性多见,说明环境因素在胃癌发病中的主要作用。弥漫型一般不是从癌前病变演化而来的,主要发生在胃癌低发地区,女性和年轻患者更常见,与家族因素相关(如血型A)。虽然Lauren分型的命名有些混淆,但这种分类法有利于我们深入地理解胃癌的病因学和流行病学。

另外,虽然胃黏膜中没有正常的淋巴组织,但胃是胃肠道淋巴瘤最常发生的部位,目前十分重视的幽门螺杆菌感染与胃黏膜相关淋巴瘤的密切关系可以解释这一现象。胃淋巴瘤不论从分期、处理和预后都是与胃腺癌明显不同的另一种疾病。其他类型较少见,包括平滑肌肉瘤、鳞癌、腺鳞癌、类癌等。

(三)扩散方式

胃癌可直接向周围的组织结构延伸扩散,也可形成淋巴转移、腹膜转移和远处转移。

三、临床表现及诊断

(一)临床表现

早期胃癌多数无症状,因此多数患者就诊时已属晚期。晚期胃癌也无特征性的临床表现,患者可能表现为体重下降、食欲减退、疲乏、上腹部不适等。但有些症状对提示病变部位有一定帮助,如吞咽困难,可能提示贲门部的肿瘤;进食少量食物即有饱胀感,提示可能有弥漫浸润的肿瘤;持续性的呕吐,提示可能是胃窦的病变并伴有幽门梗阻。胃肠道出血在胃癌的病史中并不常见,占10%～15%,若出现腹水、黄疸,或可扪及的腹部包块往往提示肿瘤已到晚期。因为胃结肠韧带的原因,横结肠是距离胃较近且容易受累的器官,因此可能出现横结肠梗阻的症状。腹膜的广泛种植常常造成其他肠道的梗阻。大的卵巢或盆腔转移包块可产生直肠阻塞的症状。

(二)诊断

中晚期胃癌的诊断并不困难,但治疗效果不佳。因此,要提高胃癌的治愈率和5年生存率,重在早期发现、早期诊断。由于胃癌目前发病年龄有年轻化的趋势,原则上所有出现上腹部症状的成年人,均应警惕,诊断时应注意排除胃癌。特别是对下列患者要重点警惕:①上腹不适、疼痛,以慢性胃炎或溃疡病治疗未见好转者。②原有胃病患者,近期症状加重,治疗欠佳。③不明原因的贫血、消瘦,大便隐血持续阳性者。④有胃癌家族史者,近期出现上腹部症状。对上述患者应重点排查,胃镜或 X 射线钡餐检查应列为必选项目。对于过去发现有肠上皮化生或不典型增生者、多发性腺瘤样息肉、慢性胃溃疡以及残胃患者应定期复查胃镜。胃镜检查中应对所有可疑部位进行活检,以发现早期病变并及时确诊。

1. 胃镜检查

纤维胃镜可以在直视下检查胃、食管和十二指肠上段几乎每一个角落。同时,检查中可以对可疑部位进行活检、刷片、染色,乃至镜下肿瘤切除等治疗。目前的超声胃镜不仅可以了解胃癌的形态、大小,而且可以显示其浸润深度及转移范围,有助于黏膜下肿瘤的鉴别和胃癌的术前分期。胃镜检查虽有一定痛苦,但其却是目前确诊胃癌最经济、最简便、最可靠的方法。目前该项检查已经普及,为胃癌的诊断提供了有力的武器。以后还应充分利用胃镜对高危人群进行普查,以便发现更多早期胃癌。

2. 腹腔镜检查

腹腔镜检查在判断胃癌侵犯的范围、淋巴结和腹膜转移情况中有特殊的地位。它在胃癌的术前分期、指导治疗和判断预后中均有不可替代的作用。有些胃癌还可以在腹腔镜下予以切除。国外有些医院已经把腹腔镜检在列为胃癌术前的常规检查项目。

3. X 射线钡餐检查

X 射线钡餐检查是诊断胃癌的重要检查方法。双重对比造影技术及多角度摄影可进一步提高胃癌的检出率,但无论其特异性、灵敏性和准确性都不如胃镜。目前主要用于不适合胃镜检查的患者。早期胃癌的 X 射线征象难以鉴别,可能只见局部黏膜增粗、紊乱或小的容易忽视的充盈缺损或龛影。X 射线钡餐对中晚期胃癌的诊断相对容易,主要征象有胃壁僵直、蠕动消失、黏膜皱襞中断、明显的充盈缺损或边缘不规整的大龛影,浸润型胃癌还可表现为胃腔缩小、狭窄,累及全胃时呈"革袋状胃"。

4. CT 检查

CT 检查可显示胃癌侵犯的范围,腹腔淋巴结、腹膜以及相关器官和组织的转移情况,在病变分期、综合治疗方案的选择以及疗效判断上具有重要的指导意义。

5. 实验室检查

(1)常规检查:胃癌中晚期可有不同程度的贫血、红细胞沉降率(血沉)增快、白蛋白降低等。大便隐血试验在早期胃癌阳性率较低,可作为体检时筛查使用,中晚期者则有较高的阳性率。胃液分析现在已很少开展,部分患者胃酸降低或缺乏,但缺乏特异性。

(2)肿瘤标志物检查:通过血清中肿瘤细胞产生的特异性分子来确诊肿瘤,一直是肿瘤工作者的梦想。目前临床常用的胃癌标志物有癌胚抗原(CEA)、糖类抗原 19-9(CA19-9)、糖类抗原 72-4(CA72-4)和糖类抗原 50(CA50)等。其在胃癌中单独检测的敏感性多不超过 50%,联合检测可以大大提高检出率。

(三)鉴别诊断

在纤维胃镜几近普及的情况下,胃癌的诊断并不困难。溃疡型胃癌应注意与良性胃溃疡鉴别,隆起型胃癌应注意与胃息肉鉴别,浸润型胃癌应注意与胃皱襞巨肥症(该病在中国罕见)、胃淋巴瘤鉴别,黏膜下病变应注意与恶性淋巴瘤或胃肠道间质瘤等鉴别。

四、分期

目前常用的胃癌分期方法是由美国癌症联合委员会(AJCC)和国际抗癌联盟(UICC)联合制定的 TNM 分期法。其依据是胃癌数据库的资料中,淋巴结阳性胃癌患者的预后与淋巴结受累的数目明显相关。另外,日本癌症研究会也制定了详尽的分期方法。该方法根据肿瘤侵犯的精确解剖学范围,尤其是淋巴结分站情况而制定。这里主要介绍前一种 TNM 分期法。

(一)T——原发肿瘤

T_x:原发肿瘤无法评估。

T_0:无原发肿瘤的证据。

T_{is}:原位癌:上皮内肿瘤,未侵及固有层。

T_1:肿瘤侵犯固有层或黏膜下层。

T_2:肿瘤侵犯固有肌层或浆膜下层。

T_{2a}:肿瘤侵犯固有肌层。

T_{2b}:肿瘤侵犯浆膜下层。

T_3:肿瘤穿透浆膜(脏腹膜)而尚未侵及邻近结构。

T_4:肿瘤侵犯邻近结构。

(二)N——区域淋巴结

N_x:区域淋巴结无法评估。

N_0:区域淋巴结无转移。

N_1:1~6 个区域淋巴结有转移。

N_2:7~15 个区域淋巴结有转移。

N_3:15 个以上区域淋巴结有转移。

(三)M——远处转移

M_x:远处转移情况无法评估。

M_0:无远处转移。

M_1:有远处转移。

(四)G——组织学分级

G_x:分级无法评估。

G1:高分化。

G2:中分化。

G3:低分化。

G4:未分化。

(五)胃癌的 TNM 分期标准

胃癌的 TNM 分期标准详见表 14-1。

表 14-1 胃癌的 TNM 分期标准

分期	T	N	M
0 期	T_{is}	N_0	M_0
I 期			
I a 期	T_1	N_0	M_0
I b 期	T_1	N_0	M_0
	$T_{2a/b}$	N_0	M_0
II 期	T_1	N_2	M_0
	$T_{2a/b}$	N_1	M_0
	T_3	N_0	M_0
III 期			
III a 期	$T_{2a/b}$	N_2	M_0
	T_3	N_1	M_0
	T_4	N_0	M_0
III b 期	T_3	N_0	M_0
IV 期	T_4	$N_{1\sim3}$	M_0
	T_4	$N_{1\sim3}$	M_0
	任何 T	任何 N	M_1

胃癌患者的分期与治疗和预后密切相关。影像学技术的进步使临床分期有了很大的改进,这些技术包括腹腔镜下对腹腔和肝脏进行检查,以及用内镜超声对原发肿瘤和局部淋巴结进行评价。约有 50% 的患者在诊断时,胃癌已经超过了局部范围。因此,早期诊断对胃癌尤为重要。

五、治疗

(一)治疗原则

0 期及 I 期:根治性手术治疗。

II 期和 III 期:根治性手术,辅以术后化疗或化放疗,术前或术中化疗。

IV 期:以化疗(全身或腹腔)为主,辅以提高免疫力为主的生物治疗,肝转移时可行介入治疗,必要时做姑息性手术或放疗。

(二)手术治疗

外科手术是胃癌的首要治疗方法。手术的目的是尽可能达到根治性切除(R0),提高治愈率和 5 年生存率。手术原则如下所述。

1.远端胃癌

多采用胃大部切除术。对于远端胃癌,胃大部切除术与全胃切除的效果相当,而并发症明显减少。

2. 近端胃癌

可采用近端胃大部切除或全胃切除手术。

3. 手术切缘

近端切缘和远端切缘均应该距离肿瘤大于或等于 5cm。

4. 淋巴结清扫

至少切除 15 个以上的淋巴结并进行检查。手术中应尽可能避免切除脾和胰腺。对淋巴结清除的范围国际上存在很大的争议，目前我国推荐 D2 根治术（第 2 站淋巴结完全清除，保留胰尾部和脾）。如果存在腹膜受累、远处转移或主要血管侵犯或包裹，则不宜手术切除。

内镜下黏膜切除术（EMR）是胃癌微创手术的主要进步。其适应证为肿瘤分化良好或中度分化、肿瘤最长径小于 30mm、无溃疡以及肿瘤浸润的证据。目前还没有随机研究比较 EMR 和其他手术方法对胃肠道肿瘤的治疗效果。但在严格掌握适应证的情况下，它将是很有前途的微创治疗方法。

（三）新辅助治疗

术前新辅助化疗或化放疗的优点是通过肿瘤降期提高 R0 切除率，同时有可能消灭微转移灶。其缺点是早期患者可能会受到过度治疗；对于 Ⅱ～Ⅳ 期患者，治疗的有效率可能并不满意，部分患者可能反而影响手术的成功率或失去手术机会。因此，目前多用于局部晚期胃癌不能手术切除或虽可手术切除但复发风险较高的患者。

术前新辅助化疗的代表性研究为英国医学研究委员会主持进行的 MAGIC 试验。该试验选择表柔比星（表阿霉素，EPI）、顺铂（DDP）和氟尿嘧啶（5-FU）联合的 ECF 方案。具体如下：EPI 50mg/m²，第 1 天；DDP 60mg/m²，第 2 天；5-FU 200mg/m²，第 1～21 天；每 3 周应用 1 次。

患者被随机分为两组，治疗组 250 名术前术后各采用 3 个周期 ECF 方案，另一组 253 名单用手术治疗。每组患者中，74% 为胃癌，14% 为低位食管癌，11% 为食管-胃结合部癌。围手术期化疗组患者的 5 年生存率为 36%，单独手术组为 23%。同时化疗组的死亡风险降低了 25%。该研究显示，使用 ECF 方案进行围手术期化疗可以显著延长可手术胃癌和低位食管腺癌患者的无疾病进展生存期和总生存期。因此，ECF 作为围手术期辅助化疗方案已基本得到共识。

关于术前新辅助化放疗的效果，目前仅有几项小样本 Ⅱ 期临床研究表明，以紫杉醇为基础的新辅助放化疗，初步显示出较高的病理完全缓解率（26%）和病理切缘阴性率（77%）。但由于研究中入组病例组成复杂（Ⅰb～Ⅲ期），因此，尚无法判断新辅助化放疗的适应人群及其疗效，需要开展大型的、设计严格的随机对照临床研究以提供充分证据。

（四）术后辅助治疗

1. 辅助化疗

胃癌术后辅助化疗的大型临床研究较多，但其结论和解读差异较大。大多数研究者多推荐使用。临床上除早期无高危因素的患者外，几乎普遍使用。但目前仍然没有标准的辅助化疗方案。实践中多参照进展期胃癌的化疗方案。

2007 年，日本 Sasako 报道了 ACTS-GC 的 Ⅲ 期临床试验结果。该项研究将 1059 例 D2 根治术后的 Ⅱ 期、Ⅲ，期和Ⅲb 期胃癌患者随机分入替吉奥（S-1）单药口服组和单纯手术的对照组,随访 4 年中期总结的结果证明 S-1 单药口服组的 3 年生存率较对照组明显提高,分别为 80.5% 和 70.1%,且不良反应轻微,证实了 S-1 在 Ⅱ 期、Ⅲ 期的胃癌根治术后辅助化疗中的安全性和有效性。但该试验目前仅为中期总结,其 5 年生存率是否有意义尚需要进一步等待随访数据。

2. 辅助放化疗

在美国完成的 INT-0116 多中心试验是胃癌辅助放化疗的重要临床试验。该试验的入组对象为 T_3 和(或)有淋巴结转移的胃癌或食管-胃结合部癌患者。在接受了 R0 切除后,603 名患者被随机分为观察组和术后联合放化疗组,每月 1 个周期静脉化疗,共 5 个周期,同时在第 2 个周期、第 3 个周期中联合 45Gy 的同步放疗。联合放化疗组以局部复发为首次复发的比例明显降低(联合放化疗组为 19%,单纯手术组为 29%),中位生存期明显延长(联合放化疗组为 36 个月,单纯手术组为 27 个月),3 年无复发生存率(联合放化疗组为 48%,单纯手术组为 31%)和总生存率(联合放化疗组为 50%,单纯手术组为 41%,$P=0.005$)显著提高。根据该项研究结果,美国将术后放化疗列为胃癌术后的标准治疗。但该项研究一直颇具争议,主要有以下几方面不足:①入组病例 85% 为 Ⅲ 期或 Ⅳ 期;②54% 的患者仅接受了小于 D1 的手术(即 DO 手术),接受 D2 手术者仅占 10%;③采用的化疗方案为氟尿嘧啶单药,故仅可看作放疗增敏,即其主要作用为放疗的作用,并非真正的放化疗。

韩国 Kim 等将 INT-0116 的试验在韩国进行了重复,并进行了分层分析,证明对于术后病理分期为 $T_{1,2}N_0$ 者行辅助放化疗无意义,仅对 $T_{3,4}N_0$ 或者 $T_{1\sim4}N_{1\sim3}$ 者方可延长生存期和减少局部复发。T_2N_0 期患者,如果存在高危因素(肿瘤低分化或组织学分级高、淋巴管浸润、神经浸润或年龄小于 50 岁),术后都应接受辅助放化疗。因此,目前认为所有达到 R0 切除的 T_3、T_4 期或任何 T 伴淋巴结转移的胃癌患者术后都应接受放疗(45~50.4Gy),同时给予以氟尿嘧啶类为基础的放疗增敏剂(首选)或氟尿嘧啶加或不加四氢叶酸。

获得 R1 手术切除的胃癌患者应当接受放疗(45~50.4Gy),同时给予以氟尿嘧啶类为基础的放疗增敏剂(首选),或氟尿嘧啶加或不加四氢叶酸。如果没有远处转移,R2 手术切除的胃癌患者可以选择下列治疗:①放疗(45~50.4Gy)联合以氟尿嘧啶类为基础(氟尿嘧啶、卡培他滨、替加氟)的放疗增敏剂;②挽救性化疗;③如果患者身体状况很差,可以选择最佳支持治疗。

(五)晚期或转移性胃癌的化疗

由于胃癌早期诊断困难,故手术切除率低,5 年生存率也低。在我国,临床上 50% 以上的胃癌为不能手术或术后复发的晚期胃癌。

迄今为止,化学药物治疗仍然是晚期胃癌内科治疗的主要手段。遗憾的是胃癌对化学药物治疗具有天然的抗性,并且即使用一种药物化疗,其耐药性也常常出现在其他化学药物上,即所谓的多药耐药性。也鉴于此,胃癌的化疗方案层出不穷且不断更新,但至今仍没有一个"标准方案"问世。

晚期胃癌虽然难以治愈,但是化疗明显有姑息性治疗效果。目前只有少数几个单药对晚期胃癌有肯定的疗效。这些药物包括氟尿嘧啶、丝裂霉素、依托泊苷和顺铂,总体有效率为 10%~20%。有几种新药及其联合方案显示出对胃癌有治疗活性。这些药物包括紫杉醇、多西紫杉醇、伊立替康、表柔比星、奥沙利铂、替吉奥和 UFT(一种尿嘧啶和替加氟的复合物)。一些口服药也有望用于胃癌治疗。

1. 口服化疗药

以氟尿嘧啶为代表的胸苷酸合成酶抑制剂是胃癌化疗的主要口服制剂。氟尿嘧啶最于20世纪60年代已应用于临床的抗肿瘤治疗,但因其口服制剂胃肠吸收差,直到近些年一些新的制剂及其衍生物,如呋喃氟尿嘧啶(FT-207)、优福定、卡莫氟、氟铁龙等的出现才使其真正走上抗肿瘤的舞台。在此仅介绍近2年上市的新药希罗达和替吉奥。

(1)希罗达:希罗达又名卡培他滨,为氟尿嘧啶的前药,口服后胃肠道吸收好,生物利用度高,可在人体组织中经过三种酶的催化作用最终转化为氟尿嘧啶。该催化过程的最后一步是希罗达的中间代谢产物 $5'$-脱氧氟尿嘧啶(5-DFUR)在组织中的胸苷磷酸化酶(TP)作用下转化为具有细胞毒作用的氟尿嘧啶。正常组织中一般均含有一定活性的 TP,但肿瘤组织中的 TP 活性往往比正常组织高出数倍(如胃肠肿瘤中的 TP 活性比正常高6倍)。因此,从某种程度上讲,肿瘤组织和其来源的正常组织中 TP 活性的差距决定了希罗达的药物靶向性和疗效。大多数消化道肿瘤、泌尿生殖系统肿瘤及乳腺癌中 TP 的活性比其来源的正常组织高出许多倍,这就为希罗达选择性杀伤作用奠定了基础。研究显示,希罗达的抗癌活性高出口服氟尿嘧啶及优福定5～18倍。初步临床应用显示,希罗达用于胃癌治疗其疗效与氟尿嘧啶静脉给药相仿。目前临床上希罗达除一般口服化疗外,在联合化疗中有明显代替氟尿嘧啶的趋势。

希罗达的不良反应主要有手足综合征和胃肠反应,停药后症状均可恢复。

(2)替吉奥:日本学者通过研究氟尿嘧啶的代谢机制,发现氟尿嘧啶在肝脏通过二氢嘧啶脱氢酶的作用降解,在胃肠上皮细胞通过 ORTC 酶将氟尿嘧啶合成 FUMP,而后者与胃肠细胞毒性有关。它们通过 CDHP 抑制二氢嘧啶脱氢酶的降解作用以增效,用乳清酸钾抑制 ORTC 的活性以减轻胃肠细胞毒性。结果产生了新药替吉奥(S-1)。S-1 由 FT-207、CDHP 和乳清酸钾三种成分组成,其分子比依次为 $1:0.4:1$,临床应用显示这类药物的胃肠反应明显减轻。通过近些年的临床验证,其总有效率为25％～40％,胃肠反应减轻了80％左右。

2. 静脉化疗药

(1)紫杉醇和多西紫杉醇:紫杉醇和多西紫杉醇进口药的商品名分别为泰素和泰索帝。这两种药物均属紫杉类药物,由紫杉的树干、树皮或针叶提取或半合成,主要活性成分为紫杉醇。早在20世纪60年代,人们就发现美国西部紫杉树的粗提物有抗肿瘤作用。经多年研究直到1992年底,泰素才被美国 FDA 正式批准用于治疗转移性卵巢癌。随后发现其在乳腺癌、肺癌、头颈部肿瘤中亦有很好的抗肿瘤作用。在胃肠道肿瘤,特别是胃癌的化疗中,无论是单药还是和其他药物联合应用,紫杉类药物均有不俗的表现,是胃癌化疗的一个新方向。以欧洲紫杉树叶为原料的泰索帝比泰素的抗肿瘤活性高两倍以上。肿瘤细胞对泰索帝也更敏感。可喜的是,我国的科学工作者发现,我国西南和东北的红豆杉中亦含有丰富的紫杉醇并开发了具有自己独立知识产权的新药——紫杉醇(特素)。

紫杉类药物的抗肿瘤作用机制比较独特:一般认为,它主要作用于细胞的微管,既抑制微管蛋白的装配,也抑制微管蛋白的解聚,结果造成微管束的排列异常,细胞因有丝分裂被阻断而死亡。但我们新近的研究发现,紫杉类药物具有很强的诱导细胞凋亡的作用,提示其作用机制可能远比我们已知的复杂。

(2)草酸铂:草酸铂(奥沙利铂,oxaliplatin)进口药的商品名为乐沙定,国产药的商品名为奥沙利铂,为第三代铂类抗肿瘤药物。化学结构上,草酸铂与顺铂的差异在于顺铂的氨基被1,2-二氨环己烷基团所替代。该药首先在日本合成,后在欧洲研发并上市。草酸铂对多种肿瘤细胞有明显的抑制作用,其活性与顺铂相似,但其胃肠和肾脏毒性明显比顺铂轻。草酸铂最先应用于晚期大肠癌,近年应用于胃癌、胰腺癌并取得良好的疗效。特别适合老年患者、有肾脏疾病的患者使用。在联合化疗中似有取代顺铂的趋势。

(3)伊立替康:伊立替康(irinotecan,CPT-11),商品名为开普拓,为喜树碱的衍生物,由日本学者研制。美国人 wall 等首先从我国特有的植物喜树的果实和树皮中分离得到具有明显抗肿瘤作用的喜树碱。在 20 世纪 70 年代初期的研究中,由于其制剂的水溶性差、毒性大而被迫放弃。其后发现喜树碱的抗癌机制独特,是迄今唯一的特异性作用于 DNA 拓扑异构酶 Ⅰ 的抗肿瘤药物。因此,对喜树碱的研究再次形成了高潮。经过近些年的开发,我国提取到了 10 - 羟基喜树碱,为纯天然抗癌药;美国研制出拓扑替康(topotecan),日本研制出 CPT-11,后两者均为喜树碱的衍生物。这类药物具有广泛的抗肿瘤活性,其中对 CPT-11 的研究尤为深入。CPT-11 在体内迅速酯化为活性代谢产物 SN-38,后者的活性是 CPT-11 的 $100 \sim 1000$ 倍,是所有喜树碱中体外活性最强的成分。CPT-11 的抗癌机制是通过在 DNA 复制时,与拓扑异构酶 Ⅰ 和 DNA 形成复合物来稳定结合,特异性抑制 DNA 的重连步骤,进而引起 DNA 断裂、细胞死亡。目前 CPT-11 主要用于大肠癌、胃癌、肺癌、皮肤癌、生殖系统癌、非霍奇金淋巴瘤等。

3. 联合化疗

几个大宗的循证分析已经证实,与最佳支持治疗相比,以往的联合化疗也可以明显提高晚期胃癌患者的生活质量和总生存率。在 20 世纪 80 年代初期,FAM 方案(氟尿嘧啶＋多柔比星＋丝裂霉素)是治疗晚期胃癌的"金标准"。美国癌症治疗北方中心工作组(NCCTG)在一项关键性的研究中比较 FAM、氟尿嘧啶单药和氟尿嘧啶联合多柔比星这 3 种方案的疗效。结果发现 3 种方案的生存率没有显著性差异。不过,联合化疗的缓解率要高于氟尿嘧啶单药。因此,联合化疗作为姑息性治疗要优于单药化疗。从氟尿嘧啶应用于临床后的 40 年来看,人们一直致力于寻找一个最佳的化疗方案,先后有几十个方案出台,至今仍不断推陈出新。从过去的报道来看,单药化疗的疗效一般在 20% 左右;双药在 30% 左右;三药联合往往在 40% 左右;四药以上联合因未见疗效增加而毒副作用大增,故很少应用。

(1)以铂类为基础的化疗方案:卡培他滨如上所述,20 世纪 80 年代初期,FAM 方案(氟尿嘧啶＋多柔比星＋丝裂霉素)是治疗晚期胃癌的标准方案。20 世纪 90 年代初在 FAM 方案基础上用甲氨蝶呤代替丝裂霉素的 FAMTX 显示出比 FAM 更好的疗效,故在欧洲特别流行。20 世纪 90 年代中开始,以顺铂为基础的 CF 方案(顺铂＋氟尿嘧啶)或 ECF 方案(表柔比星＋顺铂＋氟尿嘧啶)逐步显示出良好的有效性和生存期。Water 等将 ECF 方案和 FAMTX 方案进行了比较,两组患者各 137 名,有效率分别为 46% 和 21%,中位生存期分别为 8.7 个月和 6.1 个月,2 年生存率分别为 14% 和 5%,完全缓解患者 ECF 组 3 名而 FAMTX 组无,可手术患者 ECF 组 10 名而 FAMTX 组仅 3 名。结果均对 ECF 组有利,FAMTX 方案从此淘汰出局。以顺铂为基础的 CF 和 ECF 方案逐步走上抗肿瘤舞台并成为以后临床研究中标准的对照方案。

在英国完成的大型 REAL-2 临床试验,是以 ECF 方案为参考方案评价新药奥沙利铂(O)、卡培他滨(X)分别代替顺铂和氟尿嘧啶后,在晚期胃食管癌一线治疗中的疗效。该试验入组的是经病理证实的胃癌和食管-胃结合部的腺癌、鳞癌或未分化癌患者。这些患者随机接受 2×2 设计的四个化疗方案(ECF、EOF、ECX 和 EOX)之一。剂量:表柔比星(E)50mg/m²,

顺铂(C)60mg/m²,奥沙利铂(O)130mg/m²,静脉滴注,每3周1次;氟尿嘧啶(F)200mg/m²,静脉滴注,每天1次,卡培他滨(X)625mg/m²,每天口服2次,连续给药;均治疗8个周期。观察的主要终点指标是总生存率。该试验共入组1002名患者。结果显示ECF方案有效率为41%,与EOF方案42%、ECX方案46%和EOX方案48%相比,差异没有显著性。REAL-2研究结果表明,含卡培他滨方案的1年生存率和总生存率不低于含氟尿嘧啶方案,卡培他滨可以在治疗中取代氟尿嘧啶;含奥沙利铂方案的疗效也不低于含顺铂方案,在三药方案中奥沙利铂可以在治疗中取代顺铂。

ML17032是一项随机性Ⅲ期试验,评价卡培他滨加顺铂(XP)方案和氟尿嘧啶加顺铂(FP)方案作为一线方案,治疗以前未经治疗的晚期胃癌的疗效差异。结果显示,XP方案比FP方案有较高的有效率(XP方案为41%,FP方案为29%)和总生存期(XP方案为10.5个月,FP方案为9.3个月),而中位无疾病进展生存期二者相似(XP方案为5.6个月,FP方案为5.0个月)。这些研究结果也证实卡培他滨不比氟尿嘧啶差。因此,由于卡培他滨口服方便,可以减少住院时间;奥沙利铂也具有毒副作用小的特点,故目前临床上两药有分别取代氟尿嘧啶和顺铂的趋势。

S-1代替氟尿嘧啶的研究也很多。许多Ⅰ期或Ⅱ期临床试验验证了S-1作为单药和与顺铂联合应用时的效果。在一项随机性Ⅲ期试验(SPIRITS试验)中,S-1联合顺铂方案的总生存期和有效率均高于S-1单药,提示该方案可以作为晚期胃癌的一线治疗方案。目前旨在比较该联合方案与氟尿嘧啶和顺铂联合的一项Ⅲ期试验(FLAGS)正在进行中。

(2)以紫杉类为基础的化疗方案:20世纪末和21世纪初,许多临床Ⅱ期试验在CF方案的基础上加泰素组成的联合方案在晚期胃癌的一线治疗中显示了可观的疗效。大量类似的研究,其相似的结果牢固地树立了紫杉醇的地位,使大家对紫杉类药物在晚期胃癌治疗中的作用寄予了很高的期待。在一项随机性多中心Ⅲ期临床研究中(V325),445名未经治疗的晚期胃癌患者被随机分为2组,一组用DCF方案(多西紫杉醇+顺铂+氟尿嘧啶)治疗,每3周1次;另一组用顺铂加氟尿嘧啶(CF方案)治疗。DCF组的有效率比CF组明显提高,分别为37%和22%;无疾病进展生存期明显比CF组延长,分别为5.6个月和3.7个月。DCF组的2年生存率为18%,CF组9%。DCF方案的总体中位生存期比CF组明显延长,分别为9.2个月和8.6个月($P=0.02$)。根据这些研究结果,2006年FDA批准DCF方案可用于晚期胃癌的一线治疗,但该方案的血液学毒性和胃肠不良反应明显比CF组大。

(3)以伊立替康为基础的化疗方案:屡有研究报道以伊立替康为基础的联合用药在晚期胃癌中的作用。V306 RCT(H)结果显示:IRI加LF(74例)和IRI加DDP(72例),其有效率分别为34%和28%,中位疾病进展时间(mTTP,单位为月)为6.5:4.5($P=0.0001$),中位总生存期(mOS,单位为月)为10.7:6.9($P=0.003$)。1年生存率为44%:25%,且IRI+LF不良反应小,证明IRI+LF有生存与安全的优势。Dank于2005年报告了RCT(Ⅲ)结果:ILF(IRI 80mg/m²,氟尿嘧啶2000mg/m²,持续静脉滴注24小时;LV 500mg/m²,每周1次,连用6次,FU-LIRI)和CF(DDP 100mg/m²,第1天;氟尿嘧啶1000mg/m²,持续静脉滴注24h,连用5天,每4周重复)入组例数170:163,有效率(RR,%)32:26(N.S),mTTP(月)5.0:4.2($P=0.088$),mOS(月)9.0:8.7($P=0.53$)。ILF除腹泻外其他不良反应少,ILF的RR、TTP、OS有增高的趋势。IRI与其他新药联合如FOLFIRI、FOLFOXIRI及加CAPE、S-1的报道也显示其有不错的有效性和生存优势,但均有待于高水平Ⅲ期的临床研究验证。

胃癌治疗效果取决于早期诊断和治疗。外科根治手术是治疗胃癌的主要手段,但手术能根治者仅占 30% 左右,综合治疗的 5 年生存率为 20%~30%。如何提高手术切除率,减少复发和转移,是胃癌综合治疗长期有待解决的问题。对于不能手术、根治术后或姑息手术后的患者多采用静脉途径化疗和放疗。但全身化疗存在局部药物浓度较低、全身副作用大的缺点,随着介入放射学的发展,动脉灌注化疗在胃癌治疗中取得了良好的疗效。目前选择性插管灌注化疗治疗消化道恶性肿瘤已经逐渐受到重视,甚至被公认为是不能手术切除的恶性肿瘤。其为综合治疗中最好的方法。

第二节　胃癌介入治疗

一、胃的血管解剖基础及胃癌的主要供血动脉

一般认为,贲门和胃体部由胃左动脉供血,胃窦小弯侧和胃窦大弯侧分别由胃右动脉和胃网膜右动脉供血,胃底主要由脾动脉发出的胃短动脉供血。邹寿椿观察了胃癌的供血动脉情况,其中胃左动脉供血占 83.3%,胃十二指肠动脉占 26.2%,胃后动脉占 14.28%,左膈下动脉占 9.5%,胃右动脉占 9.5%。

二、胃癌的血管造影表现及意义

①胃癌的血管造影表现主要有:血管包绕,肿瘤血管,肿瘤染色,血管受压移位,供血动脉增粗。根据血供多少,可分两种类型。无染色和少量染色为乏血运型;中量染色和大量染色为富血运型。②其他表现有:肿瘤所在区域血供增加,供血动脉及分支增粗、扩张、扭曲、动脉托直、异位,偶有其他部位血供;可见相应的供血血管不同程度地不均匀狭窄或闭塞;肿瘤血管和肿瘤染色,于动脉期可见肿瘤局部血管的粗细不均、分布杂乱,实质期肿瘤内造影剂存留;肿瘤出血可见造影剂外溢;偶可见肝脏、胰腺、脾脏或腹腔淋巴结转移的血管改变等。

胃癌血管造影的意义有:①作为胃癌诊断的辅助方法之一使用;②根据染色量的多少推测胃癌的预后及治疗效果;③根据肿瘤部位的血管在影像学上的改变,估计肿瘤的大小、浸润范围以及其周围比邻关系,从而判断肿瘤切除的可能性;④行局部灌注化疗。

三、胃癌血管介入治疗的适应证及禁忌证

(一)适应证

(1)胃癌切除术前化疗。
(2)不能外科手术切除的胃癌患者。
(3)高龄或拒绝外科手术的胃癌患者。
(4)胃癌伴远处转移的胃癌患者。
(5)胃癌术后预防性动脉内化疗。

(二)禁忌证

(1)心、肝、肺、肾功能严重不良,全身衰竭者。

(2)出、凝血功能障碍者。

(3)已有全身广泛转移者。

(4)有化疗禁忌证,对化疗药物过敏及对碘过敏者。

(5)明显的深溃疡型胃癌者应慎重,注意防止此类型患者出现胃穿孔。

四、术前准备、药物选择、剂量及灌注方法

(一)术前准备

(1)完善术前检查:如肝功能,肾功能,血常规,血型,出、凝血时间及凝血酶原时间,血离子,胃镜,腹部 CT,X 射线胸片等检查。凝血酶原时间需>70%。在凝血酶原时间 60%～70%时,出、凝血时间需正常。同时血常规白细胞计数>3.0×10^9/L;血小板计数>8×10^9/L。

(2)备皮、造影剂皮试、抗生素皮试。

(3)术前禁食水 4 小时(有消化道梗阻症状需禁食水 12 小时),术前 30 分钟肌注地西泮 10mg、异丙嗪 25mg。

(二)药品准备

1.化疗药物的准备

5-FU 750～1250mg、MMC 10～20mg、DDP 60～120mg、ADM/EADM 60～90mg、卡铂 500mg、VP-16 100～200mg。选用 3 种化疗药物联合应用。

2.造影剂准备

安其格纳芬(泛影葡胺)200ml 或优维显 370 100ml 或碘海醇 100ml。

3.栓塞剂

40%围产碘化油或进口超液化碘化油 10～20ml,明胶海绵。

4.其他

肝素 12500U、地塞米松 10～15mg、昂丹司琼 8mg、利多卡因 0.2、强痛定 100mg。

(三)器械准备

(1)血管造影手术包 1 个。

(2)Seldinger 穿刺针、超滑导丝 1 根、动脉鞘 1 个。

(3)导管:向右两弯导管(RH 导管)、RLG 导管。向左两弯导管(LH 导管)。Simmons-Ⅰ 导管、盘曲型导管。

(四)插管技术及造影方法

1.插管技术

采用 Seldinger 法插管到腹腔干,可采用 Cobra、肝动脉、脾动脉和单弯导管。寻找腹腔动脉开口(在第 12 胸椎右下角处),注射造影剂,胃癌证实后如为术前化疗或有肝、腹腔淋巴结转移者即可直接给药。如需要行局部病灶化疗,可根据病灶的位置选择胃左动脉或胃右动脉。胃左动脉是腹腔动脉的第一主要分支,但变异较多。一般选用胃左动脉导管(RLG)、盘曲型导管,与腹腔动脉起始处附近进行插管,一般可以成功。

2.造影方法

首先行腹腔干造影,了解胃癌病灶的血供情况,造影剂用量 20～25ml,注射速度为 6～

10ml/s。胃左动脉造影的造影剂用量为 10～15ml,流速为 2～3ml/s。

3.药物选择

通常选择联合用药,如①FAC 方案:5-FU±ADM/EPI＋DDP/CBP。②FMC 方案:5-FU＋MMC＋DDP/CBP。③FAM 方案:5-FU＋MMC 加 ADM。④FCM 方案:5-FU＋MMC＋CTX。注射时间在 15～30 分钟。一定要缓慢注射,防止压力过高,以免造成化疗药物进入正常胃组织中,引起化学性胃炎,推注后需用生理盐水反复冲洗导管,防止药物残留,造成皮肤和皮下组织坏死。

4.胃动脉栓塞化疗

通常行胃癌灌注化疗后给予碘化油与化疗药物的混合乳液,碘化油乳液有:进口碘化油 5～10ml＋MMC 10～20mg、进口碘化油 5～10ml＋ADM 30～60mg。碘化油乳液注射应在监视下推注,根据肿瘤供血情况选定用量,防止碘化油反流引起误栓。

五、灌注化疗后手术时机的选择

化疗后的手术时机:目前认为灌注化疗后 5～30 天手术。普遍认为平均 12 天左右手术较为适宜。化疗次数各家报道不一。邹寿椿等报道,为 1～3 次,间隔时间 10～72 天。孙洪山等报道,半年内连续 2～3 次插管化疗为宜。普遍认为需要 1～3 周后手术。若估计不能切除,则在第一次介入后,根据肿瘤缩小程度,间隔 3～4 周行第二次或第三次介入治疗,以争取较高的手术切除率。

六、血管介入治疗的并发症及处理

胃癌的血管介入治疗的并发症,除了介入手术的常见并发症之外,主要为化学性胃炎,介入手术的并发症主要有造影剂过敏、局部血肿、出血、急性动脉血栓形成和栓塞、急性血栓性静脉炎、假性动脉瘤或夹层动脉瘤、内膜下通道、血管穿孔和破裂等。通常手术后为防止并发症的出现给予下列处置:术后禁食 1 天,流食 1 周。加强营养支持治疗,3 天复查肝功能、肾功能、血常规、便常规。注意消化道出血的防治等。

化学性胃炎的防治,首先应特别强调行胃癌灌注化疗时严格控制推注化疗药的速度和压力,防止过快和压力过大,并尽可能超选至肿瘤的供血血管,避开正常的胃动脉分支,降低化学性胃炎的发生,化学性胃炎治疗以黏膜保护及抑酸治疗为主。

七、胃癌血管介入治疗疗效评价

李东等对 3 例进展期胃癌患者进行术前动脉介入化疗。其亿疗方案为 FAM15-FU 750mg/m²、MMC 10mg/m²、DDP 60mg/m²。通过对手术前后肿瘤组织的病理对比发现胃癌介入灌注化疗可提高肿瘤部位的药物浓度,增强对肿瘤细胞的杀伤作用,缩小病灶提高手术切除率,防止术中医源性扩散,降低化疗的毒副反应,提高化疗疗效。对已存在的微小转移灶和亚临床病灶能得到较早的控制,以减少手术的复发和转移,同时通过对切除后标本的病理检查,有助于了解肿瘤细胞对化疗药物的敏感性,有利于术后化疗药物的选择,介入化疗对肿瘤细胞的组织病理学作用,介入化疗的重要作用是增加肿瘤细胞的病理,控制癌细胞增殖,促进肿瘤病理性坏死。

黄文等对 14 例胃癌患者术前行经股动脉穿刺置管到达腹腔干或肝总动脉,注入化疗药氟尿嘧啶脱氧核苷(FUDR)0.8mg/m²、表阿霉素 40mg/m²,奥沙利铂 80mg/m²。化疗后 5～7 天行根治性切除术。通过对介入灌注化疗患者的手术前后的肿瘤组织和手术中肿瘤切除的观察得出结论为:大剂量、高浓度的化疗药可引起肿瘤区域小动脉炎症,血管内膜水肿,血栓形成,引起肿瘤缺血坏死。术前肿瘤组织坏死与术后化疗引起坏死的机制显然不一样,其坏死灶远离血管,是由于肿瘤生长过快,肿瘤相对供血不足引起的组织坏死。介入治疗创伤小。只要患者无严重的器官功能障碍,均可以接受,化疗药对肿瘤组织进行一次高浓度冲击化疗后。药物进入全身血液循环。药浓度明显降低,对机体无明显影响,不影响手术伤口愈合,也不会延误手术时机。化疗后的主要反应为轻度的胃肠道反应。

金雪熙报道,术中发现肿瘤病灶周围均出现不同程度的纤维化,浸润粘连少,局部组织疏松水肿,肿瘤容易剥离,术中清扫淋巴结出血少,粘连少,操作方便。同时发现癌组织变性、坏死主要在癌边缘的血管周围,血管壁炎症水肿,血管内膜增厚,管腔狭窄,沿血管壁纵轴出现大片多灶凝固性坏死。介入治疗后 7～10 天,15 例复查胃肠钡餐或胃镜,癌变溃疡明显缩小、接近消失者占 13%;肿瘤体积不同程度缩小的占 53%;CT 复查 7 例,病灶缩小变薄,与胰腺后腹膜界限清楚的为 71%;病灶周围肿大淋巴结消失缩小的为 14%。而且术中发现肿瘤病灶与胃镜检查时相比都有不同程度的缩小。

李国立观察了灌注化疗后组织和细胞结构的变化,总结如下:①坏死灶特点:60 例(73.2%)标本中有明显坏死灶,其中 46 倒(56.1%)位于血供良好的血管周围,14 例(17.1%)位于血供较差的远离血管区域,22 例(26.8%)标本未发现明显坏死灶。②细胞成分变化:细胞核出现固缩和碎裂。偶见空泡化;细胞质出现凝固和坏死。这些变化以血管周围显著。除细胞质坏死以轻度为主外。其余均以中度变化为主。无变化和重度变化者较少。③细胞间质及血管变化:细胞间质出现水肿、炎细胞浸润、炎症反应、纤维增生。血管内膜增厚。以上变化是以中度变化为主,无变化及重度变化者均较少,而血栓形成则以轻度变化为主。其次为中度变化,细胞成分变化及间质反应也以血管周围显著。

肖乾虎报道,灌注化疗后胃癌原发灶和淋巴结转移灶中,癌细胞均有不同程度的变性坏死。部分早期胃癌术后病理标本中未找到癌细胞。

卞育海根据组织学判定标准发现总有效率为 65%。20 例中,显效 2 例,中度有效 7 例,轻度有效 4 例,其余 7 例无明显变化。并且发现 2 例显效者,术前胃镜活检分别为低分化腺癌与印戒细胞癌,术后仅在肌层和浆膜下个别视野内找到少量变性癌细胞及黏液湖。有 4 例出现淋巴结转移灶坏死,2 例浆膜外癌结节、1 例脾脏转移结节出现坏死。

路平观察到了癌细胞、淋巴结转移癌细胞的坏死,说明此疗法具有使肿块缩小,并消灭胃周淋巴结和亚临床病灶中癌细胞的作用。

第十五章

肝癌的介入治疗

第一节 概述

一、肝癌的治疗现状和面临的医学问题

肝细胞癌(HCC)是目前世界上发病率最高的恶性肿瘤之一和亚太地区第六种常见的肿瘤，是世界范围内五大致死率最高的癌症之一。HCC 全球范围内的发病率为(5.5～14.9)/10 万，每年有 60 万～100 万的患者死于 HCC。在中国，每年约有高达 35/10 万新增患者。20 世纪 90 年代以来，HCC 已经成为中国致死率最高的第二大肿瘤，是农村适龄青壮年死亡率最高的疾病(34.7/10 万)，占世界范围内 HCC 死亡人数的 53%。同时 HCC 在欧洲和美国的发病率正逐年上升，目前是肝硬化患者的首位死亡原因。

目前的研究表明，环境因素可能与肝癌的发病关系最大。已知与肝癌发生有关的环境因素包括黄曲霉素、乙型肝炎病毒的感染及水质污染等。肝癌病因的共性：①多因素。肝癌是内外环境长期作用的结果，其中包括环境与遗传两大因素，两者相互依存、共同作用，导致细胞的转化。②多步骤。肿瘤的发生过程是多步骤的，包括启动和促癌两大步骤。③多基因突变。肝癌不是单基因遗传病，其符合多基因遗传病特征。④多中心性。不同起源的肝癌结节在同一器官的不同部位同时或序贯发生。

HCC 是隶属于原发性肝癌中的一大病理类型，原发性肝癌的病理组织学分型包括肝细胞癌、肝内胆管细胞癌及混合型细胞癌，其中 HCC 约占 95%。

由于各种原因，相对其他恶性肿瘤的治疗来说，原发性肝癌的治疗效果不甚理想。目前外科根治性切除是首选的治疗手段，但 70%～85% 的患者在明确诊断或出现症状时，由于肿块巨大或合并晚期肝硬化，常失去手术治疗机会。据报道，小肝癌切除后 1、3 和 5 年的复发率为 11.0%、45.4% 和 55.3%。不可切除的进展期肝细胞癌预后较差，1、3 和 5 年生存率分别为 29%、8% 和 0%。自 1963 年 Starzl 开展肝移植术以来，肝移植在肝癌治疗中的地位长期未得到认可，因患者多数处于中晚期，加上术后使用免疫抑制剂，患者常早期因复发而死亡。

针对 HCC 基础理论与临床研究的进步，诊断技术不断提高，加之多学科综合治疗被广泛地接受，使进展期 HCC 由不治变为部分可治。但综观全球，筛查计划的成功实施与否以及对小肝癌的早期治疗仍是改变肝癌治疗整体状况的主要原因。目前，发达国家的 HCC 早期诊

断率已达 30％～60％,这部分患者均可接受治愈性治疗。事实上,对于直径小于 2cm 的肿瘤的诊断率在欧洲 20 世纪 90 年代早期不足 5％,而目前这一比例在日本已经接近 30％。

二、HCC 的诊断

1. HCC 的早期筛查诊断

由于肝癌的早期诊断对肝癌的治疗效果改进至关重要,本节将重点阐述肝脏小结节诊断的相关问题。目前对于肝硬化患者和其他特殊危险人群,国际推荐每 6 个月进行超声筛查以发现早期 HCC。迄今为止,只有一项随机研究证实早期筛查可明显提高治愈性治疗的应用比例,该研究的受试群体为中国乙型肝炎病毒(HBV)感染人群(有无肝硬化均可)。欧洲队列研究和成本获益分析进一步证实了筛查措施的益处。近期的一项随机试验(筛查对象为 200 例肝硬化患者)比较了不同筛查间期(对比 3 个月和 6 个月)的差异,结果表明筛查间期缩短到每3 个月并不能提高 HCC 的诊断率和治疗效果。甲胎蛋白(AFP)是 HCC 诊断最常用的血清肿瘤标记物。肝癌细胞所表达的 AFP 既能抑制免疫系统又能促进癌细胞生长,其生物学功能并不清楚。自 1967 年开始用 AFP 诊断原发性肝癌一直到现在 AFP 仍是公认的早期诊断和筛查原发性肝癌的重要血清学指标。但据上海东方肝胆外科医院统计,在 1998 年 10 月至 2001年 10 月期间,经病理证实的 1013 例肝癌患者中,阳性率仅 68.18％(AFP＞20μg/L 为阳性准)。而在一些肝炎和肝硬化患者中 AFP 也可显著升高。另一项研究显示,在 HCC 筛查中,血清 AFP 对 HCC 的阳性预测值是 32％,腹部超声的阳性预测值是 54％。可见采用 AFP 结合超声的筛查手段并不是经济有效的,除了可以在高危人群中进行。然而 HCC 的早期诊断是治疗成功的关键。这引起了对 AFP 诊断肝癌的判断值进行重新讨论。在欧美国家,肝癌患者 AFP 阳性率较亚洲国家更低,故这些学会认为对于影像学检查不能发现的肿瘤,AFP 的诊断能力也较低,因此目前已经不推荐应用于筛查项目中。但在以 HBV 为主要诱因的亚洲国家,AFP 检测的作用一直未被否认,但 AFP-L3 等更多指标已经被研究证实能够更加精确地反映肿瘤的存在,关于这些指标将在下节详述。

目前通过采用最先进的放射学技术,无创放射学诊断标准得以研发并获得了欧洲肝病研究协会(EASL)和美国肝病研究学会(AASLD)的认可。原则上,特殊的动态放射学特点(动脉期造影剂的摄取和静脉期/后期的造影剂快速清除——快进快出)是肝硬化患者早期 HCC放射学诊断的主要指标。根据这一标准,结节直径大于 2cm 并且有一项影像学检查结果阳性,或者结节直径在 0.5～2cm 并同时有两项影像学检查阳性结果则可确诊。近期一项前瞻性研究通过连续观察 89 例经筛查计划确认的结节直径为 0.5～2cm 的病例,证实了上述 HCC影像学诊断标准的准确性,其诊断特异性高达 100％。尽管该前瞻性研究证实了 AASLD 标准的适用性,遗憾的是这一标准的敏感性有限,仅有 30％ 的 HCC 病例通过此无创标准得到确诊,显示出其他辅助诊断手段的必要性。另一方面,对于直径不足 2cm 的小结节性病变,由于放射学检查难以辨明其特征,因此这些小结节的诊断仍然具有临床挑战性。通过穿刺活检获得病理依据在这些情况中显得十分重要。

但是,即使是富有诊断经验的病理学专家,要仅依靠少量活检组织就做出明确诊断也并非易事。因此,组织学标志物作为诊断肝癌的一个重要手段目前被广泛应用。已有研究者试图通过全基因组基因芯片或者实时定量反转录多聚酶链式反应(RT-PCR)寻找早期 HCC 的标志物,例如热休克蛋白 70(HSP70)、磷脂酰肌醇蛋白聚糖 3(GPC3)、端粒酶反转录酶

(TERT)、丝氨酸/苏氨酸激酶 5(STK6)和磷脂酶 A2(PLAG 2B)等。一项包括三基因组合的分子学指标也被提出讨论(包括 TERT、TOP2A 和 PDGFRA)。有研究通过基因芯片分析发现了可用于区别 HBV 感染患者不典型增生性结节和 HCC 的 20 个基因标记。在肿瘤标本中进行的蛋白质组学研究至今尚未发现任何有意义的 HCC 标记物。近期,有研究者提出使用三基因组合作为 HCC 早期分子学诊断标准,通过对＞70 个标本的分析验证显示出 85％～95％的准确性。75 个样本的分析也表明磷脂酰肌醇蛋白聚糖－3 的免疫染色法对 HCC 具有很高的预测价值。因此,目前已有针对较小、早期 HCC 的精确诊断方法,而通过基因芯片分析发现的新型标志物的适用性尚需要进一步证实。

2. HCC 的早期诊断——血清肿瘤标志物的意义

如前所述,AFP 作为一种肿瘤相关抗原,其升高可见于各种上皮性恶性肿瘤中,而不仅仅是原发性肝癌的专有肿瘤标志,只不过在肝癌患者中 AFP 的升高更常见而已。另外,AFP 升高的程度和肿瘤原发部位并不存在相关性。据文献报道仍有 20％～30％的肝癌患者无 AFP升高,即所谓 AFP 阴性肝癌,这给临床诊断及鉴别诊断带来困难。AFP 阴性肝癌临床表现不典型,且小肝癌居多。研究表明:高分化的癌细胞形态功能与正常的肝细胞相近,所以不合成或少合成 AFP;低分化的癌细胞由于丧失了合成 AFP 的能力,所以血清 AFP 常呈阴性。

临床实践中,部分 AFP 阴性肝癌经过射频或 TACE 治疗后,出现 AFP 阳性的表现;而部分 AFP 阳性病例经介入治疗后,可出现 AFP 阴性但影像学资料证实肿瘤复发或再生。这些现象可能与肿瘤的异质性有关。所以,已公认 AFP 不能作为一种可靠的介入治疗效果的监测指标。

在过去的几十年中,研究发现 AFP 的糖蛋白形式有三类。来源于慢性肝炎和肝硬化的AFP 与来源于 HCC 的 AFP 与小扁豆素(lens culinaris agglatinin,LCA)的亲和力不同。依据与 LCA 的亲和力大小 AFP 被分为三种类型:AFP-L1、AFP-L2 和 AFP-L3。AFP-L1 主要出现在良性的肝脏疾病中,如慢性肝炎和肝硬化。AFP-L3 与 LCA 有结合活性,在其分子中的乙酰氨基葡萄糖的氨基端增加了 1～6 个岩藻糖残基。AFP-L3 仅由肿瘤细胞特别是肝细胞癌所产生。AFP-L2,多数由卵黄囊肿瘤产生,在孕妇的血清中也能检测到。AFP-L2 与 LCA的亲和力介于 AFP-L1 和 AFP-L3 之间。进一步的研究发现 AFP-L3 是 HCC 生物学恶性程度的一个标志。表达 AFP-L3 的肝癌细胞有早期血管浸润和肝内转移的倾向。表达 AFP-L3的肝癌细胞经过染色通常在胞核中发现 Ki67,Ki67 是肝细胞恶变的一个标志物。影像学研究发现 AFP-L3 阳性的 HCC 通常有丰富的肝动脉血液供给,肿瘤的倍增时间较短。这也提示AFP-L3 阳性的 HCC 生长得非常快并且容易发生早期转移。基于以上的研究结果发现,如果直径小于 2cm 的 HCC 患者血清中 AFP-L3 占总 AFP 的 10％以上,那么提示此肿瘤具有攻击性癌变,这种观点现在还存在一定的争论。

在 HCC 的早期诊断中,AFP-L3 是非常有效的。临床研究发现 AFP-L3 的检测能够在慢性乙肝患者、慢性丙肝患者和肝硬化等高危人群中发现直径小于 2cm 的 HCC。一项研究发现,AFP-L3 比影像学可以提前 9～12 个月发现 HCC。HCC 的早期发现可以为患者提供更多的治疗机会,如肝癌治疗最有效的外科切除术。

由于在 HCC 监测中,影像学手段更可靠,但昂贵的费用限制了其临床使用。基于血清的检测方法可以作为另一种选择。由于 AFP 检测的特异性较低,其使用也受到了限制。用AFP-L3 占总 AFP 的比例来检测 HCC 并不仅限于 AFP 明显上升的病例。AFP-L3 对 HCC

检测的特异性高达 95％以上且费用低。高特异性的 AFP-L3 对 HCC 的早期鉴别诊断是非常有效的,这对 HCC 的诊治是很有帮助的。

另外,AFP-L3 的敏感性与 HCC 的临床分期相关的。AFP-L3 用于检测 HCC 的总的敏感性在 50％～60％。在直径小于 2cm 的肝癌中,其敏感性只有 35％～45％。随着 HCC 的增大,AFP-L3 的敏感性也随之升高。当 HCC 的直径为 5cm 或者 5cm 以上时,AFP-L3 的敏感性可高达 80％～90％。血清中总 AFP 和 AFP-L3 可以提供不同的关于肝癌的信息。总的 AFP 升高可能提示肝癌患者肝脏有大的瘤块存在。AFP-L3 可以预测肝癌细胞的恶性程度。因此,AFP-L3 的敏感性与肝癌的肿瘤学特性是密切相关的。日本的临床研究资料显示,倍增时间短的恶性程度高的肝癌约占直径小于 2cm 肝癌的 30％。AFP-L3 检测小肝癌的敏感性 35％～45％与小肝癌中恶性程度高的肿瘤比例是一致的。尽管总 AFP 和 AFP-L3 在检测小肝癌是相当的,但其阳性结果的临床意义是不同的。在临床检测中,血清中总 AFP 和 AFP-L3 是被同时检测的,这是为了估算 AFP-L3 占血清总 AFP 的比例。AFP-L3 能够补充总 AFP 提供的信息,用于恶性肝癌的早期发现和治疗后患者随访。

应该注意的是,直径较小的早期 HCC 也存在预后较差的生物学类型。如果 AFP-L3 在总 AFP 中的比例升高,即使直径小于 2cm 的小 HCC 在临床也可能表现为高度的恶性,其生长速度很快且可发生早期转移。相反,AFP-L3 阴性的小 HCC 与 AFP-L3 阳性 HCC 相比,通常其生物学恶性程度低得多,这些患者经过治疗后其预后较好。

由于 AFP-L3 具有较高的特异性,因此其可用于肝癌患者治疗后的随访。AFP-L3 由阳性转为阴性提示临床治疗成功。而那些 AFP-L3 持续阳性或者由阴性转为阳性的治疗后肝癌患者可能是肿瘤的淋巴结或者其他器官的转移,或者是肿瘤的复发。

目前没有一种可靠、经济的血清学标志用来预测 HCC 的预后和对患者进行随访。尽管 AFP 在临床中被广泛采用,但由于其特异性较低,在临床应用中受到一定的限制,并且 AFP 不能对 HCC 的恶性程度作出判定。然而,AFP-L3 与 HCC 的恶性程度相关。血清中 AFP-L3 占总 AFP 比例升高的 HCC 患者通常预后不好,应该接受积极的治疗和密切的随访。

其他血清生物学标志还有血管内皮生长因子(VEGF)、热休克蛋白 27(HSP27)、磷脂酰肌醇蛋白聚糖-3(GPC3)、α-L-岩藻糖苷酶(AFU)、高尔基蛋白 73(GP-73)、异常凝血酶原(DCP)、骨桥蛋白(osteopontin,OPN)等。

血管内皮生长因子(VEGF)是已知的最强有力的血管生成刺激物,它的表达显示与肿瘤的进展和预后密切相关。血清 VEGF 水平是肿瘤 VEGF 表达的代理标志,在不同的癌症显示有同样的预后意义。HCC 患者血清中 VEGF 的表达水平显著高于良性肝病患者和健康人,且 VEGF 含量与 TNM 分期呈正相关。术前检测 VEGF 水平对预测 HCC 的侵袭、转移有重要意义。

HSP27 的表达与肝癌患者的年龄、性别、肿瘤大小等因素均无显著性相关,但与肝癌的门静脉癌栓浸润、分化程度和肝内或肝门淋巴结转移显著相关,并发现伴有肝内或肝门淋巴结转移的病例,HSP27 表达明显高于不伴有转移的病例。HSP27 在肝癌组织中有广泛表达,可能与肝癌的发生、发展有密切联系,在临床肿瘤的早期诊断、细胞分化及疾病的进展、转移判断等方面具有极大的参考作用。

GPC3 是一种分泌型糖基磷脂酰肌醇锚钉膜蛋白。Nakatsura 等发现,40％的 HCC 患者血清中可测到 GPC3,而在肝硬化、慢性肝炎和健康成人血清中未测出;此外,33％AFP 表达阴性的 HCC 患者血清中也可检出 GPC3。联合其他肿瘤标志物(AFP、DCP)可以改善诊断的敏感性达 50％～72％。GPC3 的表达与患者的年龄、性别、包膜完整性、癌栓形成、肝内转移及乙肝病毒感染状况均无明显相关性。GPC3 mRNA 在非肝细胞肝癌组织内均不表达,故认为 GPC3 mRNA 在 AFP 阴性肝癌中特异性表达,可作为原发性肝癌的一个新的基因标志。GPC3 mRNA 在肝癌的发生、发展中有重要作用。

α-L-岩藻糖苷酶(AFU)是一种溶酶体酸性水解酶,在 HCC 患者其血清活性较肝硬化、慢性肝炎等良性肝病及正常对照均有明显升高,诊断 HCC 的敏感性 75％～90％,且与肿瘤大小无关,对直径<2cm 的 HCC 的敏感性高于 AFP;特异性 79％～90％,联合检测 AFP、SA 等其他肿瘤标志物,特异性可提高至 98％。

高尔基蛋白 73(GP-73)是病毒感染的肝细胞内具有正调节作用的固有高尔基蛋白。一项对 37 例肝癌患者、25 例乙肝病毒携带者、12 例非肝病患者和 99 例健康志愿者的 AFP 和 GP-73 及相关肝癌血清指标进行检测和比较发现,所有受检人的血清中都可检测出 GP-73,但在健康人群和非肝病患者中 GP-73 的水平很低。乙肝病毒携带者的 GP-73 水平虽高于健康者和非肝病患者,但远低于肝癌患者。GP-73 在肝癌患者中的水平最高,是乙肝病毒携带者的 20 倍。用 GP-73 水平诊断肝癌,敏感性达到 76.9％,特异性达到 92.8％,而 AFP 的敏感性仅为 48.6％。故对早期 HCC 的诊断,GP-73 的敏感性明显高于 AFP。

DCP 是产生于肿瘤细胞的不正常的凝血酶原,由于其 Glu 结构域中的多个 Glu 残基没有被完全羧化,导致其凝血功能丧失。50％～60％的 HCC 患者 DCP 水平升高。由于肝病本身可以引起 AFP 的增高,但不能导致 DCP 的增高,所以 DCP 诊断 HCC 比 AFP 更具特异性。此外,DCP 与 HCC 的分期和预后相关,DCP 阳性者有较高的肝内转移、门静脉入侵和肝包膜浸润发生率。同时测量血清和组织的 DCP 水平有助于对 HCC 患者的预后判定。有报告联合测定 AFP 与 DCP 可使诊断 HCC 的敏感性分别从测定的 56.89％和 70.68％提高到 84.48％,特异性分别从测定的 91.08％和 77.59％提高到 96.43％。

OPN 是一种具有多种生物学功能的糖蛋白。研究提示,它可能在恶性肿瘤的诊断方面有价值,还与肿瘤的浸润、转移密切相关,有可能作为监测肿瘤预后的指标,且和血管因素密切相关。Gotoh 等对 30 例肝癌组织的研究发现,OPN 的过表达和有无包膜、浸润相关,和肝内转移没有明显相关性,但 OPN 阳性的肿瘤细胞更多地在周围弥散,形成卫星灶。最近的大量研究都提示 OPN 在血管生成中发挥着重要的作用,且和 VEGF 密切相关。

综上所述,单纯以 AFP 作为诊断 HCC 的肿瘤标志物已难以满足临床需要,对于 AFP 低浓度或阴性的患者容易造成误诊或漏诊,应用多种肝癌肿瘤标志物联合检测可有效提高诊断的敏感性及特异性,对原发性肝癌的诊断具有一定的临床价值,有助于提高 AFP 阴性原发性肝癌或低阳性原发性肝癌患者诊断的阳性率。联合检测是目前诊断原发性肝癌最好的检查方法。

三、HCC 的治疗概况

1.治疗获益的评价标准

恶性肿瘤临床疗效评价与预后估计是肿瘤临床工作中的重要内容。恶性肿瘤近期疗效评价指标主要有肿瘤缩小的程度及肿瘤退缩后维持的时间,其表达方式为完全缓解率、部分缓解率、有效率或缓解率、缓解期和中位缓解期等。远(中)期疗效观察及预后估计的主要指标为生存时间及生存质量,为一种非直接观察指标,恶性肿瘤治疗的最终目的实际上就是要延长患者的生存时间和提高生存质量。

1979 年 WHO 制定了抗肿瘤治疗客观疗效的评价标准:①客观肿瘤疗效是试验药物或方案的预期目的,其结果是决定该药物或方案是否值得进一步研究的依据;②由于抗肿瘤药物的临床试验的对象常为晚期肿瘤患者,其生存期受到限制,所以常略去生存期,而仅以用药后肿瘤大小的变化来判断抗肿瘤药的疗效;③抗肿瘤疗效也是临床医生、患者决定是否继续治疗和研究项目是否继续进行的依据。该标准以完全缓解(complete response,CR)、部分缓解(partial response,PR)、稳定(stabledisease,SD)或无变化(no change,NC)及进展(progressive disease,PD)为分级标准,其特点是对肿瘤大小的测量采用双径乘积,以进行治疗前后对比,且近期疗效均要维持 4 周以上。非实体瘤则以骨髓内瘤细胞减少比例分为 CR、PR 及无效(NR)。由于该标准简单、客观、易行,已为世界各国普遍采用,应用于新药评价、方案应用等方面。但由于该标准没有对需要测量及需要进行评价的病灶作统一的规定;未明确规定所应测量的最小病灶的大小及所应测量病灶的数量;对判定为恶化(PD)的标准不确定,是评价单个病灶还是全部肿瘤不明确;对已广泛应用的检查结果如 CT 和 MRI 并未提及。因此,造成各研究组之间疗效评价存在差异而难以比较,可能导致下结论时出现偏差或导致不正确的结论。

由于 WHO 实体瘤的近期疗效评价标准运用上的不足,1998 年欧洲癌症研究与治疗组织(EORTC)、美国国立癌症研究所(NCI)及加拿大国立癌症研究所召开专题研讨会,确定了新的实体瘤疗效评定标准(responseevaluationcriteria in solid tumors,RECIST 1.0)。该标准摒弃了可评估病灶的提法,将所有病灶分为可测量病灶和不可测量病灶,并引入靶病灶的概念;对 PD 的判定有更为严格的定义;使用单径测量方法取代双径测量方法,以肿瘤的最长径评价肿瘤的大小。因而,较 WHO 的标准更具有可操作性和准确性,并在 JNCI 杂志上发表了该标准的草案。经过必要的修改和补充于 2000 年颁布了该标准的正式指南。虽然新标准采用的肿瘤大小的测量方法完全不同。但 RECIST 标准仍保留了 WHO 标准中对肿瘤疗效的描述,将其分为 CR(完全缓解)、PR(部分缓解)、SD(无变化)、PD(恶化)以尽可能使以前的评定结果和新的判定标准的结果相对应。

RECIST 与 WHO 标准比较:两者均把所有病灶完全消失作为 CR 的标准;WHO 标准规定 PR 为可见肿瘤双径乘积的总和减少 50% 以上,RECIST 为肿瘤最大单径之和减少 30% 以上作为 PR,均相当于肿瘤体积缩小减少 65%,因此两者在 CR/PR 上有很好的一致性。RECIST 规定肿瘤的最大单径之和增加 20% 以上(相当于肿瘤体积增加 75%),WHO 标准规定肿瘤双径乘积之和增加 25%(相当于肿瘤体积增加 43%)为 PD。由此,RECIST 对 PD 的判定更为严格。RECIST 测量方法简单、实用,疗效评价更为全面、客观、准确,已成为国际公认的标准。RECIST 同样存在一些问题,如由于肿瘤最大径与肿瘤细胞数的对数关系是建立在肿瘤呈球形病灶的数学模型基础上,当肿瘤形态不规则或瘤体在治疗后发生不均匀性退缩时,RECIST 是否适用值得商榷。RECIST 已跟不上时代的发展,如 PET-CT 目前已应用于淋巴瘤等肿瘤的疗效评价,而 RECIST 则未涉及。另外,对于以稳定肿瘤细胞为主要目的的分子靶向药物和中医药疗效评价,RECIST 并不完全适用。

传统的 RECIST 标准是基于靶病灶最大直径的总和,主要运用于细胞毒药物疗效的评价。而目前实体肿瘤的治疗已进入分子靶向治疗的时代,而分子靶向治疗的药物作用机制不同于传统的细胞毒性药物,其主要作用是引起细胞坏死而非瘤体积的缩小。传统的 RECIST

标准因未能考虑到治疗引起的组织坏死而不能正确评估其疗效：①靶向治疗常引起肿瘤内部的坏死及空洞不会导致肿瘤大小的变化，因此 RECIST 标准低估了靶向治疗的疗效；②靶向药物诱发瘤体内部的坏死、液化后继发肿瘤区域的增大，RECIST 标准可导致假阳性的疾病进展。2005 年美国肝脏病研究协会（AASLD）认为肿瘤治疗反应应该考虑到治疗引起的肿瘤内坏死同样使肿瘤负荷减轻，而不仅仅是肿瘤整体大小的变化，2008 年 AASLD 再次提出"存活肿瘤"的概念，提出以存活肿瘤作为评估对象，进而对 RECIST 标准提出修改意见，即为 mRECIST 标准（Modified RECIST criteria）。与传统的 RECIST 标准相比（表 15-1），mRECIST 标准更能准确地反映肿瘤的存活肿瘤负荷，结果更加客观、准确，是一种非常有前景的抗肿瘤疗效评估新标准。

表 15-1 　mRECIST 标准与 JRECIST 标准的比较

	RECIST	mRECIST
CR	所有目标病灶消失	所有目标病灶动脉期的增强显影均消失
PR	基线病灶长径总和缩小≥30％	目标病灶（动脉期增强显影）的直径总和缩小≥30％
SD	缩小未达到 PR 或增加未到 PD	缩小未达到 PR 或增加未到 PD
PD	病灶长径总和增加≥20％或出现新病灶	目标病灶（动脉期增强显影）的直径总和增加≥20％或出现新病灶

2. HCC 临床研究的现状和需求

在肿瘤学中，随机对照试验和荟萃分析是具有最高循证价值的结论，用这些结果来进行评价治疗获益最为可靠。但不可否认其他来源的证据，例如非对照临床试验或者观察性研究仍然有重要的参考价值。与全球范围内具有较高患病率的其他癌症例如肺癌、乳腺癌、结直肠癌和胃癌等不同，针对 HCC 的医学干预方法很少得到深入研究。遗憾的是，发达国家较低的 HCC 发病率导致了来自对照试验的信息量稀少。在 HCC 研究领域，迄今尚无大型（患者人数超过 1000）随机对照临床研究（randomizedcontrolled trial，RCT）或者独立研究数据的荟萃分析，而这两者被认为是"最佳证据来源"。相对于其他主要癌症均已有上千项 RCT 评价治疗干预措施效果，而在 HCC 仅有大约 90 项此类 RCT。因此，任意一项针对 HCC 的干预治疗措施的证据级别强度均远远落后于全球患病率较高的其他绝大多数癌症。肝癌的临床研究目前处于一个"孤岛"状态，迫切需要大力开展有关肝癌的随机临床研究。

3. HCC 各种治疗手段的相关临床研究结论

（1）手术切除：手术是 HCC 的主要治疗手段。若术前严格挑选适宜患者，那么切除术和肝移植可以获得最佳治疗效果（5 年生存率为 60％～70％），成为早期肿瘤患者的首选治疗措施。事实上，只要有足够肝功能储备，局限于肝脏内的肿瘤均可通过手术完全切除。一些大型病例系列报告术后患者 5 年生存率为 3％～50％。因此肝脏局部切除是非肝硬化 HCC 患者的首选治疗，目前在西方国家，这部分患者占所有患者的 5％，而亚洲则为 40％。这说明了东西方在肝癌治疗理念上存在较大区别。

虽然大部分的肝脏切除术发生致命性并发症的概率并不高。但在肝硬化患者，HCC 切除术则需要仔细选择患者，以及确保熟练的手术操作技巧。上述两项因素的不断改进在促进肝癌整体治疗效果改善方面起着非常重要的作用。现在手术患者的选择已经有了非常明确的定义,而超声刀、Pringle 法等手术技术的开发及术后即时管理等方面也已经得到优化。另外,Couinaud 等提出的解剖性切除术的应用使外科医生能根据合理的肿瘤学原理而实施手术治疗。由于上述进展,肝硬化 HCC 患者手术成功的现有标准包括:围手术期死亡率小于 3%,需输血治疗的比例小于 10%,5 年生存率至少达到 50%。实际上,在大多数高级别医院,围手术期死亡率已经从 20 世纪 80 年代的 5% 下降到现在 3%～5%。一些研究中心报告的围手术期死亡率已经降至零。

选择理想的手术患者涉及对肝功能储备和肿瘤范围的准确评估。术后生存时间和复发率的主要预测指标已经从以前根据 Child-Pugh 分级粗略估计发展至更为精确的评价方法,如日本采用的 5 分钟时吲哚菁青绿储留率(ICG 5)或西方国家采用的肝静脉压力梯度(hepatic venou pressure gradient,HVPG)(≥10mmHg 作为门静脉高压相关的直接衡量值)。如果以 HVPG<10mmHg,ICG 5≤20%,或者无门静脉高压体征(食管静脉曲张,或者脾大伴血小板计数<100×10^9/L)为指征,患者的可切除率不到 10%。一些研究组在肝大部切除术前采用门静脉栓塞(PVE)术阻断供应待切部分肝脏的血管分支,以增加残留肝脏的血供。这一方法的有效性尚未经大型对照研究证实。

肿瘤大小、肿瘤数目和血管浸润三项指标目前被公认为是预后的关键指标。日本的一项全国性调查(一个涉及数千名患者的病例系列研究)发现,直径小于 2cm 是患者生存时间的独立预测指标。直径≤2cm 的 HCC 患者的 5 年生存率为 66%,而直径 2～5cm 的患者为 52%,肿瘤直径>5cm 的患者 5 年生存率则为 37%。在同一项研究中,单结节肿瘤切除术后的 5 年生存率为 57%,而 3 个或更多结节切除术后的 5 年生存率仅为 26%。血管浸润与组织学分化程度、主要结节的大小程度等直接相关。应当特别指出的是,直径 2cm 的肿瘤结节约 20% 病例有镜下血管浸润,而直径 2～5cm 和直径超过 5cm 的肿瘤结节则分别有 30%～60% 病例和 60%～90% 病例出现镜下血管浸润。因此,以往被广泛接受的直径 2cm 这一截点(小肝癌标准)目前也受到挑战。Kojiro 分析了 106 例直径≤2cm 的手术切除的 HCC,并将其分为不伴局部浸润的不清晰型(indistinct type)(平均大小 2mm)和具有局部浸润的清晰结节型(distincttype)(平均大小 6mm)。后一类型中约 10% 可在肿瘤结节周围找到卫星病灶,并且 25% 患者可发现显微镜下门静脉浸润。超声造影可以同时发现这两种类型肿瘤,但是 CT 扫描时只有后者显示高血供表现,这证实了以下发现:早期肿瘤只有门静脉供血故血管造影无法显示肿瘤血管染色,而晚期 HCC 则可看到肿瘤血管染色。极早期 HCC 相当于 BCLC 分期的 0 期和日本分期的 H$_0$。有研究者提出最早期的肝癌临床表现(极早期 HCC)应该包括 Child-Pugh A 级的原位癌患者。这些患者在肝癌切除术后的 5 年生存率可达 90%,其肿瘤复发率极低(3 年肿瘤复发率为 8%)。在切除术前需要用最先进的 CT 扫描或者 MRI 对肿瘤范围进行评价。然而,即使采用最先进的成像技术进行评价,也有 30% 病例会出现低估肿瘤病理分期的现象。术中超声检查(IOUS)可以发现直径 0.5～1cm 的肿瘤结节,被认为是切除额外结节和指导解剖性切除的标准方法。

(2)肝移植:肝移植是多发性小结节肿瘤患者(结节<3cm)或者严重肝功能异常患者的首选治疗。肝移植理论上可同时治愈肿瘤和原有肝硬化病变。肝移植备选标准在不同地区存在较大区别,这一区别源于不同的文化特征和器官捐赠制度的不同。但结合多年临床经验回顾显示:较宽松的肝移植备选标准导致其治疗效果欠佳,复发率高达 32%～54%,而 5 年生存率<40%。而严格的米兰标准规定:单一 HCC≤5cm 或者结节数目≤3 且直径均<3cm。遵循

这一标准的患者在大型医疗机构接受肝移植后的 5 年生存率可达 70％,复发率低于 50％但并非所有符合米兰标准的患者就能及时获得肝源。统计表明有超过 20％的本来符合标准的患者在经过漫长的肝源等待期后因肿瘤进展而退出。因此,意向性治疗人群的治疗效果应远远低于实际接受治疗人群的效果。大多数研究中心都会在等待肝源期间给予辅助治疗以延缓肿瘤进展。

(3)经皮消融术:80％直径小于 3cm 的肿瘤,经皮消融术可以达到完全缓解,但是对于直径在 3～5cm 的肿瘤,这一比例降至 50％。在使用经皮无水乙醇注射(PEI)或者射频消融(RF)治疗的 HCC 患者病例系列研究中,最好的结果为 5 年生存率达到 40％～70％。最佳效果见于 Child-Pugh A 级的单个小肿瘤患者中,肿瘤直径通常小于 2cm。

生存时间的独立预测指标包括初始完全缓解率、Child-Pugh 评分、结节数目或者大小,以及基线时的甲胎蛋白水平(AFP)。因此,Child-Pugh A 级、不能手术切除的小肿瘤患者是 PEI 和 RF 的理想候选患者,预期可以获得完全缓解。根据不同患者的具体情况,PEI 和 RF 也可用于治疗较大肿瘤(3～5cm)、多发肿瘤(3 个直径＜3cm 的结节)和晚期肝衰竭(Child-Pugh B 级)患者。尽管疗效不错,但这些治疗即便是作为首选治疗也不能取得与手术治疗相当的缓解率和结局。

最近几年有关局部消融共报道了六项 RCT,总共纳入 822 例研究患者。其中四项对 PEI 或者经皮乙醇注射(PAI)与 RF 进行了比较。其中日本一项纳入 232 例患者的研究表明,RF 的生存时间获益大于 PEI(4 年生存率 74％ vs 57％,$P=0.02$)。相反,在欧洲进行的一项 RCT 并未发现任何生存时间差异(2 年生存率:RF 98％ vs PEI 88％,无显著差异)。同一研究组报告的另外两项 RCT 在亚组分析时发现,肿瘤直径大于 2cm 的患者接受 RF 治疗的生存率获益大于 PEI 或 PAI。因此,迄今为止还没有充分的证据确定 RF 的生存获益,还需要进一步研究证实。不过,所有研究均显示,无论是作为主要终点还是次要终点评价,RF 组患者的肿瘤局部复发率均低于 PEI 或者 PAI 治疗组。推测乙醇的弥散作用可能被肿瘤内纤维隔和(或)肿瘤包膜所阻断,从而对该治疗的疗效产生影响,特别是对于直径大于 2cm 的肿瘤。相反,RF 消融所产生的能量通过诱导肿瘤发生凝固性坏死,在附近的非肿瘤组织形成一个"安全环",这可能有助于消灭未发现的小卫星病灶。与其他研究所报告的结果相同,RF 达到相同抗肿瘤效应所需的治疗次数较少。RF 和 PEI 的完全缓解率分别为 96％～100％ vs 86％～89％。RF 的主要不足之处在于其不良事件发生率高于 PEI。目前还有多项正在世界各地开展的研究对切除术和局部消融术进行直接比较。据我们所知,目前仅有一项研究的结果得到报道(该研究共纳入 76 例肿瘤直径小于 3cm、肿瘤数目≤2 个的患者),但是这一研究的方法学上仍存在有待论证的问题。

(4)化疗栓塞和其他局部治疗方法:动脉栓塞术是无法手术切除 HCC 患者最常用的主要治疗方法,本文将在相关章节重点阐述。本节简述其临床地位。早期时动脉栓塞并不是一线治疗选择,因为日本的一项综述分析发现其治疗结局不及手术或者经皮消融术。肝动脉阻断可诱导富血供的 HCC 发生大范围坏死。治疗时可将栓塞性物质(通常是明胶或者微球)与混于碘油中的化疗药物一起经选择性动脉内给药(化疗栓塞)。多柔比星、丝裂霉素和顺铂是常用的抗肿瘤药物。动脉化疗栓塞可以获得 5％～55％的部分缓解率,并可以明显延缓肿瘤进展和血管浸润。通过对 1978—2002 年发表的随机对照试验的系统性综述分析,发现共纳入 56 名患者的 7 项对比栓塞术与保守治疗的研究,其中 5 项是以多柔比星或顺铂为基础的化疗栓塞。一共两项研究提示栓塞治疗有生存获益,其中一项确定了疗效是生存时间的独立预测指标。荟萃分析表明,栓塞术/化疗栓塞术比对照组显示生存获益。总体而言,中期 HCC 患者的自然中位生存时间预计在 6 个月左右,而化疗栓塞术使患者的中位生存时间延长到 20 个月。目前,还没有足够证据确定最佳化疗药物的选择和最佳复治标准。上述两项显示阳性结果的随机对照试验中均为每年进行 3～4 次治疗,分别使用多柔比星和顺铂作为化疗药物。

由于受化疗栓塞本身可能诱导的肝衰竭影响,在临床研究中制定最佳候选患者时,应主要考虑肝功能储备良好且无症状的多结节性肿瘤患者,并且无血管浸润或者肝外扩散。"最佳患者"选择标准的异质性可能导致截然相反的结果,因此在设计和分析 RCT 时应该考虑到这一点。目前已经采取了许多策略旨在进一步改善化疗栓塞术的抗肿瘤活性和临床获益。

在一项Ⅱ期临床试验中,我们发现含有多柔比星的缓释颗粒(drug-eluting beads)可以获得约 70% 的客观缓解率(采用 EASL-WHO 标准)。因为该缓释颗粒使药物可在 1 周内缓慢释放,研究中高浓度多柔比星(150mg)给药所致的系统性毒性作用并不严重。这些结果为进一步开展Ⅲ期临床试验评价生存时间奠定了基础。

其他局部治疗方法均未通过系统研究证实生存获益。某些治疗方法显示约 20% 的客观缓解率,例如 ^{131}I 标记碘油或者 ^{90}Y 的体内放疗。体内放疗已开始成为中期和晚期 HCC 患者的治疗选择。有一项开创性的随机对照试验比较了化疗栓塞术和 ^{131}I 体内放疗的差异,但至今尚未出现后续研究。最近,一项共纳入 209 名晚期 HCC 患者的单中心队列研究显示 ^{90}Y 治疗取得较高有效率,中位生存时间达到 12 个月。这一疗法需要进一步通过Ⅲ期临床试验来验证疗效,或与标准治疗(索拉菲尼)进行直接比较。

(5)HCC 的靶向药物治疗研究进展:对 HCC 分子发病机制的不断认识和分子靶向药物在肿瘤领域的逐渐应用,为 HCC 这一复杂恶性肿瘤的治疗开辟了令人鼓舞的新趋势。表15-2总结了目前通过相关Ⅱ期和Ⅲ期临床试验进行测试的 HCC 分子靶向药物。绝大多数治疗以阻断细胞增殖和生存相关信号转导通路为目的。其他药物则依赖于阻断生长因子或者与疾病播散相关的信号通路(即血管生成、端粒酶活化)等。

表 15-2 HCC 靶向治疗药物的临床相关研究

治疗药物	分子类型(靶点)	临床试验分期	信息发布者
索拉菲尼	小分子(TKI) RAF、VEGFR、PDGFR	Ⅲ期:阳性	Llovet,ASCO
埃罗替尼	小分子(TKI) EGFR	Ⅱ期:已停止	Philip,JCO
西妥昔单抗	单克隆抗体(Mab)	Ⅱ期:正在进行中	
舒尼替尼	小分子(TKI)	Ⅱ期:已停止	Favre. ASCO
拉帕替尼	小分子(TKI) EGFR、Her2/nu	Ⅱ期:正在进行中	
埃罗替尼+贝伐单抗	小分子+MabEGFR(TKI),VEGF(Mab)	Ⅱ期:已停止	Thomas. ASCO
贝伐单抗	单克隆抗体(Mab) VEGF(Mab)		

目前正在研究的大多数药物都是通过阻断细胞膜酪氨酸激酶受体(TKRs)而发挥作用。这些受体的配体包括 EGF、PDGF、VEGF 和 HGF 等。这些配体可以激活 RAS/MAPK 信号转导通路并且诱导 AP 基因家族的转录,例如 c-fos 和 c-jun 等诱导细胞增殖的关键因子。与

其他恶性肿瘤相似,受体(尤其是 EGFR)本身的体细胞突变(somatic mutations)也同样可致该信号通路的持续激活。另外,抑癌基因的失活,如 RASSFR 和 NORE,在晚期 HCC 中也非常普遍。此外,这些生长因子还可诱导 PI3K/Akt/mTOR 信号通路或者 HGF/c-met 通路的活化。

目前在各期临床研究中,获得最多信息的靶向抗肝癌药物来自血管内皮生长因子(VEGF)的抑制剂。事实上 HCC 是一种极度高血供的恶性肿瘤,即使在肿瘤直径不足 2cm 的疾病早期就可能观察到这一特点。正是基于这一特点,现代影像学技术如磁共振成像才能对这一疾病具有很高的敏感性,可精确诊断 30% 的小 HCC 病灶(2cm)。近年对肿瘤血管新生的研究表明,血管新生在实体肿瘤的恶变、生长、转移等方面至关重要。血管内皮生长因子(VEGF)是一种选择性促内皮细胞有丝分裂原,它能增加血管通透能力,促进内皮细胞增殖,对肿瘤的浸润和转移有重要影响。大量研究表明,肿瘤血管新生可作为判断肿瘤患者预后的一个独立指标,VEGF 在 HCC 的发生发展过程中发挥重要作用,血清高水平 VEGF 是肝癌患者的不良预后因素。通过抑制 VEGF 途径抑制肝癌血管的生成可能阻断或延缓肝癌细胞的生长及转移,为肝癌治疗提供一种新途径。上述信息是抗血管生成疗法在 HCC 中应用的理论基础,包括单克隆抗体(贝伐单抗)或者小分子靶向药物(舒尼替尼、索拉非尼)等。贝伐单抗(avastin)是一种被批准用于结直肠癌和乳腺癌后肝转移的人源化单克隆抗体。一项 HCC Ⅱ期临床试验表明贝伐单抗具有中度的抗肿瘤活性(客观有效率 10%),约 60% 的患者疾病稳定维持超过 4 个月。然而,治疗组共 33 名患者有 5 名出现显著不良事件:其中,有 2 例患者死于治疗相关的消化道出血事件。目前正在接受 Ⅱ期临床试验评价的还有其他 VEGFR 抑制剂:舒尼替尼(Sutent)和 BMS-582664。舒尼替尼是最近被 FDA 批准用于治疗肾癌的多激酶抑制剂。研究者已经报告了两项针对 HCC 患者的 Ⅱ期临床实验。在欧洲/亚洲开展的以 50mg/d 为研究剂量的报道中,中位生存时间为 0.5 个月,但伴有严重肝脏相关毒性和死亡(10% 病例);而以 37.5mg 为每日剂量的美国研究中观察到的毒性相对较小。

索拉非尼(多吉美)是一种口服多激酶抑制剂,对多种酪氨酸激酶(VEGFR2、PDGFR、c-Kit受体)和丝氨酸/苏氨酸激酶(b-Raf、p38)发挥抑制活性。所以,这一药物可同时作用于肝癌发生机制中的两条主要通路:其一,通过抑制 VEFGR2 和 PDGFR 阻断肿瘤血管生成;其二,通过阻断 Ras/MAPK 信号通路(bRAF)的活化抑制肿瘤细胞增殖。索拉非尼可以延长肾癌患者的无进展生存时间,并且已获批准用于肾癌的治疗。临床前试验显示索拉非尼在 HCC 异种移植动物模型中有显著抗肿瘤活性。此后,一项纳入 137 例晚期 HCC 患者的 Ⅱ期临床试验表明,索拉非尼可使 35% 的患者获得持续至少 4 个月的疾病稳定期,中位总体生存时间达 9.7 个月。值得注意的是,RAS/MAPK 通路活化的患者(根据 p-Erk 免疫染色结果判断)至疾病进展时间为 78 天,而没有该通路活化的患者仅为 46 天。

随机双盲安慰剂对照的 Ⅲ期临床试验中,索拉非尼治疗晚期 HCC 患者的生存时间延长了 3 个月,这一结果不仅有统计学意义,也更具临床价值。这一多中心研究评价了索拉非尼(400mg,一天两次,299 例)与安慰剂(303 例)比较治疗晚期肝细胞癌患者的疗效差异,所有患者既往未接受过系统性药物治疗。研究主要终点为生存时间。研究在第二次预定的中期分析后由于治疗组的显著生存获益而提前中止,此时共出现 321 例死亡事件。索拉非尼治疗组的中位总体生存时间为 10.7 个月,安慰剂组为 7.9 个月(死亡风险比,0.69;95% 可信区间

$0.55 \sim 0.87$；$P < 0.001$）。索拉非尼治疗组的中位至疾病进展时间为 5.5 个月，而安慰剂组为 2.8 个月（死亡风险比为 0.58；95％可信区间 $0.45 \sim 0.74$；$P < 0.001$）。索拉非尼组有 7 例患者（2.3％）达到部分缓解，而安慰剂组为 2 例（0.7％）。索拉非尼组中发生腹泻、体重减轻、手足皮肤反应和低磷血症者更为常见。这项 RCT 结果成为肝癌这一复杂疾病治疗中的重大突破：索拉非尼是首个可以延长 HCC 患者生存时间的系统性治疗药物，因而成为晚期 HCC 患者治疗的新标准。

最近，这一药物已经通过 FDA、SFDA 和 EMEA 的批准用于治疗 HCC。这些结果为 HCC 临床试验开辟了新的研究方向。未来的研究无疑将继续探索索拉非尼在根治性治疗（包括切除术或者局部消融术等）后的辅助治疗作用，或联合化疗栓塞治疗中期 HCC 患者，以及联合其他分子靶向药物治疗晚期患者的意义。在后两种情况下，索拉非尼还应当成为这些试验中的对照组用药。

研究表明：TACE 后转移和复发可能与血管新生有关。与血管新生有关的因子包括 b-FGF、uPA 和 VEGF 等促血管生成因子。VEGF 不仅与肿瘤血管的发生及增殖有关，而且直接参与肿瘤的浸润及转移。肿瘤供血动脉被栓塞后导致组织缺氧，反馈刺激缺氧诱导因子（HIF）及 VEGF 等表达上调，促进肿瘤血管生成。VEGF 等因子诱导的新生血管基底膜极不完整，肿瘤细胞极易透过基底膜进入血循环而发生转移。在肝癌动物模型 VX2 兔中开展的一项研究表明，经导管动脉栓塞（TAE）后 2 小时血中 HIF-1α 表达即明显增高；并有研究表明，HIF-1α 表达增高继发血中 VEGF 水平升高，表明组织缺氧可能引起血管新生及肿瘤进展。国内外多项研究显示，VEGF 在 TACE 治疗后表达增加，且基线高水平的 VEGF 是 TACE 治疗效果不良的预后指标。临床前研究证实，TACE 联合抗血管生成治疗可增强针对 HCC 的抗瘤效应。最近一项临床前研究表明，在肝细胞癌荷瘤小鼠体内通过腺病毒载体高表达血管生成抑制因子能够抑制动脉栓塞后的肿瘤血管新生，并且与单纯 TAE 相比可显著延长荷瘤小鼠的生存时间，为化疗栓塞联合抗血管生成抑制剂治疗 HCC 提供了理论依据。TACE 后肝肿瘤缺血、坏死，刺激残存肝肿瘤细胞 VEGF 表达，后者促进了 TACE 术后肿瘤血供的重建。复旦大学应用 VX2 兔肝肿瘤模型进行了抗肿瘤血管生成治疗研究，从肝动脉内灌注血管生成抑制剂 TNP-470，探讨其对兔 VX2 肝肿瘤生长和转移的抑制作用。结果显示，TNP-470 治疗组肿瘤体积明显小于对照组，而且肝肿瘤肺转移率亦低于对照组（44％比 100％）。目前，日本正在开展一项 TACE 后联合索拉非尼或安慰剂的 II 期临床研究。TACE 治疗后肿瘤缩小或坏死≥25％的 HCC 患者随机接受索拉非尼或安慰剂治疗，共入组 504 例患者，主要观察终点为 TTP。一项 TACE 联合索拉非尼的全球多中心、随机双盲对照的 II 期临床研究（SPACE）也已进入结题阶段，该研究将多柔比星缓释微球用于 TACE 治疗，治疗后将患者随机分入索拉非尼或安慰剂组，预计入组 300 例 HCC 患者，中国有多个中心参加并将入组 60 例患者。另一项即将在亚太地区开展的多中心 TACE 联合索拉非尼 II 期非对照临床研究将入组 300 例 HCC 患者，中国将入组 120 例 HCC 患者。

另外 Wnt 信号通路的经典途径（Wnt/β-catenin）也是研究的一个方向，研究表明至少 30％的 HCC 患者 Wnt 信号通路存在激活现象。提示 Wnt 信号通路成为可能的有效阻断靶位；但目前尚没有药物可以在不产生明显毒副作用的基础上有效阻断这一通路。该通路上有多个分子作用靶位，包括 Wnt 配体、Frizzled 受体和 TLF/β-catenin 复合体。ICG-OO 是一种

可干扰 β-catenin 和 TLF 间相互作用的小分子,临床前研究证实其具有一定的相关活性。抑制蛋白酶体活化的药物在Ⅱ期临床试验中均获得阴性结果,如批准用于治疗多发性骨髓瘤的硼替佐米。此外,在癌细胞永生化(immortality)中起关键作用的端粒酶可能也是 HCC 的潜在治疗靶点;进行中的一些Ⅱ期临床试验正在研究针对端粒酶反转录酶(TERT)的免疫接种治疗。

Ras/MAPK 信号转导通路的有效阻断可通过应用针对 EGFR(西妥昔单抗)或者 ErbB2/Her2(曲妥珠单抗)的单克隆抗体而实现。西妥昔单抗已通过 FDA 批准用于治疗结直肠癌,而曲妥珠单抗可用于治疗有 Her2 过度表达的转移性乳腺癌。另一方面,该信号通路也可以通过针对 EGFR 催化域(catalytic domain)的小分子药物如埃罗替尼或者吉非替尼等获得成功抑制。拉帕替尼可同时阻断 EGFR 和 Her2。埃罗替尼已知可有效作用于晚期非小细胞肺癌。临床前试验和临床研究均表明埃罗替尼在 HCC 中具有抗肿瘤活性。在 HCC 细胞株的体外研究中,埃罗替尼单独或者与化疗药物联用均可明显抑制细胞增殖并促进细胞凋亡。此外,埃罗替尼和化疗药物联用还可产生附加效应。此后,同一研究组还发现西妥昔单抗对于 HCC 细胞株具有抗增殖作用和一定程度的促细胞凋亡作用。其他研究者在大鼠肝硬化实验模型中证实另一种酪氨酸酶抑制剂吉非替尼可减少 HCC 结节数目。一项短期Ⅱ期临床试验研究了埃罗替尼治疗 38 名中晚期 HCC 患者的疗效,尽管研究显示中位生存时间为 3 个月,但该结果是否反映了真实的药物相关效应及是否为患者选择的偏差尚有待确认。在一项近期的研究中,埃罗替尼和贝伐单抗联用(贝伐单抗是 VEGF 的单克隆抗体)的结果令人鼓舞,但是结果尚不明确。尽管 Her2/neu 的过度表达和 EGFR 突变在 HCC 中并不常见,但在 HCC 实验模型中同时抑制这两个受体(EGFR 和 Her2)的初步数据令人鼓舞,目前有一项Ⅱ期临床试验(拉帕替尼)正对这一联合靶向治疗进行评价。磷酸化 S6 免疫组化研究显示,几乎一半的 HCC 患者存在 Akt/mTOR 信号转导通路激活。这一激活现象可能是由于配体过度表达(例如 EGF、IGF、IGF2)导致的信号增加,也可能是癌基因(P3KCA)或者抑癌基因(PTEN)的突变所致。Akt 激活后通过不同分子促进细胞存活,其中 mTOR 至关重要。雷帕霉素作为一个广为人知的 mTOR 抑制剂,已经在体外试验中证实对 HCC 具有抗肿瘤活性。由于雷帕霉素已被批准用作肝移植后的免疫抑制剂,将其作为 HCC 肝移植后的一线抗排异药物可能更具防治意义。不过这一假说尚未经广泛证实,有待通过设计严密的临床试验加以探索。有关雷帕霉素类似物(如 Everolimus、Temsirolimus)的临床前研究和早期临床研究目前正在进行中。

第二节　经动脉化疗栓塞术在原发性肝癌中的应用

一、TACE 在肝癌临床治疗中的地位及原理

未经治疗的肝癌患者平均生存时间只有 1~4 个月,外科切除后生存率提高至 10%~19%,但切除率较低(仅 0%~33%),手术死亡率较高(10%~35%)。对于无外科手术机会的肝癌患者,TACE 治疗是一项突破性的进展。事实上,TACE 是在肝动脉阻断术(HAO)的基础上发展起来的,HAO 包括肝动脉结扎术、完全去肝动脉化和肝动脉栓塞术。由于在 TACE 治疗过程中联合使用末梢及中央型栓塞剂,能够有效地阻断肿瘤主干及侧支血供,使其去血管

化的作用远优于前两者,目前已基本取而代之。自 Goldstein 于 1976 年首次使用 TACE 治疗肝癌以后,TACE 即在临床上被广泛地推广。随着介入放射学理论和技术的发展,栓塞材料及治疗方法的不断改进,TACE 治疗后肝癌患者的生存率明显上升,已成为不能手术切除患者的首选治疗方案。Chung 等早期报道 TACE 治疗后平均生存期为 11.5 个月;Nakamura 比较了碘油乳剂与碘油乳剂加用明胶海绵两组治疗患者的 1、2、3 年累计生存率,分别是 45.2%、16.3%、3.8% 和 53.8%、33.3%、17.6%;Ohishi 报道 523 例 TAE 治疗后 1、2、3 年的生存率是 60.4%、42.9%、28%;目前国内最大宗的一组报道 1、2、3 年的生存率为 46.0%、11.8%、4.2%。与吴孟超报道的手术切除治疗的结果相比较(1、2、3 年生存率分别是 63.1%、46.3%、28.4%),近期疗效基本相似,而远期疗效不甚理想。其中最重要、不容忽视的因素是病例的筛选与分组,即行 TACE 治疗的患者没有手术适应证。由于没有多中心、大样本的前瞻、随机性分组研究结果,所以对治疗方法的优劣进行评价尚缺乏足够的证据。

正常肝脏的血供 25% 来自于肝动脉,75% 来自于门静脉。早在 1952 年,Markowitz 在动物实验的基础上提出肝动脉阻断治疗肝癌的新概念;1954 年,Breedis 等发现肝癌的血供主要来源于肝动脉,只要阻断肝动脉的血流,就可使肿瘤缺血坏死而产生治疗效果;Gelin 等(1968)证实肝动脉结扎后,肿瘤血供减少 90%,而肝脏供血只减少 30%~40%,证明对肿瘤的治疗作用远大于对肝脏的损害。栓塞治疗的机制:①阻断肝癌的动脉血供,可使肿瘤发生缺血坏死,诱导肿瘤细胞凋亡;②减少肿瘤血供,使其缩小,以利于手术切除;③减少肿瘤产生的异常激素;④刺激机体免疫反应。这些研究局限于大体形态和镜下观察,而对栓塞后肿瘤细胞的生化代谢及机体对栓塞治疗的整体反应研究甚少,对栓塞后的免疫状态与栓塞的因果关系及有无产生特异性抗原等问题有待探讨。

近代分子生物学的发展,衍生出许多关于 TAE 治疗机制的新课题、新思路。例如,不同栓塞材料对治疗后 VEGF 的影响;TAE 后肿瘤的转移和复发的基础研究;TAE 后肿瘤耐药性基因的表达等,特别是与外科手术后的比较性研究有待深入。

提高肝癌治疗的总体疗效必须依赖于综合治疗已成为业界的共识,而介入治疗在肿瘤多学科治疗中的地位,也集中地体现在原发性肝癌的综合治疗中。综合介入治疗肝癌是指多种介入治疗方法相联合,以及介入治疗与肿瘤生物治疗、物理治疗、外科手术治疗、分子靶向治疗等手段相结合的治疗措施,其目的在于发挥各种治疗方法的优势而避免其缺点,协同作用,获得单一治疗方法所无法得到的疗效。综合介入治疗肝癌的一般原则是:①增效而不增加不良反应;②最大限度地消灭肿瘤,减少肿瘤负荷;③最大限度地保存机体;④根据患者的个体差异采用不同的综合治疗方案。

二、TACE 治疗的解剖学基础

正常肝脏接受门静脉及肝动脉的双重血供,其中门静脉血供占 70% 以上。肝癌的血供主要来源于肝动脉,因此了解肝动脉的血供特点及侧支循环通道是开展肝癌 TAE 治疗的前提与基础。

(一)肝动脉的解剖与变异

教科书所描述的左、中、右三支肝动脉发自腹腔-肝总动脉干的经典分布在实践中只略多于 50％。1966 年,Michels 等通过解剖 200 例尸体,对肝动脉的解剖变异进行详细的描述并分为 10 个类型:①典型分布为 55％,即由腹腔-肝总动脉干分出左、中、右 3 支肝动脉;②肝左动脉异位发自胃左动脉,肝中、右动脉发自腹腔-肝总动脉干(3％);③肝左、中动脉发自腹腔-肝总动脉干,肝右动脉异位发自肠系膜上动脉(10％);④肝中动脉发自腹腔-肝总动脉干,肝左、右动脉分别起源于胃左、肠系膜上动脉;⑤腹腔-肝总动脉干发出肝左、中、右 3 支肝动脉,另有一支副肝左动脉由胃左动脉发出(12％);或⑥另有一支副肝右动脉由肠系膜上动脉发出(5％);⑦腹腔-肝总动脉干发出肝左、中、右 3 支肝动脉,另有 2 支副肝动脉,左右分别起自胃左动脉和肠系膜上动脉;⑧异位肝右动脉与副肝左动脉并存或异位肝左动脉与副肝右动脉并存;⑨腹腔动脉干缺如,肝动脉主干起自肠系膜上动脉;⑩肝动脉主干起自胃左动脉。除肝动脉典型分布外,这些变异可分为胃左动脉供血型、肠系膜上动脉供血型及两者同时供血型(图 15-1)。

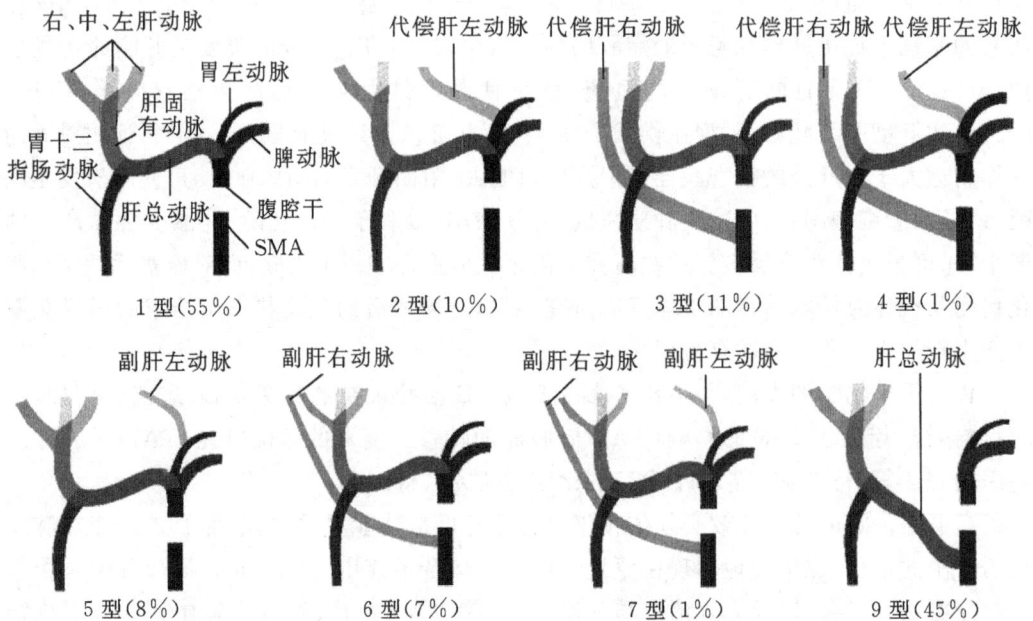

图 15-1　肝动脉的解剖及其常见变异 Michels 分型中的 8 型

(二)肝动脉的终支与吻合

Mitra 等通过灌注法对肝动脉的终支分布进行了研究,证实肝动脉的终支分布有 4 条途径:①在胆管壁形成毛细血管丛,再由短小静脉引流至门静脉,少部分血流直接进入肝窦;②小动脉与门静脉分支伴行在肝小叶边缘部开口于肝窦,大部分血流通过动-门静脉吻合支进入伴行的门静脉;③小动脉与门静脉吻合,小动脉末端直接注入门静脉或通过吻合支注入门静脉;④形成血管壁的滋养血管。其中,胆管周围血管丛的作用最重要,它既构成"胆管周围门静脉系统",又有效地缓冲了肝动脉内压。

(三)肝动脉的侧支循环与吻合

Michels 根据尸体解剖资料,认为可能存在的肝动脉侧支通道有 26 条。其中 10 条为上述的肝动脉分支变异通道；6 条为经小网膜、大网膜及胰腺血管与肝动脉主干形成的侧支通道；另外 10 条为腹腔，肝总动脉以外的血管侧支，包括：肠系膜上动脉通过胰十二指肠动脉和胰横动脉；膈下动脉、胸廓内动脉与膈上动脉及肋间动脉与后腹壁动脉通过肝脏周围韧带及膈肌血管形成侧支；通过门静脉、肝静脉、下腔静脉的滋养血管及胆管壁的周围血管丛形成侧支循环。Michels 同时发现不仅肝左、右动脉主干在肝门及肝内存在较多侧支吻合，而且在肝的被膜下，特别是脐切迹、静脉切迹与肝门处存在许多横行小动脉，这些分属于肝左、右的小动脉间存在吻合支。膈下动脉等侧支通道也是通过这些小动脉进入肝脏。Charnsangvej 通过分析因各种原因导致肝动脉闭塞的肝癌患者再次的血管造影资料，不仅证实了 Michels 提出的 26 条侧支循环通道，而且将肝动脉的侧支循环分为肝内、外两种。肝内侧支分为 4 组：①肝包膜支；②鞘膜支，即门静脉、胆管的周围滋养血管；③叶间、段间侧支，以及叶、段内侧支；④少数分支，如终末小动脉入窦与终末门静脉支交通。肝外侧支分为 9 组：①胰十二指肠弓，包括胰十二指肠下动脉、胰背动脉、Buhler 弓；②门静脉周围途径，包括胆总管侧支、十二指肠后或十二指肠上动脉、胆囊动脉、胰背动脉右支和肝门区的无名支；③胃左途径，包括胃左、右动脉的吻合支和通过小网膜从肝左至肝右动脉的分支；④膈下动脉途径；⑤右结肠旁沟途径，包括来自右或中结肠动脉分支及直接与肝区粘连的侧支血管；⑥网膜动脉分支；⑦内乳动脉和上腹动脉；⑧肋间动脉和腰动脉；⑨右肾包膜支。当肝动脉栓塞或闭塞时，肝脏可通过以上侧支循环通道获得动脉血供。

（四）肝动脉侧支或吻合支的开放及"寄生性血供"的形成

众多学者通过活体血管造影证实：肝动脉间的吻合支在正常状态下并不开放，当一侧肝动脉结扎或栓塞后，另一侧肝动脉会通过吻合支充盈。Koehler 发现在肝固有动脉结扎后 4 小时血管造影便显示由胃十二指肠动脉发出的侧支随肝门结构进入肝脏，随时间的推移，这些侧支逐渐增多、增粗。Plenvganit 发现结扎肝动脉远端血管后，通过侧支血管由外周向中央"逆向充盈"。通常中央性栓塞形成肝外侧支，而外周性栓塞形成肝内侧支。动脉侧支吻合形成、开放的机制是：栓塞形成的血流中断或减少使栓塞远端动脉压力降低与近端动脉压力差增加，迫使潜在的小血管开放，以减少两者间的压力差；栓塞造成组织缺血缺氧，血管活性产物增加，促使侧支血管开放。田建明等认为，部分侧支血管的开放与肝动脉的闭塞无直接的联系，而与肿瘤的所在部位和范围有关，肿瘤通过直接侵犯、粘连周围的组织器官或与其有吻合支获得血供，即形成"寄生性血供"。近期的分子生物学研究结果显示：缺血缺氧刺激肝癌细胞分泌 VEGF 等调控因子促进血管形成，这也是"寄生性血供"形成的一个重要因素。

三、TACE 治疗中栓塞剂的选择及作用

TACE 治疗中使用的栓塞剂品种繁多，选用何种栓塞材料，很大程度上取决于术者的经验。但目前在临床上使用的各种栓塞材料各有优缺点。理想的 TACE 栓塞剂应具备以下特点：无毒、无抗原性，具有良好的生物相溶性；迅速闭塞血管，能按需求闭塞不同口径、不同流量的血管；易经导管传送，不粘管，易取得，易消毒；无致畸和致癌性；不易被吸收；对全身及局部无严重反应；不透 X 线，便于随访观察；能够同时作为末梢和中央栓塞剂；能充当核素或化疗药的载体。栓塞材料的研制与改进一直是介入放射诊疗学研究领域中较活跃的内容。

(一)栓塞材料的分类及其特点

1.固体栓塞材料

固体栓塞剂(如弹簧圈、明胶海绵等)进入靶血管后,在其直径相仿的血管内停留下来,形成机械性栓塞,栓子周围和被栓血管的远端常可以并发血栓形成,造成局部血流中断,多用于栓塞小动脉或动-静脉瘘,不能超选择性插管时也可以用于保护性栓塞。

(1)永久性固体栓塞材料:临床上应用较多的永久性固体栓塞材料有聚乙烯醇(PVA)颗粒、海藻酸钠微球、微弹簧圈、白及粉、真丝、自体毛发等。目前微弹簧圈的制作材料有铜、钨及铂等,由于铂对 X 线的穿透性不好,且非常柔软,其弹簧性能极好地适应栓塞部位的形状和大小,因此临床多用铂制微弹簧圈。而海藻酸钠微球无毒,组织相溶性好,且栓塞彻底、作用持久,3~6 个月降解,有着广阔的应用前景。

(2)可吸收性固体栓塞材料:临床上已使用的可吸收性固体栓塞材料包括明胶海绵、自体血块、微胶原纤维止血剂(牛皮胶原的一种衍生物)、闭塞胶(玉米胶蛋白、泛影钠、罂粟油和丙二醇混合制成)等。目前临床应用较多的是明胶海绵,它能被组织吸收,堵塞血管后起到网架作用,能快速形成血栓。

2.液体栓塞材料

液体栓塞材料可直接注入肿瘤组织内,完全适用于不同大小和各种形状的肿瘤,使肿瘤组织和栓塞材料之间不留任何空隙,从而达到完全性栓塞。而且液体栓塞剂(如无水乙醇、鱼肝油酸钠、碘化油等)多通过化学破坏作用损伤血管内皮,并使血液有形成分凝固破坏、呈泥状,淤塞毛细血管床,从而使液性栓塞剂较长时间滞留于肝窦内和微小动脉内,并引起小动脉继发血栓形成,多用于栓塞肿瘤的血管床和动脉。液性栓塞剂还可以作为载体,携带化疗药物等物质,在肿瘤内缓慢释放,起到延长治疗时间的作用。

(二)目前治疗原发性肝癌广泛应用的介入栓塞材料

1.碘油

碘油即碘化油,是植物油与碘结合的一种有机碘化合物,含碘量为 37%~39%,不透X线,不溶于水。自 1922 年以来,放射科医生一直使用含碘的油性造影剂做子宫输卵管及淋巴管造影。目前,在 TACE 中普遍使用的是碘化油、超液态碘油等,其共同特点是含有碘的酯类化合物,临床简称为碘油。

在 TACE 治疗过程中,碘油能够同时做造影剂和栓塞剂,并成为多种化疗药物的载体。药代动力学研究表明:多种药物如多柔比星类、铂类、氟尿嘧啶、丝裂霉素、SMANCS 等与碘油制成乳剂后,具有缓释功能,与栓塞剂协同构成强大的化疗栓塞效果。碘油同时具备以下特点:可长期沉积在肿瘤血管内,发挥栓塞效果;碘油填充肿瘤后基本可勾勒出肿瘤的形态与大小;碘油显示子灶优于血管造影;不影响其他的治疗;碘油很少引起严重的不良反应。碘油作为一种油性栓塞剂,经肝动脉注入后,被血流冲刷成小油滴到达 $25\sim500\mu m$ 的肿瘤小血管或血窦内,甚至癌细胞质、胞核内,发挥末梢栓塞的作用。其长期积聚在肿瘤血管内的机制可能是:肿瘤的新生血管结构不完整,扭曲不规则,缺少肌层,无弹性且无神经控制,使油性颗粒不易被冲散;肿瘤的单核-吞噬细胞系统不发达或缺如;肿瘤区血供丰富,"虹吸"效应使更多的碘油流向肿瘤区。通过对[131]I标记碘油进行核医学研究,碘油在体内的运行途径是:肝脏、肝静脉、下腔静脉、肺、主动脉、肾动脉,最终由尿排出。30%～50%的碘油在第 8 天由尿液排出,3%在第 5 天由大便排出,2%在第 4 天从胆汁排出。

对于在 TACE 治疗中碘油的使用剂量及品种等问题,尚待进一步研究。国内外有学者指出:普通碘油主要积聚在病灶内,超液态碘油在病灶内外均有分布;超液态碘油在病灶内停留时间较短;超液化碘油同化疗药物混合后的缓释速度快于普通碘油。这些特点可能会限制超液态碘油的临床应用范围。

碘油化疗药乳剂配制推荐在完全密封的条件下进行,即先使用少量盐水稀释化疗药,在两个连接的注射器内来回推注 20～30 次。这种操作不仅混合效果好,同时可避免化疗药物的污染。

在治疗前准确估计碘油用量,以获得最大的治疗效果和最小的毒性反应,但这是很难的。Nakao 报道,大剂量的碘油并不能得到长期、最好的疗效,反而有损于预后;当碘油用量的毫升数与肿瘤横径的厘米数相等或<1.5 倍时,2 年后可观察到最好的效果;当碘油用量等于或大于横径的 2 倍时,累积生存率反而下降;更大剂量的碘油用量会损害肝实质,引起肝硬化。碘油的最大限量在基础研究中还没有最后测出,Kan 通过动物实验,提出不合并动-静脉瘘的情况时,0.3ml/kg 的碘油用量是合理的。临床研究也证实,当碘油用量<20ml 时,很少发现明显的油性肺栓塞。

2. 明胶海绵

明胶海绵栓塞的作用机制是通过在血管内的阻塞血流作用,促进形成血栓。明胶海绵容易被机体吸收,血管再通,不能获得持久满意的栓塞效果。经高压蒸汽消毒后的明胶海绵制成的微粒栓塞效果明显增强,血管再通时间可延长至 2 周左右,具有中期栓塞效果。但在临床实践中发现,大量使用此种明胶海绵能获得永久性栓塞。成品的明胶海绵粉也有这种效果。因此,栓塞剂的作用效果与使用的剂量密切相关。

在 TACE 治疗中,除治疗动-门静脉瘘,不主张单纯使用明胶海绵栓塞,它的作用在于与碘油协同构成末梢和中央栓塞效果,减缓肝脏对碘油的廓清及血流的冲刷,强化碘油-化疗药乳剂的栓塞治疗效果,同时能够弥补两者的缺点。Raol 等报道在 TACE 后使用明胶海绵较单纯碘油-表柔比星乳剂栓塞血浆药物浓度明显降低,表柔比星的半衰期延长,药物的吸收可达到 60%以上。涂蓉等通过观察 TACE 术后肝癌切除的病理标本,发现加用明胶海绵后,其肿瘤主灶及子灶的坏死率、肿瘤假包膜厚度作用均较单纯使用碘油-化疗药乳剂组明显。Kan 等通过活体显微镜观察各种栓塞材料对小鼠肝癌模型的治疗效果,发现单用碘油栓塞时,碘油很快被血流冲刷,瘤灶坏死不完全;单用明胶海绵,瘤灶无坏死;使用明胶海绵加碘油栓塞,肿瘤的坏死率与碘油用量呈正相关。

3. 聚乙烯醇(PVA)颗粒

由聚乙烯醇泡沫与甲醛经交联、干燥、粉碎、过筛而制成,为非水溶性,遇水性液体可膨胀,体积将增加 20%,生物相容性好,在体内不易降解吸收,为永久性栓塞物。PVA 颗粒为 150～1000μm,使用时将其混入造影剂以悬浮液的形式经导管注入病变部位,机械性阻塞并诱发血栓形成,从而将血管闭塞。PVA 的弥散性或穿透性和其颗粒大小及悬浮液的浓度有关。小颗粒和低浓度的 PVA 多用于闭塞小的血管,大颗粒和高浓度的 PVA 多用于闭塞较大的血管。PVA 颗粒的优点是:注射时相对不受时间的限制,在微导管不能完全到位的情况下仍能进行栓塞治疗,注射过程相对简单,易于控制。缺点是:由于闭塞血管彻底、永久,因此再次栓塞治疗时肿瘤血管主干闭塞,导管难以超选择至后期形成的肿瘤侧支血管。另外,PVA颗粒是一种化合物制剂,具有化学药物性能,栓塞后可引起化学反应,且输送注射PVA需要较大直径的导引微导管,对如脑AVM这样的病症,微导管不能理想地进入畸形团,而且由于畸形血管的直径粗细不一,需选用不同大小的颗粒进行栓塞,其效果势必受影响。彭怀玉等应用国产PVA颗粒对10例肝癌患者进行栓塞治疗并行疗效分析,结果10例患者肝区疼痛改善90%,瘤体缩小80%,AFP下降90%,有效且肝功能损害较轻,表明PVA颗粒栓塞肝动脉治疗肝癌疗效优于其他类型的栓塞材料。

4. 药物微球

TACE治疗的理论认为,当栓塞至200μm左右的小动脉后,侧支循环难以建立。许多学者对微球进行了细致的研究。常用的微球包括生物可降解类和非生物可降解类。前者包括白蛋白微球、明胶海绵微球和淀粉微球、白及微球等,可携带药物;后者有聚乙烯微球、乙基纤维素微球等,主要起永久性栓塞效果。

携药微球具有化疗栓塞的双重效果,解决了肝动脉栓塞术和肝动脉内化疗所存在的一些问题,例如肝动脉栓塞只能引起肿瘤的不完全坏死,侧支血管容易建立;肝动脉化疗难以保持化疗药的持续高浓度等。携药微球作为周围型栓塞剂既能阻断肿瘤的血循环产生栓塞效应,又能携带化疗药物,起缓释效果,维持肿瘤区较高的化疗药浓度。携药微球在降解过程中,体积不断缩小,可进一步栓塞更小的血管,完全降解后血管再通,能重复治疗。广田使用此方法使肝癌患者的1年生存率达到63%。近年来,国内外有报道使用核素微球,但由于制备复杂、半衰期短、有放射污染等问题在推广应用方面存在一些困难。

5. SMANCE

蛋白性治癌剂新治癌菌素(NCS;MW12kPa)结合了苯乙烯马来酸异分子聚合物产生出来的高分子化的治癌剂SMANCS经日本厚生省认可,已普遍应用于临床达2~3年。高分子化的主要优点是:药物向肿瘤部或炎症部的集聚性提高(向正常部位的集聚下降),其值相差数倍;药物在其局部的长期持续性滞留;血中半衰期的延长;对骨髓、心、肾等正常脏器的毒性降低等。研究表明,将SMANCS溶于油性造影剂碘化油中,经动脉灌注肿瘤营养动脉中,可使以上优点进一步增加10~100倍。不仅如此,其优点还包括混合碘化油后造影功能,对诊断有价值;追加药物时能对给药量定量进行设定,即以往设定治癌剂的给药量是基于药物的毒性值,遵照以最大的耐受量为基础的概念,而与此相反,SIVIANCS/碘化油动脉灌注时,遵循按肿瘤大小给药这一新概念。

SMANCS的作用机制:切断DNA和阻断DNA的合成;免疫功能的活化,指对巨噬细胞、NK细胞、T细胞的活化。主要副作用包括碘过敏、发热、一过性肝功能障碍,白细胞减少占10%~20%。

6. 鸦胆子油

鸦胆子油具有栓塞、抗肿瘤和载体三重作用,它的制成品同时具有表面活性。鸦胆子油抗癌的活性成分是油酸和亚油酸。抗癌机制:抑制癌细胞的DNA合成;增加NK细胞对肿瘤细胞的敏感性;破坏肿瘤细胞生物膜结构;增强机体细胞的免疫活性;通过激活凝血系统形成血栓起栓塞作用。鸦胆子油既可直接用于动脉内灌注,也可以作为载体混合化疗药发挥缓释效果。

7.放射性微球

肝癌的体外放疗治疗效果极差,自从发现碘油能够选择性集聚在肿瘤区后,国外有学者尝试使用放射性核素[131]I标记的碘油治疗肝癌,发挥放疗、栓塞的效果。YOO报道以巨块型和直径小于8cm者疗效较好。Kajiya报道疗效与使用剂量有关,剂量>50Gy时,肿瘤缩小>50%的占75%,1年生存率为67%;剂量<50Gy时,肿瘤50%缩小率者仅有22%,1年生存率为11%。颜志平使用[90]Y玻璃微球做内放射治疗,证明是安全、有效的。Hilgard等报道了[90]Y微球放疗栓塞在108例欧洲晚期HCC和肝硬化患者的研究结果,按照EASL标准,完全缓解率为3%,部分缓解率为37%,疾病稳定率为53%,首次疾病进展率为6%,疾病进展时间(TTP)为10.0个月,中位总生存期为16.4个月,未观察到肺或内脏毒性。

四、TACE治疗的病例选择

(一)适用人群

不能手术切除的中晚期原发性肝癌患者;能手术切除,但由于其他原因(例如高龄、严重肝硬化等)不能或不愿进行手术的患者。对于上述患者,放射介入治疗可以作为非手术治疗中的首选方法。

(二)肝动脉化疗灌注

适应证:失去手术机会的原发性或继发性肝癌;肝功能较差或难以超选择性插管者;肝癌手术后复发或术后预防性肝动脉灌注化疗。

禁忌证:肝功能严重障碍者;大量腹水者;全身情况衰竭者;白细胞和血小板显著减少者。

随着新化疗方案的临床研究结果报道(如以5-FU、奥沙利铂、CF为主的FOLFOX方案),肝动脉化疗灌注的作用及地位再次引起学者们的关注。

(三)肝动脉化疗栓塞术

适应证:肝肿瘤切除术前应用,可使肿瘤缩小,利于切除,同时能明确病灶数目,控制转移;无肝肾功能严重障碍、门静脉主干完全阻塞、肿瘤占据率小于70%;外科手术失败或切除术后复发者;控制疼痛、出血及动-静脉瘘;肝癌切除术后的预防性肝动脉化疗栓塞;肝癌肝移植术后复发者。

禁忌证:肝功能严重障碍,属Child-Pugh C级;凝血功能严重减退,且无法纠正;门静脉高压伴逆向血流以及门脉主干完全阻塞,侧支血管形成少者(若肝功能基本正常,可采用超选择性导管技术对肿瘤靶血管进行分次栓塞);严重的门脉高压,胃底和食管贲门静脉重度曲张,有破裂出血的危险;大量腹水和(或)自发性腹膜炎;感染,如肝脓肿;全身已发生广泛转移,估计治疗不能延长生存期;全身情况衰竭者;癌肿占据全肝70%或以上者(若肝功能基本正常可采用少量碘油分次栓塞);胆管癌栓,血转氨酶明显升高,伴明显黄疸;肝静脉癌栓越过第二肝门。因食管胃底静脉曲张破裂出血行套扎处理后的急性期,为相对禁忌证。

下述病理类型肝癌一般也不宜行TAE治疗:①弥漫型少血供型肝癌;②胆管细胞型肝癌;③细胞分化属低分化或未分化型肝细胞肝癌;④硬化型肝癌。

以下是肝动脉化疗栓塞治疗肝癌的病例图片(图15-2~图15-4)。

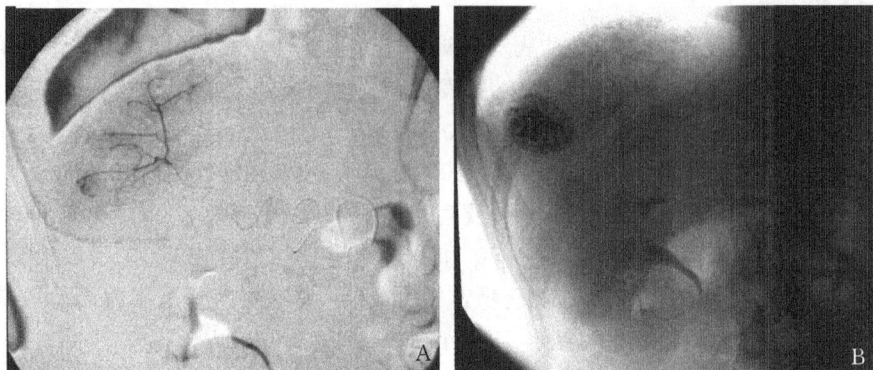

图 15 - 2　肝动脉化疗栓塞术治疗肝移植术后肿瘤复发

A. 肝动脉超选择造影见肝右叶小复发灶;B. 化疗栓塞术后见病灶内碘油集聚

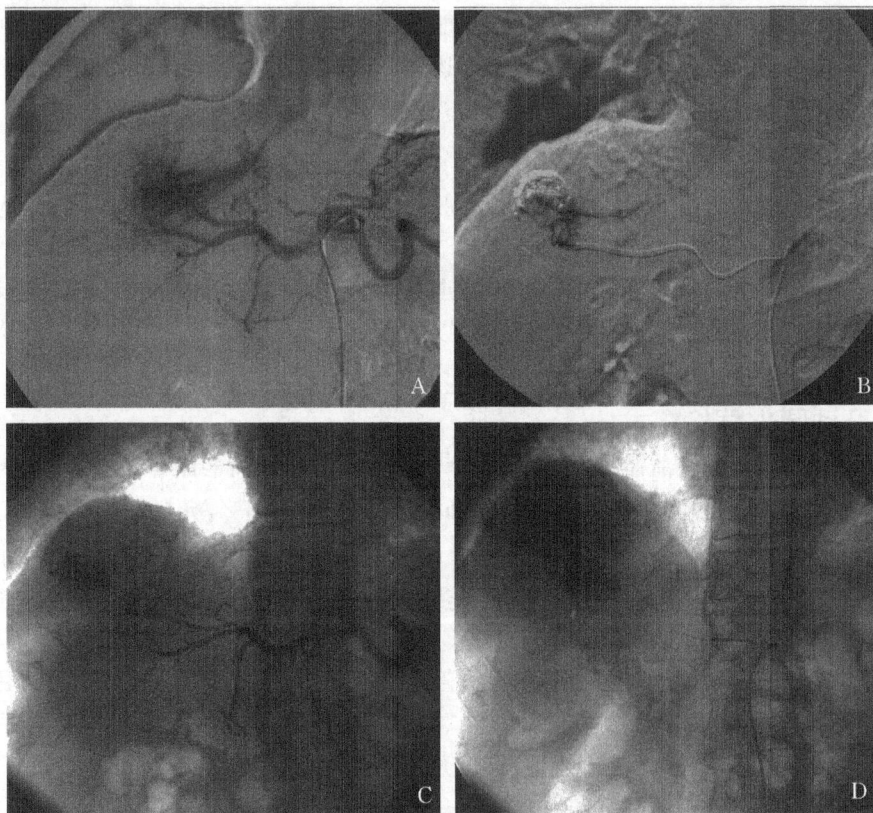

图 15 - 3　合并动脉-门静脉瘘的原发性肝癌的化疗栓塞术

A. 腹腔动脉造影见肝右动脉-门静脉瘘并癌栓;B. 使用微导管超选择插管至动脉-门静脉瘘口处,使用无水乙醇 10ml 栓塞瘘口;C. 复查造影见动脉-门静脉瘘消失;D. 再次使用微导管超选择插管并行化疗栓塞术,术后见碘油在肝右叶集聚,未见碘油进入门静脉分支

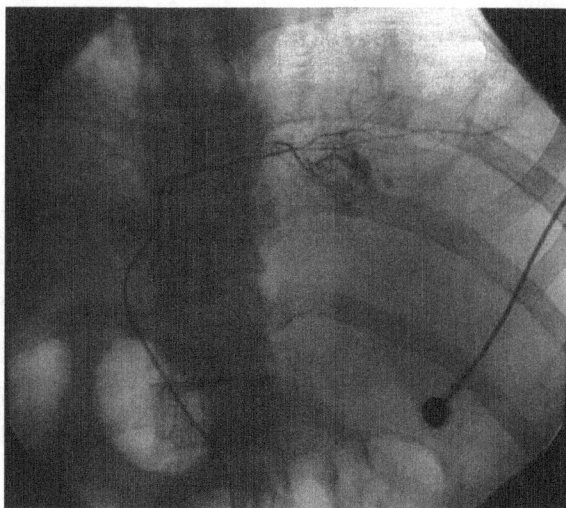

图 15 - 4　肝癌破裂出血的急诊 TACE 治疗
急性上腹疼痛患者,诊断性腹穿抽出不凝固的血液,急诊行肝左动脉
造影见肝左叶肿瘤染色并造影剂外溢,行肝左动脉栓塞止血治疗

(四)肝动脉化疗栓塞术(TACE)为主的"个体化"方案

(1)肝癌缩小后二期切除:在大肝癌介入治疗明显缩小且非肿瘤区肝脏代偿良好时,可采取外科手术。

(2)肝癌术后的预防性介入治疗:由于大部分原发性肝癌在肝硬化的基础上发生,多数病例为多发病灶。部分小病灶可能在术中未被发现。对于怀疑为非根治性切除的患者,建议术后 40 天左右做预防性灌注化疗栓塞。

(3)门静脉癌栓及下腔静脉癌栓的治疗:可采用放置支架和放射治疗。并非所有下腔静脉狭窄均是肿瘤侵犯所致,如果是肿瘤增大压迫引起,且患者无症状,可不放置支架,仅采用TACE,观察肿瘤能否缩小。如果是肿瘤侵犯下腔静脉引起,主张在 TACE 治疗的同时放置下腔静脉支架或先放置支架。

(4)TACE 为主的个体化方案还涉及肝肿瘤破裂出血的治疗、肝癌伴肺转移的治疗、TACE联合消融、放疗、基因和靶向治疗等方面。总之,应该强调积极采用以 TACE 为主的综合治疗措施,方能获得良好的疗效。

五、TACE 操作中的注意事项

在 TACE 操作中,包括消毒铺巾、Seldinger 穿刺、导丝导管选择血管、灌注药物及栓塞、拔鞘压迫等操作步骤时,常规的操作中有以下注意事项。

1.消毒铺巾

TACE 的皮肤消毒范围是由脐水平线至大腿中上 1/3 水平的范围内,包括会阴部、外阴都必须消毒。消毒的顺序为左右股动脉穿刺点、周边皮肤、会阴外阴。铺巾顺序一般为遮羞巾盖会阴外阴、孔巾盖穿刺点、大单。

2.Seldinger 穿刺

Seldinger 穿刺时,由于指腹对搏动的感觉最敏感,一般使用指腹感受动脉搏动。进针时须将穿刺针针尖的斜面朝上,与皮肤成 30°～45°角沿着动脉走行缓慢进针,并根据动脉走行调整进针方向。如果是肥胖的患者,进针时穿刺针与皮肤的夹角可以大一些,瘦的患者,进针时穿刺针与皮肤的夹角可以小一些待看见喷血后,拔出针芯,缓慢退针,注意此时不应松手,而应该继续固定穿刺针后引入导丝。

如果引入导丝后感觉阻力较大,很可能是进入了动脉小分支。此时可以通过透视调整导丝方向。如果仍未能进入股动脉,可拔出穿刺针,压迫止血后再次穿刺。

3.导丝导管选择血管

在使用导丝、导管选择及超选择进入血管时,每个人习惯选择的导管都不同,最常用的是 Yashiro 与 Cobra 两种导管。在导管成袢时,一般优先选择在肾动脉成袢。选择肾动脉成袢的优点有:①即使有斑块脱落,也不至于斑块进入心脏及颈动脉等重要血管引起严重甚至是致命的并发症。②肾动脉成衬可减少透视时间。③肾动脉距离腹腔干较近,成袢后更容易选择进入腹腔干。

使用导丝超选择进入血管时,注意轻柔转动导丝并缓慢推进,切忌急速地推进导丝。急速推进导丝可能会使导丝切割动脉内膜,形成动脉夹层。

4.灌注药物及栓塞

在灌注药物时,应当缓慢推注,保持 0.2～0.5ml/s 的速率进行灌注。使用 4～5F 导管超选择时,可以选择 10～50ml 注射器装载药物灌注。使用微导管超选择时,可使用 5～10ml 注射器装载药物灌注。这样可以减少导管径的阻力,更容易匀速灌注药物。推注药物时,要注意不能拖拽已经超选择到位的导管,也不应快速推注药物。因为快速推注药物除了可能会损伤动脉内膜外,也可能会产生反向作用力,将已经到位的导管后退。

使用栓塞剂栓塞血管时,除了碘油外,都应该混入少量的对比剂,增加栓塞剂的可视性。在缓慢推注栓塞剂时,应尽量在透视下进行。一是可以观察栓塞剂栓塞的范围和效果,防止碘油经交通血管造成肺栓塞或者经动脉-门静脉瘘进入门静脉,造成门静脉栓塞以致肝功能衰竭。二是可以观察导管末端的位置,防止因导管后退后引起的误栓。

当遇到栓塞剂堵塞导管,尤其是使用微导管时,可暂停推注栓塞剂,使用导丝缓慢将栓塞剂推送出导管外。

5.拔鞘压迫

在手术完毕后拔除血管鞘时,注意须先触及动脉搏动。另外,值得注意的是,许多介入的初学者压迫止血,都是压迫了皮肤的穿刺口,没有真正压迫血管的穿刺口。血管穿刺口一般位于皮肤穿刺口上方 0.5～1cm 的位置。沿着血管鞘的方向仔细感受,可感受到血管鞘在皮下走行后突然进入血管内。血管鞘突然"消失"的地方就可以认为是血管的穿刺点了。

压迫止血的时间一般为 5～10 分钟,对于老年人及有透析病史、血液病史、血小板降低的患者,压迫的时间应该适当延长。如果出现了皮下的血肿而无法触及动脉搏动时,可使用超声探及血管破口,加压压迫一般均能止血。如果患者血肿持续增大乃至危及生命,可切开缝合血管破口。

六、TACE 的围手术期处理

(一)TACE 的术前准备

TACE 的术前准备包括饮食准备、心理准备、药物准备等。由于 TACE 是在局麻下进行,患者在术中是清醒的,因此良好的术前准备,更有助于患者在术中的配合及术后的良好恢复。

1.饮食准备

由于 TACE 是局麻,术前不需要禁食。术前一般推荐比较清淡、易于消化的饮食。

2.心理准备

在 TACE 的术程中,患者始终是清醒的状态,因此良好的术前心理准备有助于患者解除对手术的恐惧感。心理准备主要包括在术前要让患者充分了解手术的方式,术中可能会出现的不适,例如疼痛、呕吐、心悸等。手术时间的预计也会对患者产生一定的作用。术前对患者适当的鼓励、安慰都有助于患者放松,更好地配合手术。

3.药物准备

TACE 术前的药物准备主要包括局麻药,例如利多卡因,还有肝素钠、中枢止吐药物、化疗药物及超液化碘油。化疗药物主要有铂类,例如奥沙利铂、奈达铂、洛铂等;多柔比星类药物,主要是表柔比星、多柔比星等,最近还有脂质体多柔比星已经运用于临床;氟尿嘧啶类,如氟尿苷等。

由于少部分患者可能出现过敏反应,手术室内还应常备肾上腺素、地塞米松、阿托品等急救药物。

(二)TACE 的术后观察及其临床医嘱计划

1. TACE 的术后观察

TACE 的术后观察主要是术后反应及并发症的观察。并发症及其防治将在下文叙述,本段将重点叙述术后常见反应的观察及治疗。

TACE 常见的术后反应是栓塞后综合征,包括发热、呕吐、疼痛、呃逆等,以及全身乏力、食欲下降等。这些术后反应都是由于肿瘤及肝脏血管栓塞的急性缺血、炎症反应及化疗药物反应引起的。持续的时间长短不一,可为一过性反应,也可持续 1 个月。

(1)发热:现在认为 TACE 术后发热主要是由肝脏肿瘤细胞及正常肝脏细胞缺血坏死后,分解的细胞碎片及炎症因子,包括 TNF-α、白介素-11 等引起的。这种发热是一种非感染性炎症,一般发热多在 37.5～39℃,也会有部分患者高热至 39℃以上。

对于 TACE 术后的发热,一般不需要抗生素治疗。首先可鼓励患者多饮水,然后可以物理降温,包括冰敷、乙醇溶液擦浴、使用降热贴等。对于 38.5～39℃以上的患者,可以给予非甾体抗炎药解热镇痛治疗,能够快速降低体温。对于术后持续高热的患者,可以行超声检查,排除肝脓肿可能。

(2)呕吐:呕吐的发生可能是由于化疗药物对中枢的作用所致,也可能是由于栓塞后缺血导致迷走神经紊乱所致。对于呕吐的处理,一般可以使用中枢性止呕药物,例如帕洛诺司琼、托烷司琼等,也可以使用外周止呕药物,例如甲氧氯普胺。对与大量呕吐的患者,需注意患者因呕吐导致的低钾血症,及时补充水、电解质。

(3)疼痛:疼痛的原因主要是由于肝脏及肝包膜的急性缺血导致,在肝脏血供逐渐恢复后,疼痛的感觉可慢慢消退。对于 TACE 后腹部疼痛,须仔细与其他的急腹症鉴别,不可随意使用镇痛药物。镇痛药物的使用应当遵循三阶梯原则。

(4)呃逆:部分患者会在术后出现一过性的呃逆,也有患者出现较长时间的呃逆。对于呃逆,没有特别针对性的药物。长时间的呃逆,可导致患者的生活质量下降,睡眠质量下降,不利于术后恢复。对顽固性的呃逆,可考虑中药治疗或者是针灸治疗。

（5）全身乏力：导致全身乏力的原因有许多，低钾、白细胞下降、营养不良、体力下降、转氨酶升高等都可致全身乏力。针对全身乏力，主要治疗还是术后要有足够的休息，然后进行积极的护肝、支持治疗。

（6）食欲下降：食欲下降多是由于肝功能的下降所致。主要的治疗为术后清淡饮食，可以给予双歧杆菌、甲地孕酮等促进患者消化及食欲，然后同时予以积极护肝、降转氨酶治疗等。

2. TACE 术后临床医嘱计划

（1）抗感染治疗：二代头孢类抗生素。

（2）护肝、降酶类：还原型谷胱甘肽、硫普罗宁、多烯磷脂胆碱等根据作用机制选择两组。

（3）止吐类：昂丹司琼等。

（4）止酸、保护胃黏膜：奥美拉唑等。

（5）增强免疫力：胸腺五肽等。

（6）中药辅助治疗：艾迪、康艾注射液等。

（7）营养支持：氨基酸、中长链脂肪乳等。

（8）镇痛、补钾：注意术后 3 天内的输液量应大于 2500ml，以充分水化。同时注意记录尿量。

3. TACE 的并发症及其防治

TACE 是一种被临床广泛认可、疗效确切的治疗方法。它不仅作为一种针对不可手术切除或术后复发的姑息性治疗方案，同时也应用于治疗可手术切除的小肝癌或一些肝转移性肿瘤。作为一种微创的治疗方法，同样存在术后并发症，但大多数并发症可以通过术前的干预措施避免发生或减缓对机体的损伤。为了提高治疗的安全性，有必要详细了解和掌握其各种并发症。通常将 TACE 后并发症分为 4 种类型：操作并发症、肝脏损伤、肝外并发症及全身并发症。

（1）操作并发症：由于导管等医用设备的不断改进，经动脉穿刺造影术不再是一项高风险的操作，血管并发症的发生率日益降低。插管可致动脉内膜损伤或撕裂、动脉狭窄或闭塞、形成动脉瘤、误塞其他脏器如下肢及肾动脉等。反复穿刺、没有使用动脉鞘组、操作不熟练或动作粗暴、频繁更换导管、操作时间过长、术中肝素用量过大，穿刺部位可出现局部出血或血肿，老年患者和动脉硬化者更易发生。小的血肿可自行吸收，大的血肿如果压迫下肢动脉，出现肢体缺血，需及时切开血肿减压。此类并发症可通过规范和熟练操作规程、缩短操作时间、注意操作规范、轻柔并选择较好的器械来避免。

（2）肝脏损伤。

1）肝功能损伤：TAE 治疗后均有一过性肝功能损伤。栓塞后组织缺血缺氧和靶区肝组织恢复血液循环后的再灌注过程可以引起氧自由基对肝细胞的毒性损伤。灌注的化疗药物对癌肿及对正常肝组织均有杀伤性，尤其在未超选择插管时，将使大量的肝细胞受损，引起黄疸、腹水、转氨酶升高、血清胆红素升高和白蛋白下降。直接和间接胆红素均升高说明黄疸出现不仅与肝细胞损伤有关，而且与水肿、坏死组织压迫肝内胆管及胆道缺血、痉挛和狭窄有关。临床上应及时给予抗炎、保肝、降酶等对症治疗。

2）肝功能衰竭：我国肝癌患者大部分合并肝硬化，致使肝脏的储备功能不足，代偿能力较低。栓塞剂量太大，易出现肝功能不全，甚至因肝功能衰竭而死亡。TACE 前正确地估计患者的肝储备功能，有助于正确掌握栓塞剂量，减少肝功能不全的发生。传统的基于 Pugh 评分的 Child-Pugh 分级难以完整地反映肝脏的储备功能,Van 报道 ICG15 可较好地评估肝癌患者的储备功能。

3)肝脓肿:发生率各家报道不一,高桥正报道为 1/30,Reed 等报道为 6/227,其形成可能与下列因素有关:肿瘤坏死形成积液、血运差、机体免疫力低、TACE 造成的细菌侵入。前三者是相对稳定的因素,因此术后有必要常规应用抗生素,一般应用 3～5 天。

4)肝梗死:文献报道发生率约为 0.3%。积极有效的治疗方法是经皮插管引流和经静脉使用广谱抗生素。

5)肝癌破裂出血:肝动脉栓塞术可作为肝癌自发性破裂的急诊治疗措施之一。TACE 后肝癌自发性破裂较罕见,文献报道很少,Chung 报道其发生率为 0.8%。肿瘤破裂出血的可能原因:肿瘤巨大张力高;肿瘤本身血供不足及介入后栓塞所致的大面积缺血性坏死。大部分肝癌破裂出血呈自限过程,积极临床治疗常可奏效。

6)胆汁瘤:传统概念上的胆汁瘤是指继发于肝胆手术外伤后的并发症,是由于胆漏包裹后形成的胆汁瘤囊肿。介入治疗所形成的胆汁瘤则是由于 TACE 和(或)PEI 的理化作用导致肿瘤或相应区域肝内胆管坏死。Chung 报道 TACE 术后胆汁瘤的发生率为 0.8%,略低于国内罗鹏飞报道的 3.1%。Sakamoto 等认为其形成机制是胆管周围毛细血管丛受损,可导致胆管坏死。胆汁经坏死的胆管漏向肝实质内,积聚成囊者为囊状胆汁瘤,沿坏死的胆管壁积聚者为柱状胆汁瘤。对单纯胆汁瘤病例的治疗,如无临床症状,均可以内科的消炎利胆为主,对引起阻塞性黄疸的病例,治疗以引流为主,必要时还可放置支架治疗。

(3)肝外并发症。

1)上消化道出血:各医疗中心报道的 TACE 治疗后上消化道出血的发生率不同。Chung 回顾性分析 351 例 HCC 患者经 942 次 TAE 治疗后上消化道出血的发生率为 2.8%。其发病原因和机制是:TAE 治疗中化疗药物应用、膈-肝动脉共干和近膈面的癌灶栓塞后的炎性反应刺激膈肌、栓塞后综合征等引起患者剧烈呕吐呃逆,使食管胃底黏膜撕脱而出血;插管不到位或其他原因(如靶动脉和胃十二指肠动脉共干等)导致化疗栓塞剂进入胃十二指肠动脉、胃右动脉可致应激性溃疡和出血;"节段性栓塞"和"完全栓塞"后碘油进入门静脉分支,加重门静脉高压症状;肝动脉栓塞后,通过自身调控机制,使门静脉血流速度增快,压力增高;应激性溃疡;门静脉高压性胃病。对有上消化道出血隐患的患者,术前术后预防性应用奥曲肽,既能明显降低门静脉压力又能保护胃肠黏膜,而且副作用小,治疗效果优于垂体后叶素。

2)胆囊炎:Kuroda 报道 TACE 术后胆囊炎的发生率为 10%。在 TACE 治疗时,导管端应尽量超过胆囊动脉开口。术后剧烈的右上腹痛,使用一般止痛剂不能缓解、腹膜刺激征阳性者应高度警惕为胆囊炎。症状明显者应行抗炎、利胆、止痛治疗。

3)器官损伤:在 TAE 治疗中,碘油较容易反流到胃右动脉、胃十二指肠和胆囊动脉,损坏胃十二指肠黏膜,发生胃溃疡、急性胃十二指肠黏膜病变、上消化道出血、缺血性胆囊炎或胆囊坏疽,出现中上腹痛、消化道出血等症状。术后应加强对症、抗炎治疗。

4)心肌损害:化疗药物对心肌损伤较重的是 ADM、5-FU,尤以 ADM 明显,文献报道发生率为 2%～20%,与使用的剂量呈正相关。为减少 ADM 用量,多采用 ADM 与 MMC 交替使用,条件许可时尽量选用 E-ADM,术前、术后常规行心电图检查,发现有心肌损害者,避免使用 ADM 类药物。介入治疗手术前后应用心肌保护性治疗:极化液(10%葡萄糖＋胰岛素＋氯化钾配液)静脉滴注可使有毒性的化疗药难以进入心肌细胞内,保护心肌细胞;可用 1,6-二磷酸果糖等心肌营养药,增加心肌细胞的营养供应,保证心肌的正常功能;应用丹参及大剂量维生素 C 等以保护心肌;应用冠脉扩张药,扩张其末梢血管,增加冠脉的血液供应,减少心肌缺血的发生;术后进行水化治疗,促进化疗药物排出,减少化疗药物对心肌和房室传导神经的损伤。

5)胃十二指肠溃疡:原因包括腹腔动脉系统畸形;药物及栓塞剂反流至胃十二指肠,造成局部小动脉被栓塞,引起黏膜缺血、坏死,导致溃疡;化疗药物对正常细胞,尤其是增生活跃的胃肠道黏膜细胞产生损害,局部区域性大剂量的药物灌注,可引起炎性反应,使组织缺血、糜烂、破溃坏死,在 TAE 前后均使用肾上腺皮质激素,也是促发溃疡的因素;肿瘤患者本身即有免疫低下,TAE 机体免疫力损伤;TAE 后的疼痛、发热等应激反应,以及呕吐时胃和十二指肠压力差倒转,肠内碱性液体倒流入胃,均为溃疡促发诱因。

6)呃逆:原因包括 TAE 使肝脏缺血肿胀刺激膈肌,膈动脉起源变异等。除药物治疗外,嘱患者采取坐位或半卧位,使肝脏下移,减轻刺激,并可应用少量地塞米松,以减轻水肿。采用维生素 B_1 或 B_6 行合谷、内关、足三里穴位注射,或针灸治疗常能奏效。

7)布-卡综合征:罗鹏飞报道 TACE 治疗后出现 4 例布-卡综合征。其形成机制包括:栓塞区域的水肿加剧下腔静脉的压迫;血栓形成;肝静脉瘤栓延伸入下腔静脉内。TACE 治疗后出现布-卡综合征是一种非常严重的并发症,患者常在短期内因肝、肾衰竭死亡。当出现布-卡综合征的临床症状时,很容易误认为肝硬化发展所致而误诊。下腔静脉造影是诊断的金标准。治疗措施包括溶栓治疗和(或)支架置入术。

8)肺动脉栓塞:由于我国肝癌患者大部分有肝硬化背景,在肝硬化的形成过程中,动静脉分流的数目非常多,因此 TACE 治疗中出现肺动脉栓塞的发生率较高,甚至出现油脂性肺炎。在栓塞术前高质量的血管造影有利于显示、发现动-静脉瘘。在治疗中,要注意以下几点:注入碘油时要注意患者有无咳嗽、胸闷感;一次碘油用量不要超过 20ml;术后要加强观察有无肺栓塞的症状,必要时行胸片和血气分析;术后常规吸氧 6 小时。

9)化疗药物的副作用:大量化疗药的灌注可导致骨髓抑制,造成白细胞减少及贫血,可用升白细胞药物和少量输血辅助治疗。

(4)全身并发症。

1)栓塞后综合征:TACE 产生治疗作用时可引起机体发热、肝区疼痛、腹胀、恶心呕吐、黄疸、转氨酶升高等栓塞后综合征,严重的栓塞后并发症的发生率约为 15.1%。栓塞后,由于栓塞区域水肿而致肝包膜紧张,可引起肝区疼痛;肿瘤坏死物吸收入血或毛细胆管炎可导致发热;化疗药物可引起恶心呕吐、腹泻等毒副作用;肝动脉和门静脉化疗栓塞后,门静脉血流回流受阻,造成肠道淤血、肠壁水肿、肠道积气而引起腹胀。临床上对症处理后,一般可于数天至 2 周内消失。

2)弥散性血管内凝血(DIC):较罕见。华中科技大学同济医学院协和医院报道 3 例。发生原因包括:肝癌患者常伴有肝病基础,严重肝病可影响机体的凝血功能;机体在恶性肿瘤存在的情况下,常导致凝血亢进;血小板质与量的异常,可能原因包括恶性肿瘤本身及多数化疗药物常可抑制骨髓的功能,肝硬化所致脾功能亢进,FDP 等纤维蛋白降解产物可抑制血小板功能;化疗栓塞的作用,由于化疗药物对肝细胞的毒性作用,肝动脉栓塞在阻断肿瘤血供的同时正常肝细胞血供亦发生障碍,使肝功能进一步受损,肝对体内有毒物质及促凝物质清除能力下降,对凝血系统的调节能力减弱,同时肿瘤组织大量坏死,释放出组织因子激活凝血系统;其他相关机制,如感染、手术应激等。在以下情况下应考虑代偿性 DIC 的可能:经常有自发性出血症状;肝硬化严重,肝功能差,伴脾功能亢进;实验室检查显示 PT、APTT 升高,FIB 下降,血小板计数下降;伴其他诱发因素如感染、组织损伤者,对这类患者,术前应及时进行相应的实验室检查,如发现异常及时进行相应的替代、补充治疗。术后应注意观察生命体征,有无瘀点、瘀斑,穿刺部位有无出血。并及时复查血小板、FIB、FDP 及 DD 等,争取早期发现可能的凝血机制异常。

3)免疫功能的影响:文献较多报道 TACE 治疗后对免疫功能的影响,临床监测指标的种类有多种。目前改善患者的免疫功能成为肝癌综合治疗的重要组成部分。

4)截瘫:较为罕见,文献报道发生率为 0.3% 在栓塞治疗时,仔细分析有无血管变异连接肋间动脉或膈动脉,推注碘油必须观察油滴的运动方向,以免发生脊髓误伤而导致截瘫。

5)死亡:TACE 术后 1 个月内发生的死亡均考虑与治疗有关。最常见的原因是肝功能衰竭,心功能衰竭是老年患者死亡的重要诱因。

4. TACE 并发症的防治策略

(1)严格掌握 TACE 适应证:晚期肿瘤(明显黄疸、腹水或远处转移)、严重肝功能障碍、严重门静脉高压或近期曾有食管胃底静脉破裂出血、严重的门静脉癌栓、严重骨髓抑制,以及心、肺、肾等脏器功能不全者,应属 TACE 的禁忌证。

(2)有针对性地进行术前、术后防治:如肝功能异常可先进行保肝治疗,待肝功能好转后再进行 TACE 治疗,如通过使用抑酸剂、保肝药物等防治 TACE 术后上消化道出血、肝功能损害等并发症。

(3)合理使用化疗药物和栓塞剂:选择恰当的化疗药物和栓塞剂,避免使用能加剧患者基础疾病的药物,如肝癌合并冠心病者避免使用多柔比星等心脏毒性药。肝肿瘤巨大时栓塞剂不能使用太多,可分次分段栓塞。目前研制出的新材料栓塞剂,在肿瘤血管栓塞的靶向性以及对化疗药物的控释方面优于传统碘油、明胶海绵,对于减少 TACE 并发症具有重要意义。

(4)提高介入操作技术:加强 TACE 无菌操作观念,严格消毒,穿刺准确。医学影像学的发展为介入的超选择性插管提供了硬件支持,能充分显示肝组织的末梢血管情况,可发现有无肝动脉-脉瘘和肝动脉-门脉瘘等危险因素。

(5)加强术后观察和护理:加强术后护理,密切观察患者生命体征,对于已发生并发症患者进行积极治疗。

第三节　HCC 的其他介入治疗方法

一、节段性动脉栓塞

自 1979 年开始以 TACE 治疗不能施行手术的肝癌患者以来,该技术得到了广泛应用。但是对于小肝癌,TACE 治疗的远期疗效并不令人满意。传统 TACE 主要存在的问题是:肿瘤不能完全坏死,组织学研究表明,病灶彻底坏死率小于 50%;反复行 TAE 可导致肝功能损害,加重原有的肝硬化;长期导管治疗会引起供血动脉主干闭塞,从而导致进一步介入治疗困难;TACE 后肝癌复发率高。目前影像学尚无法判断传统 TACE 后肝癌主瘤有无完全坏死、瘤包膜及隔腔中有无残留癌细胞。

节段性动脉栓塞术或经导管肝段及亚段动脉栓塞术（transcatheter hepatic segmental arterial embolization）是将微导管超选择插入肿瘤所在段或亚段动脉，对肿瘤供血血管注入碘油—抗癌药混悬剂和其他栓塞剂进行栓塞治疗，肿瘤周围 3～5 级门静脉分支显影提示栓塞足量。此疗法又称为"浇灌疗法"（cement therapy）。其特点是：动—门静脉双重栓塞的效果，对周围的非瘤区影响小，肝功能损伤轻、恢复快。术后病理学检查发现：主瘤与子灶坏死完全，周围结缔组织增生明显，文献报道 1 次治疗后 1～3 年的累积生存率为 93.8%、85.9%、85.9%，3 年累积复发率为 18%、30%、33%。

动脉栓塞时出现门静脉分支显影的解剖学基础是肝动脉与门静脉间短路（arterioportal shunt，APS）。APS 是肝动脉与门静脉之间出现的器质性或功能性的交通，有以下几个途径：①经肉眼可见的瘘，常由于肝脏医源性损伤或外伤形成；②经肝窦性（trans sinusoidal），常见于肝静脉小支阻塞致肝窦腔压力升高，肝窦和门静脉小支（入口微静脉，inlet venule）间的腔内压力倒置，致使终末肝微动脉血液流经肝血窦后逆流入门脉小支；③经血管丛性（trans plexial），肝动脉胆管周围丛（peribiliaryplexus）主要引流入门静脉，少数引流至肝窦；④经血管性（trans vasal），肝动脉有分支（vasva sorum）直接穿过门静脉壁形成直接的短路，周围有括约肌，正常时不开放；⑤经肿瘤性（trans tumor）。其中②③④属于功能性的，正常情况下不开放。肝癌出现 APS 机制较复杂，综合文献报道认为以下几种途径：①经血管性，最主要，肝动脉造影容易发现，表现为肝门区有丰富的扭曲网状细小血管，供应肿瘤和 APS。其形成机制为：肝动脉的分支受侵犯阻塞后压力升高，VasVasorum 开放；与门静脉癌栓形成有关，癌栓的供血动脉来自门静脉壁滋养动脉。②经肿瘤性，肿瘤表面由肝动脉和门静脉双重供血，由于门静脉压力低，门静脉作为肿瘤的引流静脉，肝动脉造影常表现为肿瘤周边门静脉分支早显（周围型 APS）。③肿瘤对伴行的动脉和门静脉的破坏造成 APS。静脉显影与碘油的过度灌注有关。Nakamura 等报道，门静脉内碘油量与肝动脉注入碘油量呈正相关，当动脉内注入量超过 10ml 时，29% 的患者可见直径大于 5mm 的门静脉内存在碘油，注入 10～20ml 碘油或大于 20ml 碘油后，可分别见 67%、86% 的患者出现门静脉内碘油。Kan 等动物实验发现门静脉内出现碘油的多少与肝动脉注入的碘油量有关；Uchita 等报告肝段或超选择性插管注入碘油，即使碘油量少于 10ml 也会见到门静脉内碘油影。吴汉平等通过对其出现的可能危险因素进行了 Logestic 回归分析，指出使用超液态碘油作为栓塞剂是出现动门静脉双向栓塞的最主要因素。

在行 TACE 中并不能一味追求动门静脉双向栓塞效果而加大碘油剂量，这是因为：双向栓塞的出现存在个体差异，栓塞治疗过程中碘油的具体用量应根据具体情况而定；双向栓塞时，在碘油中混合的化疗药物进入门静脉会导致门静脉的分支损伤，加重肝硬化。

二、肝静脉暂时阻断后肝动脉化疗栓塞术（TACE-THVO）

经典的肝癌血供理论认为肝癌由肝动脉、门静脉双重供血，尤其是肿瘤的周边部分、假包膜、卫星灶内，TACE 术后门静脉成为优势血供。

正常情况下门静脉与肝动脉的末梢通过肝窦连接，再汇入小叶中央静脉进入肝静脉。肝动脉与门静脉之间存在广泛的吻合支，要想达到动脉注入碘油同时栓塞门静脉必须超选择插管过量灌注并栓塞亚段。1964 年，Rousselot 等研究发现，阻断肝静脉后行肝动脉造影，可见门静脉分支显影。原因是区域性阻断肝静脉后，小叶中央静脉压力增高，受累区肝静脉、门静脉、肝动脉之间的交通支广泛开放，肝动脉内注入的碘油更容易进入门静脉，当重新开放肝静脉后,门静脉内栓塞剂被血流冲刷至末梢,达到动、门静脉双重栓塞的效果。1992年,日本冈山大学金泽右研究发现,阻断肝静脉后肝动脉造影,阻断区域内肝动脉分支明显增多,肝实质期持续浓染;王峰等进行的TACE-THVO后药代动力学研究证实化疗药物在肿瘤局部作用时间延长,浓度增加。Wallace及Kanazawa发现,如果肝段静脉阻断不超过60分钟,其微循环改变是可逆的,不造成明显的肝功能损伤。

冈崎正敏等使用TACE-THVO治疗26例肝癌患者(肿瘤最大径1～8cm,平均3.4cm),报道的结果是:①通过血管造影及腹部摄片,亚段门静脉分支显影为26例(100%)。②TA-CE-THVO术后1周CT扫描碘油集聚在肿瘤内为26例(100%),集聚在肿瘤周围肝组织有24例(92%)。③6个月以上的随访期,除3例施行肝切除术,20例CT扫描,11例发现荷瘤肝段萎缩(55%)。④23例中有11例在荷瘤同一亚段复发(48%),26例中有11例在荷瘤亚段以外复发(42%),局部内复发者8例。局部累积无复发率:1～4年分别是81%、52%、37%、37%,平均无复发时间是894天;其他段累积无复发率:1～3年分别是82%、55%、40%,平均无复发时间是733天。⑤生存时间,除1例因其他病因死亡外,25例中最长生存4年9个月,2年以上15例。

操作步骤:肝动脉插管造影,明确肿瘤的区域及血管分布;将微导管超选择插入亚段动脉并确定为肿瘤供血动脉;将7F球囊导管经股静脉插入肿瘤的引流静脉内;充盈球囊,闭塞肝静脉,行肝动脉造影;经微导管注入化疗栓塞剂,当栓塞剂到达门静脉一级分支时,收缩球囊,栓塞剂经门静脉血冲刷至亚段内。

TACE-THVO的优势在于:防止碘油通过肝动脉-肝静脉瘘引起肺栓塞;增加瘤区的药物、栓塞剂的沉积;提高节段性栓塞的效果。

TACE-THVO适用于肿瘤局限于某一肝叶范围内,最好是单一病灶。多叶、跨叶的肿瘤须同时阻断2支以上的静脉,可使用球囊在肝静脉开口水平行暂时阻断,但可能会影响到下肢及腹部脏器的静脉回流,增加并发症。使用分次、分段治疗的方法可能会更安全、有效。

但有学者对这种治疗方法提出争议,许林锋等的动物实验研究发现TACE-THVO能够强化节段性TACE治疗效果,但不增加碘油在HCC中的聚集。近年来,已较少发现有关TACE-THVO的文献报道。

三、经动脉免疫疗法

临床应用最多的是白细胞介素-2(IL-2),它是一种淋巴激活杀伤细胞(LAK)、细胞毒素T淋巴细胞(CTL)和肿瘤浸润淋巴细胞(TIL)的免疫调节剂。经静脉或皮下注射疗效有限且毒副作用大,动脉内灌注有明显疗效,文献报道可观察到新的转移灶退化坏死。干扰素、高聚金葡素、胸腺肽等生物制剂也可用于动脉内灌注或经药盒持续灌注。

四、肝脏隔离灌注

肝脏隔离灌注(isolated liver perfusion,ILP)是利用血流动力学的原理,通过某种途径释放高浓度的药物到肿瘤负荷区域,并避免增加化疗药物的全身性毒副作用。隔离灌注化疗治疗恶性肿瘤已广泛用于肢体、头颈部和腹部脏器的肿瘤。由于肝脏双重供血的特殊性,不同于其他器官脏器,故隔离灌注化疗治疗肝脏恶性肿瘤的起步较晚,发展缓慢。

ILP 的基本方法是将肝脏的入肝血流和出肝血流通过体外转流装置和体循环隔离开来，从入肝血流处注入各种大剂量抗痛药物（可达正常伞身用量的 30～50 倍），对肿瘤组织发挥作用。早在 1950 年,Klopp 提出应用化疗药物进行器官区域性灌注的理论;20 世纪 50 年代末 Ryan 和 Greech 在此项技术基础上联合应用体外循环系统开展了器官隔离灌注化疗药物的实验研究,结果显示肝脏可以从体循环中隔离并持续灌注化疗 30 分钟;1960 年 Aust 与 Ausman 将 ILP 技术用于肝脏恶性肿瘤患者的治疗。随着区域化疗的理论日臻成熟,学者们认识到药量剂量是化疗的关键因素。各国的研究人员在 80 年代相继进行了 ILP 的动物实验研究,以探讨 ILP 及加用化疗药物时对正常肝脏功能及肝脏肿瘤的影响,同时尝试进一步简化手术操作,并利用放射性核素标记物连续监测系统渗漏,使 ILP 化疗的可靠性、安全性进一步提高。90 年代以后,其基础与临床研究进一步深入,实验重点由研究隔离效果转向 ILP 术后肿瘤反应率及动物生存率。系列的研究逐步确立了 ILP 的临床应用价值及地位。由于介入放射学新技术的不断出现,使 ILP 的技术不断得到更新、发展,日本神户大学医学院 Ku 等创造了利用放射介入法将四腔二囊管通过股静脉置入下腔静脉以将肝脏与体循环隔离,通过体外循环机利用炭末吸附化疗药物后回输血液至体内。动物实验证明,经肝动脉注入的多种细胞毒药物,诸如 ADM、MMC、CDDP 等均能被系统清除。随着人们对肝脏肿瘤生物学行为的逐步认识,联合手术切除、高温、低氧、生物调节剂进行 ILP 化疗,使得这项技术正在发挥肝癌治疗的巨大潜力。

基本操作:使用介入放射技术,将双球囊导管置于下腔静脉内,头端球囊置于下腔静脉近心房段,尾端球囊置于肝静脉开口下方,造影观察隔离效果,并通过该球囊导管侧孔回收肝脏的回流血液,经活性炭容器过滤回输入体循环,股动脉行超选择肝动脉插管灌注化疗药物,同时栓塞有可能分流灌注药物的血管(如胃十二指肠动脉、胃右动脉等)。

疗效:Schwemmle 对 50 例不能手术切除的肝癌患者,联合应用 5-Fu、MMC 及 DDP 进行 ILP 化疗。随访 41 例患者中 9 例(22%)肿瘤完全缓解,28 例(65%)部分缓解。Aigner 等运用 ILP 治疗 55 例肝转移癌,总有效率达 88%。

ILP 途径的探讨:有关灌注的途径曾有过争论,目前比较成熟的观点是,门静脉主要充当肿瘤的引流静脉,播散的肿瘤细胞首先在门静脉系统增殖,而化疗药物在低压力低流速灌注时能增加门静脉系统中肿瘤细胞与化疗药物的作用时间。但在临床实践中,考虑到门静脉给药的损伤太大,只推荐经肝动脉给药。

现代 ILP 的新理论:近年有研究者进行了高温低氧肝脏 ILP 的实验与临床研究。认为其对肝癌的抑制机制主要是:高温可导致肿瘤相关血管内皮细胞的通透性增加,可导致肿瘤血管壁坏死与血栓形成;肿瘤内血循环与正常组织不同,加温后可增强癌组织中化疗药物的毒性作用;低氧可使细胞周期中进行的分裂细胞停滞于 G_1 期敏感状态;肿瘤处于低氧、低 pH 环境可增加高温对肿瘤细胞的杀灭作用;高温低氧可增强化疗药物杀伤肿瘤细胞的作用。高温低氧 ILP 治疗肝癌方法的建立使 ILP 这项技术的内容更加丰富,拓展了 ILP 治疗肝癌的广阔前景。

有待解决的问题及发展前景:①ILP 目前多用于治疗不能手术切除的肝癌,如果作为肝癌术前的辅助治疗措施,则需进一步研究 ILP 对肝脏再生功能及手术后患者恢复的影响;②ILP 时灌注温度、药物剂量与肝切除范围之间的关系还未明确;③利用 ILP 治疗肝癌目前仍处于临床Ⅰ、Ⅱ期的研究阶段,以单中心、小样本的术后生存时间和症状缓解来评估 ILP 的总体疗效是不全面的;④ILP 治疗肝癌的远期疗效、与其他治疗方法的横向比较及联合应用等问题有待进一步观察。

五、门静脉栓塞术

门静脉参与肝癌的供血已被许多动物实验和临床研究所证实,在设计肝癌的介入治疗方案及随访时,必须考虑到门静脉血供的问题,以期获得更好的治疗效果。但由于肝硬化时门静脉血流紊乱,以及门静脉在肿瘤血供的比例等问题,门静脉栓塞治疗途径还有待进一步探讨。笔者对 5 例患者使用经腹切口穿刺网膜静脉栓塞门静脉分支,发现门静脉分支供血不是很丰富,碘油集聚欠佳,术后患者反应重,恢复时间长,因此不推荐将此方法作为常规治疗措施。多次 TACE 治疗后复发病例,在排除侧支或寄生动脉血管供血的情况下,可使用肿瘤的消融治疗。

开通门静脉通道的方法包括:经皮肝穿刺门静脉;经颈静脉由肝静脉穿刺门静脉;经脐静脉开通至门静脉左支;开腹穿刺肠系膜或网膜静脉等。前两种方法操作简便、安全、损伤小,并可以由介入科医师独立完成。

六、选择性门静脉栓塞致肝叶扩大后二期切除术

手术切除仍然是肝癌(包括原发性肝癌、继发性肝癌)治疗的首选方法,肝切除虽从技术上已无禁忌,但临床上肝癌患者以中晚期为主,且 80% 以上合并肝硬化,使肝癌肝切除的程度受到很大的限制。过多的肝切除会导致术后肝功能衰竭、感染、出血,甚至死亡。长期以来肝癌肝切除率仅为 20%～30%。术前选择性门静脉栓塞(preoperatlve selective eportal veln embolization,POSPVE)促使未栓塞侧肝叶肝细胞增生,预留肝体积增大,有效地扩大了肝癌切除的适应证,提高了手术的安全性,在国外得到广泛的应用。

门静脉内富含营养物质,在肝癌血供中占重要地位,尤其当肿瘤直径较大、缺乏包膜时。POSPVE 后,栓塞侧肝癌细胞发生凋亡、死亡,并可能对肿瘤细胞的生物学行为产生影响。对侧肝叶肝细胞增殖核抗原的表达增加,有丝分裂指数升高,线粒体结合蛋白、线粒体 DNA、线粒体 mRNA 升高,AMP、ADP、ATP 及肝能量负荷等指标与正常肝组织无明显差异,说明 POSPVE 后对侧增生的是有效的肝组织。Lee 等实验表明,70% POSPVE 与 70% 肝切除引起的对侧肝再生作用相似。Tanaka 等证实,POSPVE 能阻断肝癌自发性和医源性转移的途径,使术后复发率降低 10%。文献报道不能手术切除的 HCC 患者 POSPVE 后 2 周,预留肝体积平均增幅为 28%,平均肝切除体积比由 70.0% 下降为 62.2%,2～3 周后 63.3%～77.4% 患者可获得手术切除。

文献报道 POSPVE 与二期手术的间隔时间差异较大,从 11 天到 63 天不等。过短的间隔时间,对侧肝再生不完全,间隔时间过长,可能出现血管再通,影响栓塞效果,同时可能出现肿瘤生长、转移等问题。嵇武等发现中晚期 HCC 栓塞后对侧肝叶增生第 1 周不明显,1～2 周时增生加速,2～3 周时增生趋缓。认为对不合并肝硬化的 HCC 患者,POSPVE 后手术时机以间隔 2 周左右为宜。对合并肝硬化患者,间隔 3 周左右较合适。具体应根据肝功能、肝储备功能的改变及各肝叶体积、肝切除体积比的动态变化,结合患者全身状况及肿瘤局部情况综合判定。

近期有使用肝动脉弹簧钢圈栓塞致对侧肝叶扩大后手术切除的研究报道。具体何种方法

疗效更佳,尚缺乏对比性研究资料。

七、过继性免疫治疗

随着现代医学对肿瘤生物学特点理解的不断深入,肿瘤的治疗模式也发生着日新月异的变化,各种肿瘤治疗的新药物、新技术、新方法层出不穷。1985 年,美国国家癌症中心就把肿瘤的生物治疗列为肿瘤综合治疗的第四大模式,作为手术、放疗、化疗三大常规模式的有益补充。其中细胞生物治疗已经初露锋芒,成为肿瘤生物治疗中重要的发展方向。过继性细胞免疫疗法(adoptive cell immunotherapy,ACI)是肿瘤生物治疗的重要方法之一,在多种免疫活性分子的作用下,通过体外培养可以消除肿瘤患者体内的免疫抑制因素,有效活化和扩增免疫活性细胞,回输体内后直接杀伤或诱导免疫效应细胞杀伤肿瘤细胞,达到治疗肿瘤的目的。目前研究适合于该疗法的新型免疫活性细胞仍是一大热点,特别是随着介导免疫细胞间相互作用的细胞因子(cytokine,CK)的不断发现和重组成功,现代 ACI 已发展成主要采用由这些细胞因子激活的免疫细胞进行免疫治疗的方法。

细胞因子诱导的杀伤细胞(cytokine induced killer,CIK)最早是 1991 年由美国斯坦福大学 SchmidtWolf 等首次报道。CIK 细胞是一种新型的免疫活性细胞,它是将人外周血单个核细胞在体外用多种细胞因子共同培养一段时间后获得的一群异质细胞,具有 T 淋巴细胞强大的抗瘤活性和自然杀伤细胞(NK)的非主要组织相容性复合体(MHC)限制性杀瘤的优点。与其他过继性免疫治疗细胞相比,具有增殖速度快、杀瘤活性高、杀瘤谱广、副作用小、对正常骨髓造血影响轻微等优点。因此,应用 CIK 细胞被认为是新一代肿瘤过继免疫治疗的首选方案。

CIK 细胞是多种细胞因子共同诱导培养的一群异质细胞群,多种细胞因子的作用是相互协同的,单一因子对效应细胞的增殖及细胞毒活性无作用或者作用小于多种细胞因子的联合作用。联合作用的机制是最终共同激活静止 T 细胞,提高细胞表达 IL-22 受体和产生 IL-22 的能力,启动自分泌途径 IL-22 依赖的 T 细胞激活反应。目前的研究显示,CIK 可通过 3 种途径发挥杀瘤、溶瘤的作用:①CIK 细胞对肿瘤细胞的直接杀伤作用,即靶细胞表面分子与效应细胞表面的相应受体结合;②进入体内活化的 CIK 细胞可分泌多种细胞因子,如 IL-22、IFN-2γ、TNF-2α 等,不仅对肿瘤细胞有直接抑制作用,而且还可通过调节免疫系统间接杀伤瘤细胞;③诱导肿瘤细胞凋亡及坏死。

近年来,体外扩增 CIK 的技术日益成熟,为 CIK 的临床应用打下了坚实的基础。CIK 细胞的经典培养方式是在抽取患者外周血后分离单个核细胞,加入多种细胞因子诱导,经过 15~20 天的扩增培养,产生大量具有高杀伤活性的 CIK 细胞,然后将这些活性细胞回输到患者体内,使其发挥抗肿瘤作用。国内外诸多的机构、学者开始尝试应用 CIK 治疗癌症患者。Takayama 等报道了关于 150 例肝癌患者 CIK 治疗的临床实验结果,治疗无明显不良反应,治疗组复发率较对照组下降18%,表明这一治疗方法能够降低术后肝癌患者的复发率,延长术后无复发的生存时间。Shi 应用自体 CIK 细胞治疗 13 例肝癌患者,发现患者的免疫功能、生活质量都有提高。此外,接受化疗及 CIK 治疗的患者,其 2 年生存率比单独接受化疗的患者有较大的提高。Weng 等在 85 名接受过微创治疗的肝细胞癌患者中观察 CIK 的疗效,发现微创技术治疗后再用 CIK 治疗能提高肝癌患者的免疫力,减少癌症的复发。刘继斌等对 53 例中晚期消化系统肿瘤患者进行 CIK 治疗并随访 3 年,总缓解率为 73.16%,随访 1、2、3 年的生存率分别为 92.14％、83.10％、75.15％,临床症状治疗前后明显改善,生存质量评分显著提高。

由于 CIK 细胞只杀灭肿瘤细胞而不破坏正常细胞,因此毒性不良反应很小。CIK 治疗最常见的副作用是发热,多数可自行缓解,也可给予解热镇痛药退热。目前认为生物治疗中患者中度发热是机体免疫功能正常反应的结果,该反应对治疗有益。其他少见的副作用有胸闷和恶心,尚未出现如过敏、肝肾功能衰竭等其他不良反应。

除了静脉输注 CIK 细胞进行全身治疗外,局部灌注 CIK 细胞联合栓塞治疗原发性肝癌,可以减少化疗药物对肝脏的毒性作用,提高局部效应细胞的浓度,增强对局部肿瘤细胞的杀伤力,提高患者机体的免疫功能,减少肝癌微创术后患者的复发和提高无复发肝癌患者的存活率,因而得到了更多研究者的关注。

第十六章

胆管系统肿瘤介入治疗

近年来,胆管系统恶性肿瘤发病有上升趋势。胆管恶性肿瘤包括胆囊癌和胆管癌。这里胆管癌是指肝外胆管癌。目前外科手术切除仍是最有效的治疗手段。但由于胆囊癌和胆管癌特殊解剖关系。其早期缺乏特异临床表现。临床能够发现的早期病例很少。获诊的患者中能够行根治性手术切除的病例仅有 20%～30%。使外科手术在胆管恶性肿瘤治疗中价值有限。更多病例治疗有赖于其他治疗手段。近年来不能手术的患者多采用介入方法行动脉灌注化疗、胆管内外引流术、支架植入内引流术。同时辅助以全身化疗、放疗以减轻患者痛苦,延长生存时间。

第一节　胆囊癌临床诊断治疗概要

胆囊癌是一类高度恶性的肿瘤,因早期常无特异性症状,或仅有慢性胆囊炎、胆囊结石的某些表现,至晚期时才表现出明显的临床症状,因此,术前确诊率很低,报道为 1%～15.2%,甚至只在手术时或术后病理检查才能确诊。手术根治性切除率低,术后 5 年生存率保持在 2%～3% 的低水平,预后很差。如何提高对胆囊癌的早期诊断率和治疗效果,一直受到临床医务工作者的关注。

一、发病率

胆囊癌的确切发病率很难确定,而且存在地理分布和人群的差异。一般来讲,胆囊癌的发病位居消化道恶性肿瘤的第 5 位。我国一项胆管肿瘤的全国性调查发现,胆管癌占 75.2%,胆囊癌占 24.8%。从国内其他综合性医院的统计资料报道看,胆囊癌发病率仍存在地区差异。在我国北方各省份,胆囊癌发病率要高于胆管癌,主要与胆囊结石的相对发病率高有关。在国外,南美洲国家的胆囊癌发病率较高,欧洲国家次之,而美国和英国的胆囊癌发病率较低。Segi 等研究了 24 个国家胆囊癌的发病率,结果日本最高。

在性别上,女性发病率高于男性,在日本男女比例约为 1∶1.6,西方国家女性发病率占 66%～77%。而在我国,多家研究报道的胆囊癌男女发病率比例约为 1∶2。胆囊癌多发生在老年女性,发病高峰年龄在 60 岁左右,50 岁以上者发病率占 82.3%,随年龄增加发病率增加,平均发病年龄 65.2 岁。

临床上,对于因胆囊良性疾病行胆囊切除术、术中或术后偶然发现的胆囊癌称之为意外胆囊癌(unexpected gallbladder carcinoma,UGC)。UGC是医患都未预料到的,虽然临床报道的病例数不多,但危害极大,应当引起重视。UGC的发生率各家报道不一,传统的开腹胆囊切除术UGC的发生率为0.3%,而腹腔镜胆囊切除术的UGC发生率,国外报道为0.15%~2.85%;国内报道为0.12%~3.86%。UGC的发生主要与胆囊癌的早期诊断困难、胆囊癌高危因素的认识缺乏有关。

二、发病危险因素

胆囊癌的病因目前尚不清楚,但胆囊结石、胆囊炎、胆汁酸代谢紊乱、胆管感染等是胆囊癌发生的危险因素。

(一)胆囊结石与慢性胆囊炎

胆囊结石及胆囊慢性炎症与胆囊癌关系密切,是胆囊癌最常见的危险因素。有关胆囊结石与胆囊癌并发的报道中,国外为54.3%~96.9%,国内报道为31%~89%,中位并发率为60%。单个结石直径超过3cm,导致胆囊癌发生的危险性明显增加。结石诱发胆囊癌可能与结石嵌顿引起胆管阻塞,使胆汁瘀积引起胆囊黏膜慢性炎症、增生有关,而胆囊癌的癌变过程则是从黏膜单纯增生开始到不典型增生最终发展为原位癌。有研究发现,慢性结石性胆囊炎患者存在肿瘤抑制基因甲基化现象。

Mirrizi综合征患者是发生胆囊癌的高危人群。有报道显示,在Mirrizi综合征患者中胆囊癌发病率要高于一般胆结石患者。另外,胆囊结石合并细菌感染也是诱发胆囊癌的重要因素。研究表明,胆结石合并细菌感染的胆囊中厌氧菌、梭状芽孢杆菌能使胆酸脱氢为去氧胆酸和石胆酸,而这两种物质与致癌物多环芳香烃结构相似。有报道发现,伤寒沙门菌感染也可能是胆囊癌的诱发因素。有研究表明,在结石合并有伤寒沙门菌感染的患者中,伤寒沙门菌紧贴于结石表面的同时,可在结石表面形成生物被膜,有助于细菌抵御外源性物质对其进行降解。伤寒沙门菌诱发胆囊癌的机制目前尚不清楚,可能与其形成的生物被膜使其抵抗外源性降解物质能力增强,以及持续产生的β-葡萄糖醛酸酶使毒素及胆汁酸解离,同时产生高活化的中间产物与DNA结合导致其突变有关。

(二)胆囊腺瘤样病变与胆囊癌

胆囊腺瘤是常见的良性肿瘤,由胆囊腺瘤引发的胆囊癌已经引起了人们的广泛注意。有研究发现,在直径超过1cm的腺瘤中异倍体明显高于直径小于1cm的腺瘤,直径超过1cm的腺瘤恶变概率明显增大。一般认为无蒂、直径超过1cm的腺瘤以及病理类型为管状腺瘤者具有明显的癌变潜能。

腺瘤诱发胆囊癌的依据主要有:①组织学上存在着腺瘤向腺癌的移行;②大部分浸润性腺癌中有腺瘤组织成分;③随着腺瘤的增大,癌变的概率增加;④从腺瘤到腺癌患者的发病年龄有递增趋势;⑤良性腺瘤直径一般小于1cm,而恶性腺瘤直径通常都超过1cm。

目前普遍认为胆囊腺瘤、胆囊黏膜的肠化生是癌前病变,胆囊的良性息肉与胆囊腺瘤和胆囊癌之间存在发病顺序的关系,从胆囊黏膜不典型增生发展到癌通常需要3~10年的时间。

(三)胰胆管合流异常(APBJ)与胆囊癌

APBJ是一种少见的先天性胆管系统畸形,胰管与胆管在十二指肠壁外提前会合,形成的共同通道长度超过15mm,使Oddis括约肌失去调节作用,致使胰液和胆汁相互混合及逆流,最终导致胆管和胰腺发生病变。许多学者指出胆胰管合流异常者胆囊癌的发病率上升。

APBJ 诱发胆囊癌的机制仍不明确,可能为失去括约肌调节作用使胰液反流,而反流到胆管中的胰蛋白水解酶和磷脂酶 A2 被激活,后者产生溶血性磷脂酰胆碱发挥细胞毒作用,刺激胆囊黏膜上皮增生,黏膜反复地变质、渗出、增生及肠上皮化生,最终引起癌变。

另有研究表明,基因表达在 APBJ 中起重要作用。有研究发现,在胆囊癌合并胰胆管合流异常的胆囊黏膜上皮中,有 K-ras 基因、p53 基因突变以及 p53 蛋白过量表达。研究结果表明,在 APBJ 患者中,基因突变是引起胆囊癌变的重要因素。

(四)瓷化胆囊与胆囊癌

瓷化胆囊是指胆囊壁因钙化而形成质硬、易碎且呈淡蓝色的一种特殊形状的胆囊,胆囊内有结石或钙沉淀物及浓稠的胆汁。瓷化胆囊在胆囊切除标本中仅占 $0.06\% \sim 0.08\%$,但发生胆囊癌的危险度为 $12.5\% \sim 61\%$。特别是选择性胆囊黏膜钙化与胆囊癌关系密切。

瓷化胆囊引起胆囊癌的机制仍不清楚,可能与胆管阻塞导致黏膜中钙盐沉积、胆汁淤积在胆囊内有关,也可能与胆石嵌顿引起胆囊钙化,导致营养缺乏、免疫力低下,使囊壁出血、瘢痕形成及透明化有关。但是又有学者指出瓷化胆囊与胆囊癌的发生无关,因此,瓷化胆囊引起癌变的机制仍需进一步研究。

(五)胆囊腺肌增生症与胆囊癌

胆囊腺肌增生症是以胆囊腺体和平滑肌增生为特点的一种非炎症性胆囊疾患,分为基底型、节段型、弥漫型。过去认为胆囊腺肌增生症无癌变可能,最近有报道指出,胆囊腺肌增生症可发生癌变。有研究指出,在节段型胆囊腺肌增生症患者中,胆囊癌发病率为 6.6%;而在无腺肌增生症患者中,胆囊癌发病率为 4.3%,而其他两种类型腺肌增生症未发现与胆囊癌发生相关。

胆囊腺肌增生症引起胆囊癌的机制尚不清楚,有研究发现,节段型胆囊腺肌增生症易引起胆囊结石的形成。目前多数学者认为胆囊腺肌增生症,尤其是节段型胆囊腺肌增生症为胆囊癌的癌前病变。

(六)女性性激素与胆囊癌

各国流行病学调查均显示女性胆囊癌发病率高于男性,女性性激素可能在胆囊癌的发病中起着重要作用。动物试验发现,在小鼠体内雌激素(ER)-α 过量表达可导致胆固醇大量合成、胆汁分泌过多。高浓度的胆固醇胆汁有利于胆固醇结晶的析出和结石的形成,结石的机械性刺激和并发的炎症反应促进了胆囊癌的发生。临床研究发现,胆囊癌组织内雌激素受体和黄体酮受体表达升高,且黄体酮受体表达与肿瘤分期呈负相关,Cox 回归分析表明,黄体酮受体是发生胆囊癌的独立的危险因素($R = 0.223\ 8$)。因而认为女性性激素与胆囊癌的发生关系密切,且黄体酮受体表达率可作为胆囊癌患者预后的重要指标。

(七)其他危险因素

研究证实,长期接触橡胶、金属的产业工人是胆囊癌的高发人群。有病例对照研究表明:总热量及碳水化合物摄入过多与胆囊癌的发生呈正相关,而纤维素、维生素 C、维生素 B_5、维生素 E 及蔬菜水果能减少胆囊癌发病的危险性。另外,肥胖患者也是胆囊癌的高危人群,肥胖患者体内的胆固醇合成量绝对增加,胆固醇易过饱和,而胆固醇过饱和是形成结石的重要原因。

三、病理与临床分期

(一)病理类型

胆囊癌起源于胆囊黏膜的不典型增生,进而演变为胆囊原位癌、浸润癌,从黏膜不典型增生发展为原位癌的平均时间为 5 年,原位癌演变为浸润癌的平均时间为 10 年。不同部位胆囊癌的发病率不同,位于胆囊底部的占 60%,位于胆囊体部的占 30%,10% 位于胆囊颈部。大体形态上,胆囊癌一般分为以下四型。

1. 肿块型

癌肿呈肿块状向胆囊腔内生长,易导致局部组织坏死和脱落,引起出血和感染;位于胆囊颈或胆囊管的肿瘤有时可阻塞胆囊出口而引起急性胆囊炎。此型约占 15%。

2. 浸润型

最常见,占 75%~80%,癌肿在胆囊壁内浸润性生长,胆囊壁弥漫性增厚、变硬;也容易浸润到周围脏器和组织,预后差。

3. 乳头型

肿块呈乳头状、菜花状外观,肿块大小、硬度不定,突入胆囊腔,有时为黏液变性而呈胶冻样,胆囊壁常有癌肿侵犯。

4. 混合型

肿块多呈结节性或乳头性浸润,较少见。

组织学上,腺癌最常见(占 60%~98%),又分为硬化性腺癌、乳头状腺癌、管状腺癌和黏液腺癌。其次为未分化癌(9.8%),恶性程度高,转移早,预后差;少见的有鳞状细胞癌(3%)、腺鳞癌、棘皮瘤等。

根据国际抗癌协会(UICC)的标准,胆囊癌依其分化程度可分为高分化(G1)、中分化(G2)、低分化(G3)和未分化癌(G4)四级,大多数胆囊癌为 G3 级。

(二)临床分期

胆囊癌的临床分期是判断预后的可靠依据,其意义优于肿瘤组织学、肿瘤分级及其他生物学指标。目前胆囊癌的常用临床分期方法有 Nevin 分期和 TNM 分期 2 种。

1. Nevin 分期

Nevin 等根据癌肿在胆囊壁的浸润深度和扩散范围,提出了如下分期方案。

Ⅰ期:肿瘤侵犯仅限于黏膜层的原位癌。

Ⅱ期:肿瘤侵犯到黏膜下及肌层。

Ⅲ期:肿瘤侵犯至胆囊壁全层,但尚不伴淋巴结转移。

Ⅳ期:胆囊壁全层受累合并胆囊管周围淋巴结转移。

Ⅴ期:肿瘤侵犯至肝或其他脏器伴胆总管周围淋巴结或远处转移。

2. TNM 分期

UICC 采用 TNM 方法来规范恶性肿瘤的临床分期。UICC 和美国抗癌联合会(MCC)公布了统一的胆囊癌 TNM 分期标准,成为全面衡量病情、确定治疗策略和评估预后的重要参考。UICC 规范了胆囊癌的分期标准(表 16-1)。

表 16 - 1　胆囊癌的 TNM 分期

TNM 分期	原发肿瘤（T）	区域淋巴结（N）	远处转移（M）
0	T_{is}	N_0	M_0
Ⅰ	T_1	N_0	M_0
Ⅱ	T_2	N_0	M_0
Ⅲ	T_1 或 T_2	N_1	M_0
	T_3	N_0 或 N_1	M_0
Ⅳa	T_4	N_0 或 N_1	M_0
Ⅳb	T_x	N_2	M_0
	T_x	N_x	M_1

注：T：原发肿瘤；

T_x：原发肿瘤无法评估；

T_{is}：原位癌；

T_1：肿瘤侵及黏膜或黏膜肌层；

T_2：肿瘤侵及肌层周围结缔组织，但未突破浆膜或侵及肝脏；

T_3：肿瘤突破浆膜层（脏层腹膜），或直接侵犯一个邻近脏器（浸润肝脏深度浅于 2cm）；

T_4：肿瘤浸润肝脏深度超过 2cm 和（或）侵及 2 个以上相邻脏器；

N：区域淋巴结；

N_0：无区域淋巴结转移；

N_1：胆囊管、胆总管周围和（或）肝门部淋巴结已有转移；

N_2：胰头旁、十二指肠周围、门静脉周围、腹腔动脉和（或）肠系膜上动脉周围淋巴结转移；

M：远处转移；

M_0：无远处转移；

M_1：有远处转移。

四、临床表现

　　胆囊癌早期无明显症状和体征，在临床上不易引起重视。至晚期可出现持续性腹痛、黄疸等，往往提示肿瘤很难根治性切除。胆囊癌的临床表现主要有腹痛、上腹部肿块及黄疸等。随病情发展患者会有明显消瘦、贫血、出血及邻近脏器压迫等表现。

（一）腹痛

　　腹痛是胆囊癌最多见的症状，约有 80％的患者以右上腹钝痛为首发症状，开始为间歇性发作，后变为持续性钝痛。胆囊浆膜及胆囊床受侵犯时，患者可同时伴有右肩胛部放射性痛。位于胆囊管或胆囊颈部的癌肿时，常产生胆绞痛；或阻塞胆囊管出口，引起胆囊肿大及急性胆囊炎的症状。因急性胆囊炎而施行胆囊切除术的患者，有 1％的病因是胆囊癌，其临床表现很难与结石引起的急性胆囊炎症状区别。

（二）右上腹肿块

　　当胆囊癌阻塞胆囊管引起胆囊积液肿大时，右上腹可触及肿大的胆囊；硬化性的胆囊癌表现为胆囊区不规则的硬结，随呼吸可上下移动。胆囊癌侵犯邻近脏器时也可发现上腹部肿块，如肝脏侵犯转移引起肝大,临床上往往诊断为肝脏占位性病变;当横结肠受侵犯并与大网膜包裹时,也可形成上腹部包块。当上腹部出现质硬固定、表面高低不平的肿块时,往往提示胆囊癌已属晚期。

(三)黄疸

当癌肿侵犯肝门部或肿大的淋巴结压迫肝外胆管时,可出现阻塞性黄疸。癌肿组织坏死脱落,进入胆总管也可阻塞胆管引起阻塞性黄疸。胆囊癌侵及肝实质,可引起肝细胞性黄疸。若黄疸出现后,85%的胆囊癌患者已经失去手术根治的机会。

(四)其他

部分患者可出现上消化道出血,一般为癌肿组织坏死脱落所致;也可是肿瘤侵及邻近血管引起的出血。晚期患者可出现消瘦、腹水等恶液质表现。

五、诊断

胆囊癌发病隐匿,早期无特异性表现,术前确诊率很低,国内报道一般为15%左右,而国外报道不及10%。当胆囊癌患者因上腹痛、右上腹肿块和黄疸而入院时,往往提示肿瘤已到晚期,根治性切除机会很少。胆囊癌的诊断目前尚缺乏特异性的肿瘤标志物,主要依赖影像学诊断。近年来随着超声、CT、MRI和ERCP等技术的广泛应用,胆囊癌的总体诊断率有所提高,但早期诊断率依然较低。

(一)B超

B超是胆囊癌的首选检查方法,一般的诊断率为80%左右。虽然B超可以发现直径1~2cm的胆囊壁病变,但要明确胆囊癌的诊断是很难的。

B超下胆囊癌的图像改变通常有四种类型:隆起型、壁厚型、混合型和实块型。B超对胆囊隆起样病变的动态观察更是具有独特的优越性,彩色多普勒超声检查尚可提供有关门静脉及肝动脉有无受侵犯的图像信息,有助于对肿瘤的可切除性做出评估。但由于B超易受腹壁肥厚、肠管积气以及操作者经验等因素的影响,早期胆囊癌仍较难检出。一般早期胆囊癌往往被描述成胆囊息肉样病变或隆起样病变。

为了避免肠腔积气和肠内容物对超生分辨率的影响,近年来开展了内镜超声(EUS)检查的新技术,即采用高频探头隔着胃或十二指肠对胆囊进行扫描,由于其避免了肠道气体的干扰,能够判定胆囊壁各层结构受肿瘤浸润的程度以及区域淋巴结有无转移,因而可提高胆囊癌的早期诊断水平,有助于肿瘤的临床分期,对手术治疗有指导意义。

B超检查胆囊癌的特点如下。

1.腔内息肉样病变

胆囊壁向腔内突出的强回声光团,不伴声影的息肉样突起;直径大于1cm,基底较宽。

2.弥漫浸润性病变

肿瘤沿胆囊壁浸润生长,显示胆囊壁增厚、表面凹凸不平,胆囊腔变小。

3.晚期胆囊癌

癌组织侵及邻近组织,胆囊三角内淋巴结肿大,形成肝门肿块的图像回声。胰头部淋巴结肿大则形成胰头肿大的声像,有时出现肝内胆管扩张。

近来还有通过在超声引导下穿刺抽取胆汁,做脱落细胞检查或胆汁中CA19-9和CEA检查。有利于提高诊断率,亦可直接穿刺病变组织行病理学检查,阳性率能达到74%。

(二)CT

CT在发现胆囊小的隆起样病变方面不如B超敏感,但在定性方面优于B超。CT检查不受胸部肋骨、皮下脂肪和胃肠道气体的影响,而且能用造影剂增强对比及薄层扫描,是胆囊癌的主要诊断方法之一。其早期诊断要点有以下几点。

(1)胆囊壁局限或广泛增厚,多超过0.5cm,不规则,厚薄不一,增强扫描有明显强化。

(2)胆囊腔内有软组织块影,基底多较宽,增强扫描有强化,密度较肝实质低而较胆汁高。

(3)合并慢性胆囊炎和胆囊结石时有相应征象。

厚壁型胆囊癌需与慢性胆囊炎鉴别,后者多为均匀性增厚;腔内肿块型需与胆囊息肉和腺瘤等鉴别,后者基底部多较窄。

CT越来越普遍用于临床,对胆囊癌总体确诊率高于B超,结合增强扫描或动态扫描适用于定性诊断。以及了解病变与周围脏器的关系,有利于手术方案的制订。但是,对于胆囊癌的早期诊断,CT仍无法取代B超。

(三)磁共振(MRI)

胆囊癌的MRI表现与CT相似,可有厚壁型、腔内肿块型和弥漫型等。MRI价值和CT相仿,但费用更昂贵。磁共振胰胆管成像(MRCP)是根据胆汁含有大量水分且有较长的T_2成像时间,利用MR的重T_2加权技术效果突出长T_2组织信号,使含有水分的胆管、胰管结构显影,产生水造影结果的方法。胆汁和胰液作为天然的对比剂,使得磁共振成像在胆管胰管检查中具有独特的优势。胆囊癌表现为胆囊壁的不规则缺损、僵硬或胆囊腔内软组织肿块。MRCP在胆胰管梗阻时有很高价值,但对无胆管梗阻的早期胆囊癌效果仍不如超声检查。

(四)经皮肝穿刺胆管造影(PTC)

应用PTC诊断肝外胆管梗阻操作容易,诊断价值高,但对早期胆囊癌的诊断帮助不大,其诊断价值在于抽取胆汁行细胞学检查。PTC属于侵袭性的检查,术后出血、胆瘘是较常见的并发症。

(五)内镜逆行胰胆管造影(ERCP)

ERCP对胆囊癌常规影像学诊断意义不大,仅有50%左右的病例可显示胆囊,早期诊断价值不高,适用于鉴别肝总管或胆总管的占位病变或采集胆汁行细胞学检查。

(六)血管造影

血管造影对胆囊癌的定性诊断及浸润深度判断的正确性比B超、CT和胆管造影高。胆囊癌常见的血管造影异常为胆囊动脉扩张、胆囊壁不规则和中断、胆囊壁呈高低不平的增厚以及肿瘤区有新生血管形成动脉包绕。日本学者报道,胆囊癌在4mm大小时便可见肿瘤新生血管形成,动脉造影可见肿瘤染色现象,肿瘤1.5cm时可清楚显示。当有肝脏浸润时,造影可见肝右动脉有新生血管形成、肝静脉早期瘀血和肝右动脉缺损。尽管选择血管造影可成功发现早期病变,但毕竟是创伤性检查,加之技术要求较高,有一定的并发症,目前尚难在临床上广泛应用。

(七)分子水平诊断的研究

近年来,随着分子生物学技术的迅速发展,人们已经认识到,恶性肿瘤的发生是由于癌基因、生长基因及其受体基因的活化,以及抑癌基因的失活或丢失引起的,所以在基因水平上诊断和治疗是人类征服癌症的突破点。现在已经可以直接检测和鉴定一些缺陷基因,使胆囊癌的诊断从传统的形态学诊断上升到基因诊断。

目前研究较多的与胆囊癌相关的癌基因有 ras、src、C-erbB-2、bcl-2、C-myc、bax 和 Fas 基因等,抑癌基因有 p53、p16、nm23、p27 和 Rb 基因等。有研究发现,胆囊癌 p53 基因杂合性缺失(LOH)达 90%,其发生较蛋白表达更频繁且更早;提示对 p53 基因进行 LOH 检测可能有助于胆囊癌的早期诊断。此外 bcl-2 基因在早期肿瘤的发生中发挥着重要的作用,其他基因及其产物在胆囊癌中的变化也在研究之中。近年来的研究表明,胆囊癌的发生和发展涉及多种癌基因与抑癌基因的异常改变,是多基因变异积累的结果。有实验证实,对血清中一些抑癌基因的甲基化检测可望对胆囊癌的早期诊断有着潜在价值。基因诊断在胆囊癌的早期诊断中有着广阔的应用前景,但尚需要进一步深入的研究。迄今为止,尚未发现对胆囊癌有特异性的肿瘤标志物,故肿瘤标志物检测只能作为诊断胆囊癌的参考,应结合临床资料具体分析。

六、治疗

胆囊癌是一种侵袭性很强的恶性肿瘤,死亡率很高,整体 5 年生存率不足 5%,平均生存期 5~8 个月。胆囊癌最有效的治疗是手术治疗。既往术后 5 年生存率维持在 2%~3% 的低水平。自 20 世纪 80 年代以来,随着根治性及扩大根治性手术的开展,胆囊癌术后 5 年生存率有所提高,有报道伴有淋巴结转移者经根治术后 5 年生存率为 45%,而不伴有淋巴结转移者根治术后 5 年生存率为 85%,总体 5 年生存率为 65%。因此,对胆囊癌的治疗应持积极的态度,以求进一步提高术后生存率。

第二节　胆管癌临床诊断治疗概要

一般认为胆管癌的发病率较低,占胃肠道肿瘤的 3%,仅及胆囊癌的 50% 左右,但近年其上升很快,目前认为至少不低于胆囊癌和胰腺癌。高发年龄在 60~65 岁,以男性稍多。以发病部位分为上、中、下段胆管癌,其中以上段胆管癌最多见,占 60%~70%,又称为肝门胆管癌。

一、病因

具体病因尚不明确,可能与胆管结石、先天性胆管囊肿、原发性硬化性胆管炎、胆-胰管合流异常、胆管寄生虫和溃疡性结肠炎等因素有关。胆管乳头状瘤和腺瘤可能是胆管癌的癌前病变。胆管癌患者中 1/3 有胆管结石;在日本,17.5% 胆管囊肿会发生癌变;原发性硬化性胆管炎本身为癌前病变。近年报道胆管癌与 HCV 感染有一定关系,日本肝癌协作组统计了 10 年间胆管癌 1491 例,男性 HCV-Ab 阳性率为 28.3%,女性为 26.6%,而正常人感染率仅为 1%。

二、病理

胆管癌大体上可分为硬化型、乳头型、结节型和弥漫型,以硬化型最多见,占 50%~65%,

多发生于肝门部；乳头型以胆管下段多见；结节型则多处于中段。组织学上95%为腺癌，少见的有乳头状癌、鳞癌、腺鳞癌等。

临床上将肝外胆管癌分为4型：Ⅰ型，肿瘤位于肝总管汇合部以下；Ⅱ型，肿瘤侵犯汇合部，但未累及左、右肝管；Ⅲ型，肿瘤侵犯一侧肝管；Ⅳ型，肿瘤侵犯双侧肝管。

AJCC将胆管癌依据TNM分为5期：0期，$TisN_0M_0$；Ⅰ期，$T_1N_0M_0$；Ⅱ期，$T_2N_0M_0$；Ⅲ期，$T_{1\sim2}N_{1\sim2}M_0$；Ⅳ期，$T_3N_xM_0$或$T_xN_xM_1$。T_1指肿瘤侵及胆管上皮下结缔组织或肌层；T_2指肿瘤侵及肌层周围结缔组织；T_3指肿瘤侵及邻近器官。N_1、N_2和M_1意义同胆囊癌。

三、临床表现

无痛性进行性黄疸是胆管癌的主要基本症状，同时可出现乏力、纳差、消瘦、瘙痒和陶土样便、尿色加深等。下段胆管癌还可因胰管阻塞而引起腰背部持续性痛、脂肪泻和继发性糖尿病等；中段癌与下段癌均可触及肿大胆囊；肝门胆管癌胆囊多空虚。

四、诊断

肝外胆管癌的诊断主要依靠临床表现、肿瘤标志物和影像学资料。

经典和临床常用的肿瘤标志物有CEA、CA19-9、CA50和CA24-2，往往联合检测可有较高的敏感性，但特异性较差；近年新出现的标志物较多，但大多未经大规模临床验证，包括：①肿瘤细胞表面相关抗原：RCAS1，敏感性为74%，特异性为96%；Mac-2连接蛋白；MUC5AC，阳性者死亡危险性比阴性者高2.5倍。②胆管癌细胞产物：如CYFRA21-1；IL-6；胆汁纤维连接蛋白，敏感性为57%，特异性为79%。③基因型标志物：如k-rus；bcl-2，阳性者淋巴结转移率显著高于阴性者；p14和p16，预示疾病前期或早期；p53；DNA非整倍体，胆汁中脱落细胞通过流式细胞计数法和数字影像分析法检测的敏感性分别为52%和90%，特异性分别为96%和100%。

影像学检查顺序为B超、CT和MRI、PTC和ERCP，进一步检查还有动脉造影、PET等。在影像资料上往往只能观察到胆管梗阻的间接征象如近端胆管扩张等，肿瘤本身不易显现。B超可清晰显示胆管扩张情况，近年推广的管内超声将探头经PTC或ERCP途径进入胆管内直接探查，常可发现微小肿瘤，并可诊断肿瘤的浸润程度和有无门静脉侵犯，据报道其正确率可达80%～90%，但本法对淋巴结是否转移则不很敏感；CT和MRI则对胆管肿瘤本身显现更佳，还能辨别淋巴结转移情况和对局部血管的侵犯状态；PTC和ERCP属于有创检查，对于胆管癌并非常规必须，应用经皮胆管镜或经口胆管镜可直接观察胆管，如狭窄部位发现不规则、扩张扭曲的血管，常提示为胆管癌；动脉造影和PET则在判断可切除性上有一定临床意义。

五、治疗

(一)手术治疗

中、下段癌多需行胰-十二指肠根治术。肝门胆管癌过去根治切除率很低，近年随着手术范围的扩大，尤其是联合肝叶切除概念的逐渐得到共识，R0切除率有了很大提高，在国际各大专业治疗中心联合肝叶切除率可达60%～90%，根治性切除率提高到50%～80%。

(二)辅助治疗

理论上胆管癌对放疗和化疗均缺乏敏感性。放疗分为体外放疗和介入腔内放疗两种。体外放疗目前多应用于无法切除而成功减黄者,可延长生存期。介入腔内放疗是指将放射源经T 管、PTCD 和 ERCP 等途径置入胆管腔内。

化疗有全身静脉化疗、经肝动脉栓塞化疗(TACE)及胆管腔内局部化疗。全身静脉化疗多采用以吉西他滨为主的联合氟尿嘧啶、铂类、紫杉醇等化疗方案;TACE 的化疗方案与全身静脉化疗相似,可与外放射治疗联合应用,对无法切除的肝内胆管癌有效率达 20%～30%;胆管腔内局部化疗可通过 T 管等引流管注入铂类和丝裂霉素,从而达到杀伤、抑制癌细胞的作用。无法切除的肝门胆管癌可采用置管减黄加光动力治疗。

第三节　胆管系统肿瘤介入治疗

一、胆囊及胆管的血管解剖

(一)胆囊

1. 动脉

胆囊供血动脉为胆囊动脉。通常为 1～2 根,偶有 3 根。起自肝右动脉右缘。胆囊动脉尚发 1～2 分支到肝管、胆囊管、肝总管上部。胆囊动脉常有变异。按起始位置不同分为 7 种类型。

Ⅰ型:胆囊动脉在胆囊三角内起于肝右动脉的占 54.2%。

Ⅱ型:胆囊动脉在肝管左侧起于肝右动脉的占 20%。

Ⅲ型:胆囊动脉起于肠系膜上动脉发出的肝右动脉占 8.4%。

Ⅳ型:胆囊动脉起于肝左或肝中动脉的占 10.3%。

Ⅴ型:胆囊动脉起于肝总动脉或肝固有动脉的占 2.6%。

Ⅵ型:胆囊动脉起于胃十二指肠动脉或十二指肠后动脉的占 2.6%。

Ⅶ型:胆囊动脉起于肠系膜上动脉。发出Ⅲ型以外的其他变异肝右动脉占 1.9%。

2. 静脉

多与胆囊动脉伴行。小分支分别汇于肝静脉、门静脉右支及门静脉。

(二)胆总管

1. 动脉

胆总管上部,由胆囊动脉分支供血。胆总管中部,由肝固有动脉右支发出的分支供血。胆总管下部,由胰十二指肠上后动脉的分支供血。上述动脉分支构成血管网。

2. 静脉

胆总管前面静脉丛直接注入门静脉;胆总管上部静脉经胆囊静脉进入肝静脉。

二、胆管系统恶性肿瘤血管介入治疗的适应证、禁忌证

胆管系统恶性肿瘤发病隐匿,大部分就诊已是晚期,对于不能手术、术后复发者及肝转移

者,血管介入治疗是综合治疗的手段之一。目前包括选择性动脉灌注化疗或栓塞化疗术、经植入式导管药盒系统灌注化疗术。其中在胆管引流术基础上对阻塞胆管的肿瘤病灶进行选择性动脉灌注化疗或栓塞化疗术,称之为双介入疗法。

(一)适应证

(1)不能手术切除的晚期胆管癌、胆囊癌。

(2)肝门部胆管癌姑息性治疗。

(3)中下段胆管癌伴梗阻性黄疸的术前减黄(结合 PTCD 或 ERBD 退黄肝功改善后方可进行 TAE 或 TAI)。

(4)肝内外胆管广泛狭窄者。

(5)术前灌注化疗,为根治手术创造条件。

(6)术后复发者。

(7)高龄体弱或不愿意接受外科手术者。

(8)心肺功能差、解剖位置复杂、手术困难、危险性大者。

(二)禁忌证

(1)有严重出血倾向者。

(2)大量腹水。

(3)恶液质者。

(4)肝肾功能衰竭者。

(5)碘过敏者。

三、血管介入治疗方法

(一)操作方法

采用 Seldinger 技术穿刺股动脉,插入 RH 或 Cobra 导管,选择腹腔动脉造影,了解肿瘤血供情况,尽可能超选择肿瘤供血动脉血管进行灌注化疗和(或)栓塞化疗。①胆囊癌者:胆囊动脉若起于肝右动脉、肝左或肝中动脉、胃十二指肠动脉或十二指肠后动脉、肝总动脉、肝固有动脉则导管分别超选择插入上述动脉行灌注化疗。若不能判定则肝总动脉或肝固有动脉或肝右动脉灌注化疗。②胆管癌者:则选择胆囊动脉、肝固有动脉、胃十二指肠动脉或腹腔动脉灌注化疗、胆管癌合并肝转移者在胆汁引流基础上可行 TACE 术;胆管梗阻先行 PTCD 或支架植入术(ERBD)引流,1～2 周后再行动脉灌注化疗和(或)栓塞化疗(双介入法)。肿瘤供血不丰富者或有条件者,可用全植入式导管药盒系统(PCS)。行肝动脉 PCS 植入术,可反复多次灌注化疗,避免多次介入操作。

(二)灌注化疗方案

常用化疗药有氟尿嘧啶(5-FU)500～1000mg/m²、四氢叶酸钙(CF)100mg/m²、顺铂(DDP)80～100mg/m²、丝裂霉素(MMC)10～10mg/m²、吡柔比星(ADM)50mg/m²、健泽(GEM)1000mg/m²等。多选择 2～3 种药物。如:5-FU＋CF＋健泽或 5-FU＋DDP＋MMC 用生理盐水稀释后。一次性经导管缓慢注入(10～15 分钟);化疗检栓时加碘化油制成混悬液,用量视病灶大小及血供情况定;若肿瘤较大,供血丰富,可用少量明胶海绵颗粒栓塞供血动脉;

有文献报道,配合血管紧张素Ⅱ升压灌注或肾上腺素灌注化疗,将提高肿瘤细胞药物浓度。将10μg肾上腺素经导管注入肝动脉,20秒后进行灌注化疗。灌注化疗间隔以3～4周为宜,4～5次为一个疗程。PCS者,方案为5-FU 500mg、DDP 20mg、MMC 4mg联合灌注,连续5天为一疗程,每月1次,3～5个疗程。

四、血管介入治疗的并发症及处理

1.消化道反应

较多见。上腹不适、恶心、呕吐、食欲缺乏,2～3天可缓解。为化疗药物副作用。也可能由于化疗药物或栓塞剂反流入胃十二指肠动脉损伤胃肠黏膜所致。

2.胆囊炎、胆囊坏死

剧烈腹痛时,应考虑大剂量化疗药进入胆囊动脉,造成动脉损伤导致缺血甚至坏死。需禁食、抗炎,必要时行外科手术。

3.感染

抵抗力低且多有胆管梗阻,均有不同程度的混合细菌感染,需加强抗炎,联合使用抗生素。

五、血管介入治疗的疗效评价

胆管恶性肿瘤是消化道预后极差的肿瘤。传统的以手术为主的综合治疗方法5年生存率为0～5%,1年生存率不到20%。国外报道,胆囊癌、胆管癌采用肝动脉灌注化疗,总有效率为48%～60%,中位生存期为14个月,对照组为4个月,而且药物毒性低,5年生存率无明显区别;另报道,胆囊癌肝转移者行肝固有动脉灌注治疗后一般状态好转,1～4个月肿瘤缩小40%～80%;胆囊癌Ⅳ期患者外科手术前行2个周期的肝动脉灌注化疗,4周后行根治性手术,患者3年仍存活;国内报道,胆管癌在PTCD、ERBD基础上行灌注化疗,一定程度上可抑制肿瘤生长、缩小肿瘤,再通胆管,减压祛黄。姜成文报道,3例胆管癌患者,行ERBD时,肿瘤组织硬,支架扩张不完全。行动脉灌注及化疗栓塞4周后,肿瘤缩小,支架扩张良好;肝门胆管癌患者,术前4～8周对受侵犯的肝右叶行TAE,可使左叶显著的代偿性增大,从而获得半肝切除的机会。随着近年介入治疗在胆管癌中广泛应用,胆管内支架的成功使用,2年生存率上升至40%～70%。单纯动脉灌注化疗或栓塞化疗在治疗胆管恶性肿瘤方面国内外报道较少。而且生存时间与接受治疗的患者肿瘤分期也有重要关系。还需要临床工作者对更多病例进行进一步探讨。目前在治疗胆管癌的疗效较差的情况下,主张综合模式治疗,如手术＋PTCD或ERBD＋动脉灌注＋栓塞化疗＋胆管内外放射治疗＋免疫治疗。尤其对中晚期胆管癌者,虽不能达治愈目的,但可减轻患者痛苦、减轻黄疸,改善患者情况,提高生活质量,延长生存时间。在提高手术机会、减少药物毒性方面也起到重要作用。

第四节　经皮肝穿胆管引流术及胆管内支架植入术

一、经皮肝穿胆管引流术

经皮肝穿胆管引流术是指在影像设备(通常为X射线透视或B超)引导下经皮经肝穿刺

胆管并置入引流管,使胆汁流向体外或十二指肠的一系列技术。主要用于胆管梗阻的治疗。包括外引流、内引流和内外引流,是所有胆管梗阻介入治疗的基本技术。

(一)适用范围

胆管梗阻引起胆管扩张及阻塞性黄疸,为本术的主要适应证。急性化脓性胆管炎亦可行本术。大量腹水和弥漫性胆管狭窄不宜采用本术治疗。

1.器材

(1)千叶针:千叶针用于经皮肝穿刺胆管造影。可通过微导丝引入导管,亦可在其外套以套管针,引导穿刺。

(2)套管针:套管针为一针芯(实心或空心)和外套管(塑料或金属)组成。一般长度为15~20cm,外径为6F或7F,用于胆管穿刺并引入导丝。

(3)胆管引流管:胆管引流管一般为多侧孔短导管,外径6~8F,长度30~40cm。现流行用较软且抗折曲的聚酯材料。外引流管头端常为钩形或猪尾形,侧孔2~5个,多在弯曲部内侧,以防与胆管壁密切接触造成引流不畅。头端常有一尼龙丝由内腔引出至尾端,再由锁定装置固定,使头端形态固定,防止导管脱出。在拔管时应注意先松开锁定装置,使尼龙丝松弛方可拔出,以免该线切伤胆管。内外引流管的侧孔位于导管头端及干部,中间留有3~5cm的无孔区置于胆管狭窄部。头端应入十二指肠。有侧孔的干部应置于扩张的胆管内,切勿置于肝实质内,否则,可造成持续的血胆汁或导管内血块阻塞。

(4)导丝:可采用常规导丝或超滑、超硬导丝。与引流管相应直径的扩张器亦常备。

(二)技术方法

1.入路的选择

(1)腋中线入路:适用于大多数患者。患者平卧于检查床,选其体厚的中点,在透视下选右肋膈角下二十肋间(大多数在8~9肋间)作为进针点。局部麻醉并切一长0.5cm的小口。

(2)剑突下入路:剑突下入路适用于左肝管的阻塞和腋中线入路不能完成操作者。一般选择在剑突下3~4cm,偏左侧2~3cm。应透视下观察该点是否已避开心影、胃泡和胀气显示的横结肠。

2.胆管穿刺

胆管穿刺分为一步穿刺法和两步穿刺法。通常采用两步穿刺法,即先用千叶针行胆管造影。腋中线入路进针时水平刺向第11或12胸椎体右缘约2cm处。剑突下入路进针时向右侧指向肝门区穿刺。用5ml注射器抽稀释的对比剂,边注入边后撤穿刺针,直至胆管显影。其显影的标志为管道持续显影,并缓慢流动形成树枝状管道,继续加注5~10ml对比剂,至主要的胆管显影。若刺中肝静脉则显示对比剂向第二肝门迅速排空,提示穿刺层面偏背侧。若刺中肝动脉或门静脉,显示对比剂较快速流向肝内并消失,提示胆管在其邻近,可将穿刺层面略偏背侧或腹侧。肝外和包膜下穿刺则显示条状或片状密度增高影。肝实质或肿瘤内穿刺可显示小团状影,弥散缓慢。应注意胆管内不可过多注入对比剂,以免胆管内压突然增高,使感染的胆汁逆行入血造成菌血症。

用套管针穿刺选定的胆管。术者左手持针体,右手顶紧针芯勿使其退入针套,进入皮下组织后嘱咐患者闭气,迅速刺进肝包膜,然后调整方向,向已显影的胆管分支穿刺。部位一般选择胆管分支为宜,以利后续操作。一般刺入胆管时可见管壁先受压变扁。退出针芯,缓慢后退针套,观察有无胆汁流出,一旦有胆汁顺利流出,即可送入导丝。若流出血液则稍候,观察后来是否流出胆汁或血中是否混有胆汁(胆汁常较黏稠并带丝,将其滴于干净纱布上,可于周边显示明确的黄色带)。否则,继续后撤外套管,一般要求套管勿退出肝包膜,以免肝包膜多处损伤,造成出血。有时胆汁过于黏稠不易流出,可采用注入对比剂观察的方法。本法的优点为:第2次行套管针穿刺时,可根据胆管显影的情况,选择有利于胆管插管等后续操作的胆管分支及部位进行。缺点为:行套管针穿刺时,有时难以一次成功,对肝脏损伤相对较大。一步穿刺法有2种:如配有微导丝,可沿千叶针送入,然后退出穿刺针,再沿导丝送入5F扩张管,最后引入导丝;如为PTCD套装则可沿千叶针直接送入套管针。本法损伤相对较小,操作较简单。若因穿刺的胆管部位不满意,有时难以完成后续的胆管插管等操作,仍需行二次穿刺。

3.胆道插管

胆管穿刺成功后,先送入较柔软的导丝,尽量使其进入胆总管。需做内外引流时可通过狭窄区进入十二指肠。可顺手沿导丝推送外套管深入。撤出导丝后,放出部分胆汁,并注入少量对比剂做进一步观察,以明确管端的位置和胆管情况。换入超硬导丝,并用相应的扩张器扩张穿刺的通道,再置入引流管。单纯外引流可用猪尾形导管置于狭窄的近端。内外引流则用多侧孔的内外引流管,远端置于十二指肠内,近端置于扩张的胆管内,切忌其侧孔置于肝实质内和肝包膜外,否则,可造成出血、胆汁腹腔漏和导管堵塞。若梗阻平面较高,位于肝门区同时累及左右肝管,而导丝经反复尝试仍不能通过狭窄段进入胆总管,引流管可置于左右肝管的较大的分支内或骑跨于2个分支。

为提高引流效果,可同时经剑突下和右腋中线入路行左右肝胆管引流术。引流管植入后,即观察胆汁是否顺利流出及胆汁性状。若胆汁流出困难,则透视下调整管端位置,并注入对比剂观察其是否位于胆管内。可用生理盐水注入导管,待胆汁自行流出,必要时可稍加抽吸。

4.引流管的外固定

观察到胆汁顺利流出后方可进行外固定。首先将导管固定线轻轻拉紧,旋紧接口螺丝或固定器,剪去多余固定线。可用专用导管固定器将导管夹紧,将固定器贴于皮肤上。简易的方法是用大块手术膜或透气良好的带敷料的胶布固定。

(三)术后观察及护理

术后24小时内应严密观察患者生命体征。每天胆汁流量和性状是观察的重要指标。单纯外引流者每天胆汁流出量为400～2500ml,胆管不全阻塞者胆汁量稍少。胆汁过少时,应考虑导管脱落和阻塞的可能,必要时行造影复查。导管阻塞时可用生理盐水冲洗后待其自然流出。抽吸的方法易使残渣堵塞导管,多不采用。必要时可用导丝疏通引流管。术后早期可出现血胆汁,但不能结成血凝块,否则提示胆管出血。通常引流24小时后胆汁应不含血色,否则,应在透视下观察导管侧孔是否位于肝实质内或胆管内是否存在残余血凝块。必要时可用维生素K等止血药止血。正常胆汁为金黄色,绿色或混浊胆汁常提示合并感染,应采样送检和行细菌培养。感染者可经引流管注入庆大霉素8万～12万U或0.5%甲硝唑10～20ml,保留1～2小时后再开放引流,每日2～3次。胆汁黏稠或有血凝块残余于胆管者,可加用糜蛋白酶溶于生理盐水中作保留灌注。引流过程中禁用负压吸引装置。每隔1周左右对局部皮肤消毒,更换固定器具。

二、经皮经肝穿刺胆管内支架植入术

经皮经肝穿刺胆管造影(pereutaneous transhepatic cholangiography,PTC)由 Nakayama 首先报告,在 PTC 基础上发展起来的胆管引流术(percutaneous transhepatic cholangial drainage,PTCD 或 percutaneous transhepatic biliary drainage,PTBD)已成为胆胰疾病常用的有效治疗方法。其中,经 PTC 途径植入胆管内支架行胆道内引流术近年来临床应用日益广泛,取得了理想的效果。

(一)适应证及临床疗效

各种良恶性胆道梗阻是经皮经肝穿刺胆管内支架植入术的主要适应证。各种良恶性胆道梗阻所致的黄疸,药物治疗常难以奏效,如果不能及时解除胆道梗阻以减轻黄疸,终会导致肝功能衰竭而成为患者的直接死亡原因。实践表明经皮经肝穿刺胆管内支架植入术可有效地解除胆道梗阻。此外,经皮经肝穿刺胆管内支架植入术还被用于胆漏和胆石症等疾病的治疗。

1.恶性胆道梗阻

恶性胆道梗阻临床常见,多由胆管癌、胆囊癌、胰腺癌、肝门部或肝外胆管周围淋巴结原发性病变或转移性癌肿所致。恶性胆道梗阻患者,经皮经肝穿刺胆管内支架植入术可以改善健康状况、提高生存质量、创造手术和放化疗机会,并适当延长生存期。与外引流相比,内引流符合生理、生活方便、疗效优越,易于为医生和患者所接受。Shinchi 等报告无法手术切除的肝门部胆管癌患者,内引流(10 例)与外引流(10 例)相比,可明显延长平均生存时间(分别为 6.4 个月和 4.4 个月,$P<0.05$),提高生存质量(Karnofsky 积分分别为 68.1 和 57.7,$P<0.05$),缩短生存期内住院时间(每月平均 14.2 天和 27.3 天,$P<0.05$)。Polikarpov 等报告恶性阻塞性黄疸患者,外引流 18 例、内引流 38 例,平均生存期分别为 2.1 个月和 7.9 个月,1 年生存率分别为 10% 和 25%,结果也表明内引流明显优于外引流。与塑料内支架相比,一般认为金属内支架引流时间更长、引流效果更理想。文献报道金属支架 5~6 个月通畅率 60%~70%,20%~25% 的病例需要再次介入治疗。

2.良性胆管狭窄

良性胆管狭窄常见于原发性硬化性胆管炎或胆道手术后。原发性硬化性胆管炎最终可发展为淤胆性肝硬化,尚无特效治疗方案。文献报告原发性硬化性胆管炎患者经 PTC 途径植入金属内支架是一种有效的姑息性辅助疗法。

3.胆漏

胆漏常见于手术或某些疾患者,随着腹腔镜下胆囊切除术的广泛应用,其所引起的胆漏也日益多见,通过 PTC 途径植入胆道金属支架是行之有效的治疗方法。

4.胆石症

复发性肝内胆管结石合并肝内胆管狭窄的患者常用的治疗方法为肝内狭窄胆管的扩张术和震波碎石等,但治疗后胆管狭窄的症状一般难以彻底缓解。

(二)并发症

经皮经肝胆管支架植入术的常见并发症包括胆管炎、支架移位、出血、败血症、胆漏等。胆管炎是 PTCD 的主要并发症,高达 47%。右侧穿刺置管时,左侧胆管炎发生率达 25%。但术前有无胆管炎并不会增加操作的并发症。胆管炎的发生率与引流管粗细、抗生素应用与否、术后冲洗与否等有关。10～12F粗导管置管时胆管炎发生率低。当术后以生理盐水冲洗时，胆管炎发生率低。有文献报道一种可冲洗的引流管，临床观察发现其胆管炎发生率较低。术前术后应用抗生素也可降低术后胆管炎发生率，但也有文献对此持有异议。术后远期发生的胆管炎多是支架堵塞所致，支架阻塞的原因常为浓缩的胆汁、组织碎片、肿瘤在支架两端过度生长所致。支架堵塞时可气囊清理或在原支架腔内再次植入支架。覆膜支架可以防止肿瘤长入支架网眼，堵塞管腔。对既往植入的塑料支架堵塞时，经 PTC 途径以一硬导丝插入十二指肠，再以气囊导管在支架近端扩张可将该塑料支架送入十二指肠，并植入金属内支架。

第十七章

胰腺癌的介入治疗

第一节　胰腺癌临床诊断治疗概要

　　胰腺癌是指发生在胰腺腺泡或导管腺上皮的恶性肿瘤,是消化系统恶性程度很高的一种肿瘤。胰腺癌被称为"癌中之王",在国际医学界被列为"21 世纪顽固堡垒",近年来其发病率呈明显上升趋势,大约每 10 年增加 15%。胰腺癌中最常见的是胰头癌,占 60%~80%,多发生在 40 岁以上,男性多于女性,为(2~4):1。胰腺癌超病隐匿,无特异症状,早期诊断困难,病情发展快,手术切除率低,手术并发症多,预后很差。但是随着影像学的发展,血清肿瘤标志物的检测,早期病例的发现以及手术操作的进步,手术切除率有所提高,手术并发症有所降低以及术后综合治疗措施的应用等,5 年生存率也有所提高。

　　尽管如此,现在胰腺癌的早期诊断率还很低,收治的患者中大多已进入中、晚期,治疗效果很差,胰腺癌仍然是对外科医师的一个挑战。如何发现早期小胰腺癌是研究的热点和努力方向。

一、发病率

　　早在 170 年前就有胰腺癌的报道。随着时间的推移,胰腺癌的发病率呈不断上升趋势,目前已占癌种的第 10 位,是消化系统中常见的恶性肿瘤之一。我国于近期的统计就比 10 年前增加了 5 倍多。在日本胰腺癌的发病率也有明显上升,30 年前 1.8/100000 人,20 年前 5.2/100000 人,10 年前为 10.9/100000 人,男性上升 3 倍,女性上升 2.9 倍,近 30 年内已增加 5 倍。美国近 20 年来也增加 3 倍,每年大约有 28000 新病例,在全部癌肿新增病例中占 2%。胰腺癌已占癌肿死亡原因的第 5 位(仅次子肺癌、大肠癌、乳腺癌和前列腺癌),占全部癌肿死亡男性的 5%,女性的 6%。20 世纪 90 年代世界统计结果表明,芬兰、新西兰、日本、加拿大、美国、英国等为高发国家,而波多黎各、哥伦比亚、巴西、印度、科威特、中国香港等为低发国家或地区。世界部分国家或地区胰腺癌平均每年发病率为 5/100000 人。中国肿瘤防治办公室统计表明。我国部分城市的胰腺癌发病率平均为 5.1/100000,已接近西方发达国家。

　　胰腺癌的发病率随着年龄而增加,以 40~70 岁为最常见,大约占总数的 87.6%。男性病例(67%)多于女性(33%),男性与女性之比为(1.5~2):1,而 20 世纪 90 年代女性发病率也在不断上升。男女之比为 1:1,可能与女性吸烟人数增加有关。

二、致病因素

虽然胰腺癌和壶腹部癌的具体发病原因至今尚不清楚,但是有些因素确定是与胰腺癌的发病有密切关系。

(一)吸烟

大样本调查研究结果表明,吸烟者胰腺癌的发病率比不吸烟者高 1.5 倍。随着吸烟量的增加,发病率也随之增高;若每日吸烟量多出 1 包,其发病率在女性高出 2 倍,而在男性则高出 4 倍。Robert M. Beazley 也认为虽然胰腺癌的高危人群尚不能清楚确定,但是抽烟比不抽烟者的发病率高 2.6 倍。吸烟者的发病年龄也比不吸烟者提早 10～15 年。

(二)饮食

经调查显示胰腺癌的发病与长期摄入高热量饮食有关。多摄入富含脂肪和蛋白质食物、油炸食物和低膳食纤维食物,均可增加胰腺细胞的更新和胰腺细胞对致癌物质的敏感性,促进胰腺癌的发生。多摄入新鲜水果和蔬菜可减低致癌危险。

(三)糖尿病

统计胰腺癌患者中 80％的病例患有糖尿病,而糖尿病患者中胰腺癌的发病率又比健康成人高出 2～4 倍,尤其是女性患者可更高,说明糖尿病可能是与胰腺癌发病因素有关。

(四)慢性胰腺炎

因为慢性炎症过程的反复刺激,可导致胰腺导管狭窄、梗阻,胰液潴留,小胰管上皮增生以致癌变。若有胰管结石、组织钙化,可能性就更大。

(五)胃切除手术或恶性贫血者

胃酸可抵抗致癌物质,缺乏胃酸者发病率可增加 2～3 倍。

(六)饮酒和咖啡

曾一度被少数研究认为与胰腺癌发病有关,但多数研究未能证实其有关系。

(七)遗传与基因突变

大多数胰腺癌的发病是散在性的,但是近代分子遗传学研究发现 20％～50％病例有继承性遗传缺陷。在人类所有肿瘤中最常见的是抑癌基因 p53 和 p16 的突变。90％胰腺癌患者有 p16 基因突变,50％～75％有 p53 基因突变,50％有 DPC4 基因突变。

三、病理变化

(一)部位

常见于胰头颈部,占 66％～70％;胰体尾部次之,占 20％～25％;局限在尾部者占 5％～10％;全胰仅占 6％～8％。

(二)组织分类

大体肉眼检查这种肿瘤质硬、切面呈淡褐色。根据其组织来源分以下 3 类。

(1)胰管上皮细胞发生的胰腺导管癌:约占 90％,主要是高、中、低分化腺癌,其次有鳞腺癌、巨细胞癌和黏液癌。

(2)由腺泡细胞发生的腺泡细胞癌：占 4%。

(3)由胰岛细胞发生的胰岛细胞癌：罕见。

(三)胰腺癌的转移和扩散

1.淋巴转移

胰腺内有丰富的毛细淋巴管网，由许多淋巴管网形成许多淋巴丛，由许多淋巴管丛发出许多集合淋巴管到达胰腺表面，然后伴着血管走行，沿不同方向进入各个局部淋巴结，最后汇入腹腔淋巴结主干。淋巴转移是胰腺癌早期最主要的转移途径。虽然直径仅为 2cm 的小肿瘤，可能 50% 的病例已有淋巴结转移。因其在早期即可发生转移，故是影响手术治疗效果的重要因素。

按胰腺淋巴引流和淋巴结的分布，胰腺癌的转移途径如下。

(1)胰头癌的淋巴转移：①第一站淋巴结：幽门下淋巴结→胰头前上淋巴结→胰头前下淋巴结→胰头后上淋巴结→胰头后下淋巴结→沿肠系膜上动脉根部周围淋巴结→肝总动脉周围淋巴结；②第二站淋巴结：腹腔干周围淋巴结→脾动脉根部淋巴结→肝动脉淋巴结→胆管淋巴结；③第三站淋巴结：腹主动脉周围淋巴结→胰下淋巴结。

(2)胰体尾癌的淋巴转移：①第一站淋巴结：肝总动脉和肝固有动脉周围淋巴结→腹腔干周围淋巴结→脾动脉周围淋巴结→脾门淋巴结→胰下动脉周围淋巴结；②第二站淋巴结：肠系膜根部淋巴结→结肠中动脉周围淋巴结→腹主动脉周围淋巴结。

2.直接浸润

虽然是早期胰腺癌，但癌细胞可早期穿出胰管向周围浸润；如胰头癌就可向胆总管末段浸润引起梗阻性黄疸；而胰体尾癌常可浸润到十二指肠空肠曲，对肠系膜上血管、腹腔干和脾门等处的直接浸润或形成后腹膜结缔组织块，致使手术切除困难。

3.沿神经束扩散

沿神经束扩散是胰腺癌特有的转移方式。最早癌细胞可直接侵及神经束膜进入束膜间隙沿着神经鞘蔓延，并向周围浸润扩散，随着肠系膜上动脉并行的神经丛和腹主动脉周围神经丛，向腹膜后浸润可出现腰背疼痛。

4.血行转移

胰腺癌晚期常通过胰腺丰富的血流，经门静脉扩散到肝脏，还可转移到肺、脑。

5.腹膜种植

常可在前上腹膜和双侧腹膜呈多发性、弥漫性、粟粒状或结节状种植。

四、临床表现

由于胰腺癌早期无特异性症状，常被误诊为胃病、肝病、胆管病等，使正确诊断延迟 2~3个月，影响了疾病的预后，应引起警惕。以下是常见的症状和体征。

(一)临床症状

1.上腹疼痛

早期胰腺癌无特异症状，上腹不适或疼痛占 70%~90%，胰腺疼痛常位于上腹部，表现为模糊不清而无特殊性，可能在餐后发生。1/4 的患者可能发生背部放射痛，若固定于背部疼痛则要考虑胰腺体尾部癌肿,疼痛的程度可反映肿瘤大小和后腹膜组织被浸润情况。严重疼痛提示癌肿浸润内脏神经,病变已属中晚期。

2.体重减轻

胰腺癌患者常有体重减轻占70%～100%。可能由于多因素所致,如休息性能量消耗增加、食量减少热量降低和脂肪吸收障碍有关。后者乃因胰管阻塞致使胰腺外分泌功能不全所致。

3.黄疸

如癌肿发生在胰头部,肿瘤可直接压迫胆总管末段,则可早期出现梗阻性黄疸,占80%～90%,无痛性进行性黄疸是胰头癌和壶腹部癌的特征,尤其是后者可更早出现黄疸。胰腺体尾部癌肿亦可发生黄疸,往往提示已有广泛肝转移。

4.胰腺炎

临床上可见到少数胰腺癌患者,可发生急性或亚急性胰腺炎症状,此乃胰腺管被堵塞所致。此对无暴饮暴食和非胆源性者更应提高警惕,应做进一步检查。

5.浅表性血栓性静脉炎

不到5%的胰腺癌患者,有反复发作的迁徙性血栓性浅静脉炎(Trousseau's)的病史。这可能是由于肿瘤组织细胞阻塞胰管,导致胰蛋白酶进入血液循环,使凝血酶原转变为凝血酶,促进了血栓形成。

6.精神抑郁症

50%的胰腺癌患者,在做出癌症诊断之前有精神抑郁症。其发生率比其他腹部恶性肿瘤为高。此发现的原因不清,可能与胰腺癌的神经内分泌物质有关。这些物质影响着中枢神经系统。

7.其他

胰腺癌起始的模糊而无特异性症状还包括乏力、食欲缺乏、食量降低。大约10%病例伴有不同程度的不规则性发热,可能为癌组织坏死和其代谢产物被吸收所致。一般均为低热,但亦可出现38～39℃中、高热。后者若伴有畏寒或疼痛时,在有黄疸患者应排除是否有胆管感染。患者反映尿色不断加深、大便色淡发白,亦应引起注意是否胆管有阻塞。

(二)体征

除了临床上出现黄疸外,典型的体征如下。

1.胆囊肿大

如临床上有无痛性进行性黄疸,再加上右上腹扪到肿大的胆囊(Courvoisier's征),乃是典型的肝胰壶腹周围癌的体征,占少于1/3的病例。

2.脾大

有30%～50%的患者可扪及肝脏肿大。中、晚期胰体尾部癌肿可压迫脾静脉或脾静脉血栓形成引起脾大。

3.腹部肿块

只有5%～10%的胰头癌患者可能扪到右上腹部肿块,而胰腺体尾部癌肿有20%患者可在上腹或左上腹扪到肿块。

五、诊断

胰腺癌隐蔽于腹膜后,早期又无特异性症状和体征,诊断较为困难。但对 40 岁以上的胰腺癌高危人群,若出现以下情况,应高度怀疑胰腺癌的可能,应尽早进行深入详细的检查,争取早期做出正确诊断:①梗阻性黄疸;②近期发生不能解释的体重减轻,超过原体重的 10%者;③不能解释的上腹部饱胀、不适和腰背疼痛;④模糊而不能解释的消化不良,X 射线胃肠检查阴性者;⑤无家族史、无肥胖者而在近期发生糖尿病;⑥突然发生不能解释的腹泻;⑦特发性胰腺炎反复发作;⑧重度抽烟者。

(一)实验室检查

1. 常规化验

除了梗阻性黄疸外,一般均在正常范围。高胆红素血症和碱性磷酸酶升高,或有氨基转移酶增高,或其他肝功能异常,均不能作为鉴别手段。血清淀粉酶和血清脂肪酶升高,亦只能鉴别胰腺炎。

2. 肿瘤标志物

20 年来有许多肿瘤标志物用于胰腺癌的诊断和术后随访。目前发现与胰腺癌相关肿瘤标志物有十多种,但至今为止尚未找出一种敏感性和特异性均令人满意的胰腺癌标志物。现在常用的胰腺癌标志物有 CA19-9、CA50、CA24-2、CA72-4、CA12-5、CA15-3、CA49-4、POA、CEA、DUPAN-2、TPA、Span-1、CAM17-1、IAPP、PCAA 等。

(1)CA19-9:为临床上最常用、最有价值的一种肿瘤相关抗原,是由单克隆抗体 116NS19-9 识别的涎酸化 Lewis-a 血型抗原,是目前公认的在各类标志物的血清学检测中阳性率最高的标志物。它的发展起始于 Koprowski 等的研究,来自人类的结直肠癌细胞。虽然其来自结直肠癌,然而不同于 CEA 抗体,对检测胰腺癌最为敏感。一般认为 CA19-9 超过 200kU/L 即有诊断价值。其敏感性可达 90%(69%~90%),准确性达 80%,特异性也在 90%左右。它可做随访监测预后和治疗效果,反映肿瘤有否复发,是判断预后的一种良好指标。因为正常胆管和胰管上皮中也存在着微量的 CA19-9 抗原,在慢性胰腺炎和胆管炎时,由于炎症刺激管壁增生、化生,使产生 CA19-9 细胞数量增加,特别是有黄疸时 CA19-9 也可明显升高,但随着炎症消退、黄疸解除而下降。

(2)CA50:首先由 Lindholm 等报道,也是来自人类结直肠癌细胞,一种涎酸化糖类抗原,因此与 CA19-9 有交叉免疫性。有部分人群(大约为 10%)不产生 CA19-9,只产生 CA50。故若 CA19-9 阴性时可监测 CA50,其阳性率略低于 CA19-9,敏感性为 70%~80%,特异性为 70%。CA50 阳性也可见于大肠癌。

(3)CA24-2:一种肿瘤相关性糖链抗原,主要为胰腺癌所产生。其敏感性、特异性和准确性均略低于 CA19-9,前者为 70%,中者为 90%,后者为 80%。

(4)CA72-4:一种肿瘤相关糖蛋白抗原,若为阳性多见于低分化胰腺癌。其敏感性仅为 38%~45%。对胰腺囊腺性肿瘤中的液体做 CA72-4 测定,可鉴别其良、恶性。

(5)CA12-5:1980 年 Bast 报道主要是卵巢癌产生的一种肿瘤相关糖蛋白抗原,也可见于胰腺癌。在卵巢癌的诊断中,其特异性的阳性率为 97%。该抗原在胰腺癌Ⅰ、Ⅱ期较低(48%),Ⅲ、Ⅳ期较高(75%),与肿瘤分期有关,对早期诊断无意义。

(6)CA49-4：诊断胰腺癌特异性最高的一种肿瘤相关抗原，可达94％。其敏感性为90％与CA19-9相仿。糖尿病患者并不升高，对胰腺癌和胰腺炎的鉴别很有帮助。

(7)胰胚抗原(POA)：Banwo等报道，主要存在于胎儿胰腺和胰腺癌组织中，其阳性率为56％～76％。在高分化胰腺癌中阳性率高，低分化胰腺癌的阳性率低。正常值低于9.0kU/L。

(8)CEA：主要存在于大肠癌组织中，但也存在于胎儿消化道上皮组织中，故称为癌胚抗原。首先由Gold等作为结直肠癌细胞的标志物。其正常值(RIAs,放射免疫分析法)为低于2.5μg/L，胰腺癌也可升高至20μg/L以上，其阳性率可达70％，但欠缺特异性和低敏感性，限制了其在临床上的使用。测定血清CEA水平的结果与肿瘤大小、转移和扩散呈正相关。在肿瘤复发时也可升高，所以也可作为随访观察用。

(9)Dupan-2：Metzar在Duke大学(DU)用胰腺癌患者(pancreas的简写pan-2)腹水中的癌细胞作为免疫原制出的单克隆抗原。正常值在150kU/L以下。临床上以400kU/L以上为阳性，其敏感性为47.7％，特异性为85.3％，准确性为74.1％。可用作随访检测。

(10)组织多肽抗原(TPA)：为癌胎儿蛋白，由瑞典Bjorklund所发现，存在于癌组织细胞膜和细胞质内，其阳性率可达81％。血清正常值为(81±23)U/L，胰腺癌可高达(277±219)U/L。

(11)CAM17-1：一种IgM抗体，在胰腺组织中呈过度表达，对胰液中的黏蛋白有很高的特异性，达到90％，其敏感性为86％。

(12)胰岛淀粉样肽(IAPP)：胰腺癌细胞分泌出的一种可溶性IAPP释放因子，刺激胰岛细胞分泌IAPP，可早期诊断胰腺癌。

(13)胰腺癌相关抗原(PACC)：主要存在于胰腺导管上皮细胞内，但在正常人的其他多种组织内也有。其正常值为0.1～22.5ug/ml，胰腺癌的阳性率为67％。

(二)影像检查

1.X射线检查

(1)钡餐检查：主要通过钡餐显示胃十二指肠形态改变的间接征象，如胃十二指肠壁有外来性压痕；十二指肠框(降部、水平部)呈C形扩大，其内侧壁僵硬，框内有反3字征象。用十二指肠低张造影，可突显其表现，更有诊断价值。但是对早期胰头癌和早期胰体尾部癌则无明显改变。

(2)经皮肝穿刺胆管造影(PTC)：对梗阻性黄疸患者，其梗阻近端的胆管均有一定程度扩张。PTC可显示梗阻的部位和梗阻端的形态，对判断病变的位置和性质很有价值。若为胰头癌则可见肝内、外胆管呈现明显扩张和胆囊肿大，梗阻末端形态呈偏心性的被压、不规则狭窄和充盈缺损，管壁僵硬等表现。由于梗阻性黄疸，胆管内压力很高，若单做PTC会发生胆漏和胆汁性腹膜炎，应置入导管作胆管内减压引流(PTCD)，可作为术前减黄用。

(3)内镜逆行胰胆管造影(ERCP)：通过内镜可观察十二指肠乳头情况，再经造影可显示胆管和主胰管情况。若为胰头癌除可见肝内外胆管扩张外，还可显示主胰管阻塞，若为胰体部癌则显示主胰管不规则狭窄和狭窄后扩张。对胰腺癌的早期诊断很有帮助，其敏感性和准确性均可达到95％。通过ERCP还可收集胰液做细胞学检查和送做CEA、POA、CA19-9测定。对重度梗阻性黄疸患者，还可经内镜下放置鼻胆管引流或逆行置管内引流。ERCP后有一定的并发症，如胆管炎和胰腺炎，虽然其发生率仅为3％～4％，但应严密注意，给予抗生素等预防措施。

2.超声检查

(1)腹部B超:超声检查具有简便、易行、无创、廉价等优点,腹部B超是目前临床上对拟诊腹部疾病首选的检查方法。其缺点是易受胃肠胀气而影响探查结果。为获得最佳效果,提高准确性,尤其是对疑诊深位的胰腺疾病时,应做好查前准备。通常是在早晨空腹时或禁食8小时后做检查。必要时在检查前口服用轻泻剂,晨起排便后做检查。统计表明对直径超过2cm的胰腺肿瘤,其敏感性和准确性可达80%以上。也可发现直径小于2cm肿瘤的报道。对胰头癌者还能见到肝内外胆管扩张、胆囊肿大、胆总管末端梗阻以及主胰管扩张等间接征象。

(2)内镜下超声(EUS):将超声探头经内镜送入胃、十二指肠,在胃后壁和十二指肠内侧壁上探查胰腺,不受肥胖的腹壁和胃肠胀气的影响,其高频超声探头分辨率高。对胰头、胰体、胰尾肿瘤均能探到,其准确性可达到90%。并可了解胰周是否有淋巴结转移,对胰腺癌分期也有帮助。

(3)胰管内超声(IDUS):在内镜下,将高频超声微探头伸入胰管内进行探查,受外界影响最小。可准确地探查出胰腺实质内的小胰腺癌。对胰管良性或恶性狭窄的鉴别也有帮助。

(4)术中B超(IOUS):这种检查可直接在胰腺表面做探查,不受胃肠胀气的影响。可发现胰腺内小肿瘤的存在,并可指导细针穿刺做细胞学检查(涂片或活检)。也可探查肝脏有否转移病灶,以及门静脉和肠系膜上静脉有否被浸润,对选择术式有重要参考价值。

3.电子计算机断层扫描(CT)

CT是目前对胰腺疾病最常用和最主要的检查方法,可精确显示胰腺的轮廓和形态及其与周围脏器的关系,了解有否淋巴结和肝脏转移,对胰腺癌诊断的准确性可达95%。螺旋CT的分辨率更高,更可提高胰腺癌的诊断率。三维CT血管造影,可清晰显示腹腔干及其分支和肠系膜上动脉的形态,了解血管有否被浸润,为提供术式选择做参考。

4.磁共振成像(MRI)和磁共振胰胆管成像(MRCP)

MRI更具有良好的软组织对比度,能清晰地显示全胰腺的轮廓形态以及腺体内的异常影像。胰腺癌时T_1和T_2时间延迟,其T_1加权影像呈低信号,T_2加权影像呈稍高信号。在被强化的胰腺组织可清晰显示出癌性病灶。MRI对胰周血管和淋巴结有否浸润和转移的判断能力更好。

MRCP是近年来发展起来的一种无创伤性胰胆管显像技术。可显示胆树和胰管全貌,反映出病变的位置、程度和原因,其准确性几乎达100%。

5.胰管镜(PS)

PS即母子镜技术,先将十二指肠镜(母镜)送到十二指肠降部找到乳头开口,再将一根1~2mm的子镜从其活检操作空间伸入直至胰管,由此即可观察胰管内情况,并通过套管做抽吸、活检等检查,发现早期胰腺癌和鉴别诊断。

6.血管造影

采用Seldinger法,经右侧股动脉穿刺插管至腹腔干和肠系膜上动脉进行选择性血管造影。若要超选择性的还可将造影导管伸入到肝动脉、胃十二指肠动脉、胰十二指肠下动脉或胰背动脉造影。分动脉期、毛细血管期、静脉期等三种时相,以观察胰腺和胰周的情况。胰腺癌是一种少血供的肿瘤,只能见到少血管区或缺血区表现,而其周围动脉和静脉呈现受压、移位、僵直、狭窄、中断以及有侧支循环等表现。因为血管造影是有创而操作比较复杂的检查方法,目前已较少使用;在许多情况下,无创或微创影像技术,如B超、CT、MRA、ERCP等已能满足临床诊断的要求。血管造影的目的主要是观察癌灶与周围血管的关系,确定血管有否被侵犯,作为术前评估和制定手术方案。

7. 电子发射断层显像(PET)

这种显像技术是将极其微量的正电子核素示踪剂注射到人体内,由体外测量装置探测这些正电子核素在体内分布情况,再通过计算机断层显像方法,显示出人体全身主要脏器的生理代谢功能和结构。这些正电子核素都是构成人体的基本元素的超短半衰期核素或性质极其相似的核素,如碳(C)、氮(N)、氧(O)、氟(F)等。运载这些正电子核素的示踪剂是生命的基本物质,如葡萄糖、水、氨基酸;或是治疗疾病的常用药物,如抗癌药氟尿嘧啶等。因此,PET具有多种不同功能的检查项目,临床应用非常广泛。因为PET显像是采用与生命代谢密切相关的示踪剂,所以每项PET显像结果实质上是反映了某种特定的代谢物(或药物)在人体内的动态变化。因此,PET检查是一项代谢功能显像,是在分子水平上反映人体是否存在病理变化。对于胰腺癌来说就是利用其癌组织细胞内的糖代谢比正常组织和良性病变组织明显增加,采用葡萄糖的类似物——氟脱氧葡萄糖(FDG)进入癌组织细胞内聚集释放正电子,而被扫描显示出高密度断层图像。其敏感性和特异性可达100%,对转移性淋巴结和肝转移灶也能良好显示,并可鉴别慢性胰腺炎。对糖尿病患者可能出现假阳性。

8. PET/CT显像

PET/CT是目前医学影像学最新的设备,将CT显像和PET显像癌种不同成像原理的装置整合在一个系统工程中,通过一次的检查可完成两次的影像扫描,再由重建融合技术使其形成一幅叠加的PET/CT图像。可做全身扫描或局部扫描,这种图像既具有多层螺旋CT显示清晰的解剖结构和高分辨率的图像,弥补了PET的空间分辨率不足的缺点,又有PET的功能成像、灌注成像及时间——代谢四维成像的优势,显著地提高了螺旋CT的诊断价值,尤其是对肿瘤(如胰腺癌、转移癌)的早期诊断起到重要作用。

(三)细胞学检查

细胞学标本的来源主要是由细针穿刺活检;对于胰腺癌来说,一般不主张在术前经皮操作,以免发生穿刺道种植或播散。术中或在B超引导下进行穿刺活检,对确定癌肿有一定帮助。细胞学标本的另一来源是通过ERCP收集胰液,其阳性率70%~80%。

(四)基因诊断

在肿瘤学的研究工作中,随着细胞分子生物学技术的发展,我们现在可以检测细胞的基因缺陷。细胞癌基因的前身是未被激活状态的基因,称为原癌基因,若被激活即成为癌基因。在正常细胞中有一种为使机体不易变癌的基因,称为抑癌基因。近年来已证实癌的发生与癌基因和抑癌基因有密切关系,即原癌基因被激活和抑癌基因失活所致。目前已知胰腺癌有很高的K-ras癌基因表达,而在正常胰腺组织和胰腺炎组织中无表达,因此可将K-ras基因突变作为胰腺癌的肿瘤标志物,从胰液、胆汁、血液、粪便、细针穿刺的肿瘤组织中测定,用作早期诊断和鉴别诊断手段,也可作为肿瘤复发的检测和预后的随访。

六、分期

胰腺癌和其他实体瘤一样,采用国际抗癌协会制定的TNM分期(表17-1)。

表 17 - 1　胰腺癌 TNM 分期

情况	说明	情况	说明
T_1	原发肿瘤局限于胰腺 $T_{1a} \leqslant 2cm$ $T_{1b} > 2cm$	$N_x M_0 M_1$	多处淋巴结转移 无远处转移 有远处转移
T_2	肿瘤累及十二指肠、胆总管或胰周组织	分期	Ⅰ　$T_{1\sim2}$　N_0　M_0
T_3	肿瘤累及胃、脾、结肠或附近血管		Ⅱ　T_3　N_0　M_0
N_0	无区域淋巴结转移		Ⅲ　$T_{1\sim3}$　N_1　M_0
N_1	区域淋巴结转移		Ⅳ　$T_{1\sim3}$　$N_{0\sim1}$　M_1

　　术前 CT 检查对准确分期很有成效,MRI 和内镜下超声波探查可进一步观察到肿瘤的大小范围、淋巴结的受累和原发肿瘤的来源(如肝胰壶腹癌或胰头癌)。更加准确的术前分期,对选择采用手术或非手术的姑息性治疗很重要。不少患者在剖腹探查才发现有小的肝脏转移和腹膜的种植而未做切除,因此有些学者认为腹腔镜检查应作为术前分期的一部分。若见有远处转移,则应考虑非手术的姑息性治疗。但是否要常规使用腹腔镜检查仍有争论。

　　Hermreek 的胰腺癌肉眼分期法,简单、明了、实用,对手术的术式选择和预后的判定很有帮助,也被广泛使用。Ⅰ期,病变局限在胰腺;Ⅱ期,病变已累及周围组织或脏器,如十二指肠、门静脉、胰周组织;Ⅲ期,已有区域淋巴结转移;Ⅳ期,已有远处转移。

七、治疗

　　胰腺癌的主要治疗方法是手术切除,介入治疗和外周静脉化疗、放射治疗也是中晚期胰腺癌的常用方法。由于胰腺周围组织解剖结构的复杂性,仅 5%～20% 的患者能进行根治性手术,未经手术治疗行放射治疗或化学治疗,或放化疗同时进行,治疗效果都不理想,副作用大,死亡率很高。各国统计 1～5 年的生存率仅为 1%～10%。这也成为临床治疗的一大难题。因此,近年来对不能手术切除的胰腺癌患者,微创性介入治疗(对胰腺肿瘤的动脉灌注化疗)已成为提高其生存质量、镇痛、提高局部进展期肿瘤患者手术切除率、减少肝转移、延长其生存期的重要辅助治疗措施。

(一)外科手术治疗

　　目前对肿瘤的治疗主要采取以手术切除为主的综合治疗,所以对于胰腺癌来说,手术治疗仍然是主要的治疗方法。

(二)非手术治疗

　　对患者全身情况差,不能耐受手术者或患者晚期无法施行手术切除者,应给予非手术治疗。

1. 化疗

常用的药物是氟尿嘧啶、吉西他滨、奥沙利铂等。

2. 放疗

分为单纯放疗、放化疗联合治疗及立体定位的伽马刀治疗。

3.免疫治疗

除了影响癌肿患者预后的共同因素(肿瘤病期、大小,淋巴结转移程度,手术彻底性等)以外,还有患者全身情况的差异,即免疫能力的差异因素。由于癌症患者均有不同程度免疫能力低下,所以近数年来常使用各种生物反应调节剂,以增加治疗效果。目前常用的有白介素-2(IL-2)、干扰素(IFN)、胸腺肽等。

4.激素治疗

常用药物有雄激素(如丙酸睾丸酮)、他莫昔芬(三苯氧胺)、醋酸氯羟甲烯黄体酮、LHRH类似物生长激素释放抑制因子类似物等。

5.胆管介入治疗

对不能切除的胰头癌患者,因肿瘤压迫或侵犯胆总管可发生严重的梗阻性黄疸。可考虑施行经皮经肝穿刺胆管引流术(PTCD)以减轻黄疸肝损害和改善症状延长患者生命。

6.中医中药治疗

其基本法则为:①整体观念;②治标和治本;③同病异治与异病同治;④扶正祛邪。

第二节　胰腺癌血管介入治疗

一、胰腺的血管解剖及靶血管的选择

胰腺正常在第1、2腰椎水平横位于腹腔后上部,分为头颈、体、尾部。60％以上的胰腺癌发生在胰头部,胰头癌易侵犯胆总管、十二指肠、胃、腹腔动脉,经肠系膜上动脉周围淋巴结向主动脉周围淋巴结转移。20％在胰体部,胰尾部约占10％。常转移到腹腔神经丛、脊髓,转移至胰上肝门淋巴结。全胰癌占10％。

(一)胰腺的动脉血供

主要来自于腹腔干发出的肝总动脉、脾动脉和肠系膜上动脉。肝总动脉分为胃十二指肠动脉、肝固有动脉。来自胃十二指肠动脉的胰十二指肠上前动脉、上后动脉与发自肠系膜上动脉的胰十二指肠下前、下后动脉形成的前后血管弓供应胰头部;胰腺的体尾部大多有来自脾动脉的胰背动脉、胰大动脉、胰横动脉和胰尾动脉供应。胰头和胰尾之间常有吻合支,连接于胃十二指肠动脉和胰背动脉,胰横动脉的分支;肠系膜上动脉常有变异分支发出胰背动脉和胰横动脉,因此,经腹腔干动脉或肠系膜上动脉灌注的抗癌药物能覆盖整个胰腺,同时经肝动脉灌注对肿瘤同样有治疗作用。

(二)胰腺的静脉回流

回流至门静脉系统,与动脉相应。

二、胰腺癌血管造影表现

(1)肿瘤血管及肿瘤染色:肿瘤血管粗细不均,丛状聚集。

(2)胰动脉不规则狭窄:僵硬感,甚至完全闭塞。

(3)血管受侵:癌组织侵及胰腺内及周围动脉,形成血管包绕征,血管壁不规则,呈锯齿状狭窄,血管走行迂曲,呈波浪状或突然成角,为胰腺癌血管造影特征性表现。

(4)邻近血管移位：腹腔动脉、脾动脉、肝动脉、胃十二指肠动脉、肠系膜上动脉等受压移位。

(5)静脉受累：受侵静脉管腔狭窄、截断及扭曲，是诊断胰腺癌重要征象之一。

(6)其他征象：动静脉瘘形成。

三、胰腺癌血管介入治疗的适应证及禁忌证

(一)适应证

(1)胰腺癌手术前、后预防性化疗。

(2)不愿做手术或不能手术的胰腺癌者，有/无肝、淋巴结等部位转移者。

(3)肿瘤较大，不能切除或初次手术未能切除者，为手术根除创造条件。

(4)明显疼痛、合并黄疸、癌性十二指肠梗阻者。

(5)高龄、心肺功能欠佳不能进行手术者。

(6)向细胞、血小板、血色素、肝肾功能符合化疗指标者。

(7)严重黄疸者宜先行 PTCD 或支架植入术(ERBD)，引流 1～2 周后。

(二)禁忌证

(1)碘过敏、造影剂过敏者。

(2)凝血功能障碍不能纠正者。

(3)肝肾功能严重不全者。

(4)既往有冠心病、心肌梗死者，需慎用阿霉素、表阿霉素者。

(5)白细胞 $<3\times10^9/L$、血小板 $<8\times10^9/L$、血色素 $<8\times10^9/L$ 不符合化疗指标者。

(6)合并严重心肺疾患者。

(7)严重全身感染者、严重黄疸者相对禁忌。

四、胰腺癌血管介入治疗方法

采用 Seldinger 技术股动脉插管，先将导管头置于腹腔动脉及肠系膜上动脉开口处，先经导管注入 5～10μg 肾上腺素，以使肿瘤显影明显，20 秒后行 DSA 造影，据造影情况选择灌注动脉。对胰头部肿瘤行肝总动脉或胃十二指肠动脉灌注化疗；对胰体部肿瘤行腹腔动脉灌注化疗；对胰尾部肿瘤行脾动脉灌注化疗；经由上述动脉插管缓慢注入稀释后的化疗药物。其中在肝总动脉或脾动脉注入药物总量的 2/3，于肠系膜上动脉注入余量。对范围较广的肿瘤，不必过分强调超选择插管，有时可在腹腔动脉直接灌注化疗；也可半量经腹腔干注入肝总动脉，半量注入肠系膜上动脉，注射药物时间大于 30 分钟。推注速度为 4～5ml/min，可用微量泵控制推注速度。对造影显示血管呈团状，血管网丰富，或伴有肝转移者将半量药物作肝固有动脉灌注、碘油 5～15ml 化疗栓塞。最后可注入抗生素，肝素水冲管后退出导管及导管鞘，压迫穿刺点 15 分钟无出血后，弹力绷带加压包扎。

由于胰腺功能特殊，并且胰腺肿瘤与胰腺本身的血管存在广泛交通支，因此，尽量不选择对胰腺进行碘油栓塞。防止坏死性胰腺炎。

五、介入化疗药物、方案及时机的选择

(一)化疗药物

常用的动脉灌注化疗药物有氟尿嘧啶(5-FU 750mg/m²)、多柔比星(ADM 40～80mg/m²)、吡喃阿霉素(THP 50/m²)、丝裂霉素(MMC 10～20mg/m²)、米托恩醌(10mg/m²)、顺铂(DDP 60mg/m²)、奥沙利铂(草酸铂,L-OHP 100～135mg/m²)、四氢叶酸(CF 100mg/m²)、吉西他滨(GEM 100mg/m²)等。目前多采用两种或两种以上的药物联合应用。一次性大剂量灌注或经导管药盒系统连续灌注。

(二)化疗方案

目前胰腺癌的化疗方案很多,常多种药物联合应用。

PF方案:DDP 80～100mg/m²+5-FU 750mg/m²/CF 100/m²。

GL方案:GEM 1000mg/m²+L-OHP 100～135mg/m²一次性动脉灌注或PCS。

FAM方案:5-FU 600～1000mg/m²+ADM 30～80mg/m²+MMC 10mg/m²。

FDM方案:5-FU 600～1000mg/m²+DDP 80～100mg/m²+MMC 10～12mg/m²。

FMG方案:5-FU 600～1000mg/m²+MMC 10mg/m²+GEM 1000mg/m²。

GP方案:GEM 1000mg/m²,d1+DDP 80～100mg/m²,d1～5,PCS途径。

APF方案:ADM 30～80mg/m²,d1+DDP 80～100mg/m²,d1～5+5-FU 600～1000mg/m²或CF 100/m² d1～5,PCS途径。

AF方案:ADM 30～80mg/m²(EADM或THP)+5-FU 600～1000mg/m²。

目前尚不能推荐何种方案为常规应用。而且对化疗方案及剂量的选择应注意患者全身状态及耐受性。并在化疗过程中进行适当调整。现较多采用FAM和FDM方案及GL、FMG方案。近年国内外经常采用吉西他滨作为一线药物。

(三)介入化疗的时机选择

对不能手术者,每间隔3～4周可再次介入化疗,可做2～5次。若患者情况允许,治疗有效,疗程结束后,可每6个月灌注化疗一次。对获得根治性切除的患者,手术恢复后平均每8周介入化疗1次,如病理显示LN(一),共治疗6次;如病理显示LN(＋),则共治疗9次;对未获得根治性切除患者,手术恢复后每6～8周行介入化疗1次,以控制肿瘤生长;肿瘤浸润或压迫造成阻塞性黄疸者,需先行PTCD或ERBD引流1～2周后再做介入化疗;所有患者治疗过程中若出现明显的副作用,则暂停或延缓治疗。

六、胰腺癌血管介入治疗的并发症及防治

(一)胰腺灌注本身并发症

1.胃肠道反应

较多见,术后2～3天较重。注意术前预防,术后可予对症处置。

2.消化性溃疡

因供应胰腺的血管呈网状,如果采用腹腔动脉、肝动脉内灌注的方法,化疗药物难免会进入胃十二指肠动脉,可导致急性胰腺炎、胃炎、十二指肠炎、消化性溃疡及出血、十二指肠坏死

穿孔、休克,甚至死亡。如果胰腺癌合并肝转移,尽量超选择行 TACE,避开胃十二指肠动脉。术后可应用质子泵抑制剂或 H_2 受体拮抗剂预防治疗。

3.急性胰腺炎

较少发生。可按胰腺炎处置禁食,并应用生长抑素、质子泵抑制剂、抑肽酶等。

4.消化道出血

按上消化道出血处置。应用质子泵抑制剂、胃黏膜保护剂等。

(二)感染

晚期胰腺癌患者抵抗力低,加之介入治疗后白细胞减少,免疫力低;插管过程操作不严格均可造成感染。一般常规在化疗后使用抗生素 3～7 天。

七、介入治疗临床疗效评价

区域性介入治疗作为胰腺癌的辅助治疗措施,虽然因选择病例、选择化疗药物剂量和灌注次数的不同而有疗效差异,但胰腺癌血供较少,静脉途径化疗到达癌组织内的药物浓度很低,全身化疗效果欠佳,而动脉灌注化疗没有全身化疗引发的严重毒副作用。综合其优点:①动脉灌注能在胰腺区域达到化疗物的高浓度;②术前的动脉灌注对局部进展期胰腺癌有降脂作用,有助于提高手术切除率,可杀灭已在的微小转移和亚临床病灶,可减少术后的复发和转移;③术后的动脉灌注化疗可杀灭体内残留的肿瘤细胞,控制肿瘤的局部复发和肝转移;④动脉灌注化疗使肿瘤与周围血管之间产生炎性间隙,便于手操作;⑤动脉灌注使胰腺组织变韧,可降低发生胰空肠吻合口漏的概率;⑥对于不能切除的胰腺癌患者,动脉灌注治疗能一定程度地抑制肿瘤的生长,改善患者全身症状,延长患者生存期。

总之,动脉灌注化疗能一定程度提高胰腺癌的治疗效果,是一种可供选择的治疗手段。动脉灌注化疗加放疗可作为晚期胰腺癌的首选方案。

治疗效果不理想的原因:①胰腺癌血供复杂,来自腹腔干、肝动脉、脾动脉、肠系膜上动脉,需选择插入胰腺肿瘤靶血管后注药;②胰腺癌多为少血管肿瘤,局部灌注化疗的效果不如多血管肿瘤。

第十八章

肾癌的介入治疗

一、概述

肾癌亦称肾细胞癌、肾腺癌,是最常见的肾脏实质恶性肿瘤,由于平均寿命延长和医学影像学的进步,肾癌的发病率比前增加,临床上并无明显症状而在体检时偶然发现的肾癌日见增多,可达 1/5~1/2。

肾动脉栓塞术是在肾动脉造影的基础上超选择性插管,经导管注入栓塞剂,达到止血、阻止肿瘤供血、缓解疼痛和改善全身症状的目的。

二、病因及发病机制

肾脏肿瘤的病因至今尚不清楚,各族及地理条件不是引起肾脏肿瘤的重要因素。有报道芳香族碳氢化合物、芳香胺、黄曲霉毒素、激素、放射线和病毒可引起肾癌;某些遗传性疾病如结节性硬化症、多发性神经纤维瘤等可合并肾细胞癌;肾结核合并肾盂癌,可能与局部长期慢性刺激有关。有学者提出吸烟与肾癌的关系,戒烟者比从不吸烟者患肾癌的危险性高 2 倍,重度吸烟者较轻度吸烟者发病率更高,吸烟时间长短与患病率直接相关,并认为吸烟者尿内各种诱变活性物质含量增高;烟草中的二甲基亚硝基胺导致肾癌,虽尚未得到临床证实,但动物实验中已使家兔诱发了肾癌,因而他们认为吸烟习惯加上其他危险因素如酗酒、职业接触等,可进一步增加发生肾癌的危险性。

三、临床特点

(一)临床表现

(1)早期无症状:肿瘤发展时主要症状为间歇性无痛性肉眼血尿。

(2)肿瘤位于肾下极或体积较大时,上腹可扪及包块。

(3)疼痛为晚期症状,常为腰部钝痛。

(4)肾外表现为发热、高血压、高血钙、多血症、精索静脉曲张、恶液质及肿瘤转移症状。

(二)辅助检查

1.一般检查

血尿是重要的症状,红细胞增多症发生率为 3%~4%;亦可发生进行性贫血、双侧肾肿

443

瘤,总肾功能通常没有变化,血沉增高。某些肾癌患者并无骨骼转移,却可有高血钙的症状以及血清钙水平的增高,肾癌切除后症状迅速解除,血钙亦恢复正常。有时可发展到肝功能不全,如将肿瘤肾切除,可恢复正常。

2.X射线造影术

X射线造影术为诊断肾癌的主要手段。

(1)X射线平片:X射线平片可以见到肾外形增大,轮廓改变,偶有肿瘤钙化,在肿瘤内局限的或广泛的絮状影,亦可在肿瘤周围成为钙化线,壳状,尤其年轻人肾癌多见。

(2)静脉尿路造影:静脉尿路造影是常规检查方法,由于不能显示尚未引起肾盂肾盏未变形的肿瘤,以及不易区别肿瘤是否肾癌。肾血管平滑肌脂肪瘤,肾囊肿,所以其重要性下降,必须同时进行超声或CT检查进一步鉴别。但静脉尿路造影可以了解双侧肾脏的功能以及肾盂肾盏输尿管和膀胱的情况,对诊断有重要的参考价值。

(3)肾动脉造影:肾动脉造影可发现泌尿系统造影未变形的肿瘤,肾癌表现有新生血管,动静脉瘘,造影剂池样聚集包膜血管增多。血管造影变异大,有时肾癌可不显影,如肿瘤坏死,囊性变,动脉栓塞等。肾动脉造影必要时可向肾动脉内注入肾上腺素正常血管收缩而肿瘤血管无反应。

对比较大的肾癌,选择性肾动脉造影时亦可随之进行肾动脉栓塞术,可减少手术中出血。肾癌不能手术切除或有严重出血者可行肾动脉栓塞术作为姑息性治疗。

3.超声扫描

超声检查是最简便无创伤的检查方法,可作为常规体检的一部分。肾脏内超过1cm肿块即可被超声扫描所发现,重要的是鉴别肿块是否是肾癌。肾癌为实性肿块,由于其内部可能有出血、坏死、囊性变,因此回声不均匀,一般为低回声,肾癌的境界不甚清晰,这一点和肾囊肿不同。肾内占位性病变都可能引起肾盂、肾盏、肾窦脂肪变形或断裂。肾乳头状囊腺癌超声检查酷似囊肿,并可能有钙化。肾癌和囊肿难以鉴别时可以穿刺,在超声引导下穿刺是比较安全的。穿刺液可做细胞学检查并行囊肿造影。囊肿液常为清澈、无肿瘤细胞、低脂肪,造影时囊壁光滑可肯定为良性病变。如穿刺液为血性应想到肿瘤,可能在抽出液中找到肿瘤细胞,造影时囊壁不光滑即可诊断为恶性肿瘤。肾血管平滑肌脂肪瘤为肾内实性肿瘤,其超声表现为脂肪组织的强回声,容易和肾癌相鉴别。在超声检查发现肾癌时,亦应注意肿瘤是否穿透包膜、肾周脂肪组织,有无肿大淋巴结,肾静脉、下腔静脉内有无癌栓,肝脏有无转移等。

4.CT扫描

CT对肾癌的诊断有重要作用,可以发现未引起肾盂肾盏改变和无病状的肾癌,可准确地测定肿瘤密度,并可在门诊进行,CT可准确分期。有人统计其诊断准确性:侵犯肾静脉91%,肾周围扩散78%,淋巴结转移87%,附近脏器受累96%。肾癌CT检查表现为肾实质内肿块,亦可突出于肾实质,肿块为圆形,类圆形或分叶状,边界清楚或模糊,平扫时为密度不均匀的软组织块,CT值>20Hu,常在30~50Hu,略高于正常肾实质,也可相近或略低,其内部不均匀系出血坏死或钙化所致。有时可表现为囊性CT值但囊壁有软组织结节。经静脉注入造影剂后,正常肾实质CT值达120Hu左右,肿瘤CT值亦有增高,但明显低于正常肾实质,使肿瘤境界更为清晰。如肿块CT值在增强后无改变,可能为囊肿,结合造影剂注入前后的CT值为液体密度即可确定诊断。肾癌内坏死灶,肾囊腺癌以及肾动脉栓塞后,注入造影剂以后CT值并不增高。肾血管平滑肌脂肪瘤由于其内含大量脂肪,CT值常为负值,内部不均匀,增强后CT

值升高,但仍表现为脂肪密度,嗜酸细胞瘤在 CT 检查时边缘清晰,内部密度均匀一致,增强后 CT 值明显升高。

CT 检查确定肾癌侵犯程度的标准。

(1)肿块局限于肾包膜内:患肾外形正常或局限性凸出,或均匀增大。突出表面光滑或轻度毛糙,如肿块呈结节状突入肾囊,表面光滑仍考虑局限在肾包膜内。脂肪囊内清晰,肾周筋膜无不规则增厚。不能用脂肪囊是否存在判断肿瘤是否局限在肾筋膜内,尤其是消瘦患者。

(2)局限在脂肪囊内肾周围侵犯:肿瘤凸出并代替局部正常肾实质,肾表面毛糙显著。肾筋膜不规则增厚。脂肪囊内有边界不清的软组织结节,线状软组织影不作诊断。

(3)静脉受侵:肾静脉增粗成局部呈梭状膨隆,密度不均匀,异常增高或降低,密度改变与肿瘤组织相同。静脉增粗的标准,肾静脉直径>0.5cm,上腹部下腔静脉直径>2.7cm。

(4)淋巴结受侵:肾蒂,腹主动脉,下腔静脉以及其间的圆形软组织影。增强后密度变化不显著,可考虑为淋巴结,<1cm 者不做诊断,≥1cm 考虑为转移癌。

(5)邻近器官受侵:肿块与邻近器官的界限消失并有邻近器官的形态和密度改变。若单纯表现为肿瘤与邻近器官间脂肪线的消失不做诊断。

(6)肾盂受侵:肿瘤入肾盂的部分边缘光滑圆润呈半月形成弧形受压,延迟扫描在肾功能较好时可见受压肾盂肾盏中的造影剂边缘光滑整齐,则认为是肾盂肾盏单纯受压。如肾盂肾盏结构消失或闭塞以及全部被肿瘤占据,则提示肿瘤已穿破肾盂。

5.磁共振成像(MRI)

磁共振成像检查肾脏是比较理想的。肾门和肾周间隙脂肪产生高信号强度。肾外层皮质为高信号强度,其中部髓质为低信号强度,可能由于肾组织内渗透压不同,两部分对比度差50%,这种差别可随恢复时间延长和水化而缩小,肾动脉和静脉无腔内信号,所以为低强度。集合系统有尿为低强度。肾癌的 MRI 变异大,由肿瘤血管、大小、有无坏死决定。MRI 不能很好地发现钙化灶,因其质子低密度。MRI 对肾癌侵犯范围、周围组织包膜、肝、肠系膜、腰肌的改变容易发现查明。尤其是肾癌出现肾静脉、下腔静脉内癌栓和淋巴结转移。

四、选择性肾动脉栓塞术

(一)适应证和禁忌证

1.适应证

(1)肾癌的姑息性介入治疗。

(2)肾癌手术前治疗。

(3)肾肿瘤引起的出血。

2.禁忌证

(1)对侧肾功能不良者。

(2)泌尿系有严重感染者。

(3)严重心、肝、肾功能不全者,如严重心力衰竭、冠心病者。

(4)具有全身严重出血倾向或出血性疾病者。

(5)对造影剂过敏者。

(二)术前准备

1.物品准备

(1)眼科剪 1 把。

(2)栓塞剂:明胶海绵、丝裂霉素 C 微囊、金属钢圈、无水乙醇。其余物品同肾动脉造影用品。

2.药品准备

利多卡因、泛影葡胺或非离子造影剂、肝素和急救药品。

(三)手术步骤

(1)行肾动脉开口水平处的腹主动脉造影。

(2)插入 Cobra 导管,将导管前端送入患侧肾动脉内。

(3)栓塞:①肾癌手术前使用明胶海绵栓塞肾动脉主干。②肾肿瘤治疗性栓塞使用丝裂霉素 C 微囊栓塞末梢血管。③外伤性肾出血栓塞使用明胶海绵微粒栓塞出血血管。合并感染者栓塞剂中加入庆大霉素或先锋霉素。

(4)再次造影,了解疗效。

(5)撤出导管、鞘管。

(6)压迫穿刺部位,止血后加压包扎。

第十九章

外周大血管的介入治疗

第一节　主动脉疾病的介入治疗

一、主动脉狭窄扩张术

(一)临床简介

主动脉狭窄梗阻性疾患主要见于动脉粥样硬化、大动脉炎及先天性主动脉缩窄等。先天性主动脉缩窄的 90％发生在锁骨下动脉开口远端,在病理上分为单纯型及复杂型两类。单纯型病变局限,远近端主动脉发育良好,无其他重要的心血管畸形,适于介入治疗。复杂型不适于介入治疗。大动脉炎常累及胸腹主动脉,主要为狭窄性改变。在胸主动脉多为长段、弥漫性狭窄。动脉粥样硬化性病变可累及主动脉全程,腹主动脉下段的病变可延及髂动脉。在临床上,肾动脉开口平面以上的主动脉狭窄,表现为上肢血压升高,下肢动脉压降低。肾动脉开口平面以下的主动脉狭窄,表现为下肢血压低、跛行、男性性功能障碍等。

(二)适应证与禁忌证

1. **球囊血管成形术的适应证**

①单纯型先天性主动脉缩窄(压差＞30mmHg);②主动脉局限、短段狭窄;③主动脉手术后再狭窄。

2. **球囊血管成形术的禁忌证**

①复杂型先天性主动脉缩窄;②主动脉长段狭窄;③弥漫性狭窄;④主动脉完全闭塞;⑤大动脉炎活动期;⑥主动脉峡部发育不良。

3. **支架的适应证**

①单纯型先天性主动脉缩窄;②术后再狭窄;③大动脉炎和动脉粥样硬化性狭窄;④完全闭塞后再通病例。

4. **支架的禁忌证**

①大动脉炎活动期;②复杂型先天性主动脉缩窄;③未成年患者。

(三)介入治疗技术

1.球囊血管成形术

(1)患者准备:全面了解常规病史及全面体检,测量四肢血压。实验室检查包括出凝血功能参数、肝肾和心肺功能。术前72小时开始服用抗血小板功能药物。

(2)方法步骤:一般经股动脉途径进管。将4～6F猪尾导管置于升主动脉行全主动脉造影。对于疑为先天性主动脉缩窄的病例,还应先作左、右心导管检查,了解心脏有无畸形。通过诊断性造影了解病变部位、程度及范围,并测量跨狭窄段压差及狭窄近、远端主动脉直径。以体内骨骼或体表金属物定位狭窄段。球囊直径应等于或略小于狭窄近端正常主动脉直径。扩张球囊持续30～60秒,可重复2～3次。操作中应注意保护腹主动脉的重要分支,如肠系膜上动脉等。扩张结束后,再次测定跨狭窄段压差,并作造影复查。手术结束后,可拔管压迫止血,包扎。术后仍需肝素化,建议使用低分子肝素24～72小时。之后阿司匹林(100mg/d)和氯吡格雷(75mg/d)持续口服,至少服用6个月,有条件者使用12个月。

2.支架植入术

患者准备及方法步骤类同于球囊血管成形术。先行球囊扩张,然后植入支架。支架一般选用自扩式,也可选用球囊扩张式。若支架推送器直径超过14F,则需切开股动脉。植入后需进行抗凝、抗血小板聚集的治疗,同球囊扩张术(图19-1)。

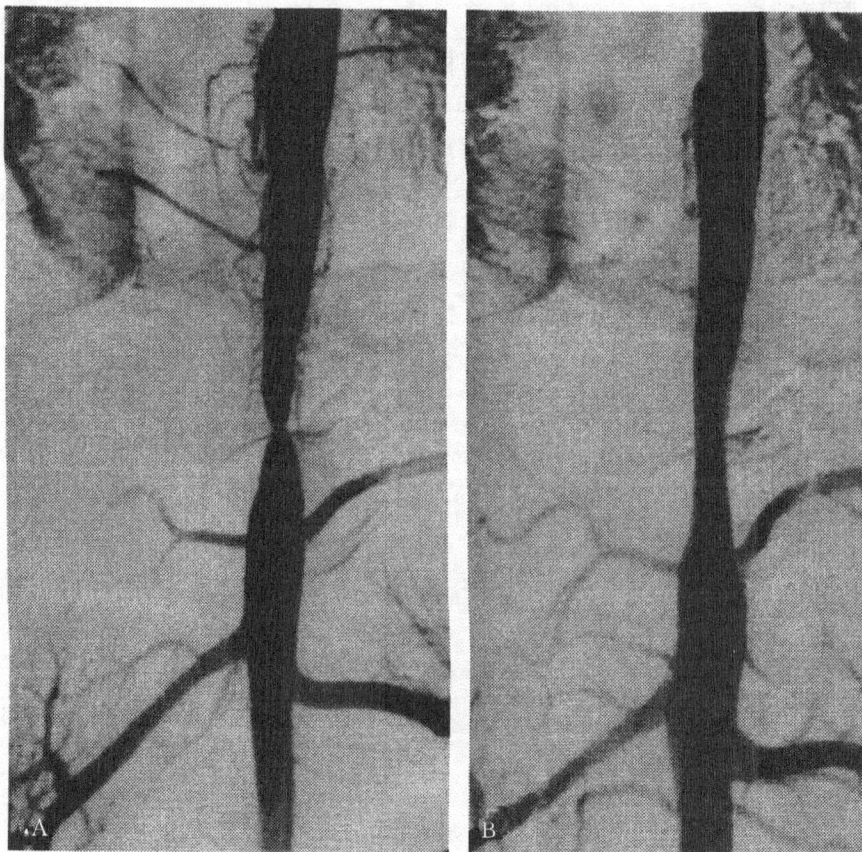

图19-1 腹主动脉支架

A.腹主动脉上段局部高度狭窄,造成肾血管性高血压;B.放置支架后,血压降至正常

(四)疗效

球囊扩张的技术成功率约 90％。先天性主动脉缩窄疗效满意标准为扩张后压差小于 20mmHg 和无动脉瘤等并发症。按此标准 60％～70％病例扩张后可获得良好远期疗效。腹主动脉下段狭窄,球囊扩张的有效率约 90％。支架植入技术成功率为 95％～99％,狭窄病变者长期开通率约 75％,闭塞再通者约 60％。

(五)并发症

主动脉狭窄扩张术的并发症,除一般所见的穿刺部位出血、血肿、血管内膜损伤等外,主要为动脉破裂、假性动脉瘤形成以及远端血管栓塞,发生率为 6％～7％。支架植入后早期狭窄约 6％,晚期狭窄率 8％～18％。

二、主动脉瘤血管腔内修复术

主动脉瘤血管腔内修复术(endovascular aneurysm repair,EVAR)主要有两种。

(一)胸主动脉瘤的血管腔内修复术

胸主动脉瘤(thoracic aortic aneurysm,TAA)主要由继发于动脉硬化的管壁退行性改变所致。其他较少见的病因有创伤、感染、结缔组织病变、梅毒等。本病好发于男性,男女比例为 2：1 到 4：1。患者约 40％是在无临床症状的情况下做胸片或其他影像学检查时被发现。随着 TAA 的增大,可逐渐出现对周围组织的压迫症状,如压迫气管致呼吸困难、挤压食管致吞咽困难等。动脉瘤一旦发生破裂,临床上会迅速出现剧烈的胸痛、低血压甚至休克。

1.适应证和禁忌证

(1)适应证:难治性胸痛、动脉瘤已有渗漏或即将发生破裂、CT 扫描显示进行性增大者。患者必须能够接受全麻和气管插管。

(2)禁忌证:败血症、凝血功能不全、感染性动脉瘤、换气储备极差、碘过敏。

2.操作技术手术通常在全身麻醉下进行

使用外科手术暴露和处理股动脉是输送血管内装置最常用的方法。利用 CTA、MRA 或血管造影充分了解 TAA 的大小、部位、范围及瘤体与大分支的关系,确定所用内支架的大小、长短、类型等。在透视下将支架血管的前端置于动脉瘤颈部的最佳点释放,然后行主动脉造影了解支架释放情况和有无渗漏。如果支架未覆盖动脉瘤的颈部而导致渗漏,应再植入一个长度较短的支架。如果渗漏是由支架与主动脉的接触吻合不佳所致,可采用球囊对局部作扩张,一般可达到满意的效果。术后常规抗凝治疗。

3.疗效评价技术成功的标准

支架内血流通畅,动脉瘤腔被完全隔离;无重要并发症发生。

4.并发症

术后最常见的并发症为渗漏(24％)、肺功能不全(12％)、急性肾功能不全(5％)、截瘫或麻痹(3％)和心肌梗死(2％)。随着介入器械的不断改进和临床经验、手术技术的不断积累,并发症发生率将会不断下降。

(二)腹主动脉瘤的血管腔内修复术

腹主动脉瘤(abdominal aortic aneurysm,AAA)主要是因动脉硬化和高血压引起腹主动脉壁的局部薄弱,继而扩张、膨出形成的。不加治疗,预后极差。1951 年,Dubost 首先报告了 AAA 的手术疗法。1991 年,内支架开始应用于 AAA 的治疗,并取得了可喜的临床效果。AAA 按病理可分为真性、假性和夹层三型,本文主要叙述真性 AAA。介入治疗是利用带膜支架隔绝动脉瘤,使循环血液不能进入瘤腔,从而达到旷置动脉瘤的目的。

1.**适应证和禁忌证**

(1)适应证:肾动脉平面以下的腹主动脉瘤其瘤体直径>5cm;瘤体直径为 4~5cm,但动脉瘤有破裂趋向者(伴高血压、瘤壁厚薄不等或有子瘤)以及有疼痛症状,动脉瘤压迫邻近组织或形成夹层者,以及近期动脉瘤直径有增加者。

(2)禁忌证:动脉瘤上缘距肾动脉开口的距离<1cm;双侧髂内动脉病变,乙状结肠仅靠肠系膜下动脉供血;肠系膜上动脉严重狭窄或肠系膜下动脉主要有 Riolan 供血以及临床状况较差或动脉异常迂曲为治疗的相对禁忌证。

2.**操作技术**

手术可在局部麻醉、区域麻醉或全身麻醉下进行。使用外科手术暴露和处理股动脉是输送血管内装置最常用的方法。利用 CTA、MRA 或血管造影充分了解 AAA 的大小、部位、范围及瘤体与肾动脉和髂动脉的关系,确定所用支架血管(stent-graft)的大小、长短、类型等。选择的支架直径应较邻近正常动脉管径大 15%,以减少支架移位的发生。病变仅累及腹主动脉者,应用管状支架;病变同时累及主、髂动脉者,则应用倒 Y 形支架。支架的覆膜部分向上不能超出肾动脉开口,向下不能超出髂内动脉开口水平。支架释放后应立即行全面的血管造影排除内漏的存在,并确定内脏动脉和髂动脉保持通畅。术后常规抗凝治疗(图 19-2)。

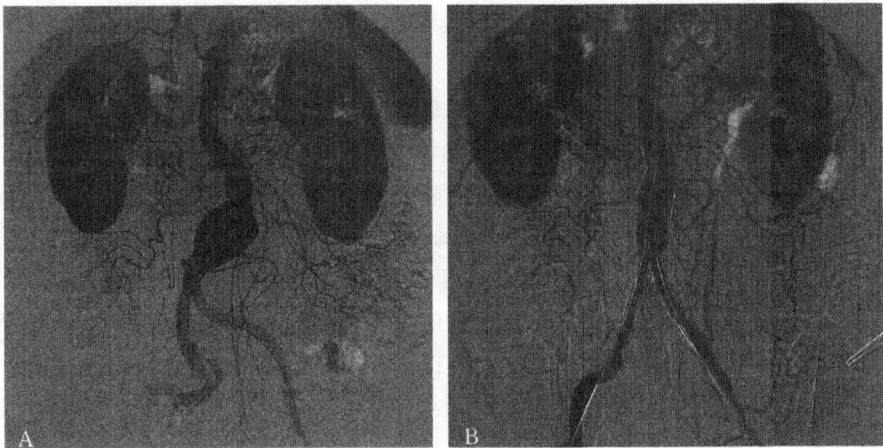

图 19-2 腹主动脉瘤的血管腔内修复术
A.腹主动脉下段动脉瘤;B.放置支架后,瘤腔消失,腹主动脉管腔基本正常

3.**疗效评价**

技术成功的标准同胸主动脉瘤支架术。目前,血管腔内修复术治疗 AAA 的手术死亡率已降至 4% 以下。

4.并发症及其防治

支架血管植入后综合征。表现为低热、白细胞增高、支架两端炎性反应等,常无须特殊处理;支架移位可引起一侧或双侧髂动脉狭窄或闭塞,造成下肢缺血,需手术治疗;AAA漏,术前充分了解并栓塞所有参与AAA腔内血液循环的动脉及可能反流入瘤腔的所有血管分支,能有效防止AAA漏的发生;急性肾脏及乙状结肠缺血,常因支架覆盖了肾动脉或髂内动脉开口所致,临床出现相应症状后,应及早采用血液透析或坏死肠襻切除术。

第二节　肾动脉疾病的介入治疗

一、临床简介

肾血管性高血压主要因为肾动脉主干或分支狭窄造成。肾动脉狭窄时,肾灌注压降低,肾血流量减少,造成肾组织(特别是肾皮质)缺血,从而刺激肾小球旁器分泌肾素(renin)量增加。在转化酶的作用下产生血管紧张素Ⅱ,再经水解酶作用,转化成具有强烈平滑肌收缩作用的血管紧张素Ⅱ,血管外周阻力增高,致使血压升高。与此同时,血管紧张素Ⅱ作用于肾上腺皮质,促使醛固酮分泌增多,造成钠、水潴留,血容量增加,促使血压进一步升高。因此,肾血管性高血压患者大多表现出周围血浆肾素活性增高和患侧肾静脉肾素活性增高。肾血管性高血压约占高血压人群的5%,而在肾功能不全的患者中发现15%左右合并肾动脉狭窄。肾动脉狭窄的病因在欧美国家以动脉硬化为主,约占75%。我国既往报道以大动脉炎居多,但自20世纪90年代以来我国肾动脉狭窄的病因也逐渐转为以动脉硬化为主,现已接近欧美国家,其他病因如纤维肌结构不良(FMD)等所占比例较少。

肾动脉狭窄的检查可通过以下几种方法:肾动脉造影检查、CTA、MRA、超声、肾功能显像、外周血肾素水平等。肾动脉造影至今仍为检查肾动脉狭窄的金标准,特别是对于病变在影像学上表现轻微的FMD引起的肾动脉狭窄。彩色超声在显示肾动脉形态的同时,通过测量肾内外动脉血流频谱、动脉收缩期血流峰值、舒张末期血流值、阻力指数、上升加速度等参数间接判断有无肾动脉狭窄存在和狭窄存在的部位,其敏感度为97%,特异度为98%。MRA、CTA检查肾动脉狭窄的敏感度和特异度均大于90%。CTA可以检查小的副肾动脉,而且适用于患有幽闭恐惧症的患者。MRA相对于CTA的优点为没有钙化伪影、无须造影、造影剂不良反应发生率更低以及没有辐射等。

肾动脉狭窄的药物治疗包括控制血压、抗血小板治疗、降低血脂、严格控制血糖以及戒烟等。药物治疗可以使肾动脉狭窄的患者发生心血管事件的风险减少80%手术治疗由于可以迅速解除肾动脉的解剖异常曾成为20世纪90年代以前肾动脉狭窄的主要治疗方式。手术方式主要包括肾动脉搭桥术、肾动脉内膜切除术和自体肾移植术等。虽然技术的进步提高了外科手术的成功率,但是手术的并发症仍很多,包括需要手术处理的出血(1%～4%)、血栓(0～4%)、胆固醇栓塞(1%～4%)、卒中(0～4%)以及死亡(2.5%～8%),限制了其广泛应用。目前,肾动脉介入治疗已经取代传统的外科手术,成为首选治疗方法。肾动脉介入治疗主要包括经皮腔内肾动脉成形术(percutaneous transluminal renal angioplasty,PTA)以及肾动脉支架植入术(percutaneous transluminal renal arterial stunting,PTAS)。

二、适应证与禁忌证

(一)适应证

(1)各种原因造成的肾动脉(包括肾动脉吻合口)狭窄,狭窄程度大于70%。

(2)各种原因造成肾动脉狭,狭窄程度50%~70%并同时合并以下3~5项其中之一。

(3)患者有难治性高血压或由肾动脉狭窄引发的肾功能障碍。

(4)肾动脉狭窄合并反复发作的心绞痛或心力衰竭。

(5)肾动脉狭窄合并发作性肺水肿等。

(二)禁忌证

(1)常规心血管造影的禁忌证,如严重的心、脑、肝功能障碍,凝血机制异常等。

(2)病变广泛,累及肾动脉全长或肾内弥漫性小血管病变。

(3)患肾萎缩严重,肾功能丧失。

(4)大动脉炎活动期属于相对禁忌证。

三、介入治疗技术

1.腹主动脉-肾动脉造影

腹股沟区常规消毒铺巾后,经股动脉穿刺引入导管,分别行腹主动脉和双肾动脉选择造影,以明确有无肾动脉狭窄、狭窄部位和狭窄的长度以及狭窄两端的正常肾动脉管腔直径,从而制订正确的治疗方案。若患者肾功能不良,为减少造影剂的使用,根据术前检查可以只做选择性肾动脉造影和介入治疗。

2.球囊扩张和支架植入术

肾动脉球囊扩张和支架术可使用专用肾动脉导引导管,也可使用长鞘导引技术。在静脉肝素化后,采用多种导管、导丝技术,使治疗导丝越过狭窄段,直至肾动脉远端分支。这是PTA和PTAS成功的关键。但是要注意导丝前端的位置,防止导丝穿出肾被膜外。若决定进行单纯PTA,即可选择直径与狭窄两端正常肾动脉相同或略大的球囊,对狭窄病变行单纯球囊扩张;若决定植入支架,对狭窄严重者首先选择比正常肾动脉小1~2mm的球囊作预扩张,然后植入支架;若狭窄不特别严重,也可直接植入支架,不行预扩张。对于完全闭塞的病变,若术前检查显示患侧肾脏长轴不小于7cm,或仍有部分肾功能,可尝试闭塞动脉的开通术,成功后植入支架。和其他闭塞动脉的开通技术相似,通常采用超滑导丝和导管的有机配合,80%以上可以成功开通。但不同点是肾动脉和主动脉的夹角几乎为直角,选择导管要求有一定支撑力。由股动脉入路采用脑血管造影导管往往可以成功(图19-3)。

3.支架的选择

目前,临床上主要有两类支架供选择,即自膨式支架和球囊扩张式支架。前者支架柔韧性较好,但定位欠准确,适合肾动脉中段和比较迂曲的肾动脉狭窄;后者定位准确,柔韧性较差,适合肾动脉开口部和无明显迂曲的肾动脉狭窄。目前,临床上使用的绝大部分肾动脉支架是球囊扩张式支架,直径5~7mm,长度12~18mm。

4.抗凝及抗血小板治疗术中

给予3000~5000U肝素,术后仍需肝素化,建议使用低分子肝素24~72小时。之后阿司

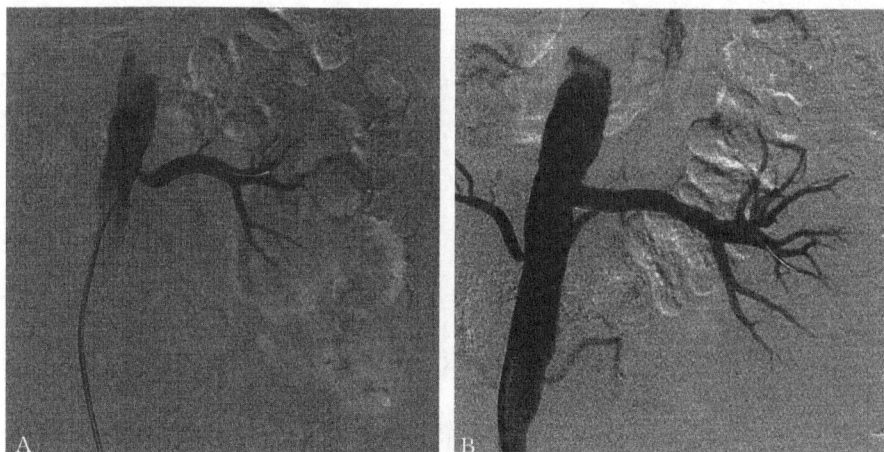

图 19-3 肾动脉支架

A.左肾动脉起始段狭窄 70％；B.左肾动脉支架植入后狭窄解除

匹林(100mg/d)和氯吡格雷(75mg/d)持续口服,至少服用 6 个月,有条件者使用 12 个月。

四、疗效

肾动脉 PTA 与 PTAS 技术成功率可达 90％～100％。术后 1 年再狭窄率单纯 PTA 为 20％～30％,PrAS 为 10％左右,支架有效地降低了再狭窄的发生率。尤其是开口病变,目前多数学者主张直接植入支架,即直接 PTAS 术。多数研究表明介入治疗对 ARAS 患者高血压有一定程度的改善作用,表现为血压的下降和(或)服用降压药物数量的减少。临床上降压有效率以 FMD 疗效最佳(90％～100％),动脉粥样硬化次之(约 60％～80％),大动脉炎最差。对肾功能的改善国内外研究报道差别较大(50％～70％),多数报道球囊扩张和支架术后肾功能的稳定和改善率在 70％～80％。但也有近 20％的患者术后肾功能不但没有改善,反而恶化。发生肾功能恶化的病理通常见于术前已经发生肾功能不全患者。由于该部分怀着的自然病程中肾功能也是在不断地恶化,只是速度不同。因此,术后的肾功能恶化还是改善的评价,应该将自然恶化过程考虑在内(图 19-4,5)。

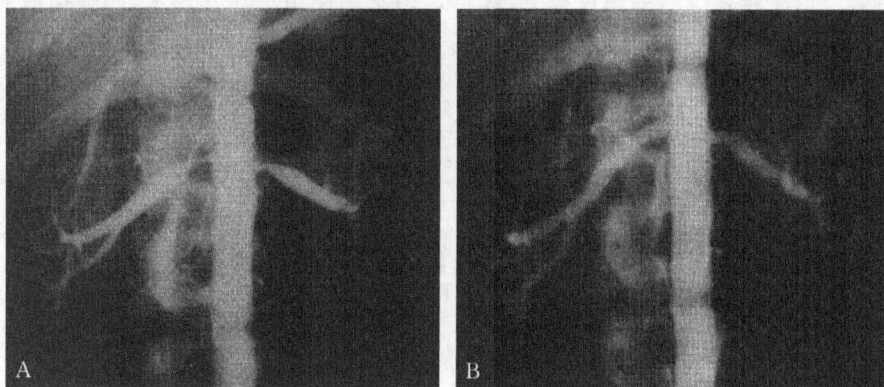

图 19-4 双肾动脉球囊成形术

A.双肾动脉、肾上腹主动脉显示狭窄性改变,患者血压 220/110mmHg;B.双肾动脉球囊成形术后,狭窄解除,血压恢复至正常水平

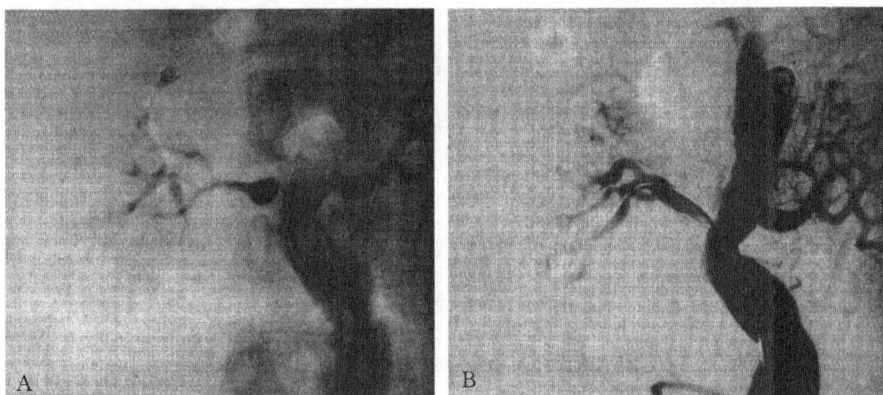

图 19-5 肾动脉支架

A.肾动脉近段高度局限性狭窄,血压最高达 220/140mmHg,术前为 150/105mmHg;

B.植入支架(Symphony 6mm×22mm)后 7 小时血压降至 115/75mmHg

五、并发症及其防治

1.穿刺点并发症

由于血管成形术中球囊与支架推送器进出的需要,动脉鞘管较粗,加上术中及术后肝素的应用使动脉压迫止血难度加大,因而局部血肿并发症较为常见。一般血肿会自行吸收,不需特殊处理。严重血肿压迫动脉、影响肢体血供时应及时行血肿清除术。为防止血肿发生,可采取术后保留动脉鞘管,直到肝素化停止 2 小时后拔管。

2.急性肾动脉血栓

PTA 与 PTAS 术中有可能发生急性肾动脉血栓(1%),致肾动脉闭塞。一旦发生应立即行动脉溶栓术。使用多侧孔高压脉冲溶栓导管,高浓度尿激酶最为有效。

3.动脉内膜撕脱

单纯 PTA 术使用大球囊扩张较常见(2%～4%),一旦发生应停止操作,立即植入支架治疗,十分有效。由于越来越多采用直接 PTAS 术,预扩张使用小球囊技术,内膜撕脱并发症几乎将为零。

4.肾动脉破裂出血

主要因导丝导管过硬或强行球囊扩张造成。出血轻者可保守治疗,若大量出血血压下降严重,应考虑开腹手术治疗。

第三节 下肢动脉闭塞性疾病的介入治疗

一、临床简介

(一)临床症状

下肢动脉闭塞性疾病是由于下肢动脉粥样硬化、糖尿病等原因,造成下肢动脉狭窄、下肢缺血,出现相应临床症状的疾病。间歇性跛行是下肢缺血性疾病患者最常见的症状,随着疾病的发展,患者还可以出现下肢皮温减低、静息痛、缺血性溃疡、坏疽等症状,如果不能及时治疗或得不到恰当的治疗,还可能面临截肢的危险。髂股动脉病变中少部分病例起自腹主动脉下段,造成腹主动脉末端闭塞,即 leriche 综合征。侵犯小动脉的血栓闭塞性脉管炎,主要病理改变为内膜增厚和中膜成纤维细胞增生,继发血栓形成,引起管腔向心性狭窄和完全闭塞。

国际上通常使用 Fontaine 分期或 Rutherford 分类法对下肢缺血性疾病严重程度进行分级(表 19-1)。

表 19-1　下肢 PAD 的 Fontaine 和 Rutherford 分型

| 分期 | Fontaine 临床表现 | Rutherford | | 临床表现 |
		分级	类别	
Ⅰ	无症状	0,0	无症状	
Ⅱa	轻度跛行	1	1	轻度跛行
Ⅱb	中到重度跛行	1	2	中度跛行
		Ⅰ	3	重度跛行
Ⅲ	缺血性静息痛	Ⅱ	4	缺血性静息痛
Ⅳ	溃疡或坏疽	Ⅲ	5	轻度组织坏死
		Ⅳ	6	溃疡或坏疽

(二)检查方法

当患者有下肢缺血的临床表现时,要针对下肢动脉进行相关检查。踝-肱指数(ankle-brachial index,ABI)作为一种简单易行的、无创的、客观的检查方式,被广泛地应用于下肢缺血性疾病的临床及流行病学研究,用来筛查下肢缺血性疾病及监测治疗效果。踝-肱指数通过测量踝部胫后动脉或胫前动脉以及肱动脉的收缩压,得到踝部收缩动脉压与肱动脉收缩动脉压之间的比值来评估下肢血流灌注状况。彩色超声多普勒是诊断下肢缺血性疾病非常重要的检查,具有安全、无创、价廉的优点,被广泛用于下肢缺血性疾病的筛查及治疗后随访。CTA 可以提供病变全面的解剖学信息,并通过三维重建技术为血管性疾病的诊断提供更直观的信息,对于血管外病变造成的血管管腔狭窄有着无可比拟的优势。磁共振血管成像可以全面显示下肢缺血性疾病病变部位及狭窄程度,提供全面的解剖学信息。血管造影一直被认为是血管性病变诊断的金标准,但单独作为诊断目的应用越来越少,但在介入治疗时应行常规血管造影检查。

(三)治疗现状

血管外科手术曾是治疗下肢缺血性疾病的最主要的手段,但是,术后并发症、患者手术耐受力、自体血管移植物选择有限、远端流出道不佳等因素都影响了外科血管重建手术的实施。下肢缺血性疾病的腔内治疗始于 1964 年,Dotter 采用同轴扩张技术为一位患者进行了下肢狭窄血管的扩张治疗,并获得较好的效果,宣告了腔内治疗下肢动脉狭窄疾病的成功。1974 年,Gruntzng 完成了球囊扩张导管的设计,取代了以往的同轴导管,是血管腔内治疗技术的一个里程碑,此后该项技术被广泛应用于临床。1987 年,Strecker 使用支架治疗主髂动脉病变,在一定程度上降低了因血管内膜撕裂及弹性回缩造成再狭窄的概率。近年来,药物洗脱支架、可吸收支架及切割球囊等新技术不断涌现,为下肢缺血性疾病提供了更多的选择。

2000 年，泛大西洋学会联盟工作组（Transatlantic Inter-Society Consensus Working Group，TASC）根据下肢动脉病变的严重程度制订了 TASC 分型，并对治疗方案提出建议及指导。随着器械及工艺的进步，该工作组在 2007 年对 TASC 分型做出了部分修改（表 19-2,3）。

表 19-2　主-髂动脉 TASCⅡ分型

分型	特点
A 型	单侧或双侧髂动脉狭窄
	单侧或双侧单发髂外动脉狭窄≤3cm
B 型	肾动脉以下的主动脉狭窄≤3cm
	单侧髂动脉闭塞
	单发或多发髂外动脉狭窄，总长 3～10cm，未累及股动脉
	单处髂外动脉闭塞，未累及髂内动脉起始部或股动脉
C 型	双侧髂动脉闭塞
	双侧髂外动脉狭窄 3～10cm，未累及股动脉
	单侧髂外动脉狭窄，累及股动脉
	单侧髂外动脉闭塞，累及髂内动脉起始部和（或）股动脉
	单侧髂外动脉严重钙化闭塞，伴或不伴髂内动脉起始部和（或）股动脉受累
D 型	肾动脉以下的主、髂内动脉闭塞
	弥漫性病变，累及主动脉和双侧髂动脉，并需要治疗
	弥漫性多发狭窄，累及单侧髂动脉、髂外动脉和股动脉
	单侧髂动脉及髂外动脉闭塞
	双侧髂外动脉闭塞
	髂动脉狭窄伴动脉瘤，需要治疗，但不适合内膜支架治疗或有其他需要主或
	髂动脉外科手术治疗的病变

表 19-3　股-腘动脉 TASCⅡ分型

分型	特点
A 型	单发股动脉狭窄≤10cm
	单发股动脉闭塞≤5cm
B 型	多发病变（狭窄或闭塞），每处病变≤5cm
	单发狭窄或闭塞≤15cm，未累及膝下腘动脉
	单发或多发病变，伴远端流出道不佳
	重度严重钙化闭塞≤5cm
	单发腘动脉狭窄
C 型	多发狭窄或闭塞，总长度>15cm，伴或不伴严重钙化
	2 次腔治疗后，发生再狭或闭塞，需要治疗
D 型	股动脉或股浅动脉慢性完全性闭塞（>20cm，累及腘动脉）
	腘动脉及邻近三分叉处慢性完全性闭塞

工作组治疗建议:A 型:应首选腔内治疗,并可获得很好的治疗效果;B 型:腔内治疗可以获得好的治疗效果,应作为首选治疗方式,除非局部解剖区域存在需要外科手术治疗的其他病变;C 型:外科手术治疗可以获得更好的预后,在外科手术风险较高的情况下,应选择腔内血管治疗;D 型:腔内血管治疗不能获得好的预后,不应作为首选治疗方式。

二、适应证与禁忌证

(一)适应证

血管狭窄同时伴有临床症状是治疗的适应证:狭窄程度＞50％(或跨狭窄段压差＞10mmHg,后者临床上较少使用);患者有下肢缺血症状,如间歇性跛行、静息痛,甚至下肢溃疡、坏疽等;血管搭桥术后吻合口或搭桥血管的狭窄,合并临床缺血症状。

(二)禁忌证

禁忌证是相对的,主要有:长段、弥漫性髂股动脉狭窄,尤其当病变长度＞20cm 者,植入支架的再狭窄率较高。但是由于支架制作技术的不断改进和提高,长段股浅动脉闭塞的开通和支架术也不再列为禁忌,国内外学者报告长段血管支架(＞30cm)的病例资料逐年增加,通畅率逐渐提高。髂股动脉闭塞,经溶栓治疗等各种手段后导丝仍无法通过闭塞段,应放弃介入治疗的努力。

三、介入治疗

(一)髂动脉介入治疗

1.介入操作

对于单侧髂动脉狭窄未累及股总动脉的患者,通常选择同侧的股动脉逆行入路行经皮腔内血管成形术(percutaneous transluminal angioplasty,PTA)。对侧逆行入路、使用爬山鞘技术主要用于同时累及髂股动脉的病变。如果髂动脉闭塞,可能需要单侧或双侧入路。对主动脉分叉的病变则采用双侧逆行入路,是放置对吻球囊及对吻支架的最佳选择。

对主动脉分叉以远的病变(位于髂总动脉或者髂外动脉)可尝试进行 PTA,如果能取得满意的结果(压力差＜5mmHg、残余狭窄＜30％且没有影响血流的夹层),也可以放弃放置支架。但是,比较单纯球囊扩张和支架髂治疗动脉狭窄的长期疗效证明支架显著优于 PTA,所以主张对髂动脉病变支架行支架植入。而对髂总动脉开口处的病变(如主-髂动脉分叉处病变),放置对吻支架是更好的选择。

2.支架的选择

球扩和自膨支架都能用于主-髂动脉病变。球扩支架对治疗主动脉分叉处的病变有优势,通常采用对吻支架。如果需要精确的放置支架,球扩支架优于自膨支架。自膨支架顺应性好,在弯曲的地方可减少支架变形和断裂的风险。目前在髂股动脉狭窄病变的血管介入治疗中主要应用自膨式支架(图 19-6)。

3.疗效技术成功标准

为残余狭窄小于 30％、跨病变平均压差小于 5mmHg 及 ABI 增加 0.1 和(或)症状减轻一个级别(Fontaine 分期或 Rutherford 分类法)。介入治疗髂动脉狭窄技术和临床成功率均超过 90％,对于局限性髂动脉病变几乎达到 100％,靶血管短期及长期通畅率与手术血运重建治疗效果相同。对于介入和手术治疗来说,远端流出道血管情况、缺血严重程度以及病变的长度与远期血管通畅率呈负相关。女性患者在放置髂外动脉支架后通畅率较低。

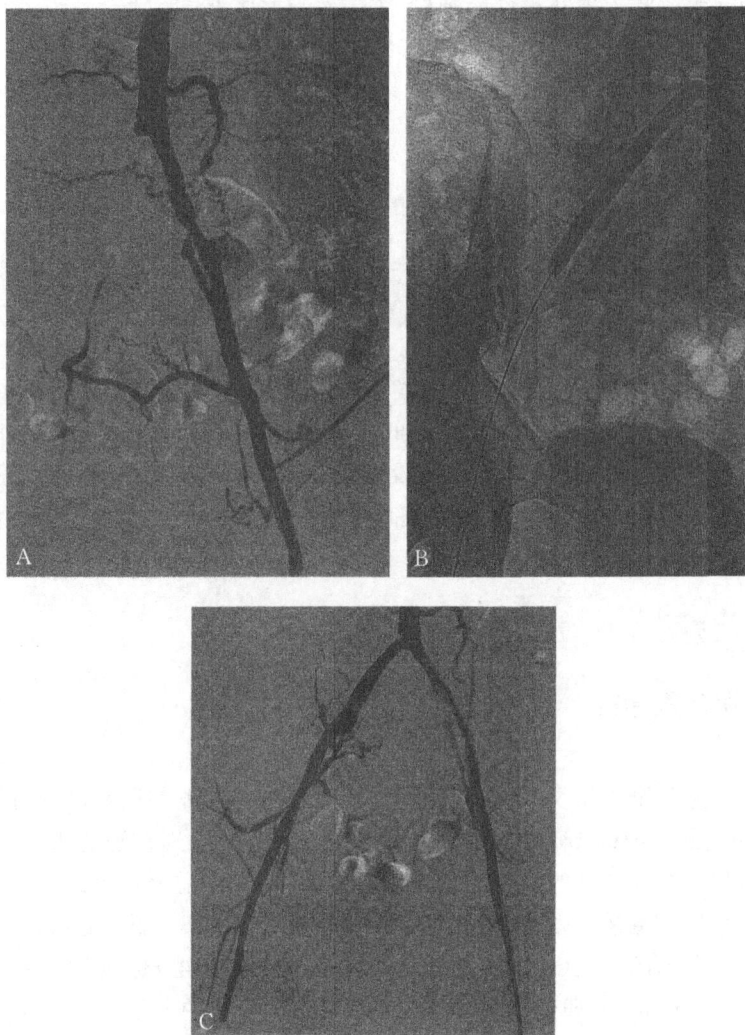

图 19-6　髂动脉成形术

A.右髂总动脉起始部完全闭塞;B.右髂总动脉球囊预扩张中;C.球囊预扩
及放置支架后,右髂总动脉管腔通畅

4.并发症与处理

主-髂动脉介入治疗并发症发生率较低。轻度并发症包括穿刺点并发症(如腹股沟血肿、腹膜后出血、假性动脉瘤以及动-静脉瘘形成)、PTA 处血栓形成、动脉破裂以及远端栓塞,发生率为 5％～6％;死亡及严重并发症(造影剂肾病、心肌梗死以及脑血管意外)发生率小于0.5％。需要进行紧急外科手术的并发症发生率为 2％。

(二)股腘动脉介入治疗

股浅动脉及近段腘动脉是间歇性跛行患者最常见的解剖学狭窄及闭塞部位。

1.介入操作

入路通常选择对侧股动脉逆行穿刺的翻山技术(股动脉近段病变)或同侧股动脉顺行穿刺技术(股浅动脉中远段以下病变)。PTA 是治疗股腘动脉病变的首选,PTAS 可作为复杂 PTA(如影响血流的夹层或血栓形成,PTA 后残余较重的局限狭窄等)后的补救措施(图 19-7)。

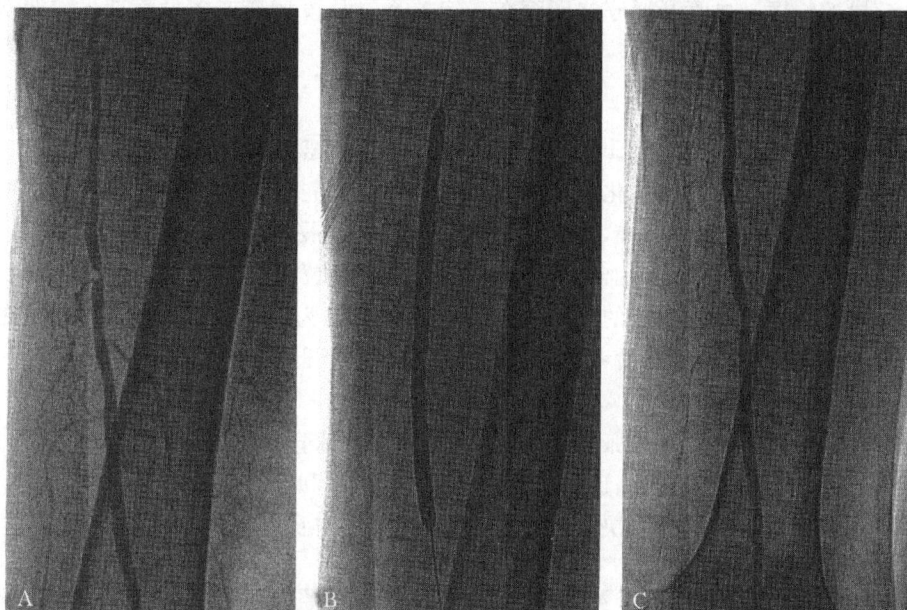

图 19-7 股浅动脉球囊成形术

A.左侧股浅动脉多发狭窄,最窄处狭窄率为 95%;B.左侧股浅动脉球囊扩张中;C.球囊扩张后,左侧股浅动脉管腔通畅

2.疗效

股腘动脉疾病 PTA 的临床即时成功率可达 95%。PTAS 的技术成功率高达 99%,且PTAS 短期及中期通畅率优于单纯 PTA。股浅动脉支架植入可以防止弹性回缩、封闭影响血流的夹层,提供更高的急性机械支撑,但是同时支架可引起血管内皮增生从而导致支架内再狭窄,支架材料的革新与药物洗脱支架的应用可降低再狭窄率。

3.并发症及治疗

血管夹层、穿孔以及远端栓塞是进行股腘动脉介入治疗的并发症。支架植入可治疗夹层和穿孔。正确使用抗凝药以及抗血小板药可以有效防止急性及亚急性血栓事件的发生,并可降低远端栓塞事件的发生率。

(三)膝下动脉介入治疗

1.介入操作

膝下动脉介入治疗通常选择经股动脉同侧顺行入路。如果病变需要同时进行膝上及膝下血管成形术,应先进行胫腓动脉血管成形术可降低远端栓塞的风险。介入治疗并不一定开通多条血管,达到改善踝肱指数的目的即可。血管痉挛是介入治疗的难题,动脉内注入硝酸甘油可以减轻血管痉挛。膝下动脉闭塞可考虑行内膜下血管成形术。

2.支架选择

对于膝下动脉疾病不推荐使用支架。然而如果出现影响血流的夹层时可以放置支架。

3.疗效

膝下动脉介入治疗的首次技术成功率超过 90％。2 年累积保肢率超过 80％。闭塞血管的开放成功率要低于狭窄血管(73％：98％)。并发症少见,包括血管痉挛、血栓形成和末梢栓塞。病变节段的长度与血管开通率之间存在一定关系。长段病变或多发病变的结果欠佳,狭窄病变的疗效优于闭塞性病变。

(四)急性肢体缺血

急性肢体缺血(acute limb ischemia,ALI)为突发或快速进展的由于肢体灌注减少,导致肢体缺血的症状和体征进展或恶化,可能导致肢体坏死的一类疾病。患者普遍出现间歇性跛行进展、静息痛和缺血性溃疡进展,最终导致坏疽。虽然进展逐步发生,但往往是急性缺血事件反复发作的结果。急性肢体缺血的病因主要为栓塞和原位血栓,发病率为 14/100000,急性肢体缺血患者占血管治疗适应证的 10％～16％治疗的目的为避免血栓的进展和缺血的恶化,因此使用肝素抗凝十分重要,然后考虑药物溶栓、血管内或开放式导管栓子切除术。

1.药物溶栓

尽管对于急性肢体缺血不主张静脉溶栓,但经导管动脉直接溶栓疗法对于 I、IIa 级的缺血是有效的。同开放式手术相比,这种方法更无创、发病率和死亡率更低,还可以减低再灌注损伤的风险。溶栓方案的选择取决于缺血的部位、解剖结构及患者的基础疾病,还要注意禁忌证(图 19－8)。

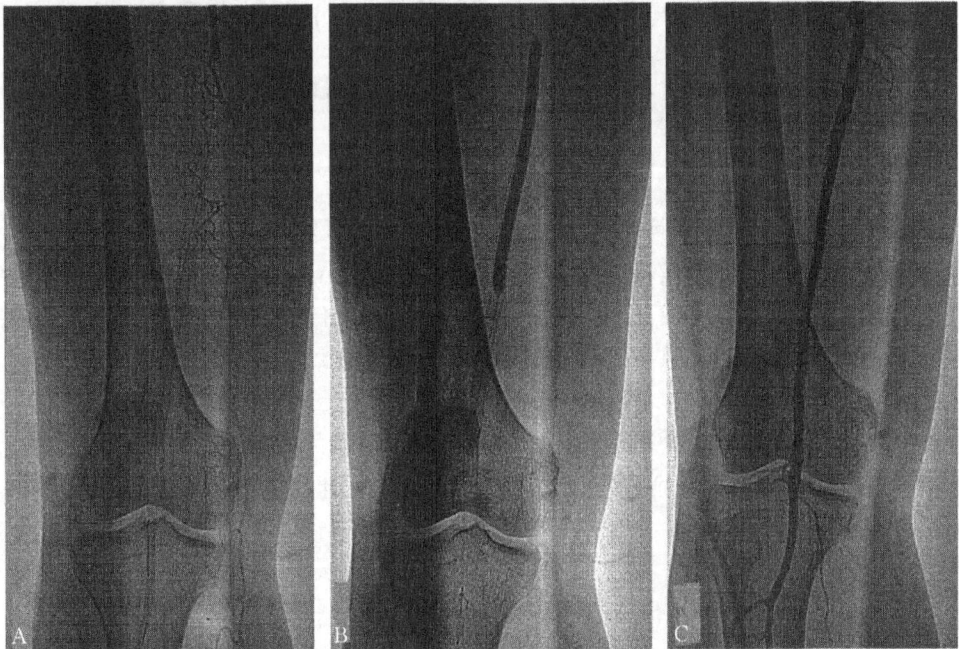

图 19－8　急性血栓形成溶栓加球囊成形术

A.右侧股腘动脉植入支架后急性血栓形成,管腔完全闭塞;B.溶栓后使用球囊扩张管腔;
C.溶栓球囊扩张后管腔恢复通畅

2.经皮血栓抽吸术

经皮血栓抽吸术是一种治疗急性肢体缺血的非手术方法。这一方法使用大管腔导管及50ml注射器从自体血管、旁路血管及流出道血管中移除栓子。带纤溶作用的经皮血栓抽吸装置已经应用,可减少纤溶剂的使用时间及剂量。

3.经皮机械血栓切除术

绝大多数的经皮机械血栓切除术装置的目的是创造一种涡流,将血栓分解成碎片,并将碎片移除。经皮机械血栓切除术的效果取决于血栓形成时间,新鲜血栓能够被有效移除,相反,陈旧、机化血栓效果不佳。

第四节 静脉系统血栓性病变的介入治疗

一、下肢深静脉血栓

(一)临床简介

下肢深静脉血栓形成(lower extremity deep venous thrombosis,LEDVT)是指血液在下肢深静脉腔内不正常凝结引起的疾病,血栓脱落可引起肺栓塞(pulmonary embolism,PE)。LEDVT 如在早期未得到有效治疗,血栓机化,常遗留静脉功能不全,称为 DVT 后综合征(postthrombosis syndrome,PTS)。下肢深静脉血栓根据急性期血栓形成的解剖部位可分为中央型、周围型和混合型三种;根据临床分期可分为早期、慢性期、后遗症期和慢性期或后遗症期急性发作,其中早期还分为发病 7 天内的急性期和发病 8～30 天的亚急性期,慢性期为发病30 天以后,后遗症期为出现 PTS 症状。如果出现一侧肢体突然发生的肿胀,伴有胀痛、浅静脉扩张,应疑及下肢深静脉血栓形成。根据不同部位深静脉血栓形成的临床表现,一般不难做出临床诊断。彩色多普勒超声有助于确诊和了解病变的范围。

(二)预防和内科治疗

下肢深静脉血栓形成与手术、制动、血液高凝状态关系最为密切,因此,给予抗凝药物,鼓励患者作下肢的主动运动和早期下床活动,是主要的预防措施。

1.一般处理

卧床休息,抬高患肢 30°。急性期过后起床活动时,应穿弹力袜。

2.抗凝疗法

首先给予普通肝素或低分子肝素抗凝治疗,一般主张用 5～7 天,肝素与华法林合用至少4～5 天。当凝血酶原国际标准化比率 INR＞2.0 时停用肝素,继续用华法林抗凝治疗至少3 个月,每日剂量根据 INR 进行调整。INR 需定期检查,维持在 2～3 之间。

3.药物溶栓

溶栓治疗可减轻症状,但血栓很少能完全溶解,而且出血风险较大,所以 LEDVT 患者溶栓应综合考虑效益与风险。疼痛性股青肿是静脉溶栓治疗的明确适应证,如果不立即治疗广泛的静脉血栓可危及动脉和丧失肢体。

(三)介入治疗

对 LEDVT 实施介入治疗应从安全性、时效性、综合性和长期性等四方面考虑:①安全性:

在对可能引发肺栓塞的 LEDVT 作介入治疗前植入腔静脉滤器(滤器内容见相关章节),可有效预防肺动脉栓塞。采用机械性血栓清除、介入性药物溶栓,可明显降低抗凝剂和溶栓剂的用量,减少内脏出血并发症。②时效性:LEDVT 一旦明确诊断,应尽快作介入处理,以缩短病程,提高管腔完全再通率,避免或减少静脉瓣膜粘连,降低瓣膜功能不全、血栓复发的发生率,尽量阻止病程进入慢性期。③综合性:常采用几种介入方法综合治疗 LEDVT,如在介入性药物溶栓的基础上,可采用导管抽吸、机械消融等机械性血栓清除;对伴有髂静脉受压综合征或伴有髂静脉闭塞的下肢深静脉血栓形成者,可结合球囊扩张和支架植入术,以迅速恢复血流,提高介入治疗的疗效。④长期性:在综合性介入治疗后,应继续抗凝抗血小板治疗 6 个月以上,定期随访、复查,以减少 LEDVT 的复发。

1. 介入性溶栓取栓术

(1)适应证与禁忌证:介入性溶栓取栓术的适应证包括急性期 LEDVT、亚急性期 LEDVT 和 LEDVT 慢性期或后遗症期急性发作。禁忌证包括伴有脑出血、消化道及其他内脏出血者,患肢伴有较严重感染,急性期髂-股静脉或全下肢深静脉血栓形成,血管腔内有大量游离血栓而未作下腔静脉滤器植入术者。

(2)介入性溶栓取栓方法。

1)选择入路:对局限于股静脉中、上段的急性血栓,可经腘静脉穿刺,顺流插管至血栓处作介入溶栓取栓,也可经颈静脉穿刺入路逆行下肢静脉溶栓取栓;对全下肢深静脉急性血栓形成,也可经健侧股动脉插管至患侧髂股动脉内作介入溶栓取栓。

2)操作步骤:以腘静脉入路为例。穿刺患肢腘静脉(必要时行超声引导),植入导管鞘,插入溶栓导管至股静脉中、上段血栓内,先注入肝素 3000U,根据血栓病变情况采取溶栓、取栓或两者结合治疗。溶栓以脉冲阀缓慢注入尿激酶 25 万～50 万 U,注入肝素 1000～2000U,造影复查。如股静脉血流恢复,腔内充盈缺损消失,管壁较光滑,则拔去溶栓导管;如股静脉血流不畅,腔内仍有充盈缺损,管壁不光滑,则留置溶栓导管,回病房继续经留置导管抗凝、溶栓 2～3 天。取栓则采用机械性血栓消融、大腔导管抽吸或其他血栓清除的办法进行。导管拔出后仍需经静脉抗凝、溶栓 7～10 天。

2. 静脉腔内成形术(PTA)与支架植入术

(1)适应证与禁忌证:①PTA 的适应证:不伴有血栓的髂股静脉重度受压;经介入性溶栓取栓后遗留的髂静脉重度狭窄、闭塞(常为植入支架作准备);股静脉形态、血流正常时的股总静脉重度狭窄;DVT 慢性期短段股静脉重度狭窄。②PTA 的禁忌证:股静脉长段狭窄、闭塞;不准备植入支架的髂静脉狭窄、闭塞。③支架植入术的适应证:髂静脉中等程度以上受压;髂静脉重度受压 PTA 术后;髂静脉重度狭窄、闭塞行 PTA 后;股总静脉重度狭窄行 PTA 术后(需选择可跨关节使用的支架)。④支架植入术的禁忌证:LEDVT 后遗症期;股静脉狭窄或闭塞者。

(2)介入操作注意事项:LEDVT 经介入溶栓、取栓或球囊扩张术后管腔通畅、管壁光滑、腔内对比剂密度均匀、无明显残留狭窄时,无需行支架植入术。支架通常植于髂静脉和股总静脉内,股浅静脉以远瓣膜较多,不宜植入支架,以减少 PTS 的发生。跨髂关节支架需谨慎选用。植入支架的直径应大于邻近正常静脉管径 2～3mm,长度应足以完全覆盖狭窄段。当病变累及髂总静脉汇合处时,支架近心端应伸入下腔静脉内 3mm 左右;长段病变应尽可能使用长支架,减少重叠。

支架植入术中应维持足量的肝素化,支架植入后口服抗凝、抗血小板治疗至少6个月,术后1、3、6、12个月造影或多普勒超声复查支架通畅情况,以后每年复查1次。如发现支架内再狭窄或闭塞且患者出现下肢肿胀等症状,应及时再次行支架内介入治疗。

采用多种方法使支架入口(股静脉侧)和支架出口(下腔静脉侧)有足够的血流、造影时无对比剂滞留。若预测支架植入后血流量不充足、支架长度不足以覆盖整个狭窄、闭塞段,则不宜选择植入支架。

3.介入治疗的并发症

(1)局部出血:发生在腘静脉或股动脉穿刺点处,以后者居多,主要与肢体活动、使用抗凝、溶栓剂有关。更换敷料、重新加压包扎后出血即可停止。

(2)感染:穿刺点局部感染在保留导管的病例中较为常见。定期换药,尽早拔除导管可使感染较易控制。留置导管期间常规使用抗生素,可有效地防止全身感染的发生。

(3)内脏出血与脑出血。

(4)肺栓塞和肺栓塞复发。

(5)下腔静脉阻塞。

(6)下肢深静脉血栓复发。

二、肺动脉栓塞

(一)临床简介

肺动脉栓塞是指内源性栓子阻塞肺动脉或其分支引起的肺循环障碍的临床病理生理综合征。肺栓塞并发肺内出血或坏死者称为肺梗死。肺栓塞的病死率达20%~30%,占全部疾病死因的第3位。肺栓塞患者如能得到及时诊断、正确治疗,病死率可以下降至8%以下。CTA是诊断肺动脉栓塞的常用手段,肺动脉造影虽然有创但仍是金标准,同时还能进行碎栓治疗。

(二)治疗现状

肺动脉栓塞现有治疗手段有四种:内科抗凝、溶栓治疗、外科手术切除和经导管血栓清除。在肺动脉血栓治疗所有手段中,肝素化治疗十分重要,因为有助于血栓的稳定,防止血栓的再发展和扩大。由于介入手术创伤小,治疗疗效稳定,而且可以反复治疗,同时加上内科药物辅助治疗,肺动脉血栓导管清除术是治疗肺动脉血栓的发展趋势之一。

1.抗凝治疗

如无抗凝治疗禁忌证,对于不伴肺动脉高压及血流动力学障碍的急性PTE和非近端肢体DVT,临床或实验室检查高度疑诊PTE而尚无确诊者,或已经确诊DVT但尚未治疗者,均应立即开始抗凝治疗,同时进行进一步的确诊检查。临床常用的抗凝药物主要包括普通肝素、低分子肝素和香豆素衍生物。

2.溶栓治疗

对于大面积和具有血流动力学改变的次大面积肺栓塞患者,溶栓治疗是最佳选择。溶栓治疗可迅速溶解部分或全部血栓,恢复肺组织再灌注,减少肺动脉阻力,降低肺动脉压,改善右室功能,改善机体氧合,降低肺栓塞患者的病死率和复发率。

中华医学会呼吸病学分会推荐我国的PTE溶栓方案。

(1)尿激酶(urokinase,UK):负荷量4400IU/kg静脉注射10分钟,继之以2200IU/(kg·h)

持续静脉点滴 12 小时。另可考虑 2 小时溶栓方案,即 20000IU/kg 持续静脉点滴 2 小时。

(2)链激酶(streptokinase,SK):负荷量 25 万 IU/kg 静脉注射 30 分钟,继之以 10 万 IU/(kg·h)持续静脉点滴 24 小时。SK 具有抗原性,故用药前需肌注苯海拉明或地塞米松,以防止过敏反应。

(3)重组组织型纤维酶原激活剂(rt-PA):50~100mg 持续静脉滴注 2 小时。

SK 或 UK 治疗期间不能同时应用肝素治疗,应用 rt-PA 治疗期间是否应用肝素则无要求。

所有溶栓治疗方案结束后都应继续抗凝治疗。溶栓药物治疗结束后每 2~4 小时测 1 次凝血酶原时间或活化部分凝血激酶时间,当其水平低于正常值的 2 倍时,即应开始规范的抗凝治疗。

(三)介入治疗

1.适应证与禁忌证

(1)适应证:中、重度及慢性肺动脉血栓。

(2)禁忌证:近期手术;外伤;凝血功能异常。

2.操作过程

(1)肺动脉造影:肺动脉造影可以明确肺动脉血栓的大小、位置和形态,从而确定采用何种血栓清除方法。经股静脉、肘静脉或锁骨下静脉途径植入血管鞘,于鞘内将导管分别经上下腔静脉进入右心房,再经右心室流入道将导管植入右心室流出道或肺动脉主干,以 10~15ml/s,总量 30ml 造影,分别采集肺动脉期、实质期和静脉期图像。肺动脉血栓的直接征象为肺动脉血栓阻塞部位的造影剂充盈缺损,间接征象为肺动脉不规则截断、栓塞部相应肺组织供血不足、肺动脉血流缓慢,肺动脉血管呈枯树枝状。

(2)肺动脉血栓的导管内切除:肺动脉血栓物理性切除由于受器材的不同而异,但大致分为以下三个阶段:将肺动脉血栓切除导管置于血栓处;实施肺动脉血栓切除;血栓切除后的留管溶栓。

(3)术后处理:肺动脉血栓切除后除常规介入治疗的术后处理外,还必须密切注意观察呼吸、心率和氧分压、中心静脉压的改变。由于多数患者在治疗后尚需保留导管进行溶栓治疗,因此测定出凝血时间血小板的改变十分重要,否则易导致重要脏器的出血而使整个治疗失败。

3.疗效评价

肺动脉血栓切除的疗效评价标准应包括临床标准和影像学标准。临床标准包括临床症状、体征和生化、血气实验室检查结果。影像学标准包括血管超声、CTA 和 MRA 的结果。正确评价肺动脉血栓切除的疗效应将二者有机地结合起来。

第二十章

子宫颈癌的介入治疗

第一节 简 介

尽管由于子宫颈癌筛查工作的广泛展开和癌前病变的阻断治疗,早发现早治疗的病例增多使得子宫颈癌的死亡率大幅度下降。但在国内,跟欧美先进国家的情况相比,中晚期子宫颈癌或早期但具有局部高危因素的患者仍占较高比例。晚期和复发子宫颈癌治疗困难,死亡率高。目前国内外治疗趋势是采用多种手段的综合治疗,而盆腔动脉血管性介入治疗是其中有效的治疗方法之一。

子宫颈癌的血管性介入治疗在本质上是局部的动脉化疗,是目前阶段动脉化疗的最高形式或者说是最精确的动脉化疗,使动脉化疗的方式更加前进一步。由于导管更准确的定位,使深入到病灶直接供应血管的超选择动脉栓塞化疗成为可能,而经皮动脉导管药盒置入系统的出现使持续化疗成为现实,为子宫颈癌的治疗提供了更完善的方法。

子宫颈癌的动脉灌注化疗最早可追溯到 20 世纪 50 年代,在应用上分为 3 个阶段,第一阶段始于 1952 年,Cromer 等首先将动脉化疗应用于无法手术的中晚期病例或复发病例的姑息治疗,即姑息治疗阶段,此阶段多数病例采用的是用外科手术的方法将导管置入腹主动脉或髂内动脉,部分病例采用 Seldinger 氏技术将导管经皮经股动脉插入髂内动脉;第二阶段始于1976 年,Miller 等首次将选择性动脉栓塞技术应用于中晚期子宫颈癌出血或放后出血的止血,即对症治疗阶段;第三阶段始于 80 年代末期,以新辅助化疗(neoadjuvant chemotherapy,NACT)概念的提出为标志,应用介入技术对中晚期和具有高危因素宫颈癌的术前新辅助化疗,属于术前治疗阶段。

宫颈癌的动脉化疗发展极为不平衡。在国外 20 世纪 50 年代已经开始子宫颈癌动脉化疗的研究,但由于动脉灌注化疗的方法较为复杂同时并发症较多,以及缺乏新的有效的抗癌药物使动脉化疗的研究进展缓慢,而且较多地停留在临床疗效观察阶段,积累的病例也较少。国内的动脉灌注化疗起步较晚,1973 年谭道彩等应用髂内动脉插管化疗加放疗治疗Ⅲ期宫颈癌 26例,治疗后 5 年生存率为 70.97%。

在 20 世纪 80 年代末 90 年代初,越来越多的学者开始关注中晚期子宫颈癌的动脉灌注化疗。随着介入器材的改进,介入技术的成熟,采用的方法由原来的外科手术插管进展到应用介入技术,同时由单纯灌注发展到灌注栓塞化疗。尤其是动脉化疗抗癌药物组织药代动力学研究的深入,筛选出适合于动脉化疗的抗癌药物,使动脉化疗的效果越来越好。

第二节　介入治疗的基础和原理

一、动脉灌注化疗的抗癌机制

动脉药物灌注疗效的决定因素有药理作用、肿瘤对药物的敏感性、药物在病灶区分布的浓度和接触的作用时间等,其中与动脉灌注化疗最直接相关的是首过效应。

首过效应是指药物第一次通过靶器官时被代谢和摄取的现象。通过靶器官动脉注入药物,直接通过靶血管作用于病变组织。动脉化疗的途径是癌灶动脉-静脉循环-动脉循环,静脉化疗的途径是静脉循环-循环动脉(局部动脉)-静脉循环,与静脉途径用药相比,动脉化疗由于药物首先进入癌灶动脉血管,使得药物与血浆蛋白结合率明显降低,局部癌组织浓度大大提高,药物效价可提高 2～22 倍,疗效提高 4～10 倍。因此,通过动脉注入的药物首过效应可达到提高疗效,降低药物不良反应的效果。

二、动脉栓塞化疗的抗癌机制

动脉栓塞化疗指的是把抗癌药物和栓塞剂混合后进行栓塞。其理论基础是将栓塞所致的肿瘤缺血作用和化疗药物的抗肿瘤作用相结合,达到杀死肿瘤组织的目的。其协同作用的主要优越性是提高局部药物浓度和延长局部药物作用时间,同时降低全身药物浓度,减少不良反应。1976 年 Hlava 首次用明胶海绵进行栓塞化疗,将制备好的明胶海绵浸泡在抗癌药物溶液(如 CBP、ADM、EADM、5-FU 溶液)中,再经选择性或超选择性插入肿瘤供养动脉的导管注入靶器官,达到治疗目的,也就是将动脉化疗和药物抗癌作用以及缓释作用结合起来,达到抗癌的最高疗效。

三、动脉灌注栓塞化疗的抗癌机制

动脉灌注栓塞化疗是指先给予一定量或全量的抗癌药物的灌注,再用剩余量混合栓塞剂栓塞或纯用栓塞剂栓塞。前者希望达到一个抗癌药物在癌组织中的较高峰浓度,使癌组织中获得持续的高浓度,AUC 达到最大;后者是追求一个最高的峰浓度,希望在最高浓度下有最大的杀灭癌细胞作用,同时联合栓塞的作用使癌细胞在缺氧、缺血的情况下更容易被抗癌药物攻击,达到更好的效果。

动脉药物灌注疗效的决定因素有药理作用、肿瘤对药物的敏感性、药物在病灶区分布的浓度和接触的作用时间等。经导管动脉内药物灌注术的作用机制包括如下几种:①首过效应:指某些药物经胃肠道给药,在尚未吸收进入血液循环之前,在肠黏膜和肝脏被代谢,而使进入血液循环的原形药量减少的现象,也称第一关卡效应。介入治疗中的首过效应是指药物第一次通过靶器官时被摄取和代谢的现象,经过介入治疗完成的动脉药物推注,药物首先进入靶器官,使药物的临床药代动力学参数较静脉有了较大的改变。肝脏是大多数药物代谢的场所,首过效应十分明显,肝外组织行经导管动脉内药物灌注术时,虽然其首过效应不如肝脏强,但仍较非靶器官药物浓度高得多,而肿瘤组织由于代谢旺盛,在单位时间内摄取的药物量明显高于正常组织,这也是经导管动脉内药物灌注术的基础。经导管动脉内药物灌注术中,抗生素和化疗药物经靶动脉推注后,迅速抵达靶器官,减少了和血浆蛋白结合的比率,从而使更多的药物以原型发挥作用,正因为如此,术中所用的化疗药物应当选择以原型发挥作用的药物,像环磷酰胺等需要在肝脏代谢后方能发挥抗癌作用的药物并不适用于经导管动脉内药物灌注术。②局部用药:经导管动脉内药物灌注术改变了药物的分布特点,使靶器官药物分布量不受血流分布影响,成为全身分布量最大之所在。因此,术中所用抗癌药物以顺铂等浓度依赖性药物为佳,而像5-FU等时间依赖性的药物虽可用于经导管动脉内药物灌注术,但临床疗效并不优于静脉用药。

第三节　适应证和禁忌证

一、适应证

1.术前新辅助化疗

主要适用于具有局部高危因素的患者,如分期较晚或组织细胞分化不良的患者。局部晚期宫颈癌(LACC)是指一组具有不良预后因素的高危宫颈癌。包括:局部肿瘤巨大(直径≥4cm)、组织分化差、宫颈鳞腺癌、黏液性腺癌等不同类型的腺癌、盆腹腔淋巴结转移、宫旁受侵、手术切缘阳性等。LACC单纯手术或放疗均不易控制,容易发生淋巴转移或远处转移,预后差,5年生存率低。

其目的是为达到:①消灭癌灶周边的微小转移灶,使手术切除更加彻底,提高患者的生活质量和生存率。②对于失去手术机会的妇科癌瘤,通过动脉化疗使肿瘤缩小,达到可手术切除之目的,为后续治疗创造条件。

陈春林教授对35例宫颈癌(Ⅱb期20例、Ⅲa期11倒、Ⅲb期4例)实施双髂内动脉或子宫动脉灌注化疗/栓塞术,结果20例(20/20)Ⅱb期、9例(9/11)Ⅲa期、2例(2/4)Ⅲb期宫颈癌在经1～2次动脉化疗后可顺利手术切除。35例宫颈癌患者动脉化疗后病理分级明显好转,具体表现为动脉化疗前以低分化为主者经动脉化疗后以高分化为主,同时切片中见大量坏死组织及淋巴细胞浸润,3例Ⅱb期宫颈低分化鳞癌患者在一次动脉化疗后3周行宫颈癌根治术,手术标本未见癌细胞。

2.协同或增敏化疗

协同或增敏化疗可与全身化疗或放疗合并应用,以获协同或增敏之效。

3.术中化疗

减少术中癌细胞的扩散。一般方法有广泛全子宫切除和盆腔淋巴清扫术后在双侧髂内动脉灌注抗癌药物。

4.术后化疗

子宫颈癌手术后有局部残留需化疗者。

5.对症治疗

(1)严重子宫颈癌出血的止血,如宫颈癌灶破裂出血、宫颈癌放疗后的病灶出血及宫颈癌手术后阴道残端的出血等。

(2)宫颈癌所引起的髂内动静脉瘘的栓塞治疗。

6.姑息治疗

手术或放疗后复发的治疗。

二、禁忌证

子宫颈癌的介入治疗无绝对禁忌证,其相对禁忌证如下。

(1)严重的心肺肝肾功能障碍或一般状况衰竭者。

(2)白细胞低下($<3\times10^9/L$)或血小板计数低于 $80\times10^9/L$ 者。

(3)严重感染者。

(4)严重动脉硬化者。

(5)妇科恶性肿瘤全身转移者。

(6)精神病患者不能合作者。

(7)妊娠期患者,可先做人工流产或引产。

(8)过敏体质患者应慎用,对所用抗癌药过敏者忌用。

(9)穿刺点皮肤感染等插管或造影禁忌证。

第四节　术式选择

动脉灌注化疗的优势在于首过效应,即当抗癌药物进入体内时首先接触的组织器官优先摄取药物,从而产生最大的生物学效应,因此选择恰当的供血动脉进行相关的治疗是成功的关键。子宫颈癌的血供主要来源于子宫动脉的宫颈支,癌灶侵犯宫旁或阴道的晚期病例,髂内动脉的其他分支如阴部内动脉等亦参与供血。

子宫颈癌动脉化疗的方式较多,主要分为外科手术置管和介入技术置管,在有条件的医院以介入技术置管为好。在这里主要讨论介入技术置管手术方式的选择,其基本术式有:①经皮双髂内动脉灌注化疗/灌注栓塞化疗术;②经皮双子宫动脉灌注化疗/灌注栓塞化疗术;③经皮子宫动脉宫颈支灌注化疗/灌注栓塞化疗术;④经皮血管内导管药盒系统置入术(PIPSI)。

术式选择的原则:①单纯性的一次动脉灌注化疗现在已经很少单独应用,一般来讲是与其他方法联合应用,如在动脉栓塞前将 2/3 量的抗癌药物先行灌注,然后将余下的抗癌药物加在栓塞剂中进行栓塞,目的是使肿瘤组织首先获得一个较高的峰浓度,随之而来的栓塞剂中的药物可使肿瘤组织内的抗癌药物保持较长时间的高浓度,有利于对癌细胞的持续杀伤。②栓塞的目的就是使对血供敏感的肿瘤细胞缺血缺氧,从而导致坏死,因此动脉栓塞术在子宫颈癌的介入治疗中非常适用,但必须明确的是对于恶性肿瘤来讲,仅仅栓塞还是不足以彻底地杀灭癌细胞,必须与化疗相结合才能取得更好的疗效,在临床上多将灌注化疗与栓塞相结合形成动脉灌注栓塞化疗术。③在有些病例,一次性的动脉灌注栓塞化疗术并不能达到理想的效果,但多次插管对于患者来说又难以接受而且并发症多,此时选择 PIPSI 可有效地解决这一问题,达到连续或按需动脉化疗的目的。④不同期别的子宫颈癌应选择相应的动脉进行化疗,但必须根据术中具体的 DSA 造影情况而定,对于局限性的病灶可行超选择插管,对于广泛浸润的病灶过于超选择插管反而不利于治疗。

根据陈春林等报道,单纯一次性动脉灌注化疗与静脉化疗相比可使局部组织抗癌药物浓度提高28倍,但仅能持续30分钟,AUC 0～20分钟高1.7倍;而动脉栓塞化疗比单纯一次性灌注化疗局部组织AUC 0～4小时高2.36倍,局部(子宫)组织平均药物浓度——时间曲线下降速度明显慢于单纯灌注化疗,说明动脉栓塞化疗可使局部组织内保持较长时间的高浓度;它克服了单纯灌注化疗药物在肿瘤组织内停留时间短、清除快、药物与肿瘤细胞不能充分接触的缺点,提高了疗效;但是研究也同时表明后者的峰浓度略低于前者,而峰浓度的高低对疗效也有较大的影响。有学者在临床上从宫颈癌的术前化疗病例中亦发现此点,单纯灌注化疗癌灶缩小只能持续2～3周,而栓塞化疗可持续4周以上。为弥补两者的不足,发挥各自的优势,在临床实际应用时,多在超选择插管后先将总量2/3的抗癌药物作灌注冲击化疗,再将余下1/3的药物以明胶海绵颗粒吸附后栓塞血管,这样既可保证癌组织内首次较高的药物冲击浓度,又可保持长时间的高浓度。具体应用举例如下:子宫颈低分化鳞癌Ⅱb期,化疗方案为CBP 500mg、BLM 45mg;拟实施间断性动脉化疗,在执行时按照以下顺序进行:CBP 100mg+5％GS 100ml/IA. qd×5,BLM 15mg+5％GS 100ml/IA. qd×3;如果实施持续性动脉化疗,选择5-FU为好,根据患者的情况,应用动脉灌注化疗泵实施24～72小时的连续化疗。

同时,子宫颈癌的动脉化疗术式的选择应该根据医者的技术水平及患者的具体情况来决定。对于较早期如Ⅰb和Ⅱa期但宫颈病灶较大或病理分化不良的患者,在术式上以双侧子宫动脉灌注栓塞化疗术为好,在可能的情况下应用微导管技术实施子宫动脉宫颈支灌注栓塞化疗术最为理想。如果在技术上无法达到,双侧髂内动脉前干的灌注栓塞化疗术是必要的,对于中晚期的子宫颈癌患者,由于癌细胞向两侧浸润累及宫旁、向下浸润累及阴道,在动脉灌注化疗药物时单纯的双子宫动脉灌注化疗已不能完全解决问题,双侧髂内动脉前干的灌注化疗是必需的。在具体实施上,先行双子宫动脉插管术,必要时实施双子宫动脉宫颈支插管术,在灌注一定比例的抗癌药物后栓塞,将导管退到髂内动脉前干,灌注余下的抗癌药物,然后有两种方法选择:①栓塞双侧髂内动脉前干,结束治疗;②在双侧髂内动脉前干留置动脉药盒,为后续化疗做准备。

第五节 手术技巧

一、股动脉穿刺

子宫动脉插管的手术入路通常选择在腹股沟韧带下方。0.5cm股动脉搏动明显处,局麻后,穿刺针取30°～45°穿刺股动脉,见到回血后,继续进针穿入股动脉后壁,取出针芯,缓慢回退穿刺针套管至见到喷射状动脉回血,置入导丝,如导丝在动脉内行进顺畅,则提示其在股动脉主干内,当导丝进入股动脉主干后,撤掉穿刺针套管,在导丝引导下置入血管扩张器,此时重新尝试推进导丝应较前明显顺畅,撤出导丝,血管扩张器尾端出现动脉回血,提示扩张器在股动脉主干内,如无回血,应透视观察,排除扩张器进入旋髂深动脉内或者股动脉主干存在血栓、夹层等异常情况。当确定扩张器进入股动脉后,则可将5F Cobra导管引入动脉,并依次通过右侧髂外动脉、右侧髂总动脉、腹主动脉分叉,再顺次进入左侧髂总动脉和左侧髂内动脉,开始准备子宫动脉插管。当完成左侧子宫动脉栓塞治疗后,可利用腹主动脉成襻技术将Cobra导管插入右侧髂内动脉,透视证实后,可行子宫动脉插管。

二、子宫动脉插管

子宫颈癌病灶供血动脉较为复杂,诸如子宫动脉、阴部内动脉和阴道动脉等均可向癌灶供血,但宫颈癌主要血供来自于子宫动脉下行支,为保证疗效,需要应用精细子宫动脉栓塞术,即需要将导管插到子宫动脉下行支中。由于子宫动脉下行支的管径较细,其DSA影像和膀胱上动脉类似,为避免误栓,在操作上需仔细造影辨认(图 20-1,图 20-2)。

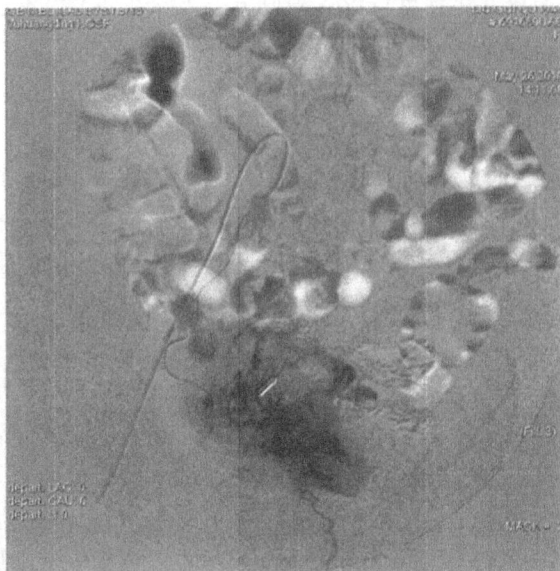

图 20-1　宫颈癌下行支造影

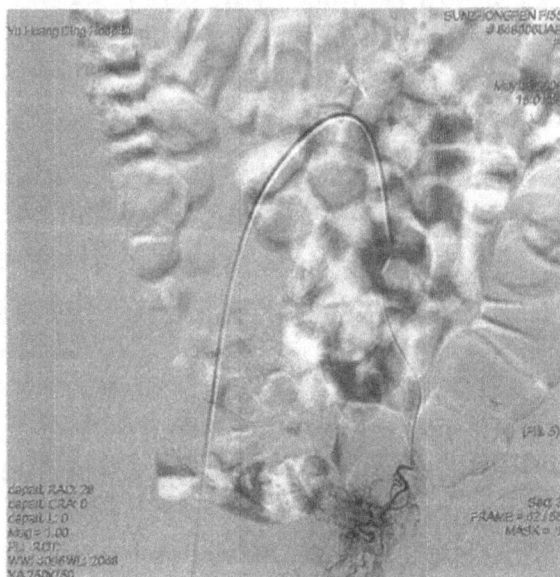

图 20-2　膀胱上动脉造影

(一)子宫动脉开口和走行

1.X线透视

手术中应首先确定子宫动脉的开口和走向,当 Cobra 导管头端进入髂内动脉后,先推注 2～3ml对比剂观察子宫动脉的大体位置,当发现子宫动脉显影后,则提示 Cobra 导管的头端位置合适。子宫动脉的开口较为复杂,熟练地结合不同的体位设定路标有助于识别子宫动脉开口和走行(图 20-3)。

2.路标图

当导管到位后,打开 DSA 机 sub 减影键,踩下开机踏板后减影开始,监视屏变白,根据 DSA 机提示快速推注 3～5ml 对比剂,当发现子宫动脉全程显影后,快速松开开机踏板,至此路标图设定完成,再次踩下开机踏板时,监视屏将显示髂内动脉的路标图。有的学者认为子宫动脉在侧旋 30°、前后 15°～19°时,子宫动脉的开口显露得最好。有学者认为,大部分病例的子宫动脉开口在侧旋 25°～30°时可清楚地显示;极个别的病例需向相反的方向侧旋 30°方能显示清楚子宫动脉的开口(图 20-4)。

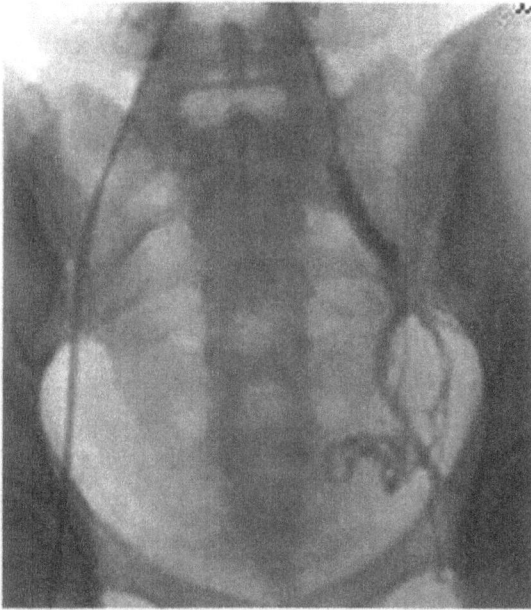

图 20-3 经导管推注对比剂观察子宫动脉开口和走行

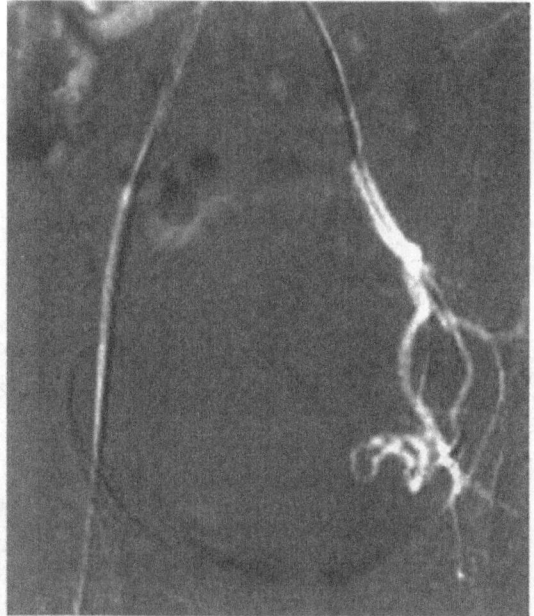

图 20-4 路标图

3.子宫动脉开口和走行类型

子宫颈癌患者和子宫肌瘤患者一样,子宫动脉开口有正常、直角、钩形、倒钩、大螺旋和小螺旋等几种,子宫动脉的走行可有上平直下螺旋、全程平直、全程螺旋等几种情况。

(二)子宫动脉插管

子宫颈癌病灶位于子宫颈部,而宫体部位受累较少,因此在子宫动脉栓塞治疗子宫颈癌时,在 DSA 路径图引导下,应尽量依托微导管插管至子宫动脉下行支,栓塞子宫颈部血管网,闭塞病灶血管床,然后再回拉导管至子宫动脉主干进行栓塞。正常子宫动脉分支除了子宫动脉上行支和下行支外,有时尚有输尿管支和膀胱支等小分支,因此在子宫动脉内行 DSA 造影是必要的。

详细观察子宫动脉的分支,避免误插、误栓。当完成左侧子宫动脉置管栓塞后,可利用腹主动脉成襻技术,将导管插入右侧髂内动脉,尝试右侧子宫动脉置管(图 20-5,图20-6)。

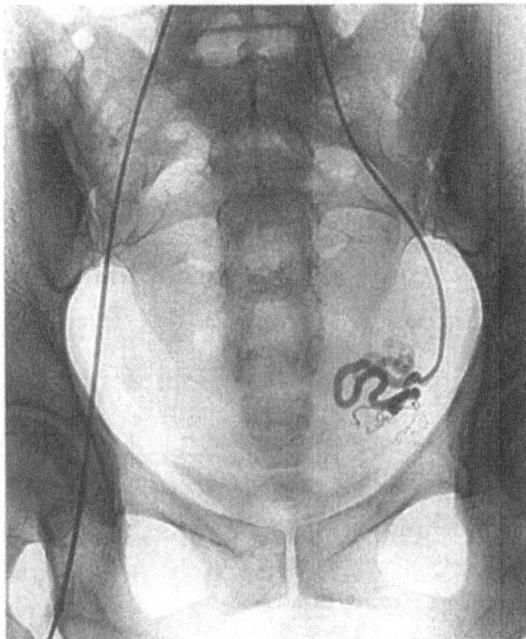

图 20-5 子宫动脉插管

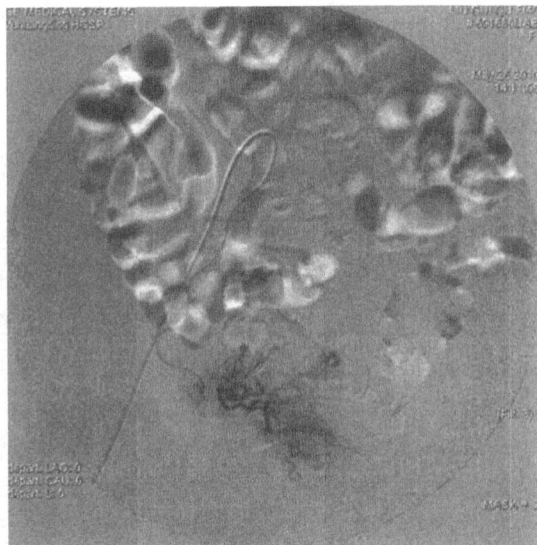

图 20-6 微导管子宫动脉下行支插管

三、DSA 造影

不同类型的子宫颈癌 DSA 影像学表现是不同的。早期宫颈癌病例仅见宫颈部位局部造影剂浓染,范围较为局限,子宫动脉增粗不明显;有些病例在 DSA 影像学上未见明显特征性表现。溃疡型宫颈癌由于病灶范围较小,在 DSA 影像学上的表现不明显,基本同早期宫颈癌(图 20-7)。

外生型宫颈癌的大体病理标本的特点是在宫颈上存在巨大的肿块,在 DSA 影像学上可清楚地表现出来。在行髂内动脉 DSA 造影时,双侧子宫动脉明显增粗、扭曲,可清楚地显示子宫动脉上行支、宫颈支以及宫颈肿瘤、子宫体的大小,子宫动脉宫颈支 DSA 造影显示肿瘤内新生血管极度弯曲成不同角度,毛细血管网丰富,部分形成造影剂浓染,并出现造影剂延迟及潴留现象,清楚地勾画出肿瘤的大小及范围。肿瘤血供以子宫动脉宫颈支为主,若肿瘤侵犯周围组织时,可见相应部位出现造影

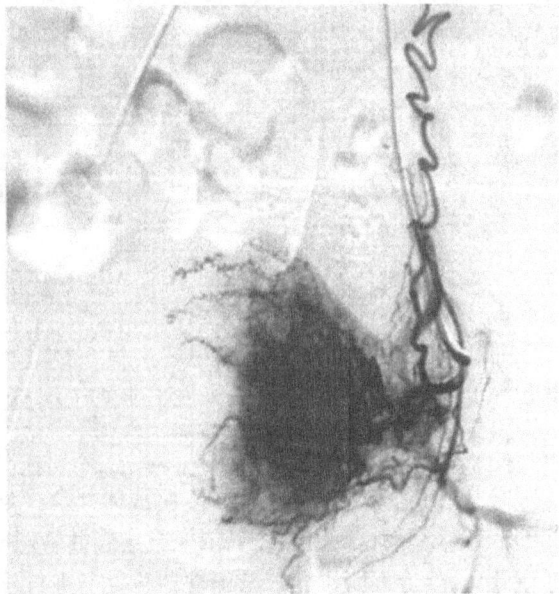

图 20-7 早期宫颈癌 DSA 造影

剂染色并表现为毛刺现象,此时髂内动脉其他分支如阴部内动脉、膀胱上动脉等亦参与供血。颈管型的宫颈癌在大体病理标本的特点是宫颈增大如桶状,子宫颈与子宫体呈等比例甚至宫颈大于宫体。在 DSA 影像学上其余同外生型宫颈癌的表现,与外生型宫颈癌不同的是颈管型宫颈癌增大的宫颈与子宫体等大,两者之间的界限不清。其血管主要来源于子宫动脉宫颈支,子宫动脉上行支也参与供血。内生型宫颈癌在早期无明显的 DSA 影像学特征,晚期与颈管型宫颈癌相似(图 20 - 8 至图20 - 10)。

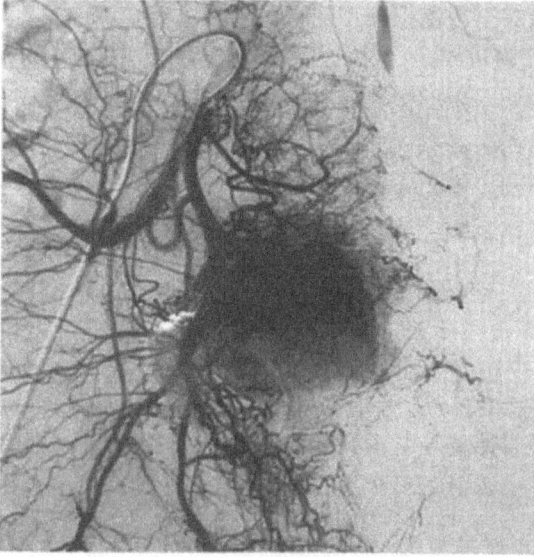

图 20 - 8　外生型宫颈癌 DSA 造影

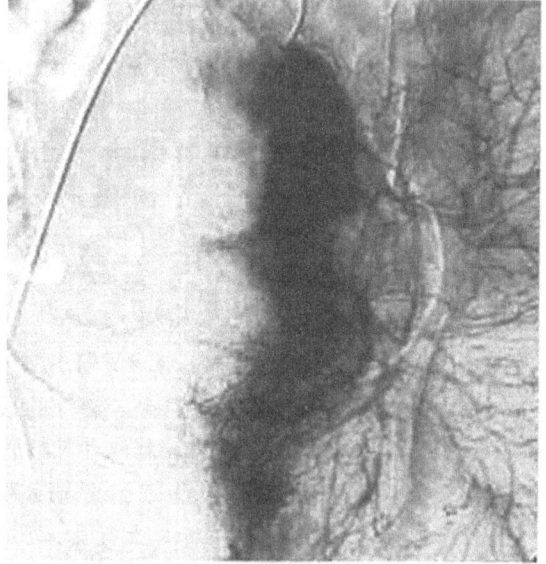

图 20 - 9　内生型宫颈癌 DSA 造影

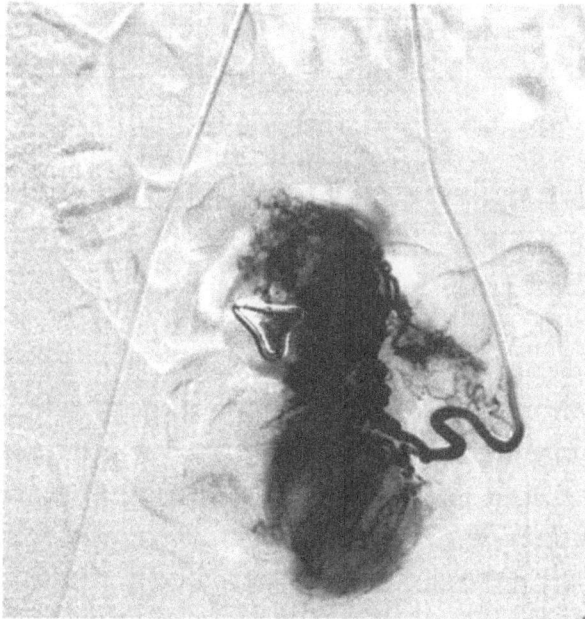

图 20 - 10　颈管型宫颈癌 DSA 造影

四、经导管动脉内药物灌注术

经导管动脉内药物灌注术是指通过介入放射学的方法,建立由体表达到靶动脉的通道(导管),再由该通道注入药物达到局部治疗的一种方法,它是在血管插管术的基础上完成。其目的在于提高病变区域的药物浓度,延长药物与病变组织接触时间,降低外周血最大药物浓度和浓度-时间曲线下面积,从而达到提高药物疗效、减轻全身不良反应的目的。

灌注方式主要根据药物的药理特性选择。如对于浓度依赖型的抗癌药物主要选择一次性TAI,而浓度和时间依赖型的化疗药物则选用持续性TAI。

根据病变的范围不同选择不同的灌注血管。如当病变较为局限,供血动脉单一时,应尽可能超选择插管,导管头端尽可能接近病变组织,以提高疗效、减少并发症。如病变范围广泛时或有多条动脉供血时,如晚期子宫颈癌,则需将导管置于病变近端髂内动脉前干灌注。对于多重血供的病变,应在灌注前行必要的栓塞,使化疗药物集中于肿瘤主要供血动脉内灌注,以免药物过多地进入正常脏器引起不良反应。

常用的药物灌注术有以下几种。

1. 髂内动脉灌注化疗(包括术中和 DSA)

髂内动脉插管术作为妇产科介入治疗的最基本技术,在临床上应用十分广泛,因此掌握该技术是妇产科介入治疗的入门。髂内动脉插管最常用的导管为:Cobra 系列、RS、RH 导管,在特殊情况下,可根据腹主动脉 DSA 造影显示双髂总动脉的具体情况,自制导管形状完成插管。

2. 子宫动脉灌注化疗(主干、上行支、下行支)

子宫动脉插管术是妇产科疾病最常用的超选择技术,大部分妇产科疾病的介入治疗需在子宫动脉插管术的基础上完成。在完成子宫动脉插管术的基础上,应用微导管技术进一步将导管插入子宫动脉上行支或下行支,形成子宫动脉上行支插管术、子宫动脉下行支插管术,后两者统称精细子宫动脉插管术。需要在操作过程中仔细辨认子宫动脉的开口及分支。

3. 肿瘤血管灌注化疗

肿瘤血管灌注化疗可用于增强化疗的疗效;阻断小动静脉瘘,防止化疗药物的流失;恶性肿瘤的术前治疗;肿瘤出血的治疗等常用 GF 颗粒或条进行栓塞。但因未堵塞肿瘤血管床,肿瘤坏死不彻底,侧支循环易形成,治疗应多次重复进行。

4. 经皮动脉内导管药盒置入术

对于无法手术的中晚期妇科恶性肿瘤患者及手术后复发的病例,虽然经导管动脉灌注化疗(intraarterial chemotherapy,IACH)可取得较好的临床效果,但部分病例需要多次动脉灌注化疗才能进一步巩固疗效。若每次都行 IACH,不但烦琐,而且使患者及医护人员过多地暴露于 X 线下,造成不必要的损伤。经皮血管内导管药盒系统置入术(percutaneos intravascular port-catheter system implantation,PIPSI)的成功应用使这一难题得以很好地解决。它是通过介入放射学的方法完成动脉内导管药盒系统(port-catheter system,PCS)置入,该技术是在动脉内建立通道,行长期规律性灌注化疗简便、实用的方法,克服了以往手术方式埋植动脉内导管药盒系统所具有的创伤大、操作复杂等缺点;同时也克服了常规经皮股动脉一次性插管灌注术所具有的导管不能长期留置造成的各种缺点,如:反复穿刺插管,治疗不规律、注药时间仓促等,是提高动脉内灌注化疗疗效的重要措施之一,在临床上已逐步得到推广应用。在妇科常用经皮髂内动脉导管药盒系统置人术（percutaneous internal iliac artery port-catheter systemim-plantation，PIPI）。

对于妇科恶性肿瘤来讲，由于女性生殖器官供血的特殊性即双侧供血，部分患者需行双侧股动脉插管，部分行单侧插管，需根据妇科恶性肿瘤的血供情况选择单侧或双侧髂内动脉前干插管。为避免药盒导管脱落，股动脉进路应选瘤动脉的对侧，这样药盒导管在人体血管内受力比较均匀。而子宫动脉内径较细，由于化疗药物的刺激易引起子宫动脉闭塞，不利于以后的治疗。

五、经导管血管栓塞术

经导管血管栓塞术可用于体积较大，血供丰富，预计术中出血多，手术难度大的恶性肿瘤的术前辅助性栓塞治疗。对于妇科恶性肿瘤的栓塞治疗原则为尽可能地完全彻底栓塞肿瘤血管床，以造成最大程度的肿瘤缺血坏死，但由于此类病变的血供来源复杂，血流动力学改变不同，受邻近器官和超选择性插管水平等的影响，完全阻塞几乎难以达到，还应根据不同情况选择栓塞部位及程度。

六、经导管灌注栓塞化疗术

结合化疗药物局部和全身的抗癌作用和栓塞的阻断血流使病灶坏死作用，介入治疗的疗效达到最强的程度，但也可能引起较多的严重并发症，同时诸如一些抗癌药物的剂量是否可以因有栓塞的叠加作用而减少，栓塞的程度和范围如何才能控制并发症，明胶海绵作为栓塞剂时可吸附部分抗癌药，灌注和栓塞的药量的分配如何才合理等一些问题目前仍无明确的定论。

第六节　化疗药物和栓塞剂选择技巧

一、化疗用药选择原则

一般认为子宫颈癌对全身化疗效果欠佳，在以往主要应用于晚期的宫颈癌的姑息治疗。但近年来的研究显示，只要选择敏感的化疗药物，适当的用药方法，宫颈癌对化疗还是敏感的。而动脉灌注化疗是一种明显有别于传统静脉化疗的局部化疗，其最大的优势在于药物对组织的首过效应，但长期以来动脉灌注化疗的用药依赖于静脉化疗所获的临床药代动力学资料，而有些药物并不适用于动脉化疗，因此为使动脉灌注化疗达到最好效果，必须依据动脉化疗自身的临床药代动力学资料来指导动脉用药。根据我们实验所获资料并综合国外文献，陈春林教授在1993年提出了动脉化疗抗癌药物的选择应遵守的4个原则：①抗癌药物必须对该肿瘤具有确切的疗效。②该药物对癌细胞的杀伤是以原型起作用的。③该药物的抗癌效果是浓度依赖型或浓度时间依赖型。④抗癌作用快而强，能迅速杀死癌细胞。现国际上仍缺乏动脉化疗的药代动力学研究，动脉化疗的用药剂量目前仍参考静脉用药。

抗癌药物根据其发挥作用机制的不同分为：时间依赖型、浓度依赖型。时间依赖型（即效果主要与用药时间的长短相关），适合长时间的静脉用药或肌注或口服，其作用特点是慢而弱；

浓度依赖型(即效果主要与组织内药物浓度的高低有关),适合短时间高浓度的推注用药,其作用特点是快而强。

二、化疗药物的选择

因为目前宫颈癌的介入治疗尚处于探索阶段,各家报道所选择的病例处于不同的期别、不同的组织学类型,所用药物的剂量和联合方案均不一致,所以各结果之间无法进行有效的比较从而难以确定最佳的剂量和方案。有单用顺铂,也有顺铂或卡铂合用博来霉素和(或)阿霉素的,亦有采用顺铂、丝裂霉素、阿霉素和氟尿嘧啶四联应用的。但较肯定的是:化疗均是以铂类药物为基础的;腺癌患者加阿霉素或表柔比星可增加疗效。总的反应率大多在 60% 以上,最高达 100%。根据动脉化疗的基本用药原则,并综合国内外文献和笔者的研究成果,子宫颈癌常选用以下药物,剂量与静脉用药相同。

(一)铂类

铂类抗癌药物是妇科恶性肿瘤动脉化疗中最常用的药物。常用药物为顺铂、卡铂。

1.顺铂

动脉给药。①介入化疗:联合用药时,每次 $60\sim80mg/m^2$,$3\sim4$ 周 1 次。②双路化疗:每次 $80\sim120mg/m^2$,此剂量必须给正规水化利尿,以免发生严重肾毒性。

2.卡铂

每疗程剂量动静脉用量相同;单药为 $400mg/m^2$,联合用药为 $300mg/m^2$,分双侧动脉灌注。

(二)抗生素类

抗生素类抗癌药主要用于子宫内膜癌和卵巢癌的化疗,亦常用于宫颈癌的动脉化疗。常用于动脉化疗的药物为:阿霉素、表柔比星、博来霉素、平阳霉素等。

1.阿霉素(adriamycin, ADM)

应用时宜用 5% 葡萄糖液或生理盐水稀释(推注浓度为 $1\sim2mg/ml$,给药速度约 5ml/min)。需注意 ADM 还可增加放疗和一些抗癌药物(CTX、MTX、STZ)的毒性。

2.表柔比星(epirubicin, EPI)

动脉用药剂量:$50\sim70mg/m^2$。ADM 和 EPI 对黏膜、皮肤等具有较强的刺激性,在动脉化疗用药时应注意以下几点:①尽可能地超选择插管,使导管头接近或进入肿瘤血管。②尽可能地稀释成低浓度。③推注速度要慢。④在联合化疗中,最后应用。⑤EPI 漏出血管外可引起组织坏死,必须确定针头在血管内才能注射药物。

3.博来霉素(bleomycin, BLM)

约 1/3 患者有发热反应,于给药后 $3\sim5$ 小时发生,一般体温 38℃左右,常在数小时后自行消退。亦可预防给药,于用 BLM 前 1 小时口服吲哚美辛 25mg 和地塞米松 5mg,能减轻发热反应。如为 $39\sim40$℃高热,经预防给药无效者,则停用此药。

4.平阳霉素(bleomycin)

动脉用药剂量:每疗程 $16\sim32mg$。为预防发热,可于用药前 $0.5\sim1$ 小时口服氯苯那敏、吲哚美辛或地塞米松。

(三)抗代谢药

抗代谢类抗癌药物类型较多,常用于宫颈癌动脉化疗的抗代谢药有:氟尿嘧啶(5-FU)。

由于 5-FU 是时间依赖型药物,常用的动脉灌注栓塞方法一般不采用此药,但可多用在置泵或保留导管的动脉灌注中。用药期间应严密观察毒性反应,如果出现严重消化道反应及骨髓抑制,即停药。

动脉化疗根据情况又分一次性冲击用药、间断用药和持续用药几种,不同的用药方式选择的抗癌药物也不相同。在一次性冲击用药和间断用药时应选择抗癌效果较快、浓度依赖型的药物如 CBP、DDP、EPI、ADM、MMC、THP、NH$_2$、BLM、PYM、PEP 等,而在持续性动脉化疗时 5-FU 是一个较好的选择。

宫颈癌目前无统一的化疗方案。综合文献报道,常用的方案有:①PVB 方案:顺铂(DDP)50mg/m^2(或 CBP 400mg/m^2),长春新碱(VCR)1mg/m^2,博来霉素(BLM)25mg/m^2;②DDP＋甲氨蝶呤(MTX):DDP 50mg/m^2(或 CBP 400mg/m^2),MTX 100mg/m^2;③DDP＋表柔比星(EPD):DDP 60mg/m^2(或 CBP 400mg/m^2),EPI 60mg/m^2;④DDP＋BLM＋异环磷酰胺(IFO)＋美司纳(mesna):DDP 50mg/m^2(或 CBP 400mg/m^2),BLM 15mg/m^2,IFO 5g/m^3,mesna 3g/m^2。

三、栓塞剂的选择及栓塞程度

子宫颈癌的介入治疗虽然具有创伤小、疗效高、副作用少的优点,但必须指出,这项技术仍存在并发症,如特有的因使用栓塞剂而引起的并发症,有些并发症甚至是严重的、致残的。栓塞所致并发症与栓塞剂的种类、栓塞剂颗粒的大小、栓塞血管的部位等因素有明显的关系,选择合适的栓塞剂对于减少并发症的发生具有重要的意义。

子宫颈癌动脉栓塞治疗的原则为尽可能完全彻底地栓塞肿瘤血管床,以造成最大程度的肿瘤缺血缺氧坏死。但具体到不同的病例,不但要选择合适的术式,而且要根据不同的肿瘤病理学类型、是否需要再次动脉化疗来选择栓塞剂,实施"个体化"的栓塞治疗。部分子宫颈癌患者,实施动脉化疗的目的是缩小病灶、消灭癌灶周围微小转移灶后手术,此时进行栓塞是必要的,应行子宫动脉宫颈支、子宫动脉的栓塞化疗,一般选择长效或永久性栓塞剂如:KMG、PVA 颗粒等,以达到较好的栓塞效果。部分中晚期子宫颈癌患者,单状治疗并不能完全达到治疗目的,而且术后还需进一步的化疗,这就需要肿瘤的供血动脉在介入治疗栓塞后的一段时间内复通以利后续治疗,选择新鲜明胶海绵颗粒是明智的。

髂内前干的完全闭塞可引起坐骨神经的缺血性损害,为避免此并发症的发生,必须保证前毛细血管小动脉丛的血流通畅,某些可消灭血管床的极细材料如明胶海绵粉及液性材料如酒精等,对髂内动脉栓塞却是不适宜或禁忌的。对于髂内动脉前干的栓塞,在众多的栓塞剂中新鲜明胶海绵颗粒(直径 1～3mm)较为适合,理由如下:①颗粒大小可随机控制,可有效地保证前毛细血管小动脉平面侧支循环的通畅;②可将髂内动脉前干完全栓塞而不致出现严重并发症;③极易吸附抗癌药物行栓塞化疗;④属中效栓塞剂,2～3 周血管可复通,有利于后续治疗;⑤取材方便、价廉、制作简单。而外科常用的钢圈由于仅能栓塞血管主干,不能有效地封闭血管腔,且髂内动脉有六条较大的交通支,血液极易经此途径进入子宫而引起失败。

第二十一章

放射性核素治疗及介入治疗

第一节　放射性核素治疗的原理及分类

放射性核素治疗是核医学最主要的内容之一。60多年的临床实践与研究,使核素治疗的应用领域不断扩大,核素治疗的方法学不断丰富和完善,特别是在治疗内分泌系统疾病和肿瘤等方面发挥越来越重要的作用,已成为临床最主要的治疗方法之一,并展示出广阔的发展前景。核医学是物理、化学、数学、电子技术、材料科学、生物科学和技术等多学科交叉融合而形成的学科,所以这些学科的任何新进展都会推动核医学的发展。分子生物学的发展有力地促进了分子核医学、核医学分子影像的发展,进而促进核素靶向治疗的发展。如放射免疫显像与放射免疫治疗、受体显像与受体介导放射性核素靶向治疗、基因显像与放射基因治疗等,核医学的分子影像技术是核素靶向治疗的基础,已成为核素治疗发展的主要模式之一。

一、放射性核素内照射治疗的原理

利用载体或介入技术使放射性核素特异地浓聚于病变组织或细胞,放射性核素衰变发出的射线粒子在生物组织中运动,伴随着发生能量传递和电离,可直接使核酸、蛋白质等生物大分子的化学键断裂,导致分子结构和功能改变,特别是 DNA 的断裂和合成障碍可造成细胞周期阻滞或细胞凋亡,发挥治疗作用。内照射可引起水分子的电离和激发,形成多种活泼的自由基,自由基的细胞毒性导致被照射部位的神经体液失调、生物膜和血管壁通透性改变等,是内照射发挥治疗作用的机制之一。辐射引起的生物学效应是物理、化学和生物学综合反应的复杂过程,其作用机制还未完全阐明。

(一)放射性药物浓聚的机制

1.浓聚机制

使放射性核素主要浓聚在病变部位,并滞留较长时间,获得较高的靶/非靶比值,内照射治疗才可获得较好疗效,可避免或尽量降低对正常组织和器官的损伤。

(1)合成代谢:^{131}I 治疗甲亢,就是利用甲状腺滤泡细胞合成甲状腺素需要碘,具有主动摄取碘的功能,甲状腺能浓聚大量的^{131}I,^{131}I 衰变发出 β 射线发挥治疗作用。

(2)受体与配体结合:如神经内分泌肿瘤细胞过度表达生长抑素受体,通过受体与配体的特异结合,使放射性药物浓聚于病灶,达到内照射治疗目的。

(3)抗原与抗体结合:放射免疫治疗就是利用放射性核素标记的抗体与相关抗原结合,发挥治疗作用。如非霍奇金淋巴瘤表达 CD20,可用放射性核素标记抗 CD20 的单克隆抗体进行治疗。

(4)寡核苷酸链互补结合:利用放射性核素标记与肿瘤细胞过度表达的 mRNA 或 DNA 的特定序列互补的寡核苷酸链,形成特异结合,如放射反义治疗。

(5)介入内照射:如利用放射性胶体治疗癌性胸腔积液和腹腔积液,放射性微球介入治疗原发性肝癌。通过介入手段,可明显提高病灶局部的辐射剂量,降低对全身其他部位的照射。特别是首次通过摄取率高的放射性药物,通过高选择动脉插管给药,可明显提高疗效,降低毒副作用。放射免疫治疗就经常采用高选择动脉插管给药。

2.影响放射性药物浓聚的组织因素

血流灌注、毛细血管通透性、毛细血管与病变细胞的距离、组织间液静水压等因素的改变,都会对放射性药物的浓聚产生影响。血流降低则到达病灶的放射性药物减少,乏氧细胞对射线的敏感性下降和对代谢底物的需要量下降,影响内照射疗效。

(二)评价治疗用放射性核素的主要指标

1.传能线密度

传能线密度(linear energy transfer,LET)指射线粒子在其运动径迹上的单位长度消耗的平均能量,常用单位为 keV/μm。LET 决定于粒子的能量和射程。高 LET 射线的电离能力强,杀伤病变细胞能力强。α 粒子和俄歇电子的 LET 分别为 $100\sim200$keV/μm 和 $10\sim25$keV/μm,β 粒子的 LET$<$1keV/μm。

2.相对生物效应

相对生物效应(relative biological effectiveness,RBE)指以低 LET 的 X 射线或 γ 射线外照射为参照,评价放射性核素发出射线的生物效应,使不同核素或射线之间有可比性。

3.物理半衰期($T_{1/2}$)

核素的物理 $T_{1/2}$ 应与放射性药物在体内的生物 $T_{1/2}$ 相匹配,使病灶能浓聚足够的放射性药物,让尽可能多的放射性核素在病灶部位衰变。

4.作用容积

放射性核素衰变可向 4π 空间的任一角度发送射线,射线粒子的能量必然释放在以最大射程为半径的球形空间内,这就是作用容积。作用容积越小,射线杀伤细胞的效率越高。如^{149}Tb(铽)发射的 α 射线的作用容积为 1,^{131}I 和 ^{153}Sm 发射的 β 射线分别为 7100 和 12300。

(三)治疗用放射性核素

(1)目前临床应用最广泛是发射 β 射线的核素,如^{131}I、^{32}P、^{89}Sr、^{90}Y 等。

(2)发射 α 射线的核素,如^{211}At(砹)和^{212}Bi(铋),目前主要用于动物实验。其他可能用作治疗的发射 α 射线的核素有^{223}Ra(镭)和^{225}Ac(锕)。

(3)通过电子俘获或内转换发射的俄歇电子或内转换电子,在生物组织内射程约 10nm,当放射性核素的衰变位置靠近 DNA 时才能发挥治疗作用。如^{125}I 衰变位置在 DNA 附近的疗效比在细胞膜上高 300 倍。

(四)内照射剂量

由于放射性核素在体内分布的不均匀性、机体不同组织的密度不同的影响、代谢的个体差异、示踪剂量与治疗剂量代谢和测定的差异、不同核素发射不同能量的射线、同一种核素发射多种射线,这些因素使放射性核素内照射治疗的剂量学评价成为核医学面对的巨大挑战之一。尽管进行了长期大量的研究,目前临床上仍无方便可行的方法较准确地测定内照射剂量。

放射治疗使用的照射剂量决定于剂量限制器官能耐受的最大剂量。不同的放射性药物和不同的给药途径,分别有不同的剂量限制器官。如全身给药骨髓常是剂量限制器官,鞘内给药脊髓是剂量限制器官等。外照射治疗是在一定的时间内分多次照射完成照射剂量,特点是高剂量率和两次照射之间间隔一定时间,所以病灶周围正常组织或器官对外照射的耐受剂量低,两次照射的间隔时间使病变细胞有修复的机会。内照射治疗对病灶的照射剂量决定于病灶浓聚放射性药物的多少和放射性药物在病灶内的有效半衰期,特点是低剂量率的连续照射,所以病灶周围正常组织或器官对内照射的耐受剂量较外照射高,连续照射使病变细胞无修复的机会。

临床上很少对患者进行个体的吸收剂量计算。医学内照射剂量(MIRD)方案是目前计算体内吸收剂量的常用方法。另外可采用放射自显影法、小型的热光剂量仪法等对内照射剂量进行研究。

二、放射免疫治疗

1953 年 Pressman 证明了 ^{131}I 标记的抗鼠骨肉瘤抗体在骨肉瘤的浓聚。Kohler 和 Milstein 于 1975 年建立了单克隆抗体(monoclonal antibody,McAb)制备技术,使放射免疫显像(radioimmunoimaging,RII)诊断和放射免疫治疗(radioimmunotherapy,RIT)的研究取得巨大进步,他们也因此获得 1984 年的诺贝尔奖。

(一)原理

用放射性核素标记肿瘤相关抗原的特异性抗体,抗体与抗原特异结合导致肿瘤浓聚大量的放射性核素。放射性核素衰变发射射线发挥治疗作用。McAb 有高度的特异性和亲和力,用于 RIT 有望获得突破性进展。

(二)常使用的放射性核素

发射 β 射线的核素,如 ^{131}I、^{153}Sm、^{186}Re、^{90}Y 等;发射 α 射线的放射性核素,如 ^{211}At、^{212}Bi 等;发射俄歇电子和内转换电子的核素,如 ^{125}I、^{123}I 等。

(三)适应证

RIT 主要用于治疗非实体肿瘤(如淋巴瘤)、术后残留病灶、复发或转移的亚临床微小病灶、全身广泛转移无法手术切除的患者。

(四)辐射剂量

RIT 肿瘤吸收剂量达 20~150Gy,就可获得较好疗效。与外照射治疗相比,RIT 是低剂量率的持续照射,要达到高剂量率外照射的疗效,病灶吸收剂量应比外照射高 20%。

(五)治疗方法

1. 患者的准备

体检,查肝、肾功能;示踪剂量的标记抗体进行 RIS,确定病灶有放射性摄取;使用放射性碘标记的 McAb,应封闭甲状腺;用抗体作皮试,阴性者可进行治疗;监测人抗鼠抗体(HAMA)反应。

2. 给药途径和方法

静脉给药方便易行,是 RIT 常用的给药方法。肝癌、肺癌等实体肿瘤可选择动脉插管给药,膀胱癌可腔内灌注给药,局部给药可明显提高肿瘤病灶的摄取率,从而提高疗效和降低毒副作用。

(六)疗效及毒副作用

1. 非霍奇金淋巴瘤

CD20 是表达于正常或恶性 B 淋巴细胞膜上的抗原,两种放射性核素标记的抗 CD20 鼠源性 McAb 已用于治疗非霍奇金淋巴瘤(non-Hodgkin lymphoma,NHL),即 ^{131}I-tositumomab(Bexxar)和 ^{90}Y-ibritumomab tiuxetan(Zevalin)。

用 Bexxar 治疗化疗疗效差的 NHL 患者,CR(complete response)达 30%,有效率为 65%,平均缓解期为 5 年。用 Bexxar 治疗未经化疗的 NHL 患者,CR 达 63%,有效率为 97%(74/76)。主要毒副作用为一过性中性白细胞和血小板降低,治疗后 4～6 周最明显,8～9 周可恢复。接受过化疗的患者 HAMA 反应发生率为 9%,未接受化疗的患者 HAMA 反应发生率为 65%。

用 Zevalin 治疗复发或对化疗耐受的 NHL 患者的前瞻性随机对照临床试验结果显示,有效率分别为 80% 和 56%,CR 分别为 30% 和 16%。Zevalin 的主要毒副作用是治疗后 7～9 周中性粒细胞和血小板降到最低值,随后可逐渐恢复。

2. 实体肿瘤

RIT 治疗实体肿瘤疗效不很理想。肝癌 RIT 使用抗 AFP 的 McAb 和抗铁蛋白的多克隆抗体,放射性核素为 [131]I 和 ^{90}Y,活度为 370～5.14GBq,肝动脉插管给药或静脉给药。有效率为 41%,12% 的患者 RIT 后有手术指征而选择手术治疗。目前国内已有两种 [131]I 标记的 McAb 被用于临床,一是用于治疗肝癌,另一种是用于治疗肺癌。

三、受体介导放射性核素治疗

肿瘤细胞某些受体高表达,是放射性核素靶向治疗的结构和功能基础。用放射性核素标记相关受体的特异配体,配体与受体特异结合,使放射性核素浓聚于病灶,进行内照射治疗。如生长抑素受体、血管活性肠肽受体、叶酸受体、肿瘤坏死因子受体等是研究的热点。

1. 生长抑素受体

生长抑素(somatostatin,SMS)主要有 14 肽(SMS14)和 28 肽(SMS28)两种类型,主要功能是调节生物激素的分泌。神经内分泌肿瘤过度表达 SMS 受体,可用放射性核素标记 SMS 的类似物进行受体显像和放射性核素靶向治疗。目前用于临床的 SMS 的 8 肽衍生物 octreotide,用酪氨酸取代 octreotide 分子上的苯丙氨酸,获得-octreotide,用放射性碘标记可进行

SMS 受体阳性肿瘤显像和靶向治疗研究。octreotide 可用^{188}Re、^{153}Sm 或^{186}Re 等标记,用于治疗。

2.血管活性肠肽受体

血管活性肠肽(vasoactive intestinal peptide,VIP)是含 78 个氨基酸残基的多肽,主要功能是与受体结合调节腺体分泌、扩张血管、调节细胞的增殖分化等。VIP 受体(VIP-R)有两种亚型,VIP-R 在结肠癌、肺癌、乳腺癌等多种肿瘤有较高的表达。VIP 肽链的第 10 和 22 位有两个酪氨酸残基,^{131}I 标记可用于表达 VIP-R 肿瘤的靶向治疗。VIP 的羧基端可接上 DTPA 等可与金属元素螯合的基团,^{188}Re、^{186}Re、^{153}Sm 等核素标记后可用于 VIP 受体介导的靶向治疗。

四、基因介导核素治疗

基因工程技术不可能将治疗基因百分之百地转染每个病变靶细胞;肿瘤细胞可有多个异常基因,很难同时抑制多个异常基因的表达。因射线在组织内有一定距离的射程,基因水平的放射性核素内照射治疗可通过"交叉火力",克服基因治疗存在的问题。主要包括放射性反义治疗和基因转染介导的核素治疗。

(一)放射性反义治疗

1978 年 Zamecnik 和 Stephenson 用含 13 个碱基的寡核苷酸片段与劳斯肉瘤病毒(Rous sarcomavirus)RNA 特定序列互补结合阻断基因的表达,抑制病毒的复制。1994 年用放射性核素标记的 c-myc 起始区的反义链成功地显示了荷瘤小鼠体内的肿瘤。反义显像和放射反义治疗已成为基因治疗发展最快的领域之一。

1.原理

反义寡聚核苷酸(ASON)与 DNA 序列结合,阻断 DNA 的转录;ASON 与 mRNA 结合,阻断 mRNA 翻译。利用放射性核素标记 ASON,与肿瘤细胞特异或过度表达的 DNA 或 mRNA中的某些序列互补结合,抑制癌基因的表达,射线产生电离辐射生物效应,发挥反义治疗和内照射治疗的双重作用。

2.存在的问题

(1)细胞膜转运(cell membrane transport):ASON 与细胞膜表面蛋白非特异结合后的内化作用,可能是主动转运的机制之一,但转运效率低,进入细胞的 ASON 量不能满足反义治疗的需求。为增加 ASON 进入细胞的数量,可同时给予多聚赖氨酸,以减少 DNA 的负电荷;用脂质体为载体,延长 ASON 在血液循环中保留的时间;用腺病毒或反转录病毒为 ASON 的载体;将 ASON 与某些配体偶联,通过受体介导将 ASON 转运进入细胞。

(2)ASON 的体内稳定性:ASON 可被体内的核酸酶降解,可修饰 DNA 磷酸骨架增加其对核酸酶的抵抗力。

(3)结合亲和力:长度为 15~17 碱基较理想,长度增加可提高亲和力,但降低通过细胞膜的能力和降低结合特异性。

(4)毒性:ASON 可能以较低亲和力与非靶 mRNA 结合,可干扰正常基因的表达,影响细胞的功能。放射性标记的 ASON 可能对正常细胞染色体产生损伤,特别是导致双链 DNA 断裂。辐射损伤与辐射剂量、剂量率和细胞的敏感性有关。放射性反义治疗的辐射作用对靶细胞的毒性正是所追求的治疗效果。

3. 实验研究

放射性反义治疗仍处于实验研究阶段。用脂质体包裹^{125}I-ASON 能明显抑制肿瘤细胞的生长;对^{35}S、^{32}P 和^{33}P 标记的 ASON 的药代动力学和肿瘤吸收剂量进行对比研究,较大肿瘤用^{33}P 的吸收剂量大,肿瘤小于 $1g^{35}$S 或^{32}P 的吸收剂量较大。治疗较小的肿瘤用印或^{35}S 标记 ASON 优于^{33}P。

(二)基因转染介导的核素治疗

基因转染使肿瘤细胞表达某种抗原、受体或酶,利用放射性核素标记的相应抗体、配体或底物,进行放射性核素的靶向内照射治疗。如将 CEA 基因转染胶质瘤细胞,使其摄取抗CEAMcAb 的能力提高 5~8 倍。将生长抑素受体基因转染卵巢癌细胞,可用放射性核素标记的相应配体进行放射性核素靶向治疗。以下以钠/碘共转运子(N^+/I^- symporter, NIS)基因转染介导^{131}I 治疗为例进行介绍。

1. NIS 基因转染介导^{131}I 治疗

NIS 可逆浓度摄取血浆中的^{131}I,如将 NIS 基因转染肿瘤细胞使其表达 NIS 并浓聚^{131}I,可用^{131}I 治疗被转染并表达 NIS 的肿瘤。Nakamoto 等用 NIS 基因转染乳腺癌细胞,^{125}I 的摄取是未转染 NIS 基因乳腺癌细胞的 44 倍。荷瘤小鼠^{125}I 体内分布显示,转染 NIS 基因肿瘤的摄取率为 16.73%ID/g。Robert 等将 NIS 基因转染人黑色素瘤细胞、鼠结肠癌细胞和人卵巢腺癌细胞,^{125}I 摄取率是未转染细胞的 9~35 倍。^{131}I 可杀死 56%~69%被转染的肿瘤细胞,未转染肿瘤细胞仅 10%~17%被^{131}I 杀死。

2. 存在的问题

多项体内和体外的实验结果显示,转染 NIS 基因的肿瘤细胞或病灶,能摄取大量^{131}I,但^{131}I 在细胞内或在病灶内的有效 $T_{1/2}$很短(3.59~6 小时)。内照射治疗病灶的吸收剂量主要决定于浓聚放射性核素的多少和核素在病灶内的有效 $T_{1/2}$。Maxon 等的研究说明,^{131}I 在肿瘤内的有效 $T_{1/2}$>78.7 小时可获得理想的疗效,低于 45.8 小时则疗效差。所以延长^{131}I 在转染NIS 基因肿瘤细胞内的有效 $T_{1/2}$已成为亟待解决的关键问题。

3. 发展方向

正常甲状腺组织和分化型甲状腺癌组织内碘的半排时间分别约为 60 天和 10 天左右。因甲状腺滤泡细胞同时表达 NIS 和过氧化物酶(TPO),^{131}I 的有机化使其在细胞内的有效 $T_{1/2}$足够长。被转染 NIS 基因的肿瘤细胞不表达 TPO,不能有机化^{131}I,所以^{131}I 从细胞内迅速排出。联合转染 NIS 和 TPO 基因,使^{131}I 在肿瘤病灶高度浓聚的同时又有足够长的有效 $T_{1/2}$,开辟^{131}I 治疗非甲状腺肿瘤的新途径。

第二节 放射性粒子植入治疗

放射性粒子植入治疗恶性肿瘤,虽有较悠久的历史,但近 10 年才对其辐射生物学机制、辐射剂量与疗效、并发症等方面进行了较深入和全面的探讨。放射性粒子植入有严格的适应证和禁忌证,要求有严格的植入计划,粒子植入后必须进行植入质量评估。目前放射性粒子植入治疗早期前列腺癌应用较多,技术较为成熟。以下重点介绍放射性粒子植入治疗早期前列腺癌。

(一)前列腺癌粒子植入治疗概况

经会阴穿刺放射性粒子植入近距离治疗早期前列腺癌,以求保存前列腺及其功能。这一项目已经开展近 30 年,近 10 年发展迅速。早期前列腺癌采用粒子植入治疗疗效好于根治手术,临床应用日趋广泛。据美国放射肿瘤学会估计,2000 年早期前列腺癌只有 5% 用放射性粒子植入治疗,2005 年上升到 35%;同期的前列腺根治切除术从 35% 降至 5%。

(二)适应证

根据美国近距离治疗协会(American Brachytherapy Society,ABS)标准。

(1)同时符合以下 3 条为单纯近距离治疗的适应证:①临床分期为 $T_1 \sim T_{2a}$ 期;②Gleason 分级为 2～6;③PSA<10ng/mL。

(2)符合以下任一条件为近距离治疗联合外放疗的适应证:①临床分期为 T_{2b}、T_{2c};②Gleason 分级 8～10;③PSA>20ng/mL;④周围神经受侵犯;⑤多点活检病理结果阳性;⑥双侧活检病理结果为阳性;⑦MRI 检查明确有前列腺包膜外侵犯。多数学者建议先行外放疗,再行近距离治疗,以减少放疗并发症。

(3)Gleason 分级为 7 或 PSA 为 10～20ng/mL 者,则要根据具体情况决定是否联合外放疗。

(4)近距离治疗(或联合外放疗)联合内分泌治疗的适应证:前列腺体积>60mL,可辅以内分泌治疗使前列腺缩小。

(三)禁忌证

1.绝对禁忌证

①预计生存期少于 5 年;②经尿道前列腺切除术(TURP)后缺损较大或预后不佳;③一般情况差;④有远处转移。

2.相对禁忌证

①腺体大于 60mL;②既往有 TURP 史;③中叶突出;④严重糖尿病;⑤多次盆腔放疗及手术史。

粒子植入后通常用 CT 进行剂量学评估。粒子植入后过早进行 CT 检查,由于前列腺水肿和出血而显示前列腺体积增大,此时做出的剂量评估会低估前列腺所接受的剂量。种植后 4 周行剂量评估最合适。如果发现有低剂量区,应及时补充再植;如果发现大范围的低剂量区,则可以考虑行外放疗。

(四)治疗剂量及治疗计划实施

1.治疗剂量

单纯近距离治疗的患者,^{125}I 粒子治疗的吸收剂量为 144Gy,^{103}Pd 为 115～120Gy;联合外放疗者,外放疗的剂量为 40～50Gy,而 ^{125}I 和 ^{103}Pd 的剂量分别为 100～110Gy 和 80～90Gy。

2.治疗计划制订

治疗计划制订包括三个基本步骤:①评估前列腺体积;②决定源的总活度;③确定粒子在前列腺内的空间分布。

（1）前列腺体积测定：经直肠超声（TRUS）测量前列腺体积，所有患者都需要从前列腺底部到顶部以 5mm 间隔进行横断面扫描，勾画前列腺轮廓，测量前列腺体积。超声的优势是前列腺边界锐利，操作简便，价格低廉且可以保证获得图像时的体位与手术时基本一致。但是有时超声探头可引起图像扭曲，甚至非常明显，这和探头的位置及导管内水的多少有关。

通过 CT 测定前列腺体积，扫描体位要求与治疗计划时的体位一致。CT 扫描图像提供了一个清晰的骨解剖结构，根据其与模板的关系，可以对进针的角度进行调整。

TRUS 与 CT 测定的前列腺体积有区别，CT 往往过高估计前列腺体积，而 TRUS 测的体积与前列腺手术获得的体积接近。但是，TRUS 获得理想的体积测定结果主要依靠操作者的熟练程度。

（2）计算粒子总活度：美国纽约 Memorial Sloan-Kettering Caner Center 绘制^{125}I 和^{103}Pd 粒子的列解图描述了肿瘤周边匹配剂量（matched peripheral dose，MPD），作计划时首先求出三个轴向的靶尺寸，再计算平均尺寸。^{125}I 粒子的 MPD 为 160Gy，^{103}Pd 粒子的 MPD 为 110Gy。前列腺靶区处方剂量所覆盖的范围应包括前列腺及其周边 3～8mm 的范围，因此前列腺靶区大约是实际前列腺体积的 1.75 倍。靶体积和等剂量曲线体积彼此不能完全吻合。目前这一方法已经被计算机治疗计划系统取代。

（3）决定粒子空间分布：粒子空间分布的内容包括植入针的位置、粒子的数量和活度。大多数研究者都认为，为减少尿道的并发症，应该降低中心区剂量。Stock 等建议可在前列腺周边区域种植粒子来达到这一目的。Wallner 提出尿道剂量应限制在 40Gy 以内，直肠剂量限制在 100Gy 以内。

（4）三维粒子植入治疗计划系统：根据治疗计划，扫描的每一层厚度一般为 3～5mm，将这些靶区的多层轴向扫描图像在三维空间上重新构建出整个前列腺和周围正常组织。正确判定肿瘤靶体积和与周围关键结构的相邻关系特别重要，如直肠和膀胱。由于放射性核素释放的射线在较短的距离内迅速衰减，所以粒子源在靶体积内的分布十分关键。计算机技术的引入，保证了近距离治疗剂量在靶体积内呈三维空间分布，明显提高了近距离治疗的精确度，使肿瘤放疗剂量的计算简单易行。

3. 放射性粒子植入术

术中应再次利用 TRUS 作计划，根据剂量分布曲线图放置粒子，同时在粒子种植过程中也应利用经直肠实时超声来指导操作，随时调整因植入针的偏差而带来的剂量分布的改变。

大的腺体有两个问题：①需要较高的粒子总活度，给操作带来困难，而且可能增加尿道和直肠的并发症；②可能扩展到耻骨弓前面。当治疗前的体积超过 50～60cm³ 时，建议辅以激素治疗或术前放疗缩小腺体体积，可降低并发症的发生率。耻骨弓的干扰可以通过术中超声探头角度的调整来克服，进针时略有倾斜。美国的 Wallner 医师提出了改进技术，根据 CT 为基础的治疗前计划系统计划的进针角度，手术时通过腔镜调整前后和侧位与尿道的关系以克服耻骨弓的干扰。

（五）粒子植入治疗质量评估

由于粒子植入后空间位置的变化和体位的变化可导致剂量与计划时的剂量不一致，因此剂量验证的目的是了解前列腺、直肠和膀胱实际接受的剂量。所有粒子植入治疗的前列腺癌患者均应进行植入后剂量分析。在粒子植入术后 1 个月进行 CT 检查，与手术后即刻得到的影像进行比较。

(六)并发症

并发症包括短期并发症和远期并发症。通常将一年内发生的并发症定义为短期并发症,一年以后发生的并发症定义为远期并发症。这些并发症主要涉及尿路、直肠和性功能等方面。短期并发症:尿频、尿急及尿痛等尿路刺激症状,排尿困难和夜尿增多;大便次数增多及里急后重等直肠刺激症状、直肠炎(轻度便血、肠溃疡、前列腺直肠瘘)等。长期并发症:慢性尿潴留、尿道狭窄、尿失禁为常见。

总之,前列腺癌近距离治疗是继前列腺癌根治术及外放疗以后的又一种有望根治局限性前列腺癌的方法,疗效肯定、创伤小,尤其适合于不能耐受前列腺癌根治术的高龄前列腺癌患者。

第三节 放射性微球治肝癌

肝癌包括原发性肝癌和转移性肝癌,是一种严重危害人类健康和生命的疾病,且发病率逐年增高,虽然其治疗的首选方法为手术切除,但是由于肝癌发病比较隐袭,一旦发现多为中晚期,真正可以做手术的原发性肝癌不到10%,转移性肝癌不到5%。肝癌的综合治疗方案中,目前公认应首选介入治疗,肝癌的动脉灌注化疗加栓塞治疗,已为临床所接受。

由于肝癌和正常肝组织对射线都敏感,所以外放疗难以用于治疗肝癌。国内外都尝试用介入方法,经肝动脉或经门静脉或瘤内直接注射放射性微球的方法,通过提高瘤/非瘤的放射性比值,治疗肝癌。

(一)临床前实验研究

1962年,Songtin等利用胶体^{90}Y通过局部注射和动脉内注射治疗肝癌获得成功。Wollner等用^{90}Y玻璃微球对12条狗动脉给药,结果表明,随剂量加大,肝损害增加,300Gy以下时,并不引起全肝坏死,无骨髓抑制发生,因此肝对内照射具有良好的耐受性,同时^{90}Y玻璃微球在肝内滞留时间久,推论人肝动脉给药可以耐受50~100Gy的剂量。1987年,美国Theragenics研制成功直径为22μm的玻璃微球,将^{89}Y置入玻璃微球当中,经中子轰击转变成^{90}Y。^{90}Y是微球的核心组成部分,在物理条件下几乎没有任何泄露,是目前较理想的用于内照射的制品。

(二)临床实验研究

颜志平对18例肝癌患者进行^{90}Y玻璃微球内放射治疗,经检测患者肿瘤组织平均吸收剂量是肝组织的3~14倍;其中12例生存期逾1年,7例超过2年,3例超过3年,说明^{90}Y玻璃微球放射栓塞治疗肝癌安全有效。梁力建等经肝动脉灌注^{32}P玻璃微球(^{32}P-GMS)治疗手术不能切除的17例肝细胞癌患者,17例无治疗死亡,11例患者治疗后AFP下降或肿瘤体积缩小50%以上,有效率64.7%;中位生存期5.5个月,3、6、9、12个月生存率分别为94.1%、44.1%、31.0%、24.4%,疗效比肝动脉化疗栓塞组好。T/NT≥2的患者中位生存期明显比T/NT<2者长。李立等探讨了^{32}P-GMS治疗晚期肝癌内照射剂量与疗效的关系,结果显示,当肿瘤吸收放射剂量>50Gy及微球量>3g时近期疗效满意,但有严重消化道反应和明显肝功能损害,而28~37Gy组术后肝功能恢复良好,各种术后并发症明显减少,远期疗效较好,提示放射性微球栓塞治疗肝癌患者的合理吸收剂量应在30Gy左右。

（三）适应证

(1)原发性肝癌及血供丰富的转移性肝癌。

(2)肿瘤血管丰富,同时有明确的单一动脉供血。

(3)肿瘤供血无动脉畸形或变异。

(4)肿瘤无明显动-静脉分流,不影响疗效。

(5)常规治疗无效或有禁忌证的难治性肝肿瘤患者。

（四）禁忌证

(1)巨大肿瘤,供血极差或坏死较广泛。

(2)肿瘤有动-静脉瘘,且分流量多。

(3)肝功能不正常,特别是凝血时间不正常。

（五）放射性核素及其试剂

用于放射性微球介入治疗肝癌的核素,最常用的是^{90}Y和^{131}I。常用的载体由玻璃微球、硼酸微球、碘化油、明胶海绵等。

（六）存在的问题

需要解决的问题有:①确定肝最大耐受剂量;②接受最大耐受剂量内照射时的疗效评价;③内照射前应用放射增敏药物如5-FU和血管活性药物以调节肿瘤血流,进一步增加肿瘤与肝照射剂量比;④由于肿瘤内局部用药和肿瘤血管分布的不均匀,需要对以上给药方式提供最佳定量化照射剂量估算。

第四节　冠状动脉腔内近距离辐射预防再狭窄

经皮冠状动脉腔内成形术(PTCA)是治疗冠状动脉狭窄安全有效的方法,但单纯PTCA术后6个月内再狭窄高达40%～60%,支架的应用使再狭窄的发生率有所降低,但仍维持在20%～40%。关于血管再狭窄的机制尚未完全明了,大量研究表明,血管再狭窄是一种复杂的损伤愈合反应过程,大致可分为:早期回缩、新生内膜增生和血管重构。利用放射性核素血管内近距离照射治疗对预防血管再狭窄具有良好疗效,其机制是:①电离辐射致血管平滑肌细胞周期阻滞,诱导其由合成型向收缩型转化,抑制细胞增殖和迁移。②电离辐射引起血管正性重构,扩张管腔。③电离辐射抑制单核、巨噬细胞和多种生长因子。

在血管内近距离治疗,吸收剂量及照射时间对内膜增生的抑制至关重要。一般认为,血管损伤后48小时至2周内是细胞增殖活动的高峰期,此期间照射效果可能最佳。但是,由于在较短时间内施行两次创伤,在临床介入治疗实践中似乎并不现实。一般在初次经冠状动脉导管短时间插入高活度β或γ线源、放射性液体球囊,或插入微型X球管、种植永久性放射性支架等。其中放射性液体球囊具有放射源定位准确、血管壁的剂量分布均匀、治疗费用低等优点,在治疗冠状动脉再狭窄的领域里越来越受到重视。

（一）近距离辐射剂量和剂量率

Kotzerke等报道,血管表面的吸收剂量必须大于10Gy才能有效抑制增生,而低剂量反而刺激平滑肌细胞(SMC)增生。Brenner 等通过实验和临床观察认为,12～20Gy 将有效抑制血管再狭窄。当剂量＞20Gy 时,可完全抑制平滑肌细胞生长,但有发生严重并发症的可能。王卫东等进行[188]Re 液体血管内照射防治血管内膜损伤后再狭窄的实验研究,结果显示,当血管内表面受照剂量为 8Gy 时对 SMC 增生无明显抑制作用,当剂量达到 15Gy 时能显著抑制SMC 增生(非完全抑制),从而达到扩大管腔面积、改善血液供应的目的,未发生动脉瘤、血管壁严重纤维化等并发症,提示 15Gy 是安全有效的剂量。程旭等应用[188]Re 液体充盈球囊防治7 例冠脉支架植入后血管再狭窄,距离血管内壁 0.5mm 处的组织辐射吸收剂量为 17.5～20Gy,6 例随访核素心肌显像示灌注较术前改善,支架内再狭窄发生率为 14.3%(1/7)。

(二)放射性核素的选择

发射 β 射线的放射性核素主要有[90]Y、[32]P 等,大部分 β 射线组织内射程在 4mm 以内,对小血管再狭窄的防治极为理想。γ 射线穿透力强,但有不足之处,如动脉周围组织辐射剂量过高、放射防护要求高和管壁剂量不均匀。尽管如此,一些学者认为已有钙化斑块的病变动脉用发射 γ 射线的放射性核素的治疗效果可能更佳。[125]I 和[103]Pd 的放射性活度水平达不到导管介导系统所需要求,可能较适合用于制作放射性支架。有学者认为,[188]Re 是近距离照射最适宜的放射性核素之一。

支架材料的构成将影响 β 射线的剂量分布,优质网状支架对剂量分布影响最小。高原子系数材料(包括金属包被壳、支架、钙化斑块或放射成像增强剂)对低能光子(＜40keV)和所有电子的干扰影响很大,当光子能量＞100keV,这种干扰将非常小。

(三)冠脉内近距离治疗的疗效评价

疗效评价的方法和评价冠心病的方法是相似的,其中最主要的客观标准是冠脉造影和心肌血流灌注显像。

(四)冠脉内近距离治疗的副作用

1.边缘效应

边缘狭窄是冠脉内近距离治疗的主要障碍。Kim 等认为不能充分覆盖损伤节段是导致这种结果的原因之一。Albiero 等认为,边缘狭窄可能由于支架边缘辐射剂量低和相关节段被球囊损伤所致。有人试图利用冷末端支架和热末端支架两种方法来解决边缘效应。

2.晚期血栓

Vodovotz 等研究认为,0～18Gy 剂量范围,随着剂量增加,血栓形成率增加,但管腔血栓面积随着剂量的增加而减少。

此外,还有晚期阻塞、内皮化延迟、动脉瘤形成等。

第二十二章

灌注方法血栓溶解治疗

血栓溶解治疗是指使用某些溶解血栓药物使血管内已形成的血栓溶解以恢复血管的通畅性,达到治疗血栓闭塞性疾病的目的。传统的方法常采用静脉滴注溶栓药物的方法,但剂量小效果不明显,加大剂量又易发生出血并发症。近年来,随着介入放射学的迅猛发展,采用经皮穿刺插管至血管腔内血栓部位局部灌注溶栓药物,对于急性动、静脉血栓形成及亚急性甚至慢性动、静脉血栓形成都显示了较好的疗效,尤以对急性动脉血栓形成的溶栓效果最好,已成为治疗血栓闭塞性疾病的常用方法。

第一节 外周动脉阻塞性病变

外周动脉阻塞性病变包括血栓闭塞性脉管炎、动脉粥样硬化继发血栓形成、急性动脉栓塞等。

一、临床特征

1.血栓闭塞性脉管炎

本病与吸烟关系密切。由于发病多为青壮年男性,近年来部分专家认为本病为一种自身免疫性疾病。病变主要累及四肢远端的中、小动脉。病理变化为血管壁全层的非化脓性炎症伴腔内血栓形成。病变大多数发生在下肢,常累及双侧下肢,严重时上肢也可受累。疼痛是主要症状,早期为间歇性跛行,病情进一步发展后可出现静息痛,夜间尤甚,患肢抬高时加重。患肢出现趾甲生长缓慢、增厚变形、皮肤干燥、汗毛脱落、小腿和足部肌肉萎缩等营养障碍的表现,患肢足背动脉搏动减弱或消失。病情恶化后还可出现肢体不易愈合的溃疡和坏疽,主要是干性坏疽。

2.动脉粥样硬化

动脉粥样硬化是一种全身性疾患,好发于大、中型动脉,亦可累及股、腘动脉等处。病变动脉增厚、变硬,常伴有粥样斑块及钙化,易继发血栓形成。病变可呈节段性或弥散性分布,动脉分叉起始部位及主干弯曲区域常较重,病变远端动脉仍可通畅。发病以中年以上男性为多。

早期仅感患肢较冷、轻度麻木、活动后易疲乏。渐出现间歇性跛行,继而出现静息痛及患肢神经营养改变,病情进一步恶化后肢端溃疡坏死。

该病的易患因素有高脂蛋白血症、高血压、糖尿病、肥胖、吸烟、高密度脂蛋白降低,并可能存在家族遗传因素。

3.急性动脉栓塞

急性动脉栓塞以血栓最常见,大多来源于心血管系统,特别是左心。在风湿性心脏病二尖瓣狭窄、房颤和心肌梗死中均可发生,以风湿性心脏病最为常见。动脉瘤、动脉硬化、动脉壁炎症或创伤时,血管壁上的血栓也可脱落而栓塞远端的动脉。另外,心血管手术、血管创伤性检查,也可能造成医源性的动脉血栓栓塞。还有少数由于动脉分叉部管腔突然狭窄,因此栓子易停留在动脉分叉和分支开口处。下肢明显比上肢多见。在四肢,当血供突然停止后,肌肉的坏死出现在 6～8 小时,周围神经的坏死出现在 24 小时左右;皮肤的坏死出现在 24～36 小时。患肢病情的发展与侧支循环有密切关系。

外周动脉栓塞的表现为无脉(pulselessness)、疼痛(pain)、苍白(pallor)、麻木(paresthesia)、运动障碍(paralysis),称为"5P"征。剧烈疼痛是主要症状,由于周围神经对缺血很敏感,故疼痛往往是首发症状,但部分患者可仅感酸痛,老年患者由于敏感性差,甚至可无痛感。少数患者发病后首先出现的是肢体麻木。患肢远端袜套状感觉,运动障碍,感觉减退平面低于栓塞平面,可出现不同程度的手足下垂。患肢远端厥冷苍白,浅静脉萎陷。栓塞以下的动脉搏动减弱或消失,严重的急性动脉血栓栓塞还可能造成休克等全身症状。

二、诊断方法

(一)无创检查方法

1.一般检查

在室温下,患肢温度明显较健侧低,即提示血液供应不足;患肢动脉搏动较健侧弱或不可触及。

2.肢体血压测定

正常情况下,两侧肢体对称部位所测得的血压是相仿的,若差异大于 20mmHg 以上则提示压力低的一侧肢体动脉近端有狭窄或阻塞。下肢测压中,常用的指标为踝/肱指数(Ankle-Brachial Index,ABI),ABI 是判断下肢动脉供血情况最简便的方法,ABI 正常值范围为 0.9～1.5,ABI 值愈低提示肢体缺血愈重。ABI 值<0.9 即可诊断为下肢动脉疾病,0.9～0.7 为轻度病变,0.7～0.5 为中度,0.5 以下为重度。

3.超声检查

有超声多普勒方向性血流仪、超声血管成像仪,表现为动脉搏动幅度降低或消失呈一直线,搏动声降低或消失,病变处及远端血管腔不显像。超声检查是标准的非创伤性血管影像技术,但不能显示血管全貌。

4.磁共振血流成像(MRA)

对评价周围血管疾病与常规动脉造影一样准确;它可显示血管的分布、形态、病变情况及范围,但受湍流影响,常有假阳性,可作为筛选检查。MRA 对远端末梢分支显示不清,而且对仪器设备的分辨率要求较高,价格昂贵,应用尚未普及。

5.螺旋 CT 血管成像(CTA)

通过肘前静脉快速注入对比剂,然后对靶血管图像进行计算机重建,可组成血管图像。但对机器要求扫描速度快,且患者 X 线受照剂量较大。

(二)有创检查方法

1. 选择性动脉造影

目前仍为诊断血管闭塞性疾病的金标准,通过动脉选择性插管造影,能清晰地显示血管的狭窄或阻塞情况,了解血管闭塞的部位、范围、程度,并能显示侧支循环的形成。但对于对比剂过敏者、肝肾功能衰竭者、出血素质者、毒性甲状腺肿者均属禁忌。数字减影血管造影(DSA)可减少骨骼及软组织的干扰,清晰显示血管图像,提高了诊断的准确性。DSA 对肢体远端细小血管显影亦非常清晰,亦可显示肢体实质期染色及静脉回流情况。

2. 血管镜检查和血管腔内超声

血管镜可直视血管腔内表面病灶的部位、范围和性质;血管腔内超声能精确测算血管腔的狭窄程度,评估血管壁各层的状况和病变侵犯血管壁的深度。

三、非介入性治疗方法

(一)一般治疗

对血管阻塞性病变的患者,应停止吸烟,注意患肢的保暖,足部保持干燥清洁,避免创伤,防止感染,适度运动;患肢可置于低于心脏平面的体位;对患肢进行局部按摩、热敷有利于促进血液循环,缓解症状;高压氧治疗对改善肢体缺血、缺氧状况有一定帮助。

(二)药物治疗

1. 全身静脉溶栓治疗

通过静脉输液全身用药,主要药物有链激酶、尿激酶、蛋白水解酶类和合成纤维蛋白溶解药物,以尿激酶应用最多。

2. 抗凝治疗

主要药物有肝素和香豆素类衍生物,仅能预防血栓形成和血栓进一步发展。

3. 抗血小板聚集治疗

常用抗血小板药物有阿司匹林、双嘧达莫、右旋糖酐及丹参等。抗血小板治疗的不良反应较少,对抗凝和溶栓有禁忌的患者亦可选用。

4. 扩张血管治疗

周围血管的扩张药主要有罂粟碱、前列腺素类。

5. 中医中药治疗

可辅以驱邪、化瘀、扶正治疗。

(三)手术治疗

1. 手术治疗方法与适应证

(1)动脉血栓内膜剥除术及血管成形术:适用于四肢较大的动脉(如股动脉、腘动脉等)局限性粥样硬化斑块形成或血栓形成,病变范围在 5cm 以内。

(2)动脉旁路移植术:适用于血栓形成较为局限,流入和流出道均通畅。

(3)静脉动脉化手术:在患肢人为造成动静脉瘘,促进侧支形成,增加组织供血。

(4)栓子摘除术适用于趾或指动脉分支以上的动脉急性血栓形成,肢体尚未坏疽。传统的方法是分离出栓塞的动脉,阻断远端,切开动脉壁,轻轻挤出血栓。现多用 Fogar-ty 导管取栓,依栓塞动脉直径选用不同型号的 Fogarty 导管,将导管插入动脉,穿过血栓后以肝素盐水充起球囊,缓慢拉出导管,带出血栓。

(5)交感神经节切除:手术能缓解肢体血管收缩张力,促进侧支循环形成,改善血液供应,对皮肤血供的改善较明显,但对肌肉效果较差。术后能使肢体的冷、麻、酸胀缓解,趾端浅表的坏疽亦可能好转。但作用较短暂,目前已被弃用。

(6)截肢术适应证:肢体已坏疽,且坏疽与健康组织之间的界线已明显,需预防感染和改善血液循环。手术时若先行动脉取栓,使血流恢复,再作截肢,往往能降低截肢平面,有利残端愈合。

2.手术治疗禁忌证

患肢坏疽,组织已发生不可逆坏死,改善血供后也不能保留患肢;全身状况极差,不能耐受手术。

手术时间愈早愈好,发病 4～6 小时内,肌肉缺血但尚未坏死,手术取栓效果最好。7 天后血栓已在动脉内机化,与动脉壁有粘连,手术困难,且取栓后会损伤血管内膜,术后会再形成血栓。

第二节　下肢静脉血栓形成

静脉血栓形成(venous thrombosis)是临床上常见的静脉疾病。静脉血栓是多因素所致的疾病,多发生于手术后,其他常见的原因是妊娠、外伤、感染、肿瘤、口服避孕药及肢体长时间制动等。根据 Virchow 的血栓形成三因素学说,血管壁的变化、血流变化与血液成分的改变是血栓形成的主要机制。由于静脉和动脉中的血液流变学特点不同,因此静脉血栓形成在发病学上有其一定的特点。

一、临床特征

静脉血栓形成势必导致血液回流障碍,且常伴有静脉壁及其周围炎性反应,可出现以下表现。

1.疼痛

多呈胀痛,其程度则因血栓形成的部位、范围、炎性反应轻重和个体敏感性差异而不同。患侧小腿疼痛和紧束感,足及踝关节周围有轻度肿胀,按压腓肠肌时肌张力增高,有压痛,Homan征阳性。

2.肢体肿胀

静脉血栓形成引起汇集的血流返回障碍,它不仅使血栓远端静脉滤过压升高,而且因缺氧可使受累区毛细血管通透性增加,因此肢体肿胀。髂股静脉急性血栓形成时,由于短时间内侧支循环无法代偿,患肢急剧肿胀,严重者甚至出现皮肤表面水疱形成。若血栓形成发生在静脉小分支,由于侧支循环存在,肿胀可不明显。

3. 浅静脉显露

在肢体主干静脉发生血栓后,一些在正常情况下不起重要作用的浅静脉侧支循环血管开放,于皮肤表面可见迂曲、增粗的静脉血管。

二、诊断方法

(一)一般检查

1. 患肢皮肤颜色

加深、温度较健侧高,肌张力增高,股三角、腘窝、小腿肌层可有压痛。

2. 测量双下肢

周径,做好标记,通常取以下部位测量:踝关节、小腿部(髌骨上缘以下 15cm 处)、膝关节(髌骨上缘)、大腿部(髌骨上缘以上 15cm 处)。

3. Homans 试验

挤压腓肠肌和踝关节过度背屈可导致小腿后部疼痛称 Homans 征阳性,提示小腿肌群静脉窦内存在血栓(阳性率可达 44%~99%)。

4. Lowenburg 试验

使用测定血压袖带,加压于胫骨部,观察出现疼痛时双下肢的压力差,患侧比健侧低 20~30mmHg 时为阳性。

(二)辅助检查

1. 静脉造影

下肢静脉造影一般分上行性和下行性静脉造影术,前者主要用来显示深、浅静脉由下而上充盈、检查下肢静脉有无阻塞。后者主要用于检查股静脉瓣膜功能。静脉造影对下肢静脉血栓的诊断敏感性、正确性高,但在腓肠肌静脉血栓常出现假阴性。经动脉插管行静脉造影对显示小腿和大腿肌肉内的血栓较为有利。

2. CT 血管造影(CTA)

静脉注入对比剂后,对疑有血栓部位进行扫描,可显示血栓与侧支血管。有些静脉造影不能显示出来的血栓,用 CTA 检测可被发现。

3. 磁共振静脉血管成像(MRA)

对下腔静脉、髂、股及腘静脉的血管闭塞显示较清晰,对小腿肌肉间静脉血栓可提供参考;MRA 可同时显示双侧肢体静脉作为对照。

4. ^{125}I-纤维蛋白原摄取试验

该法对正在形成中的血栓的诊断十分敏感,特别适用于腓肠肌静脉血栓,但在下肢有炎症时可出现假阳性,对已经形成的血栓诊断意义不大。

5. 多普勒超声检查

方法简便、迅速、有效,必要时可以反复检查,主要用于股、腘静脉血栓的诊断。

三、治疗

对于已确诊为静脉血栓形成的治疗目的是:①清除急性血栓,疏通血管,减轻或消除症状,防止血栓的发展,避免致命性肺栓塞的发生;②防止血栓的复发和后遗症,减轻静脉瓣膜损害。

(一)一般性处理

(1)卧床休息,抬高患肢,使患肢高于心脏平面约 20~30cm。

(2)对于下肢主干静脉(尤其是髂股静脉)血栓形成患者,可穿弹力袜或用弹力绷带,以适当地压迫浅静脉,从而促进血液向深静脉回流。

(3)患肢可用湿热敷以缓解血管痉挛,且有利于侧支循环建立,可以收到减轻疼痛与促进炎症吸收的效果。

(4)镇静止痛如巴比妥酸盐类、水杨酸类、可待因等均可选择使用。

(二)溶栓治疗

在静脉血栓形成的急性期,当血栓尚未机化之前,使用溶栓药物,可以加速静脉血栓的溶解,加快血管恢复通畅。目前在国内广泛使用的溶栓剂为尿激酶,近几年来组织纤溶酶原激活剂(tPA)在国外应用较广,在我国由于该制剂价格昂贵,所以尚未被普及应用。

(三)手术治疗

1. 下肢静脉血栓形成急性期

下肢静脉血栓形成急性期可用静脉血栓摘除术、静脉阻断术等。

2. 下肢深静脉血栓形成慢性期

静脉血栓常已机化,对侧支循环不能代偿者,可采用原位大隐静脉移植术、大隐静脉转流术、髂股静脉旁路移植术、带蒂大网膜移植术等。

近年来有学者认为,即使外科手术方法有很多改进,术后后遗症的发生率仍相当高,如静脉炎后综合征、静脉的严重狭窄以及再度血栓形成或静脉血栓形成的复发,其复发率可高达50%以上。有些外科手术可导致致命性肺栓塞。部分学者认为,只有当患者静脉血栓形成造成下肢肿胀危及腿部的动脉循环,并对溶栓治疗无反应时,才考虑外科手术治疗。

第三节　介入性溶栓治疗

一般来说,急性血栓形成的溶栓疗效明显优于慢性者,对于 1 周以内的新鲜血栓溶栓效果尤其显著。局限性、短段的血管闭塞溶栓疗效优于弥散性、长段者。

在正常生理状态下,血液之所以能够保持流体状态,是由于血液内存在着血液凝固和溶解两个过程,它们相互对立统一,维持着一个动态平衡。由于心血管内膜损伤、血流状态改变及血液凝固性增加,导致血栓形成,引发血液循环障碍,可产生相应的症状和体征。

经导管选择性介入灌注溶栓能使溶栓药物局部浓度较全身用药增高达 5~10 倍,因此,溶栓效果较好,出血副作用的发生率较低。

一、适应证与禁忌证

(一)适应证

凡是急性血管阻塞或慢性血管阻塞急性发作,可以耐受插管灌注溶栓药物的患者,都是溶栓治疗的对象。这种血管阻塞可以发生在原有血管,也可以发生在外科手术的移植血管。

(二)禁忌证

(1)出血素质即凝血功能障碍。

(2)最近 3 周以内的脑血管意外。

(3)严重创伤或大手术后 2 周内。

(4)严重高血压,收缩压>200mmHg 或舒张压>120mmHg。

(5)妊娠初的 3 个月和分娩后 1 周内。

(6)消化道溃疡出血。

(7)严重肝肾功能不全。

二、术前准备

(一)患者准备

(1)向患者及其家属详细解释清楚病情和溶栓治疗的必要性。介绍溶栓疗法的步骤、疗效及治疗风险,以获得患者与其家属的配合,并签署手术同意书。

(2)需全面进行血液化验检查。了解机体的血凝基础状态,包括血常规、凝血酶原时间(PT)、活化部分凝血活酶时间(APTT),以及纤维蛋白原(FIB)、凝血酶时间(TT)等。

(3)肝、肾功能检查。

(4)导管插入部位备皮。

(5)碘过敏及普鲁卡因过敏试验。

(二)器械准备

(1)常用的血管造影器械。如穿刺针、导管鞘及普通造影导管、导丝。宜使用 4F 器械,一是导管柔顺性好;二是对血流影响小。

(2)端侧孔灌注导管、灌注导丝或微导管等。

(3)药物微量注射泵。

(三)药品准备

1.溶栓药物

溶栓药物起溶解血栓、疏通血管的作用。

(1)尿激酶(Urokinase,UK):UK 是一种蛋白水解酶,它是从人尿中提取或肾组织中获得的高效血栓溶解剂,为白色或米黄色粉末,无臭,能溶于水。它不具有抗原性,能直接激活纤溶酶原,从而使血栓溶解。近年来越来越多的介入医生使用尿激酶溶栓,基本取代了链激酶。

(2)链激酶(Streptokinase,SK):SK 是从 C 族 β-溶血性链球菌制取的一种蛋白质,具有抗原性,无酶活性。本药为白色无定形粉末,易溶于水。它的溶栓机制是通过与纤溶酶原结合,形成纤溶酶原—链激酶复合物,可激活纤溶酶原,使其转变为纤溶酶。在纤溶酶能作用下纤维蛋白和纤维蛋原降解为可溶性多肽碎片,使血栓溶解。1974 年,Dotter 用其经局部动脉插管灌注,治疗外周血管血栓栓塞。因 SK 具有抗原性,目前国内较少应用。

(3)组织型纤溶酶原激活剂(tissue plasminogen activator,tPA):对血栓的纤维蛋白有高度亲和力和选择性,而对全身的纤溶系统影响较小,故不良反应较少。其作用途径是和血栓中的纤维蛋白结合,激活血液循环中的纤溶酶原,使其转化为纤溶酶,继而使血栓溶解。它亦可直接与纤溶酶原结合,并激活纤溶酶原,从而使血栓溶解。

2. 抗凝药物

防止血栓进一步扩展及减少血栓形成的复发。

(1)普通肝素(Heparin):简称肝素,其抗凝作用是通过增强抗凝血酶Ⅲ对凝血因子Ⅻ、Ⅺ、Ⅸ、Ⅹ和凝血酶的抑制。临床上采用持续静脉给药或皮下注射给药。

肝素治疗的主要并发症是出血。由于肝素半衰期短,轻度出血经调整剂量后大多能缓解。严重出血者多见于年龄较大的患者,需停药。个别患者用药过程中可出现血小板减少。因此每 2～3 天测 1 次血小板计数,停药后血小板计数大多能恢复正常。

(2)低分子量肝素(low molecular weight heparin,LMWH):LMWH 比普通肝素具有生物利用度高,半衰期长,抗凝效果好,不抑制血小板功能,较少引起血小板降低,出血并发症少等优点。一般采用每天 2 次皮下注射,也可将 1 日药量合为一次注射,疗效相似,出血并发症无明显增多,用药中一般无需调整剂量和实验室监测。

(3)口服抗凝药物:用于急性血栓形成经肝素治疗稳定后的维持治疗。临床上常用华法林(Warfarin),它通过抑制依赖维生素 K 的凝血因子(Ⅱ、Ⅶ、Ⅸ、Ⅹ)和天然抗凝蛋白 C 和蛋白 S 的合成而发挥抗凝作用。由于服药数日后方可达到有效的抗凝作用,故需与肝素重叠使用 3～5 天,以保证停肝素时华法林的抗凝作用已达到治疗程度的 24 小时以上。口服抗凝药物治疗至少需 3～6 个月,由于华法林可透过胎盘,孕妇不宜使用。

三、药物剂量的选择

(一)溶栓疗法中的尿激酶用量

国外文献中将尿激酶的用量分为高剂量、中等剂量和低剂量,国内尿激酶的用量较国外报道为少,以防止或减少出血并发症的发生。

1. 高剂量

导管到位后,先行团注量灌注,15 分钟内注入 25 万 U 尿激酶,然后以每小时 25 万 U,连续灌注 4 小时,以后剂量减为每小时 12.5 万 U 灌注。

2. 中等剂量

导管到位后,先予以团注量灌注,15 分钟内注入 10 万 U,然后以每小时 10 万 U 的速率连续灌注。

3. 低剂量

导管到位后,先行团注量注射,15 分钟内注入 5 万 U 尿激酶,然后以每小时 5 万 U 的速率灌注。

灌注尿激酶 1 个疗程为 3～7 天,总用量为 140 万～1600 万 U,平均用量为 400 万 U 左右。

(二)灌注溶栓治疗中的肝素用量

一般先经灌注导管给予团注量注射,即一次性注入肝素 3000～5000U。然后,经静脉途径持续滴注肝素每小时 800～1000U。

　　笔者采用的方法是导管到位后,行团注量灌注,15～30 分钟内注入 25 万～50 万 U 尿激酶,保留导管在血栓内或血栓近端,回到病房后,按照 25 万 U 尿激酶溶于 50ml 等渗盐水中,用微量注射泵 1 小时注射完毕,2 次/日,同样可以取得较为满意的疗效。采用尿激酶的最大剂量为 100 万 U/d,常用剂量为 25 万～75 万 U/d,抗凝药物常使用低分子肝素 0.4ml,每 12 小时腹壁皮下注射 1 次。

四、治疗步骤

(一)血管穿刺入路

1.动脉病变

　　血管穿刺部位依据血栓形成部位不同而异,可为对侧或同侧股动脉,或为肱动脉。若动脉闭塞部位在髂动脉或股动脉,可经对侧股动脉穿刺插管行动脉造影。若闭塞部位在股动脉以下,行患侧顺行性穿刺股动脉插管造影,有利于在介入治疗时的器械操作,但鞘管会对血流有些影响。行健侧股动脉穿刺插管,只将导管插至患侧髂、股动脉内,导管对血流影响较小。但如果患者髂动脉明显迂曲时,操作难度有所增加。若双侧股动脉均有严重病变,可经肱动脉穿刺插管行双下肢动脉造影。

2.静脉病变

　　对于髂股静脉血栓形成,穿刺入路可选择健侧股静脉或同侧腘静脉,亦可从颈静脉入路。对于全下肢静脉血栓和小腿肌肉间静脉血栓形成可采用对侧股动脉入路。股动、静脉穿刺插管方法已众所周知。经腘静脉穿刺插管,国外及部分国内医生常采用超声引导进行。笔者采用的经腘静脉穿刺插管的方法是:先经患肢远端浅静脉穿刺插入头皮针或套管针,患者取俯卧位,在穿刺点以上约 10cm 及大腿中部各扎一止血带,手推注入对比剂约 10ml,使腘静脉显影。如腘静脉显影欠清晰,则追加对比剂 10～20ml,待腘静脉显影满意后,在透视或路图(Roadmap)导引下,以 18G 穿刺针穿刺腘静脉。采用此方法,穿刺成功率可达 100%。若足及小腿部极度肿胀,不能寻及浅静脉,无法手推注入对比剂,则选择腘动脉搏动点的内侧或腘窝中线偏内侧为进针点,以微创穿刺针行腘静脉盲穿,待抽出暗红色静脉血或注射少量对比剂证实腘静脉穿刺成功后,插入导丝与导管鞘。采用盲穿的方法要求术者熟悉腘部血管、组织结构的解剖,以避免或减少相关并发症的发生。

(二)置入灌注导管或微导管

　　在血管造影明确血栓闭塞部位后,将造影导管在超滑导丝导引下,穿通血栓,了解闭塞段长度及闭塞血管远端情况。导丝在新鲜血栓内行进时几乎无阻力感。当导丝头端遇到机化的陈旧性血栓或粥样硬化斑块时,可感到导丝前端的阻力,此时,先将导丝尾端固定,再将导管跟进,撤出导丝,注入对比剂,显示血管内血栓状况,有助于导丝经过狭窄的血管间隙到达闭塞的血管远端。若使用普通导管溶栓,可将导管头端置于血栓近端;若用溶栓导管,可通过交换导丝置换插入灌注导管,并将导管前端部分埋入血栓中进行灌注溶栓。若导管不能到达血栓处,需使用长的同轴微导管或灌注导丝,将其插入血栓近端灌注溶栓剂。可用导丝反复多次穿通血栓闭塞部位,进行机械性破碎血栓,有利于溶栓药物与血栓的充分接触,促进血栓的溶解,效果相对较好。手推灌注尿激酶时,可采用脉冲式团注,以 25 万 U 尿激酶溶于 50ml 等渗盐水中,以 1～1.5 万 U/min 的速率,将溶栓药物喷射在血栓内,以提高尿激酶的溶栓作用;在近导管侧血栓溶解出现后,需把导管进一步深入到残留的血栓中,连续灌注尿激酶。

动脉插管溶解静脉血栓时,若为全下肢静脉血栓,导管头端置于患侧髂总动脉内,药物进入髂外动脉有利于患肢静脉血栓的溶解,药物进入髂内动脉则有利于大腿上端及盆腔静脉侧支循环的开放;患者若为小腿肌肉间静脉血栓,可把导管头端置于患侧股动脉中下段。

(三)溶栓过程中的血管造影复查

使用团注尿激酶溶栓后,即可造影观察疗效,保留导管灌注溶栓后则间隔 2～3 天进行造影复查,直至血栓溶解。使用尿激酶剂量较大时,造影间隔时间可以适当缩短。

(四)溶栓治疗的中断

在溶栓过程中出现以下情况时,需中断经导管溶栓。

(1)血凝块已基本溶解或全部溶解,阻塞的血管腔血流已恢复。

(2)出现了较严要的并发症,如较为严重的出血。

(3)在连续溶栓治疗 24～48 小时后,仍未出现血栓溶解,患肢不能存活和功能已经丧失。

(4)无法耐受保留导管溶栓的患者。

(5)患肢肿胀减退后,浅表静脉显露,溶栓药物可通过浅静脉滴注。

通常情况下,溶栓治疗 24～48 小时,仍未出现部分血栓溶解,则很可能血栓难以溶解。若出现血栓部分溶解,再通的可能性较大,有时需溶栓治疗 1 周以上,才能完全溶解血栓。动脉血栓形成所需溶栓持续时间明显短于静脉溶栓。

(五)导管的撤出

完成溶栓治疗后停药 1 天再拔除导管,可减少穿刺点出血可能。动脉穿刺点若经压迫 10～20 分钟后仍有出血,需继续压迫 10～20 分钟,直至不出血。局部加压包扎后,可使用沙袋压迫 2～6 小时。注意观察穿刺点,若有出血,应及时处理。静脉穿刺点压迫时间可少于动脉。

五、注意事项

(1)下肢深静脉血栓形成:除引起一般症状及体征外,常并发肺栓塞。据一组尸检报告大块肺栓塞者 83% 存在 DVT。另一组报道 15%～30% 的孤立腓肠肌静脉血栓形成也存在无症状的肺栓塞。因此,在采用介入溶栓治疗前,在患者经济条件可以承受的情况下,笔者建议先行下腔静脉滤器置入术,以降低栓子脱落造成肺栓塞的风险。

(2)临床症状:缓解后,实施血管造影复查。若发现血管直径有大于 50% 以上狭窄,应积极实施球囊扩张术和支架置入术以解除局部的狭窄。PTA 术后嘱患者口服肠溶阿司匹林每日 75～100mg,连服 3～6 个月,以减少血栓复发或支架内血栓形成。

(3)保留导管及鞘管应固定牢固,防止无意中带出导致大出血。笔者使用条形胶布先覆盖在大腿的前面,再另用一块胶布将保留的导管固定在覆盖于皮肤的胶布上;穿刺点用消毒纱布覆盖,并用绷带包扎。

(4)在整个治疗过程中,应密切观察患者的神志、精神状态及消化、泌尿系统有无出血症状,不能完全依赖凝血常规检查数值,凝血常规检测值在正常范围时,亦可以出现内出血情况。

此时需及时停药,进行相应的检查,并予以对症治疗。

六、并发症及处理

1. 出血

尽量使用小直径的导管和导管鞘,减少肝素、尿激酶用量;对于保留导管溶栓的患者,嘱其保持穿刺肢体制动,配合治疗。在保留导管溶栓期间,若发生导管周围渗血,需局部压迫 15 分钟,若局部已发生血肿,则应停用肝素,增大灌注导管或导管鞘的口径,或考虑用压迫装置连续压迫局部。在溶栓结束之后发生的出血,多半发生在穿刺部位,常需重新包扎和压迫。注意观察齿龈、鼻腔及大、小便出血与否,特别留意患者神经系统症状,怀疑有颅内出血迹象如突发性头痛、颈僵、昏迷等,应立即行 CT 检查,若出血量大,需及时手术清除血肿、降低颅内压。

2. 发热

保持导管系统的清洁,减少导管污染的概率,减少穿刺部位或导管周围的血肿,酌情使用抗生素。

七、术后处理

1. 注意穿刺肢体动脉搏动及色泽

由于术后患者需平卧,穿刺肢体应伸直,禁止蜷曲。需严密观察术侧足背动脉搏动及皮肤色泽情况,经常询问患者有无下肢疼痛现象。若术侧足背动脉搏动较对侧明显减弱和(或)下肢疼痛明显,皮肤色泽发绀,提示有下肢动脉血运不良可能。需鉴别为动脉血栓形成还是穿刺点加压包扎过紧所致。如为包扎过紧所致,减轻穿刺点的压迫即可使症状缓解,如为急性血栓形成,减轻穿刺点的压迫不能改善症状。

2. 防止导管周围及鞘管内血栓形成

使用肝素化的导管;鞘管内注入 5ml 肝素水(1.25 万 U 肝素＋500ml 等渗盐水),经导管灌注溶栓药物前或造影前需抽吸,以排除导管内的血栓。

3. 在整个溶栓过程中

需密切监测患者的凝血状态,以调整尿激酶和肝素用量,防止出血。一般要求活化部分凝血活酶时间(APTT)维持在正常值的 1.5～3 倍,即要求 APTT 在 50～90 秒之间,不能超过100 秒。华法林开始可以每天服用 2.5～5.0mg,2～3 天后可根据凝血酶原时间(PT)调整剂量,一般使 PT 维持在正常值的 1.5～2 倍,活动度在 30％左右为宜。

第四节　脑动脉梗死的溶栓治疗

脑血栓形成患者常于安静休息或睡眠时发病,起病可缓慢或呈进展性发展;脑动脉栓塞患者起病较急。好发部位为大脑中动脉、颈内动脉的虹吸部、基底动脉等。临床表现依病变血管的部位、栓塞的程度以及侧支循环情况不同而异。常表现为肢体无力、麻木、言语不流利及头痛、头晕,很少有恶心、呕吐和抽搐,25％～45％有意识障碍,其程度视病变而异。患者一旦出现脑卒中,首先应行 CT 扫描,以排除脑内出血或肿瘤,然后立即给予抗凝治疗,防止进一步的血栓形成。

一、适应证与禁忌证

(一)适应证

(1)脑 CT 排除颅内出血,且无明显神经系统功能缺损相对应的低密度影。

(2)溶栓治疗可在发病 6 小时内进行,但若为进展性卒中,可适当延长至 12 小时内。

(二)绝对禁忌证

(1)患者为颅内动脉瘤、AVM、颅内肿瘤及可疑蛛网膜下腔出血。

(2)CT 检查提示有脑出血。

(3)治疗前收缩压＞200mmHg 或舒张压＞120mmHg。

(三)相对禁忌证

(1)年龄＞75 岁。

(2)亚急性细菌性心内膜炎。

(3)近 2 周内有外科手术、分娩、器官活检及躯体严重外伤。

(4)糖尿病性出血性视网膜炎及严重肝肾功能不全。

(5)孕妇。

(6)溶栓治疗前收缩压＞180mmHg 或舒张压＞110mmHg。

(7)患者为出血素质及患有出血性疾病。

二、术前处理

动脉内溶栓是一项复杂的工作,必须依赖各相关科室如急诊科、神经科、影像科、介入科及重症监护病房等的支持与合作。

(1)急诊室处理:当患者在急诊室时,应抓紧时间询问病史和体检,进行必要的血液检查和 CT 扫描排除颅内出血,确定有无溶栓禁忌证。召集患者的主要家属,如有必要可包括患者本人详细介绍脑动脉内溶栓治疗的利与弊,征得患者本人和家属的理解和支持,并签署知情同意书。

(2)脑血管造影检查:经股动脉插入 4F 导管鞘,用 4F 造影导管行全脑血管造影。通过造影了解颈总动脉、颈内动脉和椎动脉是否存在狭窄及血栓形成的部位、程度和范围,了解侧支循环情况。

(3)在动脉溶栓治疗前:需再次检查患者的神经症状、肢体功能及生命体征情况,并作详细记录。

三、动脉内溶栓

1.区域性动脉内溶栓

区域性动脉内溶栓是将造影导管或溶栓导管插至病变所在的大血管内注入溶栓剂,如颈内动脉、椎-基底动脉内。所用的溶栓剂剂量为尿激酶 25 万 U 溶于 100ml 等渗盐水中,以

1万U/min手推或用注射泵缓慢注入。每注完5万～10万U尿激酶后,造影了解血栓溶解情况,以决定是否继续治疗。此方法适用于颅内外大血管栓塞或血栓形成。

2.超选择性局部动脉内溶栓

随着介入神经放射技术的发展,超选择性局部动脉内溶栓已成为一种趋势,临床报道已显示其能使栓塞的血管更快地再通和具有较少的并发症,该技术对设备和技术要求均高。经造影导管明确血管闭塞部位后,然后换用微导管插至血栓近端或血栓内,注入溶栓剂进行溶栓治疗。注意早期不要试图用机械法碎栓,以免引起远端栓塞并发症。应先充分溶栓,然后可用微导丝以机械性的方法穿通血栓,以增加溶栓剂与血栓的接触面积,增强溶栓效果。术中应反复造影了解血栓溶解情况并监测血液的凝血和纤溶状态,严密观察患者的意识和神经系统体征,一般争取在2小时内完成溶栓治疗,术中及术后需采取全程心电监护措施,及时了解患者生命体征变化。

Theron将脑动脉梗死分为三种类型:第一型为颅内或颅外的颈内动脉闭塞,而Willis环和豆纹动脉通畅。此型的临床表现主要由血流动力学改变引起,一般没有脑梗死,侧支循环较好,区域性动脉内溶栓较安全,时间要求上也不是那么严格。第二型是皮质动脉梗死,而豆纹动脉保持通畅,皮质动脉不是终动脉,可有侧支循环。此型局部动脉内溶栓也能较安全地进行。第三型为脑内动脉梗死,豆纹动脉也同时累及,由于豆纹动脉为终动脉,没有侧支循环,随着缺血时间的延长,其动脉壁易被破坏出血。此型对局部动脉内溶栓的时间要求较高,一般最好能在症状发生后6小时内完成治疗,否则极易引起出血并发症。椎-基底动脉梗死常伴有昏迷、四肢瘫痪,预后较严重。区域性灌注溶栓剂显示了良好效果,但局部动脉内溶栓报道较少。有作者报道椎-基底动脉梗死局部溶栓疗效与梗死部位有关,基底动脉顶部再通率较高,椎动脉和椎-基底动脉结合部再通率低。笔者在脑动脉造影结束后,行动脉溶栓前,常规给予肝素50U/kg抗凝处理,治疗时间每增加1小时需补充1000U肝素,根据患者的造影结果、症状变化及耐受能力,尿激酶的用量为10万～75万U。

四、并发症

(一)出血性并发症

脑出血发生率在5%～10%。危险因素有:①溶栓开始时间超过脑梗死发病后6小时;②溶栓治疗前血压高,收缩压为180～200mmHg,或舒张压为110～120mmHg;③脑CT已显示神经系统功能缺损相对应的低密度影;④大剂量的溶栓剂的使用。

脑出血并非完全是凝血状态变化引起,主要是由于血栓溶解后血管壁损害部位失去保护或血管栓塞远端缺血坏死,闭塞血管再通后,血液进入梗死区。因此,在脑组织和脑血管壁坏死之前恢复血流是防止脑出血并发症的根本方法。但临床上从血管闭塞到血管壁坏死和脑组织坏死时间难以确定,必须结合临床具体情况和有关检查结果来判断。

(二)非出血性并发症

1.再灌注损伤

当缺血脑组织重新得到灌注时,灌注压的增加和缺血脑组织的再灌注,可以破坏血-脑脊液屏障引起脑水肿,不可避免地引起再灌注损伤。

2. 再闭塞

原有的血管狭窄是主要原因,发生率为 $10\% \sim 20\%$。此外,血液凝血状态的变化也会导致再闭塞的发生。

3. 远端栓塞

在未充分溶栓时使用机械方法捣碎的血栓或溶栓过程中脱落的血栓,被再通的血流冲到远端小血管。

五、术后处理

(1)CT 检查。溶栓后患者症状突然加重,怀疑有颅内出血时,应立即行头颅 CT 扫描,排除颅内血肿和了解脑水肿情况;如患者病情平稳,可于第 2 日行头颅 CT 扫描复查,了解有无脑梗死灶出现。

(2)溶栓术后应转入重症监护病房,密切观察生命体征变化。

(3)抗凝治疗。保持肝素化,采用低分子肝素(速碧林 0.4ml 皮下注射,每 12 小时 1 次),同时以阿司匹林 0.1g/d、波立维 75mg/d 抗血小板治疗。

(4)血管狭窄处理。在溶栓过程中,常会发现血栓溶解后所在的血管存在狭窄,这些狭窄可诱发再次血栓形成,导致溶栓失败。因此,血管成形术可在溶栓同时消除狭窄,与溶栓术结合可预防再次血栓形成,并可改善脑缺血状态。

参考文献

[1] 崔石昌.内科进修医生培训放射介入学教学的探索和实践[J].继续医学教育,2016,30
　　(8):13 - 15.

[2] 周丽萍,耿文霞,江莉英.超声诊断肾细胞癌局部切除术后肾内假性动脉瘤及介入治疗1
　　例[J].中国临床医学影像杂志,2016,27(4):302 - 303.

[3] 周国锋.湖北省抗癌协会肿瘤介入学专业委员会在武汉成立[J].临床放射学杂志,2010
　　(1):98 - 98.

[4] 夏丽娜,姚倩,彭顺蓉.冠状动脉介入诊疗患者护理需求的调查[J].内蒙古中医药,2012,
　　31(7):141 - 142.

[5] 周炳凤,施有为,徐少东,等.冠状动脉介入诊疗中不同剂量非离子型对比剂对肾功能的影
　　响[J].生物医学工程与临床,2012,16(2):137 - 139.

[6] 吴佳纬(综述).与冠状动脉介入操作相关的无症状脑梗死及认知功能改变[J].心血管病
　　学进展,2013,34(6):770 - 773.

[7] 芮浩森.对比分析经皮冠状动脉介入疗法及药物疗法对于冠状动脉临界狭窄病变的长期
　　疗效[J].中国药物经济学,2014(10):85 - 86.

[8] 解光辉.浅析急诊经皮冠状动脉介入治疗用于急性心肌梗死患者治疗中的临床效果[J].
　　中国实用医药,2016(15):205 - 206.

[9] 李麟荪,徐阳,林汉英.介入护理学[M].北京:人民卫生出版社,2015:423 - 437.

[10] 王昌惠,范理宏.呼吸介入诊疗新进展[M].上海:上海科学技术出版社,2015:125 - 141.

[11] 董宝玮,温朝阳.介入超声学实用教程[M].北京:人民军医出版社,2013:130 - 134.

[12] 周伟生,张萍.妇产科影像诊断与介入治疗[M].北京:人民军医出版社,2012:99 - 104.

[13] 李为民,李悦.心脏介入治疗并发症防治[M].北京:北京大学医学出版社,2012:26 - 75.

[14] 缪中荣,黄胜平.缺血性脑血管病介入治疗技术与临床应用[M].北京:人民卫生出版社,
　　2013:207 - 231.

[15] 李彦豪,何晓峰,陈勇.实用临床介入诊疗学图解[M].3 版.北京:科学出版社,2014:
　　533 - 570.

[16] 杨建勇,陈伟.介入放射学理论与实践[M].北京:科学出版社,2014:190 - 227.

[17] 郭启勇.介入放射学[M].北京:人民卫生出版社,2013:109 - 119.

[18] 何文.实用介入性超声学[M].北京:人民卫生出版社,2012:341 - 366.

[19] 刘新峰.脑血管病介入治疗学[M].北京:人民卫生出版社,2012:306 - 214.

[20] 陈春林,刘萍.实用妇产科介入手术学[M].北京:人民军医出版社,2011:236 - 250.

[21] 卢才义.临床心血管介入操作技术[M].北京:科学出版社,2009:286 - 235.

[22] 谭中宝,毛学群,张建,等.两所高等医学院校临床本科生介入放射学认知度调查[J].介
　　入放射学杂志,2016,25(3):261 - 263.

［23］许敏,安天志.循证医学在神经介入临床教学中的应用观察［J］.中国继续医学教育, 2016,8(5):9-10.

［24］杜红梅,马桂平,代小勤.医院图书馆如何介入医学人文教育［J］.现代医院,2015,15 (11):107-109.

［25］何水云,王卉,时秋英.质量控制理论在急性脑血管疾病介入治疗患者护理中的应用价值 ［J］.中国实用神经疾病杂志,2016,19(4):137-138.

［26］刁再云.对行介入栓塞治疗的脑血管畸形患者实施综合护理的效果探析［J］.当代医药论 丛,2016(4):56-57.

［27］张赟,耿庆梅,陈红云.脑血管疾病介入术后护理的临床体会［J］.中外女性健康研究, 2016(4):103.

［28］刘帆,李永旺,马玉恒,等.不同全麻方式对缺血性脑血管病患者介入术后早期认知功能 的影响［J］.暨南大学学报:自然科学与医学版,2016,37(1):70-73.

［29］徐辉,陈宏尊.脑血管病介入治疗患者医院感染危险因素分析与干预措施［J］.中华医院 感染学杂志,2016,26(7):1575-1576.

［30］符鹏程.脑血管病患者介入治疗医院感染的危险因素分析与预防［J］.中外医学研究, 2016,14(9):97-98.